古典に生きる

エキス漢方方剤学

小山 誠次 著

メディカルユーコン

自　序

前著『古典に基づくエキス漢方方剤学』を刊行後、早や16年が経過した。その間には敬愛する師・山本巌先生が他界されたことは漢方界の一大損失であった。亡師の偉業は単に我々弟子のみならず、広く漢方に志す医師・薬剤師等々に対しても、依然として現在に至るまで強い影響力を発揮している。亡師の御教導を基礎にして、日々の診療の中で及ばず乍ら自ら実践・工夫・検討することも恒常的と成った。

さて、一方では著者が前著で企図し始めていた漢方処方の出典を明確にしたいという分野に於いては、未だ道途上の観があった。勿論現在、本書を擱筆し終えた段階に於いても、全ての漢方エキス製剤の出典解明には未完遂である。が、前著より進展したのは確実である。

前著刊行以後、温清飲、桔梗石膏、九味檳榔湯、啓脾湯、竹筎温胆湯、当帰芍薬散加附子、二朮湯、女神散、附子人参湯、薏苡仁湯、抑肝散、六君子湯の諸処方は、著者の検索により出典が明確となった。この点は本書の先ず第一の特徴である。本書は漢方エキス製剤処方の出典に関しては、最も正確且つ厳密且つ斬新な書であると堅く信ずる。委細については夫々の本文を御参照下さい。

また一方で、今回の企図に沿う意味に於いても、非常に多くの古典からの引用によって構成している点も特徴的である。『傷寒論』、『金匱要略』を出典としている諸処方に関しては、『肘後百一方』、『備急千金要方』、『千金翼方』、『外台秘要方』、『太平聖恵方』、『聖済総録』からの引用は常態的で、それ以外に後世の各種註釈書からの引用も多岐に亘る。

本書での『傷寒論』、『金匱要略』の諸処方への論考は、先ず原典条文を列記し、続いて歴史上著明な中国の古典による註釈を引用し、その後は先の6書を起点とした歴史的流れに沿って処方を意義付けし、我が国の著明な古典による解説、更には現代の先賢の視点をも加味している。その結果、多面的な諸処方の性格・適応・病状・加減・展開・比較・類方・口訣・目標、更には歴代の構成薬味の解説をも包含して記載することになった。

一方、『傷寒論』、『金匱要略』を出典としない諸処方に関しては、原典条文を先ず引載し、それ以後の、あるいは原典に至るまでの古典の記載をも引用しつつ、その処方を歴史的流れの中で位置付けるべく努力した。

また、圧倒的多数の書籍及び雑誌からの引用は、前者は450点以上、後者は250点以上と、合計700点以上に及ぶ。その多くの引用文献に拠り、縦横無尽に諸処方の委細に亘っての創製者の微意をも表現し得たものと信ずる。このため、本書は前著より大幅にボリューム・アップすることと相成った。

第三の特徴としては、著者は諸処方の論考に於いて、上記の点を踏まえて記載するに及ぶとき、全体を通して一つのストーリーとして表現するべく企図した点である。如何なるストーリーかは夫々の処方によって異なるが、夫々の特に強調したい点は多岐に亘る。中でも著者が新規に見出した諸処方の出典は、中国や我が国の先賢も通暁していなかったのであるから、そのような視点からの諸文献へのアプローチは新鮮なものとして映ずるであろう。

概ねストーリーとは、一般的な諸処方の性格他に対して、著者が特に他書には無い特徴的事実を強調するべく本文中に組み込んでいて、先賢の言辞によって代弁していることもあり、著者自身の発語に拠ることもある。

著者は前著に於いて山本巖先生から序文を頂戴して以来、実は一つの理念的且つ実証的とも言える基本的な漢方の認識論へのアプローチ方法について、屢々考えざるを得なくなった。それは師から与えられた大きな課題のようにも思われたからである。先ず、現代医学の中にあっての伝統的漢方の、現実性を踏まえた存在様式、即ち、複雑系科学の一方法に対して、如何に対応するべきかという問題は、非従来型合理的精神に帰着せざるを得ないと考えた。が、あまりにも大きな課題だったので、中々纏めるまでに至らなかった。

幸いにも平成18年、第57回日本東洋医学会学術総会の第19回伝統医学臨床セミナー・随証治療の真髄を探るで、著者は「随証治療と疾患治療の対症療法はどこが異なるのか」という演題を命ぜられ、この機会に以前から煙霧の如く脳裡を霞めていた課題の一つを纏めることにした。

委細は文献を御参照頂くとして、結論としては、生体の本質は非平衡、非線形、複雑系そのものであり、全ての基点はここに存するという認識に尽きるものと考えるに至った。以後、具体的方法論への細やかな第一歩は常に脳裡から離れない。現在も尚、刻苦勉励の毎日である。

本書は前著と同様、先考先妣と妻・くるみに捧げる。

平成25年10月金木犀の芳香に包まれて

著者　小山 誠次

前著序文

ここに新しく漢方の方剤学書が私の畏友で真摯な努力家の小山誠次先生の執筆により刊行されることになった。小山先生は第三医学研究会の会長も務められた方である。臨床経験も豊富で人生で最も活躍の時期。

漢方の方剤学、即ち処方解説の書は漢方においてまだまだ重要な分野である。それは日常の診療において恒に方剤が投与されているからでもある。

医傑・吉益東洞が曰く、「医の学や方のみ」と。それは病を治すのは方なり、故に医の学は方のみという。しかし私はそうは思わない。孫子の言うように、「彼を知り、己を知れば、百戦殆《あや》うからず」と。病を治すのは戦に似ている。戦をするには敵をよく知らねばならない。同じように病を治すには、その病をよく知らねばならない。患者の病を知るためには病人に関するあらゆる情報を集め、その情報に基づいてどういう病態か、どういう病かを明確に把握しなければならない。その上でその病に対し、どういう薬理作用のある薬物をどのように配合して治療するかということである。これが弁証論治・弁病論治である。

論治即ち治法の決定にはまず弁病・弁証が大切である。日本では弁証論治の医学をつくったのは曲直瀬道三だけであろう。しかし現在、道三の弁証論治をやっても、中国の弁証論治をやっても、病に対する認識も病態の把握も古すぎる。それは望聞問切の四診のみによる診察法にある。薬物の薬能もまた同じようなものである。病を知るためには病人に関するあらゆる情報を、できる限り把握することでなければならない。近代医学の手法も応用して。それでも、分からない病もあり、病が分かっても治すことのできないものも多い。しかし漢方にはまた現代医学にない発想により病を認識できる面もあり、意外に容易に治療することができることもある。

漢方の診察も、病態を把握し、病を認識して、その病に応じた方剤をつくって治療すべきである。しかし現在の漢方家はほとんどが、既製方剤の証だと判断する。この病人は○○湯の証だと言うように。しかし、たとえ既製の方剤を用いたとしても、その方剤をつくる能力を持たねばならないと思う。そして何故このようになったのであろうか。それは『傷寒論』に由来していると思う。『傷寒論』では、何故その証に対し、その方剤を与えるのかと言う理由を述べずして、その方剤を与えよと指示している。当時の医師の多くは、証を診て方をつくる能力がなかったからであろう。それでも治さねばならない傷寒という病が多かったのである。漢方は日本が中国から輸入してつくった医学でまだ摸倣の部分が多い。古方派のように『傷寒論』を範とする者たちは指示の書であるため、方剤の内容は分からないままに、条文の証(症候群)から適当な方剤を選んで与えるという指示に従うことになった。しかし、いつまでも中味不明で指示に従うだけでは二千年も前から進歩がない。病態に応じ、医師自ら方剤を組まねばならない。

『傷寒論』では、傷寒という急激に変化する病に対して固定した方剤を百十方も用意し、変化に応じて方剤を換えて治療する。そのため、日本では処方を固定し、したがってエキス製剤化ができたのである。エキス漢方は、レディーメイドの漢方で処方することが許されない薬局向けの漢方と言える。病人は千変万化で、同じ病人などいない。傷寒のような熱病は急激に変化し、全身で反応し、経時的に同じ病態をとる病で死ななければ1ヵ月もすれば治る。しかし雑病ではそうはいかない。したがって病態の少しの変化には加減法を併用することにより既製方剤を利用する。これはイージーオーダーの漢方で、患者の病に応じて最適の方剤を組み治療するのがオーダーメイドの治法と言える。

本書において著者が述べている通り、初心者向けの入門書ではない。そして方剤を構成する薬物の薬能に最も重点を置かれている。方意や処方の運用についても、出典・原典の調査研究に始まり、その後の方剤の流れ、変遷もよく追求し、今迄に信じられていた誤りを質してこられ、更に口訣による方剤の応用についても非常に興味深いものが多い。しかし、何と言っても方剤を正しく理解するためには、方剤を構成する薬物の薬能を知ること、どう組み合わせるとその作用がどうなるのかという方意が大切だ。

これが理解できないと「なぜその証に、その方なのか」が何時まで経っても霧の中にあるようだ。

何時までも初心者の傷寒論式方証相対なく、病人に応じて医師自身が処方をつくれるようになって欲しい。そのためにも本書を推薦する。今迄に、これほどの処方解説の書があったであろうか。

平成9年12月

山本　巖

50 音別目次

【こ】

【さ】

【し】

【せ】

効能別目次

医療用漢方エキス製剤を 18 種類の効能別に大略分類した。但し、実際上、各製剤は複合薬効を有するため、複数箇所に登場する。詳細は凡例❿を参照されたい。

1解表剤

2和解剤

3 調和剤

4 瀉下剤

5 清熱剤

6 利水剤

7化痰剤

8止咳剤

9祛寒剤

10理気剤

11理血剤

12蠲痺剤

13補気剤

14補血剤

15滋潤剤

16安神剤

17熄風剤

18止血剤

凡　例

❶処方名は50音順に配列して掲載した。唯全く50音順にすれば、桂枝湯より桂枝加芍薬湯を先に置くことになり、処方の性格上これは不自然である。また、同一漢字で始まる処方名は纏めて50音順としたが、そのため五苓散は牛車腎気丸より先に置くことになった。但し、六君子湯と六味丸は読み方が異なるので別個に扱った。

❷処方名は『日本医薬品集　医療薬2014年版』収載名に拠ったが、附子人参湯は漢方家の間では附子理中湯の方が馴染深い。また、桂枝茯苓丸料加薏苡仁の料については本文に記述する理由により省略した。

但、処方名に付される振り仮名について注記する必要がある。治打撲一方と治頭瘡一方は、戦前の例えば栗原愛塔編著『皇漢医学処方千載集』に拠っても、「ぢだぼくいっぽう」、「ぢづそういっぽう」と仮名を振られ、今日の『一般用漢方処方の手引き』にも引き継がれている。確かに「治する」は多くの国語辞典によれば、「じする」（旧仮名遣いでは「ぢす」）は一義的には病気が治る、病気を治すの意で、「ちする」と読めば一義的にはおさまる、おさめるの意と記載されている。

しかし、新仮名遣いでは「ぢだぼくいっぽう」、「ぢづそういっぽう」は不可で、それぞれ「じだぼくいっぽう」、「じずそういっぽう」としなければならない。これらの振り仮名について、従来の論考の有無を著者は知らない。

一方、今日の「治」は治療、治癒等々の振り仮名通り、「ち」と読むことが医療界の一般用例である。それ故、本書も古典に於いての「ぢだぼくいっぽう」、「ぢづそういっぽう」とは発音は異なっても、「ちだぼくいっぽう」、「ちずそういっぽう」を採用する。

❸個々の処方に対する出典記載は他書との大きな相違点である。

前著自序でも述べたように、『傷寒論』、『金匱要略』以外を出典とする処方については、稍冗長に過ぎるかと思われる節もあろう。例えば、胃苓湯は『傷寒論』、『金匱要略』、『博済方』、『瘍要済衆方』、『医塁元戎』、『古今医鑑』と六つの文献を併記しているが、先の二つは五苓散の出典、中の二つは平胃散の出典に係る文献であり、後の二つが本来の胃苓湯の出典に係る。

しかし、著者は出典とは単に溯及して行き着いた一つの文献が全てとは考えず、一つの流れとして捉える必要性を痛感するので、この点を強調しておきたい。以上の観点を御了解下さるならば、胃苓湯の例では、もし冗長に過ぎるようなら後の二つに限定してもよい。

❹主効はその処方の効用上のキーポイントをキーワードとして列挙し、且つ補足的に一文とした。

❺組成はその処方を構成する薬味と分量を記述したものである。

採用薬味は『日本医薬品集　医療薬 2014 年版』収載エキス製剤に採用されている薬味を基準とするが、それらの方剤と同一出典に基づいて以下の「文献」に記載された薬味も含めて、若干の例外を除き、最大広範囲の薬味を採用した。これは本書が薬価基準収載 147 方を対象とするものではあっても、煎薬としての処方も視点に据えていることを物語っている。

尚、「文献」とは『経験・漢方処方分量集』、『漢方処方集』／改訂新版、『中医臨床のための方剤学』の三点である。

以上の操作の後に、エキス製剤あるいは「文献」に採用されている薬味範囲を明確にする目的で以下の区分を行なった。

（　）：保険薬価収載エキス製剤の内でメーカーによっては採用されていない薬味。

〈　〉：保険薬価収載エキス製剤では、全く採用されていない薬味。

［　］：「文献」に収載された処方の内で、「文献」によっては採用されていない薬味。

〔　〕:「文献」では全く採用されていない薬味。

分量は『日本医薬品集　医療薬 2014 年版』収載分量の内、最少と最多の範囲で記述したが、生生姜については、生生姜 ×1/3 = 日局生姜として換算し、四苓湯については生薬末として記載した。

次に、採用薬味の内で同一薬味は同一表現を原則とする他、生薬の部位や修治などの差異による表現も統一すると共に、屢々メーカー間で見掛ける白朮・蒼朮などの類似薬味の差異も古文献などに基づいて処方毎に統一した。

それらの統一方法は次の通りである。

←：一方向に統一する。

↔：処方毎に統一するが、何方の表記も有りうる。

桂皮↔桂枝←肉桂、官桂

阿膠←ゼラチン

芍薬←白芍、赤芍

大黄←唐大黄

茯苓←茯神、赤茯苓、白茯苓

粳米←玄米

柴胡←唐柴胡、三島柴胡

細茶←茶葉

蒺藜子←白蒺藜

荊芥←荊芥穂

半夏←姜半夏

地黄←生地黄、乾地黄、熟地黄

甘草←生甘草、炙甘草

膠飴←飴、水飴、粉末飴、マルツエキス

生姜↔生生姜←ひね生姜、日局生姜、乾生姜、干姜（乾姜ではない）

附子←炮附子、白川附子、加工附子、加工附子末、炮附子末、修治附子末、修治附子片

芒硝←無水芒硝、硫苦、$MgSO_4$、Na_2SO_4、乾燥 Na_2SO_4、無水 Na_2SO_4

防風↔浜防風
羌活↔和羌活
防已←木防已
木通←通草
生姜↔乾姜←煨姜、炮姜
白朮↔蒼朮←朮
枳殼↔枳実
陳皮↔橘皮

❻解説は最初に処方の構成を記述していることが多い。

例えば、胃苓湯は五苓散合平胃散（加芍薬）と記述しているが、胃苓湯の理解のためには、できれば先ず五苓散や平胃散の項を御参照下さることをお勧めしたい。

解説本文中の各々の薬味に対する薬効説明は『漢薬の臨床応用』を筆頭として参照した。これは以前から著者が薬味の勉強をするとき、最も恩恵に与かって来た書だからである。ここに同書の編著者及び訳者に対し、深甚なる感謝の意を表したい。また、随所に『薬性提要』からの引用を記述している他、時に臨んで色々な書から引用した。勿論、著者自身の経験によっても記述した。

最後にゴシック体でその処方に対する効能上の纏めを記述した。

❼適応は先人の記載したもの、最近の知見で明確になったもの、師匠からの伝授、著者自身の経験等々を合して記述した。

❽唯ここで一つお断りしておきたい。古文献を現代振り仮名に変更する場合、「云ふ」→「云う」、「用ひ」→「用い」等々は特に問題はない。但し、「出づ」→「出ず」と変更すれば、「出《い》ず」ではなく「出《で》ず」と現代語解釈される恐れが大きく、これは意味が逆転する。そのため、「出づ」、「出づる」などはそのまま表記した。また、古文献には「帯る」→「帯ぶる」、「甚して」

→「甚だしくして」等々の送り仮名を省略して記載している例も多いが、誤解され得ない範囲で対応した。

❾本書に於いては29図及び25表を採用している。特に図に関しては、先ず『腹証奇覧』、『腹証奇覧翼』から最も多く採用し、次いで『森道伯先生伝』と『浅井家腹舌秘録』から夫々原図を転載している。これら四書は全て公益財団法人武田科学振興財団杏雨書屋の所蔵になるもので、その御好意に深謝する次第である。

また、表に関しては先賢の創作を引載したものも含むが、殆どは著者が独自に作成したものである。

❿効能別目次では医療用漢方製剤を次の18種類に分類した。

1. 解表剤、2. 和解剤、3. 調和剤、4. 瀉下剤、5. 清熱剤、6. 利水剤、7. 化痰剤、8. 止咳剤、9. 祛寒剤、10. 理気剤、11. 理血剤、12. 蠲痺剤、13. 補気剤、14. 補血剤、15. 滋潤剤、16. 安神剤、17 熄風剤、18. 止血剤

1. 解表剤は外感病の表証を対象とする。表実・表虚、辛温・辛涼、何れも含む。また所謂治風剤や皮膚病変に対する方剤も含んでいる。

2. 和解剤は外感病の半表半裏証を対象とする。

3. 調和剤は内傷病としての臓腑・陰陽・営衛を調和し、外感病の和解剤に対応するものである。

4. 瀉下剤は外感病の裏証を対象とする他、何れにしても大黄を含む方剤は茲に該当する。

5. 清熱剤は実熱・虚熱、何れをも対象とする。

6. 利水剤は四苓湯の四味の効を含む他、利尿を促進する方剤である。

7. 化痰剤は狭義・広義、何れの痰をも対象とする。前者は気道分泌物であり、後者はそれを含めて脾の運化機能の低下に因るものである。

8. 止咳剤は平喘を含む。

9. 祛寒剤は実寒・虚寒、何れの寒をも対象とする。また補陽剤は補気剤＋祛寒剤である。

10. 理気剤は気滞・気逆を対象とする。

11. 理血剤は和血から破血に至るまでの駆瘀血剤で、血流改善も含むが、止血剤は別範疇とする。

12. 蠲痺剤は一般には祛風湿剤と表現することが多い。

13. 補気剤は気虚を対象とする。

14. 補血剤は血虚を対象とする。

15. 滋潤剤は外感病・内傷病、何れの傷津・傷陰をも対象とする。

16. 安神剤は脳の陽性・陰性の精神症状を夫々抑制・興奮させて鎮静する。

17. 熄風剤は内風を対象とする。

18. 止血剤は対症療法としての止血を目的とする。

以上、実際上多くの方剤は単一分類には当て嵌まらない。例えば大柴胡湯は和解剤、瀉下剤、清熱剤に分類し、参蘇飲は解表剤、止咳剤、理気剤に分類した。但し、ここでの分類は概略であり、大柴胡湯の止咳剤・理気剤・安神剤としての効能や、参蘇飲の化痰剤・補気剤としての効能は、分類上採用しなかった。このようにして、分類は飽くまでも夫々の方剤の一つの特性を抽象した操作でもある。多少の主観の介入は止むを得ない。

⓫本書から古文献の孫引きは是非ともお止め願いたい。

安中散

出典 『太平恵民和剤局方』、原南陽方

主効 温裏、鎮痛。腹部の冷え痛みの薬。

組成

甘草1～2　縮砂1～2　延胡索3～4　良姜0.5～1
茴香1.5～2　桂皮3～5　牡蠣3～4　[〈乾姜〉]

解説

甘草・牡蠣以外は全て温性～熱性薬である。

【甘草】…炙して用い、一般的には諸薬の調和と薬性の緩和を主目的とする。本方では良姜・乾姜が配された場合の辛味を温和にする働きもあり、消化管平滑筋の痙攣性疼痛を緩解しつつ、種々の有毒物を解毒し、脾胃気虚に対して補脾健胃する。

【縮砂】…その芳香性によって気を通じると共に、消化不良症、上腹部不快感・食欲不振などに対して、消化管蠕動運動を正順的に調整して鎮痛する。多紀元堅著『薬性提要』には、「胃を和らげ、脾を醒まし、気を快くし、滞を通じ、痰を祛り、食を消し、胎を安んず」とある。

【延胡索】…代表的な温性鎮痛薬であり、全身の種々の疼痛に対して鎮痛するのみでなく、同時に骨格筋や平滑筋に対しては鎮痙作用も発揮する。『薬性提要』には、「血中の気滞、気中の血滞を行らし、内外の諸痛を治す」とある。

【良姜】…乾姜と共に熱薬であり、寒証に由来する消化管の疼痛に対して、温めて鎮痛し、健胃作用を発揮する。『薬性提要』には、「胃を煖めて寒を散じ、胃脘の冷痛を治す」とある。

【茴香】…芳香性健胃薬であって、上腹部痞塞感・膨満感・食欲不振などを呈する機能性ディスペプシアなどに対して、温めて消化管蠕動運動を促進し、鎮痛して健胃する。『薬性提要』には、「命門を補い、胃を開きて食を下し、寒疝を治す」とある。

【桂皮】…血管を拡張し、血液循環を促進する。表にあっては皮膚温を上

昇して発汗に作用し、四肢の筋肉痛・関節痛にあっては止痛を図り、裏にあっては冷えによる内臓機能の低下を回復し、温めて補脾健胃する。

【牡蠣】…動脈硬化症、高血圧症などによる眩暈・煩躁・動悸・顔面紅潮などの症状を鎮静し、虚熱を清する。また盗汗・自汗を止めると共に、夢精・滑精を固精する。本方にあっては牡蠣は胃酸過多に対して制酸・中和作用を呈して心窩部症状を軽減する。

【乾姜】…代表的な熱薬であり、種々の寒証に処方する。消化管にあっては、虚寒・実寒孰れに対しても散寒して制吐・止瀉・鎮痛し、呼吸器にあっては、寒性の多量の水様痰を分泌抑制して鎮咳する。『薬性提要』には、「胃の冷えを除きて陽を回す」とある。

本方は主効に言う如く、散寒性の温〜熱薬と、正順性の蠕動調整薬、鎮痛薬が大部分である。それ故、虚寒・実寒孰れに対しても寒邪を去り、疼痛を伴う蠕動運動の低下あるいは逆蠕動に対して、消化管機能を回復するための薬である。また、寒証に対する鎮痛という点からは、その他の腹痛や脇痛及び月経痛に対しても適応可能である。

本方には縮砂・延胡索・良姜・茴香が構成薬味として配合されているが、孰れも他のエキス製剤には全く処方されず、それ故に本方はかなり特異な方剤であると言えよう。

総じて、腹部、特に上腹部の実寒または虚寒による疼痛を緩解する薬である。

適応

急性胃炎、慢性胃炎、機能性ディスペプシア、胃・十二指腸潰瘍、胃アニキサス症、慢性胆嚢炎、胆道機能異常症、慢性膵炎、冷蔵庫病、月経痛、ヒステリーなど。

論考

❶本方は元々、陳師文等編**『太平恵民和剤局方』巻之三・一切気 附 脾胃積聚**に、「安中散　遠年日近の脾疼・飜胃、口に酸水を吐し、寒邪の気、内に留滞して停積消えず、胸膈脹満し、腹脇を攻刺し、悪心・嘔逆し、面黄にして肌痩せ、四肢倦怠するを治す。又、婦人の血気刺痛、小腹より腰に

連なり、攻疰重痛するを治す。並びによく之を治す」とあって、甘草・玄胡索・良姜・乾姜・茴香・肉桂・牡蠣の七味が処方され、細末と為して熱酒にて調下し、婦人は淡醋湯にて調服する。或いは塩湯にて点じ下すも可と指示されている。即ち、今日の一般的な安中散には乾姜がなく、縮砂が配合されているので、『和剤局方』そのものの処方ではないことになる。尚、安中散は宝慶新増方（1225～27年）に属する。

❷朱橚撰**『普済方』巻二十二脾臓門・兼理脾胃・方**には、「安中散　久遠の脾疼・反胃にて酸を吐し、寒邪留滞して胸満し、腹脇を攻刺して嘔逆・身倦・面黄・肌痩するを治す。及び婦人の血、攻刺するを治するに用ゆ」とあって、玄胡索・甘草・良姜・乾姜・桂心・牡蠣・茴香を細末と為し、原典と同一の調下法が記載された後、「又、腹内の停積消えず、小腹、腰に連なりて攻疰重痛するを治す」とも記載される。

❸呉彦夔《キ》撰『伝信適用方』巻上・治気疾及心痛には、「心腹攢《サン》痛するを治す」とあって、高良姜・桂を細末と為し、糯米飲または白湯にて調下する用法が掲載され、その五条後には、「一切の気痛を治するに、延胡索多少に拘らず、……」とあって、熱酒にて調下するべく記載される。

これらの三味は何れも安中散の構成薬味であり、約40数年後改訂の『和剤局方』宝慶新増方に貢献したことは充分考えられる。

❹一方、浅田宗伯纂**『勿誤薬室方函』巻上**には、「安中散　局方　延年日近の脾疼・飜胃、口に酸水を吐し、寒邪の気、内に留滞して停積消えず、脹満し、腹脇を攻刺し、及び婦人の血気刺痛を治す」とあって、『和剤局方』処方去乾姜加縮砂が記載されているが、**同書・巻下・散薬部**には、『和剤局方』処方そのものが記載されている。

❺この点について著者は鋭意調査し、中川成章著**『証治摘要』巻上・嘔吐反胃膈噎**に、「和田氏云う、澼嚢に局方安中散効有り。南陽亦云う、其の方は甘草十両・宿砂・延胡・良姜・乾姜・茴香・桂枝各五両・牡蠣四両、右八味末と為し、毎二銭を熱酒にて調下す。南陽、宿砂を去りて牡蠣を三倍し、水煎服す。……」との記載を見出した。これは原南陽が『和剤局方』処方に縮砂を加味して八味としたこと、また一方としては、『和剤局方』処

方のうち牡蠣を三倍量としたことを語っている。

❻この後者の処方は原南陽口授**『叢桂亭医事小言』巻之四上・噎膈　反胃**に、「朝に食して暮れに吐す。澼嚢と云うもの、反胃《ホンイ》と同病にて、近頃此の辺の医、多く澼嚢と呼ぶ。何故にか近来此の病多し」と解説され、最後に「安中散　癖嚢病を治す。神験あり」との条文の下に記されているものの、前者の縮砂配合の八味の安中散は、著者の検索の範囲では、原南陽の著書の中には無く、恐らく一門の秘中の秘であったのではないかと思われる。それ故、現在一般に処方される安中散の縮砂の出典は原南陽に拠るものである。

❼尚、縮砂配合の八味の安中散から乾姜を去り、今日の七味の安中散としたのは浅田宗伯による改変である。

❽福井楓亭著**『方読弁解』中部 中ノ一・心腹胸痛**には、「安中散　局方　聖済」とあって、『和剤局方』の条文と薬味が掲載された後、「此の方、元来反胃に用ゆ。甘草を主として良姜・乾姜・茴香の類を佐とし、腹中を緩め温むる功あり。今、癖嚢病、腹痛、食を吐し、甘を好むものに用いて大いに功あり。……又、此の方、主治に随いて反胃に用ゆるときは、腹痛する者を目的とし用ゆべし。……」とある。確かに『和剤局方』処方は先の『証治摘要』処方通りの配合量であるが、今日の用法では甘草は補助的である。

さて、安中散の出典について局方との記載は一般的であるが、問題は聖済である。徽宗趙佶編『聖済総録』巻第六十三・嘔吐門・乾嘔には、「乾嘔を治し、邪熱を除き、胃を和して食を進むる安中散方」とあるが、小麦・乾姜・甘草・陳麯を棗湯にて調下する指示があるだけである。尚、陳麯とは陳神麯のことで、食積心痛を治す効用がある。

❾和田東郭口授**『東郭医談』**には、「婦人経閉抔《など》に妄りに桃仁・紅花・虎杖・蘇木を用ゆるは素人療治なり。安中散などにて経を通ずることあり。其れ、経閉するは何故ぞと工夫して対症の薬を用ゆれば、必ずしも血薬を用いずとも通経すべし。然れども血塊は難治の者也。只の経閉は治するもの也」とある。また、更に別の箇所では、「安中散は疝積にもよし」ともある。疝積とは、瘀血による発作性腹痛のことで月経痛も含んでいる。

更には、「延胡索・鬱金は功能甚だ相似たり。共に胸膈を開き、瘀血を下す。少し異なることは鬱金は妙に鼻によくきく也。鼻痛、眉稜骨節痛亦可也。又、鬱金・姜黄は同物、分かつべからず。良姜湯は只腹の右より指し込みて心下へ聚まるに用ゆ。安中散は夫れに水をさばく也」ともある。或いはまた、「一病人、久しく汗出でて食さず、足攣急、臍下に一塊有りて痛み、大いに蓐労に類す。然れども塊を目的として安中散を与えて、塊とけるに従いて汗も止み、……」などと具体例も記載される。

❿山本鹿洲著**『癖嚢編』**には、本文に続いて複数の処方が列挙されているが、筆頭に安中散が登載される。薬味は牡蠣・茴香・玄胡索・甘草・桂枝・良姜・干姜と、『和剤局方』と順序を異にして記載され、最後に「或いは呉茱萸を加う」と小字双行で付記される。これは鹿洲の工夫であろう。

⓫浅田宗伯口授**『勿誤薬室方函口訣』巻之下・安中散**には、「此の方、世上には澼嚢の主薬とすれども、吐水甚だしき者には効なし。痛み甚だしき者を主とす。反胃に用ゆるにも腹痛を目的とすべし。又、婦人血気刺痛には澼嚢より反って効あり」とあって、疼痛著しい症状を適応とするとの主旨であるが、構成薬味より考えれば、寒証を伴うことも必須条件である。

⓬浅田宗伯著**『橘窓書影』巻之四**には、「下谷池端の谷口佐兵衛、数年吐水の証を患い、衆医を経て治せず。之を診するに脉沉微、腹中雷鳴、飲食和すること能わず。夜間切痛を発すれば忽ち青水を吐すること升余り。面色青惨・身体枯痩・両脚微腫あり。先ず米飯及び飲を減じ、蕎麦麺少許を食せしめ、丁香茯苓湯を与えて吐水漸く止むと雖も、切痛未だ止まず。安中散を与えて痛み亦安し。……」という症例で、安中散は切痛に奏効するべく処方されている。

⓭矢数道明先生は**『日本東洋医学会誌』第4巻3号・安中散に就て**で、「〔指示目標〕安中散は脾胃の虚であるから、慢性に経過した胃の虚弱が第一に挙げられ、弛緩性体質のものに多い。寒を兼ねているので多くは胃内停水を認める。気鬱と血滞が第二の条件で、そのため胃或いは腹中に血行の障害、腫脹の部位が発生し、多くの場合に酸過剰を伴い、疼痛が惹起される。この気鬱、血滞により、その場所或いは附近に動悸を認めることとなる。脈は浮洪で無力、或いは沈細で遅の場合もあるが総べて虚脈であ

る。但し発作時には弦を帯びることがある。腹証 は虚して軟弱弛緩無力のものが多い。時に筋緊張や抵抗あるものもあるが軽度である。舌苔 は無いが或いは薄い白苔で潤っている。嘔吐の症は無いか軽度の場合によく、頑固に繰返される食後或いは空腹時の心下部痛を主訴とする。便通は普通或いは便秘のものもある。栄養衰え、貧血性で全身倦怠を訴える」と細かく解説されている。

⓮石原明先生は**『漢方の臨牀』第10巻第6号・最近の診療を語る——座談会——**で、「というのは、私の住んでいる周囲、つまり団地族の奥さん連中にマーゲンノイローゼというか胃神経症の人がかなり多いのです。それで何をやろうかといろいろ考えるのですが、彼女らはあれも、これもと訴えが多いんですよ。それでこのところ私の出している処方は当帰芍薬散、安中散、それから桂枝茯苓丸の合方などで、これは漢方的証の見方とかいうことでなくてやっていますが、これらでかなり胃神経症が解消されるのです。……それで私も思うんですが、当芍散が胸につかえるという人がたまたまいるんです。それで私は当芍散は原末でやりますが、それでつかえる場合は、安中散を半分ぐらい入れてやると大丈夫ですね。……しかし、古方で行けば当芍散、後世方で行けば安中散というのは大体似ていますね。……しかもボクは安中散は原末ばかり使っているんです」と、安中散の一面を語られている。

⓯山本巌著**『東医雑録』(2)・安中散と平胃散**で、「安中散はなんといっても『冷えによる上腹痛』を止める作用が主である。併せて、冷えによる腹痛・脇痛に用いられ、又、冷えによる生理痛・婦人の下腹痛にも応用される。同時に、腹が冷えて腸内にガスがたまり、腹部の膨満を伴っているときにも効がある。本方は鎮嘔・鎮吐の作用があるため、悪心嘔吐の症状にも有効であるが、これが主症ではない。悪心嘔吐の強い場合には、半夏や生姜に藿香・砂仁・香附子等の配合された処方がよい。牡蠣は胃酸過多や、胃内醗酵による酸を抑えて、むねやけ・酸水吐出等を治す。注意しなければならないのは熱によるものである。漢方でいう熱は、必ずしも体温の上昇を意味するものではない。昔から瘦人に火多く、肥人には水多し、と書

かれるように、肥人にも寒の者は多い。痩せている人にも熱証の者が多いのである」と解説されている。

⑯それ故、よくテレビなどで宴会シーンでの暴飲暴食の際の胃薬というイメージが一部にあるが、冷たい飲物を暴飲することによって発症した腹痛には適応となっても、決して食べ過ぎ、飲み過ぎ、二日酔いの為の胃薬ではない。

尚、冷え痛みが強いときには、人参湯(906 頁)や大建中湯(708 頁)との合方も合理的である。即ち、再び乾姜を配合することになる。

⑰牡蠣は**解説**で述べたように、本方にあっては主として制酸・中和作用の目的で配合される。また牡蠣は処方によっては鎮静作用を主目的として処方される。しかし乍ら何れにしても、現在のエキス製剤の製法でどれほど有効性を認めうるのか、些か懐疑的である。著者はエキス製剤で処方するときには、時に生薬牡蠣末を配合することもあるし、煎薬ならば煅牡蠣として処方する。煅牡蠣は生薬牡蠣を単にフライパンで鼠色になるまで加熱するだけである。

⑱茯苓は安中散加茯苓として、一般に動悸を伴う場合に処方すると言われる。過去、ある一社の漢方エキス製剤メーカーだけが安中散加茯苓を安中散として薬価収載されていた。元々は村瀬豆洲著**『方彙続貂』翻胃　附　膈噎　澼嚢　脾胃・翻胃**には、『和剤局方』処方の薬味が列記された後に、「茯苓を加えて最も妙為り」と記載されていることに拠る。

著者は茯苓の配合については次のように考える。本方の適応証で寒証による腹部消化管の異常は、多くの場合消化管内に痰飲の貯留を齎しうる。しかし、本方には温裏薬、蠕動調整薬、鎮痛薬は配合されていても、消化管内の痰飲を化する利水薬は配合されていない。それ故に安中散に茯苓を配合して痰飲を化する作用も加味するのであると。

⑲実は先の漢方エキス製剤メーカーの安中散は、平成 9 年に製造中止となり、平成 16 年 3 月 31 日に経過措置期間が終了し、同年 4 月 1 日より薬価削除となっている。残念なことだが、もう安中散加茯苓エキス製剤は処方できない。但し、一般用漢方製剤としては現在でも製造販売されている。

⑳厚生省薬務局監修、日本製薬団体連合会漢方専門委員会編集『**一般用漢方処方の手引き**』**安中散**では、「胃痛を伴う胃疾患の鎮痛剤として用いられるが腹部筋肉が弾力に乏しく弛緩し、へそのあたりに動悸を触れ、やせ型で甘味を好むタイプの慢性的に経過する胃痛持ちに用いる。……」と解説される。茯苓は「ない場合も可」との指示で、纏めて掲載されていた。同書は昭和50年初版である。

一方、平成21年発行の財団法人日本公定書協会監修、日本漢方生薬製剤協会編集『**改訂　一般用漢方処方の手引き**』では、安中散と安中散加茯苓とに区分して掲載されているが、何れも解説文は同一で、僅かに「筋肉が」⇒「筋肉は」、「へそ」⇒「臍」、「やせ」⇒「痩せ」と修正されている位である。

㉑著者は、月経困難症を訴える29歳の独身女性に対して、婦人科的チェックで器質的病変が否定されているのを聞き、当帰芍薬散（867頁）を処方した。これで大抵の問題は解決したが、時に月経時痛を来たすことがある。そこで、頓服的に安中散5gを処方することによって、全ての問題が解決した症例を経験している。この女性はその後結婚して一子を儲けたが、冷え症の当帰芍薬散証の女性であることがキーポイントであった。これも疝積の一例であろう。

胃苓湯

出典 『傷寒論』、『金匱要略』、『博済方』、『簡要済衆方』、『医塁元戎』、『古今医鑑』

主効 急性、止瀉、鎮痙。痛みを伴う激しい不消化下痢の薬。

組成

蒼朮2.5　厚朴2.5　陳皮2.5　猪苓2.5　沢瀉2.5
白朮2.5　茯苓2.5　桂皮2　甘草1　［生姜1.5］
［大棗1.5］　［〈芍薬〉］

平胃散	蒼朮　厚朴　陳皮　甘草　生姜　大棗
五苓散	猪苓　沢瀉　白朮　茯苓　桂皮
	芍薬

解説

本方は五苓散合平胃散（加芍薬）である。五苓散（335頁）は猪苓・沢瀉・白朮・茯苓・桂皮で、平胃散（1006頁）は蒼朮・厚朴・陳皮・甘草・生姜・大棗である。

【五苓散】…消化管内及び全身の組織内の偏在した過剰水分を血管内に引き入れて利尿を図るが、一方で寒邪による束表を解肌し、且つ寒性の水瀉性下痢を止瀉し、また腎血流量も増加させるため、利尿を促進するのみならず、病状によっては発汗させることもある薬である。

【平胃散】…急性且つ軽症の不消化下痢、急性胃腸炎の薬である。

【芍薬】…疼痛や不快感を伴う月経不順・不正性器出血に用いる他、消化管などの平滑筋の痙攣性疼痛を緩解し、骨格筋に対しても過剰緊張を和らげて鎮痛する。また、他薬による利水作用にあっても陰液を保護し、発汗時に於いても脱汗を予防する。但し、現在は芍薬を配合した医療用エキス製剤は無い。

本方はそれ故に、平胃散証に於いて特に水瀉性下痢の激しい場合に処方され、下痢に伴う消化管の蠕動運動の過緊張による疼痛を鎮痙し、鎮痛する。但し、本方には抗菌的に作用する薬味は配合されていないことは常に銘記しておく必要がある。

総じて、周期性に発来する平滑筋過緊張による疼痛を伴い、激しい水瀉性下痢を来たすときの薬である。

適応

急性胃腸炎、急性消化不良症、急性大腸炎、感冒性胃腸炎、疰夏病、急性腎炎、ネフローゼ症候群、食べ過ぎ、飲み過ぎ、水中たり、食中毒など。

論考

❶本方の出典は平胃散、五苓散の出典の上に成立し、その上で芍薬を含むか否かで分かれる。先ず、芍薬を含まない胃苓湯の出典は、王好古撰**『医塁元戎』巻四・陽明証**に、「五苓平胃各半散　生姜にて調服し、心下の水を治す。五苓に石膏・寒水石・甘草を加えて甘露飲と為す。亦、心下の水並びに飲酒にて水瀉する者を治するに、生姜にて調えて三〜五銭、清濁立ちどころに分かつ」とあることに拠るが、胃苓湯という方名は記されていない。

❷尚、『医塁元戎』原序には、丁酉九月二十有九日と記載される。同じく跋には、辛卯に成書したが、その後に元藁《ゲンコウ》を盗まれたため再編して完成したのが丁酉春とも記載される。『四庫全書』同書提要には、辛卯は「金哀宗の正大八年」、丁酉は「元、金を滅ぼしたる第四年」と注釈され、夫々1231年、1237年である。即ち、無念の6年間を要して再編したことになる。

また、現在の『医塁元戎』十二巻本は顧遂により嘉靖二十二年(1543)に刊行され、万暦二十一年(1593)屠本畯により重刊されたものである。

❸一方、**『医塁元戎』一巻本・巻第八・太陰証・平胃散加減例**には、平胃散の加味法が数多く登載されているが、その中で「若しくは五苓散と相半ばするは対金飲子と為す」と記載される。対金飲子は『太平恵民和剤局方』巻之二・傷寒　附　中暑に登載されるが、平胃散と概ね薬用量を異にするだけの処方として記載される。

しかし、羅天益撰**『衛生宝鑑』巻十六 名方類集・泄痢門・濡泄**には、「《内経》に云う、湿勝るときは濡泄すと。《甲乙経》に云う、寒気、下焦に客し、伝えて濡泄と為すと。夫れ脾は五臓の至陰為り。其の性、寒湿を悪む。今、寒湿の気、内に脾に客す。故に胃気を裨助し、水穀を腐熟すること能わず。清濁分かたず、水、腸間に入り、虚して制すること能う莫きを致す。故に洞泄すること水の如く、気に随いて下る。之を濡泄と謂う。法は当に湿を除き小便を利すべき也。対金飲子之を主る」とあって、平胃散 五銭 五苓散 二銭半 草豆蔻 五銭 を姜棗煎服するべく記載される。

即ち、『医塁元戎』では胃苓湯ではなく、対金飲子と銘名している。

❹さて、胃苓湯は元々は胃苓散という方名であった。陳自明撰**『婦人大全良方』巻之八・婦人泄瀉方論第八**に、「秋夏の間、脾胃、冷に傷れて水穀分かたず、泄瀉止まざるを治するは胃苓散なり。亦、男子を療す」とあって、胃苓散の処方内容は「五苓散　平胃散」とだけあり、「右、合して姜・棗を和して煎じ、空心に服して妙なり。陳日華方」とあることに拠る。陳日華は陳自明の尊属か。

❺一方、芍薬を含む胃苓湯の出典は従来、龔廷賢撰**『万病回春』**とされている。**同書・巻之三・泄瀉**に、「泄瀉、清濁分かたざる者、湿多く五瀉を成す也。胃苓湯　脾胃和せず、腹痛・泄瀉し、水穀化せず、陰陽分かたざるを治す」とあることに拠る。

❻しかし乍ら、龔信・龔廷賢父子撰**『古今医鑑』巻之五・泄瀉**には、「胃苓湯　中暑傷湿、停飲して食を夾み、脾胃和せず、腹痛・洩瀉して渴を作し、小便利せず、水穀化せず、陰陽分かたざるを治す」とあって、薬味指示は『万病回春』と全く同一であるが、修治と分量に於いて多少の差を見るのみである。『古今医鑑』の刊行は『万病回春』を 11 年遡る。

❼一方、朱佐撰**『類編朱氏集験医方』巻之四・脾胃門　附　嘔吐　翻胃　虚腫・虚腫**には、「胃苓丸　腫れを治す」との条文だけで、平胃散、五苓散を木通湯にて呑下する指示がある。

❽薛鎧撰、薛己訂**『薛氏医案』巻六十・保嬰撮要七・霍乱吐瀉・治験**には、「胃苓湯、又胃苓散と名づく。末と為し、蜜丸にして胃苓膏と名づく。腸胃、湿を受け、嘔吐・泄瀉するを治す」とあって、白朮・茯苓・沢瀉・厚朴・猪苓・陳皮・甘草・桂を末と為し、姜水・灯心・陳皮の煎湯にて調下

する。また、「若し停食して吐瀉し、小便短少し、腹脹して痛みを作すには、此れを用いて以って之を分利す。更に六君子湯を用いて以って調えて脾胃を補う」とも記載される。尚、胃苓膏とは特異な剤型であり、あまり類を見ない。また、ここの薬味には蒼朮を含んでいない。

❾尚、『丹渓医集』に収録されている呉尚黙訂**『丹渓手鏡』巻之中・泄瀉二十六**には、「平胃五苓散　湿泄、水恣泄、熱泄を治す」とあって、薬味は「平胃散　五苓散　白朮　芍薬　甘草」と、ここでも芍薬が指示されているが、同書には明天啓元年(1621)の撰とある。

また、同巻・下利二十五には、先の白朮・芍薬・甘草に対して白朮芍薬湯という方名が付されている。

❿施沛撰**『祖剤』巻之一**には、《素問》沢朮麋銜《ビガン》湯を祖剤として、胃苓湯が掲載される。「即ち、五苓散合平胃散。水瀉及び夏月の感冒・暑気、或いは日中晒された物を啖飲し、或いは日中熱き処に坐して瀉するを治す」とある。

尚、沢朮麋銜湯は『黄帝内経素問』病能論篇第四十六に、「沢瀉・朮各十分、麋銜五分を以って合わせ、三指撮を以って後飯を為す」と記載される。麋銜は酒風の治療薬で、李時珍撰『本草綱目』巻十五・草之四隰草類上・薇《ビ》銜《カン》に、「風湿痺、歴節風、……を主治す」とあるが、後世は用いられなくなった。

⓫香月牛山著**『牛山方考』巻之上・五苓散**には、「飲食過多にして腹脹・口渇・泄瀉・小便赤渋の症に、平胃散を合して胃苓湯と名付く。奇効あり。黄連・芍薬を加えて加味胃苓湯と名付く。赤白痢を治すること神の如し。○水瀉には滑石を加う。○食積には神麴・麦芽・山査子を加う。○暑痢・裏急後重には木香・檳榔子を加う」と、加減法の解説も詳しい。

⓬北尾春圃著**『当壮庵家方口解』巻之三**には、「胃苓湯　即ち、平胃散合五苓散加白芍薬也」とあって、ここでは白芍加味の処方である。「○四時ともに大便瀉する主方也。無熱には加木香。食も少し滞り、大便瀉するに吉し。平胃散にて脾胃をすかし、食を圧して分利する故に水道のせききれ、水流るる意也。○痢に加柴胡・黄芩・枳殻用ゆ。或いは黄連を加う。諸書

の加減に木香・檳榔子とあれども、檳榔子はスラリとせぬ也。枳殻がよきなり」と、痢疾への応用にも及んでいる。

⑬目黒道琢著**『餐英館療治雑話』巻之下・胃苓湯の訣**には、「此の方は泄瀉して少便少なきを標的とす。泄瀉すれども小便よく通ずる者には用ゆべからず。凡そ水瀉する症は、小腸の水、大腸に奔迫して下利する故、小便は不利する者なり。亦、脾肺虚して少便なく泄瀉する症あり。補薬に非ざれば治せず。然れどもこの症とは脉症はるかに別なれば混ずべき様なし。この方は本、活人書の方なり。芍薬を加えるは龔氏が方なり。交腸の症は大小便、位を易えて出で、陰陽を分利すれば愈ゆ。この方に宜し。五苓散も宜し」とあるが、朱肱撰『傷寒活人書』には胃苓湯は掲載されていない。

⑭百々漢陰・百々鳩窓父子述**『梧竹楼方函口訣』巻之一・痢症類**には、「胃苓湯○此れは素、宿食あり、化せざる所へ邪気をうけ腹痛・泄瀉する也。尤も痢の如く裡急後重することはなし。邪熱盛んならば柴苓湯、柴平湯、時に臨んで撰用すべし。大便下利する毎に肛門熱して湯の如きを覚う者也。此の症、夏の末、秋の初めに多くある者にて痢病に疑似し、腹痛み、時々食物その儘に出づる症もあり。此の方よし」とある。柴苓湯（408頁）は小柴胡湯（558頁）に五苓散を合した処方で、柴平湯は小柴胡湯に平胃散を合した処方である。

⑮**『勿誤薬室方函口訣』巻之上・胃苓湯**には、「此の方は平胃散、五苓散の合方なれば、傷食に水飲を帯ぶる者に用いて宜し。その他、水穀化せずして下利、或いは脾胃和せずして水気を発する者に用ゆべし。回春に所謂陰陽分かたずとは、太陰に位して陰陽の間にある症を云うなり」とあって、傷食に水飲の証は正しく本方の適応証であるが、浅田宗伯は『勿誤薬室方函』で、出典は『万病回春』としながらも、芍薬を加味していない胃苓湯のことを述べている。それ故、本方の条文には鎮痙・鎮痛のことが触れられていないのであろう。『万病回春』の胃苓湯が芍薬を含むことは既に述べた。

⑯先に引用した『万病回春』の胃苓湯の記載丁の四丁後には、一般論として「凡そ泄瀉の病、誤りて参耆等の甘温の薬を服すれば、能く湿熱を生ず。故に反って病邪を助く。久しかれば湿熱甚だしくして疸と為る。惟、苦寒

を用いて湿熱を瀉し、苦温は湿寒を除く。則ち愈ゆ。泄止みて後、脾胃虚弱ならば方《まさ》に参耆等の薬を用いて以って之を補すべし」とあるのは処方上大いに参考となる。

⑰本方証のような傷食後の水瀉が激しいときは、大抵は熱発を伴うか、便臭が強いか、あるいはいつもと異なる臭気を発するか……等々と、単なる水瀉だけのことは少ない。従って、多くは熱証を伴い、黄連解毒湯(74頁)を合方するか、または周期的に発来する腹痛が強ければ、芍薬甘草湯(509頁)を合方するか、あるいは当初より両方剤合方の意味で、黄芩湯(60頁)を合方したりするのも一法である。即ち、この段階では単なる水瀉だけに留まらなくなり、更に炎症が進展していることを窺わせる。

⑱そこで、更に泄瀉と痢疾について述べておきたい。山本巌先生は**『東医雑録』(1)・白色便下痢症の漢方治療**で、「古来下痢を、『泄瀉』と『痢病(疾)』に別けて取り扱う習慣があり、泄瀉とは水様性で主として小腸性の下痢を、痢病は主に大腸性の下痢で裏急後重を伴うこともあり、粘液のみの加答児《カタル》を白痢、粘液血便を赤痢と称する」と解説される。代表的病態としては、泄瀉には単なる過食による下痢が、痢病には赤痢、アメーバ赤痢が当て嵌まる。

⑲また、処方としても王綸撰**『明医雑著』泄瀉**には、「主方　朮苓芍薬湯」として、白朮・白茯苓・白芍薬・陳皮・炙甘草が基本処方であり、**痢疾**には「主方　芩連芍薬湯」として、黄芩・黄連・白芍薬・木香・枳殻・檳榔・炙甘草が基本処方である。前者が「脾を補い、食を消し、湿を燥し、小便を利す」効用に対して、後者は「腸胃の湿熱を瀉し、鬱結の気を開き、積滞を消化する」効用がある。即ち、これが泄瀉と痢疾との基本的差異である。但し、泄瀉と痢疾の移行型も当然乍ら経験する。

⑳小出壽先生は**『漢方と漢薬』第九巻第八号・下痢を語る――座談会――**で、「……昨年七月に生れた男の子があるのですが、それが最近五日ばかり前に急に下痢を初めて、割合に気嫌はいいのですが、……家人がげんのしょうこはどうだろうかと……それを服ませたところ、それ迄一日に二回位の下痢だったのが益々ひどくなって五・六回になったそうです。……それ

で私はげんのしょうこをそんなに服ますからいけないので、それをやめただけでも下痢は止るだろうと云ったのですが、何か他に漢方でよい薬はないかと云われたので胃苓湯を与えました。患者は熱が無くて、咽喉が渇く、腹鳴があり、水瀉性下痢が一日に五・六行あると云うのでげんのしょうこをやめさせて、胃苓湯を一日量全量一匁五分各等分にして一日二服を与える様にしましたら、これで下痢は一日二回になり、更に次第にかたまって来たようです。胃苓湯は咽喉が渇する時を見て一日にチョイチョイやってもいいと云って与えましたが、これで治まりました。……（尿量は）一時増えましたが今日あたりは少ないです。……げんのしょうこはこの例の様に下痢を却って促す場合と止める場合とあるようですが、……痙攣する時げんのしょうこが行くと痙攣を緩める作用があるからよいのだと思います」と、ゲンノショウコの薬効と比較しての症例である。

㉑従来、医療用エキス製剤としては芍薬を含まない胃苓湯と芍薬を含む胃苓湯とが薬価収載されていた。しかし、後者を製造していた漢方エキス製剤メーカーの胃苓湯は、平成24年3月31日に経過措置期間が終了し、同年4月1日より薬価削除となっている。但し、現在もそのメーカーは一般用漢方製剤としては芍薬を含む胃苓湯を販売している。尚、そのメーカーは平成24年3月31日を以って全てのそれまでの医療用漢方エキス製剤から撤退している。残念なことだ。

従って、現在の医療用漢方エキス製剤胃苓湯の最終的出典としては『医塁元戎』を以ってそれに充てる。

茵蔯蒿湯

出典 『傷寒論』、『金匱要略』

主効 利胆、 清熱解毒、瀉下。強い利胆作用と共に瘀熱を去る薬。

組成

茵蔯蒿４～６　山梔子２～３　大黄１～２

解説

【茵蔯蒿】…黄疸に対する代表薬であり、胆汁を分泌し、胆嚢を収縮して胆汁の排泄を促進する。また、清熱解毒作用や抗菌作用もあるので、肝・胆道系の種々の炎症に対しても、更には一般の湿熱に対してもこれを解する作用がある。『薬性提要』には、「湿熱を通利し、黄疸を治するの君薬と為す」とある。

【山梔子】…黄連・黄芩に似て、清熱作用を発揮するが、とりわけ熱病経過中の煩躁・口渇・心煩・胸苦感などを消炎すると共に鎮静する。また、胆汁分泌促進作用もあるので、肝・胆道系の炎症を伴う黄疸に対してもこれを消退させる。更には皮膚に於ける種々の炎症に対してもよく使用され、外用することも可能である。

【大黄】…代表的な瀉下薬であるが、また腸管内の細菌の繁殖を抑制すると共に消炎解熱し、腸管内の腐敗した炎症性産物を排出して腹部の不快感を消退し、湿熱を清熱利湿する。また、打撲等の外力によって腸管平滑筋の蠕動運動が低下し、血流が留滞して生じた瘀血に対しては、血流を調整し、駆瘀血作用を発揮する。一方、種々の黄疸に対して胆汁の分泌を促進する効能があるため、清熱解毒作用、抗菌作用と共に、肝・胆道系の炎症を伴う黄疸に対しても排胆して消炎する。更には大腸での腸内容物の移動を促進するため、尿素窒素の再吸収を防止するので、BUN 低下作用もある。また、大黄にも鎮静作用が認められる。

本方の三味は何れも胆汁分泌促進作用があり、また清熱解毒作用もあるので、肝・胆道系の炎症を伴う黄疸に対しても、消炎しつつ排胆し、更に大黄によって速やかに炎症性産物を体外に排出し得る。

古来、黄疸は陽明の熱邪が体外に排出されず、湿邪と結合し重症化して発するものと考えられたので、元々の熱邪が体内に長く瘀滞する状況＝瘀熱に於いても、これを解する作用がある。

総じて、胆汁の分泌を排泄促進しつつ、肝・胆道系の炎症を清熱解毒し、更にはそれ以前の段階の瘀熱をも去る薬である。

適　応

急性肝炎、急性胆囊炎、急性膵炎、胆道感染症、胆石症、胆道機能異常症、胆囊摘出後症候群、薬物性肝障害、蕁麻疹、皮膚瘙痒症、口内炎、舌炎、歯齦炎、自律神経失調症、血の道症、更年期障害、ヒステリーなど。

論　考

❶張仲景撰、王叔和撰次、林億等校正『金匱要略』及び同じく『金匱玉函経』では茵蔯湯とも称する。

❷本方の出典は、張仲景撰、王叔和撰次、林億等校正**『傷寒論』弁陽明病脉証并治第八**に、「陽明の病、発熱して汗出づる者、此れ熱越ゆと為す。黄を発すること能わざる也。但頭汗出でて身に汗無く、頸に剤《そろ》えて還り、小便利せず、渇して水漿を引く者、此れ瘀熱、裏に在りと為す。身必ず黄を発す。茵蔯蒿湯之を主る」とあって、方後の条文には、「小便当に利すべし。尿は皂莢汁の状の如く色正に赤し。一宿にて腹減ず。黄、小便に従いて去れば也」とあって、黄疸尿の存在を示している。また、同じく**弁陽明病脉証并治第八**には、「傷寒七八日、身黄にして橘子の色の如く、小便利せず、腹微し満する者、茵蔯蒿湯之を主る」ともある。

❸一方、**『金匱要略』黄疸病脉証并治第十五**には、「穀疸の病為る、寒熱し、食さず。食すれば即ち頭眩し、心胸安からず、久久にして黄を発して穀疸と為る。茵蔯湯之を主る」とある。

❹呉謙撰**『医宗金鑑』巻四・訂正仲景全書傷寒論註・弁陽明病脈証并治全篇**には、『傷寒論』の二番目の条文に対して、「（註）身黄は湿熱の病為る也。湿、熱より盛んなるときは黄色晦し。熱、湿より盛んなるときは黄色明るし。橘子の色の如き者とは、黄色明るきを謂う也。傷寒七・八日にして身

に黄色明るく、小便利せず、其の腹微しく満つるは此れ、裏熱深ければ也。故に茵蔯蒿を以って疸病を治する者、君と為し、佐するに大黄を以ってし、使するに梔子を以ってす。湿熱をして大小二便より瀉出せしむるときは、身黄・腹満は自ずと除かるべし」と、ここでは熱が湿より盛んとの解説である。

❺また、**同書・巻二十二・訂正仲景全書金匱要略註下之一・黄疸病脈証并治第十六**には、『金匱要略』の条文に対して、「(註) 此れ、詳しく穀疸の病為るを申す也。未だ穀疸に成らざるの時、其の人多く寒熱を病む。寒熱作こる時、則ち食すること能わず。寒熱止む時、則ち或いは能く食す。能く食すと雖も、然るに食後に即ち頭暈・目眩し、心煩して安からず。此れ、湿瘀・熱鬱と為りて内蒸す。将に穀疸を作すの徴也。久久として身面必ず黄を発し、穀疸と為る。宜しく茵蔯蒿湯にて利下し、大小二便よりして之を出だすべし」とある。穀疸とは過度の飽食によって胃気を損傷し、湿熱瘀鬱となって発黄するをいう。

❻尚、原典・黄疸病脉証并治第十五には、穀疸について、「趺陽の脉緊にして数。数は熱と為し、熱は穀を消す。緊は寒と為す。食すれば即ち満を為す。尺脉浮は緊を傷ると為し、趺陽の脉緊は脾を傷ると為す。風寒相搏てば穀を食して即ち眩し、穀気消せざれば胃中、濁に苦しむ。濁気下流して小便通ぜず、陰、其の寒を被り、熱、膀胱に流れて身体尽く黄す。名づけて穀疸と曰う」とあり、何任主編『金匱要略校注』黄疸病脉証并治第十五には、「穀疸は穀を食して即ち眩するを以って主証と為す」と説明される。

❼楊士瀛撰、朱崇正附遺**『仁斎直指附遺方論』巻三・湿・中湿証治**には、「茵蔯湯、湿気・瘀熱にて発黄、小便秘渋し、渇して水漿を引くを治す」とあって、方後には「五苓散を服して亦、発黄を治す。二薬夾みて煎じ、尤も穏やかなり」と、ここでは五苓散(335 頁)との夾煎を推奨している。この箇所は附遺によるものではない。

❽朱丹渓撰、程充訂**『丹渓心法』巻三・疸三十七**には、「茵蔯蒿湯　湿熱にて発黄・身熱し、鼻乾き、汗出で、小便赤くして利せざるを治す」とある。

❾『傷寒論』にも『金匱要略』にも記載されている方後の条文で、「黄、

小便に従いて去れば也」とあるのは、この黄疸が黄疸尿を呈すると共に、大便の色調があまり変化がないことを物語っている。それ故、この黄疸の機序は閉塞性や溶血性ではなく、実質性のものであろう。

❿また、二番目の条文の直後には、「傷寒、身黄にして発熱せば梔子柏皮湯之を主る」や「傷寒瘀熱、裏にあれば身必ず黄す。麻黄連軺赤小豆湯之を主る」とあっても、条文の語句だけでは適応証の鑑別は不可能であり、条文に拘泥せずに各々の薬味の効能によって判断するより他はない。

⓫本方の三味共、胆汁分泌を排泄促進するので、胆管癌や総胆管結石嵌頓による閉塞性黄疸には要注意である。

⓬曲直瀬道三述、曲直瀬玄朔校録**『能毒』中・茵蔯**には、茵蔯蒿は湿熱の黄疸に用いるとの記述後、「又、虚疸と云うて有り。それには脾胃の虚冷からおこる有り。それは大便瀉し、脉に力なうしてかいなく、ひえあがり不食し、目まい心有り。悸《むなさわぎ》する也。それには茵蔯を用いず、白朮などで脾胃を補い、人参などを用うる也。虚疸など有る故、湿熱の黄疸と書いたぞ」とあって、湿熱によらない黄疸には茵蔯蒿を用いてはいけないとの解説である。

⓭古林見宜撰述『日記中揀方』巻之上・五疸三十には、「〇茵蔯蒿湯は茵蔯一味也。山梔子・黄柏を加え、肌膚の湿熱を去り、竜胆を加え、目の黄を去り、猪苓・沢瀉加え、湿熱を滲《も》らし、大黄加え、大便を通じ、虚弱の人には人参加え、腹痛には少し肉桂加え、腹脹らば厚朴加う。別に奇特の治法なし」として、ここでは茵蔯蒿一味の茵蔯蒿湯指示であり、随証治之により本来の茵蔯蒿湯に発展する下地を残している。

⓮中神琴渓口授**『生生堂治験』巻上**には、「〔瘀熱発黄〕富小路五条北、伏見屋重兵衛、年三十。心中懊悩として水薬、口に入りても輒ち吐す。日を経て益々劇し。先生之を視て、眼中黄を成し、心下満、之を按じて痛み、乳下扇動・紊乱定まらず。先生、為に言いて曰く、此れ瘀熱、裏に在れば也。蓋し日ならずして身は当に黄色を発すべしと。迺ち食塩三～五匕、白湯を以って仰りて之を呑ませ、大いに冷水を吐す。更に茵蔯蒿湯を与う。身、果たして黄色を発し、圊には黒糞。仍《しきり》に前方を服すること十有五日に

て常に復す」と記載される。

ここでは、先ず琴渓の吐方家としての食塩の多量一回投与の技術を称美しなければならない。『傷寒論』弁太陽病脉証并治下第七の瓜蒂散や『金匱要略』痙湿暍病脉証第二の一物瓜蒂湯を投与するばかりが吐方ではない。

和田東郭口授『百疢一貫』巻之上・腹満・傷食 霍乱・転筋にも、「○中神氏にては嘔吐にて一切薬などを受けざる者には、食塩、雞子の大いさほど白湯にて送下し、一吐を得て后、必ず薬を受くると云う」と引用している。

⑮さて、先の⑫に云う虚疸というのは抑々虚証の黄疸のことである。では、虚証の黄疸とは何か？ 一般に古典の黄疸や五疸の項目には、黄疸の文字の他に、よく黄腫や黄胖も併せて掲載されている。

『古今医鑑』巻之六・五疸には、「又、時気（流行性伝染性疾病のこと）・傷寒・傷風・伏暑有りて解散して未だ尽きず、亦、人をして黄を発せしめ、其の状有るが如き口淡く、怔忡、耳鳴り、脚弱く、微寒、微熱、小便白濁なる、此れを虚証と為す。妄りに涼薬を用うべからず。愈々気血を傷る」とある。ここでは凡そ茵蔯蒿湯は適応とはならない。

即ち、虚証の黄疸＝黄腫＝黄胖＝萎黄病＝鉄欠乏性貧血のことである。それ故、当時でもよく鉄剤は処方された。

⑯**『東郭医談』**には、「井筒屋某、患いて眼中黄を病みて爪そるもの、是れ黄胖也。香平加鉄粉（香砂平胃散加鉄粉のことであろう）を用いて愈ゆ。震（華岡青洲のこと）曰く、甚だ踈也。黄胖・黄疸とは其の症大いに異なる也。今ここに和田氏の説の通りにては甚だ混じて疑い有り。和田、是れを知らざる人にもあらず。伝写の誤りか」と、うまく解説されている。但し、現実問題として脾胃気虚の人に鉄粉を処方すれば、嘸かし応えたであろう。

⑰和久田叔虎著**『腹証奇覧翼』四編上冊**には、『傷寒論』の最初の条文に対して、「○茵蔯蒿湯は発黄・腹微満・小便不利、或いは渇し、或いは大便鞕きものを治す。……○陽明病、熱実するもの、発熱汗出でて水気瘀滞せざるときは黄を発すること能わず。但、頭汗出でて身に汗無く、頸《くびす》より上にばかり汗あるもの、加うるに小便不利を致せば其の熱、水気を結びて瘀熱となるゆえ汗出でず。水気去らずといえども却って渇し、水漿を引くな

り。此くの如きものは、其の熱薫蒸して発越すること能わざるを以って、必ず黄色を発するなり。茵蔯、瘀熱を解す。梔子、心胸の熱煩を解す。大黄、之を和して瘀熱を大便に瀉するときは小便自利することを得て、病愈ゆるなり。剤頸して還って、其の義未だ詳しからず。或いは云う、剤は分也。頸を分かちて還り、頸より下へは汗出でざるの謂なりと。瘀は壅滞の義なり」と解説される。

⑱宇津木昆台著『**古訓医伝**』**巻十一・風寒熱病方経篇・弁陽明病脉証并治法第三**には、『傷寒論』の最初の条文に対して、「一通りの渇は湯茶の類を好むなれども、この条の渇は血熱の所為なれば、冷物類の西瓜・梨子・蜜柑・熟柿等、その他一切水気のある物をすきこのむなり。又水を好む証には、渇して水を飲まんと欲すとあり。これ渇とばかり云いたる処と、渇欲飲水とある処と、渇引水漿と出だしたる処と、各々渇に差別のあることを察すべし。この証、陽明の胃熱、外攻せんと欲して一等高く迫るといえども、外発して発熱・汗出づるに至らず、汗は頭上のみ出でて、水気は惣身に滞りたり。熱は心胸にのみ鬱して発熱せず、この水の滞ると熱の心胸に鬱するとにて、上は頭汗出で、下は小便不利、中は熱、血分に熏蒸して惣身に発黄する所以の外の証拠が渇して水漿を引くの証なり」とある。

また、二番目の条文に対しては、「初めの茵蔯蒿湯は陽明の自発故に、上より閉づることなく、胃熱の上行のみにて頭汗出でて身に汗無く、だんだん内熱鬱して瘀熱となりて発黄す。これは傷寒故に少陽を過ぎて陽明に及ぶ日数にて、直ちに身黄・小便不利となりて胃熱の方軽く、身黄の方重し」とあり、最初の条文の証と二番目の条文の証とは少し異なると説く。

⑲尾台榕堂撰『**類聚方広義**』**（下）・茵蔯蒿湯**には、「桉ずるに、黄疸症、尿色黄赤にして粘気有り。故に皀角汁の状の如しと曰う。特《ただ》に色をのみ称するに非ざる也」とあって、黄疸尿の粘性も指摘していると云う。また、原典条文中の剤について、「剤は斉と通ず。限ること也。剤頸して還るとは頸以下、汗無きを謂う也。脈経には斉頸に作る。玉函の茵蔯蒿湯条にも亦、斉頸に作る。……」とあって、榕堂は斉限する意義を重視するが、著者はむしろ横一線の状の義を重視したい。

⑳堀均先生は**『漢方と漢薬』第八巻第一号・茵蔯蒿湯と蕁麻疹**で、「茵蔯湯が蕁麻疹、就中食中毒に拠る蕁麻疹及び瘙痒症に有効なる事は……予が十数年の経験で新旧軽重、内因外因の別なく確実と思う。又証の如何を問わず大抵はこれ一本で良好になる故、之れも茵蔯湯の特効薬と言うも過言ではない様である」と、黄疸以外の適応を述べられている。

㉑著者は右季肋部不快感を訴える患者で、採血上あるいはEcho、CT、MRI上でも病態を特定し得ない場合、本方を単独で処方するというより、多くは他の処方に少量加味する程度の量で合方投与することが多い。

茵蔯五苓散

出典 『金匱要略』

主効 利胆、解毒、利尿。黄疸尿を促進して消炎、退黄する薬。

組成

茵蔯蒿 4　沢瀉 6　猪苓 4.5　茯苓 4.5　蒼朮 4.5
桂皮 2.5

	茵蔯蒿
五苓散	猪苓　沢瀉　白朮　茯苓　桂皮

解説

本方は原典にも云う如く、元々は茵蔯蒿末＋五苓散（335 頁）である。

【五苓散】…消化管内及び全身組織内の偏在した過剰水分を血管内に引き入れて利尿を図るが、一方では寒邪による束表を解肌し、且つ寒性の水瀉性下痢を止瀉し、また腎血流量も増加させるため、利尿を促進する作用のみならず、病状によっては発汗させることもある薬である。

【茵蔯蒿】…汪訒庵著輯『本草備要』巻一草部・茵蔯にも「湿熱を除き、諸黄を治す」と云う如く、黄疸に対する代表薬であり、胆汁を分泌し、胆嚢を収縮して胆汁の排泄を促進する。また、清熱解毒作用・抗菌作用もあるので、肝・胆道系の炎症に対しても、更には一般の湿熱に対してもこれを解する作用がある。

茵蔯蒿湯（16 頁）は強い利胆作用と共に瘀熱を去る薬であり、構成薬味の茵蔯蒿・山梔子・大黄共に利胆作用を発揮するが、本方では利胆作用は茵蔯蒿に由るのみである。また、茵蔯蒿湯は三味共に消炎解熱作用があり、それによって瘀熱を強い瀉下作用の下で駆逐し得るが、本方では消炎解熱作用は茵蔯蒿と僅かに猪苓・沢瀉が有するだけなので、消炎解熱効果も茵蔯蒿湯ほど強くはない。但し、利尿作用は強く発揮されるので、閉塞性や溶血性でない実質性の黄疸に対しては、黄疸尿を促進することにより消炎・退黄する。本方は現在、蒼朮を配合した処方が薬価収載されているのみである。

総じて、利胆作用、利尿作用と共に消炎して黄疸を消退する薬であるが、瘀熱の程度は茵蔯蒿湯よりも弱く、それ故に強い消炎作用は必要としない状況のとき、黄疸尿を促進することにより消炎、退黄する薬である。

適応

急性肝炎、慢性肝炎、急性胆囊炎、胆道感染症、胆石症、胆道機能異常症、口内炎、急性胃腸炎、水瀉性下痢症、肝性腹水、急性腎炎、慢性腎炎、ネフローゼ症候群、クインケ浮腫、二日酔い、眩暈症、メニエル症候群、頭痛、片頭痛、蕁麻疹、陰嚢水腫、濾胞形成性結膜炎、水疱形成性皮膚炎など。

論考

❶本方の出典は、**『金匱要略』黄疸病脉証并治第十五**に、「黄疸の病、茵蔯五苓散之を主る」と誠に簡単な条文が添えられているだけである。

黄疸に関しては、茵蔯蒿湯の**論考⑩**でも述べたように、原典の条文の語句だけでは適応証の鑑別が不可能であり、それ故に本条文も各々の薬味の効能によって判断せざるを得ない。

❷尚、原典条文の小字双行注には、「一本に云う。茵蔯湯及び五苓散、並びに之を主る」とある。それ故、本方は茵蔯蒿湯で五苓散を調下するとも伝えられていたことになる。

❸徐彬註**『金匱要略論註』巻十五・黄疸病脉証并治**には、原典条文に対して、「註して曰く、此れ表裏両つながら解するの方なり。然るに五苓中に桂・朮有り。乃ち稍虚に渉る者の為に設くる也。但、黄疸を治するに、補うを貴しとせず、此に虚証に備うるに存するのみ」とあり、茵蔯五苓散は補剤ではないが、虚証用の薬との言明である。

❹尤怡撰**『金匱要略心典』黄疸病脉証并治第十五**には、原典条文に対して、「此れ正に湿熱、疸を成す者を治するの法なり。茵蔯、結熱を散じ、五苓、水を利して湿を去る也」と要領よく記している。

❺孫思邈撰**『備急千金要方』巻第十** **傷寒下・傷寒発黄第五**には、「五苓散、黄疸を主り、小便を利する方」とあって、五苓散そのものだけで黄疸を治する薬として記載されている。これはやはり、本方の主効で述べた黄疸尿

を促進して消炎・退黄するという効能のうち、黄疸尿を促進することだけで治療しようというものであろう。

❻**『太平恵民和剤局方』巻之二・傷寒 附 中暑・五苓散**には、この原典条文の小字双行注を引いたものであろうが、「〇又、瘀熱、裏に在りて身、黄疸を発するを治するには、濃煎の茵蔯蒿湯にて調下す。……」とあって、茵蔯蒿湯で五苓散を調下するべく指示があり、この場合の条文には当然乍ら瘀熱のある場合を捉えている。

この処方は今日のエキス製剤で言えば、茵蔯蒿湯合五苓散または茵蔯五苓散で、適応証としては茵蔯蒿湯または夫々単独適用のときよりも更に重症の状態である。

❼王貺撰**『全生指迷方』巻三・疸病**には、「若し他病未だ除かざるに因りて、忽然と一身面目悉く黄、橘の如きは瘀熱、裏に在れば也。或いは大熱に冷水を以って之を洗うに因りて湿熱相搏ち、肌肉を薫蒸するは之を黄疸と謂う。蘗皮湯之を主る。茵蔯五苓散之を主る」とあって、蘗皮湯及び茵蔯五苓散が指示されるが、蘗皮湯は黄連解毒湯去山梔子である。

❽厳用和撰**『厳氏済生方』巻之四・五疸論治**には、「加減五苓湯、伏暑鬱して黄を発し、煩渇して小便不利を治す」とあって、本方去桂皮、即ち四苓湯加茵蔯蒿が指示されている。但し、個々の薬味で茯苓は赤茯苓が指示されているので、消炎解熱作用は一層強化されることになる。

❾**『類編朱氏集験医方』巻之七・黄疸門 附 失血・淋閉・五疸評**には、簡単に「傷寒発黄を治す。五苓散加山茵蔯」として煎服指示されている。

❿王三才輯『医便』巻二・夏月諸症治例には、「黄疸症、専ら湿熱に属す。盦《ふたもの》の麯《こうじ》と相似たり。宜しく茵蔯五苓散にて之を主るべし」とあって、ここでは『金匱要略』処方加蒼朮・山梔・滑石・甘草を灯心煎服するべく指示される。尚、盦麯《ゴウギク》とは麯室での酒の発酵をいう。

⓫羅東逸編**『古今名医方論』巻三・五苓散 附 茵蔯五苓散**には、「茵蔯を加えて茵蔯五苓散と為す。酒積の黄疸を治す。蓋し土虚するときは湿を受け、湿熱、脾に乗じ、黄色乃ち見わる。茵蔯は専ら湿熱を理め、発黄する者は必ず用ゆる所也。佐するに五苓を以ってして、中州を旺んにし、膀胱を利

す。桂は嚮導を為し、直ちに熱所に達し、剋せざるは無し」と、酒積の黄疸を主治とする旨が解説される。

⑫名古屋玄医著**『金匱要略註解』巻之十五・黄疸病脉証并治第十五**には、原典条文を注解して、「本草に言う、茵蔯、能く熱結黄癉を除くと。小便利せざるに之を用い、五苓を合して以って気分の燥を潤すも、亦其の湿と熱とを并せて倶に除く。製方の妙、夫れ豈に思い議りて之幾《いく》ばくなるべきかな」と、製方の妙を絶賛している。

⑬**『方読弁解』中部下・黄疸・茵蔯五苓散**には、「黄疸病を主る方　聖済云う、陰黄は身橘色の如く、小便不利を治すと。論じて曰く、陰黄なる者、面色黄・頭痛、発熱せず、人の声を聞くを欲せず、此れ陽、陰邪に伏するに由りて邪熱沉潜して散じ、肌肉黄なること橘の如し。故に之を陰黄と謂い、之を主る」とあって、薬味が列記された後、「大凡泛常の黄疸、熱状なき者、此の方を用ゆべし。熱がる者には宜しからず。金匱に載する処の主治は、惟黄疸とのみありて寒熱を分かたず。故に今、差別せずして熱あるに用ゆるは非なり。聖済総録にも此の方、陰黄、身橘色の如く、小便不利云々を治すと云えり。従うべし。陰黄の症、病源候論にも詳らかに論ぜり。今、世に黄疸と称する者、多くは陰黄なり。傷寒論の梔子柏皮湯（488頁）及び茵蔯蒿湯の熱ある者に用ゆる、此れと異なる也。又千金、黄を発し、身面悉く黄なるを治すると云う方あり。是亦黄疸、熱強き者に用ゆ」とある。但し、茵蔯蒿自体はここに云う陰黄にも、急性炎症である陽黄にも用いられる。

⑭本庄俊篤著**『眼科錦嚢』巻四**には、「茵蔯五苓散　小児の雀目を治す」とあって、『金匱要略』と略同量の配合比で指示されている。

⑮五苓散の**論考⑭**で引用した原南洋述**『古方漫筆』巻之下・猪苓散**には、「○黄疸にて小便利せず、渇する者を治するに、茵蔯蒿十分・猪苓散五分、相和して服す」と記載されるが、ここで云う猪苓散は言うまでもなく、五味の猪苓散、即ち五苓散のことである。

⑯小島明著**『聖剤発蘊』巻中第四・茵蔯五苓散**には、「此の証、先ず老人に多き者なり。一説に病人、身体発熱、頭面汗出でて頭以下は汗なく、咽

渇きて小便不利、身燥する者は、此れ熱、外に越せずして内に蓄えて黄疸をなす者なり。此の方を用ゆべしと云う。予謂う、外表発黄する者、腹証多端にして概して此の方の治する所に非ず。其の腹証に随いて方を処すれば、茵蔯剤に及ばずして発黄自ずから治すること数々なり。此の方の如きは五苓散腹証全く備えて発黄する者に用うべし」とあって、先の⑬に云う「熱がる者には宜しからず」と対比的である。

⑰**『古訓医伝』巻十八・風寒熱病方緯篇第五・弁黄疸病脉証并治法第十六**には、原典条文に対して、「これ凡例にある、脉沈、渇して水を飲まんと欲し、小便不利の発黄を併せ見るべし。一通り五苓散の症にして、発黄する者の様にばかり心得ては大きに浅きことなり。この証は瘀汁主となりて、一身尽く黄みたる所の水飲・瘀汁をさばく為に茵蔯蒿一味が五苓散より倍せり。五苓散は水、外襲して胃中にめぐらざるをのみ目当てとせり。故に五苓散の分量少し。時に又、五苓散加茵蔯の証もあり。これは発黄も五苓散の証も等分に病む者なり」とあって、本方と五苓散加茵蔯蒿との差についても言及している。

⑱多紀元堅著**『金匱玉函要略述義』巻中・黄疸病脈証并治第十五**には、原典の条文に対し、「按ずるに此の条、何れの疸なるかを言わず。殆ど是れ穀疸の軽証にて、否らずんば湿邪、内に鬱して致す所なるや」とあって、先の茵蔯蒿湯も本方も穀疸の薬ということに成る。

⑲『勿誤薬室方函』巻上には、「茵荊湯　下血止まず、身体萎黄、或いは浮腫する者を治す」として、いわば茵蔯四苓湯加荊芥・蒲黄・鉄粉が指示されている。これは出血による鉄欠乏性貧血であるから、荊芥・蒲黄は止血剤としても、茵蔯は加味する意味はない。先に茵蔯蒿湯の**論考⑬⑮⑯**で述べたことがここでも当て嵌まる。

⑳**『勿誤薬室方函口訣』巻之上・茵蔯五苓散**には、「此の方は発黄の軽症に用ゆ。小便不利を主とする也。故に聖済総録に此の方、陰黄、身橘色の如く、小便不利云々を治すと云う。陰黄の症、巣源に詳らかに見えて陰症のことには非ず。唯、熱状なき者を云う。若し此の方の証にして熱状ある者は、梔子柏皮湯及び茵蔯蒿湯を撰用すべし。又、黄胖には鉄砂散を兼用

すべし。東垣、酒客病を治するに此の方を用ゆること最も得たりとす。平日酒に酔い、煩悶止まざる者に与えて汗を発し、小便を利する老手段なり」とある。

㉑尚、**『聖済総録』巻第六十・黄疸門・陰黄**に、上記の条文で茵蔯五苓散が茵蔯散として、茯苓の代わりに赤茯苓が指示されて収載されている。

また、巣源は巣元方撰『巣氏諸病源候総論』のことである。同書・巻之十二・黄病諸候・陰黄候には、「陽気伏し、陰気盛んとなり、熱毒之に加わる。故に但、身面の色黄で、頭痛して発熱せざるは、名付けて陰黄と為す」とある。

更に、李東垣撰**『内外傷弁惑論』巻之二・酒客病を論ず**には、五苓散に続いて「〇又、瘀熱裏に在り、身熱・黄疸を治するに、濃煎して茵蔯蒿湯にて調下して食前に之を服す」とあるが、宗伯が云う「最も得たり」としているかどうかは不明だが、ここで明らかなように、東垣は茵蔯五苓散として指示しているのではない。

㉒大塚敬節先生は**『漢方の臨床』第2巻第12号・五苓散と茵蔯五苓散について**で、応用上の目標の内、「(黄疸) 茵蔯五苓散は、五苓散証にして、裏に瘀熱のある場合に用いられる。黄疸の治剤と考えられているが、黄疸のない時にも用いられる。茵蔯には、利尿の作用があり、腎炎やネフローゼに用いる」とあるが、一般的には利胆目的で茵蔯蒿が加味される。

㉓患者は67歳男性で、悪性関節リウマチ、慢性腎不全、糖尿病のため、近医病院からエンブレル®を週2回、インスリンを朝10単位、夕2単位皮下注投与され、当方は膀胱バルーン管理と一般状態チェックの目的で訪問診療実施中であった。BUN　87mg/dl、クレアチニン　3.4mg/dl、Ht　26.5%で、正に透析導入寸前である。平成21年10月14日、全身瘙痒感強く、従って掻爬痕も所々在々に多く、同上病院で外用鎮痒薬を処方されているが、殆ど効果がなかった。そこで、茵蔯五苓散を内服処方したところ、服薬翌日には全く鎮痒した症例を経験している。この時、肝機能は全く問題なかった。尚、この患者は1ヶ月後に透析導入となり、当方の手を離れた。

温経湯

出典 『金匱要略』

主効 駆瘀血、温裏、補血、止血。瘀血が遠因で腹部虚寒、血気虚、更には煩熱感、不正性器出血を来たすときの薬。

組成

呉茱萸1　当帰3　川芎2　芍薬2　人参2　桂皮2　阿膠2
生姜0.5～1　牡丹皮2　甘草2　半夏4　麦門冬4

呉茱萸湯	呉茱萸　人参　生姜	大棗
芎帰膠艾湯	当帰　川芎　芍薬　阿膠　甘草	地黄　艾葉
桂枝茯苓丸	桂皮　牡丹皮　芍薬	茯苓　桃仁
麦門冬湯	麦門冬　半夏　人参　甘草	粳米　大棗

解説

本方は古方としてはかなり複雑な処方構成である。エキス製剤の範囲では、本方は呉茱萸湯去大棗、芎帰膠艾湯去地黄・艾葉、桂枝茯苓丸去茯苓・桃仁、麦門冬湯去粳米・大棗の合方とも解釈し得る。

【呉茱萸湯】(351 頁)…胃寒による症状を第一とし、嘔吐を止め、胃液の分泌を低下し、幽門を開いて蠕動運動を順方向性に回復し、また冷えによって両肩から首が詰まって頭部に上衝する頭痛に対しても効果を発揮する薬である。本方では、大棗を去っただけなので全体としての効能はあまり変わらない。

【芎帰膠艾湯】(159 頁)…婦人科的疾患の内、四物湯(473 頁)の有つ卵巣—子宮機能の本来的調整に加えて、止血・安胎及び月経痛の薬となる他、一般的な静脈系・毛細管系の止血薬としても働く薬である。本方では地黄と艾葉を去っているので、補血作用と止血作用はその分弱くなる。

【桂枝茯苓丸】(264 頁)…骨盤腔内の種々の瘀血症候に対して、少々の瘀血塊を認め得る場合に於いても、更には全身の瘀血症候に対しても、これらを駆逐して疼痛を鎮め、機能障害を回復する薬であるが、恐らくは利尿により駆瘀血を図るべく古人が意図したものであろう。本方では茯苓・桃仁を去っているので、利水作用と駆瘀血作用はその分弱くなる。

【麦門冬湯】(932 頁)…喀痰滋潤性且つ鎮咳性に作用するので、水様痰の多い状態には用いられない薬であり、薬全体としては滋潤性に傾くので、体全体を生津する作用のある薬である。本方では粳米・大棗を去っているが、喀痰滋潤性と体全体の生津作用はさほど変わらない。

即ち、呉茱萸・桂皮・生姜・半夏で脾胃の冷えを取り、蠕動運動を正順的に調整し、呉茱萸・当帰・川芎・桂皮・牡丹皮はまた血流を改善し、当帰・川芎・芍薬・阿膠は血の栄養作用の低下を補うと共に、当帰・川芎・牡丹皮は駆瘀血作用も発揮し、牡丹皮は炎症性の虚熱にも対応し得る。一方また、人参・甘草は補気薬として働き、阿膠は止血薬としても働く。人参・甘草・麦門冬は津液を滋潤する働きもある。

それ故、脾胃の虚寒、気虚、血虚、陰虚、瘀血、出血等々に対応する薬ということになるが、原典では明確に瘀血が原因と捉えられているときと、そうでないときとが記載されている。しかし、現象的には腹部の虚寒を来たす一方で、気虚、血虚、陰虚も発来し、更に不正性器出血も招来するようになった状態に対応する薬である。

総じて、瘀血が第一原因ではあっても、必ずしもこれに拘泥せず、腹部の虚寒や血気虚を来たし、煩熱感や不正性器出血を来たすようになったときの薬である。

適　応

月経不順、月経困難症、不正性器出血、無月経、不妊症、卵巣機能不全症、子宮発育不全症、習慣性流産、血の道症、更年期障害、更年期ノイローゼ、自律神経失調症、手掌角皮症、主婦湿疹、乾癬、凍傷、潰瘍性大腸炎など。

論　考

❶本方の出典は、**『金匱要略』婦人雑病脉証并治第二十二**に、「問いて曰く、婦人年五十所《ばかり》、下利を病み、数十日止まず、暮れに即発熱して少腹裏急、腹満、手掌煩熱し、唇口乾燥するは何ぞや。師の曰く、此の病、帯下に属す。何を以っての故ぞ。曽て半産を経て、瘀血、少腹に在りて去らず。何を以

ってか之を知らん。その証、唇口乾燥する故に之を知る。当に温経湯を以って之を主るべし」とあって、呉茱萸・当帰・芎藭・芍薬・人参・桂枝・阿膠・生姜・牡丹皮・甘草・半夏・麦門冬と指示される。方後には、「亦、婦人の少腹寒《ひ》えて久しく胎を受けざるを主る。兼ねて崩中去血、或いは月水来たること過多、及び期至りて来たらざるを取る」ともあることに拠る。

❷先の条文は、閉経期の婦人に元々瘀血があって長い経過中に血虚を来たし、更に不正性器出血と煩熱感（虚熱）を呈するに至った状態である。条文中の下利は、諸家も言うように、不正性器出血のことである。

一方、後の条文は、新婚の婦人が冷え症・月経不順があって不妊症に悩んでいる状態のことである。

❸沈明宗撰**『編註金匱要略』巻二十・婦人雑病**には、原典条文に対して、「此れ、血寒、胞門に積結するの病也。婦人年五十所、天癸絶するに応じて、反って下利を病む者、昔、半産に因りて寒、瘀血を凝らして胞宮に積む。所以に新血、血海に聚まること能わず、反って下より出でて下利止まざるを為す。即ち、血、山の崩れ倒るるの疾にして、大便の下利に非ざる也。然れども新血、血海の内に留聚することを得ざるときは陰虚して火盛んなり。故に暮れに即ち発熱し、血、少腹に瘀するときは裏急なり。蓋し心経の脉絡、下は胞門に通じ、上は手心の労宮に走りて血虚し、火盛んなり。故に手掌煩熱す。心病むときは脾も亦病む。故に腹満ちて、脾の営化せず。故に唇口乾燥するは病、血室に在り。所以に帯下に属すと為す。然れども何を以ってか其の血、少腹に瘀するを知らん。蓋し唇口乾燥するは此れ、乃ち血瘀して上り灌がざる故に之を知る也。但し、瘀を病根と為して去らずんば、利、何に由りてか止まん。故に温経湯を用ゆ。芎・帰・参・芍・姜・桂・茱・甘、営衛を調和して気血を益し、寒結を温散することを為し、半夏、逆するを下し、痰を消し、丹皮、血を散じ、麦冬・阿膠、肺を保ちて通調す。但、経を温めて邪を散じ、瘀血をして行ら俾《し》むれば、病根去る。血、宮に帰することを得るときは下利止む」と、ここで云う帯下は広義の意味で、瘀血留滞により諸症が惹起されることの説明である。尚、労宮は手掌の経穴名である。

❹**『備急千金要方』巻之四** **婦人方下**・**赤白帯下崩中漏下第三**には、本方が方名なく、「崩中下血、出血すること一斛なるを治す。之を服して即断つ。或いは月経来たること過多、及び期を過ぎて来たらざる者、之を服して亦佳き方」とあって、薬味掲載順は同一とは言えない。

尚、同じく赤白帯下崩中漏下第三には、「芎藭湯、帯下にて漏血止まざるを治する方」として、芎藭・乾地黄・黄耆・芍薬・呉茱萸・甘草・当帰・乾姜との処方も掲載されている。温経湯の類方と言えよう。

❺続いて、王燾撰**『外台秘要方』第三十四巻** **婦人下**・**崩中去血方**には、「又（千金）、温経湯、崩中去血すること一斗なるを療す。之を服して即断つ。月水、期を過ぎて来たらざる者、之を服して亦佳き方」とあって、ここでは『千金方』に温経湯が掲載されているが如き記載であるが、『千金方』には方名は掲載されていない。

❻**『聖済総録』巻第一百五十三**・**婦人血気門**・**婦人瘀血**には、「婦人経水、或いは通じ、或いは止み、或いは産後寒凝して血積、瘀と成るを治する順経散方」とあって、呉茱萸・麦門冬・半夏・当帰・芎藭・人参・芍薬・牡丹皮・桂・阿膠・甘草を粗散と為し、生姜煎服するべく指示される。ここでは温経湯が順経散と変名されて登載されている。尚、後世方一般に見るように、方名に散とあっても煎服指示である。

❼**『太平恵民和剤局方』巻之九**・**婦人諸疾** **附** **産図**には、「温経湯　衝任虚損し、月候調わず、或いは来たること多くして断たず、或いは期を過ぎて来たらず、或いは崩中去血過多にして止まらざるを治す。又、曾て損娠を経て瘀血停留し、少腹急痛、発熱下痢、手掌煩熱、唇乾口燥を治す。及び少腹寒有りて久しく胎を受けざるを治す」とある。この条文は『金匱要略』の前後の二つの条文を、別々に二つの事象を述べたものと解釈している。

❽しかし乍ら著者は、『和剤局方』の条文解釈の方向とは逆に、『金匱要略』の二つの条文を一元的に解釈し得ると考える。

一見したところ、原典の二つの条文は凡そ懸け離れた状態とも解釈できるが、瘀血によって様々な病状が形成されると考えるならば、後の条文は母から瘀血性体質を受け継いだものと仮定して一元的に理解し得る。それ故、瘀血によって一方は煩熱感・不正性器出血を、もう一方は冷え症・月経不順・不妊症を主要症状とする。いわば後者は瘀血による衝任失調である。

❾**『婦人大全良方』巻之一調経門・崩中漏下生死脈方論第十七**には、「《千金》温経湯　女人曾て小産を経、或いは帯下三十六病、腹脹り、唇口乾き、日暮れに発熱し、小腹急痛して手足煩熱し、大腑調わず、時時泄利し、経脈調わず、久しく懐孕せざるを治す」とあって㕮咀する指示があり、最後に「生冷・羊肉・生葱・海藻・菘菜等を忌む」とも指示される。

尚、《千金方》温経湯と命名されているが、『千金方』には先に指摘したように、温経湯とは命名されていない。

❿温経湯は吉益東洞著『類聚方』、吉益東洞校閲、六角重任著『古方便覧』、『類聚方広義』及び湯本求真纂著『皇漢医学』等々には、恐らく東洞が温経湯という後世方的方名を嫌ったのみでなく、張仲景の方に非ずとして収載されていない。また当然のこと乍ら、吉益南涯著『類聚方解』にも収載されていないが、吉益北洲著『金匱要略精義』巻二十・婦人雑病には登載されている。

⓫**『百疢一貫』巻之上・婦人雑病**には、「○唇口乾燥・手掌煩熱・上熱下寒、塊無き者は温経湯也。塊少し位は有りても用ゆることあれども、大抵はなき処へ用ゆる也。唇口乾燥は温経湯の目当て也。又、血の止まぬ者に用ゆる也。桃核承気湯よりは一段弱き也。塊のあるは桃核承気湯也。桂枝茯苓丸は癥ありて快く血下らざる者に用ゆ。温経湯は癥なくして快く下り、止まざるものに用ゆ。血を見ざれば用いず、血の止まぬに用ゆる也。桃核承気湯の一段よわき也」と、実用的口訣である。

また、妊娠中の調理の剤としても用いられた。**同巻・産前後**には、「○当帰建中加阿膠地黄湯は所謂調理に可也。若し瘀血の凝りてあるものには、此の方を用うれば反ってあしく、心下へ痞えて気分ふさげてあしきもの也。瘀血の凝りてある位の者は桂枝茯苓丸にて良し。桂枝茯苓丸にても推し難き処、当帰建中湯にて調理も早き処へ温経湯を与えて良き者也」とある。

⓬有持桂里著**『校正方輿輗』巻之二・崩漏帯下**には、温経湯の原典条文、薬味、後条文が引載されている。但し、条文中で「下利」を「下血」に、

「少腹裏急、腹満」を「小腹満」に作っている。その後で、「○婦人、年五十所にして下血数十日止まざるは、内に旧瘀血あるが故なり。然りと雖も、復た桂茯丸、桃仁承気の症に非ず。此れ特に一症、此に於いて温経湯の設けあるなり。此の症、熱状と年数と考え用ゆべし。それより活用は医の方寸に在り」と、医は意なりと締め括っている。

⑬**『古訓医伝』巻二十・風寒熱病方緯篇第七・弁婦人雑病脉証并治法第二十三**には、原典条文の最初の婦人年五十所に対して、「其の人の気血の運行、并びに身体の起居動作に至るまで、五十計《ばかり》の人と同じ様なる者が病むと云う意にして、実に五十歳前後の者がこの証を患いてそれより年の違う者にはこの証なしと云うにはあらず。人には宿《もとから》の強弱ある故に、十七・八歳、廿歳、又は三十歳の人にてもこの証を病む者多し。これ宿虚弱にして五十歳ばかりの気血の運行なればなり」と解釈している。なる程と思われる。

⑭**『証治摘要』巻下・赤白帯下崩中漏下**には、温経湯の原典条文を省略して記載した後、「按ずるに、此の症有りて腹に塊無き者、此の湯を主る。又、痩弱の婦、毎月経水過多にして少腹に力無く、食進まざる者、此の湯に黄連を加えて効有り」とも記載され、エキス製剤では少量の黄連解毒湯(74頁)を加えることになる。

⑮大塚敬節先生は**『漢方の臨牀』第11巻第3号・修琴堂治験録(2)・温経湯**で、「三十五才の未婚の婦人。五年前より進行性指掌角皮症にかかり、いろいろ手当をしたがよくならないといって、……来院した。月経は順調である。やや冷え症で、よく下痢をする。腹筋の緊張は比較的よい方であるが、胸脇苦満はない。私は温経湯を用いてみようと思い、口唇が乾燥するかどうかをたずねてみたが、ハッキリした返事がなかった。……ところがこの患者は、この方をのんだところ、角皮症がよくなったばかりでなく、長年の下痢も治ってしまった。してみると、(原典条文中の）下痢を下血の誤りだと、きめてしまうのは、どんなものであろう」と、一寸考えさせられる治験例を報告されている。

⑯細野史郎編著**『漢方治療の方証吟味』顔面黒皮症――温経湯――**で、「温経湯というのは、四物湯と桂枝茯苓丸の合方ですね。但し四物湯中の

地黄は欠き、桂枝茯苓丸中の茯苓と桃仁を欠いておりますがね。それに粳米と大棗は欠けていますが、麦門冬湯の方意もありますね。麦門冬湯というのは、気逆・のぼせのある場合に使うものですしね。麦門冬湯証の『大逆上気』とは、カーッと急にのぼせてくるとき、肺結核の喀血の起こってくるときなどの気逆の状態に使いますからね。上気でも、足が冷えてカーッとのぼってくるのには呉茱萸湯が良く、その方意も大棗は不足していますが入っています。それに温経湯には阿膠があります。それは芎帰膠艾湯去地黄・艾葉の意味も想像されます。しかしそういうことは、体の弱りということを裏書きしているものだとも言えます。それに、この方中には桂枝甘草湯もあって、大いに精神・神経系に対して鎮静剤ともなるでしょう。とにかく複雑な組合せになっていますが、なかなかいい薬方ですね」と、著者が**解説**で述べたことと軌を一にする。

また、**湿疹(その一)——温経湯について——**では、「温経湯の場合、よく現われてくる症状に、口唇が乾く、唇が荒れ、割れるという症状があります。そしてその証の中に、子宮の虚冷とか血室虚弱という言語がありますが、患者さん自身で月経の不調を言わない人があります。また下腹が冷たいとか頭が痛いということも訴えないのです。あるいは本人がそんな症状を意識していないときもあり、そんなときは、その人の唇の渇きを注意します。しかも口内炎のある人、手掌角皮症や湿疹のある人だったら、もう断然温経湯がいくべきです。但し、このような証のはっきり出ていないときが多いので、『口唇の乾き』だけは必ず目標に使います。女の人はなかなか言ってくれませんから、充分問診に力を入れて下さい。なお、その証が充分揃っていない場合は、(一). 女の人であること(まれには男性に効くこともあり)。(二). 月経困難はなくても順調でないとき。(三). 手心(足に特に目立つことがある)の煩熱がある。(四). 上熱下寒(冷えのぼせ)がある。(五). (二)～(四)の証がはっきりしない場合でも、口唇の乾き・口唇の荒れ・口唇がむけるとき。以上を目標に考えてやると、よく効くように思います」と、大変詳細に解説されている。

⑰著者はまた本方を処方するとき、エキス製剤中の個々の薬味分量を考

えて、その患者にどういう作用が最も必要かという点より、**解説**で述べた呉茱萸湯、芎帰膠艾湯または四物湯、桂枝茯苓丸、麦門冬湯を合方し、夫々の薬味の効能を高めるように努力することもよくある。本方だけでは薬味上のバランスが一様化しているので、安全ではあっても癖に乏しい。

丁度、消風散（592頁）を処方する場合にも同様の配慮がいつも必要となる。

温清飲

出典 『肘後百一方』、『理傷続断方』、『医塁元戎』

主効 慢性、清熱解毒、補血。

実熱証が長引いて血虚を来たしたときの薬、また、一貫堂の解毒証体質改善薬の基本処方。

組成

当帰 3～4　芍薬 3～4　地黄 3～4　川芎 3～4
黄連 1.5　黄芩 1.5～3　黄柏 1.5　山梔子 1.5～2

四物湯	当帰　芍薬　地黄　川芎
黄連解毒湯	黄連　黄芩　黄柏　山梔子

解説

本方は黄連解毒湯合四物湯である。

【黄連解毒湯】（74 頁）…黄連・黄芩・黄柏・山梔子で、全身あるいは局所の炎症の他、自律神経系・内分泌系の反応増大に対して、これらを抑制するように作用する薬である。

【四物湯】（473 頁）…当帰・芍薬・地黄・川芎で、血虚に対する基本方である他、出血にも、瘀血にも対応する薬である。

即ち、本方は一言で表わせば、清熱解毒と血虚温補を兼ね備えた方剤ということになるが、黄連解毒湯の止血・降圧・鎮静・利尿などにも奏功し、炎症のみならず自律神経系・内分泌系の反応増大に対しても、これらを抑制する作用も考慮しつつ、四物湯の止血効果・駆瘀血効果をも勘案して処方されるべきであろう。

一般的に、清熱剤と補血剤とが同時に処方される状況というのは、全身の実熱証が長引いて気血の損耗を来たすに至った場合か、あるいは当初より強い清熱剤を処方する必要性はあっても、気血が充実しているとは言い難い場合か、孰れかであろう。

『万病回春』で温清飲を投薬する状況は前者の場合であり、「漢方一貫堂」

でいう解毒証体質改善薬の基本処方として捉える状況は後者の場合である。

尚、当初より補血剤で温補していて、しかも実熱証を来たすに至ったならば、恐らく最初の血虚温補という治療が間違っていたという場合が多いのではないだろうか。

総じて、代表的な投薬状況としては実熱証が長引いて血虚を来たしたときの薬であり、更には解毒証体質改善薬の基本処方である。

適 応

月経不順、帯下、月経困難症、子宮内膜症、血の道症、更年期障害、更年期ノイローゼ、不正性器出血、各種出血、慢性炎症、自律神経失調症、高血圧症、不眠症、慢性湿疹、アトピー性皮膚炎、皮膚瘙痒症、皮膚化膿症、慢性蕁麻疹、肝斑、リール黒皮症、ベーチェット病、急性肝炎、慢性肝炎、慢性肝障害、慢性アレルギー疾患、一貫堂解毒症体質改善薬の基本処方など。

論 考

❶本方の出典は黄連解毒湯、四物湯の成立の上に立って、それらの成立以後であることは論を俟たない。従来、本方の出典は『**万病回春**』であるとされ、著者も前著に於いて同様に記載していた。

同書・巻之六・血崩には、血崩の推移と共に処方薬の変遷が記載されている。

「崩漏（不正性器出血）は新久虚実の不同有る也。初めて起こり実熱に属する者、宜しく毒を解すべき也」とあって、黄連・黄芩・黄柏・生地黄・蒲黄が指示され、続いて「○婦人血崩を治す。年四十以上、悲哀大いに甚だしきときは心悶え、急に肺葉挙《こぞ》って焦がれて、上焦通ぜず、熱気、中に在り。故に血去りて崩れ、面黄・飢瘦す。慎みて燥熱の薬を服すべからず。蓋し血熱して流行す。先ず黄連解毒湯を以って、後に涼膈散を以って四物湯を合わせて調治して効あり」と記載される。尚、ここで云う黄連解毒湯は『万病回春』巻之二・傷寒出自で、通常の黄連解毒湯加柴胡・連翹である。

次いで、「稍久しく虚熱に属する者、宜しく血を養いて火を清《すず》しくすべき也」とあって、ここで温清飲が指示されている。「○温清飲　婦人経脉住《や》まず、或いは豆汁の如く五色相雑す。面色痿黄にて腹刺痛し、寒熱往来、崩漏止まざるを治す」と解説され、当帰・白芍・熟地・川芎・黄連・黄芩・黄柏・梔子と処方される。

更に、「日久しく虚寒に属する者、宜しく温補すべき也」とあって、益母湯他が指示されている。益母湯は四物湯の加味方で、四物湯加黄芩・陳皮・香附子・阿膠・益母草・白朮・玄参・蒲黄・甘草である。但し、著者の所蔵する『万病回春』の頭註には、「按 益母湯、温補の剤に非ず。……」とあって、温補するには不適当である旨、註記されている。

以上の時間的経過を考えれば、もし本方を投与しても、更に清熱する必要があれば黄連解毒湯を合方し、一方では補血する必要があれば、四物湯を合方する。この場合、合方比は必ずしも1:1とは限らない。

❷南京中医学院主編**『中医方剤大辞典』第十冊**には、「温清飲　《宋氏女科》。《丹渓心法附余》巻二十“解毒四物湯”の異名と為す。該条を見よ」とある。

そこで、方広撰**『丹渓心法附余』巻二十・崩漏** 九十三には、「解毒四物湯　婦人経脉住まず、或いは豆汁の如く五色相雑り、面色痿黄・臍腹刺痛・寒熱往来、崩漏止まず、並びに宜しく之を服すべし」とあって、温清飲そのものが指示されている。然も、『万病回春』の条文は『丹渓心法附余』を継承していることも分かる。

❸しかし乍ら、金礼蒙等編、世宗時医官編纂**『医方類聚』巻之一百五十七・積熱門・御薬院方**には、「黄連解毒湯　大熱にて甚だ煩し、錯語して眠るを得ざるを治す」とあって、黄連・黄柏・梔子・黄芩を煎服し、「未だ知らずんば再服す」とも記されている。

ここまでは本書の黄連解毒湯の**論考❾**と同一であるが、その後に小字註文にて、「抜粋方同じ。又云う、海蔵、防風・連翹を加えて金花丸と為し、風熱を治し、柴胡を加えて小児の潮熱を治し、四物と相合して各半湯と為し、婦人潮熱を治す」と記載されている。即ち、この小字註文中では黄連解毒湯合四物湯が指示され、婦人潮熱を治療することになっている。

尚、岡西為人先生は『漢方の臨牀』第16巻第11号・漢方医学全書について〈8〉・医方類聚で、「その編纂や刊行の時期は従来不明であったが、三木栄博士の永年に亘る努力によって著しく解明された。それによると、編纂は世宗の二十五年（1443）に始まって二十七年に終り、校正は世祖五年（1460）から同十年頃にかけて行なわれ、成宗の八年（1477）に至って全本の印刷が完了し、三十部を上進したということである」と。勿論、解毒四物湯より早期の登載である。

❹さて、この小字註文中では王海蔵の工夫について触れている。実際、**『医塁元戎』巻三・陽明証**には、「伊尹三黄湯、銭氏改めて丸と為し、吐血・黄疸を治す」に続いて一字下げで、「活人黄連解毒湯四味には大黄無く、亦四物湯と相合するを得て、各半湯と為す。守真は既済解毒丸と為す。活人解毒四味、海蔵、防風・連翹を加えて五黄丸と為して、亦防風金華丸を合して風熱を治す。柴胡を加えて小児潮熱を治す」とある。

ここで、『医塁元戎』の条文は先の『医方類聚』の小字註文と比べて、黄連解毒湯合四物湯は共通であり、「無大黄」や既済解毒丸のことは、本書の黄連解毒湯の**論考❹**に既出している。また、「海蔵、防風・連翹を加えて」の後、「為五黄丸亦合防風」を除けば先の小字註文と同一である。更には、「柴胡を加えて小児潮熱を治す」も共通である。

❺現在の『医塁元戎』十二巻本は顧遂により嘉靖二十二年（1543）に刊行され、万暦二十一年（1593）層本畯により重刊されている。『医方類聚』の先の小字註文に見るように、本書の胃苓湯（9頁）の**論考❷**による「元、金を滅ぼしたる第四年」（1237）の好古自身による再編本か、或いは「金哀宗の正大八年」（1231）の盗掠された原著かが、仮令残闕であったとしても、何らかの形で伝存し、朝鮮の世宗の代まで遺残していたのは間違いないと思われる。

その点からすれば、先の『医塁元戎』巻三・陽明証の記載内容は、『医方類聚』の当時の伝存内容に加え、顧遂によって附広されているように思われる。

よって、黄連解毒湯合四物湯は王好古撰『医塁元戎』にまで溯及しうる。

❻一方、張子和撰『儒門事親』巻之五・血崩六十二には、「夫れ、婦人年四十以上に及び、或いは悲哀太甚なり。内経曰く、悲哀太甚なれば、心系

急なり。心系急なれば、肺布葉挙って上焦通ぜず。熱気、中に在る故に経血崩下す。心系は血の山也。如し久しく愈えずんば、面黄・肌痩す。慎んで燥熱の薬を与えて之を治すべからず。豈に聞かずや、血は熱を得て流散すると。先ず黄連解毒湯を以って、次に涼膈散、四物湯等の薬を以って之を治して愈ゆ。四物は是れ血を涼する也。乃ち婦人の仙薬なり。虚実を量りて加減し、意を以って消息して之を用ゆ」とあって、ここでは黄連解毒湯に続いて四物湯が処方されるが、未だ合方の意はない。

❼尚、『医塁元戎』巻四・陽明証には、「地黄黄連湯　婦人血気の証にて大いに脱血・崩漏に因りて前後よりの血を成すを治し、因りて枯燥して熱を除くも、循衣・撮空・摸床せず、目を閉じて省みず、手を擲《なげう》ちて視を揚ぐるも、揺動して寧からず、錯語・失神し、脉弦浮にて虚し、内は燥熱の極み也。気麁《あら》く鼻乾きて潤わず、上下燥を通ずるは、此れ難治と為す。当に此の薬を服すべし」とあって、川芎・当帰・梔子・生地黄・黄芩・黄連・防風・赤芍薬が指示される。この処方去防風加黄柏は温清飲である。このように、『医塁元戎』には温清飲及びその類方が掲載されている。

但し、地黄黄連湯は『医塁元戎』一巻本には、巻第八・傷寒不可汗不可下不可吐諸証・太陽証に於いて生地黄黄連湯と命名されている。

❽一方、李梴撰『医学入門』三巻下・傷寒用薬賦には、先の地黄黄連湯が陶氏生地芩連湯として登載されていて、薬味配合は同一であるが、条文は「……婦人血風の症を治す。崩に因りて大いに脱血し、或いは前後去血し、及び男子去血すること過多に、因りて涸燥して其の熱未だ除かれず、循衣・摸床・撮空して目を閉じ、人事を省みず、手を揚げて足を擲ち、錯語・失神し、脉浮弦にして虚し、内に燥熱の極み有りて気粗く、鼻乾きて上下通燥するは危症なり。……」とある。

ここで、血気証と血風症との相違はあるが、『医塁元戎』の文に於ける「熱を除くも、循衣・撮空・摸床せず」ではなく、『医学入門』の如く、「熱除かれず、循衣・撮空・摸床して」が正しい文である。即ち、不字の位置が錯簡である。

❾龔廷賢撰**『済世全書』巻之四震集・吐血**には、「二和湯　暴かに紫血を

吐し、塊を成すを治す。多しと雖も妨げず」とあって、当帰・川芎・赤芍・生地黄・黄連・黄芩・黄柏・梔子を水煎するべく指示される。即ち、自ら命名した温清飲がここでは変名されていることになる。或いは、『万病回春』の温清飲は八味の内でも白芍薬・熟地黄が処方されているので、赤芍薬・生地黄を配慮して二和湯と命名したものか。

❿『祖剤』巻之一には、先に❹で見たように、伊尹三黄湯を祖剤とする処方には、崔氏黄連解毒湯の他、梔子金花丸、解毒四物湯、海蔵生地黄黄連湯が配されている。

⓫**『日記中揀方』巻之中・失血**には、「二和湯〇暴《にわ》かに紫血塊を吐するを治す。〇当帰・川芎・赤芍・生地黄・黄連・黄芩・黄柏・山梔子、右煎服」とあり、ここでは先の❾の『済世全書』通りに赤芍薬と生地黄が指示されている。

⓬**『牛山方考』巻之上・黄連解毒湯**には、「一．婦人崩漏の症、血下る事、湧くが如く、身熱甚だしく口渇して譫語するに四物湯を合し、煎湯にて棕《シュ》櫚《ロ》灰を用いて奇効あり。一．婦人赤白帯下壮盛に属し、寒熱往来し、或いは帯下によりて頭面に熱瘡を生ずるあり。四物湯を合して連翹・白芷・秦艽を加えて奇効あり」と、黄連解毒湯の加味法として解説されている。

⓭片倉鶴陵著**『黴癘新書』黴瘡論**には、「楊黴結毒にて筋骨疼痛するを治する奇方」とあって、四物湯、黄連解毒湯、大黄・牡丹皮・牛膝・白丹を服用する指示がある。尚、白丹は鉛丹と樟脳から特殊な方法で作製する。

⓮浅井貞庵述**『方彙口訣』復刻版下巻・吐血門**には、「二和湯 済……此の症は暴かに紫色の血塊を吐くのぞ。本方は四物、解毒合方にて血液を治して熱を涼すぞ」と記載される。一方、甲賀通元編**『古今方彙』女科・崩漏**には、「温清飲　婦人経脉住まず、或いは豆汁の如く五色相雑す。面色痿黄にて腹刺痛し、寒熱往来、崩漏止まざるを治す。即ち、四物湯、黄連解毒湯合方也。四物方は補益、解毒方は傷寒」と記載されるものの、『方彙口訣』には掲載されていない。

抑々、『方彙口訣』復刻本は痛風門までしか収載されていない。これについて『方彙口訣』序には、「……去年臘月廿五日を以って始めて之を浄書し、遂に一部十四巻の全きを得たり」と浅井正贇は謹識するが、現本は大塚敬節先生の復刻された十巻本が知られているのみだからである。実際、『古今方彙』痛風までの分量は概ね全量の 2/3 だから、『方彙口訣』復刻本の上・下巻の一方に相当する分量が亡佚してしまっていることになる。甚だ痛惜の念を感じる。

⑮**『梧竹楼方函口訣』巻之二・諸血類**には、「温清飲○酒客の腸胃に熱を蓄え下血するによし。酒客に非ざるとも兎角下血の腸胃の熱よりくる者には此の方至って宜し。多く大黄を加え用う。……」とある。飲酒者の下血ならば、痔出血のことであろうか。

⑯**『勿誤薬室方函口訣』巻之上**には、「温清飲　此の方は温と清と相合する処に妙ありて婦人漏下、或いは帯下、或いは男子下血久しく止まざる者に用いて験あり。……」とある。ここで温とは温補の温、清とは清熱の清のことである。

⑰矢数格著『森道伯先生伝』解毒剤には、「柴胡清肝散、荊芥連翹湯、竜胆瀉肝湯。此の三解毒剤処方は四物黄連解毒湯を基本とする故、先ず四物黄連解毒湯に就いて其の薬理を知らねばならない。四物黄連解毒湯は四物湯と黄連解毒湯の合方である」として、当帰・川芎・芍薬・生地黄・黄連・黄芩・黄柏・山梔子・連翹・柴胡・甘草と指示される。

更には、著者が❶で引用した「○婦人血崩を治す。……効あり」の文に、直接「稍久しく……清しくすべき也」を続け、更に「黄連解毒湯合方四物湯にて之を治す。又温清飲と名づく」と記載されているが、最後の文は矢数先生の創作である。その後には「温清飲条に曰く、婦人経脉……崩漏止まざるを治す」として、❶の温清飲の条文が引載されている。従って、漢方一貫堂で云う温清飲は、本方を意味する場合と『万病回春』の黄連解毒湯合四物湯を意味する場合と両義的である。

⑱矢数道明先生は**『日本東洋医学会誌』第 12 巻第 1 号・温清飲の臨床的研究**で、「これらの経験から本方の適応する諸条件について考察してみると大体次のようなことが言い得られる。1) 本方証の多くは慢性に経過したものか、あるいは体質的に本方証があるものが急性に症状を発したもので

あると思われる。2）本方の適応する体質傾向として、皮膚が黒褐色、黄褐色を呈し、渋紙の如く枯燥しているものが多い。3）皮膚病の場合は、多く丘疹性の湿疹で、分泌物はなく、枯燥の傾向があり、瘙痒が甚しく、搔把によって出血痕を残しているものが多い。4）粘膜の場合は、潰瘍の出没を繰返えしている。5）脉は一定しないが、それほど弱い方ではなく、腹証は多くは心下部及び肋骨弓下に抵抗のあるものが多く、柴胡証に似ているものである。或は臍傍・臍下に瘀血と思われる抵抗や圧痛の認められることがある。……興味あることは本方のよく適応するものは、この薬の苦味と香気を喜ぶものの多いことである」と、実際的運用について解説されている。

⑲著者はエキス製剤温清飲として処方することはむしろ少ない。エキス製剤の場合の薬味分量は略四物湯群：黄連解毒湯群≒2:1と成っている。しかし、『万病回春』の薬味分量は八味とも同一で各一銭半とある。即ち、本方に於いては現在のエキス製剤にみるような薬味分量とする必然性はないと思われるから、著者は黄連解毒湯と四物湯を自由な配合分量で処方することが多い。

⑳著者は、50歳女性で閉経期を迎え、月経期が不定となるのみならず、月経量が過多となった症例を治療した。主訴は過多月経である。実はその母親も過多月経となり、精査を受けたところ、子宮腺筋症と判明し、閉経期頃に単純子宮全摘術を受けたとのことだった。著者は、エキス製剤で黄連解毒湯合四物湯の形ではなく、黄連解毒湯合芎帰膠艾湯、即ち温清飲加阿膠・艾葉・甘草を処方したが、3日間で出血は止まった。その後は、安定して閉経へと推移している。

越婢加朮湯

出典　『金匱要略』

主効　消炎、消腫、利水。

炎症性、アレルギー性浮腫及び滲出液を消退する薬。

組成

麻黄6　石膏8　甘草2　蒼朮4　生姜0.8～1　大棗3

解説

【麻黄】…太陽病傷寒に用いれば、発汗を促進させて解熱させ、少陰病にあっては悪寒を発散させる。また、気管支平滑筋を弛緩して呼吸困難を緩解し、鎮咳祛痰して平喘する他、顔面・四肢・筋肉・関節などの水滞に対して、消腫すると共に風湿による疼痛を軽減する。

【石膏】…代表的な清熱瀉火薬で、裏実熱に対して消炎解熱すると共に、鎮静して口渇を癒し、除煩する。麻黄と配合すれば、肺熱による咳嗽や粘稠痰を伴う症状を緩解に向かわせるのみならず、上半身及び表位の炎症性浮腫に対して消腫して利尿に働く。

【甘草】…諸薬の中和と薬効の緩和を主とするが、特に麻黄による胃に対する刺激性を緩和すると共に、麻黄による不快な動悸症状も軽減する。

【蒼朮】…原典では白朮で配合されるが、医療用エキス製剤では現在は蒼朮配合剤のみである。蒼朮は消化管や四肢・筋肉などの水滞症状を燥湿し、下痢・軟便を改善する一方で、関節痛・神経痛・筋肉痛などに対して利尿あるいは発汗によって除湿し、鎮痛する。但し、白朮と異なり、補益力は弱いので、補脾目的には適さない。

【生姜】…消化管の順方向性の蠕動運動を亢進して健胃し、大棗の甘味を和らげる。

【大棗】…生姜の胃に対する刺激性を緩和する。生姜・大棗を共に用いて食欲増進・消化吸収促進に働く。

本方では、麻黄・石膏の配合で消炎解熱と利水に働き、麻黄・蒼朮の配合で過剰水分を一層血管内に引き入れ、甘草は麻黄の副作用を予防・緩和し、更に生姜・大棗と共に用いて消化管に対する配慮もなされている。

総じて、炎症などによる顔面・四肢・筋肉・関節及び表位の浮腫や水腫に対して消炎すると共に消腫する薬である。

適　応

急性腎炎、慢性腎炎急性再燃期、ネフローゼ症候群、急性化膿性炎症初期、嵌頓痔核、痛風・偽痛風などの急性関節炎、関節リウマチ、変形性膝関節症、湿疹・皮膚炎群湿潤型、汗疱状白癬、急性蕁麻疹、帯状疱疹、物理アレルギー、消化管アレルギー、急性結膜炎、緑内障、深部静脈血栓症、リンパ管炎、下腿筋炎、下腿潰瘍、紅肢症、翼状片など。

論　考

❶本方の出典は、**『金匱要略』中風歴節病脉証并治第五**に、「千金方の越婢加朮湯、肉極熱するときは身体津脱し、腠理開きて汗大いに泄し、厲風の気、下焦脚弱するを治す」とあって、麻黄・石膏・生姜・甘草・白朮・大棗と指示され、方後には、「悪風には附子一枚炮じて加う」とある。

また、**水気病脉証并治第十四**には、「裏水は一身面目黄腫し、其の脉沈、小便利せざる故に水を病ましむ。仮如《たと》えば小便自利すれば、此れ津液を亡くす。故に渇せしむる也。越婢加朮湯之を主る」、及び「裏水は越婢加朮湯之を主る。甘草麻黄湯も亦之を主る」とあることに拠る。

❷第一の条文で、肉極が何であるかは昔からよく分からない所とされているが、著者は次のように考える。元々、湿邪に犯され易いタイプの人が、癰などの急性皮膚化膿症で、局所的には熱感、隆起、浮腫、発赤、硬結、そして圧痛を呈し、全身的には発熱している状態である。現在と異なり、これは大病であっただろう。それ故、略治後も元々の湿邪により下肢の脱力感を来たしているので、本方により、急性皮膚化膿症と共に湿邪を駆逐することを目的として処方されたものではないだろうか。

❸また、後の二つの条文中にある裏水については、**『金匱要略心典』消渇小便不利淋病脉証治第十三**には、二番目の条文に対して、「裏水、水は裏積に従い、風水と同じからず。故に其の脉浮ならずして沉。而も内に盛んな

る者、必ず外に溢る。故に一身面目悉く黄腫する也。水病は小便当に利せず、今反って自利するときは津液消亡し、水病已みて渇病起こる」と解説される。

❹**『医宗金鑑』巻二十一・訂正仲景全書金匱要略註中之二・水気病脈証并治第十五**には、三番目の条文に対して、「(按) 裏水の裏の字は当に是れ皮の字たるべし。豈に裏水にして麻黄を用うるの理有らんや。閲すれば自ずから是れ伝写の譌りなるを知る。(註) 皮水は表虚し、汗有る者にして防已茯苓湯固より宜しき所也。若し表実して汗無く熱有る者は、則ち当に越婢加朮湯を用うべし。熱無き者は則ち当に甘草麻黄湯を用いて其の汗を発し、水をして外に皮より去らしむべき也」との解説がある。

❺**『備急千金要方』巻第十五上 脾蔵上・肉極論第四**には、越婢加朮湯は掲載されず、**巻第七 風毒脚気・湯液第二**には「越婢湯、風痺脚弱を治する方」とあって、麻黄・石膏・白朮・大附子・生姜・甘草・大棗が処方されている。これは今日でいう越婢加朮附湯を越婢湯と記述していることになる。

尚、最後に小字双行で、「胡洽方は只五味。若し悪風する者には附子一枚を加え、淡水多き者には白朮四両を加う」と注釈される。

❻**『外台秘要方』第十六巻 虚労上・肉極熱方**には、「千金、肉極熱するときは身体の津液脱し、腠理開き、汗大いに泄し、厲風の気、下焦脚弱なるを療する越婢湯方」とあって、『千金方』と同様に、越婢加朮附湯を越婢湯と記し、後条文には「一つには起脾湯と名づく」とも記載される。

❼**『聖済総録』巻第九十二・虚労門・肉極**には、「論じて曰く、肉極の病、脾蔵の中風に本づく。脾は肌肉を主る。風邪、脾に中たるときは肌肉をして極めしめて病を生ず。所謂肉極なる者、人をして羸痩して潤沢無からしめ、飲食、肌膚を生ぜず、是れ也」とある。そして、「肉極実熱にて津液脱し、腠理開きて汗大いに泄し、下焦痿弱となるを治する越婢湯方」とあって、麻黄・石膏・甘草・附子を姜棗煎服する指示がある。ここでは越婢湯加附子が越婢湯として収載されている。

尚、越婢湯加附子は『医宗金鑑』巻三十八・編集傷寒心法要訣・彙方にも、「風水病の肌熱の者、若し陽虚悪寒するには、附子を加えて越婢加附子湯と名づく」として登載されている。

❽山脇東洋口授『養寿院医談』には、「痛風、周身疼くには越婢加朮附桂枝湯」、「婦人年三十余、先年産后悪露少なく、経水不順、積気にて腰以下腫れ、面蒼にして微腫あり、手痛むに越婢加朮附桂枝湯」と、何れも越婢加朮附湯加桂枝が処方される治験例が掲載されている。

❾和田東郭口授『**導水瑣言**』**実腫治方幷方**では分消湯を代表処方と記載している。その後、「○凡そ其の腫状、脉状、大略分消湯の症に類して喘咳甚だしく、呼吸短促なるもの、是れ水、胸中に聚まる也。先ず其の上を疏《とお》すべし。越婢加朮苓湯これをつかさどる。或るひと云う、此の症、背悪寒と煩渇とを主として用ゆと。此の説、的当の論に非ず。悪寒と渇とは有るもあり、又無きもあり。畢竟、水気胸膈に聚まり、喘咳などあるを主とし用ゆべし」とある。越婢加朮苓湯は越婢加朮湯加茯苓である。

一方、**虚実間腫治方幷方**では大蒜煎を代表処方と記載した後、「○脉症、略大蒜煎の症に似て、呼吸短息、喘咳する者は千金越婢湯を用ゆべし」とある。続いて、「千金越婢湯方　即ち、越婢湯に朮附を加うる方也。更に茯苓を加うべし」ともあるので、東郭は実腫と虚実間腫との処方上の特定の差異は、附子の有無のみで対応していたことになる。

❿多紀元簡著『**金匱玉函要略輯義**』**巻一・中風歴節病脈証并治第五・千金方越婢加朮湯**には、「徐、沉を案ずるに、厲風を以って癩と為すは甚だ誤りなり。外台は刪繁の肉極論を引いて曰く、凡そ肉極なる者、脾を主る也。脾は肉に応じ、肉は脾と合す。若し脾病むときは肉、色を変ず、云云。脾風の状、汗多く陰動じて寒に傷らる。寒なるときは虚し、虚するときは体重く怠堕にて、四肢挙ぐることを欲せず、飲食を欲せず。食するときは欬し、欬するときは右の脇下痛み、陰陰と肩背に引き、以って動転すべからず。名づけて厲風と曰う、是れ也。又、千金の肉極門を案ずるに、方を見ずと云う。方は七巻中に見ゆ。而して今、之を七巻中に攷うるに、脚気門の載する所、越婢湯に附子有り。故に外台の肉極門は千金を引き、亦附子有り、煎法は後に云う。一つは起脾湯と名づく。而して脚気門の越婢湯方後の註に云う、此れ仲景方、本は越婢加朮湯と云う。又、附子無し。胡洽

云う、若し悪風する者には附子一枚を加え、冷痰多き者には白朮を加うと。蓋し孫奇等、彼是れ湊合して録する所にて、故に外台と少異有り」と、各々の異同についての総合的解説が詳しい。

⓫**『類聚方解』越婢加朮湯**には、先ず「病、裏表に在る也」と記載され、続いて「本方証にして表裏に水気有り、外に発すること能わざる者を治す。其の証に一身腫ると曰わずして、面目黄腫と曰い、脉沉と曰い、小便不利と曰うは是れ、裏に水有りて気暢びず、朮を加うる所以也。曰く、黄腫なる者、裏熱、表に見わる也。汗出でず、悪風せざる者、水有りて外に発すること能わざるを以って也」と解説される。尚、冒頭の本方証とは越婢湯証のことである。

⓬**『類聚方広義』（上）・越婢加朮湯**には、「眼珠膨脹・熱痛し、瞼胞腫脹し、及び爛瞼風にて痒痛・羞明、渋涙《サツルイ》多き者を治す。……○此の方に附子を加えて越婢加朮附湯と名づく。水腫・身熱・悪寒し、骨節疼重或いは痛《ガン》痺して、渴して小便不利なる者を治す。……又諸瘍、久しきを経て流注の状と為す者、及び破傷湿と称する者を治す。又疥癬内攻し、一身洪腫して短気・喘鳴、咽乾きて口渇し、二便通ぜず、巨里の動、怒濤の如き者を治す。更に反鼻を加えて効、尤も勝る。……○痿躄症にて腰脚麻痺し、水気有り、或いは熱痛、或いは冷痛する者を治す。○按ずるに、外台は刪繁の肉極論を引きて曰く、肉極の者云云と。肉、色を変じ、多汗にて体重く怠惰となり、四支挙ぐることを欲せず、飲食することを欲せず。食するときは咳し、咳するときは右の脇下痛み、陰陰と肩背に引き、以って移動すべからず。名づけて厲風と曰う」とあり、実際本方に附子を加味して処方することは、臨床上多々ある。

⓭奥田謙蔵先生は**『漢方の臨床』第１巻第３号・漢方医学薬方解説（三）・越婢加朮湯**で、「此方は、大体陽性で表実の型に属し、少しく口渇があって発汗の傾向なく、或は之に反して内に伏熱がある為に自汗が続出し、顔面・身体には水腫を発し、或は脚部の麻痺を現わし、或は攣痛を発し、舌面は稍乾燥して僅微なる黄苔を認むるか、或は苔なく、腹は軟にして少しく力があり、尿量大に減少し、脈は概ね沈にして稍緊張宜しき等の者に用うる

と、能く内の伏熱及び水瀉を解し、尿利を増して其効を奏するものである。……又、本方証で足部稍冷え、疼痛などは頑固にして容易に治癒に向い難く、腹力僅に軟弱の感あるもの等には、附子の少量を加えることがある」と、非常に詳しい解説である。

⑭矢数道明先生は**『漢方の臨牀』第21巻第12号・温知堂経験録（85）・角膜炎に越婢加朮湯**で、「患者（41歳女性）は十九年前に眼科で何か右眼の手術を受けた。その後電気の光が虹のように七色にみえるようになり、頭痛がして緑内障といわれてまた手術を受けた。それ以来右眼の角膜は溷濁し、結膜が赤く充血し、眼球に痛みを訴え、まぶしくて外へ出られず、眼やにが出たり涙が流れたり、全身の倦怠と眼精疲労を訴えている。この十数年に及んで右の視力は殆どなくなった。体格は小柄で、少し肥っている。水肥りのようである。顔色は普通で、脈も殆ど平脈で舌苔はない。血圧も130/80という数字であった。……そこで越婢加朮湯を与えたところ、十四日服用後永年悩んだ、まぶしいのが殆どとれ、四十日後右の視力が少し出て来た」と。その後、続服によって結膜充血・視力・まぶしさと流涙・目やに・目の疲れが殆どなくなって来たとのことである。

著者は山本巌先生から越婢加朮湯は緑内障の眼圧を低下させ、諸症状を軽快するとお教え頂いたことがある。

⑮山本巌先生は**『東医雑録』（2）・新外感病論階梯〈四〉**で、「越婢加朮湯は『裏水（皮水――《外台》、范王を引いて皮水となす）（風水――《古今録験》、上述の方後にある風水には朮四両を加う。従って風水の誤り）。一身面目黄腫（《脈経》には黄を洪となす）、その脈沈、小便不利す、故に水を病ましむ、越婢加朮湯之を主る』。裏水であろうと皮水であろうと、これは分類名だからどちらにしてもよいと思うが、一身悉く腫れ、一身面目黄（洪）腫というのは、浮腫の病である。悪風、脈浮、自汗が出て、大熱のないとき越婢湯、脈沈、小便不利する者は越婢加朮湯とする。また『裏水は越婢加朮湯之を主る、甘草麻黄湯亦之を主る』とあるように、浮腫の病で浮腫が主症状、悪寒発熱、疼痛などの表証が非常に弱い場合は、麻黄・桂枝の配合を用いて発汗せずに、麻黄・石膏・甘草を配して、専ら利尿し

て水を除く。実際の臨床で、浮腫に麻黄・石膏の組合せを用いるとき、越婢加朮湯を用いるより、小青竜湯加杏仁・石膏のほうがよく効く。溢飲の病とは、外感病でなく浮腫の病である。石膏は利尿の意味であって、清熱の目的ではない」と、いつも乍ら師の御指摘は鋭い。

⑯一体、裏水、皮水、風水の何れであるかについて、何任著**『金匱要略解説』第十四　水気病の脈・証・治**の解説は分かり易い。「裏水の主症状は全身・顔面の浮腫、沈脈、小便不利である。裏水は水湿が裏に停滞した状態であり、外から水邪を感受したことによって生じる風水とは、その発病機序が異なる。……水邪が体内に多く停滞すると、それは必然的に、皮表といった外へ泛濫するものであり、そのために症状として全身の浮腫が現われるのである」と。また別の箇所では、「このほか、裏水は甘草麻黄湯で治療することもある。裏水証に対する両方剤の使い分けについては、浮腫が除去されず、無汗で熱がある時には越婢加朮湯を、同様に浮腫が除去されず、無汗であると同時に、熱もない時には甘草麻黄湯を用いる」と、両処方の適応差異が説明されている。

黄耆建中湯

出　典　『金匱要略』

主　効　表裏、虚労、虚弱体質改善薬。大虚労の薬。

組　成

桂皮4　甘草2　大棗4　芍薬6　生姜1～1.3　黄耆4
（膠飴10）

小建中湯	桂皮　甘草　大棗　芍薬　生姜　膠飴
	黄耆

解　説

本方は一般に小建中湯（549頁）に黄耆を加えたものと解される。

【小建中湯】…虚労を治療し、虚弱体質を治療する薬である。

【黄耆】…代表的な固表薬であり、補気薬でもある。普段から皮膚の抵抗力が弱く、また汗腺機能も低下していて、自汗を来たし易い衛気の虚の状態に対して、肌表の血液循環を改善して皮膚機能を高め、自汗を止め、四肢の疼痛・知覚異常を軽減するのみでなく、慢性化した皮膚潰瘍を治癒に導く。更には全身の慢性衰弱状態に対しても強化しつつ、全身の筋肉の緊張を強化する。一方、全身の浮腫に対しては利尿により消腫するが、腎炎に対して蛋白尿を軽減し、全身状態を改善する作用も認められている。『薬性提要』には、「表を固めて汗を止め、中を補いて元気を益し、膿を排して内托す」とある。

従って、一般的には小建中湯よりも一層虚労の程度が強いものが適応となる。

しかし、別の見方をすれば、方剤組成上からは桂枝加黄耆湯（203頁）に芍薬を倍増し、膠飴を加えたものとも解される。桂枝加黄耆湯は皮膚の抵抗力を強化し、自汗を止める他、全身に浮腫を来たした腎機能低下に対し、消腫すると共に蛋白尿を軽減する薬であるが、薬性方向は主に表にある。そこで、桂枝加黄耆湯に芍薬を倍増して膠飴を加え、方剤の薬性方向を裏にも向かわせ、裏の作用として消化管平滑筋の蠕動亢進による末梢性の腹痛や自律神経失調による腹痛に対しても抑制的に作用する。

このように、黄耆建中湯は小建中湯からの展開と、桂枝加黄耆湯からの展開の二面性を有する。だが、元々は桂枝湯(192 頁)からの二方向性への展開の終着形であることは言うに及ばない(**図 1**)。

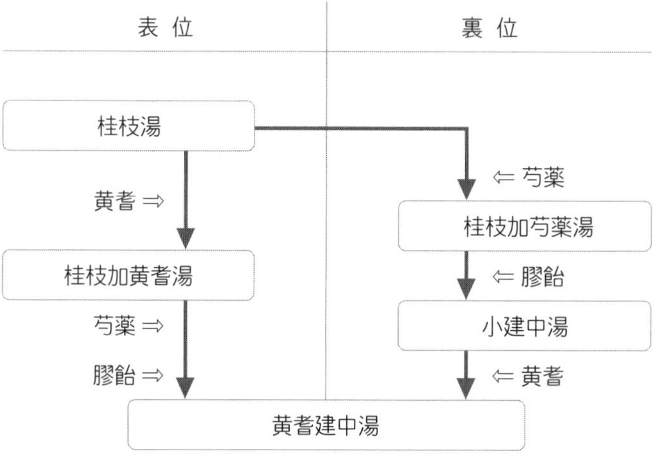

(図 1) 桂枝湯から黄耆建中湯への流れ

総じて、表裏共の大虚労を治する薬である。

適　応

小建中湯証より重症の場合、全身疲労倦怠、術後・大病後などの衰弱・微熱・盗汗・食思不振・息切れ・動悸・眩暈、慢性皮膚潰瘍、難治性瘻孔、難治性痔瘻、褥瘡、慢性中耳炎、脊椎カリエス、蓄膿症、流注膿瘍、MRSA 感染症、慢性化膿性炎症、慢性胸膜炎、過敏性腸症候群、慢性腹膜炎、結核性腹膜炎、小児反復性臍疝痛、夜尿症、夜啼症、疰夏病、虚弱体質など。

論　考

❶本方の出典は、**『金匱要略』血痺虚労病脉証并治第六**に、「虚労、裏急、諸々の不足には黄耆建中湯之を主る」とあることに拠る。条文中、裏急即ち腹部牽引痛は必発症状ではない。広く虚労に用いられ、更に虚労の裏急

にも効果があるという意味に解するべきである。

尚、原典条文に続いて小字双行で、「小建中湯の内に於いて黄耆一両半を加う。余は上の法に依る。○気短く、胸満つる者には生姜を加え、腹満つる者には棗を去りて茯苓一両半を加う。及び、肺の虚損・不足を療し、気を補うには半夏三両を加う」と補記される。

❷**『金匱要略心典』血痺虚労病脉証并治第六**には、原典の条文に対して、「裏急とは、裏虚し、脉急にして腹中に当に痛みを引くべき也。諸々の不足とは、陰陽の諸脉並びに倶に不足して、眩・悸・喘・渇・失精・亡血等の証、相因りて至る也。急なれば之を緩むるに必ず甘を以ってし、不足すれば之を補うに必ず温を以ってす。而して虚を充たし、空を塞《み》たすには、黄耆尤も専ら長ずること有る也」と解説される。

❸**『備急千金要方』第十九 腎蔵・補腎第八・黄耆建中湯方**の方後の加減法には、「嘔を作す者には生姜を倍し、腹満つる者には棗を去りて茯苓四両を加えて佳なり」とある。即ち、小建中湯の**論考⓫**でも触れたように、原則として嘔家には建中湯は処方しないが、投与する必要のあるときには生姜を倍加するとの謂である。

更に本文に続いて「……深師に、虚労、腹満ち食少なく、小便多き者を治するに、飴糖無くして人参二両・半夏二升有り。又、大虚不足、小腹裏急、労寒、臍に拘引し、気上りて胸を衝き、短気、言語謬誤し、食することと能わず、吸吸として気乏しく悶乱するを治すと。必効方に、虚労にて下焦虚冷して甚だしくは渇せず、小便数なる者を治するに人参・当帰各二両有り。若しくは失精するには竜骨・白斂各一両を加うと。古今録験に、虚労、裏急、小腹急痛し、気胸脇に引きて痛み、或いは心痛して短気なる者を治するに、乾姜を以って生姜に代え、当帰四両を加うと」との註文がある。

❹ここで云う『古今録験方』の加減方は、実際上は華岡青洲の帰耆建中湯である。更にまた、許叔微撰**『普済本事方』巻第八・傷寒時疫上**に、「予曰く、麻黄の証なりと雖も、尺遅弱なり。仲景の云く、尺中遅なる者は栄気不足、血気微少なり、未だ発汗すべからず。予、建中湯に於いて当帰・黄芪を加えて飲ましむ」ともあって、黄芪建中加当帰湯と命名されている。

❺**『太平恵民和剤局方』巻之五・補虚損　附　骨蒸**には、「黄耆建中湯　男子・女人の諸虚不足、小腹急痛、脇肋䐜《シンチョウ》脹、臍下虚満、胸中煩悸、面色萎黄、唇口乾燥、力少なく身重く、胸満短気、腰背強痛、骨肉酸疼、行動すれば喘乏し、飲食すること能わざるを治す。或いは労傷過度に因り、或いは病後に常に復さざるに因るは並びに宜しく之を服すべし」とあって、白芍薬・肉桂・黄耆・甘草を姜棗煎じ、餳少許を入れて再煎する。

尚、同処にはまた、「黄耆六一湯　男子・婦人の諸虚不足、肢体労倦、胸中煩悸、時に復た焦渇し、唇口乾燥、面色痿黄、飲食すること能わず、或いは先ず渇して瘡癤を発せんと欲し、或いは癰疽を病みて、後に渇する者を治す。宜しく此れを服すべく、常に服すれば血気を平補し、五蔵を安和す」とあり、甘草一両・黄耆六両を棗煎するべく指示される。即ち、ここの条文は事実上、黄耆の薬能を列記しているに等しい。

❻**『仁斎直指附遺方論』巻三・湿・中湿証治**には、「黄耆建中湯、傷湿にて鼻塞・身痛するを治す」とあり、黄耆・辣桂・甘草・白芍薬を麄散し、姜棗煎服するが、ここでは膠飴は用いられていない。

❼尚、李恒撰**『袖珍方』巻之三・自汗**には、「黄耆建中湯　和剤方に方載する諸虚門には、男子・婦人の血気不足にて、体は常に自汗するを治す」と簡略して記載される。

❽梶原性全著**『万安方』巻第十四上・虚労門上・諸虚労通薬**には、「黄耆建中湯良験方男子・女人の諸虚不足にて小腹急痛・脇肋䐜脹・臍下虚満して胸中煩悸し、面色萎黄・唇口乾燥して力少なく身重く、胸満短気し、腰背強り痛み、骨肉酸疼・行動喘乏して飲食すること能わざるを治す。或いは労傷して度を過ぐるに因り、或いは病後に復さざるに因るは並びに宜しく之を服すべし」とあって、白芍薬・黄耆・桂心・甘草を姜棗煎した後、飴少許を入れて再煎溶解することになっている。その後には『千金方』、『深師方』、『必効方』、『古今録験方』、『究原方』の加減法が列記されている。

但し、通常の書式では薬味記載後に調理が指示されるが、ここでは調理が条文に続いて記載され、その後に先の四味が列記されていて、些か新奇な感を抱く。尚、調理文の直後には局方と小字注され、『千金方』、『深師方』、『必効方』、『古今録験方』の加減方は先の❸と略同であり、『究原方』については「究原方、気虚の盗汗を治するには防風を加えて煎ず」と記載される。

また、巻十四下・虚労門上・諸虚労通薬には、「黄耆建中湯必用方諸虚不足にて邪正相干し、寒痰嗽逆・吐血咯血して煩倦して力少なきを治す」とあって、乾大棗・生姜・黄耆・甘草・官桂・白芍薬・人参・半夏と指示され、姜棗煎の後に膠飴或いは糯米餳少許を入れて再煎温服するべく指示される。

尚、『良験方』は『無倦斎衛生良方』か。この書を含めて『深師方』、『必効方』、『古今録験方』、『究原方』、『必用方』は何れも亡佚書である。といっても、『深師方』、『必効方』、『古今録験方』の加減法は恐らく『千金方』記載からの孫引きであろう。

❾曲直瀬道三原著、曲直瀬玄朔増補**『衆方規矩』巻之中・自汗盗汗**には、「黄芪建中湯 表虚して自汗止まざる者を治す。陽虚甚だしき者に尤も之を用ゆ」とあるが、ここでは膠飴は用いられていない。続いて、「按ずるに、盗汗に当帰六黄湯を用い、自汗に黄芪建中湯を用ゆる、此れ、常の法にして陰陽の変に達せざるなり。若し自汗して発熱するは、此れ陰虚の症なり。当帰六黄を用いて地骨皮を加うべし。此れ、陰虚すれば陽必ず湊まる故なり。盗汗して悪寒し、肢冷ゆる者は陽虚に属す。黄芪建中を用いて附子皮を加うべし。陽虚すれば陰必ず湊まる故なり。此れ陰陽相乗じ、痳痦《ビゴ》相更る。達人にあらざれば語りがたし」と、自汗・盗汗よりも陽虚である点を捉えるべきとの奥深い解説である。尚、当帰六黄湯は当帰・黄耆・生地黄・熟地黄・黄柏・黄芩・黄連を煎じる。

❿**『養寿院医談』**には、「積気、時に発熱・悪寒・盗汗す。此れ、外邪に非ず、積気より生ず。黄耆建中湯」とある。ここで積気とは消化管の痙攣痛のこと。

⓫また、吉益東洞口授**『方極』黄耆建中湯**には、「小建中湯証にして盗汗或いは自汗ある者を治す」とある。一般に本方は小建中湯加黄耆として、小建中湯の適応証としての虚労の程度の強いものと考えられているが、

『方極』での条文にあるように、小建中湯証よりも肌表の衛気の虚の症状の明確な状態も適応となり、単に小建中湯を処方上強化したものではない。

⑫饗庭積山口授**『饗庭家秘説』巻之九・黄耆建中湯補剤之弁**には、「補中益気湯は脾胃下陥を升提するを以って補の本旨とす。此の黄耆建中湯は只中気の不足をとり建てんと云うを以って補の本旨とする也。……今、建中と云わば、中に居るところの脾の虚しかるを建立し、とりたてると云う意を以って建中湯とは名付けたるもの也」と云う。

また、**自汗盗汗**には、「この建中湯、能く自汗・盗汗に用ゆる主方なりといえども、白虎、小柴胡などの如き邪実の自汗・盗汗に誤りて用ゆるときは、其の病治せざるのみにあらず」とも解説される。

更には、**汗後身痛之弁**には、「又、傷寒汗を発して後に身痛みて脉弱するものに、この黄耆建中湯を用いて妙なり。是れ、中気虚するが故に汗後身痛する也。是れ亦、この方、正面の証なりと知るべし。△此の方、自汗盗汗を主るといえども、其の中、自汗に専ら用ゆる方なりと知るべし」とあるのも参考になる。

⑬**『類聚方解』黄耆建中湯**には、先ず「裏病にして表に迫る也」との後、「小建中湯証にして気急尤も劇しく、皮膚に水気有る者を治す。其の証闕くも、当に身体不仁或いは疼重、或いは盗汗、或いは自汗等の証有るべき也」と、その証を欠くと記載されるが、原典条文は一つの証を表現していると考える。

⑭津田玄仙著**『療治経験筆記』巻之五・六・汗門**には、「黄耆建中湯 陽虚する者、陰必ず乗ずる故に厥を発して自汗す。此の方之を主る。甚だしき者、少しく附子を加う。△営血不足し、自汗するには此の方に当帰を加え、甚だしき者は熟地を加う。黄耆・桂・芍・生姜各中・大棗小・膠飴」と記載される。ここでは甘草は処方されないことになる。

⑮**『腹証奇覧翼』初編下冊・小建中湯図**には、「○若しくは此の腹証（**図 2**）にして、肌膚の乾くこと甚だしく、或いは自汗・盗汗あるもの、黄耆建中湯を用ゆべし。証に曰く、虚労・裡急・諸々の不足と」とあり、更に小字双行にて「諸々の不足とは、気血ともに充足せざるの謂也。案ずるに黄耆

は正気を肌表にはりて、津液をめぐらすの能あり。諸々肌表の不足するものは、皮膚乾いてうるおいなく、衛気、腠理を固めざるゆえ、津液もれて自汗・盗汗となりいづるなり。黄耆、正気をはり、津液をめぐらし、腠理をして固からしむれば、瘀水は自ずから回《めぐ》り降りて小便に通利し、肌膚を滑らかにして潤沢を得るなり。抑々黄耆は自汗・盗汗を治すといえども、一に正気の不足によるものとすれば、これを以って主能とすべからず。余が門の黄耆を用ゆる、汗の有無を必とせず、倶《ただ》肌膚の正気乏しきものを診し得て誤らずとす」と、肌膚の正気の乏しきものを強調している。

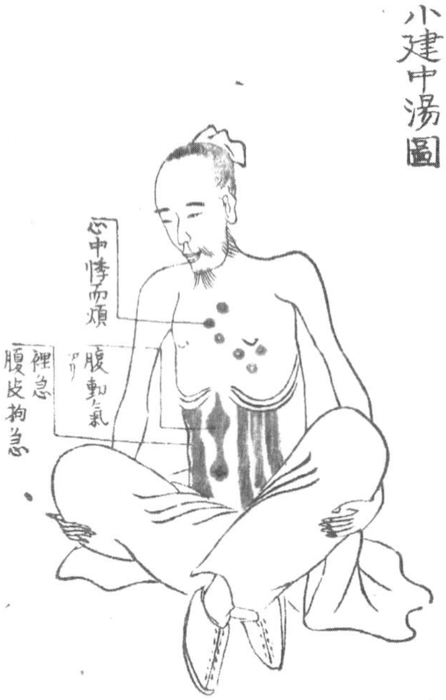

（図 2）『腹証奇覧翼』・小建中湯図

⑯『古訓医伝』巻十五・風寒熱病方緯篇二・弁中風歴節病脉証并治法第六には、原典条文に対して、「この条は上の条（小建中湯の条）を受けて、上の条に云う所の病状は勿論、始めの凡例に示したる虚脱の病因并びに一切亡血虚家の証をも含蓄して、諸不足と云いたるなり。黄耆は表水を和順する薬なれば、第一盗汗の証にかかるなり。其の外、気血衰えて表水の和順せざるにもかかるなり。よく水を行らして血分に和せしむるの功能あり。方後に気短・胸満の者、生姜を加うとあり。これ水気、胸中以上に動きて、悸する勢いあるを気短・胸満と云えり。真に水のみ迫りて短気する証にあらざれば、気短と称す。水動きて胸に逼れども凝血する程のことはなく、唯水につれて虚気、胸満するを以って生姜を倍加するなり。黄芪桂枝五物湯の生姜六両とあるをも併せ考うべし。腹満には茯苓を加うとあり。一通り実証ならば、上の胸満もこの腹満も、枳実のかかるべき証なれども、元

来虚労にして、諸不足と云いたる内に、十分虚乏の意を喩したれば茯苓を加えたるなり。上の生姜を加えたる意を以って工夫すべし。肺の虚損・不足を療するは半夏三両を加うとあるも、亦上の生姜・茯苓の加味の意を以って合点すべし。これ十分不足し、胸膈の気、虚乏にして利せざる故に、別に痰喘などの外候は見えざれども、呼吸につれて開闔する所の肺の気虚して、スラスラせざるを以って肺虚損・不足と云えり」と、加減法に於いても詳しく解説される。

⑰大塚敬節先生は**『漢方と漢薬』第七巻第九号・小児治験八例**で、五歳男子の「色の白い、やわらかく肥った子供で、夏でも冬でも時々風邪をひく。風邪をひくと、すぐ鼻水が出て咽喉に痰が絡まり、細かい咳が頻発し仲々よくならない。その時、熱は大てい多くて三十七度一・二分位以上には上らないと云う。……最初に来院した時の処方は裏に寒ありというわけで人参湯であった。これを七日分与えると今迄より元気になった。食欲も出で、鼻水も止ったが、咳の方はサッパリしない。一週間程経って来た時黄耆建中湯を与えた。するとこの一服の薬が咽喉を越したと思うとそれきり咳は出なくなった」という即効的症例を報告されている。

⑱龍野一雄編著**『新撰類聚方』黄耆建中湯**には、「一. 小建中湯よりも表裏の虚が一段と著しく後世方の十全大補湯証という所に使う。……三. 潰瘍・漏孔・中耳炎・蓄膿症・痔漏・臍炎などで虚証で分泌物が薄く多量のもの」との解説がある。実際、十全大補湯(523 頁)は、本方の上に積極的に血虚に対する配慮がなされた方剤である。

⑲山本巌著**『餐英館療治雑話解説』黄耆建中湯**には、「自汗は、表虚して汗を制することができない状態である。黄耆は虚弱、衰弱の者に用い、疲れ易いのを元気にする。元気なく、体力が弱って表虚し、自汗の出る者に用いて、自汗を出なくする作用がある。自汗には黄耆建中湯、即ち、小建中湯に黄耆を加えて用いるか、大四君子湯（四君子湯加黄耆)、補中益気湯、又、四君子湯合玉屏風散（白朮・防風・黄耆）もよい」と解説されている。

黄芩湯

出典　『傷寒論』

主効　軽症、消炎、鎮痙、止瀉。軽い炎症性の下痢の薬。

組成

黄芩4　芍薬3　甘草3　大棗4

芍薬甘草湯	芍薬　甘草
	黄芩　大棗

解説

黄芩が主薬であるが、芍薬甘草湯（509頁）の効能も重要である。

【芍薬甘草湯】…芍薬・甘草共に骨格筋及び平滑筋の異常緊張を緩解するが、両味を併用することによって一層の鎮痙・鎮痛効果を得るために頓服する薬である。本方では主に下痢に伴う管腔臓器痛に有用である。

【黄芩】…代表的な清熱薬で、急性炎症時の発熱、特に気道炎症によく適用する他、発熱性の下痢を呈する炎症に対しては、抗菌作用を発揮して炎症を鎮め、止瀉する。あるいはまた、切迫流産にも処方して安胎する。更には上逆・頭痛・顔面紅潮などの症状に対しては、鎮静作用を発揮する他、下血に対しても効を見る。『薬性提要』には、「中焦の実火を瀉し、湿熱を除く」とある。

【大棗】…一般に脾胃の気虚に処方されることが多いが、本方では黄芩の苦味を緩和するのが主目的であり、また芍薬甘草湯の効能を強化するようにも働く。

それ故、本方は黄芩で消化管炎による下痢を消炎・止瀉し、同時に芍薬甘草湯で痙攣性疼痛（渋り腹の状態）を緩解し、大棗もこの作用を強めるべく作用すると共に、黄芩の味を調整する。そのため実際上、本方の味はあまり苦味を感じないので、幼少児に対しても比較的投与し易い。但し、炎症に対する作用としては、黄芩一味だけなので、あまり強い炎症を呈する場合は適応とはならない。

総じて、消化管炎による軽症の下痢(渋り腹)を消炎、鎮痛、止瀉する薬である。

適応

急性腸炎、慢性腸炎、急性大腸炎、非特異的出血性大腸炎、急性消化不良症、感冒性下痢症、細菌性下痢症、赤痢、クローン病、乳幼児下痢症、急性虫垂炎、子宮附属器炎など。

論考

❶本方の出典は、**『傷寒論』弁太陽病脉証并治下第七**に、「太陽と少陽との合病、自ら下利する者、黄芩湯を与う。若し嘔する者、黄芩加半夏生姜湯之を主る」とあり、黄芩・芍薬・甘草・大棗と指示されることに拠る。一方、誤治例としては**弁厥陰病脉証并治第十二**に、「傷寒、脉遅なること六七日にして反って黄芩湯を与えて、その熱に徹す。脉遅は寒と為す。今、黄芩湯を与えて復たその熱を除き、腹中冷ゆるに応じ、当に食すること能わざるべし。今反って能く食す。此れを除中と名づく。必ず死す」とある。これは黄芩湯で解熱させてはいけない例として述べられている。

❷自下利(自下痢)について、成無己撰**『注解傷寒論』巻第四・弁太陽病脉証并治下第七**には、「太陽と陽明との合病の自下利は表に在りと為す。当に葛根湯を与えて汗を発すべし。陽明と少陽との合病の自下利は裏に在りと為す。承気湯を与えて之を下すべし。此れ、太陽と少陽との合病の自下利は半表半裏に在りと為す。汗下するに宜しき所に非ず。故に黄芩湯を与えて以って半表半裏の邪を和解す。……」とあり、本方の自下利は半表半裏の自下利であることを表わしている。

尚、『傷寒論』には自下利についてもう一つ、真武湯(634頁)にも記載されるが、他の三者とは自ら異なり、此方は寒湿邪による下利である。

また、**巻第六・弁厥陰病脉証并治第十**には、先の誤治例を解説して、「傷寒、脉遅なること六・七日は寒気已に深しと為す。反って黄芩湯の寒薬を与え、両寒相搏つ。腹中、当に冷々たるべし。穀を消せざるときは食すること能わず。反って能く食する者、除中也。四時皆胃気を以って本と為す。胃気已に絶する故に必ず死すと云う」とある。

❸ここでいう除中とは、謝観等編纂『中国医学大辞典』第二冊・除中には、「〔傷寒論〕手足厥冷して利す。当に食すべからずして食する者、恐らくは除中と為す。試みに索餅を以って之に食させて、発熱する者は除中、発熱せざる者は非也」とある。

一般に長患いの患者が死の直前に一見軽快したかに思える一時的病状変化をいう。中直りとも中日和とも称する。

❹王懐隠等撰**『太平聖恵方』巻第八・傷寒三陰三陽応用湯散諸方**には、「黄芩湯方　黄芩・赤芍薬・甘草」とあって、散と為して煎服するべく指示される。ここでは大棗は配合されていない。

❺不著撰人**『小児衛生総微論方』巻第七・傷寒論**には、「黄芩湯　傷寒の口舌諸病を治す。舌黄・舌黒、舌腫・舌裂、舌上に芒刺を生じ、舌上出血するは皆治す」とあって、先の『太平聖恵方』と同様に黄芩・赤芍薬・甘草と、原典の四味から大棗を去って㕮咀煎服している。尚、後条文の最後に、「亦鼻衄を主る」とも記載される。

❻呉旻撰**『扶寿精方』傷寒**には、「黄芩芍薬湯　傷寒五～七日、発熱して渇を作し、太陽と少陽との合病にて下利し、及び腸垢れ、脇熱して自利するを治す。宜しく之を服すべし」とあって、ここでは薬味は不変であるが、姜煎の指示があり、更に黄芩湯が黄芩芍薬湯と変名されている。

❼汪訒庵撰**『医方集解』和解之剤・黄芩湯**には、「合病とは太陽の証、身熱・頭痛・脊強ばり有り、又少陽の証、耳聾・脇痛・嘔して口苦・寒熱往来有るを謂う也。自利とは攻下に因りて泄瀉するにあらざる也。自利は固より多く温むべし。然るに腸胃には積結、下焦の客熱と与に有り。又、温剤の能く止むる所に非ずして、或いは分かちて之を利し、或いは攻めて之を泄すること可也」とあり、本方の適応証がよく解説されている。

❽曲直瀬道三口授『師語録』巻上一・痢病四しぼりはらには、「若し気力は付きたれども、いよいよ大便しぶり、腹痛まば快腸通気湯を与うべし。つづいて二・三包みのますれば心よきものなり。其の時、後ろに熱気有る故に、大便赤く、白くとも、なめあっても、しきの大便なくは芍薬黄芩湯を与えよ」と記載され、同書・巻下一には「芍薬黄芩湯　熱して腹痛・痢

病を治す」とあって、黄芩・芍薬・茯苓・甘草を煎服する。即ち、芍薬黄芩湯は黄芩湯去大棗加茯苓である。尚、『師語録』痢病の次項は泄瀉五であるが、くだりはらと和語が添加されている。尚、快腸通気湯は檳榔・枳殻・陳皮・厚朴・肉桂・芍薬である。

❾**『類聚方』黄芩湯**には、「為則按ずるに、当に心下痞、腹に強急証有るべし」と記載されるが、村井琴山著**『読類聚方』黄芩湯条**では、「杙、謹んで按ずるに、先生附考する強急は当に拘急に作るべし」とあり、**『類聚方広義』(下)・黄芩湯**でも、琴山の説を指示し、「為則按ずるに、当に心下痞、腹に拘急証有るべし」と訂正している。

❿山田正珍著**『傷寒論集成』巻之五・弁太陽病脈証并治下第三**には、原典条文に対して、「正珍曰く、自下利は当に而下利に作るべし。説く、葛根湯下を見るに、葛根湯は太陽陽明の合病を治するの方、黄芩湯は太陽少陽の合病を治するの方、而して下利と嘔とは皆兼ぬる所の客証なるのみ。猶小柴胡、小青竜等の方が、或いは以下の諸々の兼証有るがごとし。按ずるに併病は二経を兼ねて解し、合病は独り其の一経のみを解す。大柴胡湯の少陽陽明の併病に於いて、柴胡桂枝湯の太陽少陽の併病に於いて、桂枝加芍薬湯の太陽太陰の併病に於いて、皆爾り。若し夫れ葛根湯及び麻黄湯の太陽陽明の合病に於いて、黄芩湯の太陽少陽の合病に於いて、白虎湯の三陽の合病に於いては、皆独り其の一経のみを解する者也。蓋し併病は邪勢緩にして合病は邪勢急なるを以って也のみ。……蓋し病を受くるの始め、已に心煩・悪熱・脈数等の候有りて、兼ねて太陽の頭痛・項強・脈浮等の証を帯ぶる者、黄芩湯之を主る。……」とあって、原典条文より更に委しく適応証を解説している。

⓫川越衡山著**『傷寒論脉証式』弁太陽病脉証并治法下第三**には、原典条文に対して、「此の条、太陽と少陽との合病の変証にして変治の例を論ずる者也。正証・正治の例を論ずる者と自ずから異なる。混同すべからず。蓋し太陽と少陽との合病に於いてをや、各々其の正証を発するときは、之を治するや、必ず柴胡湯在りて黄芩湯を与えざる也。若し夫れ太陽と少陽との合病にして下利、之が主証を為す此くの如きときに、其れ之を治するや、

必ず黄芩湯在りて柴胡湯を与えざる也。何となれば、柴胡は外の正証を治し、黄芩は下利を療す。専ら其の外の正証を発する者の若きは勢い必ず下陥せず。此れ、下利せざる所以也。専ら下利を為すが若きときは勢い必ず揚越せず。此れ、其の正証を備えざる所以也。是を以ってか知りぬ、縦令二陽、其の正証に発する者、亦適々下利、之が主証を為すときは、亦遂に其の正証を失せざるを得ざれば也。此れ乃ち、二陽に於いて其の正証を備えざる所以の者にして、今尚、太陽と少陽との合病を以って、之を標とするの意也。此れ、之が医聖の微意と為す也。学者、其れ思いを致せ。嘔する者の若きは、下利の余勢にて尚、上を犯干するの所為也。葛根湯を之、下利せず但嘔する者に与うとは大いに異なる」とある。黄芩湯は太陽と少陽との合病ではあっても、下痢を主証とする場合に用いる。また、嘔する者であっても、太陽と少陽との合病の黄芩加半夏生姜湯と、太陽と陽明との合病の葛根加半夏湯との差異にも言及している。但し、表現が少々迂余曲折している。

⑫『皇漢医学』第弐巻・黄芩湯及び黄芩加半夏生姜湯に関する師論註釈で、「（註）太陽と少陽との合病とは、太陽病たる頭項強痛して悪寒（発熱は悪寒の言外にあるなり）と、少陽病たる口苦、咽乾、目眩とが併発するの意にして、自下利とは薬力によらず自然に下利するの義なれば、前半は頭項強痛、悪寒発熱、口苦、咽乾、目眩して自然的に下痢するものには黄芩湯を与うべしとの意にして、後半は若し此等の症状に加うるに悪心嘔吐あるものは黄芩加半夏生姜湯の主治なりとの義なり。然れども此の師論は唯本方の外証を述べしに過ぎずして、未だ腹証に言及せざれば、東洞翁は黄芩の心下痞を治し、芍薬・大棗・甘草の直腹筋攣急を医するの事実に著眼し、前方に『下利、腹拘急し心下痞する者を治す』と定義し、又後方を『黄芩湯証にして嘔逆する者を治す』と論定せられしなり。此の説是なれば之に従い、仮令い外証悉く具備せざるも、此の腹証にして存する限りは此の二方を与うべし」と、やはり東洞の着眼を称賛している。

⑬先に黄芩の薬能で、「切迫流産にも処方して安胎する」と述べた。『金匱要略』婦人妊娠病脈証并治第二十には、黄芩を含む当帰散が収載されて

いることは言うまでもない。

また、『普済本事方』巻第十・婦人諸疾には、崩中下血を治する方として黄芩一味が指示される。

更には、沙図穆《ボク》蘇編『瑞竹堂経験方』巻四・女科には、「婦人四十九歳已後、天癸当に住《や》むべきに、毎月却って行《めぐ》り、或いは過多にして止まざるを治す」に、芩心丸として黄芩一味が指示される。

⑭一方、『百疢一貫』巻之上・産前後には、「黄芩は能く血熱をさますもの也。后世、黄芩・川芎などを以って安胎薬と称する、おかしきこと也。只、所以《ゆえ》なしに安んずるとは云い難し。……此れを産後に用ゆるは悪露などもなく、或いは往来寒熱、或いは咳嗽の類起こりて后に、蓐労とならんと思うときは此の方（当帰散）を用ゆる佳し。是れ等の所の熱を解《さ》ますには、柴胡などよりは黄芩の方、能くさますもの也。……温経湯などにて止まざるもの、此のときに用ゆれば至って効あるもの也」ともある。

⑮奥田謙蔵先生は**『漢方の臨床』第2巻第2号・漢方医学薬方解説（五）・黄芩湯**で、「此方は、陽性の型に属し、主として鬱熱が心胸の位にあって其勢が表位に及び（太陽と少陽との合病）、遂に鬱熱は腹裏に迫って自然下痢を起すものと見做すべく、この為に発熱し心下部痞し、或は胸脇にも微痛があり、腹部は拘攣して痛み、稍裏急後重の傾きある下痢を発し、その糞便は多くは泥状、或は時として粘液血液を交え、又腹壁は攣急しているが比較的軟で、口苦く、舌には或は微白苔、或は後部微黄を現わし、脈は通常数にして緊張中等度などのものに用うると、能く鬱熱並に肌熱を解し、胸腹部の攣急や疼痛を緩解し、内の鬱塞を疎通し、従って下痢その他の苦痛を速かに治する等の効を奏するものである」と、いつも乍らの微細な解説である。

⑯花村訓充先生は**『漢方の臨牀』第13巻第6号・黄芩湯の応用**で、「太陽与少陽合病なら柴胡桂枝湯で良いとも考えられるが、……これに対して黄芩湯は陽動面の柴胡・桂枝が取りのぞかれている。東洞先生は腹強急証とあり、そのためか応用例が急性腸カタル病状に集中されているように思うが、もっと軽く使って良い処方と思う。私は黄芩湯を生理前後に多用して

いる。一般に生理前後には下腹部の充血が高まるためか風邪の状態を呈し易く、桂枝湯、加芍薬湯、真武湯などの芍薬剤を使用する機会が多い。……生理前後に黄芩湯を使用するようになり、またこれを押し広げて男子・小児にかかわらず、下腹部に力の無い状態で柴胡湯や桂枝湯を使用したく思われる時にこれらの処方を受け付けなかったり、うまく行かないところの風邪、ぢ、胃腸、下腹部の異常などに応用するきっかけになった」と解説される。尚、「ここで言う陽動とは陰陽の陽というよりは、むしろ陽動作戦といった意味の陽動である」とも後記される。

⑰『金匱要略』に収載されている黄芩湯は本方とは異なる。『金匱要略』方は『外台秘要方』の黄芩湯で、黄連湯去黄連・甘草加黄芩であり、どちらかといえば黄芩加半夏生姜湯に近い。それ故、主治は乾嘔下利である。また、『金匱要略』方は六物黄芩湯とも称される。一方、更に別に三物黄芩湯(424 頁)があることは言うまでもない。

⑱『傷寒論』の先の四つの自下利のうち、他の条文では全て「之を主る」となっているが、本方のみが「之を与う」となっている。これを要するに、「与う」は「主る」とは異なり、絶対指示ではないから、投与して思わしくないならば変方するに躊躇してはならない。

⑲本方は使用頻度からすれば、エキス製剤のうちでは少ない方であろう。しかし、著者自身はよく処方する。それも自らや家族でよく服用する。大抵は感冒性腸炎による下痢であり、必ず便臭に異常があり、また多くは軽い渋り腹を呈する。このようなとき、Toilet から出てきて直ちに本方を 5～7.5g 一度に内服する。殆どの場合これで治まる。丁度感覚的には民間薬的に蛇羅尼助、はらはら丸、赤玉などを服用するのと同様である。尚、蛇羅尼助は黄柏が主薬、本方は黄芩が主薬であるところも面白い。

だが、本方で治まりそうにないときは、黄連解毒湯(74 頁)を単独で、あるいは芍薬甘草湯と合方して服用する。

黄連湯

出典 『傷寒論』

主効 消炎、鎮静、上部消化管。悪心、嘔気の強い上部消化管炎の薬。

組成

黄連3 乾姜3 桂皮3 人参3 半夏5～6 甘草3 大棗3

半夏瀉心湯	半夏 乾姜 人参 黄連 甘草 大棗	黄芩
	桂枝	

解説

本方は徐大椿撰『**傷寒類方**』**瀉心湯類七・黄連湯**六には、「即ち、半夏瀉心湯去黄芩加桂枝」とある。半夏瀉心湯（958頁）は嘔気・嘔吐と軟便または下痢を伴う消化管炎に処方する薬で、寒熱にあまり偏しない薬である。

【黄連】…代表的な清熱薬で、発熱性の嘔吐・吐血・下痢・下血等の消化管炎に対応する他、一般の炎症性高熱による諸症状の緩解にも効を奏する。また、心火を瀉し、肝血を涼すなどと言う如く、鎮静効果も認めうる。黄連の少量投与は健胃薬ともなる。『薬性提要』には、「心に入りて火を瀉し、肝を鎮めて血を涼し、湿を燥かす」とある。

【乾姜】…代表的な温裏袪寒薬で、冷えによる腹痛・腹部膨満・吃逆・下痢や咳嗽・水様痰・呼吸困難などの消化器系及び呼吸器系の寒証症状に対する他、冷えによる不正性器出血や過少月経・月経痛にも対応する。本方では黄連による副作用としての消化管の冷え症状を予防する。

【桂皮】…血管を拡張して血液循環を促進し、表にあっては皮膚温を上昇して発汗に作用し、四肢の筋肉痛・関節痛にあっては止痛を図り、裏にあっては冷えによる内臓機能の低下を回復する。

【人参】…大補元気の効能があるが、本方では消化管の機能障害による上腹部痞塞感・食欲低下・口苦感などに対して機能回復すると共に、感染症などで解表薬・清熱薬が処方されているとき、正気を補う目的で併用される。

【半夏】…代表的な制吐薬で、中枢性にも、末梢性にも、また妊娠によるものにも処方される。更に半夏は呼吸器系や消化器系の痰症状に対しては必ず配合され、燥湿及び化湿作用が強い。

【甘草】…諸薬の調和と薬性の緩和の他、種々の毒物に対する解毒作用も有し、消化管機能低下を補い、また平滑筋の痙攣性疼痛を緩解する。

【大棗】…消化管機能低下時に補気薬として働いて消化吸収を促すが、甘草と共に方剤の味を調える効果もある。

本方中の寒性薬は黄連のみであり、熱性〜温性薬は乾姜・桂皮・人参・半夏である。半夏瀉心湯の寒性薬は黄連・黄芩であるが、『傷寒論』では黄連一両、黄芩三両の配合に対し、本方では黄連三両となっている。それ故、本方は黄連と共に半夏が主薬で、他薬は全て補助的、ないしは副作用防止目的的配合である。

総じて、上部消化管の急性炎症による悪心、嘔気、嘔吐、口苦感、胸焼け、口臭などを制して炎症を消退する薬である。

適　応

急性胃炎、慢性胃炎、感冒性胃腸炎、急性胃腸炎、機能性ディスペプシア、急性消化不良症、胃・十二指腸潰瘍、マロリー・ワイス症候群、逆流性食道炎、食道裂孔ヘルニア、口内炎、口角炎、二日酔い、自家中毒症、胆嚢炎、膵炎、ノイローゼ、癲癇、血の道症など。

論　考

❶本方の出典は、**『傷寒論』弁太陽病脉証并治下第七**に、「傷寒、胸中熱有り、胃中邪気有り、腹中痛みて嘔吐せんと欲する者、黄連湯之を主る」とあり、黄連・甘草・乾姜・桂枝・人参・半夏・大棗と指示されることに拠る。胸中熱有りは、急性胃炎や逆流性食道炎などの胸骨後部から心窩部にかけての熱い灼けるような不快感を指している。従って本方条文の意味は、「傷寒の経過中、急性胃炎などで胸焼け・上腹部痛を起こし、嘔吐せんと欲する者は黄連湯が主治する」となる。

❷喩嘉言撰**『傷寒尚論篇』巻之一・太陽経下篇**には、原典条文を解説して、「胸中熱有るは風邪、上に在れば也。胃中邪気有るは寒邪、中に在れば也。腹中痛むは陽邪、下らんと欲して下ることを得ざる也。嘔吐せんと欲する

は陰邪、上らんと欲して上ることを得ざる也。此れ、其の熱邪、中より上り、寒邪、中より下り、陰陽各々相入らず、其の升降の恒を失することを知る所以なり。故に黄連湯を用いて以って陰陽を分理して之を和解する也。嘗て其の法に因りて推して、臟結の証、舌上胎有る者に及ぶ。又、寒反って上に在り、熱反って下に在り、陰陽悖逆《ハイギャク》して既に危候を成すが為に、仲景、但戒むるに、攻むべからざるを以ってして、未だ治法を言わず。然れども之に先んずるに和解を以ってするに非ずんば、将に立ちどころに其の死を視んとするか。学者請う、黄連湯に於いて眼を着けよ」と、解説が詳しいが、基本的には二元的解釈である。

❸また、**『医宗金鑑』巻五・訂正仲景全書傷寒論註・弁少陽病脈証并治全篇・黄連湯方**には、「（註）傷寒未だ解せず、嘔吐せんと欲する者は胸中熱邪有りて上逆すれば也。腹中痛む者は胃中寒邪有りて内攻すれば也。此れ、熱邪胸に在り、寒邪胃に在りて陰陽の気和せず、其の升降の常を失す。故に黄連湯を用いて、寒温互いに用い、甘苦並びて施し、以って陰陽を調理して之を和解する也。然るに此れ、外因の上下の寒熱の邪に属す。故に是の如きの証有り。若し内因の雑病の嘔吐にして腹痛する者は、多くは宿食に因る。此れに因りて之を推せば、外因・内因の証は同じにして情は異なる。概ね知るべし」とあり、古来多くの解説書が上熱下寒、寒熱錯雑の証と捉えているが、著者はそのような解釈は採用せず、飽くまでも一元的に急性胃炎の種々の症状が出現していると考え、乾姜は黄連の不快な副作用に対する配慮であると考える。

❹**『注解傷寒論』巻第四・弁太陽病脉証并治下第七・黄連湯**の後条文には、原典で見られた林億云うところの「疑うらくは仲景方に非ず」の記載がない。

❺許宏撰**『金鏡内台方議』巻之九・黄連湯** 八十八には、湯議として「議りて曰く、湿家、下して後、舌上に胎を加うる者、丹田に熱有り、胸中に寒有るを以って、是れ邪気、裏に入りて上熱下寒を為す也。此れ傷寒の邪気、裏に伝えて下寒上熱を為す也。胃中に邪気有れば陰陽をして交わらざらしむ。陰、升るを得ざれば下寒を為し、故に腹中痛む。陽、降るを得ざれば上熱を為し、故に嘔吐せんと欲する也。故に半夏瀉心湯中に桂枝を加えて

与うれば陰陽の気を升降す。下痛むを為す故に黄芩を去る。経に曰く、上熱すれば之を泄するに苦を以ってし、下寒すれば之を散ずるに辛を以ってす。故に黄連を用いて君と為し、以って上熱を治す。乾姜・桂枝・半夏にて以って下寒を散じて臣と為す。人参・大棗・甘草の甘にて以って胃を益して其の中を緩むる也」とある。ここでは、半夏瀉心湯に加桂枝の意義と去黄芩の意義とを区分して夫々解説している。

❻**『祖剤』巻之一**には、伊尹甘草瀉心湯を祖剤として掲載される。先ず、「仲景生姜瀉心湯　即ち甘草瀉心湯から甘草一両・乾姜二両を減じて生姜四両を加う」とあり、次いで「仲景半夏瀉心湯　即ち甘草瀉心湯から甘草一両を減ず」とあって、「仲景黄連湯　即ち半夏瀉心湯に黄連二両・桂枝三両を加えて人参一両を減ず」とあるが、ここでは去黄芩については触れられていない。

❼津田玄仙著**『療治茶談』後編・黄連湯**には、「○此の証、諸病に甚だ多き症なり。舌上如胎と云う四字、此の方を用ゆる眼目なり。この証の胎の模様は舌の奥ほど厚くかかり、少し黄色を帯び、舌上潤で滑らかなり。この胎あるものは譬え腹痛なくとも、雑病乾嘔あるもの諸治効なきに決して効あり。腹痛あらば猶更のこと。但し、方下の欲嘔の二字は乾嘔のことにして、乾嘔は俗にむかつきのくることなり。嘔吐と混じみるべからず」と、舌苔の表現は非常に現実的であり、大いに参考になる見解である。

❽**『古方便覧』（坤）・黄連湯**には、「○心煩・心痞して腹中痛み、嘔吐せんと欲し、上衝するものを治す」とある。

本方は原典後条文の最後に、「疑うらくは仲景方に非ず」とあるにも拘らず、東洞は『類聚方』に於いて本方を採用している。その理由は、柴胡加竜骨牡蠣湯（368 頁）で論考した如く、東洞は『注解傷寒論』、即ち成本を典拠としていたからである。

❾**『傷寒論集成』巻之五・弁太陽病脈証并治下第三**には、原典条文を解説して、「正珍曰く、上は因を挙げ、下は証を説く。形影声響たり。但、嘔吐せんと欲するは、是れ外より邪熱入る。而して其の腹中痛むは固有の宿寒に係わる。一つの因に非ざる也。故に桂枝・乾姜以って胃寒を逐い、黄連・

半夏以って心熱を除き、人参以って元気を扶け、甘草以って諸薬を調和する也」とある。ここで上とは胸中に熱あるを指し、下とは胃中の邪気、即ち寒邪を指す。やはり正珍に於いても急性胃炎に於ける一元的解釈は困難なようだ。

⑩『腹証奇覧翼』四編下冊・黄連湯図には、「○傷寒の邪、胸腹の間にせまりて胸中に熱あり。胃中の邪気で腹中痛み、嘔吐せんと欲して実に嘔吐せず、但乾嘔のきみあるなり。案ずるに、胸中の熱は心煩の状を得て知るべし。胃中の邪気は腹中痛むを以って之を知るなり。然るときは此れ腹痛、中脘・臍上の間に於いて之を得べし。嘔吐を欲するものは痰あり。邪気あるを以ってなり。方中、黄連を主として心胸の熱を解し、半夏・乾姜、結滞の水を解し、人参、胃口を開き、気逆を降し、甘草・大棗、急をゆるめ、引痛を和し、其の桂枝あるものは邪気を逐い、正気を発して衝逆を治するなり。此の証、黄連あって黄芩なし。心下の痞なきゆえんなり」とあって、類方の半夏瀉心湯に黄芩が配合されている点での差異も説明している。

⑪『勿誤薬室方函口訣』巻之上・黄連湯には、「……此の症の胎（苔）の模様は舌の奥ほど胎が厚くかかり、少し黄色を帯び、舌上潤いて滑らかなる胎の有るものは、仮令腹痛なくとも、雑病乾嘔有りて諸治効なきに決して効あり。腹痛あれば猶更のことなり」とある。ここで宗伯は、先の『療治茶談』からそっくりそのまま引用していることが分かる。それだけ価値を認めていたということであろう。

⑫さて、原典の本方の方後の服用法には、「昼は三、夜は二」の回数指示があり、この意味について、**解説**の**『傷寒類方』**には、「上焦の病を治する故、薬を服するに少にして数に宜し」と解説されている。

この故は『黄帝内経素問』至真要大論篇第七十四に、「……是の故に気を平するの道、近くして奇偶せば、制するに其の服を小にする也。遠くして奇偶せば、制するに其の服を大にする也。大なるときは数少なく、小なるときは数多し。多きときは之を九にし、少なきときは之を二にす。……」とあって、更に同箇所の王冰註には、「……肺は九を服し、心は七を服し、脾は五を服し、肝は三を服し、腎は二を服するを常制と為す」とも解説されている。

⑬大塚敬節先生も**『漢方診療の実際』薬方解説篇**で、「本方の目標は胃部停滞重圧感・食慾不振・悪心・嘔吐・腹痛・口臭・舌苔等で、即ち通常は急性胃カタルに屢々現われる症候複合である。便通は不定で便秘、或いは下痢、心下部は抵抗を増し、上腹部または臍傍に屢々圧痛を示す。舌苔は黄白色で湿潤し、前部には薄く後部に厚く現われる」と述べられていて、本方は処方の性格上、漢方に馴染みの薄い医師にも比較的理解し易い。

⑭奥田謙蔵先生は**『漢方の臨床』第2巻第11号・漢方医学薬方解説（八）・黄連湯**で、「此方は、大体虚実間の型に属し、元来内に寒邪の停滞があるところへ、外の邪熱が透徹し、玆に寒熱相激して、その阻隔を生じ、そして一種の上熱下寒の状を現わしたものと見做すべく（この状態を『胸中に熱有り、胃中に邪気有り』と表現したものであろう）、そのために心下部の痞塞感、胃部の停滞感、心中煩悸、食慾不振、腹痛、嘔気、嘔吐、或は上逆感、歯痛、口臭等があり、舌には通常湿潤せる微白苔があって、その後部は稍黄変して厚く、又腹部は一帯に緊張著しからずして軟であるが、時としては右直腹筋の軽い拘攣を示すこともあり、脈は多くは浮弱、或は微緊、或は弦数を呈することがあり、便通は秘結或は軟便、或は著変のなす等の者に用うると、能く内の寒邪を散じ、痞熱を解し、上逆を収めて諸般の苦痛を治するものである」と略解される。また、「此方はまた、時に蛔虫に因る以上のような諸症候を呈する者、或は二日酔いで胸中不快、嘔心、嘔吐に苦しむ者等にも、効を奏することがある」と、応用例を述べられている。

⑮山本巌先生は**『東医雑録』(3)・気と気剤**で、本方について、「出典は《傷寒論》であるが、本方は傷寒だけでなく、普通の急性・慢性胃炎にも用いる。半夏・人参・乾姜は乾姜人参半夏丸と同じで、嘔吐・悪心に用いる。桂枝・人参・大棗・甘草は、心下部の疼痛・痞え・膨満感に対する配合で、黄連は胸があつく、モヤモヤし、舌苔が厚く黄色味を帯びている、胸中に熱があるときに入れる。山梔子も黄連と同じような意味で加える。黄連には、熱を除き、鎮静効果もある。黄連湯は、痛みに対して、半夏瀉心湯から黄芩を除いて桂枝を加えたとも考えられるし、七気湯に消炎の目的で黄

連を加えた、ともみることができる」と解説されている。尚、先生は七気湯として半夏・生姜・甘草・人参・桂枝と指示される。

⑯山本巖先生はまた**『餐英館療治雑話解説』黄連湯**に於いて、「本方と安中散は共に胃酸過多であるが、本方は過酸性胃炎、胃潰瘍に用いる。主役は黄連で、その副作用の冷えに対し乾姜を配している。安中散は腹が冷えて痛み、時に嘔吐のあるものに用いる。寒と熱が異なる」と述べられている。それ故、本方に於いては、邪は黄連によって清熱駆逐され、黄連の副作用としての冷えを乾姜で予防することになる。

黄連解毒湯

出典　『肘後百一方』

主効　清熱解毒、鎮静、全身。全身の実熱を瀉す薬。

組成

黄連1.5～2　黄芩3　黄柏1.5～3　山梔子2～3

解説

四味とも性は寒である。

【黄連】…代表的な清熱薬で、発熱を伴う嘔吐・吐血・下痢・下血などの消化管炎に処方する他、一般に炎症性の高熱による諸症状の緩解にも効を奏する。また、「心火を瀉し、肝血を涼す」などと云う如く、鎮静効果も認めうる。黄連の少量投与は健胃薬ともなる。『薬性提要』には、「心に入りて火を瀉し、肝を鎮めて血を涼し、湿を燥かす」とある。

【黄芩】…代表的な清熱薬で、急性炎症時の発熱、特に気道炎症によく適用する他、発熱性の下痢を呈する炎症にも、あるいは切迫流産にも処方される。また、上逆・頭痛・顔面紅潮などの症状に対しては鎮静作用も発揮する他、下血に対しても効を見る。

【黄柏】…発熱性疾患による下痢などの湿熱に対し、燥湿して清熱するが、他の諸々の湿熱に対しても有効である。中でも下痢・帯下・淋などの下半身の症状に対しては特に効果が大きい。黄柏は我が国で昔から蛇羅尼助の主成分としても、また外用湿布薬としても重宝されてきた。

【山梔子】…黄連・黄芩に似て清熱作用を発揮するが、取り分け熱病経過中の煩躁・口渇・胸苦感などに対し、消炎すると共に鎮静する。また、胆汁分泌促進作用もあるので、肝・胆道系の炎症を伴う黄疸に対してもこれを消退させる。更には皮膚の種々の炎症に対してもよく使用され、外用も可能である。

元来、本方は「三焦の実熱を瀉す」と表現されるように、全身に及ぶ感染症で高熱が持続し、そのための種々の随伴症状をも同時に治療する薬だったのである。

一方、感染症はなくとも、カッカと怒り易い、昼間の興奮が持続している、逆上している、顔面紅潮、目が血走っている等々の、主に交感神経系の興奮が亢進している状態(心火旺という)に対しても、これを鎮静するべく作用する。

以上、四味とも孰れも消炎解熱・清熱解毒の要薬としてよく用いられる他、出血・降圧・鎮静・利尿などにも奏効し、炎症のみならず自律神経系・内分泌系の反応増大に対してもこれらを抑制するように作用する。

総じて、全身あるいは局所の炎症の他、自律神経系、内分泌系の反応増大に対して、これらを抑制するように作用する。

適　応

急性動脈性出血各症、急性感染症各症、高血圧症、不眠症、ノイローゼ、二日酔い、急性胃粘膜病変、H. ピロリ感染症、炎症性下痢、血の道症、更年期障害、慢性脳循環不全症、老年期デメンチア、眩暈症、心悸亢進症、皮膚瘙痒症、蕁麻疹、酒皶鼻など。

論　考

❶本方の出典は、葛洪撰、陶弘景増補、楊用道附広**『肘後百一方』巻之二・治傷寒時気温病方第十三**に、「若し已に六七日、熱極まりて心下煩悶し、狂言して鬼を見、起走せんと欲す」の条文下の又方に本方は収載されていて、黄連三両・黄柏・黄芩各二両・梔子十四枚と指示される。但し、方名は無い。また最後に、「煩嘔し、眠るを得ざるを治す」とある。

❷一方、**『外台秘要方』第一巻 傷寒上・崔氏方**には、「又(崔氏)、前軍督護劉車なる者、時疾を得て三日、已に汗して解す。飲酒に因りて復た劇しく、苦《はなは》だ煩悶・乾嘔し、口燥き呻吟し、錯語して臥するを得ず。余思いて此の黄連解毒湯方を作る」とあって、四味が指示された後、方後には「一服にて目明らかに、再服して粥を進む。此に於いて漸く差ゆ。余以って凡そ大熱盛んに煩嘔・呻吟・錯語して眠るを得ざるを療す。皆佳し。伝えて諸人に語り、之を用うるも亦効あり。此れ直ちに熱毒を解き、酷熱を除き、必ずしも飲酒劇しからざる者、此の湯にて五日中に療して神効あり。猪肉・冷

水を忌む」とあるが、余とは崔知悌のことである。

❸**『傷寒活人書』巻第十八・(黄連解毒湯)** 八十七 には、「時疾三日にて已に汗して解し、或いは飲酒に因りて復た劇しくなりて、苦だ煩悶・乾嘔・口燥・呻吟・錯語して、臥することを得ざるを治す」とあって、四味が指示されている。尚、後条文には、「外台云う、凡そ大熱盛んにして煩嘔・呻吟・錯語して眠るを得ざるに、皆此の方を伝えて諸人、之を用いて亦効あり。此れ、直ちに熱毒を解し、酷熱を除き、必ずしも飲酒劇しからざる者」とある。

❹劉完素撰**『黄帝素問宣明論方』巻之四熱論**には、「大金花丸　中外の諸熱にて寝汗・咬牙・睡語・驚悸・溺血・淋閟・咳衂血にて痩弱・頭痛するを治す。并びに骨蒸して肺痿・喘嗽するには大黄を去り、梔子を加えて名づけて梔子金花丸と曰う。〇又、既済解毒丸と名づく」とあって、大金花丸としては黄連・黄柏・黄芩・大黄が指示される。従って、梔子金花丸は黄連解毒丸ということになる。更に後条文には、「自利せば大黄を去り、梔子を加う」とも記載される。

一方で、**巻之六傷寒方**には、「黄連解毒湯　傷寒・雑病の躁がしき熱毒にて、煩悶して乾嘔・口燥し、吟呻・喘満して陽厥極めて深く、畜熱、内に甚だしく、俗《なら》いて妄りに伝えて陰毒と為る者を治す。及び汗下吐の後、寒涼の諸薬、熱勢を退くること能わず、両感の証、法を同じうす」とあって、四味を剉し、茶と共に煎服するべく指示される。

又、後条文には、「或いは腹満・嘔吐、或いは利を作さんと欲する者、毎服半夏・厚朴・茯苓を加う」とあって、生姜煎服して半夏黄連解毒湯と名づけるとも記載される。

❺更に、劉完素撰**『傷寒直格方』巻下・諸証薬石分剤・黄連解毒湯**には、上記の半夏黄連解毒湯に続けて、「或いは急に下さんと欲する者、本方に大承気湯を加えて一服とし、生姜煎ずること前法の如くし、利するを以って度と為す。一法は細末と為し、水にて研《す》りて小豆大の如くし、温水にて二十円を下す。積熱・労欬・瀉痢を治するに甚だ良し」と記載される。最後の文は黄連解毒散としての用法の嚆矢である。

❻一方、劉完素撰**『素問病機気宜保命集』巻中・熱論第十四**には、大金花丸として先の梔子金花丸が指示されている。方後には「或いは大便実するには大黄を加え、自利には大黄を用いず。……」とあり、先の『黄帝素問宣明論方』と、方名については錯雑している。

❼不著撰人**『傷寒標本心法類萃』巻下**には、「黄連解毒湯 二十一　黄連・黄柏・黄芩・梔子」と指示された後、加味方及び合方が列記されている。「本方合大承気湯、一法本方加枳殻、本方合三乙承気湯、一法本方加甘遂末一銭匕、本方合調胃承気湯、一法本方合涼膈天水散」等々である。尚、三乙承気湯は大承気湯加甘草であり、涼膈天水散は涼膈散（連翹・黄芩・梔子・甘草・朴硝・薄荷・大黄）合天水散（滑石・甘草）である。

❽**『儒門事親』巻之十二・火門**には、黄連解毒湯が条文なく記載され、少し後には先の大金花丸も記載され、更にその方後には「梔子を加え、大黄を減じて、梔子金花丸と名づく」と、『黄帝素問宣明論方』よりの引載である。

❾許国楨編撰**『御薬院方』巻之七・治積熱門**には、「黄連解毒湯　大熱にて甚だ煩し、錯語して眠るを得ざるを治す」とあり、四味を煎服し、「未だ知らずんば再服す」と追記される。

❿**『医方類聚』巻之一百五十七・積熱門・施円端効方**には、「黄連湯　一切の積毒伏熱、赤目口瘡、咽喉糜爛、酒素にて煩躁し、傷寒の畜熱、中に在り、身熱にて狂躁し、昏迷して食さざるを治す」とあるが、条文の最後に小字注にて「朱奉議方」とあって、ここでは黄連湯の方名で黄連解毒湯の四味が指示されている。尚、朱奉議とは朱肱のことである。

⓫薛己撰**『外科発揮』巻五・作嘔**には、「黄連解毒湯　積熱瘡瘍、焮腫痛みを作し、煩躁して冷を飲み、脉洪数、或いは口舌、瘡を生じ、或いは疫毒にて発狂するを治す」とあって、四味が指示され、「一男子、胸に毒を患い、焮腫して冷やすを喜び、脉洪数なるに黄連解毒湯を以って二剤にして頓に退く」とも記載される。

⓬**『医便』巻一**には、「黄連解毒湯 九十二　実火にて躁乱・煩渇し、蓄熱、内に甚だしきを治す」とあって、方後には「大黄を加えて梔子金花丸と名づけ、亦実熱火を治す。此の実火、宜しく瀉すべし」と記載される。

⓭さて、**『万病回春』**の黄連解毒湯は、通常の四味だけでないことはそれ程知られていない。**同書・巻之二・傷寒 付 傷風**には、「黄連解毒湯　傷寒大熱止まず、煩躁・乾嘔・口渇して喘満し、陽厥極めて深く、蓄熱、内に甚だしく、及び汗吐下後の寒涼の諸薬、其の熱を退くること能わざる者を治す」として、黄連・黄芩・黄柏・梔子・柴胡・連翹が指示される。更に、**火証**には、「黄連解毒湯　三焦の実火、内外皆熱し、煩渇し、小便赤く、口に瘡を生ずるを治す」として、先の六味に加芍薬とした処方も掲載されている。

先の処方は、後に漢方一貫堂の四物黄連解毒湯の基となり、解毒証体質の改善薬として展開して行く。

⓮陳実功撰『外科正宗』巻之二・疔瘡論第二十二には、「黄連解毒湯　疔毒、心に入り、内熱・口乾・煩悶・恍惚し、脉実する者を治す。宜しく用ゆべし」とあって、黄連・黄芩・黄柏・山梔・連翹・甘草・牛蒡子を灯心にて煎服する。

また、巻之四・大人口破第一百二十三には、「赴筵《フエン》散　黄連・黄柏・黄芩・梔子・乾姜・細辛、末と為し、患上に吹く」とあって、瘟毒による口内糜爛の外用療法が記載される。

⓯長沢道寿原本、中山三柳新増、北山友松子増広**『増広医方口訣集』上巻・黄連解毒湯**には、「解毒湯、前哲其の火を瀉するの功讃むること方書に散見す。予、贅するを待たず。然して病機に謂う、諸熱皆心に属す。熱既に盛んなれば能く心を傷る。若し此の薬を用いて二、三剤にして熱退かざれば朱砂安神丸を以って之を清鎮す。心既に清すれば熱自ずから退く。此れ、屢々試み屢々験するの良法也」とあって、実熱に対する鎮静効果、取り分け自律神経系・内分泌系の反応増大の場合は瀉火剤のみでなく、安神薬の配合は理に適っている。

⓰**『牛山方考』巻之上・黄連解毒湯**には、「凡そ此の方を用いば、実火に属するの症を能く診し得て後、之を施すべし。虚人は実熱ありとて用ゆべからず。火熱甚だしき者には炒り過ごして用ゆ。又、酒にて炒り、姜汁にて炒れば頻りに妙あり。此の方を常に用ゆるに、実火を治すること神の如

し。此の方は薬品少なく薬力専一なればなり。然れども単方を用ゆることなかれ。四品共に味甚だ苦き薬にて、病人によりて服することをきらう者あり。或いは嘔吐をなし、或いは瀉下をなし、或いは飲食進まざる等の変をなす。只諸方に合して之を用ゆべし。……」とある。嘔吐・瀉下、飲食進まざる等の副作用についても言及している。

⑰和田東郭著**『蕉窓方意解』巻之下・黄連解毒湯**には、「……解毒湯の的症は日数を経ること久しく、俗に残熱余熱などと云う位の熱にて、肌表はさのみの熱にてもなく、底がつよくしぶとき熱候を標的とすべし。これを名づけてふるびたる熱とは云う也。故に日数深からずクワックワッと勢い強き熱には用ゆべからず。且つ老少に限らず肌膚枯燥してガサガサとしたる手当たりのものを標的とし、舌候は黒胎にして乾燥甚だしきものを標的とすべし。黄苔、白苔のものには宜しからず。……」とあるも、肌膚枯燥してガサガサするものや舌苔の乾燥甚だしきものには、四物湯（473 頁）を合方した温清飲（37 頁）の方がいいだろう。

⑱本方は近年、デメンチアの患者に周辺症状の改善を目的として投与されるようになった。しかし乍ら、従来の投与目標は、**『校正方輿輗』巻之五・癇　癲　狂　驚悸　不寐　健忘　奔豚**に、「喜笑止まざる者は心火の盛んなる也。○おかしき事もなきに頻りに喜笑《おかしがる》するは、即ち是れ癇にして心火もゆるなり。黄連解毒を以って其の焔を撲《う》つときは自ずから止む」などという如く、黄連の「心火を瀉し、肝血を涼す」の範囲に留まる場合であった。

しかし、デメンチアの患者に投与するとなれば、患者の多くは虚寒・気虚、血虚・……等々の通常は本方証とは凡そ反対の極にある状態を対象としていることになる。この場合、恐らく最初に食欲低下・全身虚寒などの望ましくない症状――以前ならば、証の過誤と言われた症状――が新たに出現するのではないかと危惧する。

そのため著者は、半夏瀉心湯（958 頁）や黄連湯（67 頁）の構成薬味に倣って、大建中湯（708 頁）などを適量合方投与することが必要であると考えている。

著者は認知症という表現に甚だ違和感を覚える。正常機能に症を付けて病的状態を表現するならば、記憶症、歩行症、嚥下症、分娩症という造語が罷り通ってしまう。改めるのであれば、正しい日本語にしたいものである。

⑲吉益東洞は日常の処方は『傷寒論』、『金匱要略』の処方、加減方あるいは合方に、家塾方を兼用していることが**『東洞先生投剤証録』**に記されている。また、そのような中で、黄連解毒湯を単独で、多くは家塾方と兼用して処方しているのは特異である。例えば、「黄連解毒湯、紫円。御幸町三条下る、美濃屋茂八。年三十一也。去る寅の七月、発狂、或いは妄語、或いは号呼、或いは奔走す。頃者、更に無言」、「黄連解毒湯、紫円五粒。石州大国、照林寺。年三十四也。十年以来癲癇を患い、発するときは半時許り人事を知らずと云う」等々。但し、ここで云う黄連解毒湯は三物黄芩湯の**論考⑬**の如く、三黄瀉心湯加山梔子である。

⑳**『腹証奇覧翼』四編上冊・大黄黄連瀉心湯図**には、「〇此の方（三黄瀉心湯）中、辰砂を加えて狂証及び癇後の鬱冒を治す。又此の方、大黄を去りて黄柏・梔子を合すれば黄連解毒湯なり。火熱、表裏倶に盛んにして狂躁・煩心、口燥し咽乾き、火熱、乾嘔・錯語、眠らず、吐血・衄血、熱甚だしき者を治す。……」と解説されている。ここでも『腹証奇覧翼』に『傷寒論』、『金匱要略』以外の処方が解説されることはそれ程多くない。

㉑矢数道明先生は**『漢方と漢薬』第四巻第十号・黄連解毒湯応用の目標に就て**で、「此の方は三焦の火を瀉すと云うて、火を消す薬である。即ち消炎・解熱・清涼の能があり、三黄瀉心湯の類似方に属する。而もその消炎作用が、血中の遊火、残熱余熱を司るものであり、発散によるものでなく、柴胡の和解によるものでもなく、大黄・芒硝の瀉下によるものでもなく、石膏の主治する処でもないという熱をよくこの方によって治し得らるるといわれている。玆に黄芩は上焦の火を瀉し、黄連は中焦の火を瀉し、黄柏は下焦の火を瀉し、梔子は五蔵の遊火を瀉すとて、三焦の火を悉く消してくれるというのである」と解説される。

㉒著者は**『高齢者の漢方治療』不眠症**で、「黄連解毒湯が奏功する不眠症とは、就寝後も昼間の出来事がまざまざと眼前に彷彿したり、考え事をし

ていて益々興奮して来たり、睡眠薬代わりの読書の内容にのめり込んだりし易い傾向があるとき、中枢神経系の興奮過程を鎮静化するべく作用する。但し、一般の睡眠薬と相異して、これらがないときに服用してもそれ以上に鎮静作用を発揮することはない」と述べている。即ち、不眠症のあるタイプには有効なのである。

㉓著者は以前に、直腸癌術後の通院患者に黄連解毒湯を処方したことがある。著者は下部直腸 sm 癌に、EEA 器械吻合による S 状結腸直腸端々吻合による低位前方切除術を施行した。が、その際ドーナツリングに一部不確実な箇所があり、そのため手縫いによる全層縫合を 3 針追加し、横行結腸に一時的人工肛門を造設した。術後 2 週間は IVH 管理としたため、特に明瞭な縫合不全等は認めなかった。入院して 2 ヵ月後に退院となったが、鈑金業に復職後から粘液による下着汚染を来たすようになった。粘液による下着汚染は吻合部に何らかの炎症が遷延していると考え、漢方的には大腸湿熱と診断し、黄連解毒湯で清熱化湿を図った。結果的には本方がよく奏功したが、退院 5 ヵ月後の大腸内視鏡検査で吻合部に露出していた縫合糸を 1 本抜去した。

乙字湯

出典 『叢桂亭医事小言』、浅田家方

主効 消炎、痔疾。内・外痔核、裂肛の薬。

組成

柴胡5　黄芩3　升麻1～1.5　大黄0.5～1
甘草2～3　当帰6

解説

【柴胡】…消炎解熱作用があり、特に弛張熱・間欠熱・往来寒熱あるいは日晡潮熱によく適用する。また、月経痛・胸脇痛・腹痛・胸苦感などに対して鎮静しつつ鎮痛作用を発揮する。

【黄芩】…代表的な清熱薬で、急性炎症時の発熱、特に気道炎症によく適用する他、発熱性の下痢あるいは切迫流産にも処方される。また、上逆・頭痛・顔面紅潮などの症状に対しては、鎮静作用を発揮する。

【升麻】…外感病風熱型による諸症状を発散して清熱解毒し、麻疹などにも処方される。また升麻は弛緩した筋肉の緊張を回復するとの考えもあるが、**論考**で述べるように、浅田宗伯は清熱の意味に解している。

【大黄】…代表的な瀉下薬であるが、腸管内の細菌の繁殖を抑制すると共に、全身に起こる炎症を消炎解熱し、また腸管内の腐敗した炎症性産物を排出して腹部の不快感を消退し、湿熱を清熱利湿する。即ち、瀉下作用と消炎作用の二面的効果がある。

【甘草】…一般的には諸薬の調和と薬効の緩和の他、脾胃気虚を補気する目的で処方されることが多いが、本方ではもっと積極的に痔核発作の疼痛緩解の目的で配合される。特に甘草を生用すれば、消炎・鎮痛・解熱作用を発揮し、また甘草単味の煎液を外用湿布して鎮痛することも可能である。

【当帰】…婦人科の主薬であり、月経の調整や疼痛に効果がある他、種々の原因による血液の停滞を解除して気血の循行を改善し、慢性の化膿性炎症に対しても奏効する。

本方では柴胡・黄芩・升麻・大黄で消炎解熱し、嵌頓痔核の充血・腫脹

を緩解し、甘草で疼痛を軽減する。また、升麻は止血の効用もある。当帰は停滞した血流を改善し、鬱血性腫脹を緩解に導く。尚、大黄には瀉下作用もあるので用量依存的に加減すれば、軽度の軟便化は治療上有益なことが多い。

総じて、内・外痔核や裂肛の炎症、充血、腫脹を軽減し、出血を止め、血流を改善すると共に肛門痛を改善する薬である。

適 応

内・外痔核、痔核発作、脱出性内痔核、裂肛、慢性肛門潰瘍、肛門糜爛、痔出血、肛門瘙痒症、陰部瘙痒症など。

論 考

❶乙字湯という名称は原南陽の蔵方の内、瘀血を理する甲字湯、痔疾を理する乙字湯、諸淋を理する丙字湯、澼囊を理する丁字湯などの五十八方の内で、2番目の方剤が特に有名になって今日まで伝わっていることに拠る。

❷本方の出典については、それ故に先ず**『叢桂亭医事小言』巻之七・叢桂亭蔵方**に、「乙字湯　痔疾、脱肛痛楚、或いは下血腸風、或いは前陰痒痛する者を理する方」とあって、処方内容は柴胡・黄芩・升麻・大黄・甘草・大棗・生姜である。一方で方後には、「諸瘡疥、洗伝の薬を禁ず。下部の瘡疥、最も之を忌む。誤りて枯薬洗伝し、頓に愈えて後、上逆鬱冒す。気癖の如く繊憂細慮し、或いは心気不定の如き者、并びに之を主る。而して長強に灸す。傷風下血、久服して効無き者は理中湯に宜し」ともある。即ち『叢桂亭医事小言』の原方では当帰は配合されていない。また、上記の人参湯（906頁）の選択肢は著者も常に念頭に置いている。

❸さて、**『勿誤薬室方函』巻上・乙字湯**には出典が南陽と記され、後条文の内、「洗伝の薬を禁ず。下部の瘡疥、最も之を忌む」と「而して長強に灸す。傷風下血、久服して効無き者は理中湯に宜し」を除いて引用されているが、処方内容は柴胡・大黄・升麻・黄芩・甘草・当帰とあって、原方の乙字湯去大棗・生姜加当帰の加減乙字湯が乙字湯として記載されている。

❹乙字湯の解釈については、**『勿誤薬室方函口訣』巻之上・乙字湯**に、「此の方は原南陽の経験にて諸痔疾、脱肛痛楚甚だしく、或いは前陰痒痛、心

気不定の者を治す。南陽は柴胡・升麻を升提の意に用いたれども、やはり湿熱清解の功に取るがよし。其の内、升麻は古より犀角の代用にして止血の効あり。此の方、甘草を多量にせざれば効なし」とあり、浅田宗伯の解説は妙絶である。

❺本方では柴胡・升麻は抗炎症作用の他、脱出した痔核を復位させると解説している書もあるが、柴胡・升麻が升提作用を発揮するのは、骨盤底筋群や肛門括約筋の緊張低下による弛緩性脱肛が存在する場合であり、このときは補中益気湯(1034 頁)のように先ず黄耆を主薬として配合する必要があるだろう。それ故、この状態は乙字湯の適応状態とは自ずから病態が異なる。乙字湯の場合の脱肛は脱出性内痔核がその本態である。それ故にやはり浅田宗伯の云うように､柴胡･升麻は湿熱清解の目的に取るがよい。

❻**『療治経験筆記』巻之九**には、津田玄仙が原南陽との親交と荊妻の加療依頼もあって、『叢桂亭医事小言』から 25 方を引用し、瘀血奇方甲字湯から小児五疳白童散までを纏めて列記している。その内で、「痔疾脱肛陰痒痛奇方乙字湯、痔疾にて脱肛痛み、忍び難く、或いは前陰痛む者を治す。痛み無き者は効無し」とあって、原南陽の乙字湯の六味が記載されている。また更に、「○外用には荊芥・升麻の煎湯にて之を洗いて塗り、能く胆《ぬぐ》う。○一本曰く、寒疝・寒熱往来・腰痛・嚢痛甚だしき者には牛膝・延胡を加う。○昌克按ずるに、下部に瘡疥を発し、頓に愈えて後、上鬱して気癖の如く、繊憂･細慮し、或いは神気不定の如き者、多くは痔疾に係わる也。因りて悉く之を主る。○按ずるに、凡ての瘡毒、下部にあるに虚症をかぬるものは皆悉く補中益気湯、升麻・柴胡を倍して毎に大効をとること、名古屋玄医先生の纂言方考に詳説あり。今、此の方に升麻・柴胡有りて瘡疥・痔疾の妙方とす。又、予が多年経験の升麻和気飲にも升麻の主薬有りて瘡疥に用いて妙効をとる。これ等に依って見るときは、升麻・柴胡の二味は諸瘡下部にあるものは、升・柴にて下陥の毒気を升提して消散するの理明らかなり。宜なるかな、升・柴の二品、瘡家に用いて妙あること、わが徒、以後升・柴の二物の経験怠ることなかれ」と記述される。ここでは玄仙が『叢桂亭医事小言』が刊本として流布する以前の写本を何点か入手して校

勘した結果と、刊本では削除された内容を一部露呈している。尚、『療治経験筆記』巻之九は九味檳榔湯（176 頁）の出典検討に於いても重要な記載を残している。

❼『証治摘要』巻下・痔 脱肛 には、「南陽云う、痔疾にて下血し、及び久しく下血するには、人参湯加茯苓を用いて大効を得。正宗には、痔漏の下血に加味四君子湯を用ゆ。医説には、腸澼に人参散を用いて奇効を取る。皆、意を同じくする也。又云う、痔には長強・八髎に灸す」とあって、言うまでもなく、『叢桂亭医事小言』巻之三・痔　下血からの全面的引載であるにも拘らず、乙字湯に触れていないのは特異である。

❽**『方彙続貂』痔漏**には、原南陽の原方の乙字湯の条文と薬味が掲載されているが、方後には「或いは桃仁・牡丹皮を加う」と追記されているのは村瀬豆洲の工夫であろう。

❾野津猛男著**『臨床漢方医典』痔疾**には、「○各痔の内服には乙字湯」として、ここでも原南陽の原方の乙字湯が指示されている。

❿言うまでもなく、**『叢桂亭医事小言』巻之三・痔　下血**には、乙字湯を含めての論と証と治とが掲載されている。

今、山本巌先生が**『東医雑録』(2)・乙字湯に就いて**で、その本文を順に段落に分けて解説されているので、それをそのまま引用する。

1. 以上は主として脱出性内痔核とそれに伴う脱肛の症状と、その治療について述べたものである。

2. 以上は主として痢病に伴う脱肛の弁証施治を述べたものである。

3. 以上は主に内痔核の出血、及び出血による貧血症の弁証施治を述べたものである。

4. 以上は、主に肛門周囲の湿疹、瘙痒症などの治療について述べたものである。

5. 以上は主に外痔核の随症治之を述べたものである。

6. 以上は痔瘻の証と治を述べたものである。

7. 以上は外陰瘙痒症と蟯虫症との鑑別と治療について述べたものである。

8. 以上は出血による貧血の治を述べている。

これで見れば、『叢桂亭医事小言』の記載は痔とその合併症について、広範囲に亘って解説していることが分かる。

この内、内痔核性脱肛は排便後用手的に還納を要する程度（Goligher Ⅲ度）になれば手術となりうるし、肛門括約筋弛緩性脱肛は外科的対応でなければ治療困難であるし、痔瘻は乙字湯の対象外である。そして勿論、痔出血による鉄欠乏性貧血に対しては言うまでもない。

但し、乙字湯服用によってGoligher Ⅲ度がⅡ度（排便時に内痔核が脱出しても、自然還納する程度）に戻るものもある。

⓫また、先生は**『THE KAMPO』vol.1 №1・補中益気湯を中心として——座談会——**で、乙字湯について「もともと乙字湯をつくったのは、昔、侍が馬に乗ってできた外痔核に使ったんですよ」と話されている。

更には、**『東医雑録』(2)・脱肛・脱出性痔核の漢方治療**で、原方の乙字湯に配合された大棗について、「臨床家の中には理由はわからないが『大棗』を必ず加える者もいる。要は痛みに対して『甘草』を増量するか、『大棗』を加味するか、または『芍薬』を加えるかということである」と述べられている。

⓬高橋道史先生は**『漢方の臨牀』第9巻第5号・最近の治療から——痔疾でなやむ人——**で、「二十才の少女で、久しく痔疾で医療を受けたがよくならないから、漢方で治りたいといって来た。身体は痩せ方で、顔色もよくない、弱々しい人である。脈は沈んで微細である。食事は普通で二便共に自可である。腹部は軟弱で抵抗はない。肛門は外見上異状は認められないが、肛門内部に裂傷と思われる処がある。この処が排便の時痛むのである。私はこれに乙字湯加乳香を五日分与え、外用薬として紫雲膏を塗布するように指示して持参させた。五日分服薬して効が見えない。さらに五日分服用しても病状依然として好転しない。かくして二十日間服薬しても病症は同様である。彼女は遂に治らないまま服薬を中止したのである。こんな虚証のものには乙字湯は効を奏しない。最初から当帰芍薬散のような薬方を用いた方がよかったかもしれない。古人の治験には、若し胃腸筋弛緩の一分症たるあらば、当帰芍薬散を用いて可なりと。味わうべき名言であると

感銘している」と、貴重な失敗例の報告に敬意を表するものである。

⓭石原明先生は**『漢方の臨牀』第12巻第3号・乙字湯治験二例**で、「……私は今まで乙字湯を煎剤で使用して著効を収めた経験がないが、エキス剤では実によく効く例が多い。本例の如きは駆瘀血剤の併用によりさらに効果をみたものと考えられる……按ずるに乙字湯の主治の一つに皮膚病の内攻性神経症と解すべき指示がある。本例は物療による内攻であるが、刺戟の強い薬物を外用してノイローゼとなった者に用いてしばしば効をあげている」とある。確かに、本方は煎剤よりエキス製剤の方がよく効くとは他書でも目にしたことがある。

⓮原南陽の原方は、柴胡・黄芩各七分・升麻・大黄・大棗各四分・甘草三分・生姜二分で、正に柴胡剤の範疇に入り、大柴胡湯（717頁）の加減方と表現しうる程であった。即ち、明らかに寒性薬である。しかし、当帰を最多配合とした現在の処方ではあまり寒熱に偏さない薬性となっている。

⓯**解説**で書いたように、本方エキス製剤には各社とも、大黄は0.5～1g含まれ、実際に多少軟便傾向になることがあるが、その方が却って好都合のことが多い。それ故、乙字湯を投与しても未だ硬便ならば、大黄甘草湯（692頁）の合方は是非必要である。

また、甘草は各メーカー共、2～3gしか配合していない。そのため、疼痛緩解の目的としては甘草湯（127頁）を一時的に合方するか、痙攣性疼痛も加われば芍薬甘草湯（509頁）の合方も必要である。また、原南陽の方意を考えれば、黄芩湯（60頁）の合方もいい。但し、長期に亘る甘草の大量投与は偽アルドステロン症のチェックが必要となるが、大抵は可逆的である。

⓰しかし乍ら、**『叢桂亭医事小言』巻之三・淋病**には、「又、膏淋を病みし人の後ろに発背（癰の一種）せしを二・三人見たりき。苦痛甚だしくは平臥、起くこと能わず。小便の痛みにて痔を兼ねやみ、脱肛などするもの定例也。甚だしきは肛内腫脹、益々小便を秘渋す。痔門と見合わせて痔を兼ねて治すべし。乙字湯を用いて却って効を取ること有り」とあるが、原法の乙字湯には当帰が配合されていないから、この場合には却って有用であろう。

⓱当帰の配合は、病態的には痔核の本態である血流停滞を改善するため

である。抑々痔核は静脈瘤ではあっても、食道静脈瘤などとは異なり、動静脈吻合が豊富で、充血と鬱血との両性格を有している。前者は動脈性で熱と捉え、後者は静脈性で寒と捉える。

但し、乙字湯の止血作用は実際はさほど強くない。内痔核による出血を治療する場合、鬱血によるものでは駆瘀血剤や芎帰膠艾湯(159 頁)を合方し、動脈性の出血をみる者には黄連解毒湯(74 頁)を合方する。著者は生田七末の合方も試みるときがある。

⓲余談になるが、痔は古今東西、先ず痔核を意味していた。元々英語の piles はラテン語由来で球形の意味であり、ギリシャ語由来の hemorrhoids は出血するの意味である。では、痔という漢字は？——とある外科学書には、「この病気にかかると死んで寺に行く」との説が記載されている。しかし、痔は疒に寺と書くが、抑々寺が今日の寺院の意味となったのは 1 世紀中国に仏教が伝来して以来のことである。痔字は既にそれ以前から存在しているので、元々の寺は寺院の意味では断固有り得ない。寺は元来政務を司る所＝役所＝役人が常駐する所の意味で、留まるの義を有し、疒を冠して血が留まる＝鬱血が原義なのである。即ち、痔字は静脈瘤という本質を表現した漢字で、単に性状を表現したラテン語やギリシャ語表現よりも数段優れているのである。

葛根湯

出典　『傷寒論』、『金匱要略』

主効　中等症～重症、解表、筋緊張緩解。

傷寒の発汗療法と項背痛の薬。

組成

葛根４～８　麻黄３～４　桂皮２～３　生姜１～２
甘草２　芍薬２～３　大棗３～４

桂枝湯	桂皮　生姜　甘草　芍薬　大棗
	葛根　麻黄

解説

本方は落語にも登場する位に、有名な処方である。桂枝湯（192頁）に葛根・麻黄を加味した処方である。

【桂枝湯】…太陽病中風にあって僅かに発汗させて表虚寒証を解肌し、また自汗のある場合には衛気の作用を強化して津液の喪失を防止する。一方、雑病にあっては汗腺の機能を整え、皮膚の抵抗力を高めるなど、肌表の機能を強化するべく作用する薬であり、具体的には軽い風邪薬で、少し肌表の抵抗力を強め、弱い風寒邪を駆逐する薬である。

【葛根】…項肩部及び腰背部などの筋肉の緊張を弛緩しつつ解熱作用を発揮する（辛涼解表）。また、炎症性の下痢に対しては消炎解熱し、止瀉する。何れの場合も解熱することにより津液の喪失を防止し、体内の水分保持に働く。『薬性提要』には、「肌を解し、熱を退け、津を生じて渇を止め、腠を開きて汗を発す」とある。

【麻黄】…太陽病傷寒にあっては、桂皮と共に発汗を増強させて解熱に向かう（辛温解表）。また、少陰病にあっても悪寒を発散させる。更には気管支平滑筋を鎮痙して咳嗽・呼吸困難を緩解して平喘する。更には大脳皮質に対する興奮作用も認めうる他、四肢・筋肉・関節などの風湿による疼痛症状を軽減する。『薬性提要』には、「汗を発して肌を解し、寒邪を去り、肺に入りて欬喘を治す」とある。

本方は桂枝湯加葛根・麻黄であるが、麻黄・桂皮・生姜の辛温作用は葛根の辛涼作用よりも強く、結果的には発汗力は麻黄湯（1046 頁）に次ぐ代表的な発汗解表剤となり、同時に脊柱に沿う骨格筋の筋緊張を緩解する効用もある。

総じて、外感風寒邪による表寒・表実証で項背部筋緊張に伴う筋肉痛を来たすとき、発汗して項背部の筋緊張を緩解して解表する薬である。

適　応

感冒、インフルエンザ、麻疹、扁桃炎、扁桃周囲炎、咽喉頭炎、耳下腺炎、中耳炎、鼻炎、副鼻腔炎、歯齦炎、結膜炎、角膜炎、乳腺炎、リンパ節炎、化膿性炎症、急性腸炎、急性大腸炎、蕁麻疹、湿疹・皮膚炎群、肩凝り、寝違い、腰痛症、肩甲部の神経痛、五十肩、筋緊張性頭痛、夜尿症、頻尿など。

論　考

❶本方の出典は、**『傷寒論』弁太陽病脉証并治中第六**に、「太陽病、項背強ばること几几《キキ》、汗無く、悪風するは葛根湯之を主る」、また、続いて「太陽と陽明との合病は必ず自下利す。葛根湯之を主る」ともあって、葛根・麻黄・桂枝・生姜・甘草・芍薬・大棗と指示されることに拠る。

一方、**『金匱要略』痙湿暍病脉証第二**には、「太陽病、汗無くして小便反って少なく、気上りて胸を衝き、口噤みて語るを得ず、剛痙を作さんと欲するは葛根湯之を主る」とある。

第一の条文中、悪風とあるが、本来は悪寒と解釈するべきであろう。弁太陽病脉証并治上第五の「太陽病、発熱、汗出で悪風し、脉緩なる者は名づけて中風と為す。太陽病、或いは已に発熱し、或いは未だ発熱せず、必ず悪寒し、体痛嘔逆、脉陰陽倶に緊なる者は名づけて傷寒と為す」はやはり大原則だからである。

尚、最初の条文中の几几については、桂枝湯の**論考㉒**で詳述する。

❷**『注解傷寒論』巻第三・弁太陽病脉証并治中第六**には、『傷寒論』の第一の条文に対して、「太陽病、項背強ばること几々、汗出で悪風する者は中風

の表虚也。項背強ばること几々、汗無く悪風する者は中風の表実也。表虚には宜しく解肌すべく、表実には宜しく発汗すべし。是以って葛根湯にて之を発する也」とある。

続いて第二の条文に対しては、「傷寒に合病有り、併病有り。病、本太陽病解せずして陽明に併する者、之を併病と謂う。二経倶に邪を受け、相合して病む者、之を合病と謂う。合病は邪気甚だしき也。太陽陽明の合病と太陽少陽の合病、陽明少陽の合病とが皆必ず自下利すと言うは、邪気、陰に併するときは陰実して陽虚し、邪気、陽に併するときは陽実して陰虚するを以って、寒邪の気甚だしくして二陽に客し、二陽、方に外実して裏を主らざるときは裏気虚す。故に必ず自下利す。葛根湯を与えて以って経中の甚だしき邪を散ず」と、自下利が解説される。

❸劉渡舟主編**『傷寒論校注』弁太陽病脉証并治中第六**には、先の条文に対する按語として、「本条と前の桂枝加葛根湯証とを相比較すれば、両証は僅かに無汗と有汗との分かち在り。故に其の治療・方薬は亦只是れ麻黄を有無とするの別ちあるのみ」とあって、桂枝加葛根湯と比較している。

❹**『編註金匱要略』巻二・痓**には、先の『金匱要略』の条文に対して、「此れ、剛痓の方を出だす也。太陽病、汗無きは是れ寒、営を傷る証と同じ。但し湿、膀胱に鬱すれば、気化して行らず。故に小便反って少なし。邪、陽明に入るときは気、胸に上衝して口噤みて語るを得ず。故に剛痓を作さんと欲すと曰う。此れ、太陽にして陽明経の腑を兼ね、大筋、邪を受け、所以に汗無し。故に桂枝湯を用い、営衛を和し、葛根・麻黄を加えて汗し、太陽陽明の両経の寒湿の邪を解する也」と説明されている。

❺**『金匱要略校注』痓湿暍病脉証治第二**には、先の条文に対する按語として、「本条は剛痓を作さんと欲する証治を論述す。剛痓は風寒表実に属し、当に無汗にして悪寒の証有るべくして、本条には更に小便少なく、気上りて胸に衝き、口噤みて語らざる等の症状有り。乃ち風寒湿邪と正気と相搏ち、既に外に向かいて透達すること能わず、又下に向かいて通行すること能わず、勢い必ず上衝するに、葛根湯を以って投ずる者、乃ち表邪を開泄し、経隧を疎通する也」と、剛痓に対する葛根湯の奏効する理を説明

している。

❻『**太平恵民和剤局方**』**巻之二・傷寒　附　中暑**には、「葛根解肌湯　傷寒、瘟病、時行の寒疫にて頭痛項強、発熱悪寒、肢体拘急、骨節煩疼、腰脊強痛、胸膈煩悶するを治す」とあって、葛根・麻黄・黄芩・芍薬・甘草・肉桂を麁末と為して、棗子煎服するべく記載される。

❼『**丹渓心法附余**』**巻之一外感門上・傷寒四　附冒寒・温熱病**には、「葛根湯　傷寒にて悪寒、項背強ばること几几、汗無く悪風し、或いは下利するを治す」とあり、原典通りの七味が指示される。

一方、同じく温熱病には、「葛根解肌湯和剤方　傷寒にて頭痛・発熱・悪寒し、肢体拘急・胸膈煩悶するを治す」とあって、先の『和剤局方』と同様に指示される。尚、温熱病には小字双行注で「夏至前は発して温と為し、夏至後は発して熱と為す。之を伏気傷寒と謂う」と付記される。ここでは概ね黄芩の有無で傷寒の薬と温熱病の薬とが区分されていることになる。

❽加藤謙斎著『**医療手引草**』**上編乾・傷寒　附　感冒・葛根湯**には、「……頭項強ばり几々、脉長にして大なる者此の湯之を主る。……酒客の嘔家にも障らねば大抵此の方にて発表にあまり外の方も用いざる也。或いは世間にて瘡腫家の初起、荊防敗毒散を用ゆる場へ此の方を用ゆる也。惣体、参蘇飲、十神湯、九味羌活湯、五積散など用ゆる所へ葛根湯を用いて発表の手際、後世方の及ぶところにあらず。……無理無体に古方を投じても障るもの、呑まざるものは他薬を用いねばならず。此の時に至り、古方家偏なる処あり。未熟の者は別して意得べし」と、古方の切れ味の良さを賞美する一方で、引き際も心得ている。

❾内島保定著『**古方節義**』**巻之中・葛根湯**には、「或る人云う、此の方中、葛根は陽明経の薬にて、邪いまだ陽明経に入らざる者に用ゆべからずと云う。是れ仲景の意に達せざる人の論也。葛根・桂枝倶に表を発し、肌を解し、裏を和するものなれば、汗有り汗無き、下利し下利せざる、倶に用いて発散の主剤となすべし。……若し亦悪寒し発熱し、口渇くの甚だしき者には此の方に黄芩を加え、或いは聖済総録の麻黄解肌湯を用うべし」とあって、麻黄解肌湯として、麻黄・石膏・葛根・甘草・芍薬・杏仁・肉桂・

生姜と指示される。

⑩**『眼科錦嚢』巻四・湯液之部**には、「葛根湯　上衝眼、疫眼、及び翳膜を治す」とあって、方後には、「若し大便秘結する者には大黄を加え、翳を生ずる者には石膏を加う」とある。上衝眼とは逆上《のぼせ》目、疫眼は流行《はやり》眼、翳膜は翳《かす》み目のことである。

⑪平野重誠著**『為方絜矩』巻之三・葛根湯**には、「……此れ、葛根の効は強急攣引するものを緩和するを以って効をなすものなり。故に太陽病位に項強は素より在るべき証なれども、其の強急甚だしく、几々というて屈伸も自在ならぬように牽引せるものを寛従するの効ある品なるを以って、汗出づるところの中風の証には桂枝湯方内に之を加え、汗無きところの傷寒には桂麻と伍して之を用う」と、強急攣引と無汗とを解説している。

⑫**『方彙口訣』復刻版上巻・傷寒門・葛根湯**には、「……今時、発散の薬と云えば毎も第一に此の方を用いること也。なれども一体が麻黄湯よりは軽緩《ゆるやか》なるぞ。……」とあり、この故に我が国では風邪に葛根湯という図式が形成されたのであろう。

⑬和田正系先生は**『漢方と漢薬』第二巻第九号・漢方治療室・(4) 夏の小治験・一. 呉茱萸湯症**で、「感冒の場合、葛根湯で熱が取れた時とアスピリンやピラミドンで解熱さした時の心持を自ら経験すれば、其差ははっきり分る筈である」と述べられていて、正にその通りである。

⑭大塚敬節先生は**『東亜医学』第十五号・眼科方函**には、「葛根湯　上衝眼、天行眼及び翳膜赤脈、疼痛あるものを治す。故に此方は急性結膜炎、急性トラコーマの通治の剤なり。若し大便秘する者には大黄を加えて可なり」とあり、「麦粒腫……初期瘙痒を訴える頃には……内服としては葛根湯を用い、或は芎黄散を兼用する。……」、「カタル性結膜炎……急性症には屢々葛根湯、越婢湯を用い、数貼の内服で、自他覚的共に全治に至るものが多い。一ケ月以上も、洗滌、点眼等の手当を受けて快癒しないものに、葛根湯を与えて、三・四日で殆ど全治に至るものがある。此の場合に脈が沈細、沈微のものには、葛根湯を用いて効がない。……」、「トラコーマ……急性症の場合は、前条の結膜炎の療法に倣って、葛根湯、越婢湯、麻

黄附子細辛湯の如きものを撰用して軽快するものが多い……」等々と記載される。

⑮大塚敬節先生は『**漢方の臨床**』**第1巻第3号・傷寒論の禁忌の指示について**で、「最近わたしは、多年にわたって盗汗が出て、種々の治療も効なく、困却していた患者に、葛根湯を用いたところ、僅に二日の服薬で頑固な盗汗が止んだ。葛根湯は、……『汗の無い』場合に用いる薬方である。そこでわたしは、葛根湯は汗の自然に出る場合には用いてはならないと、人にも説き、自分も考えていたのである。……ところが葛根湯をのむと発汗せずに尿利の増すものがあるから、結果だけをみると、利尿剤のようにも思えるが、またこれで下痢の止むこともあるから、止瀉剤のようにも思える。けれどもこれらはある場合に於ける葛根湯の作用の一面にしかすぎないのである。……だから葛根湯は『これこれの時に用いる』と、その適応症を規定するのはよいが、『これこれの時以外には用いてはならない』と禁忌を示す時は、余程慎重でなければならない」と述べられているが、誠に考えさせられる一文である。

⑯大塚敬節先生は『**日本東洋医学会誌**』**第8巻第3号・葛根湯の腹証について**で、「……急性疾患では、皮膚または皮下に浅く腹証の現われることが多いので、腹診にさいしては、なでたり、さすったり、軽く按じたりして、……、重く強く圧すると表在性の変化を見逃すことがある。……、少陰病と太陽病とは、腹証上では、同じく腎経に沿って証が現われる……、葛根湯の腹証は、腎経に沿って現われ、……肓兪から商曲にかけて浅在性の圧痛を証明することが多い。但し、太陽病に用いる他の方剤の証でも、この部に圧痛を訴えることがあるので、この部の圧痛だけをみて、葛根湯の証と決定してはならない。……腹証には、陳旧性のものと新鮮なものとがあり、これを判別して、新しい病気には新しい腹証をえらぶ必要がある」と、誠に教えられることの多い内容である。

⑰山田光胤先生は『**漢方の臨牀**』**第6巻第11号・葛根湯による蕁麻疹及び水虫の治験**で、「しかし私の経験によると、皮膚の発赤腫脹はない場合もある。むしろ発疹は著明でないようにさえ思われる。只瘙痒は必ず甚しい

ようである。又共通してみられることは、腹証に著明な処見がなく、胃腸障碍は認められない」と述べられ、腹証に著明な所見が無いとのことである。

⑱細野史郎先生は『**漢方の臨牀**』**第7巻第4号・最近の診療を語る——座談会**——で、「葛根湯というくすりはしかしくせものですね。私はちかごろは高血圧には葛根湯をよくつかいますが……。この葛根湯というのは寝しなにのむと、脳動脈硬化症で朝起きしなに頭の痛むようなのにはいいですね。血圧の二百二、三十の人で、肩こりのあるような人は葛根湯の顆粒をやっていますがいいですよ。……鼻のつけねのところ（鼻柱）のはれ上った感じの人はその八十パーセント位は副鼻腔炎があるものですが、それには大多数例に葛根湯やそれに加減してやるとほとんどよくなりますね。大体葛根は身体の上部ことに首から上の方の血行をよくするものらしいですから、葛根湯が鼻に効き、高血圧にきく理由もここにあるのでしょう」と述べられている。

⑲大塚敬節著『**臨床応用傷寒論解説**』**太陽病中篇**には、原典の第二の条文に云う自下利について、「太陽病では、汗が出なくても、邪は体表にあるから、それが裏に迫って下痢を起こすことはない。また陽明病では、全身から濈然として汗が出るのが一つの徴候であって、そのために、大便が硬くなって、便秘の状となるのであるが、太陽と陽明とが同時に病んだ場合は、太陽の邪のために、表が塞がり濈然として出づべき陽明の汗が道を失い、それが裏に迫って下痢となるのである」と説明される。

⑳大塚敬節主講『**金匱要略講話**』**痓湿暍病脉証治第二**には、剛痓について、「汗が出なければ、小便が多くなければならないのに、かえって小便が少なくなる。そして口をきゅっとむすんで、しゃべることができないというのは、剛痓を作そうとしているので、葛根湯がいいというのです」と簡単に解説される。

㉑細野史郎講話『**臨床傷寒論**』**第一章　太陽病篇〔中篇〕**に、「葛根湯は肩の皮膚にものすごい浮腫傾向が起こってくる。そういう浮腫傾向が起こっているのは、摘まんでみたらわかる、摘まんでも摘みあげられない。薄い皮膚で摘みあげられたら浮腫ではない、そういう人には桂枝加葛根湯が

よいでしょうね。ところが、摘まんでみて一横指か二横指の幅ができている人は葛根湯の方がよく効く。ですから、汗が無いという事は葛根湯の一つの標準なのですね。……葛根湯は酒酔いに非常によく効く、葛根そのものがよく効くのでしょうね。胃の熱を取る。……それから表熱も取れる。表熱は体の上の方のものをよく取る。肩の凝る、水鳥の格好をしたようなものの表熱を非常によく取る。……葛根湯は湿疹によく効く。……しかし、汁の出る体毒に葛根湯を持っていったら、もう見るも無残なものですね、……。皮膚病でも分泌物の少ない癧、きれいなブツブツ出ているやつに葛根湯を持っていくとよく効きますよ」とある。正に熟達した臨床家の弁である。

㉒葛根湯は発汗力という点では、桂枝湯と麻黄湯との間にあって麻黄湯に近い位置にある。それは麻黄・桂皮・生姜の辛温解表薬に対し、辛涼解表薬の葛根を配合しているからである。また芍薬の性も微寒である。従って主に麻黄と葛根の配合量によって、方剤の辛温性〜辛涼性は変化する。

全メーカーの薬価収載エキス製剤葛根湯では、麻黄は各社とも3gか4gであまり変わらないのに対し、葛根の配合は4gと8gでその差が倍量異なるエキス製剤がある。葛根を増量することは項背痛の強い場合に対応しうる反面、辛涼解表の作用が強くなるので、強い風寒邪に冒された場合の発汗剤としては適応しにくくなる。一方、項背痛が通常程度であれば、葛根湯の辛温解表剤としての薬効上からは葛根の配合量を減じ、麻黄・桂皮の発汗を多少抑制する程度とすることにより、脱汗を防ぐ滋潤作用が明らかとなる。それ故、本来は葛根4g配合製剤と8g配合製剤とを使い分ける必要もある。

㉓葛根湯の合方例は非常に多い。葛根湯加川芎辛夷（97頁）、葛根加朮附湯（103頁）は別項に譲るが、咽喉頭炎、気管支炎、口渇には桔梗石膏（145頁）を、咽喉頭痛には桔梗湯（140頁）を、化膿性炎症の消退には排膿散及湯（924頁）を合方する。また、心下痞、悪心、嘔吐などの症状や胃炎の予防的効用に小柴胡湯（558頁）を合方し、更にその上に咽喉頭炎を伴えば桔梗石膏も合方する。湿熱や熱毒症状が強ければ黄連解毒湯（74頁）を、熱感、口渇が強ければ白虎加人参湯（975頁）を、湿疹で滲出液が多いときには越婢加朮湯（45頁）を合方する。

葛根湯加川芎辛夷

出典 本朝経験方

主効 慢性、炎症、頭・顔面部。

頭・顔面部の慢性炎症、特に鼻疾患の薬。

組成

葛根4　麻黄3～4　桂皮2　芍薬2　甘草2　生姜1
大棗3　川芎2～3　辛夷2～3

葛根湯	葛根　麻黄　桂皮　芍薬　甘草　生姜　大棗
	川芎　辛夷

方解

本方は言うまでもなく、葛根湯(89頁)に川芎・辛夷を加味した本朝経験方である。

【葛根湯】…外感風寒邪による表寒・表実証で項背部緊張に伴う筋肉痛を来たすとき、発汗して項背部の筋緊張を緩解して解表する薬である。

【川芎】…代表的な理血薬であり、血管を拡張して血流を促進する作用が強い。それ故、月経痛や種々の頭痛に対して用いられる他、多種の皮膚疾患、皮膚化膿症に対しても血流促進し、瘀血を除いて治癒に向かわせ、また風寒・風湿による四肢の痺痛にも奏効する。『薬性提要』には、「血を補いて燥を潤し、気を行らし、風湿、頭に在るを治す」とある。

【辛夷】…主として頭・顔面部の風熱症状を発散させる。鼻粘膜の炎症性浮腫を消退し、分泌を抑制し、膿性鼻汁を軽減させ、鼻腔内の通気を容易にするが、一切の鼻病のみならず、頭痛・歯痛などの頭・顔面部の種々の病変に対する鎮痛作用もある。更には眩暈・ふらつきにも投与しうる。『薬性提要』には、「上焦の風熱を散じ、頭脳に通じ、鼻淵頭痛を治す」とある。

本方に於いて、葛根湯は頭・顔面部及び項背部の炎症などに対して特に有効であり、それに加えて川芎・辛夷は共に、頭・顔面部の種々の病変に対して奏効し、また同部の慢性炎症を消退させるべく作用する。決して単に慢性鼻炎、副鼻腔炎の諸症状を緩解させるだけではない。

総じて、単に鼻詰まり、蓄膿症、慢性鼻炎の薬というに留まらず、頭・顔面部の種々の病変に対して奏効する薬である。

適　応

慢性鼻炎、副鼻腔炎、蓄膿症、眩暈症、頭痛、片頭痛、三叉神経痛、歯痛、歯齦炎、慢性毛嚢炎、肝斑、寒冷蕁麻疹、頭・顔面部の慢性炎症及び湿疹など。

論　考

❶本方は本朝経験方として創製者は不明である。但し、多紀元簡編『本朝経験方』を意味するのではない。

❷川芎と辛夷の出典は、**『本草綱目』第三十四巻・木之一 香木類・辛夷・苞**には、「之才曰く 芎藭之が使為り。五石脂を悪み、菖蒲・蒲黄・黄連・石膏・黄環を畏る」とあるので、遠く徐之才撰『雷公薬対』に、辛夷と川芎との配合による相加相乗作用が既に提唱されていたことが分かる。また、『本草綱目』同処には、「中を温め、肌を解し、九竅を利し、鼻塞がりて涕出づるを通じ、面腫れ、歯に引きて痛み、眩冒して身兀兀と車船の上に在るが如き者を治し、鬚髪を生じ、白虫を去る。別録」と引載している。更には、同書・巻十四・草之三 芳草類・芎藭には、「脳中の冷動き、面上に遊風去来して目涙出でて涕唾多く、忽忽として酔うが如く、諸々の寒冷の気にて心腹堅く痛みて悪に中たり、卒急に腫れ痛み、脇風にて痛むを除き、中の内寒を温む。別録」とも引載している。

❸『本草綱目』が我が国に輸入されて約百年ほど経過して、貝原益軒編録**『大和本草』**が刊行された。**同書・巻之十二　木之下　花木**に、辛夷についてはコブシと振り仮名を付し、この誤解がその後の我が国の湯液家に支持されてきたが、牧野富太郎先生によって初めてその誤解が指摘された。

❹牧野富太郎先生は**『漢方と漢薬』第五巻第十一号・辛夷はコブシではなく木蘭はモクレンではない**で、「蕾嫩く、尚毛苞に包まれ、小形で尖鋭なる時、其れを辛夷と証して薬用に供する。故に漢薬に辛夷とあればモクレンの嫩蕾でなければならない。我が日本の特産であって支那には産しない、コブ

シも又同じくタムシバ(処によりコブシと呼ばれる)も固より共に同属の者であれば、今其の蕾を採りて辛夷の代用品とする事は出来る道理ダ」とある。

更に、先生は**『牧野植物混混録』第八号**で、「コブシは断じて辛夷では無く、辛夷は灌木花木の所謂モクレンであると謂う事実を始めて看破し、之を発表して古よりの誤謬を指摘し、乃ち世人の蒙を啓いたのは私であって、従来誰一人として此の問題の解決には触れ得なかったものである」と公言されている。だが、植物学的には正論であっても、実際処方する上ではコブシも、またタムシバも充分薬効を認めうるので、江戸時代の諸家はコブシの辛夷を処方し、有効性を認識してきた。

❺一方、吉益東洞は頭・顔面部の梅毒疹の治療に、水銀剤と共に応鐘散（大黄・川芎）をよく兼用していたことは周知の事実である。

『東洞先生家塾方』第十方応鐘散には、「乃ち芎黄散。諸々上衝し、転変して治せざる者を治す。……若し結毒痼疾の者有らば、毎夕臥するに臨んで之を服す」とあり、吉益東洞口授**『方機』葛根湯**には、「項背強ばりて汗無く悪寒する者。応鐘」とある。即ち、葛根湯加川芎大黄を処方したことになる。

一方、**『東洞先生投剤証録』**では、未だ簪をせざる娘が「耳の傍らに一塊を生じ、形は梅核の如くして漸く大きくなり、其の大いさ径三寸許り。後ろに又二塊を生じ、累累然として痛痒を知らず。惟、労するときは随いて大きくなり、否なるときは亦減ず。今に至るも三年と云う」症例に対して、葛根湯に応鐘散と紫円とを兼用している。

❻香川修庵著**『一本堂薬選』**には辛夷は記載されず、**同書・上編・芎藭**には、「試効 黴瘡、下疳、便毒、……を療す。……一切の黴毒、結滞、周身筋骨疼痛、諸患皆治す。宿血を破り、新血を活かす」と、また**同編・大黄**には、「試効 ……一切の黴毒、下疳、便毒、一身の結毒、……を療す。……腸胃を蕩滌し、陳を推し、新を致す」とあり、孰れも梅毒治療に用いられたことは自明である。尚、試効とは実際に試した効果の意味である。

❼辛夷を自己の薬方に加えるか否かは流派による影響が強いようで、東洞は辛夷を一切処方せず、鶴元逸著**『医断』**にも「本草妄説甚だ多し。以って徴するに足らざる也」と、『本草綱目』を一蹴している。

❽しかし、華岡青洲や原南陽は辛夷を梅瘡の上攻する場合に処方していた。華岡青洲著**『瘍科方筌』黴毒　結毒**には、川芎と辛夷を含む方剤として、山牛湯、辛夷清涼飲、辛夷石膏湯、辛夷散などが記載されている。

❾また、**『叢桂亭医事小言』巻之四下・眼耳**には、「此の証は筋によりて葛根湯、或いは合三黄湯又五物解毒も用ゆる所あり」と、葛根湯合五物解毒湯との処方例を示した後、「翳は星也。星は眼中に腫物の出来たるなり。故に膿む也。眼中とて別の意味に非ず。夫れ故に葛根湯の主する所多し。……頸項より強急して耳の聞くを妨げたるもの有り。葛根湯なり。耳中痛み鳴るは五物解毒なり。聤耳も五物解毒、或いは加辛夷」とある。

更に、**同巻・鼻口咽喉**には、「鼻淵、脳漏は軽重と見ゆ。元来風寒を冒して病むもの多く、酒客に多し。軽証は悪臭許りにて膿気なし。風を引きたる時には発し、風邪去れば其の証も退く也。執筆・筭勘など心神を労する人は大いに障るものなり。方は葛根湯、五物解毒湯など辛夷を加えて効あり」とある。ここで五物解毒湯は荊芥・金銀花・川芎・十薬・大黄であるから、この処方は結局、葛根湯加辛夷、五物解毒湯加辛夷、葛根湯加川芎辛夷加荊芥・金銀花・十薬・大黄の意味である。

❿流派によっては葛根湯合五物解毒湯加辛夷から頭・顔面部の慢性炎症に葛根湯加川芎辛夷と変転して行ったのは想像するに難くない。特に葛根湯加辛夷も葛根湯加川芎大黄も当時既に実際に処方されており、更には新宮凉庭著**『雑病選言方府』鼻病**で、「脳漏この証多く難治なり。……或いは邪気、頭項に残る、或いは湿毒の者……或いは芎黄散、辛夷を加え又は散に佳し」と述べられ、大黄・川芎・辛夷の処方もあったのであるから、流派によっては容易に葛根湯加川芎辛夷を処方する機会はあったであろう。但し、生粋の古方派に於いては断じて否、であるはずであるし、本方の成立過程に於いて、梅毒疹の治療の一環として取捨選択されてきたことは特記するべきである。それ故、最初に述べたように本方は単に鼻詰まり、蓄膿症、慢性鼻炎の薬ではない。

⓫『証治摘要』巻上には、顔面局所への好適処方として、葛根湯関連に限れば、「眼　葛根湯、応鐘散」、「耳　葛根加大黄湯、応鐘散」、「鼻　葛根加石

膏湯」、「牙歯　葛根加石膏湯」、「咽喉　葛根加石膏湯」とあり、口舌には採録されていない。

⑫**『勿誤薬室方函口訣』巻之上・葛根湯**には、「……川芎大黄を加えて、脳漏及び眼耳痛を治し、……」とある。

⑬しかし乍ら、『皇漢医学』第壱巻・葛根湯に関する先輩の論説治験で、「清川玄道氏曰く」として、「又乳腫、寒熱の初起を治し、大黄・川芎を加えて脳漏、眼耳痛を治し、……」との症例に対し、湯本求真は頭註にて「本方に川芎・大黄を加うるは本方に応鐘散（芎黄散）を兼用するの意なれども、既述の如く芎黄散は卓効あるものにあらず」という。求真は同書にて葛根湯加味方を十四方掲げているが、僅かに葛根加大黄湯を挙げているに過ぎない。

⑭山田光胤先生は**『漢方の臨牀』第11巻第6号・葛根湯を語る——座談会——**で、「二十才ぐらいの男性の蓄膿症ですが、はじめ葛根湯加辛夷・川芎をやりましたら少しよくはなったが、あまりよくないというので腹を診ますと、腹直筋が両方弱っているので、四逆散加辛夷川芎にして三ケ月ぐらいつづけてみよと言ってやりましたら、また元へ戻ってしまって、鼻がつまって来たというので、また葛根湯に戻して、こんどは葛根湯加辛夷・川芎・桔梗・石膏・大黄にして一週間やりましたら、鼻が通ってきたと言っています」と述べられている。

⑮大塚敬節著**『漢方と民間薬百科』鼻炎・副鼻腔炎（蓄膿症）**には、「葛根湯　鼻炎でも副鼻腔炎、鼻のつまるものによい。肩こり、頭痛があるものにもよいが、胃腸が弱くて食欲のないものには向かない。葛根湯に限らず、麻黄のはいった処方は、胃にさわることがある。アレルギー性鼻炎で毎朝くしゃみの頻発するものにもよい。副鼻腔炎に用いる際には、葛根湯加辛夷川芎、または葛根湯加桔梗石膏として用いてよいことがある。辛夷・川芎・桔梗各2gを用い、石膏は10gを用いる」とある。

また、**漢方薬**には、「辛夷　モクレン科のコブシのつぼみで、頭痛をなおし、高血圧にも効がある。主として、副鼻腔炎（蓄膿症）、肥厚性鼻炎などに用いられる。葛根湯加辛夷川芎は、しばしばこれらの鼻疾患に用いられる」ともある。

更に、**漢方処方**には、「辛夷清肺湯　応用　副鼻腔炎（蓄膿症）。肥厚性鼻炎。鼻たけ。葛根湯加辛夷川芎がきかないものに、用いてよいことがある」等々と、本方について記載されている。

⑯本方が大塚敬節先生によって創製された処方だとの意見が一部にあることは承知している。この意見に対して、著者は**『日本東洋医学雑誌』第46巻第1号・談話室**で、「大塚先生が葛根湯加川芎辛夷を初めて処方されたとき、もしそのとき『これは私の創製だ』と主張されれば、後世誰もそれを疑う者はなかったはずです。しかし、そうならなかったのは大塚先生の実直な御人格の賜物と申せましょう。七物降下湯では『創製したのは私であって、……』と明言され、葛根湯加川芎辛夷では創製については何も語られていない。これは何を意味するか、多言を要しないと思います。結論として、葛根湯加川芎辛夷については大塚先生は創製者ではなく、中興の祖であったと言えましょう」と反論を展開したが、再反論は投稿されなかった。

⑰鼻疾患ではない一症例を挙げる。患者は43歳女性で一見して血虚と診断しうる。平成14年より便秘症のため、四物湯、黄耆建中湯、番瀉葉末、芒硝の合剤を服用中であった。平成21年7月16日早朝、電話で「起きたら天井がグルグル回る、起床できない」と連絡が入った。尋ねると、頭位変換によって悪化することが推断された。幸か不幸か、高校3年生の娘も慢性鼻炎のため、当方より葛根湯加川芎辛夷を処方しているので、著者は考えるところが有り、同方を5gずつ服用するよう指示した。というのは、患者は喫煙者であり、喫煙直後の発症とのことだったので、喫煙による血管収縮が先ず想定されたからである。2回目を服用し終えると一旦楽になったので、指示通り歩いて近医耳鼻科を受診した。耳鼻科医からはメニエル症候群と診断され、五苓散と呉茱萸湯ともう一種類不明薬とを3日分処方された。

当日と翌日、同薬を服用しても全く効なく、葛根湯加川芎辛夷を服用してもいいかと再度電話が入り、可とした。その後は耳鼻科医の漢方薬と併用し、終了後は葛根湯加川芎辛夷を多い目に服用した。7月21日から通常勤務が可能となったが、翌日の日食の際に太陽に目を向けると、症状が再発しそうになったので、慌てて下を向き、以後上方視に注意して間もなく完治した。

葛根加朮附湯

出典 『傷寒論』、『金匱要略』、『方機』

主効 鎮痛、利水、上半身。上半身の筋肉・関節の痺痛の薬。

組成

葛根 4　麻黄 3　桂皮 2　芍薬 2　甘草 2　生姜 1　大棗 3
蒼朮 3　附子 0.5

葛根湯	葛根　麻黄　桂皮　芍薬　甘草　生姜　大棗
	蒼朮　附子

桂枝加朮附湯	桂皮　芍薬　甘草　生姜　大棗　蒼朮　附子
	葛根　麻黄

解説

本方は言うまでもなく、葛根湯(89 頁)に蒼朮・附子を加味したものであるが、処方構成上は桂枝加朮附湯(235 頁)に葛根・麻黄を加味したものとも解釈できる。

【葛根湯】…外感風寒邪による表寒・表実証で項背部筋緊張に伴う筋肉痛を来たすとき、発汗して項背部の筋緊張を緩解して解表する薬である。

【桂枝加朮附湯】…水滞によって冷え症状が一層強まり、四肢・軀幹の関節痛・神経痛・筋肉痛を来たしたときの薬である。

【蒼朮】…代表的な祛湿薬であり、筋肉・関節や消化管内の過剰水分を利湿する効果が強く、発汗や利尿によって除湿する。また、滲出性の皮膚病変に対しても同様に燥湿する。但し、蒼朮は脾胃に対する補益性はあまりないが、吉益東洞は補益性ということについては「精を養うに穀肉果菜を以ってす」、「未だ草根木皮を以って人の元気を養うを聞かず」などと『薬徴』巻之上・人参に云う如く、単に蒼朮を利水を主るために処方した。『薬性提要』には、「胃を燥かして汗を発し、湿を除いて鬱を散じ、痰水を逐う」

とある。

【附子】…代表的な熱薬で、全身機能が衰弱することによって寒冷または水滞を来たした種々の状態に適応となる。急性のショック状態にあっては、循環不全に対して強心作用を発揮して救逆する。慢性の全身の衰弱状態に対しては組織の新陳代謝を活性化し、散寒して補陽する。また、臓器や組織の機能低下によって過剰な水分貯留を来たしたときは、強心作用を発揮して補陽し、血液循環を改善して利尿する。更には寒冷と水滞による痺痛に対しても知覚異常を改善して鎮痛する。東洞は附子を逐水を主る目的で処方し、『薬徴』巻之中・附子によれば、唯「剉み用う」のみとある。何と驚くべきことに、修治せずに用いたことになる。

実際、同じく古方派の雄・香川修庵も『一本堂薬選』上編・附子にて、「凡そ熱灰火中に炮じ、拆《ひら》かしめ及び炒黄にし、或いは造醋に淹《ひた》し、或いは薄く切り、東流水を以って黒豆を并わせて浸し、或いは甘草・塩水・姜汁・童尿にて同じく煮熟して用ゆる等、種種の制法は皆吾が門の取らざる所也」とあって、一切の修治を不可としている。

嘸《さぞ》かし多くの人々がトリカブト中毒の犠牲者となったことであろう。

東洞は『方極』で、葛根湯を「項背強急し、発熱・悪風し、或いは喘し、或いは身疼く者を治す」る薬としているので、加朮附によって停滞した水を捌く効能が追加されることになる。それ故、葛根湯証で水滞の強い者がその適応となる。

総じて、特に上半身の筋肉・関節などの痺痛を消炎・鎮痛する薬であるが、葛根湯適応の発汗療法に際して、寒湿症状の併存している状態にも適応となる。今日では雑病的用途の方が多い。

適　応

頸肩腕症候群、肩関節周囲炎、五十肩、四十腕、変形性関節炎、非リウマチ性骨関節炎、関節リウマチ、鞭打ち損傷、有痛弧肩、腱板炎、腱板損傷、筋肉痛、神経痛、感冒、インフルエンザ、ウイルス性発疹症、蕁麻疹、頭部湿疹、肛門周囲膿瘍、蓄膿症、慢性鼻炎、皮下膿瘍など。

論　考

❶本方の出典は葛根湯の出典を考慮の上、**『方機』葛根湯**に、「若し悪寒劇しく、起脹甚だしくして一身腫脹し、或いは疼痛する者、葛根加朮附湯（紫円）之を主る。本方内に於いて朮附子各四分を加う。若し腫脹甚だしき者（桃花散）、寒戦咬牙して下利する者、倶に加朮附湯（紫円を兼用す）。……諸々の頑腫悪腫は加朮附湯之を主る。……凡そ諸々の膿有るときは桔梗を加う。若し疼き劇しきときは朮附を加う。世俗の所謂小児赤遊風、丹毒の類、皆加朮附湯之を主る（紫円を兼用し、之を攻む）」とあることに拠る。

❷原典には朮としか記載はないが、東洞は**『薬徴』巻之上・朮**で「宗奭《ソウセキ》曰く、古方及び本経は止《ただ》単に朮と言いて、未だ蒼白を別たざる也と。陶隠居言う、両種有りて後人は往往に白朮を貴び、蒼朮を賤しむ也と。為則曰く、華に両種を産ず。其れ水を利する也。蒼は白に勝る。故に余は蒼朮を取る也。本邦出づる所、其の品は下にして功劣る也。剉み用う」とあるので、本方の朮は蒼朮でなければならない。

❸本方は結局、葛根湯に『類聚方』桂枝附子去桂加朮湯を合方したものでもある。後者には、「為則按ずるに、桂枝附子湯証にして衝逆無き者也」とあり、従って同じく桂枝附子湯には、「為則按ずるに、……此の方の下に曰く、身体疼煩し、悪寒軽く疼煩重く、独り附子の多少在るのみ」とある。

❹吉益南涯治験、中川修亭等編**『成蹟録』巻之下**には、「備中の一里の長、両手から肩に至りて疼痛し、時時赤班を発し、大便秘す。医治効無く、既に年所を歴て先生に就きて治を請う。先生之に葛根加朮附湯を与え、応鐘散を兼用して愈ゆ」と云う症例が掲載される。

❺『類聚方広義』（上）・桂枝附子去桂枝加朮湯には、「此の方、脈経、玉函、千金翼には皆朮附子湯と名づく。古義を失せざる似《ごと》し。金匱は白朮附子湯と名づく。外台は附子白朮湯と名づく」とあるが、同方は『傷寒論』では去桂加白朮湯であり、『金匱要略』では更に以上の他、近効方朮附湯とも同一である。

❻更に、**『類聚方広義』（上）・葛根湯**には、「○本方に朮附を加え、葛根加朮附湯と名づく。発班症、発する毎に悪寒・発熱・腹痛する者、及び風疹、

血疹、瘙痒甚だしき者を治す。再造散を兼用す」、「便毒、速やかに膿を醸すは佳しと為す。加朮附湯に宜し。……」の他、膿瘍を呈する諸疾が記載されている。中でも「〇癰疽の初起に、壮熱憎寒し、脈数なる者、葛根湯を以って汗を発し、後に加朮附湯に転ず。以って醸膿を促し、膿成れば速く針を入るべし。若し心胸煩悶し、鬱熱して便秘する者、瀉心湯、或いは大柴胡湯を兼用す」とあるのは、膿瘍の一般論的治法として有用である。特に尾台榕堂は、癰疽には初期に先ず葛根湯で発汗解表し、その後に続いて本方を処方したとあるので、葛根湯と本方との用法上の区別が読み取られる。

また、「〇凡そ陳痼、結毒、凝閉して動かず、沈滞して発し難き者は葛根加朮附湯、桂枝加朮附湯、烏頭湯等を以って、之を鼓動し、之を振発するに兼ねて七宝丸、十幹丸等を以ってし、之を駆逐する。更に梅肉散を以って之を蕩滌す。治せざる者有りと雖も、蓋し希れなり」とあり、本方と桂枝加朮附湯は類似の適応証であることが分かる。

❼本方と桂枝加朮附湯は単に太陽病薬としての葛根湯と桂枝湯（192 頁）との差ではない。本方は『傷寒論』弁太陰病脉証并治第十の麻黄附子甘草湯の加味方とも考えられる。即ち、本方は麻黄附子甘草湯合桂枝加葛根湯加蒼朮であり、麻黄附子細辛湯（1054 頁）証が太陽病と少陰病との合病とも考えられるのと同様、本方証も少陰病と太陽病との合病と考えられる。

実際の用途上の鑑別としては、大抵の場合には雑病用として問題になる。本方は桂枝加朮附湯加葛根・麻黄であり、結局は葛根の項背部筋緊張を緩解させる作用の要否と麻黄の有無の可否を考慮して判断することになる。

❽**『証治摘要』巻下・黴瘡**には、「按ずるに、凡そ病人、病む毎に附子剤の症を患う者、希れに有り。其の人、下疳等を患うときは宜しく葛根加朮附湯等を与えて後、桂枝加朮附湯を与うべし。他薬を用いずして愈ゆ。此の症、軽粉丸を用うるときは多く死す」と。また、**同巻・疥癬膁瘡**には、「疥瘡の初期に附子を可とする者有り。葛根加朮附湯に宜し」ともある。

❾本間棗軒著**『内科秘録』巻之四・歴節風　白虎歴節風・痛風**には、「此の病、本外感なれば最初に能く療治すれば、其の毒尽く去りて再発せず。素人は痛風へ医薬は効の無き者に心得、家家の売薬、或いは夢想の薬と称

するもの、或いは鳶の焼灰《くろやき》の類を妙薬と為して雑服し、日を延《ひ》くうちに壊病となる者多し。歎ずべきことなり。治法は寒熱等の有りて表位に属する者は葛根加朮附湯、若しくは越婢加朮湯を撰用すべし。……寒熱の薄き者は桂枝加苓朮附湯に宜し」とある。

⑩**『勿誤薬室方函口訣』巻之上・葛根湯**には、「……又、蒼朮・附子を加えて肩痛、臂痛を治し、……」とあって、肩や肘の痛みには実際よく処方される。

⑪先に**解説**で述べた附子について補足する。『傷寒論』に於いても、四逆湯、乾姜附子湯、茯苓四逆湯、白通湯、白通加猪胆汁湯、通脈四逆湯、通脈四逆加猪胆汁湯のように、附子は乾姜と共に配合されるときには、生用煎服されることがあるので、トリカブト中毒の予防という意味では、加熱する他に乾姜中には附子の毒性を減弱する成分が存在するのかもしれない。

しかし、先の**解説**での東洞や修庵の持論は、乾姜が配合されていなくても全て生用するとの謂である。

一方、『備急千金要方』巻第十八大腸腑・痰飲第六には、「姜附湯、痰冷澼気、胸満短気、沫を嘔し、頭痛して飲食消化せざるを主る方」とあり、ここでは生姜と共に生附子を煎服するべく指示があり、また最後に「亦卒風を主る」ともある。

⑫『叢桂亭医事小言』巻之四上・痛風　鶴膝風には、「世に痛風の妙薬と云うもの多し。医の薬にては治せぬと俗人の唱うるは其の中的を得ざる故なり。此の病、破血を以って温散を主とせば、治せずと云うこと無し。又、一種項背強痛して顧眄《コベン》することのならぬ人あり。葛根加附子なり」と、ここでは附子の加味だけで対応している。

⑬古矢知白（金古景山）著『古方括要』巻之下・外科・対口瘡には、「俗に首切り疔と称す」との用語注釈の後、「此の瘡、項の髪際に発し、其の甚だしき者、劇痛忍ぶべからず。遂に膿潰して死に至る。其の軽症なる者、水膿ながれて疼痛甚だしからず。此の瘡、多くは先天の遺毒よりして発す。皆腎の裏位にかかる者なり」とあって、「葛根加苓朮湯　膿水ながれて痛み甚だしからず、或いは痒く、其の腐り浅き者に佳也」とある。ここでは附

子を茯苓に代えた処方が指示されている。

⓮湯本求真著**『臨床応用漢方医学解説』葛根加苓朮附湯**には、「著者の創方」と注記している。結局、桂枝加朮附湯と桂枝加苓朮附湯（241頁）との関係と同一である。「本方は実地上欠くべからざる要方の一にして応用甚だ広きを以て深く方意に精通せざるべからず。而して本方は葛根湯、桂枝加苓朮附湯の二方を合併したるものとして不可なきが故に、此の二方によりて方意の存する処を求むべきなり」とある。

⓯和田正系著**『漢方治療提要』葛根湯**には、「この方に朮及び附子を加えたるものを〔葛根加朮附湯〕と云い、風疹、血疹等皮膚発疹あって、然も悪寒、発熱、腹痛等ある症に有効である。また蓄膿症にも著効がある」と解説される。

⓰**『漢方治療の方証吟味』椎間板ヘルニア――葛根湯を主方として――**で、「痛みのあるために附子を加えることがありますね。陰証だからとか陽証だからとかいう理由で附子を加えるのではなく、痛みを和らげるために附子を加えます。……附子を用いるときは、くれぐれもマンネリにならないで、はっきりとその証をよく見定めてからにすべきで、不用意に用いてはいけません。五十肩の場合でも、附子を入れると早く良くなりますし、副作用さえなければ附子を入れた方がよいのです。いつの場合も失敗しないよう、よく気をつけてやらないといけないということです。またこの症例では、蒼朮が加えられていますね。蒼朮は湿を去ると言います。たとえば肩の痛みとか神経痛が起こっているということは、体中に余分の湿が溜滞しているので、その湿を取るのに蒼朮を加えます。このとき、なるべく普通量の倍ぐらい加える方がよいものです。あるいは『内外傷弁』の清暑益気湯に加えて用いるときも、このようにすると良い結果が出ます。これは水毒体質の人の夏まけを予防したり治したりする薬なのですが、このような人で、手足の関節がリウマチ様に痛んで困るとき、夏まけを防ぐと同時に疼痛を治療するため、特にこの処方の蒼朮の量を二倍にも三倍にもしてやりますと、びっくりするほど手足の痛みが止まってくるものです。……この症例の患者は、葛根湯加蒼朮附子だけでも充分効いたことでしょ

うね」と、葛根湯加蒼朮・附子の形で解説されている。

⑰著者は**『高齢者の漢方治療』肩関節痛**で、「本方は一般に肩関節痛に限らず、上半身の筋肉・関節などの痺痛を消炎・鎮痛する薬である。従って、肩関節～上肢に亘る痺痛に対しても適応となる。本方が上半身の炎症による肩関節痛などに処方される場合、極く初期の急性期には葛根湯を処方し、続いて亜急性期になって処方されるのが常道である」と述べている。

実際症例として、一見して解毒証体質と分かる70歳男性の石灰沈着性右肩関節周囲炎による右肩激痛に、葛根加朮附湯合二朮湯加炮附子末を処方して右肩痛が全治し、同時に陰嚢部脂漏性湿疹？も治癒した症例を経験した。

加味帰脾湯

出典　『聖済総録』、『厳氏済生方』、『玉機微義』、『薛氏医案』

主効　消化吸収改善、精神安定、止血、退熱。脾胃気虚と心血虚の諸症状のうち、虚熱が強く出現している場合の薬。

組成

人参3　白朮3　茯苓3　竜眼肉3　酸棗仁3　黄耆2～3
遠志1～2　当帰2　木香1　甘草1　生姜0.5～1
大棗1～2　柴胡3　山梔子2　〔(牡丹皮2)〕

帰脾湯	人参　白朮　茯苓　竜眼肉　酸棗仁　黄耆 遠志　当帰　木香　甘草　生姜　大棗
	柴胡　山梔子　〔(牡丹皮)〕

解説

本方は言うまでもなく、帰脾湯(151頁)に諸薬を加味した処方である。

【帰脾湯】…健忘・不眠・精神不穏・動悸などの心血虚症状が原因か、あるいはそうでなくとも脾胃気虚症状による消化吸収能低下・食欲低下・下痢などを来たしたときの薬である。

【柴胡】…消炎解熱作用があり、特に弛緩熱・間欠熱・往来寒熱あるいは日晡潮熱によく適用する。また、月経痛・胸脇痛・腹痛・苛立ち・胸苦感などに対して鎮静しつつ鎮痛作用を発揮し、また月経を調整する。『薬性提要』には、「少陽の表邪を発散し、熱を退けて陽を升らす」とある。

【山梔子】…黄連・黄芩に似て、清熱作用を発揮するが、取り分け熱病経過中の煩躁・口渇・胸苦感・不眠・精神不穏などを軽快すると共に鎮静する。また、胆汁分泌促進作用もあるので、肝・胆道系の炎症を伴う黄疸に対してもこれを消退させる。更には皮膚の種々の炎症に対してもよく使用され、外用も可能である。『薬性提要』には、「三焦の鬱火を瀉し、心痛、懊憹、吐衄等を治す」とある。

【牡丹皮】…消炎性の駆瘀血薬であるが、実熱を清して血流を改善するのみでなく、虚熱に対してもこれを清し、代謝熱や慢性消耗性疾患の発熱・自汗・盗汗・上逆・火照り・顔面紅潮・口渇などに対して鎮静的に作用する。また、打撲・捻挫などの皮下血腫を来たした瘀血性の疼痛に対して鎮痛する。『薬性提要』には、「血を和らげ、積血を破る」とある。

加味薬は何れも、苛立ち・胸苦感・煩躁・口渇・不眠・精神不穏・自汗・盗汗・上逆・火照り・顔面紅潮などの虚熱を清する作用が共通する。何れにしても脾胃気虚と心血虚症状がベースにあり、時に応じて虚熱症状を呈するが、帰脾湯の**解説**で述べたように、両者は因果関係が有っても無くてもいい。虚熱症状を呈するのは、帰脾湯の薬味の内で竜眼肉・酸棗仁・遠志を必要とする諸症状が一層強く出現した場合である。それ故、帰脾湯に於いても既に配慮されている諸症状が虚熱という面からみて強く出現している場合に本方は処方しうる。

総じて、帰脾湯証の内、虚熱症状が強く出現している場合に処方する薬である。

適　応

帰脾湯証で、苛立ち、胸苦感、煩躁、口渇、不眠、精神不穏、自汗、盗汗、上逆、火照り、顔面紅潮などを来たす場合。

論　考

❶本方の出典について、基本的には帰脾湯の出典の一部として貢献した諸書は、全て加味帰脾湯の出典の一部となりうる。

薛己撰『**内科摘要**』**各症方薬**には、帰脾湯の**論考❹**記載に続いて、「加味帰脾湯、即ち前方に柴胡・山梔を加う」とあり、柴胡・山梔子の加味についてはここで述べられている。その他、『**薛氏医案**』中の『**女科撮要**』、『**正体類要**』、『**婦人良方**』、『**銭氏小児直訣**』にも柴胡・山梔子を加味した加味帰脾湯が収載されている。

❷一方、薛己撰『**口歯類要**』**附方并註**には、「帰脾湯　一名済生帰脾湯　思慮、脾を傷り、血耗りて唇皺み、及び気鬱して瘡を生じ、咽喉利せず、発熱・便血・盗汗・晡熱等の症を治す」とあって、その後の薬味が列挙されている。続いて項を改めて、「加味帰脾湯　即ち前方に柴胡・丹皮・山梔

を加う。思慮、脾火を動じ、元気損傷し、体倦れ、発熱し、飲食思わず、失血し、牙疼く等の症を治す」とあり、ここでは柴胡・牡丹皮・山梔子の加味が指示されている。

❸また、王綸撰、薛己訂**『明医雑著』附方**には、「帰脾湯　思慮、脾を傷り、血を摂すること能わず、血、妄行を致し、或いは健忘・怔忡・驚悸・盗汗し、或いは心脾痛みを作し、嗜臥して食少なく、或いは大便調わず、或いは肢体腫痛し、或いは思慮、脾を傷りて瘧疾を患うを治す。大凡は鬱結を懐抱して諸症を患い、或いは薬を用うるに宜しきを失するに因りて剋伐し、胃を傷りて諸々の別症と変ずる者、最も宜しく之を用うべし」とあって、その後に薬味が列挙されている。続いて項を改めて、「加味帰脾湯　即ち前方に牡丹皮・山梔各一銭を加う。脾経の血虚・発熱等の症を治す」とあって、ここでは牡丹皮・山梔子の加味が指示されている。

❹更には、**『保嬰撮要』三・天釣内釣**には、加味帰脾湯に対して、「前方を愚按ずるに、乳母憂思して脾を傷り、血虚・発熱して食少なく、体倦れ、或いは脾虚して統摂すること能わず、以って陰《ひそ》かに血、妄行するを致し、或いは健忘・怔忡・驚悸して寐ぬること少なく、或いは心脾痛みを作して自汗・盗汗し、或いは肢体腫痛して大便調わず、或いは婦人、経候調わずに晡熱・内熱し、或いは繭唇《ケンシン》に流注する等の症の若きは、児を患う者と為すに致す。子母をして倶に之を服さしむ」とあって、加味薬としては牡丹皮・山梔子が指示される。但し、ここでは茯苓ではなくて茯神が指示されている。

❺以上によって、『薛氏医案』には三通りの加味帰脾湯が記載されていることが分かる。

一部の書では、本方の出典を『済世全書』としているが、上記によって本方は既に『済世全書』以前に『薛氏医案』の諸書に収載されていることが自明である。

❻ここで、『薛氏医案』収載の加味帰脾湯について整理しておきたい（**表 1**）。同書十六種には、帰脾湯すら登載していない書や帰脾湯のみ収載している書も含まれているが、それらについては帰脾湯の**論考❺**で掲載した。

（表 1）『薛氏医案』十六種収載の加味帰脾湯

加味薬 茯苓か茯神か	柴胡・山梔子	柴胡・牡丹皮・山梔子	牡丹皮・山梔子
茯苓	内科摘要	口歯類要	明医雑著
	女科撮要		
	正体類要		
	婦人良方		
茯神	銭氏小児直訣	なし	保嬰撮要

❼**『古今医鑑』巻之十一・婦人科虚労**には、「加味帰脾湯　脾経、血を失し、寐ぬること少なく、発熱・盗汗し、或いは思慮、脾を傷り、血を摂すること能わず、以って妄行を致し、或いは健忘・怔忡・驚悸して寧からず、或いは心脾傷れて痛み、臥すことを嗜み、食少なく、或いは憂思、脾を傷り、血虚して発熱し、或いは肢体、痛みを作し、大便調わず、或いは経候準あらず、晡熱・内熱し、或いは瘰癧流注して消散・潰斂すること能わざるを治す」とあって、黄耆・人参・白朮・白茯苓・当帰・遠志肉・酸棗仁・竜眼肉・木香・甘草を姜棗煎服するが、ここに列記された薬味は帰脾湯そのものである。ここでは帰脾湯を加味帰脾湯と命名していることになるが、恐らくこれは何らかの錯誤があったものと思われる。何故ならば、同書・巻之八・健忘では、茯苓を茯神に代えた帰脾湯を帰脾散として収載しているからである。

❽李中梓撰**『医宗必読』巻之八・心腹諸痛**　**心痛・胃脘痛・胸痛・腹痛・少腹痛・脇痛**には、「［心痛］……虚寒の者には、帰脾湯に姜・桂・菖蒲を加う」とあって後、「加味帰脾湯　心虚悸動して痛むを治す」とあり、人参・黄耆・白朮・当帰・茯苓・酸棗仁・遠志肉・木香・甘草・竜眼肉・大棗・煨姜・菖蒲・桂心を煎服するべく記載される。そして最後に、小字双行にて「亦、柴胡・山梔を加うる者有り」と注記される。即ち、ここで云う加味帰脾湯の薬味の内、大棗までが帰脾湯で、煨姜・菖蒲・桂心を加えて加味帰脾湯とし、

更に柴胡・山梔子を加えても加味帰脾湯ということになる。

❾張璐撰**『張氏医通』巻十六祖方・保元湯**には、「営衛の気血不足を治す」とあって、黄耆・人参・甘草が指示される。保元湯は結局、李東垣撰『蘭室秘蔵』巻下に登載される黄耆湯のことである。

『張氏医通』では、保元湯の後に、「帰脾湯　心脾の鬱結、経癸調わざるを治す。保元湯加白朮・茯苓・酸棗仁・遠志肉・当帰身・桂円肉・木香・生姜・紅棗」とある。桂円肉は竜眼肉のことである。更に続いて、「加味帰脾湯　心脾の鬱結、経閉して発熱するを治す。帰脾湯加柴胡・山梔仁」とも掲載される。

❿要は本方は、**『衆方規矩』巻之下・補益通用・帰脾湯**に云う「虚熱には柴胡・牡丹皮・山梔子を加え、加味帰脾湯と名づく」ということになる。

また、長沢道寿原本・中山三柳新増**『新増愚按口訣』上巻・帰脾湯**には、「新増 本方に柴胡・牡丹皮・山梔子を加えて加味帰脾湯と名づく。心脾虚耗して怔忡・驚悸・健忘・夢遺・不寐等の症有りて、虚熱を挟む者、焉《こ》れを用ゆ」ともある。

尚、エキス製剤では三通りの加味方の内、牡丹皮・山梔子のみの組み合わせによる方剤は医療用でも一般用でも販売されていない。

⓫香月牛山著**『牛山活套』**には本方が多々引用されている。**巻之中・諸気**では、「婦人の気悩、諸々の解鬱・降気の剤を用いて愈えがたき者」に、**諸血 吐血・衄血・咳血・唾血・咯血・溺血・便血・腸血・臓血**では、「労役をなして吐・衄血者」に、**不寐**では、「大病の後、煩躁して寐ねざる者多し。……虚弱なる者」に、**邪祟**では、「気血両つながら虧けて痰、心竅に迷い、痰火上衝して神明昏乱し、譫言・妄語する者、多くは邪祟にまぎるる者なり。……虚甚だしき者」に処方すると指示される。

また、**巻之下・婦人部**では、「心脾の二臓、常に婦人は虚鬱する者」に、**血崩**では、「崩血の症、面黄ばみ、四肢困倦、腰臍痛み、煩熱して安からざる者、脾気行らず、血を統ぶることあたわざる故也。……加味帰脾湯に阿膠・地楡を加え、……」、**帯下**では、「帯下あって羸痩し、四肢力無く困倦する者は、脾胃虚弱にして湿下流する也。……加味帰脾湯に半夏・沢瀉を加え、……」、**乳病**では、「乳癰・乳岩の症、……効無きときは加味帰脾湯に連翹・青皮を加えて奇効有り」、**婦人陰病**では、「陰門痒くして痛み、時ならず水を出だすには加味帰脾湯に宜し。奇効有り」、「婦人交接する毎に血を出だし、痛みをなす症あり。此れ肝経の虚火、脾を動じて血を摂することあたわずして血を出だす也。……或いは加味帰脾湯を用いよ」、**瘰癧馬刀**では、「瘰癧の症、肝経に生ずる者也。耳後に累々《つぶつぶ》として生ず。多くは肝鬱の症にして痰結のなす所也。或いは気鬱より生ずるなれば、……加味帰脾湯……の類に加減して用ゆべし。其の効、神の如し」等々と記載される。

⑫**『方読弁解』中部下・中部雑症**には、「加味帰脾湯　薛　脾経の失血にて発熱・盗汗し、或いは思慮して脾を傷り、摂血すること能わず、以って妄行を致し、或いは健忘・怔忡し、驚惨して寝ねず、或いは心脾傷れて痛み、臥するを嗜《この》んで食少なく、或いは憂思、脾を傷りて血虚・発熱し、或いは肢体に痛みを作し、大便調わず、或いは婦人経候準ならず、晡熱・内熱し、或いは瘰癧流注して消散すること能わず潰斂す」とあり、方後には「帰脾湯の症にして熱ある者に用ゆべし。故に柴胡・山梔子を加うる者なり。余は帰脾の下に弁ず」とある。但し、先の条文は**『済世全書』巻之四・補益・帰脾湯**の条文と略同である。

⑬**『梧竹楼方函口訣』巻之三・虚労類**には、「加味帰脾湯　婦人の虚労薬也。真の骨蒸労にはきかず。唯、血虚して其の熱往来し、夜分寐ね難く、心気怔忡抔する者、世に多くあり。此の湯宜し。兎角此の湯の熱は脾経の血虚よりくる者と心得てよし。一通りの骨蒸労熱にはあらざる也」とある。

また、**巻之二・諸血類**には、同じく「加味帰脾湯　内科　詳なるは虚労類に具わす。前方（帰脾湯）の症にして虚熱・発熱を兼ねたる者を治す」とあり、直後には「同名方　詳なるは虚労類に具わす。憂愁思慮より心脾の二蔵を破り、血を動めくる者を治す」と、ここではむしろ一般の骨蒸労熱（大抵は結核性）には無効と述べている。

⑭**『方彙口訣』復刻版下巻・補益門　附老人**には帰脾湯が収載されている。その最後に、「又、此の方に鬱熱を取る 山梔子 、少陽肝の積熱を取る 柴胡 を加うれば 加味帰脾湯 と云うになる。すると、補う功は少なく熱を涼《さ》ま

す功が専らと成る也」と解説される。

尚、**同巻・心痛門 附胃脘痛**には、「加味帰脾湯 加菖・桂　必読　帰脾に此の二味を加えたるの是れは 心虚 が原也。心湿よりして胸はヒワヒワに成り、痛みの有るの也」と、ここでは先の❽の『医宗必読』を引用している。

⓯**『勿誤薬室方函口訣』巻之下・帰脾湯**には、「此の方は明医雑著に拠りて、遠志・当帰を加え用いて健忘の外、思慮過度して心脾二臓を傷り、血を摂することならず、或いは吐血・衂血、或いは下血等の症を治するなり。此の方に柴胡・山梔を加えたるは内科摘要の方なり。前症（帰脾湯の症）に虚熱を挟み、或いは肝火を帯ぶる者に用ゆ。大凡、補剤を用ゆるときは小便通利少なき者多し。此の方も補剤にして且つ利水の品を伍せざれども、方中の木香、気を下し、胸を開く故、よく小便をして通利せしむ。主治に大便不調を云うは、能く小便を利するを以って大便自止の理なり」とあって、ここでは帰脾湯よりも加味帰脾湯の解説に多くを費やしている。

⓰大塚敬節先生の悪性貧血や再生不良性貧血に対する有名な治験報告が**『漢方診療三十年』**に載っているが、治療に難渋したときは一度試みてもいい。但し、飽くまでも全身衰弱していて明らかな炎症による実熱でなく、また急激な止血効果や増血効果を期待しない場合に適応となる。同書には、「いろいろと気をつかいすぎて、不眠におちいったり、物忘れするようになったりするものに用いるために作られたものであるが、また吐血・衂血・下血などで貧血しているものにも用いられる」と。唯、本方中には止血専門のための薬味は配合されていない。

⓱また、大塚敬節・矢数道明・清水藤太郎著**『漢方診療医典』不眠症**で、大塚先生は「この処方は貧血・健忘・動悸・神経過敏・不眠などで物忘れして困るというものによく、この症状があって眠れないものに用いる。老人に限らず、胃腸が弱く、顔色すぐれず、腹にも脈にも力がない患者の不眠に用いる。気分が沈んで眠れない者が目標である」とも解説されている。

⓲藤井美樹先生は**『漢方の臨牀』第16巻第6号・帰脾湯使用経験**で、特発性血小板減少性紫斑病の一例を報告されている。27歳女性で体格・栄養も特変なく、顔色稍赤味を帯び、他医よりプレドニンが処方中で、腹診では

上方の両腹直筋が拘攣し、右季肋下に抵抗があり、先ず柴胡桂枝湯が処方された。その後、何となく疲れて顔が少し上逆し、不安な気持ちが亢じて来たので、加味帰脾湯に変薬され、他医の薬を中止して続服し、血小板が6万→12万→17万/μlと改善した症例である。

加味逍遙散

出典　『太平恵民和剤局方』、『薛氏医案』、『万病回春』

主効　鎮静、退熱、更年期。更年期の陽性の精神・神経症状の薬。

組成

当帰3　芍薬3　茯苓3　白朮3　柴胡3　牡丹皮2
山梔子2　甘草1.5～2　生姜0.5～1.5　薄荷1

逍遙散	当帰　芍薬　茯苓　白朮　柴胡　甘草　生姜　薄荷
	牡丹皮　山梔子

解説

本方の原方は逍遙散であることは言うまでもなく、今日通行している加味逍遙散は八味の逍遙散加牡丹皮・山梔子で、十味の処方である。

【当帰】…婦人科の主薬で、月経の調整や疼痛に効果がある他、種々の原因による血流の停滞を解除して気血の循行を改善し、中枢神経系の様々な不快症状を鎮静する。

【芍薬】…平滑筋・骨格筋に対する鎮痙作用の他に、月経による疼痛・不快感に対しても有効で、補血作用を発揮する。また、循環血液及び津液の調節に当たり、発汗などに対して収陰作用を司る。

【茯苓】…組織内及び消化管内に過剰に偏在する湿痰に対して偏在を矯正し、過剰水分を利尿によって排除すると共に、同時にこの偏在の矯正による眩暈・動悸などを治療し、脾胃の補益作用も発揮する。

【白朮】…消化機能低下や吸収能低下による消化管内及び組織内の過剰水分に対し、補脾健胃することによって止瀉し、過剰水分の偏在を矯正して利尿するだけでなく、虚証としての自汗に対して止汗する。

【柴胡】…消炎解熱作用があり、特に弛張熱・間欠熱・往来寒熱あるいは日晡潮熱によく適用する。また、月経痛・胸脇痛・苛立ち・胸苦感などに対して鎮静しつつ鎮痛作用を発揮し、また月経を調整する。特に芍薬との配合は肝気の昂揚をよく鎮静する。

【牡丹皮】…消炎性の駆瘀血薬であるが、実熱を解して血流を改善するのみならず、虚熱に対してもこれを清し、代謝熱や慢性消耗性疾患の発熱・上逆・火照りなどに対して鎮静的に作用する。また、打撲・捻挫などの皮下血腫を来たした瘀血性の疼痛に対して鎮痛する。

【山梔子】…清熱薬であるが、取り分け熱病経過中の煩躁・口渇・胸苦感・精神不穏などを軽快すると共に鎮静する。また、肝・胆道系の炎症を伴う黄疸に対しても胆汁分泌を促進して炎症を消退させ、更には種々の皮膚の炎症に対してもよく処方される。

【薄荷】…外感病風熱型の解表薬である他に、顔面部の風熱症状に対して発散的に消炎し、腫脹・充血を緩和する。また、鬱を啓くと表現する如く、抑鬱的気分を発散し、消化管の停滞した蠕動運動を活発にし、更には外用的に多くの消炎鎮痛貼用薬の原料ともなる。特に柴胡と薄荷の配合は、趙献可撰**『医貫』巻之二・鬱病論**に「……方中、唯柴胡・薄荷の二味最も妙たり」と云う如く、本方では重要な配合である。『薬性提要』には、「風熱を消散し、頭目を清利し、咽喉、口歯の諸病を治す」とある。

【甘草】…諸薬の調和と薬効の緩和を図るが、芍薬甘草湯(509 頁)として芍薬の作用を一層強化する他、肝気の昂揚による傷害から胃を保護する役目もある。

【生姜】…胃液分泌を高め、消化管の蠕動運動を順方向的に促進し、消化吸収作用を推進する。

加味逍遙散としての構成上、当帰芍薬散(867 頁)から川芎・沢瀉を除いた当帰芍薬散減方に、鬱を啓く薄荷を配し、柴胡・牡丹皮・山梔子を加味して虚熱を清し、甘草・生姜で調味した薬でもある。柴胡・牡丹皮・山梔子の加味は加味帰脾湯(110 頁)と同じ目的である。実際の用途上は、普段から体力・気力共に虚弱気味の婦人が月経期や更年期になって苛立ち・上逆・火照りなどの精神・神経症状を呈するようになったときの薬である。

総じて、更年期の苛立ち、上逆、火照りなどの陽性の精神・神経症状を鎮静する薬である。

適 応

更年期障害、月経不順、月経困難症、自律神経失調症、神経症、不安障害、身体表現性障害、血の道症、卵巣欠落症候群、尿道炎、膣炎、膀胱炎、口内炎、慢性湿疹、主婦湿疹、進行性手掌角皮症、肝斑、黒皮症、蕁麻疹、慢性肝炎、肝硬変、便秘症、肩凝り、五十肩など。

論 考

❶先ず、本方の原方の逍遙散の出典は、**『太平恵民和剤局方』巻之九・婦人諸疾 附 産図**に、「血虚労倦にて五心煩熱し、肢体疼痛し、頭目昏重して心忪し、頰赤く口燥き咽乾き、発熱して盗汗し、食を減じて嗜臥し、及び血熱相搏ち、月水調わず、臍腹脹痛し、寒熱、瘧の如くなるを治す。又、室女の血弱く、陰虚して栄衛和せず、痰嗽して潮熱し、肌体羸瘦して漸く骨蒸と成るを治す」とあり、甘草・芍薬・当帰・茯苓・白朮・柴胡を麁末と為し、煨生姜・薄荷にて煎服するだけで、勿論『和剤局方』には加味逍遙散は記載されていない。尚、逍遙散は原書五巻本に登載される。

❷**『聖済総録』巻第一百五十・婦人血風門・婦人血風走注**には、「婦人、血風・血気にて煩躁・口乾・咳嗽し、四肢力無く、臥すこと多く起くること少なく、肌骨蒸熱するを治する逍遙飲方」とあって、柴胡・白茯苓・赤芍薬・白朮・当帰を粗く搗き、生姜・棗・甘草にて煎服する。

また、**同門・婦人血風身体骨節疼痛**には、「婦人、血風にて百節疼痛し、心煩熱躁して恍惚と憂懼し、頭目昏重にて夜に虚汗多きを治する逍遙飲方」とあって、白茯苓・柴胡・白朮・当帰・赤芍薬・甘草を粗く搗いて煎服する。

❸危亦林編撰**『世医得効方』巻第十五・産科兼婦人雑病科・顚狂**には、「加味逍遙散、顚疾を患い、歌唱するに時無く、牆を逾えて屋に上るを治す。乃ち栄血、心包に迷いて致す所なり。遠志、心を去り、桃仁、皮尖を去り、蘇木・紅花各一銭を加う」とあって、ここでは『和剤局方』逍遙散の六味に姜・麦門冬を調理とした上で、先の遠志・桃仁・蘇木・紅花を加味して加味逍遙散としている。

❹一方、逍遙散に牡丹皮・山梔子を加味したのは薛己であり、**『内科摘**

要』各症方薬には、「加味逍遙散　肝脾の血虚して発熱し、或いは潮熱・晡熱、或いは自汗・盗汗、或いは頭痛・目渋、或は怔忡寧からず、或いは頰赤く口乾き、或いは月経調わず、肚腹痛みを作し、或いは小腹重墜して水道渋痛し、或いは腫痛して膿を出だし、内熱、渇を作す等の症を治す」とある。

唯、方後の調理記載には生姜・薄荷は指示されていない。僅かに、薛注本『**明医雑著**』**附方・加味逍遙散**には「姜水煎服」とあり、生姜の指示はあってもやはり薄荷の配合はない。即ち、『薛氏医案』中の加味逍遙散には薄荷と多くは生姜が配合されていない。

❺臨床的に加味逍遙散は大抵の場合、薄荷は鬱を啓いて発散するので欠かせない薬味であり、著者はエキス製剤加味逍遙散に態々生薬薄荷末を少量加味することもある位である。

また、和田東郭口授『**蕉窓雑話**』**二編**には、「……又、逍遙散は薄荷は塩梅の味也。たとえば葛煮などの上へわさびのおろしなどを置きたる如し。薄荷にて胸をすかす故、胃口開きて朮苓も引きまわし、柴胡なども引きまわすあんばいあり」と、薄荷の役割について食物に例えて説明している。

❻『**万病回春**』**巻之六・婦人科虚労・逍遙散**には、『内科摘要』の加味逍遙散の条文と略同の内容が記載され、ここで初めて十味の加味逍遙散が登載されていることが分かる。それ故、本方の出典に於いては『万病回春』は欠かせない文献である。

❼『**済世全書**』**巻之六離集・婦人科虚労・逍遙散**には、先の『和剤局方』の条文がそのまま引用されているが、独自の加味法が登載されている。「○一方、虚労を治するには、陳皮・知母・貝母・地骨皮・香附を加う」、「○五心煩熱には麦門冬・地骨皮を加う。○経閉には桃仁・紅花を加う。○腹痛には玄胡索を加う」と。

一方、**同巻・経閉**には、「若し肝脾虚熱するに因りて、血傷れて月経通ぜざる者には加味逍遙散。……若し脾経虚熱し、肝経怒火に因るは四君子に宜し。佐するに加味逍遙散を以ってす」ともある。

尚、先の婦人科虚労の加味方は、『**日記中揀方**』**巻之中・癲疾**と**巻之下・婦人調経**にそのまま引載されている。

❽『蕉窓方意解』巻之上・逍遙散には、「是れ亦小柴胡湯の変方なれども、小柴胡湯よりは少し肝虚の形あるものにして、補中益気湯よりは一層手前の場処に用ゆるの薬と心得べし。一層手前とは補中益気湯ほどに胃中の気薄からざるを云う也。……○本方に牡丹皮・山梔子を加えて加味逍遙散と名づく。是れにては肝腎の虚火を鎮むるの趣意と心得べし。総じて牡丹皮は専ら血分をさばく薬なりとして瘀血のことには多く持ちいたれども、……畢竟牡丹皮の全体を云うときは水分の動を鎮むるの薬と心得てよし。水分の動は即ち肝腎の虚火燄上《エンジョウ》するの徴也」と、牡丹皮の効能にも触れている。

❾『療治経験筆記』巻之五・六・〔**加味逍遙散経験**〕には、「大便の秘結して朝夕快く通ぜずと云うもの、何れの病気にかぎらず、只此の方を用ゆべし。その中に大便能く通じて諸病も治すること多し。此れ逍遙散を用ゆる大事の秘事なりと云う医者あり。吾、是の説を聞けども一向に信服せず、聞きすてにすること度々なりき。然るに其の後、一病人を治して始めて其の説の信を知れり。一病婦、身微熱ありていろいろさまざまの症を病み、愈えざること四・五年に及びけり。何用にても効なし。幸いに大便秘結の意ありけるに任せて加味逍遙散に阿膠を加えて用いければ、四・五年の病忽ちに快気に向かえり。……△予が門人郁蔵、咄には京都の医・和田、逍遙散に阿膠を加えて雑病にひろく与えて妙効をとることを云う。甚だ面白きことなり」と、阿膠加味の妙効にも及んでいる。

❿『梧竹楼方函口訣』巻之三・婦人類には、「加味逍遙散○此の方、婦人一切の申し分に用いてよくきく也。今を去ること五・六十年以前までは、世上の医者、婦人の病とさえ云えば概して之を用いしこと也。此の方の目的は月水不調、熱の往来もあり、午後になれば兎角逆上して両頬赤くてり、悪くすれば労症にもなろうとする者が此の方のきく目的也。最早、咳嗽甚だしく盗汗・羸痩、素人の目にもしっかりと虚労と云う名の付く様になってはききぬるし。それまでにならぬ処にて用ゆべし。或いは又、婦人の性質、肝気亢り易く、性情嫉妬深く動《やや》もすれば火気逆衝して面赤く、眥つり、発狂でも仕様という症にもよし。又、転じて男子にも用いてよし。其の症

は平生、世に云う肝積持ちにて、動もすれば事に触れて怒り易く、怒火衝逆し、嘔血・衄血を見わし、月に三・四度にも及ぶと云う様なる者には此の方を用いて至って宜し」とあり、最初の口訣は今日もよく心得られている。

⓫これに関して、本方適応の口訣に homme aux petits papiers がある。即ち、症状を紙に書いて訴える人をいう。本態は神経症、不安障害あるいは身体表現性障害であろう。それ故、著者はまた本方を処方するときは、屢々生薬香附子末を少量加味して投与する。

⓬本方の合方例の内、四物湯(473 頁)との合方は特に有名である。書物によっては出典は『和剤局方』とあるが、『和剤局方』には加味逍遙散すら記載されていない。唯、許洪編『**太平恵民和剤局方指南総論**』**巻下・論婦人諸疾**には、「産後忽然として発熱し、渾身拘急する者は四物湯を与うべし。兼ねて人参当帰散、逍遙散を用う」とあり、四物湯と逍遙散との兼方が指示されている。尚、人参当帰散は『和剤局方』巻之九・婦人諸疾　附　産図に収載され、麦門冬・肉桂・人参・当帰・乾地黄・芍薬に粳米・淡竹葉を入れて棗水煎服する。

⓭また、一部の書には加味逍遙散合四物湯の出典は『勿誤薬室方函口訣』ともいう。『**勿誤薬室方函口訣**』**巻之上・加味逍遙散**には、「……又、男子婦人、遍身に疥癬の如き者を発し、甚だ痒く、諸治効なき者、此の方に四物湯を合して験あり」とあるものの、既に『**療治経験筆記**』**巻之五・六・周身痒瘡**には、「男子婦人、からだ中にひぜんのごとくなる者、周身にすきまもなく出来、甚だ痒くなんぎにおよぶものあり。此の類には多くは血風・血疹などを心得て敗毒散に加減をし、或いは発表の剤を用いて汗をかかせ、或いは又、山帰来入りの薬を用いて毒を解して見たり、或いは薬湯へ入れて見たり、其の外、さまざまのことをすれども一向に効なくして困りはてる病人あり。予、此の症を治して大効をとりしこと度々なり。加味逍遙に四物湯を合方して用うること、是れ至って秘事なり」との記載があり、浅田宗伯もこれを承知していたものと思われる。

⓮この合方は上記二書の条文に言う如く、全身の皮膚瘙痒症に用いられるが、薛己撰『**女科撮要**』**附方并註**に、「加味逍遙散　血虚熱有りて遍身搔

癢し、或いは口燥き咽乾きて発熱し、盜汗、食少なくして嗜臥し、小便濇滞等の症を治す」とあって、既にこの条文で遍身掻癢の語がある。

⑮また、張三錫撰『**医学六要**』**治法彙七巻・婦人門・経水**に、「逍遙散、……乃ち肝を清する和血の剤なり。婦人、肝経の血分中、風有り、火有り、妙品にして口燥き咽乾きて発熱し、盗汗、食少なく、皮膚掻痒し、小便渋滞するを悉く皆之を治す。丹皮・梔子加うるは更に佳し」とあって、ここでは逍遙散の条文中において既に皮膚掻痒が適応となる旨、記載されている。

⑯一方、『**薛氏医案**』中では小児にも適応とされる。『**保嬰撮要**』**十一・脇癰**には、「加味逍遙散、小児にて肝脾の血虚・内熱し、脇腹に痛みを作し、頭目昏黒して怔忡し、頬赤く口燥き咽乾き、或いは発熱して盗汗し、食少なく寐ねず、或いは口舌瘡を生じ、胸乳膨脹し、小便利せず、或いは女子の前症にて経候調わず、発熱して咳嗽し、寒熱往来する等の症を患うを治す」とあって、小児への適応にも及んでいる。

その他、『薛氏医案』十六種中、『**保嬰粋要**』、『**保嬰金鏡録**』、『**銭氏小児直訣**』、『**小児痘疹方論**』にも加味逍遙散が登載され、薛己にあっては小児にも広く一般に処方されていたことがよく分かる。

⑰湯本求真は『皇漢医学』第弐巻・小柴胡湯に関する古方と後世方の関係で、逍遙散については、「余曰く、以上の逍遙散適応症には小柴胡湯、柴胡去半夏加括蔞湯、柴胡姜桂湯中の一方に当帰芍薬散を合用すべく、加味逍遙散適応症には前方に黄解丸或いは第二黄解丸を兼用すべく、産前後、口舌赤爛する者には前方に地黄を加用するか、又は之に黄解丸或いは第二黄解丸を兼用すべきものなり。然るに后世家、之を知らず、遂に斯かる愚方を捏造せしなり」と、何とも手厳しい評価を下している。尚、ここで云う黄解丸は三黄瀉心湯加山梔子の丸剤で、第二黄解丸は黄連解毒湯（74 頁）の丸剤である。

⑱矢数道明先生は『**日本東洋医学会誌**』**第 14 巻第 1 号・加味逍遙散の臨床的研究**で、「加味逍遙散は婦人血の道症に用いられることが最も多く、その応用目標は、全体的にみてやや虚証の体質で貧血気味、脈も弱い方で、腹は虚脹ともいうべきもので、胸脇膨張しているが充実感が少ない。小柴

胡湯その他の柴胡剤は強きに過ぎ、駆瘀血剤を用うるごとき抵抗や圧痛もない。自覚症状が極めて強烈で、身体熱感・灼熱感・さむけ・のぼせ・顔面紅潮・足冷・心悸亢進等の血管運動神経症状と、頭痛・耳鳴・眩暈・不眠・嗜眠、怒り易く、不安動揺感等の精神神経障害様症状があり、また悪心・食欲不振・便秘等の消化器系障害があり、且つ疲労感・脱力感を特に強く自覚するものである。本方は肝気の鬱滞といわれていた、自律神経の失調症状を調整し、いわゆるトランキライザーの如き作用を有するものと考えられる」と纏めて解説される。

⑲山本巌先生は『**東医雑録**』**(1)・慢性便秘の治療〈一〉〈痙攣性便秘と桂枝加芍薬湯〉**で、加味逍遙散については「本方は虚証の便秘に効があり、大黄剤などの効かない者によい。……即ち、本方は快便という所が眼目であって、便の硬さや排便の回数にかかわらない。便秘型、下痢型および交代型いずれにも有効である。……生薬を使用する場合は、柴胡を少なくし香附子を加えている。下痢便の場合には山梔子を除き、香附子を多くし、茯苓を増すことにしている(著者は牡丹皮も除くべきと考える)。……男女にかかわらず、いくら肝気が亢ぶり、眥をつり上げて怒ってみても、所詮虚証といわれるように、怒りも女性的である」と。

また、**五淋散に就いて**では加味逍遙散は、「本方を使用するのは淋症といっても神経性の頻尿である。メンタルストレスがあり、それが持続するため膀胱が緊張し、尿意頻数となり少ししか出ない。大体性格は疳の強い虚弱な者に多い。平素なんでもない時は普通であるが、何か精神的に緊張すると現れる」とも解説される。

⑳以上によって、本方は一言で表現すれば、女性の血の道症の薬である。血の道症とは、成人女性にあって、女性の正常な生理(月経、妊娠、出産、閉経等々)または異常な病理(流産、人工妊娠中絶等々)に基づく精神的・神経的症状群と定義される。実際の用途としては、普段から体力・気力共に虚弱気味の女性が月経期・更年期になって、苛立ち・上逆・火照りなどの陽性の精神・神経症状を呈するようになったときの薬である。特に、虚証でありながら陽性症状である点が味噌である。言わば、根は弱いのに虚

栄を張っているようなものである。しかも症状が多彩で、さほどの他覚的所見もない不定愁訴が多い。症状が逍遙するので、この名がある。

但し、別の面からみれば、肝気鬱結の薬であるとも表現される。精神的ストレスが持続し、情緒が不安定となり、時にヒステリックな反応を呈し、自律神経系の失調症状が前面に発現する病証である。

㉑本方は逍遙散と比し、虚熱状を清する柴胡・牡丹皮・山梔子の内、後二者のみの加味であり、柴胡は既に原方に配されている。また、小柴胡湯（558 頁）と加味小柴胡湯との関係も同様に、小柴胡湯加牡丹皮・山梔子で加味小柴胡湯となる。この点は帰脾湯（151 頁）と加味帰脾湯との関係に於いて、明確な差である。

即ち、帰脾湯中にいきなり柴胡・牡丹皮・山梔子が加味されるのと異なり、本方では既に逍遙散に柴胡が配合されているので、処方の意義付けの方向が定まっていて、牡丹皮・山梔子はその方向を一層強化させるだけである。それ故、本方と逍遙散との差は加味帰脾湯と帰脾湯との差よりも小さい。

甘草湯

出典 『傷寒論』、『金匱要略』

主効 消炎鎮痛。疼痛緩解の薬。

組成

甘草8

解説

甘草一味の処方で、炙らない甘草を使う。

【甘草】…他の薬物と配合するときはその薬物の刺激性を緩和し、副作用を防止すると共に、その薬物の作用を助けるが、一味でも甘草は閉塞急迫症状を緩和する作用があるので、胃腸などの管腔臓器の平滑筋の痙攣を緩解する。一方、生甘草一味では抗炎症作用により鎮痛・解熱・消腫などの効果を表わす。『薬性提要』には、「脾胃の不足を補い、諸薬を協和し、百薬の毒を解し、十二経を通行し、急を緩む」とあるが、この記述は炙甘草に適応する。

総じて、生甘草一味では抗炎症作用と共に平滑筋の緊張を緩和する。

適応

咽頭炎、喉頭炎、口内炎、乳腺炎、気管支炎、胃痙攣などの消化管疼痛発作、尿管結石疼痛発作、消化性潰瘍、附子中毒及びその他の薬物中毒、窒息、痔核発作、打撲痛（この二者は内服、外用孰れも効あり）など。

論考

❶本方の出典は、**『傷寒論』弁少陰病脉証并治第十一**に、「少陰病、二三日咽痛む者は甘草湯を与うべし。差えざれば、桔梗湯を与う」とあることに拠る。『傷寒論』での甘草の指示は大変明瞭で、殆どは炙と指示されている。唯、本方と桔梗湯だけは炙の文字がなく、それ故に生甘草を意味する。

❷また、**『金匱要略』肺痿肺癰欬嗽上気病脉証治第七**には千金甘草湯とあり、甘草一味が処方されている。この甘草は収載篇の性格を考えれば、生甘草一味であろうと思われる。尚、百合狐惑陰陽毒病証治第三・升麻鱉甲

湯の小字双行注には、「肘後、千金方には陽毒に升麻湯を用いて鱉甲無く、桂有り。陰毒に甘草湯を用いて雄黄無し」とあるが、ここでの甘草湯は、雄黄無しと解説している位であるから、恐らく本方の甘草湯とは無関係であろう。

❸**『金匱玉函経』巻第八・附遺**には、「小児の羸痩を治するに、甘草三両炙焦して用い、末と為して蜜にて丸とし、緑豆大として毎に温水にて五丸を下すこと日に二服」、「小児の撮口にて噤むを発するを治するに、生甘草二銭半を用い、水盞にて煎じて六分として温服し、痰涎を吐せしめ、後に乳汁を以って児の口中に点ず」、「小児、蠱に中たりて死せんとする者を治するに、甘草五銭を用い、水二盞にて煎じて五分として服し、当に吐出すべし」と、三箇所に甘草を主とした用法が記載される。

❹**『肘後百一方』巻之三・治卒上気咳嗽方第二十三**には、「又、(肺痿の咳嗽にて涎沫を吐して心中温温とし、咽燥きて渇せざる者を治す）る方」として、甘草を水煎する指示がある。

❺**『備急千金要方』巻第十七 肺蔵・肺痿第六**には、「肺痿にて涎唾多く、出血し、心中温温液液なるを治する甘草湯方」とある。温温液液は炙甘草湯(500頁)の**論考❿**で解説した。

❻孫思邈撰**『千金翼方』巻第十五補益・補五蔵第四**には、「温液湯 肺痿にて涎唾多く、心中温温液液なるを治する方」とあって、『千金方』では甘草二両、『千金翼方』では三両が指示されている。

❼**『外台秘要方』第十巻 肺痿肺気上気欬嗽・肺痿方**には、「千金、肺痿にて涎唾多く出で、心中温温液液たるを療する甘草湯方」とあって、甘草炙と指示され、最後には「海藻・菘菜を忌む」とも記載される。

❽**『太平聖恵方』巻第十・治傷寒発豌豆瘡諸方**に、「傷寒にて豌豆瘡を発して出でんと欲するを治するには、宜しく此の方を服すべし」とあって、炙甘草一味が指示される。方後には、「食前後に任いて細細之を服し、以って瘡出づるを防ぐ。如し已に出づれば即ち服さず」と、発瘡するまでが大事であるという。豌豆瘡は疱瘡のこと。

❾**『小児衛生総微論方』巻第十四・虚羸論**には、「国老丸　痩瘠虚羸、惙《テツ》

惙《テツ》として少気なるを治す」として、炙して焦黄して杵で突いて末とし、煉蜜にて丸と為して服用する。

⑩陳無択撰**『三因極一病証方論』巻之十三・肺痿証治**には、「温液湯 肺痿にて涎唾多く、出血し、心中温温液液なるを治す」とあって、甘草炙を煎服するべく指示される。条文は『千金方』と同一であるが、『外台秘要方』で引用するに際し、出血の語を削除したが、『三因方』では再び復活させている。また、**巻之十四・癰疽証治**には、「独聖湯 金石を服み、及び炙爆《シャバク》を食らい、酒を飲み、房労にて癰疽と為り、及び諸々の悪瘡にて疼痛するを治す」とあって、甘草生を煎じて膏と為して温酒にて下し、「当に悪物を取り下すを効と為すべし」とある。尚、爆は爆と同じで焼くこと。即ち炙爆は焼き肉のこと。

⑪徐彬撰**『傷寒一百十三方発明』少陰経後篇・甘草湯**には、「論じて曰く、甘草一味単行すれば、冣《もっと》も能く陰を和して衝任の熱を清す。毎に便癰を生ずる者を見る。驟《にわ》かに四両を煎じて頓服すれば立ちどころに愈ゆ。則ち其の能、少陰の客熱を清すること知るべし。咽痛の専方為る所以也」と解説される。

⑫**『金匱要略論註』巻七・肺痿肺癰欬嗽上気・千金甘草湯方**には、「註して曰く、肺痿の熱、虚するに由るときは直ちに攻むべからず。故に生甘草の甘寒を以って頻頻と之を呷《の》めば、熱は自ずから漸く化する也。余妾、曽て此れを病む。初めの時、涎沫、碗を成し、服すること半月を過ぎて愈ゆ。但し、最も難しきは、喫すること三・四日の内に猝《にわ》かには捷効無きのみ」という。

⑬**『本草備要』巻一草部・甘草**には、「味甘し。生用すれば気平らかにし、脾胃の不足を補いて、心火を瀉す。炙用すれば、気温かにし、三焦の元気を補いて、表寒散ず。和剤に入るときは補益す。汗剤に入るときは解肌す。涼剤に入るときは邪熱を瀉す。峻剤に入るときは正気を緩む。潤剤に入るときは陰血を養う。能く諸薬を協和し、之をして争わざらしめ、肌を生じて痛みを止む。十二経を通行して百薬の毒を解す。国老の称有り、中満の証には之を忌む。……」とあって、一般的には生用と炙用とが区分される。

⑭陶承熹輯『**恵直堂経験方**』**巻二・心胃門**には、「国老散　心腹疼痛し、嘔吐止まざるを治す。或いは是れ、虫咬むなり。此を服して立ちどころに愈ゆ」とあって、粉甘草生にて研末として、艾葉・烏梅煎湯にて服す。

また、**同巻・二便門**には、「国老丸　内熱の便血、或いは血痔の下血を治す」とあって、生甘草を末として蜜丸し、清湯にて下す。

更には、**巻三・癰疽門**には、「国老湯　騎馬毒を治す」とあって、初発に甘草を酒水煎服する。尚、騎馬毒とは横痃のこと。

⑮山脇東洋著『**養寿院方函**』には、「湯薬、嘔逆して腹に入らざる者を療する方」として甘草一味が指示されている。方後の解説には、「……吐するを得れば、但之を服し、吐さざれば益々佳し。消息して定まれば、然る後余湯は即ち流利して便ち吐さざる也。凡そ吐する者は生姜を多く食す。此れは是れ嘔家の聖薬也」とあって、結局これは薬味の緩和の意味であろう。

⑯『**類聚方**』**甘草湯**には、「為則按ずるに、甘草は急迫を主る者也」とあるが、『**方極**』**甘草湯**には、「病、逼迫し、及び咽急痛する者を治す」とある。

⑰『**薬徴**』**巻之上・甘草**には、「主治は急迫也。故に裏急、急痛、攣急を治し、旁ら厥冷、煩躁、衝逆等、諸般の急迫の毒を治する也」とある。薬性の緩和や閉塞急迫の緩解には、生・炙何れでも有効であるが、清熱解毒の効は生甘草のみによる。

⑱『**類聚方解**』**甘草湯**には、「裏病にして上に在る也。気逆して急迫する者を治す。少陰病は気逆の状也。咽痛すと曰う者、是れ急迫也」と記載される。

⑲山脇某著『**山脇家八十二秘方**』には、「妬乳に腫痛するを療する方」とあって、甘草炒末を蜜にて調えて痛む処に塗る用法が記載される。尚、最後に「妬乳は乳汁鬱滞に因る腫脹」とも解説される。

⑳『**饗庭家秘説**』**巻之一・甘草之口授**には、「すべて甘草を諸方に調合するに二つの心得あり。一つは補脾胃、是れなり。二つは急迫を緩すると、此の二つ也。然るに仲景時代と東垣・丹渓の時代と、其のつかいぐち甚だ別也。東垣・丹渓は甘きは脾胃の味也。甘草も甘し。甘きを以って甘を養うと云う意より、諸方製作のとき加入せられしもの也。又、仲景の甘草を

諸方に組まれし主意は、急迫を緩すると云う心得を以って加入せられし方多し。是れ、二つの心得也」と、補脾胃と緩急迫の説明である。

㉑片倉鶴陵著**『青嚢瑣探』上巻・甘草**に、「小児啼哭、時を踰えて止まざる者」、「初生の芽児、咽喉痰壅し声出でざる者」、「傷寒日を経て人事を省みず、譫語煩躁して眠るを得ざる者」、「癲疾発して搐搦上竄し、角弓反張する者」、「嘔吐止まず水薬口に入れば即吐し、半夏・生姜・竹茹・伏龍肝の類を用いて益々劇しき者」などに奇効あると記されている。

㉒**『叢桂亭医事小言』巻之七・叢桂亭蔵方**には、「忘憂湯　諸急痛する者を理す。眼胞熱腫、前陰腫痛、或いは痒みを為し、又湯火傷も亦洗うべし」とあって、甘草一味が外用処方されている。

㉓内藤尚賢著**『古方薬品考』巻之一・甘草**には、「案ずるに、其の根、土に入ること甚だ深く、縦横に紓長《ジョチョウ》す。味甘美にして涼降す。故に其の能、中州を緩やかにし、百薬を協和す。以って拘急卒痛、咽痛燥渇等を治す。凡そ駿剤を用うるときは必ず之を加えて、以って胃気をして傷らざらしむ」と解説される。

㉔**『勿誤薬室方函口訣』巻之上・乙字湯**で、浅田宗伯は乙字湯が原南陽の経験方である点に触れた後、「……此の方、甘草を多量にせざれば効なし」と述べ、恐らく痔核発作に処方したものであろう。

㉕矢数道明先生は**『漢方の臨牀』第8巻第10号・腹証を語る(2)――座談会――**で、「三十年もまえに私が甘草湯で胃痙攣のものすごいのを治したときの状態ですが、……腹が板のように堅く突っぱったというものですが、浣腸しても便が出ないので、これは腸閉塞だろうというわけで、腹は大きく張って二日二晩泣き通したんですが、モヒ剤も何も効かないというので、そのとき、甘草を煎じて水呑みでのませたら一口のんで煩躁が止み、二口のんで呻吟が止み、三口のませたらねむってしまいました。そのときとたんに腹の突っぱっていたのが、やわらかくなり、そのあと小建中湯で仕上げたのでしたが、甘草湯があんなによく効いたのは初めての経験でした」と、アサリ中毒で胃痙攣を起こした22歳男子の症例を述べられている。感服する他ない。

㉖『傷寒論』記載の咽喉の痛む者に用いる場合、どのような咽喉痛かについて龍野一雄著**『増補改訂漢方入門講座』上巻・後編・甘草湯**には、「甘草湯が治す咽痛には特徴がある。それは急に痛むことが多く、一過性である。慢性の場合には割合に使うことが少ない。痛み方は咽が引きつれるように、ふさがるように痛むことが多い。そんなに劇しく我慢ができぬ程の痛さではない。咽頭は発赤していることが多い。或いは一見大した変化がなく、ただ声の使い過ぎで声がかれて、無理に声を出そうとすると痛むときに使う」とある。

㉗甘草は従来、長期間に亘って大量に処方されると偽アルドステロン症を発症することがあると言われてきた。平成７年に各メーカーは「使用上の注意」改訂を配布した中で、「長期間」、「大量」という字句を削除した。臨床的には典型的な偽アルドステロン症はむしろずっと少ないが、患者の病症、年齢、食生活、併用薬によっては通常量でも充分発症しうる。

甘麦大棗湯

出典　『金匱要略』

主効　激情発作。激しいヒステリー発作の薬。

組成

甘草5　小麦20　大棗6

解説

簡単な三味の処方である。

【甘草】…炙して用い、一般に諸薬の調和と薬効の緩和・矯味、更には脾胃気虚を補気する目的で用いられることが多い。本方では『薬徴』に云う急迫症状、特に平滑筋や骨格筋の緊張状態を緩解する作用を主として用いられる。

【大棗】…甘草と共同して脾胃の機能を助けると共に、また同じく薬性を緩和させる作用もあるが、本方では激情発作に対して鎮静作用を発揮するべく処方される。『薬性提要』には、「脾胃を滋し、心肺を潤し、百薬を和す」とある。

【小麦】…普通には穀物としての小麦のことであるが、漢方処方に用いるときは本来は浮小麦を用いる。浮小麦は自汗を止めると共に、虚熱を清して鎮静作用を発揮する。『薬性提要』には、小麦とあって「心を養い、煩を除く」とあり、これは浮小麦のことである。

三味共、特別薬性の強い薬味ではなく、食物あるいは類食物のみから成る処方である。

総じて、激情を鎮静して熱状を下げ、筋肉の緊張を和らげて消化管機能を回復させる薬であるが、却って症状が強くないと効果が薄い。

適応

ヒステリー、失神発作、癲癇発作、頭部外傷後遺症、統合失調症、躁鬱病、産後の癇症、舞踏病、小児夜啼症、消化管無力症、内臓下垂症など。

論考

❶本方の出典は、**『金匱要略』婦人雑病脉証并治第二十二**に、「婦人の蔵

躁ぎ、喜々《しばしば》悲傷して哭せんと欲し、象《かたち》、神霊の作す所の如し。数々欠伸するは甘麦大棗湯之を主る」とあり、甘草・小麦・大棗と指示されることに拠る。尚、原典では甘草小麦大棗湯とも称される。

❷**『金匱要略論註』巻二十二・婦人襍《ザツ》病脉証**には、本方の条文を解説して、「註して曰く、此の条は即ち後に謂う所の、或いは憂惨非傷有りて多くは嗔《いか》る也。蔵は五蔵也。躁とは、婦人血室に先ず積冷を受けて、鬱すること久しくして熱と為すときは蔵、之が為に躁するを謂う。……」とあり、蔵躁の蔵は五臓のことであると云う。

❸また、**『編註金匱要略』巻二十・婦人雑病**には、原典条文を注釈して、「此れ子宮に邪を受けて上り、肺気に淫するの病也。子宮血虚す。故に臓躁を為して風を受け、熱に化し、任脉に相随い、冲《わ》き上りて心包の火を挟みて肺臓に逼迫す。然れども肺声、哭を為し、魄気寧からざれば悲傷、哭せんと欲して象、神霊の作す所の如し。而して金虚し、肝盛んにして邪、胃腎を犯す。故に数々欠伸す。即ち、憂惨悲傷、多く嗔る。魂魄の病也。故に甘草を以って緩やかに心包の火を瀉す。小麦、心を益し、肝を和し、兼ねて胞血を養う。大棗、土に培い、金を生じて営衛を和し、以って子宮の躁を済《すく》う。衝任、養を得せ俾《し》め、肺気是れ陵犯すること無きときは悲哭自ずから止む」とあって、臓躁の臓は子宮であるとする。しかし乍ら、文中には多くの臓腑が登場している。

❹更に、**『医宗金鑑』巻二十三・訂正仲景全書金匱要略註下之二・婦人雑病脈証并治第二十二**には、原典条文に対して、「(註) 蔵は心臓也。心静かなるときは神蔵す。若し七情の傷る所と為すときは心、静を得ず。而して神、躁擾して寧からざる也。故に喜々悲傷して哭せんと欲すとは、是れ神、情を主ること能わざる也。象、神霊の憑く所の若しとは、是れ心、神明なること能わざる也。即ち、今の志を失する癲狂病也。数々欠伸するは喝《カツ》して欠《あくび》する也。喝して欠し、頓に悶するは肝の病也。母は能く子をして実せしむ。故に証及ぶ也」とあって、ここでは蔵躁の臓は心臓とする。

❺**『袖珍方』巻之四・婦人方　調経衆疾**には、「大棗湯　大全良方、婦人臓躁にて悲傷して哭せんと欲し、象、神霊の若く、数々欠する者を治す」と

あって、ここでは甘麦大棗湯が大棗湯と命名されている。方後には又、「亦脾気を補い、専ら婦人を治す。一方には甘草湯と名づく」とも記載されるが、勿論この文は原典の後条文に由来するものである。尚、大棗湯との方名は**『普済本事方』巻第十・婦人諸疾**に、「婦人臓躁を治する大棗湯」とあることに拠る。

尚、ここで指摘しているように、**『婦人大全良方』巻之十五・妊娠臓躁悲傷方論第十三**には、「許学士云う、……」として引用し、大棗湯の後条文に続いて、「《専ら婦人を治する方》、甘草湯と名づく」とあるので、陳自明は甘草湯と呼称していたのであろう。

❻『百疢一貫』巻之上・婦人雑病には、「甘麦大棗湯、臓躁には殊の外、効ある也。腹の拘攣に用ゆる也。背へひっつきてあるようなるにはきかぬ也。右腹の拘攣の処にゆく故、瘀血と紛るることあり。又、右の拘攣甚だつよきときは硝石大円を兼用して良し。此れは便秘或いは経閉などあるとき、兼用して大いに良し。婦人喜笑する者あり。此の方、効あるべしと覚ゆるなれども未だ試みず」とあり、**同巻・癥瘕仙**には更に、「甘麦大棗湯は右の脇下・臍旁の辺に拘攣や塊結のある処へやると効あるもの也。毒や帯下にて塊あるものにても効ある也。左にあるは効無し。左にあるときは、其の症あるときは柴胡剤を与うる也」ともあり、右腹の拘攣が強調されている。更に、**同巻・小児諸病**には、「小児、夜中にふと起きて家内をめぐりあるき、又ふとして寐処に入りてねいり、翌日そのことを知らぬことあるもの也。此れらは昼の内よくなるもの、ままあるもの也。此れらの証、男女ともに甘麦大棗湯のゆく処也。左右の凝りに拘らずして用ゆる也。小児は其の候、備わらぬもの也。若し心胸にあつがる者は柴胡湯也。兎角、甘麦大棗湯は蔵躁・悲傷が目当て也」ともある。

❼『古方便覧』（坤）・甘麦大棗湯には、「○急迫して狂の如く悲傷するものを治す。……○狂人泣きさけんで邪祟の如くなるによし。又、小児しきりに啼いて止まざるによし」と要略して記載される。

❽『成蹟録』巻之上には、「一女子、年甫《はじ》めて十二、時時悲傷し、神恍惚として食進まず。之に甘麦大棗湯を与えて愈ゆ」という症例が掲載される。

❾**『校正方輿輗』巻之五・癇　癲　狂　驚悸　不寐　健忘　奔豚・甘麦大棗湯**には、「〇此の方、金匱に婦人蔵躁とあれども、男女老少に拘らず、妄りに悲傷啼哭する者、一切之を用いて効あり。蓋し甘草・大棗は急迫を緩めるなり。小麦は霊枢に心病、宜しく小麦を食すべしと云い、千金に小麦、心気を養うと云う。凡そ心疾にて迫る者、概用して可なり。近ごろ一婦人有り。笑いて止まず、諸薬効なし。ここに於いて予、沈思すらく、笑と哭と是れ心に出づるの病なり。因りて甘麦大棗湯を与うるに、日ならずに愈ゆることを得たり」とあり、文意からは蔵躁の蔵は心を意図している。

❿**『古方括要』巻之下・外科・臀癰**には、「甘草小麦大棗湯　臀癰未だ膿せず、腫起鞕くして石の如く、足攣急して屈伸しがたき者を治す」と、極めて独創的な用法と言うべきであろう。

⓫**『類聚方広義』（下）・甘草小麦大棗湯**には、原典条文の蔵について解説している。「蔵は子宮也。此の方、蔵躁を治する者、能く急迫を緩むるを以って也。……〇蔵は金鑑以為えらく心蔵とするは誤り也。若し是れ心蔵ならば、何ぞ独り婦人に与うるや。此の方を用いて其の妙を悟る者にあらずんば、焉ぞ其の解を得んや」と、実地に即した見解である。

但し、実際上、男子や小児にも奏効することがあるので、逆に、では何故男子に奏効するのかという矛盾に陥ってしまうことになろう。そうなれば蔵を子宮と限定しない方が理解可能である。歴史的に眺めると、元々蔵躁＝ヒステリー＝女性に特徴的な病との観点から、古典的には婦人蔵＝子宮であっても、心因性障害へと認識されるに到った経緯からは蔵＝五蔵とする方が今日的には妥当である。

⓬尾台榕堂校訂**『東洞先生答問書』**には、「……甘草・大棗の如きは本草以為えらく平和の薬と、小麦・峰蜜は平素の食料の品なり。然るに甘草粉蜜湯、葶藶大棗湯、甘草小麦大棗湯の如きは之を用いて能く其の病に中たるときは瞑眩して吐瀉して病、即ち瘳ゆ」と、本方に於いても瞑眩しうる例を述べている。

⓭**『皇漢医学』第弐巻・甘草小麦大棗湯に関する師論註釈**には、原典条文を註して、「蔵は子宮なれば、蔵躁は子宮病性神経症にして、喜及び数字は

屢の意なり。象ち神霊の作す所の如しとは、病者言動の状態、恰も神霊憑依に作さしむるが如しとの意にして、欠伸はあくびなり」とあるが、欠伸は単なるあくびではない。欠があくびで、伸は通常あくびに伴う手足を伸ばす動作をいう。従って、欠伸は疲労した状態を意味する。

⓮甘草・大棗は用法上特記することはないが、問題は小麦である。原典にも単に小麦としか記載はないが、本来は浮小麦でなければならない。浮小麦というのは、水に浸して淘《よな》いだとき浮かび上がってくる小麦をいう。浮小麦は小麦が未成熟で、食用となる部分、即ち麵が完熟していない秕《しいな》麦のことであり、あるいは食料として精麦されるときに捨てる皮の部分＝今日、家畜飼料用、即ち麩《ふすま》に多く薬効がある。

但し、今日では大麦の種子を発芽させて乾燥したもの、即ち麦芽であるが、これも浮小麦ということがあるので要注意である。

⓯ 李東垣編輯**『食物本草』巻之一・穀類・小麦**には、「小麦は味甘く、微寒にして毒無し。皮を去れば則ち熱。麵は熱にして麩は涼。帯皮して用ゆれば、除熱し、燥渇咽乾を止め、小便を利し、肝気を養い、漏血唾血を止むるを主る。……〇浮麦は盗汗を止め、大人小児の骨蒸肌熱、婦人労熱を治す。〇麵は味甘く温。補虚養気して膚体を実し、腸胃を厚くし、気力を強む。然れども性は擁熱で小しく風気を動ず。……」とある。

これによれば、食用部分、即ち麵は熱性であり、捨てる皮の部分、即ち麩は涼性であることになり、そして小麦全体としてみれば微寒性ということになる。本方が婦人蔵躁という虚熱状を帯びた状態に適応となるのであるから、方剤の性は当然寒性に傾くものでなければならない。それ故に秕麦を用いるか、麩を用いるか、あるいは精々精麦する前の皮付きを用いなければならない。これが本来の用法である。

⓰**『本草綱目』巻二十二・穀之一麻麦稲類・小麦**にも、「恭曰く 小麦は湯を作すに皮坼《ヒタク》を許さず、坼《さ》くるは則ち性温にして熱を消し、煩を止むること能わざる也」とある。この記載を受けて、**『皇漢医学』第弐巻・小麦の医治効用**で、「小麦中には多量の澱粉を含むにより之に緩和包摂作用あるは推知するに難しからざれども恭氏の説によりて之を見れば、其の外皮に解

熱消炎、脳神経緩和の特能あるが如し」と結論付けられている。

⑰それ故、原典の方後にいう「亦、脾気を補う」は、甘草・大棗の補脾薬としての作用のみでなく、神経系支配による消化管の機能異常を正常化することを意味するのではないだろうか。

⑱しかし、一部の書には小麦粉でもよいと書かれている。小麦粉は麵粉のことであり、性は熱である。従って寒熱が逆になる。但し、小麦粉も上述したように、補虚養気して膚体を実し、腸胃を厚く、気力を強めるのであるからそれなりの薬効があり、適応症もある。蔵躁には適応とならなくとも甘草・大棗と配合して虚弱児の消化機能を改善し、体力を補養するには処方されても然るべきである。

⑲従って、浮小麦を用いる場合と小麦粉を用いる場合とでは適応症が異なるのであるが、従来この二つの状態が混同されてきた。要注意である。

⑳新宮凉庭著、新宮義慎増補**『駆豎斎方府』巻之上・第六　緩和剤**には、「舒暢飲　諸筋攣急して枯燥に属する者を主治す」とあって、大麦・大棗・甘草と指示されている。ここでは小麦に代えて大麦が処方されるが、大麦は『千金翼方』巻四本草下・米穀部に、「消渇を主り、熱を除いて気を益し、中を調う。又云う、人をして熱多からしめ、五穀の長と為す」とある。

㉑矢数道明先生は**『漢方の臨牀』第20巻第5号・温知堂経験録(72)・神経性腸疝痛に甘麦大棗湯**で、「本方は金匱の婦人雑病門の処方で、神経興奮の甚だしいものを鎮静させ、諸痙攣を緩解させる。よくヒステリー、神経衰弱、ノイローゼ、夜啼症、不眠症、癲癇などに用いられ、また舞踏病、チック病、鬱病、躁病、泣き中風、笑い中風、夢遊病、胃痙攣、子宮痙攣、痙攣性咳嗽、あくび頻発症などにも応用される。本方を用いる目標は、両腹直筋、とくに右側の腹直筋が攣急し、脳神経系統の急迫症状あるものを目標としている。……本方は婦人によく効くが男子には効かないとよくいわれていたが、必ずしもそうではなく、主として婦人に適応するものであるが、男子でも女性的な体質・性格・病状に対しては有効である」と纏めて記載されている。

㉒矢数道明先生は**『漢方の臨牀』第21巻第1号・温知堂経験録(76)・猛烈**

な頭痛に甘麦大棗湯の 1 例を報告されている。55 歳婦人で前記のため内科で精査したが、所見無く、五苓散(335 頁) ⇒ 当帰四逆加呉茱萸生姜湯(858 頁) ⇒ 小青竜湯(576 頁) ⇒ 半夏白朮天麻湯(967 頁) ⇒ 桂枝人参湯(257 頁) ⇒ 抑肝散加陳皮半夏(1122 頁) ⇒ 呉茱萸湯(351 頁) ⇒ 清上蠲痛湯 ⇒ 立効散(1139 頁) ⇒ 七味立効散 ⇒ 桂枝五物湯を次々と処方された。大学病院で浅側頭動脈炎との診断の許で処置を受けても無効で、もう外に行く処がないと訴え、甘麦大棗湯を処方し、殆ど気にならなくなったとのことである。

桔梗湯

出典　『傷寒論』、『金匱要略』

主効　消炎鎮痛 、咽喉部。気道炎症に対する消炎鎮痛、祛痰の薬。

組成

桔梗２　甘草３

解説

本方は言わば甘草湯加桔梗である。

【甘草】…甘草湯（127 頁）のときと同様、生甘草である。それ故、単に諸薬の調和や薬効の緩和を主目的とするのではなく、抗炎症作用により鎮痛・解熱・消腫などの効果を主目的とするが、消化管などの平滑筋の痙攣を緩解する作用も発揮しうる。

【桔梗】…気道炎症による咽喉頭痛や膿性痰を来たす状態に対して、鎮咳・祛痰・排膿・鎮痛すると共に、一般の気道炎症に対しても消炎的に作用する。『薬性提要』には、「肺に入りて熱を瀉し、頭目・咽喉・胸膈の滞気を清利し、薬を載せて上に浮く」とある。

それ故、甘草湯の適応症の状態が更に重症化したときの気道炎症の薬である。

総じて、気道炎症による咽喉痛の緩解と膿性痰の排出、消炎を主目的とする。

適応

咽頭炎、喉頭炎、扁桃炎、扁桃周囲炎、アンギーナ、細菌性気管支炎、細菌性肺炎、肺化膿症の軽症など。

論考

❶本方の出典の『**傷寒論**』の条文は甘草湯で記載した。

❷**『金匱要略』肺痿肺癰欬嗽上気病脉証治第七**には、「欬して胸満し、振寒して脉数、咽乾くも渇せず、時々《ジジ》濁唾腥臭なるを出だし、久久と膿を吐くこと米粥の如き者、肺癰と為す。桔梗湯之を主る」とあり、桔梗・甘草と指示されることに拠る。

また、「亦、血痺を治す」と小字双行にて註記されている版もある。

❸**『医宗金鑑』巻七・訂正仲景全書傷寒論註・弁少陰病脈証幷治全篇**には、『傷寒論』の条文に対して、「（註）少陰病、二・三日して咽痛みて他証無き者は、乃ち少陰経に客熱するの微邪にて、甘草湯を与えて其の少陰の熱を緩やかに瀉すべき也。若し愈えざる者は桔梗湯を与う。即ち、甘草湯に桔梗を加え、以って鬱熱を開く。苦寒を用いずんば、恐らく其の熱は陰経に鬱する也。（集註）喩昌曰く、甘草を用ゆる者は其の勢い和緩す。桔梗を用ゆる者は其の邪を開提すれば也。此れ、二・三日に在りて他証未だ具わらざる故、之を用ゆべし。若し五・六日なれば、少陰の下利・嘔逆の諸証皆起く。此の法、又未だ用ゆべからず」とあって、甘草湯との相違と用いる時期とが簡略に解説されている。

❹同じく**巻十九・訂正仲景全書金匱要略註上之二・肺痿肺癰欬嗽上気病脈証幷治第七**には、『金匱要略』の条文を解説して、「（註）欬して胸満し、振寒して脈数、咽乾くも渇せず、時々濁唾腥臭なるを出だし、久久と膿を吐くこと米粥の如き者は、此れ肺癰の証と為す也。肺癰、尚未だ膿を成さざるは実邪也。故に葶藶の剤を以って之を瀉す。今、已に潰えて後は虚邪也。故に桔梗の苦、甘草の甘を以って肺毒を解し、癰膿を排する也。此の治は、已に肺癰と成り、軽くして死せざる者の法也」とある。尚、葶藶の剤とは『金匱要略』桔梗湯の直前に掲載される葶藶大棗瀉肺湯をいう。

❺**『外台秘要方』巻第一** **傷寒上**・**千金翼方**に桔梗湯方は収載されている。薬味は大桔梗一両・甘草炙、三両とあり、ここでは甘草が炙して指示されている。但し、直前の甘草湯法の甘草には炙字はない。尚、**『千金翼方』巻第十** **傷寒下・少陰病状第二**に記載されている桔梗湯方でも、特に炙字はない。

❻また、**『外台秘要方』第十巻** **肺痿・肺気・上気・欬嗽**・**肺癰方**には、「集験、胸中満して振寒し、脉数、咽燥くも渇せず、時時濁唾腥臭なるを出だし、久久と膿を吐くこと粳米粥の如く、是れ肺癰と為すを療する桔梗湯方」とあって、桔梗二両、千金、古今方云う、一両を用うると・甘草二両、炙とある。更には、「又（古今録験）、肺癰、時を経て差えざるを療する桔梗湯方」とあって、桔梗・白朮・当帰・地黄・甘草・敗醤・薏苡人・桑白皮を大豆の煎汁に清酒を入れ煎じる。この処方は『勿誤薬室方函』巻上及び『勿誤薬室方函口訣』巻之下に

も引載されている。但し、『勿誤薬室方函』では白朮⇒木香と改変されている。

❼『**太平聖恵方**』**巻第八・傷寒三陰三陽応用湯散諸方**には、甘草桔梗湯として甘草一両、炙すること微赤、剉す・桔梗一両、蘆頭を去ると指示され、**巻第十・治傷寒咽喉痛諸方**には、「傷寒、三・二日しての咽喉痛を治するには、宜しく桔梗散方を服すべし」とあって、桔梗一両、蘆頭を去る・甘草二両、生用・苦参半両、剉すと指示される。

❽『**太平恵民和剤局方**』**巻之七・咽喉　口歯**には、「如聖湯（即ち、桔梗湯）風熱の毒気、咽喉に上攻し、咽痛喉痺、腫塞して妨悶し、及び肺壅して咳嗽し、膿血を咯唾し、胸満して振寒し、咽乾くも渇せず、時に濁沫を出だし、気息は腥臭にて久久と膿を吐き、状、米粥の如きを治す。又、傷寒の咽痛を治す」とあって、『傷寒論』、『金匱要略』の各条文を足して更に追加したような内容である。

尚、ここでも甘草は炒と指示されている。

❾張鋭編撰『**鶏峰普済方**』**巻第十一・肺**嗽附には、「国老湯 肺経に積熱し、寒邪を外感して口乾・喘満・咽燥・腫痛し、寒を挟みて咳嗽し、唾に膿血有るを治す」とあって、桔梗湯が指示されている。一般的には甘草を国老とも表現するので、国老湯との表現は特異である。

❿方有執撰『**傷寒論条弁**』**巻之五・弁少陰病脈証并治第七・桔梗湯方**には、「桔梗は苦甘にして舟楫を任ずる故に能く咽傷を主治す。微なるときは甘草を与え、甚なるときは桔梗を加うる所以也」とある。ここでは桔梗を舟楫のために配合していると解釈している。本方の**解説**に於ける『薬性提要』の文と同義である。

⓫『**傷寒論集成**』**巻之八・弁少陰病脈証并治第七**には、甘草湯及び本方を解して、「按ずるに、甘草湯以下の咽喉を治する五方（甘草湯、桔梗湯、苦酒湯、半夏散及湯）は、蓋し雑病論中の方にして、独り少陰病に属すべからざる也。想うに、前条（猪膚湯条）に咽痛の一証有るに因り、叔和氏、遂に咽痛を以って少陰の一候と為し、妄りに少陰病の三字を冠し、以って此に附載するのみ。仲景氏の方と為さざると謂うに非ざる也」と、やはり独特の発想である。

⓬『**古訓医伝**』**巻十二・風寒熱病方経篇・弁少陰病脉証并治法第六**には、

甘草湯の**論考❶**の原典条文を受けて、「差えざるに至りては、もはや水血に凝滞を生じたる者にして、水血の方も倶に主となる者なり。故に気のみを行らしても治せず、水血のしまりをさばくべし。これ桔梗の主たる所なり。故に桔梗湯を与うと云えり。按ずるに桔梗は水血不順になるより、瘀水・瘀血となりて膿を生ずるに至る所をよく和する功あり。……さて、風を引きて咽の痛む者、世上に沢山あり。この事を岐伯に黄帝の問われしに、岐伯の答に、太陽と少陰とは表裏なり。故に其の表気和せざるときは、其の裏の少陰も併せ病むと云えり。因りて外邪の陽証に、咽痛を兼ぬる者は、太陽と少陰とに渉る証なりと心得て治療をなすべし」と、桔梗を加味する意義を説明している。

⓭また、**同書・巻十六・風寒熱病方緯篇第三・弁肺痿肺癰肺脹欬嗽病脉証并治法第八**には、先の❷の条文中、「桔梗湯之を主る」を「桔梗湯、并びに排膿散、排膿湯之を主る」と改変している。「この条は肺癰の十分に膿潰したる証を示したるなり。欬して胸満は、上の条の胸満脹を受けて、欬について胸中の毒痰迫りて胸満し、振寒して戦慄するなり。これ胸中の癰毒、熱を帯びて引きしまる故に振寒するなり。……数脉は熱のみの脉にあらず、結毒の胸中にあるを以ってなり。この脉の少しく実する者もあり、虚に見ゆるもあり。……この方の下に、『亦血痺を治す』とあるは、血痺虚労の血痺にはあらず、喉に血のこりて腫痛する、血喉痺のことなり。さて、排膿湯、排膿散ともに、この肺癰に用いて大いに功を得たり。坊本には奥の瘡瘍腸癰の篇に有りて病状はなかりしを、今ここに挙げて肺癰の方なることを知らしむ」とあって、排膿湯、排膿散、更には排膿散及湯（924 頁）として本篇に登載しているのは独創的である。

⓮尾台榕堂重校**『重校薬徴』巻上・桔梗**には、「濁唾腫膿を主治す」と、**『薬徴』巻之上・桔梗**と同様に記載される。また、「金匱要略肺癰門に曰く、咳して胸満し、振寒して脉数、咽乾くも渴せず、時々濁唾腥臭なるを出だし、久々と膿を吐し、寒にして米粥の如き者は肺癰と為す。桔梗湯之を主る。桔梗白散証亦爾《しか》云う。為則、屢々二方の効を試みるに、斯くの証、桔梗湯の得て治する所に非ざる也。是れ必ず伝写の誤り也。故に今断ちて白散の

証と為す。学者之を試みよ」とあり、膿性痰を治療するのは桔梗湯ではなく、桔梗白散の誤りであるという。

しかし乍ら、全く不適応というのであれば、少々言い過ぎであると考える。何故ならば、本方加生姜・大棗は排膿湯だからであり、『重校薬徴』の記載は桔梗湯を全面否定し過ぎである。

⑮『傷寒論校注』弁少陰病脉証并治第十一には、『傷寒論』の条文に対する按語として、「本証は少陰の邪熱、経を循りて上犯し、之が咽痛を致す所と為す。軽き者は一味の生甘草を用いて清熱解毒し、緩急止痛す。重き者は経中の邪、閉鬱して甚だしと為す。則ち、桔梗を加えて以って喉痺を開く」とあり、両者の用法の差として理解し易い。

⑯『金匱要略校注』肺痿肺癰欬嗽上気病脉証治第七には、『金匱要略』の条文に対する按語として、「前条（葶藶大棗瀉肺湯条）は肺癰の初起、癰未だ成らずと為す。正盛んにして邪実す。病邪壅滞して肺気阻閉す。喘息し、平臥するを得ざるを以って特徴と為す。宜しく峻剤にて肺を開きて邪を逐うべし。故に葶藶大棗瀉肺湯を用いて肺を瀉し、壅を去る。本条は肺癰にて膿已に成ると為す。正虚して邪実す。熱毒蓄結して癰膿潰泄す。時々濁唾腥臭なるを出だし、久久と膿を吐くこと米粥の如きを以って特徴と為す。宜しく肺気を宣提して邪を祛るべし。故に桔梗湯を用いて排膿解毒す」とある。ここでは葶藶大棗瀉肺湯との用法の差として理解し易い。

⑰『臨床応用傷寒論解説』少陰病篇に、「この二方（甘草湯と桔梗湯）は、口に含みながら、ゆっくり飲んだ方がよい」とある。上気道炎の咽痛患者には、著者もエキス製剤の桔梗湯 1 包を 50ml 程の温か目の湯に溶き、含嗽のように咽に暫く留めて後、嚥下するように指示している。イソジンガーグル®で含嗽すると却って刺激となりうる場合には大いに有用である。また、著者はエキス製剤の桔梗湯を服用する前に、水、湯、薄い茶などで含嗽できる状況であれば先ず実施させて後、1 包分をそのまま口に含ませることもよく指示する。本方は、エキス製剤には珍しく甘い味であり、その他のエキス製剤をオブラートで服用する位の患者にも、充分そのままで口に含むことができる。後は唾液で溶解して少しずつ嚥下するだけである。

桔梗石膏

出典　『一本堂医事説約』

主効　清熱消炎、気道。気道炎症を清熱消炎する薬。

組成

桔梗 3　石膏 10

解説

桔梗湯（140 頁）の生甘草を石膏に代えて消炎効果を強めた処方である。

【桔梗】…咽喉頭痛や膿性喀痰を呈する気道炎症に対して、鎮咳・祛痰・排膿・鎮痛すると共に消炎的に作用する。

【石膏】…代表的な清熱瀉火薬で、感染などの発熱性炎症に対して消炎解熱すると共に、口渇・煩躁・譫語などの実熱証症状に対して、口渇を癒し、除煩して鎮静する。『薬性提要』には、「熱を清して火を降し、津を生じて渇を止む」とある。

総じて、気道炎症そのものを消炎、解熱、鎮痛、鎮咳、祛痰、止渇、除煩する薬である。

適応

桔梗湯の適応症よりも強い炎症状態。

論考

❶甘草湯（127 頁）、桔梗湯、桔梗石膏は相互に適応症が類似するか、あるいは炎症程度の異なる状態かの何れかであることが多い面もある。それ故、炎症程度の強弱と薬効の強弱とを比べると、

甘草湯 ⇒ 桔梗湯 ⇒ 桔梗石膏の順で、弱 ⇒ 強となる。

❷本方の出典を考察するとき、『傷寒論』及び『金匱要略』の桔梗湯は欠かすことができないが、両書には桔梗と石膏を同時に配合した処方は掲載されていない。

❸一方、**『肘後百一方』巻之二・治時気病起諸復労方第十四**には、「大病差えて後、虚汗多く、及び眼中汁を流す方」として、甘草・石膏が指示され

ている。

また、龐安時撰**『傷寒総病論』巻五・傷寒異気に感じて温病、壊候并びに瘧と成る証**には、「湿温にて汗多く、妄言・煩渇するには石膏甘草散」とあって、石膏・甘草の二味が指示されている。

更には、**『黄帝素問宣明論方』巻之九・痰飲門**にも、「石膏散　熱嗽、喘甚だしき者を治す」とあって、石膏・甘草(炙)の二味が指示されているので、ここで甘草の代りに桔梗が配合され、一層気道炎症用に改変されたと考えてもいい。

❹尚、**『医学入門』巻之二・治熱門・桔梗**には、「……石膏・葱白と同じく用ゆれば、能く気を至陰の下に升らす。……」とあり、**『本草綱目』第十二巻上・草之一山草類上・桔梗**には、「之才曰く、……消石・石膏を得て傷寒を療す。……」ともある。即ち、**『雷公薬対』**に於いて既に桔梗・消石・石膏の処方があったことを示している。

しかし乍ら、これらの桔梗と石膏とを含む加味薬が今日の桔梗石膏に直結するとは考え難い。

❺陳復正輯訂『幼幼集成』巻之六・万氏痘麻・痘疹続・麻疹・麻疹証治歌には、「甘桔湯　麻疹にて胃火、肺金を炎やし、咳嗽、面に浮きて応に出でんとして出でざるを治す」とあって、生甘草・芽桔梗・熟石膏・浄知母・牛蒡子を生薄荷葉にて引と為し、煎服する用法も記載されている。この処方も同様に今日の桔梗石膏に直結するとは考え難い。

❻さて、香川修庵著**『一本堂医事説約』小児科・口瘡重舌**に、「小児夜啼き、乳を飲まんと欲す。若し口唇、乳上に到れば即ち啼きて而して乳せざる者は、急に灯を取りて口を照せ。若し瘡無くば舌上必ず腫るる也。重舌は舌下腫突し、其の状、又一舌を加うるが如し。故に之を重舌と謂う。真に両舌あるに非ざる也」とあって、「一方　石膏・桔梗・甘草」の処方が記載されている。

即ち、元々は一つの処方として、敢えて命名すれば石膏桔梗湯とでも称するべき処方として用いられたのが最初である。尚、重舌は蝦蟇腫《ガマシュ》のことである。

❼**『一本堂薬選』上編・桔梗**には、「試効 咽喉腫痛、脇胸痛、胸膈滞気、

赤目腫痛、口舌瘡を生じて喉痺するを療し、膿を排す。……弁正 張元素が曰く、桔梗は舟楫の剤為り。諸薬、此の一味有れば下り沈むこと能わざる也。此の言、一たび出で、後の医流、尊信遵用し、奉じて奇説と為し、動もすれば輒ち口に藉《か》る。桔梗は専ら眼目・咽喉・胸膈間の疾を主るときは理無きに非ずと雖も、亦過論に非ずと謂うべからざる也。学者、宜しく従違する所を知りて可とすべき也」とある。

また、**同編・石膏**には、「試効 傷風寒・時疫の大熱、口乾・大渇して飲を引き、舌に黄白胎有り、皮膚熱して火燥するが如く、夏時の熱病・熱瘧・潮熱・狂証・胃熱・口瘡・牙疼・咽痛・上気・目痛・耳鳴・頭疼を療す。……弁正 石膏、元より硬軟の二種有り。……○石膏、汗を発するの説、蓋し名医別録に於いて、解肌発汗の語有りて、傷寒論に大青竜、越婢の諸方の麻黄・石膏、並びて用ゆること有ると共に肇む。而して後世、順口に相承りて然るのみ。石膏の一品、果たして能く汗を発するや否乎。未だ親しく試効せず。姑く後日を俟つ」とあるが、『一本堂薬選』には桔梗と石膏を併用する意義は特に追求されていない。

❽しかし乍ら、石膏桔梗湯の応用を展開したのは和田東郭であった。**『蕉窓方意解』巻之下・駆風解毒湯**には、「……按ずるに此の方、原《もと》痄《サ》腮《サイ》腫痛を治するが為に設く。余、本方に於いて石膏大・桔梗中を加え、纏喉風《テンコウフウ》熱気甚だしく咽喉腫痛、水薬涓滴も下らず、言語すること能わず、死に垂《なんな》んとするものを治す。甚だ妙。……」とあって、ここでの記載によれば、和田東郭は自らの工夫によって駆風解毒湯合石膏桔梗湯にてそれまでにない効果を認めたのである。

尚、駆風解毒湯は『万病回春』巻之五・咽喉に、「痄腮は腫痛風熱也」とあって、「駆風解毒散　痄腮腫痛を治す」との条文の許で、防風・荊芥・羌活・連翹・牛蒡子・甘草と指示されている。

それ故、本来は駆風解毒湯に桔梗石膏を加味したのではなく、石膏桔梗湯を合方したのであるが、駆風解毒湯には既に甘草が配合されているので、結果的に桔梗石膏を加味した形となった。しかも、加味薬の順としては今日の如く桔梗石膏ではなく、石膏大・桔梗中なので、石膏桔梗であった。

従って、今日葛根湯（89 頁）や小柴胡湯（558 頁）に桔梗石膏を加味する用法も、本来は石膏桔梗湯との合方なのであるが、合方法則により甘草が敢えて指示されていないだけである。

❾**『療治経験筆記』巻之七・香川先生解毒剤**には、「唯、癖瘡には石膏桔梗を加う」とあるが、その記載の六行後には、「喉糜爛　土茯苓・桔梗・川芎・大黄・石膏・通草・甘草　煎服」とあって、この処方は大解毒剤去忍冬加桔梗石膏である。即ち、ここでも喉の病変に桔梗石膏を加味する用法が記述されていることになる。

❿**『叢桂亭医事小言』巻之四下・鼻口喉**には、「纏喉風は喉痺に似て異なり。纏喉風は四面共に腫れの名なり。尚足飲を冷服すべし。桔梗を加うることもあり。又、駆風解毒湯に石膏桔梗を加え冷服す」とある。これは東郭の言を引用したものであろう。

⓫**『瘍科方筌』乳疾**には、「葛根加桔石　乳腫痛を治す。本方中、石膏桔梗を加う」とあるが、ここでは二味の順としては、桔梗石膏とも石膏桔梗とも記載されている。

⓬さて、今までは桔梗石膏が元々『一本堂医事説約』に於いて、石膏桔梗湯とでも称するべき処方であったこと、東郭が他剤と合方処方した嚆矢であるが、甘草は合方法則により敢えて記載されていないこと、当初は石膏桔梗の順で記載されたが、後世になって桔梗石膏の順が一般的となったこと等々を論考して来た。

しかし、合方する方剤に甘草が配合されていないのに、石膏桔梗として加味される例も出現するようになった。

即ち、**『古方括要』巻之下・外科・嚢癰**には、先ず嚢癰の説明として、「夫れ陰嚢は兌肺の主宰なり。故に陰冷ゆるを以って常とす。然るに其の人、肺熱が陰嚢に移るときは、其の霊液を熏蒸して而して痛み、且つ膿をなす者、察せざるべからざる也」とあって後、「当帰芍薬散加石膏桔梗　嚢腫れ、疼痛し、軽症にして小便赤渋する者に宜し」とある。このような例に当帰芍薬散（867 頁）を配当するのは、流石に古矢知白であると言えよう。尚、兌は易の八卦の一つであり、秋や西方の意である。

⑬**『類聚方広義』（上）・葛根湯**には、「〇咽喉腫痛し、時毒にて痄腮、疫眼に焮熱腫痛し、項背強急して発熱悪寒し、脉浮数なる者を治するには、桔梗・大黄・石膏を択び加う。或いは応鐘散、再造散、瀉心湯、黄連解毒湯等を兼用す」とあって、大黄を挟んではいるものの桔梗石膏の順である。

⑭**『勿誤薬室方函口訣』巻之上・駆風解毒湯**には、「此の方、原《もと》時毒の痄腮腫痛を治す。然れども此の症、大抵は葛根湯加桔石にて宜し。若し硬腫久しく散ぜざる者は、此の方に桔石を加えて用ゆべし。東郭子は纏喉風、熱気甚だしく咽喉腫痛、水薬涓滴も下らず、言語すること能わざる者に此の加味の方を水煎し、冷水に浸し、極冷ならしめ、之を噍ましめて奇効を得ると云う。余は咽喉腫塞、熱甚だしき者、毎に此の方を極冷にして含ましめ、口中にて温まる程にして嗽せしめて屢々効を奏せり。……」とあって、駆風解毒湯加桔梗石膏は東郭の創意であると表明している。

⑮村瀬豆洲著**『幼幼家則』我之巻・口舌　鵞口瘡・重舌・木舌・走馬牙疳・弄舌・齲歯・咽痹**には、「〇走馬牙疳は牙《きば》・歯齦爛れ、或いは血を出だし、歯黒く、忽ち腐敗して悉く脱落す。甚だしきに至っては頷《おとがい》に穴を生じ、死に至るものあり。邦俗歯くさと云い、又走馬の如く速やかなるを以って早くさと云い、小児口中臭気を覚ゆれば早く治療を施すべし。痘瘡余毒或いは頭瘡愈えて后、頓に発するもの多し。注意すべし。烏犀角を傅くべし。真珠も亦効あり。服薬は黄連解毒加桔石或いは大黄を用ゆべし」、「〇喉痹は風熱なり。麻痹の意にあらず。中蔵経に痹者閉也とあり。焦氏筆乗に喉閉と云い、又緩なるは乳鵞風と云い、纏喉風は腫気、喉を纏うて暴症なり。甚だしきに至っては一・二日に死す。且つ一家四隣にも伝染す。所謂咽喉の疫なり。初発、項背強ばり、熱勢あらば葛根加桔石を用ゆ。膿あらば駆風解毒、緩なるは甘桔湯に石膏を加う。……」とあり、**方法**として、「黄連解毒加桔梗石膏　熱毒、心脾に在るを治す」、「葛根加石膏桔梗湯　仲景　喉痹、纏喉風、風熱に属する者を治す」、「甘桔加石膏湯　仲景　喉痹腫痛を治す」等々と記載される。特に甘桔加石膏湯は原典の『一本堂医事説約』の「一方　石膏・桔梗・甘草」と同一である。

⑯また、**『皇漢医学』第壱巻・葛根湯に関する先輩の論説治験**には、「此の

説雑駁なれども、上顎竇蓄膿症に葛根湯を用ゆるは卓見なり。原氏は加辛夷と称するも、余は加桔梗石膏或いは加桔梗薏苡仁を以って優れりとなす」とある。原氏とは原南陽のことである。

⑰**『漢方診療医典』急性扁桃炎（アンギナ）**には、葛根湯、小柴胡湯、大柴胡湯（717頁）、駆風解毒湯には、何れも桔梗石膏を加味する用法が指示されている。

⑱本方は上述したように、独立した処方というよりも加味方として用いられることの方がずっと多い。エキス製剤ではその他に、黄連解毒湯（74頁）、葛根湯加川芎辛夷（97頁）、荊芥連翹湯（185頁）、小青竜湯（576頁）、升麻葛根湯（600頁）、清上防風湯（651頁）、大柴胡湯去大黄（727頁）、治頭瘡一方（761頁）、排膿散及湯（924頁）、麦門冬湯（932頁）、麻杏甘石湯（1064頁）、五虎湯（309頁）などが挙げられる。中でも小柴胡湯加桔梗石膏（570頁）はエキス製剤として薬価収載されている。

⑲以前は薬価未収載であっても、某漢方製薬メーカーが石膏エキス散単味を販売していたので、著者は小柴胡湯加石膏、小青竜湯加石膏、麦門冬湯加石膏を処方したいときに、よく利用していた。しかし、現在では既に販売中止となっているので、本方を加味せざるを得ないか、あるいは煎じ薬で対応することにしている。

帰脾湯

出典 『聖済総録』、『厳氏済生方』、『玉機微義』、『薛氏医案』

主効 消化吸収改善、精神安定、止血。

脾胃気虚症状と心血虚症状の併存しているときの薬。

組成

人参3　白朮3　茯苓3　竜眼肉3　酸棗仁3　黄耆2～3
遠志1～2　当帰2　木香1　甘草1　生姜1　大棗1～2

四君子湯	人参　白朮　茯苓　甘草　生姜　大棗
	黄耆　当帰　竜眼肉　酸棗仁　遠志　木香

解説

本方は四君子湯(464頁)を基本にした加味方で、四君子湯加黄耆・当帰・竜眼肉・酸棗仁・遠志・木香である。

【四君子湯】…衰弱した脾胃の消化吸収や蠕動・緊張などの低下を回復し、補脾健胃することにより精神的にも安定させ、全身の新陳代謝を活発にする薬であり、気虚の基本処方である。

【黄耆】…代表的な固表薬であり、補気薬である。普段から皮膚の抵抗力が弱く、また汗腺機能も低下していて自汗を来たし易い衛気の虚の状態に対して皮膚の機能を強化する。また、慢性化した皮膚潰瘍を治癒に導く。更には全身の慢性衰弱状態に対しても、新陳代謝を活発にし、全身の筋肉の緊張を強化する。一方、全身の浮腫に対しては利尿によって消腫するが、腎炎に対して蛋白尿を軽減し、全身状態を改善する作用も認められている。

【当帰】…婦人科の主薬で、月経の調整や疼痛に対して効果がある他、打撲・捻挫・虚寒・瘀血や慢性炎症、慢性化膿症などによる血流の停滞を解除して、気血の循行を改善し、更には中枢神経の様々な不快症状を鎮静する効果もある。

【竜眼肉】…神経過敏症状による不眠・易覚醒・易驚愕・動悸などを鎮静して精神安定を図る。また、補脾健胃作用も認めうる。『薬性提要』には、

「脾を益し、血を養い、心を補う」とある。

【酸棗仁】…全身疲労時の不眠に対して中枢神経系を抑制して鎮静作用を発揮するが、脾胃気虚による自汗・盗汗などの多汗症状に対しては止汗する。即ち、精神安定作用と滋養強壮作用があるが、酸棗仁は炒れば不眠に、生では嗜眠に効くとされる。『薬性提要』には、「心を寧んじて汗を斂め、胆虚して眠らざるを療す」とある。

【遠志】…虚弱時の不眠・動悸などの不穏症状の精神安定に用いる他、気管支の分泌粘液を軽度に排出促進させることによって祛痰に働く。『薬性提要』には、「心腎を補い、志を強め、智を益し、善忘・驚悸・迷惑を治す」とある。

【木香】…消化不良・下痢などで腹部膨満・腹痛・裏急後重などを来たすとき、消化管の蠕動運動を正常化して止痛すると共に、止瀉作用を発揮して消化機能を回復する。本方では他薬による副作用としての消化管への負担を軽減し、消化機能を低下させないための配合である。

本方は大きく分けて消化管に対する作用と中枢神経系に対する作用とに区分できる。『厳氏済生方』の原典では、思慮過度にして脾胃の障害を来たした場合に処方することになっているが、必ずしも一元的に考える必要はなく、元々脾胃気虚の人が以上のような心血虚症状を来たしたときに処方すると考えてもよい。

総じて、健忘、不眠、精神不穏、動悸などの心血虚症状が原因か、あるいはそうでなくとも脾胃気虚症状による消化吸収能低下、食欲低下、下痢などを来たしたときの薬である。

適　応

消化管無力症、慢性胃腸炎、機能性ディスペプシア、全身衰弱、食思不振、低蛋白血症、慢性反復性出血傾向、血小板無力症、不正性器出血、血尿、再生不良性貧血、鉄欠乏性貧血、遺精、不眠症、全般性不安障害、ノイローゼ、鬱状態、健忘症、老年期デメンチア、心臓神経症、自律神経失調症、月経不順、更年期症候群、神経性心悸亢進症など。

論考

❶帰脾湯という方名の義は、**『医学入門』首巻上・釈方**に、「帰脾湯　憂思して脾を傷り、健忘・怔忡す。此れを用いて脾気を復還す」とあることに拠る。

❷本方の出典は、先ず四君子湯の出典を考慮に入れなければならず、その上で一般には『厳氏済生方』とされている。**『厳氏済生方』巻之三・健忘論治**には、「帰脾湯、思慮、制を過ぎ、心脾を労傷し、健忘・怔忡するを治す」とあって、白朮・茯神・黄耆・竜眼肉・酸棗仁・人参・木香・甘草が処方され、方後の調理として生姜・棗子が指示されている。

即ち、現在の帰脾湯から見れば、当帰と遠志が配合されていないことになる。従って、『厳氏済生方』は現在の帰脾湯の原方の出典というに留まる。

❸次に、徐用誠撰、劉純増補**『玉機微義』巻之十七血証門・補剤**には、「帰脾湯、思慮、脾を傷り、心血を統摂すること能わず、此れを以って妄行を致し、或いは吐血・下血するを治す」とあって、白朮・茯神・黄耆・竜眼肉・当帰・酸棗仁・人参・木香・甘草、及び方後の調理として棗姜も指示されている。即ち、『玉機微義』の処方は『厳氏済生方』の処方に当帰が加味されたものである。

❹更に、**『内科摘要』各症方薬**には、「帰脾湯　思慮、脾を傷り、血を摂すること能わず、血、妄行を致し、或いは健忘・怔忡、驚悸・盗汗、或いは心脾痛みを作し、嗜臥して食少なく、大便調わず、或いは肢体重痛し、月経調わず、赤白帯下し、或いは思慮、脾を傷りて瘧痢を患うを治す」とあって、人参・白朮・白茯苓・竜眼肉・酸棗仁・黄耆・遠志・当帰・木香・甘草、及び方後の調理として姜棗水煎が指示されている。

これは今日の帰脾湯と同一の処方であり、『内科摘要』の他にも**『薛氏医案』**の各処に見出される。

❺ここで、『薛氏医案』収載の帰脾湯について整理しておきたい。同書十六種の内、加味帰脾湯（110 頁）については八種を既述したので、残りの八種について、帰脾湯収載の有無と、茯神指示か茯苓かを区分して一覧表とする（**表 2**）。

❻尚、**『医便』巻三・秋月諸疾治例附**には、「帰脾湯　思慮過度にて心血を

（表 2）『薛氏医案』収載の帰脾湯

茯苓か茯神か ＼ 帰脾湯	有	無
茯神	保嬰金鏡録 癘瘍機要 小児痘疹方論	保嬰粋要 原機啓微 敖氏傷寒金鏡録 外科精要
茯苓	外科枢要	

損傷し、健忘・怔忡・不寐なるを治す。此の薬、鬱結を解し、心を養い、脾を健やかにして血を生ず」とあって、白朮・白茯苓・黄芪・当帰・木香・円眼肉・人参・甘草・酸棗仁を姜棗煎服するべく指示される。『医便』は1587年初刻であり、当時既に『内科摘要』他が著撰されていたにも拘らず、遠志を配合していない『玉機微義』方を採録しているのは、催嘔・催吐作用を嫌厭したためであろうか。

❼**『済世全書』巻之六・健忘**には、帰脾湯が掲載され、その条文の最後に、「○神寧からずして健忘するには、酸棗・茯神・当帰を倍加し、柏子仁を加う」とあるが、煎じ薬で処方するときに参考とし得る。

❽**『祖剤』巻之三・《易簡》四君子湯**には、四君子湯を祖剤とする処方群の一つとして、「帰脾散　即ち、四君子湯加黄耆・当帰・棗仁・遠志・木香・竜眼肉。思慮過多にて心脾を労傷し、健忘・怔忡するを治す」とある。

❾**『古今名医方論』巻一・帰脾湯**には、「思慮、脾を傷り、或いは健忘・怔忡・驚悸・盗汗し、寤めて寐ねず、或いは心脾、痛みを作して嗜臥・少食・月経不調なるを治す」とあって後、「羅東逸曰く、方中竜眼・棗仁・当帰は心を補する所以也。参・耆・朮・苓・草は脾を補う所以也。立斎、遠志を加入し、又腎薬の心に通ずる者を以って之を補い、用うるに両経に腎を兼ねて合治す。而して特に帰脾と名づくるは何ぞや。夫れ心は神を蔵し、其の用は思を為す。脾は智を蔵し、其の為は意を出づ。是れ、神智思意、火土に徳を合する者也。心は営の久しきを経るを以って傷れ、脾は慮の鬱するを意うを以って傷る。即ち、母病めば必ず諸を子に伝え、子は又能く

母をして虚せしむ。必ず然る所也。其の症は怔忡・怵惕《ジュツテキ》・煩躁の徴、心に見わる。飲食倦怠し、思を運らすこと能わず、手足に力無く、耳目昏眊するの症、脾に見わる。故に脾陽、苟しくも運らずんば、心腎必ず交わらず。彼の黄婆なる者、若し之に媒合を為さざるときは、已に腎、心に帰するを摂ること能わず、而して心陰は何れの頼る所、以って養うや。此れ、坎《あな》を取りて離れを塡むる者にして、必ず之を脾に帰する所以也。其の薬は一つには心陰を滋し、一つには脾陽を養い、平にして健《たけ》き者を取りては以って子を壮んにし、母を益す。然れば脾鬱の久しく、之を傷ること特に甚だしきを恐る。故に木香の辛且つ散なる者を取りて、以って気を闓《ひら》き、脾を醒ますこと有り、能く急ぎ脾気を通じて、以って心陰を上行せしむ。脾の帰する所、正に斯に在るのみ。

張璐玉曰く、補中益気と帰脾は同じく保元より出で、並びて帰・朮を加う。而して胃気を升挙し、脾陰を滋補するの不同有り。此の方は心脾を滋養し、少火を鼓動し、木香を以って諸気を調暢するに妙たり。世に木香の性は燥なるを以って用いず、之を服すれば痞悶し、或いは泄瀉・減食するを致す者多し。其の純陰無陽なるを以って、薬力を輸化すること能わざるのみ」とあって、本方は心脾両虚に対する補剤ではあっても、特に心陰を滋し、脾陽を養うのであると解説している。

⑩**『医方集解』理血之剤・帰脾湯**には、「心は神を蔵して血を生ず。心傷るるときは血を生ずること能わずして血少なし。故に怔忡・健忘、驚悸・盗汗す。汗は心の液也。脾は思を主りて血を蔵す。脾傷るるときは血、脾に帰らざる故に不眠す。脾は肌肉を主る故に肌熱す。脾は四肢を主る故に体倦《つか》る。脾、運るに健やかならざる故に食少なし。脾、統血すること能わざるときは妄行し、而して吐衄・腸風・崩漏等の証有り。触るること有りて心動くを驚と曰い、驚くこと無くして自ら動くを悸と曰う。即ち、怔忡也。上気は不足し、下気は有余す。腸胃実して心気虚する故に善く忘る」と。ここでは、本方は血を脾に帰らせる薬であるという。

⑪一方、**『張氏医通』巻十六祖方**では、保元湯を祖方とする処方群の一つとして、「帰脾湯　心脾鬱結して経癸調わざるを治す」とあって、処方とし

ては保元湯加白朮・茯苓・酸棗仁・遠志肉・当帰身・桂円肉・木香・生姜・紅棗とある。尚、保元湯は「営衛の気血不足を治す」として、黄耆・人参・甘草と指示される。

⓬**『衆方規矩』巻之下・補益通用**には、「帰脾湯 思慮多くして脾を傷り、血を摂することなく下血・吐血・衄血等の症を見わし、或いは心虚して怔忡・驚悸・健忘する等の症を治す」とあり、加味法の最後には、「……或いは誤薬、脾を傷り、攻撃、脾を伐《う》って本病を治する便りを失う者に用いて、脾をさまして効多し」とある。ここでいう誤薬や攻撃は、今日的には消化管に対する副作用と理解し得よう。

⓭**『新増愚按口訣』上巻・帰脾湯**には、「○愚按ずるに、脾は意を蔵する故に思慮するときは脾を傷る也。夫れ脾は臓腑の本にして栄衛の主也。経に曰く、脾は至陰也。故に血を主る。脾傷るるときは血を摂すること能わずと云う者、是れ也」とあって、この条文は『厳氏済生方』以来の「思慮過ぎて脾を傷る」という今日の心身症症状の記述である。

一方、「○心脾は子母也。子病むときは母従いて病む也。先ず脾を傷りて則ち心に伝えて、健忘・怔忡の者に之を用ゆ」とあって、今度は前とは逆に「脾を傷りて健忘・怔忡する」場合にも適応となる旨が記されている。

そこで著者が**解説**で述べたように、本方では脾胃気虚症状と心血虚症状とは因果関係が有っても無くても、両者が併存していれば投与することができる。

⓮**『牛山方考』巻之下・帰脾湯**には、「婦人、姑に得られず、男に寵せられず、思念遂げず、嫉妬慍怒する類の者」と云う、我が国独特の家族事情による嫁の立場に有りがちな状況に処方して、「其の効神の如し」と言う。

⓯『厳氏済生方』、『玉機微義』では茯神が処方され、『薛氏医案』では茯神か茯苓か何れかが処方されている。しかし、抑々茯神と茯苓と区別する必要があるのであろうか。多紀元簡著『医賸《イショウ》』には、「茯苓・茯神は原是れ一物なり。別録は強いて之を判ずるのみ。史記亀策伝は茯霊に作る。乃ち神・霊の二字互用す。広雅は茯神、茯苓也と。太平御覧は本草経を引きて茯苓、一名茯神と。証と為すべき也。屈大均云う、茯は伏也。神、土中に

伏して苓と為す。故に茯苓と曰う。苓は霊也。神能く伏するときは霊。蓋し此に見有り。大洲太田子通澄元に茯苓弁有り。甚だ明確為り」とあって、元簡は茯苓・茯神の区別を無用としている。

⑯矢数道明先生は、**『漢方と漢薬』第四巻第一号・帰脾湯の運用に就いて**で、「乱雑なる本方の主治を更に検討して見ると、本因と末因とを発見する。即ち本因として挙ぐべきは脾虚と心血の虚である。末因としては即ち思慮憂思である。即ち本方運用の患者は、元来体質虚弱のもので、特に身心過労の結果、精神肉体共に疲労困憊の極に達し、その結果上下出血止むことなく、極度の貧血状態を現わし、或は健忘症となり、怔忡驚悸等神経の興奮状態を惹起し、不眠症、食慾全く不振し、或は大小便不調となり、婦人は経候不順等をなすのである。瘰癧流注の虚証に用ゆるは本方がよく脾を補い食慾を進め、造血作用を促進し、内托の効を賦与せんがためである」と詳しく解説されている。

⑰また、矢数先生は**『漢方と漢薬』第六巻第三号・後世要方解説・帰脾湯**で、本方の応用として、「（一）諸出血。吐血・衄血・下血・溺血・崩漏等にて貧血甚だしく、心動悸・食慾不振を訴えるもの。（二）健忘症。思慮過度、或いは大病後精気虚脱して健忘するもの。（三）不眠症。身心過労の結果、不眠症を発し、その人貧血し、元気甚だしく衰えたるもの。（四）食慾不振。全身衰弱者にして他の補剤を服して反って胃に泥むものにはこの方よし。（五）婦人月経不順。全身衰弱によるもの、思慮過度による月経不順によし。（六）瘰癧。荏苒愈えず、稀膿出づるもの。（七）遺精・白濁・淋渋、皆虚証のものに用ゆ。（八）ヒステリー。貧血性のものに効あることあり。（九）頭上白屑。虚熱上衝によるもの、足冷あり。（十）陰門熱痒、媾《コウ》交《コウ》時出血等の証」と、多方面に亘って記載される。

⑱山本巌先生は**『東医雑録』(1)・血証について**で、帰脾湯について、「私は本方を使用するのは、大量出血により気虚がおこり、顔面蒼白・息切れ・心悸亢進・脳貧血・耳鳴り・眼前暗黒などの場合に用いるのが最も多い。即ち止血よりも、貧血の自覚症状の改善に用いるのである。……出血でなくとも、不眠・心悸・健忘などのノイローゼの患者で、血色の少ない、食

欲不振、元気のない気虚の者に用いる。思慮多くして脾を傷り、……と書いてある通り、ノイローゼのため、脾の働きがおとろえることもあるが、非常な心配、心の葛藤で血を吐く思いの胃潰瘍の出血などには黄連・山梔子のような心熱を降す方がよく効く。このときは出血も鮮紅色、顔色も赤い。血小板減少性紫斑病によいといわれるが、特発性のものにはほとんど無効のようである。むしろ止血だけならば芎帰膠艾湯がよく効く場合が多い。また遠志で嘔気をおこすことがよくある。子供に多い」と述べられている。

⑲また、先生は**『東医雑録』(3)・補中益気湯の臨床応用**でも、帰脾湯について、「昔は姑に気に入られずに悩み、夫に愛されず、寡婦や箱入娘の恋わずらいといったような精神的ストレスに対する鎮静効果と、その悩みのため、食欲なく、栄養障害・体力低下・気力の低下をきたしたものに用いる方剤である点が、四君子湯、補中益気湯と異なるところである。イライラしたり、腹が立ったり、熱が出る者には柴胡・山梔子を加えて用いる。以上とは正反対に、老人ぼけに用いる。健忘症といわれるが、私は主に老人ぼけに用いる。テレビを見ながら居眠りをし、夜は一睡もしない。食事をしながら口に食べ物を入れて眠ったり、そのくせ眠れないという。自分の住所、姓名も忘れ、家族や兄弟も忘れる。一～二時間前に食事をした事も忘れる。こうした場合は、四君子湯や補中益気湯に丁香と木香を加えて用いる。帰脾湯には、丁香は入っていないが木香が入っている」と解説されている。

⑳著者は87歳男性で、脳梗塞後遺症、左内頸動脈狭窄症(80%)、多発性骨髄腫でヘモグロビン7.5g/dl前後の患者さんを在宅診療として担当した。当初は慢性脳貧血症状を呈していて、常に輸血も考慮していた。その自覚症状を目標に帰脾湯を処方したところ、ヘモグロビン値は不変であるが、自覚症状の訴えが解消した症例を経験している。

芎帰膠艾湯

出典 『金匱要略』

主効 止血、女性生殖器。卵巣—子宮機能調節のための止血薬。

組成

川芎3　阿膠3　甘草3　艾葉3　当帰4～4.5
芍薬4～4.5　地黄5～6

四物湯	地黄　芍薬　当帰　川芎
	阿膠　甘草　艾葉

解説

処方としては四物湯(473頁)に阿膠・甘草・艾葉を加味した形であるが、一般論として歴史的には全く逆である。

【四物湯】…血虚を補う基本処方で、血による滋養・栄養作用の低下を改善すると共に月経を調整する薬である。また、出血に対しても、瘀血に対しても対応しうる薬である。

【阿膠】…機能性子宮出血の他、種々の用途による止血薬でもあり、また血虚症状に対して補血する作用もあり、更には煩熱・胸苦感などの虚熱を清する作用もある。『薬性提要』には、「血を和して陰を補い、嗽を潤して喘を止め、小腸を利す」とある。

【甘草】…炙して用い、一般に諸薬の調和と薬性の緩和を目的として配合されることが多い。本方では元々阿膠が消化吸収され難い上に、出血によって一層消化機能が低下していて、更にその上地黄も配合されているので、益々胃に泥《なず》み易く、甘草はここでは積極的に補脾健胃する目的で配合されている。

【艾葉】…エキス製剤では本方だけに配合されている。艾葉は不正性器出血の他、種々の用途による止血薬でもあって、月経を調整し、寒証による月経痛を止め、更に妊婦にあっては流産を防止して安胎する。艾葉は言うまでもなく灸の材料であり、その他に最近我が国で老人性瘙痒症に煎液を外用して一定の効果をみている。『薬性提要』には、「気血を理し、寒湿を逐い、子宮を煖む」とある。

本方は何れも産婦人科疾患と止血作用を念頭においた薬味が配合されているが、川芎は血管拡張作用があるので、止血作用だけを目的とする場合は要注意である。

総じて、産科婦人科的疾患の内、四物湯のもつ卵巣—子宮機能の本来的調整に加えて止血、安胎、月経痛の薬となる他、一般的な静脈系、毛細管系の止血薬としても作用する。

適　応

不正性器出血、月経過多、月経痛、切迫流産、帯下、内痔核出血、裂肛出血、膀胱炎、尿道炎、尿管結石、血尿、口内出血、吐血、喀血、下血、出血性乳房、外傷性静脈性または毛細血管性出血、出血性紫斑病、分娩後出血、産褥子宮復古不全など。

論　考

❶本方の出典は、**『金匱要略』婦人妊娠病脉証并治第二十**に、「師の曰く、婦人漏下する者有り。半産後、因りて続いて下血し、都《すべ》て絶えざる者有り。妊娠下血する者有り。仮令えば妊娠腹中痛むは胞阻と為す。膠艾湯之を主る」とあり、芎藭・阿膠・甘草・艾葉・当帰・芍薬・乾地黄と指示されることに拠る。

即ち、原典には婦人漏下（不正性器出血）、半産後下血（流産後出血）、妊娠下血、妊娠腹中痛（胞阻、切迫流産）の四つの場合に用いることになっている。尚、原典の同箇所には、「一方に乾姜一両を加う。胡氏は婦人胞動を治するに乾姜無し」と、小字双行にて注記されている。胡洽撰『百病方』に掲載されていたものか。

❷**『金匱要略心典』婦人妊娠病脉証治第二十**には、原典条文を解説して、「婦人、経水淋瀝し、及び胎産前後に下血止まざる者、皆衝任の脉虚し、而して陰気守ること能わざる也。是れ惟、膠艾湯にて能く補いて之を固むと為す。中に芎・帰有りて能く血中に于いて気を行らせ、艾葉は陰気を利し、痛みを止め、胎を安んじ、故に亦妊娠の胞阻を治す。胞阻は胞脉阻滞し、

血少なくして気行らざる也」とある。

胞脉は『黄帝内経素問』評熱病論篇第三十三に、「月事来たらざる者は胞脉閉ずれば也。胞脉は心に属して胞中に絡す」と解説されるように、月経と胞胎を主る。

❸『**医宗金鑑**』**巻二十三・訂正仲景全書金匱要略註下之二・婦人妊娠病脈証并治第二十**には、原典の条文に対して、「(註) 五・六月に堕胎する者、之を半産と謂う。婦人、漏下の下血の疾有りて、五・六月に至りて堕胎して下血絶えざる者、此れ癥痼の害也。若し癥痼無くして下血し、惟腹中痛む者は則ち胞阻と為す。胞阻は胞中の気血和せずして其の化育を阻む也。故に芎帰膠艾湯を用いて其の血を温和し、血和して而して胎育つ也」とある。

❹『**備急千金要方**』**巻第二 婦人方上・妊娠諸病第四・下血第七**には、「妊娠二・三月より上、七・八月に至り、其の人顛仆して失踞し、胎動して下らざれども、傷損して腰腹痛みて死せんと欲し、若し所見有りて、胎奔《おもむ》き上りて心を搶き、短気するに及ぶを治する膠艾湯方」とある。即ち、外傷打撲による流産を防止する処方として本方が用いられる。

❺一方、**同巻・妊娠諸病第四・胎動及数堕胎第一**には、「妊娠二・三月より上、八・九月に至り、胎動安からず、腰痛し、已に所見有るを治する方」として、方名はなく、艾葉・阿膠・芎藭・当帰・甘草の五味が指示される。

❻この処方は『**医方類聚**』**巻之二百二十四・胎産救急方・漏胎**に、「孫真人方の芎帰膠艾湯、胎動して下血するを治す」とある。即ち、先の五味が芎帰膠艾湯と命名されている。一方、同じく**胎産救急方・傷胎**には、「集験方の膠艾湯、妊娠して顛仆し、胎を傷りて腰腹疼痛し、或いは胎上りて心を搶き、或いは下血止まず、或いは短気して死せんと欲するを治す」とあって、当帰・地黄・艾葉・阿膠・川芎が指示されるが、「一方には地黄無く、甘草を加う」ともあるので、結局先の五味と同じになる。

❼一般に、この五味の処方は『千金方』の芎帰膠艾湯と称されているが、ここで見るように、既に『集験方』に記載されていたことが明白である。即ち、本来は『集験方』の膠艾湯一方とでも称するべき処方である。

❽一方、『**外台秘要方**』**第三十三巻 婦人上・妊娠胎動方**に、「又(小品)、膠

艾湯、損じて動《みだ》るる母の、血去《うしな》いて腹痛するを療する方」として、阿膠・艾葉二味の最も単純な処方の膠艾湯が掲載されるが、『小品方』からの引用である。

❾藺道人撰**『理傷続断方』又治傷損方論**には、「膠艾湯　専ら婦人の尋常の経脈通ぜざるを治す」とあって、ここでは乾地黄・阿膠・川芎・艾葉を先ず服用するよう指示されている。

❿**『太平聖恵方』巻第十・治傷寒鼻衄諸方**には、「傷寒の衄血及び吐血、連日絶えず、死せんと欲するを治するには宜しく艾葉湯方を服すべし」とあって、艾葉・生乾地黄・阿膠が指示される。

また、**巻第七十五・治妊娠胎動下血諸方**には、「妊娠、傷れて動き、腹痛・下血するを治する阿膠散方」とあって、阿膠・艾葉・芎藭・当帰・熟地黄を散と為し、温酒にて調下する。

⓫**『聖済総録』巻第一百五十四・妊娠門・妊娠驚胎**には、「妊娠、驚に因りて胎動不安なるを治する当帰湯方」とあって、芎帰膠艾湯加人参が指示され、**妊娠胎動**には、「妊娠二・三月から七・八月に至り、胎動不安・腰腹㽲痛し、及び胎、上に奔きて心を搶き、短気するを治する膠艾湯方」とあって、芎帰膠艾湯の七味を水酒煎服する。又、同箇所には、「妊娠にて胎動不安・腰腹㽲痛するを治する小艾葉湯方」とあって、先の❺の五味が指示される。

また、**巻第一百五十五・妊娠門・妊娠卒下血**には、「妊娠にて卒かに下血し、胎動して腹痛するを治し、保血・安胎する膠艾湯方」とあって、原典の七味が指示され、「妊娠已に数月、卒然と下血して定まらざるを治する芎藭湯方」とあって、先の❺の五味が指示される。

⓬**『三因極一病証方論』巻之十七・婦人論・漏阻例**には、「膠艾湯 妊娠の月数の深浅を問わず、頓に仆るるに因りて胎動安からず、腰腹痛み、或いは下す所有り、或いは胎、奔上して心を刺し、短気となるを治し、胎を安んず」とあって、熟地黄・艾葉・当帰・甘草・芍薬・川芎・阿膠・黄芪を剉散と為し、煎服する。即ち、この処方は芎帰膠艾湯加黄耆である。更には、「胸中逆冷せば生姜五片・棗三枚を加えて同じく煎ず」とも記載される。

⑬**『医塁元戎』巻十一・厥陰証・四物湯例**には、「四物膠艾湯、胎漏・血崩止まざるを治す」とあって、本方が四物湯加阿膠甘草艾と記され、方後には「諸々の漏止まず、小産にて胎傷り、産後は余血仍堅硬を作し、子宮閉じず、血を淋いで止まざるを治す。数月止まずんば宜しく断血湯、牡丹皮散にて之を主るべし」とも記載される。

⑭一方、**『金匱要略』婦人雑病脉証并治第二十二**には、「婦人陥経、漏下、黒にして解せざるは膠姜湯之を主る」とあり、続いて小字双行にて、「臣億等、諸本を校するに膠姜湯方無く、想えらくは是れ、前の妊娠中の膠艾湯ならん」と注記されている。

⑮陥経については、『黄帝内経素問』生気通天論篇第三に、「開闔得ざれば、寒気之に従いて乃ち大僂を生ず。脉に陥れば瘻を為し、留すれば肉腠に連なる」とあり、王冰註には、「脉に陥するとは、寒気其の脉に陥欠するを謂う也」とあるので、脉が陥しているのは寒気によるものであることになる。ここで『金匱要略』の陥経を考えるに、陥経とは陥経脉のことであり、寒気が経脉に陥欠していることを意味するのではないだろうか。更に、漏下、黒にして解せず」はダラダラと続く不正性器出血の寒性・瘀血性あるいは両者を表わす。

このように考えれば、婦人雑病脉証并治第二十二の条文は寒性の不正性器出血に他ならないことになる。そうすれば、膠姜湯は少なくとも阿膠と乾姜または生姜を含むであろうと思われる命名であるから、芎帰膠艾湯加乾姜ということにならないであろうか。

⑯**『金匱要略心典』婦人雑病脉証并治第二十二**にも、原典の膠姜湯の条文を解説して、「陥経とは下りて止まざるの謂なり。黒なるは寒に因りて色瘀する也。膠姜湯方は未だ見ず。然るに虚を補い、裏を温め、漏を止むるは阿膠・乾姜の二物にて已に足る。林億云う、恐らくは是れ膠艾湯かと。按ずるに、《千金》膠艾湯には乾姜あり、取りて用ゆべきに似る」とあるが、尤怡は林億に批判的である。

⑰さて、ここで云う《千金》膠艾湯は**『千金方』巻第二十五 備急・被打第三**に、「男子傷絶《はなは》だしく、或いは高きより堕下して五蔵を傷ること微なる者

は唾血し、甚だしき者は吐血し、及び金瘡傷経る者を治する大膠艾湯方」とあって、芎帰膠艾湯加乾姜が指示されている。

更に、方後には「……此の湯は婦人産後の崩傷、下血過多にして虚喘して死せんと欲し、腹中激しく痛み、下血止まざる者を治するに、神のごとく良し」ともいう。

尚、**『千金翼方』第二十雑病下・従高堕下第四**にも、略同の条文及び後条文が記載されている。

⓲先に❶で、小字双行にて「一方に乾姜一両を加う」と注記されているが、乾姜は性は大熱であり、妊婦には使用し難い。だが、乾姜を更に黒く炮炙した炮姜はやはり性は大熱であり、しかも止血作用が強くなるので、寒証の不正性器出血には却って配合した方がよいと思われる。『薬性提要』にも、炮姜は「経を温め、吐衄、諸血を止む」とあるからである。

それ故に『金匱要略』の条文の内、妊娠中でない漏下や半産後下血に対しては、寒証であれば適応になりうる。

⓳**『百疢一貫』巻之上・産前後**には、「○芎帰膠艾湯、千金の方よし。四味に甘草ある方也」とあって、これは先の❺の処方のことである。また、「○妊娠中、漏下には膠艾湯良し。腹中の痛むと痛まざるには拘らざる也。泥むべからず。又、妊中拘らざる也。方は金匱のより、千金の膠艾湯良し。川芎・当帰・阿膠・艾葉の四味也。地黄・芍薬なし。一方に乾姜一両加えてあり。非也。此の方は寒より致すものと見えずして、熱よりくるものと見るべし。凡て血証は熱より来るものと知るべし」とあるが、ここでは四味の芎帰膠艾湯を指示しているのではなく、飽くまでも四味に甘草を加味した芎帰膠艾湯を推奨している。

⓴片倉鶴陵著**『産科発蒙』巻二・妊娠頓仆失跟胎動第四**には、「若し胎動転し、上りて心を搶き、短気・昏悶し、或いは腰腹疼痛し、所見有る者、大阿膠湯、和栄湯、蟹爪湯の類、宜しく擇用すべし」とあって、大阿膠湯には、先の⓬の『三因方』の膠艾湯の条文が小字注脚され、当帰・芍薬・地黄・阿膠・艾葉・乾姜・川芎・甘草が指示されている。この処方は原典の「一方に乾姜一両を加う」処方であり、鶴陵は『三因方』の条文には加

黄耆ではなく、加乾姜の方がいいと考えていることになる。

㉑稲葉文礼著**『腹証奇覧』下冊・芎帰膠艾湯及猪苓湯之証**に於いて、芎帰膠艾湯の腹証として、「此の証は按じて痛むといえども、急結にあらず。故にかたくこたゆるものなく、只少しく拘攣あり。方中、芍薬あるを以って思うべし。……凡そ此の証、間々腹痛むものなり。或いは大いに下血・漏下などすることあり。……之を按じて痛むに下へ引いて痛むもの、此の方の証なり」とある。

㉒**『皇漢医学』第参巻・芎帰膠艾湯に関する腹証**には、「方中に芍薬・甘草あるを以って腹診上、直腹筋攣急を認むと雖も、他原因によるものと異り、瘀血に因するものなれば、其の攣急は左側に限れり。故に桂枝茯苓丸証に似たるも彼の如く桂枝を有せざれば上衝の候なく、茯苓あらざれば心悸、心下悸、肉瞤筋惕の症なし。又、彼の桃仁・牡丹皮を有すると異り、芎藭・当帰・艾葉を含むが為、彼の比較的実証性瘀血を治するに反して陰虚性瘀血を主治す。故に腹部は彼に於けるが如く実ならず、一般に軟弱無力にして臍下に瘀血塊ありと雖も、亦軟弱微小なり。然れども地黄を有するを以て煩熱著しく、且つ臍下不仁の症あり。加うるに阿膠あるが為、脱血を治すること頗る有力なり」と、求真は桂枝茯苓丸（264 頁）との比較に於いて本方の腹証を論じていて、比較すればよく分かる。

㉓西岡一夫先生は**『日本東洋医学会誌』第 14 巻第 2 号・芎帰膠艾湯の処方内容について**で、「以上で仲景創方当時の芎帰膠艾湯は、その処方名通りの四味方であり、芍薬・甘草・乾地黄は後代の加筆であろう、との推論に達した」と、独自の見解を披瀝されている。

㉔矢数道明先生は**『漢方の臨牀』第 11 巻第 8 号・温知堂経験録（7）・四味膠艾湯治験**には「西岡氏は芎帰膠艾湯という方名を分析考証し、その原方は方名の如く四味であった筈で、他の薬味は後人の添加したものであろうという。……いままで七味の芎帰膠艾湯を用いて、勿論数多くの治験を得たが、ときに地黄のためか、酒煎を省略したためか、食欲を害したり、下利を起こしたり、却て出血の増すことなどがあった。貧血があまりにひどいときは地黄剤を慎み、帰脾湯や四君子湯類を用いよといわれている。

……貧血がひどく、脾胃の虚弱なものには、四味膠艾湯ならば安心して使い得ることを知った。これらのことから、西岡氏の説に賛意を表するものである」と四味膠艾湯を指示している。

㉕山本巌先生は『東医雑録』(3)・四物湯の変遷と展開で、川芎の禁忌について、「①月経過多の者。②嘔吐や咳逆の者。③呼吸困難、喘鳴の者。④熱気が強い者」と記載されているので、四味の芎帰膠艾湯に甘草を加味するのは充分意義の存することである。

㉖『**増補改訂 漢方入門講座**』**上巻・後編・芎帰膠艾湯**には、「運用二　下腹痛」として、「出血の有無に拘らず下腹部の鈍痛に使うことが出来る。私が経験したのは、脉腹ともに著しく弱く、貧血性冷え性の人で、大小便普通、腹部の深部に著変を認め得なかった」とある。

㉗一部の書には本方の適応を血虚の出血と記述しているが、誤りである。本来は諸々の原因により出血を起こし、二次的に血虚となったものであり、元々血虚の人が出血を起こすのではない。尤も、元々血虚の人に対しては一層効果的であることは言うまでもない。

㉘最後に、一般論を離れて、四物湯の**論考**⑩の立場より考えれば、原典の薬味の配合量を見る限り、飽くまでも四物湯の適応証としての卵巣―子宮機能の本来的調整に加えて止血作用のある薬味が配合されているのであり、もし婦人科的疾患を離れて止血作用を重視するならば、先の配合量は阿膠、艾葉をもっと増量した方がいいだろう。

芎帰調血飲

出典 『理傷続断方』、『聖済総録』、『扶寿精方』、『古今医鑑』(龔信方)

主効 駆瘀血、和血、補血、理気。駆瘀血性の補益薬。

組成

当帰2　川芎2　白朮2　茯苓2　地黄2　陳皮2　香附子2
烏薬2　益母草1.5　牡丹皮2　大棗1.5　[甘草1]
[生姜1]　〈乾姜〉

解説

本方は「一貫堂方」芎帰調血飲第一加減の基本となる処方で、元々は産後の一切の諸病に処方されたものである。

【当帰】…婦人科の主薬で月経の調整や疼痛に有効である他、子宮筋に対し、在胎すれば弛緩的に、排胎すれば収縮的に働く。また種々の原因による血流の停滞を解除して気血の循行を改善する。

【川芎】…代表的な理血薬であり、血管を拡張して血流を促進し、月経痛・筋肉痛・関節痛、四肢の痺痛や種々の原因による頭痛に対しても用いられる。

【白朮】…消化管の機能低下による消化管内及び組織内の過剰水分に対し、補脾健胃することによって止瀉し、過剰水分の偏在を矯正すると共に、虚証の自汗に対しては止汗的に作用する。

【茯苓】…組織内及び消化管内に過剰に偏在する湿痰に対して、偏在を矯正して過剰水分を利尿によって排除しつつ、同時に眩暈・動悸などを治療し、脾胃を補益する。

【地黄】…本来熟地黄であり、熟地黄は代表的な補血薬であって、元々の血液の役割である組織への栄養補給と組織からの老廃的排出という新陳代謝を活発にしつつ、体液の保持に作用する。

【陳皮】…代表的な理気薬で、上腹部の痞塞感を来たすとき、蠕動運動を正順的に推進すると共に、粘稠痰を化して燥湿し、鎮咳祛痰する。

【香附子】…女科の主帥と言われ、広く月経痛・月経不順に用いられるが、鎮痛作用が強く、特に精神的要素の絡んだ諸症状に広く処方し得る。

【烏薬】…陳皮と同様に腹部の膨満感に対して正順運動を促進して気滞を解消しつつ、寒証に起因する腹部疼痛に対してこれを鎮痛する。『薬性提要』には、「気を順とし、風を散じ、血凝り、気滞るを治す」とある。

【益母草】…産後の子宮復古不全に対して子宮筋の収縮力を増強して悪露を除き、止血すると共に、月経痛に対しても調経的に作用する。『薬性提要』では、「瘀を行らし、神血を生じ、毒を解す」とある。

【牡丹皮】…消炎性の駆瘀血薬であるが、実熱を解して血流を改善するのみならず、虚熱に対してもこれを清し、代謝熱や慢性消耗性疾患の諸症状に対して鎮静的に作用する。

【大棗・生姜】…相補的に作用して消化管の蠕動運動を促進して健胃しつつ、生姜の刺激性を大棗が緩和し、食欲増進・消化吸収促進に働く。

【甘草】…一般に諸薬の調和と薬性の緩和を主目的として処方されることが多いが、また脾胃気虚を補気する作用もある。

【乾姜】…代表的な熱薬であり、種々の寒証に処方し得る。本方では補助的に主に消化管と女性生殖器の冷えに対する配慮である。

当帰・川芎・地黄・益母草・牡丹皮は産後子宮に対するのみならず、広く全身の血による異常を様々な効能で改善する血薬で、陳皮・香附子・烏薬は気の異常を改善して鎮痛し、白朮・茯苓は水を捌く作用がある。その他の薬味は補助的である。即ち、血を中心に気・水に対する配慮もなされた薬である。尚、烏薬と益母草はエキス製剤の中では本方に於いてのみ処方される薬味である。

総じて、産後一切の諸病、特に強い瘀血の認められない状態に諸機能を鼓舞して補益する方剤である。産後に拘ることはないが、産前は不可である。また、血を中心に気・水にも配慮された薬である。

適　応

産後調理、産褥熱、産後神経症、産後血脚気、乳汁欠乏症、産後諸症状の改善、血の道症、月経痛、月経困難症、ヒステリー、子宮内膜症、低血圧症、起立性調節障害、虚弱体質、外傷性後遺症など。

論考

❶本方は従来『**万病回春**』が出典とされて来た。**同書・巻之六・産後・芎帰調血飲**には、「産後一切の諸病、気血虚損し、脾胃怯弱、或いは悪露行らず、或いは血を去ること過多、或いは飲食、節を失い、或いは怒気相沖し、以って発熱・悪寒し、自汗して口乾き、心煩・喘急し、心腹疼痛、脇肋脹満、頭暈眼花、耳鳴して口噤みて語らず、昏憒等の症を致すを治す」とある。即ち、産後の一切の諸病に適応となるが、特に産後に拘らず気血両虚を補う駆瘀血剤として、現在のエキス製剤の中では特異な地位を占める。

❷しかし乍ら、実は『万病回春』以前に、『**古今医鑑**』**巻之十二・産後・芎帰調血飲**に、上記の条文と全く同一の条文で既に収載され、当帰・川芎・白朮・白茯苓・熟地・陳皮・香附・烏薬・乾姜・益母草・甘草・牡丹皮を姜棗煎服するべく指示される。しかも、著者の引用本の本方の方名の下には、「西園公方」と記されているから、本方が龔信創方であることが分かる。同様に、著者の引用している『万病回春』の方名の傍註でも、「西園公伝」と記されている。

❸龔廷賢撰『**寿世保元**』**庚集七巻・産後**には、「○一論ず。去血過多にて発熱する者、脈必ず虚大にして力無く、内に痛楚無し。此れ、有余の熱に非ず、乃ち陰虚して内熱を生ずるのみ。帰朮保産湯を以って之を主る。○一論ず。力を傷りて発熱し、或いは早く起きて労動して発熱する者有り。亦、帰朮保産湯を用いて之を主る」との後、帰朮保産湯として当帰・川芎・白芍・熟地黄・白朮・白茯苓・陳皮・香附米・乾姜・甘草を姜棗水煎するべく指示される。

『寿世保元』には芎帰調血飲は登載されず、同方去烏薬・益母草・牡丹皮加白芍として、帰朮保産湯が登載されている。即ち、ここでは龔廷賢の薬能に対する方針が一寸変化したことを窺わせる。

❹『**済世全書**』**巻之六離集・産後**にも芎帰調血飲が掲載されていて、「主方、産後の諸病を治す」とあって、当帰身・川芎・白芍・懐生地黄・白朮・白茯苓・陳皮・香附・甘草を姜棗水煎する。即ち、原典の『古今医鑑』芎帰調血飲去烏薬・乾姜・益母草・牡丹皮加白芍である。注目するべきは、

一旦は龔信・龔廷賢共に除去していた白芍を、『寿世保元』帰朮保産湯と同様に態々加味している点である。ならば、芎帰調血飲も四物湯加味方の一つとして位置付けられよう。

また、『済世全書』の同箇所の薬味記載直後に、「初産には童便一鍾・好酒半鍾を加えて同服す。是れ、能く瘀血を行らし、熱を退くこと神の如し」と注記されている。元々は龔廷賢撰『種杏仙方』巻之三・産後に、方名無く記載されていた。

❺しかし乍ら、本方の出典という意味では、**『扶寿精方』婦人門**に、「滋陽百補丸　婦女百病を治す」との条文下に、香附子・益母草・当帰・川芎・赤茯苓・白朮・白芍薬・人参・甘草・生地黄を煉蜜丸として白湯か酒にて下すという記載を考慮しなければならない。尚、最後に「冬に煎湯を用ゆるは人の好む所に随う。用引は皆可」とも記載される。『扶寿精方』嘉靖版は『古今医鑑』初刊の43年前の書である。

滋陽百補丸は四物湯合四君子湯（八珍湯）加香附子・益母草であり、竹筎温胆湯（752頁）の最終形が『寿世保元』に登載される81年前に『扶寿精方』嘉靖版に於いて既に掲載されていたのと同様、龔信・龔廷賢父子が芎帰調血飲を立方する前の来歴の重要な一端を窺わせる。

尚、帰朮保産湯の薬味掲載の甘草に続く同行にて、「気虚には人参を加う」と特記した後に加減法を記載しているのは、滋陽百補丸の影響を思わせる。

❻一方、『医便』巻四・済陰類には、「済陰百補丸　女人、労傷して気血不足し、陰陽不和、寒を作し熱を作し、心腹疼痛し、胎前・産後の諸虚百損を治するに並びに宜しく之を用ゆべし」とあって、当帰・熟地黄・香附子・白芍薬・川芎・益母草・甘草・白茯苓・玄胡索・人参・木香・白朮を細末と為して蜜丸とし、米湯か酒にて下す用法が掲載される。又、最後に「按ずるに此の方、脾胃を調え、虚損を補うに極めて効あり」とも記載される。この処方は結局、❺の滋陽百補丸加玄胡索・木香である。方名についても、滋陽百補丸に理血・理気を強めて済陰百補丸と成るのは面白い。

❼ここで、四物湯（473頁）、四君子湯（464頁）を踏まえての、本方への流れを一覧表にすると以下の如くになる（**表3**）。

（表 3）四物湯、四君子湯から芎帰調血飲への流れ

方書	方名	当帰	川芎	地黄	白朮	茯苓	陳皮	香附子	甘草	生姜	大棗	烏薬	乾姜	益母草	牡丹皮	白芍	人参	童便	好酒
理傷続断方	四物湯	○	○	○												○			
聖済総録	順気湯（四君子湯）				○	○			○	○	○						○		
扶寿精方	滋陽百補丸	○	○	○	○	○		○	○					○		○	○		
古今医鑑	芎帰調血飲	○	○	○	○	○	○	○	○	○	○	○	○	○	○				
万病回春	芎帰調血飲	○	○	○	○	○	○	○	○	○	○	○	○	○	○				
寿世保元	帰朮保産湯	○	○	○	○	○	○	○	○	○	○		○			○			
済世全書	芎帰調血飲	○	○	○	○	○	○	○	○	○	○					○		○	○

❽『厳氏済生方』巻之九・求子論治には、「抑気散、婦人の気、血より盛んにして子無き所以を治す。尋常の頭暈・膈満・体痛・怔忡、皆之を服すべし。香附子は乃ち婦人の仙薬也。其の耗気を謂いて服すること勿かることあるべからず」とあって、香附子・茯神・橘紅・甘草を細末と為して沸湯にて服するべく指示される。

❾また、『玉機微義』巻之四十九婦人門・理気之剤には、「紺珠正気天香湯、婦人の一切の気、気上りて心に湊まり、心胸に攻築し、脇肋刺痛して月水調わざるを治す」とあって、台烏薬・香附子・陳皮・蘇葉・乾姜を㕮咀して水煎服すと掲載される。また、治帯下之剤には、「益母草散、赤白悪露下りて止まざるを治す」とあり、益母草を細末として温酒にて調下するとも記載される。

これら❽や❾の処方も、後世の芎帰調血飲立方に一役果たした可能性は有りうるだろう。

❿さて、現在我が国では『万病回春』の処方としてよりも、一貫堂の経験方としての地位の方が確固たるものがある。**『森道伯先生伝』**を改篇した**『漢方一貫堂医学』**では、「芎帰調血飲の腹証は、やわらかな腹証で腹内に瘀血の存在はほとんど認められない。しかし、産後悪露の排出不十分で瘀血溜滞を来すと、この芎帰調血飲第一加減となるので、腹診上、……やや著

明な瘀血の存在を認めることができるようになるのである。すなわち、腹内が一般にブワブワとして瘀血膨満で、それでいて腹筋の拘攣をふれないのを特徴とする。下腹部において特に瘀血を認める。もし、瘀血過多のときはすなわち活血散瘀湯証となり、腹筋の拘攣を認めるときは通導散またはその加減法となるのである」とあり、更には「芎帰調血飲は産後の婦人に与えて気を順らし、血を補い、脾胃を益し、軽く悪露を去る処方である」とも解説され、重く悪露を去る処方が芎帰調血飲第一加減で、本方はその基本方である。

第一加減は、芎帰調血飲去熟地黄加芍薬・乾地黄・桃仁・紅花・肉桂・牛膝・枳殻・木香・延胡索であるが、『万病回春』の芎帰調血飲の加減方第三方より、乾地黄・芍薬が余分に加味されている。

⓫さて、この第一加減の元々の出典である芎帰調血飲の加減方**第三方**では、「産後悪露尽きず、胸腹飽悶して疼痛し、或いは腹中に塊有りて悪寒発熱するは、悪血有れば也」とあり、続いて「本方に依りて桃仁、紅花、肉桂、牛膝、枳殻、木香、玄胡索、童便、姜汁少し許りを加え、熟地黄を去る」と加減処方が示されている。通常はこの第三方の条文が『漢方一貫堂医学』に於いても芎帰調血飲第一加減の条文として示されている。

しかし、本方の加減方**第五方**には、「産後悪露尽きず、瘀血上沖し、昏迷して醒めず、腹満硬痛する者、当に悪血を去るべし」とあって、更に「本方に依りて桃仁、紅花、肉桂、玄胡索、牛膝、童便、姜汁少し許りを加う」とあるから、第三方より枳殻・木香がないだけである。それ故、本来は第三方の条文に第五方の条文も加えて使用目標を捉えるべきである。

尚、この『万病回春』の加減方第三方も第五方も、『古今医鑑』の本方の加減方には記載なく、これらの加減方は龔廷賢創方といえよう。

⓬結局、芎帰調血飲第一加減は、芎帰調血飲に『婦人大全良方』巻之一調経門・月水不利方論第十一の牛膝散を合方し、紅花・枳殻を加味したもの、または芎帰調血飲に賀川玄悦著『子玄子産論』巻第一孕育の折衝飲を合方し、枳殻・木香を加味したものである。

⓭著者は、唐慎微撰、張存恵重修『重修政和経史証類備用本草』巻第八・

草部中品之上総六十二種・芍薬で、「日華子云う、(芍薬は)……女人の一切の病并びに産前後の諸疾を主り、……」とあるのに、『古今医鑑』の本方並びに『万病回春』の加減方第三方に、何故芍薬が配合されていないのかと不思議だった。芍薬は『丹渓心法』巻五・産後九十二に、「産後は芍薬を用ゆべからず。其の酸寒が生発の気を伐るを以っての故也」とあり、王肯堂撰『証治準縄』巻六十八・女科産後門・産後将調法でも、丹渓云うとしてそのまま引用しているからであろう。

それ故、『万病回春』巻之一・薬性歌には、「白芍は酸寒、能く収め能く補す。瀉痢・腹疼・虚寒には与うること勿かれ」、「赤芍は酸寒、能く瀉し能く散ず。血を破り経を通ず。産後に犯すこと勿かれ」ともある。

⓮一方、孫志宏撰『簡明医彀《コウ》』巻之七・産後　附　初産十要　産後狂言　夜臥不安　産後不語　悪露下少 には、「産後に芍薬を忌むは酸寒が発生の気を伐るを恐るればなり。白芍薬酒炒の如きは産後の腹痛を止むる妙品にして、赤芍薬を加え用ゆれば、産後の敗血を行らす良薬たり。用いざるべけんや」とあって、伝統的用法に一石を投じている。

⓯実際は『万病回春』の加減方二十九方の内、七方は白芍の加味方である。更に、一貫堂の芎帰調血飲第一加減に於いては、芍薬が態々配合されていることにも触れた。要はその時の病証次第ということになるが、根底にはその時の立方観の相違があるのであろう。何故ならば、龔廷賢自身の後期の著作では芍薬を加味しているからである。

正に葛根湯(89 頁)の**論考⓯**で、大塚敬節先生が述べられたように、「これこれの時に用いる」と、その適応症を規定するのはよいが、「これこれの時以外には用いてはならない」と禁忌を示す時は、余程慎重でなければならないと。正に至言と言うべきである。

⓰有林著『有林福田方』巻之九・婦人血病証・治方には、四物湯、膠艾湯(159 頁)、当帰建中湯(850 頁)、温経湯(29 頁) 等々が掲載されている。そして、「調経丸　婦人・室女の一切の血気と経候不調・臍腹疼痛・面色萎黄、心忪し乏《つか》れ、腹脹して脇痛頭痛・目暈悪心、飲食減少し、崩漏帯下・大腸便血と積聚癥瘕、崩中と漏下とを治す」とあって、香附子一味を細末にし

て丸じ、米飲にて服用する。また、「又云う、婦人しげく堕胎、気下降に由りて何を以っても胎気かたからず、此の薬尤も妙也。又云う、血を下すこと日久しくして止まず、及び赤白帯漏みるに、常に服すれば血を茲《やしな》い、気を順らす。婦人の仙薬なり」と記載される。ここでは香附子の薬能が強調されている。

⑰**『牛山方考』巻之中**には、「○古芎帰湯 局方 此の方は新産の婦人、之を用いて血を調うべし。一切の胎前産後の危急の病、或いは金瘡一切出血の症、此の方に因りて加減すべし」とあって、当帰・川芎が指示されている。

本方はその加味方の一つとして、「産後の諸病を治するに、白朮・白茯苓・熟地黄・陳皮・烏薬・莎草 童便製・黒炒乾姜・益母草・牡丹皮・甘草を加えて奇効あり。芎帰調血飲と名付く。悪寒・発熱・頭痛・体痛、脉大無力なる者には、人参・黄耆を加うる也。龔廷賢、常に此の方に加減して産後の百病を治する也。委しき加減、万病回春に見えたり。考うべし」とあるが、牛山は龔廷賢の創方とは表現していない。唯、加減方が『万病回春』に掲載されていることを指摘しているのである。

⑱矢数道明先生は**『漢方の臨牀』第10巻第8号・芎帰調血飲の運用について**で、「……本証の原因は出産によって、精神的にも肉体的にも疲労の状を呈し、胃腸消化器も機能が衰え、或は産後の下り物が残っていたり、産後の出血が長びいて貧血したりして、感情が亢ぶり、自律神経失調症状が現われていることが知られるものである。……この処方内容をみると、気血を補うとされている八珍湯より芍薬と人参を去り、牡丹・益母の駆瘀血剤と、香附・烏薬・乾姜の気を順らす三味を加え、白朮・茯苓・陳皮等の胃を健にする剤を配合し、産後一切気血を調理するものとして調血の名を冠したものである。本証は人参を用いるほど虚してはいないもので、貧血を補い、産後の悪露瘀血を去り、脾胃消化器系の活力をつけ、血の道症特有の神経症状に用いられるものである。本方は一貫堂経験方の一つで、恩師森道伯翁は、産婦には殆んどこの方を与え、産後悪露の調理を強調されていた。産婦は本方の服用によって悪露の下りがよく、元気の回復も早く、乳汁の分泌もよく、産後の神経症、血脚気の予防等の効能があるといわれ

ていた。……産婦には殆んど習慣的に十数日間服用させていた。……産後出血の止んだ後に本方を用いると、数日にして必ず再び出血を起こすといってもよい。順血の能がある。……必ずしも産後ばかりでなく、相当の年月を過ぎたものでも、前述の証を具えたものには応用して差し支えないものである」と、豊富な経験に基づいて述べられている。

九味檳榔湯

出典　『外台秘要方』、山脇東洋方、原南陽方

主効　逐水、利水、健胃整腸。逐水作用を主とした健胃整腸薬。

組成

檳榔子4　大黄1　厚朴3　桂皮3　橘皮3　木香1
蘇葉1.5　生姜1　［甘草1］［呉茱萸1］［茯苓3］

解説

元々、湿脚気や脚気衝心の処方である。

【檳榔子】…本方の主薬で、種々の水腫に対して逐水するだけでなく、消化液の分泌亢進と蠕動促進を司る。また種々の駆虫薬としても重要である。『薬性提要』には、「胸中の気を瀉し、水を行らせ、脹を破り、堅を攻め、虫を殺す」とある。

【大黄】…代表的な瀉下薬であるが、腸管内の細菌の繁殖を抑えると共に、腸管内の腐敗した炎症性産物を排出促進させる。本方では檳榔子の作用を助ける。

【厚朴】…消化不良や胃腸炎などによる上腹部の膨満感・重圧感などを平胃すると共に、消化管平滑筋の緊張を鎮痙して止瀉する。

【桂皮】…血管を拡張して血流を改善し、表にあっては皮膚温を上昇して発汗に作用し、四肢にあっては止痛し、裏にあっては冷えを予防して健胃作用を発揮する。

【橘皮】…厚朴と同様に脾胃の気滞症状を改善し、健胃整腸作用を発揮するが、橘皮の代わりに陳皮を配しても問題はない。即ち、陳橘皮＝陳皮である。

【木香】…感冒性胃腸炎などによる諸症状を軽快すると共に、特に下部消化管に対する順方向性の蠕動運動を正常化して腹痛を止める。『薬性提要』には、「三焦の気を行らし、一切の気痛を治す」とある。

【蘇葉】…外感病に対しては軽度発汗的に作用するが、悪心・嘔吐に対して胃腸の機能を正順的に促進し、消化吸収を高める。

【生姜】…胃寒による嘔吐に対し、止嘔すると共に消化液の分泌を亢進して蠕動を促進し、食欲を増進する。

【甘草】…ここでは消化管平滑筋の痙攣性疼痛の緩解というよりも、諸薬の調和と薬性の緩和を主目的とする。

【呉茱萸】…熱薬であり、脾胃の冷えに由来する諸症状に用いる。即ち、冷えによる乾嘔・嘔吐を止め、胃液の分泌亢進による胃内停水を除き、消化管の過緊張を和らげる。また、過剰水分に対して利尿に導く。

【茯苓】…組織内及び消化管内に過剰に偏在する湿痰に対して、偏在を矯正して過剰水分を利尿によって排除しつつ、補脾健胃する。

檳榔子・大黄が逐水瀉下に作用するのに対し、厚朴・桂皮・橘皮・木香・蘇葉・生姜・甘草は檳榔子・大黄による消化管の痙攣性疼痛・悪心・嘔吐などの副作用を軽減する目的で配合されている。呉茱萸・茯苓は生体内の過剰水分を利尿によって排出し、更に呉茱萸は血流促進して方剤全体が寒性に傾くのを防止する役割もある。

総じて、初期の脚気で体力がまだ充分あるときに逐水によって生体内の過剰水分を除く方剤であるが、過剰水分がないときは脾胃の理気薬が多く配合されている効果により、健胃整腸薬となる。

適　応

脚気、脚気様症候群、鬱血性心不全、心臓性喘息、特発性浮腫、変形性膝関節水腫、関節リウマチ、坐骨神経痛、腹水、胸水、腓腹筋強直性痙攣、結合組織炎症候群、下肢静脈瘤症候群、リンパ鬱滞、心臓神経症、急性胃炎、慢性胃炎、感冒性胃腸炎、慢性腎炎、象皮病、フィラリア症、回虫症、条虫症など。

論　考

❶本方の出典は非常に複雑である。従来は出典の溯及は困難であり、実のところ出典不明と見做され、最終的な形を引用転載している『**勿誤薬室方函**』を以って出典とされて来た。**同書・巻上**には、「九味檳榔湯　家方　脚気にて腫満・短気し、及び心腹痞積して気血凝滞する者を治す」とあって、檳榔・大黄・厚朴・桂枝・橘皮・木香・蘇葉・甘草・生姜と記載され

ている。以下、基準処方という。

❷抑々、原南陽口授『**復坐録**』に云う「千金方七味檳榔湯へ東洋先生、桂枝・蘇葉を加えて九味檳榔湯と名づく。症は千金に委し」や『**校正方輿輗**』**巻之十・脚気　痿躄・檳蘇湯**には、大黄・木香・甘草・生姜・檳榔・枳実・橘皮・桂枝・紫蘇（以下、東洋処方という）と処方され、続いて「○脚気痞積を兼ぬる者、此の方を服しこころよきものなり。此れは原《もと》千金に一方とありて七味の方なり。山脇東洋、桂枝・紫蘇を加えて脚気を療するの薬と為すなり」とあり、また今村了庵著『**脚気鉤要**』**巻上・併病**にも、「千金一方　脚気にて気血凝滞する者を治す」とあって、大黄・木香・生姜・檳榔・枳実・橘皮・甘草（以下、外台処方という）と指示され、「案ずるに、此の方、千金方に原づき、山脇氏は桂枝・紫蘇を加えて、脚気に痞積を兼ぬる者を治す。尤も験有り」とある。

これらによって、九味檳榔湯の原方が『備急千金要方』出典と見做されて来たことが話を混迷させている。

❸実は『**外台秘要方**』**巻第七** **心痛心腹痛及寒疝・腹内諸気及脹不下食**に、「又（広済）、心頭冷えて硬く、結びて痛み、気を下すを療する檳榔湯方」とあって、外台処方が処方され、この処方に先の『復坐録』、『校正方輿輗』及び『脚気鉤要』に云う通り、山脇東洋が桂枝・紫蘇を加味して九味の処方としたことが九味檳榔湯の歴史の第一歩なのである。

実際、山脇東洋著『**傷寒門温胆**』には、「檳榔湯　外台秘要　檳榔・枳実・紫蘇・桂枝・陳皮・大黄・木香・甘草・生姜、水煎す」とあり、また『**方読弁解**』**中部** **中之一・心腹胸痛**には、「檳榔湯　外　心頭冷えて硬く、結びて痛み、気を下すを療する方」として、檳榔・木香・陳皮・枳実・甘草・大黄・生姜と指示され、方後には「主治に挙ぐる処、熱なく心下硬結し、痛みある者は此の方を用ゆべし。後世、木香、気を降ろすの説、此れ等の方に拠りて云うなるべし」とも記載されている。

尚、山脇東洋は延享三年（1746）『外台秘要方』を校定翻刻したことはよく知られている。

❹山脇東洋の二男・東門は『**東門先生方函**』に於いて、「九味檳榔湯　心

腹痞積し、気血渋滞する者を治し、兼ねて脚気を療す」とあって、父創製の九味檳榔湯から甘草を去って八味で処方したが、方名は九味檳榔湯の儘としておいた。

❺次に、原南陽は師・山脇東門の九味檳榔湯を一旦は引き継いだが、自らの工夫によってその八味方に厚朴を加味して再び九味となった九味檳榔湯を処方した。この処方は、**『復坐録』**及び**『叢桂亭医事小言』**に収載されている。

『叢桂亭医事小言』巻之三・脚気には、「脚気を説き、初めて其の治に妙を得たりと云うは東洋先生なりとぞ」と説き、「微寒熱して気血凝滞して腫れたるは九味檳榔湯なり」とあって後、「九味檳榔湯　脚気、気血凝滞する者を理す」として、檳榔・橘皮・桂枝・木香・大黄・紫蘇・厚朴・枳実・生姜で、原南陽の九味檳榔湯である。以下、南陽処方という。

❻しかし乍ら、そうすればこの処方には小承気湯を含むことになり、正気の衰弱した脚気の人に処方すれば、時に甚だしい衰弱を来たすことも経験したのではないかと考える次第である。それ故、改めてこの処方から枳実を去り、再び甘草を緩和剤として加味する処方を工夫したのではないだろうか。

実際にこの処方は、山脇東洋著、原南陽著**『東洋方函南門先生蔵方』南門先生蔵方**中に収載されている。即ち、檳榔・大黄・厚朴・桂枝・甘草・木香・陳皮・紫蘇・生姜の九味で、陳皮を橘皮と同一とすれば、正しく今日の九味檳榔湯である。

尚、『千金方』巻二十六 食治・果実第二には、「橘柚、……、一名橘皮、陳久の者良し」とあるので、橘皮は陳橘皮＝陳皮と理解されるべきであるから、上記の点は特に問題はない。

❼さて、**『療治経験筆記』巻之八・**|**脚気腫満短気**|には、「九味檳榔湯　檳榔　大黄　厚朴　桂枝　甘草　木香　陳皮　紫蘇　生姜」とだけ記され、同箇所付近の記述より寛政七年(1795)の記録であることが分かる。この処方は先の『東洋方函南門先生蔵方』の処方と配列薬味順まで全く同一である。

一方、**同書・巻之九・脚気腫満短気**にも、巻之八と全く同様に九味檳榔湯が掲載されている。また、巻之九の同箇所の少し前から、『叢桂亭医事小言』の主として巻之七・叢桂亭蔵方より瘀血奇方甲字湯、痔疾脱肛陰痒痛奇方乙字湯(82頁)、諸淋奇方丙字湯、吐宿水酸臭奇方丁字湯を始めとして、計二十五方が引載されている。そして、二十二番目に「脚気腫満短気　九味檳榔湯　檳榔・大黄・厚朴・桂枝・甘草・木香・陳皮・紫蘇・生姜、右水煎す」と記載されているのである。

実は『叢桂亭医事小言』は刊本と成る前に、南陽の意図に反して写本が出回っていて、南陽自身が「誤りを以って人を誤らんよりは之を公にするに如かず」という方針を執り、今日の刊本が成立するに到った。それ故、田村玄仙はその写本によって、先の『東洋方函南門先生蔵方』南門先生蔵方と同一の九味檳榔湯を知り得たのである。また、複数の写本を校勘することによって、先の二十五方中で度々「一本曰く」として解説しているのである。

その後、写本が公刊される際、玄仙が文化二年(1805)序を付しているのは、写本の価値を認めただけでなく、衆治無効の荊妻の奇疾を南陽が全愈させてくれたことによって親交を深め、尊信の念を抱いていたことに拠る。

それ故、二十五方の直後に、「右瘀血方甲字湯より爰に至る迠は水戸・原玄璵先生の秘方ともなり。尤も尊信して経験怠ることなかれ」と特記しているのである。

従って、『叢桂亭医事小言』の写本には既に橘皮を陳皮とした基準処方が掲載されていたが、改めて刊本を梓行する際、南陽処方に戻したのであろう。南陽自身、門外秘としておきたかった意図が窺われる。

従って、浅田宗伯著**『脚気概論』脚気腫満**には、「本朝経験九味檳榔湯 経験筆記　脚気にて腫満・短気するを治す」とあって、基準処方が記載されるが、出典の経験筆記は全くの錯誤である。

❽『内科秘録』巻之四・脚気には、「脚気は諸瘡内攻と同様にて速やかに衝心する者なれば、衝心の催しの無きうちに油断なく療治すべし。第一に厳しく断塩して舌上胎厚くかかり、或いは黄色、或いは黒色に変じ、心下急にして腹満する者は九味檳榔湯、……に宜し」とある。更には、「九味檳

榔湯 山脇 脚気毒壅《ふさ》ぎ、寒熱交作し、舌上黄苔、心下痞堅、大小便利せざる者を治す」とあって、南陽処方が記載されるが、厚朴を加味したのは南陽の工夫である。

❾本方エキス製剤に処方されている呉茱萸・茯苓の配合は、直接的には、**『勿誤薬室方函』巻上・九味檳榔湯**の方後の指示に拠るものであるとされていた。そこでは「……或いは大黄を去り、呉茱萸・茯苓を加う。南陽は枳実以って木香に代え、脚気、気血凝滞し、腫れを為す者を理す」とある。尚、ここでの記載によって、原南陽は更に別の処方を工夫していたことも分かる。

実際、元々の九味檳榔湯は、檳榔・大黄によって逐水瀉下して体内の過剰の水毒貯留を除去する目的であり、他の薬味は消化管に対する作用促進、及び副作用軽減を主目的としたものであるが、『勿誤薬室方函』の方後に云うように、大黄を去って呉茱萸・茯苓を加味すると、消腫利水作用が強くなり、著明な利尿を来たすことも時にある。

❿**『橘窓書影』巻之一**には、「……脚気腫満を患う。……腹満皷の如く、気急促迫、大小便不利す。余謂く、此の人胃気実す。先ず、其の腹満を疎して而して後、水気を分利すべしと。大承気湯を服せしむ。三日、初めて腹満減じて小便亦利す。後、九味檳榔湯去将加呉茱萸茯苓を与えて愈ゆ。蓋し脚気急激の症、緩漫、治を誤ること鮮なからず。医者、放胆にして治を下さずんばあるべからず」とある。また同巻には、「……妻、産後遍身浮腫、腰以下尤も甚だしく、心下痞満少なく、短気・小便不利す。……余診して曰く、此れ敗血、水となるの症にあらず。又産後、気血衰弱、水気を発するの証にあらず。今、其の人両脚痿軟・麻痺を覚ゆ。手指・口吻亦痺す。是れ乃ち脚気腫なりと。九味檳榔湯加呉茱萸茯苓を与え、牡蠣沢瀉散を兼用す。心下稍寛やかに小便分利し、数日ならずして復故す」ともあり、大黄有無の二通りで処方されていたことが分かる。

尚、同巻には、「余、証に随いて柴胡桂枝乾姜湯加呉茱萸茯苓 和田東郭の経験方を与う」と記載されていることから、宗伯は呉茱萸・茯苓の加味方を東郭の書から自修したものであろう。

実際、『蕉窓方意解』巻之上・柴胡桂枝乾姜湯には、「○按ずるに左脇下よりさしこみなどして兎角左脇下ゆるみがたき症に、呉茱萸・茯苓を加えて用ゆれば甚だ効あり。是れ余が深く考えて加味する処のもの也」と記載される。

何と、九味檳榔湯加呉茱萸茯苓の成立には和田東郭まで関与していることになる。

⓫鵜飼礼堂著『和漢薬治療要解』腎臓炎で、「利尿薬として、七味降気湯、蘇子降気湯の外、各種あるが、大抵左の処方である」の一つとして、九味檳榔湯が掲載されている。薬味は檳榔子・陳皮・桂枝・木香・大黄・蘇子・厚朴・枳実・生姜と、ここでは蘇葉 ⇒ 蘇子と改変されている。

蘇葉の代りに蘇子を用いたのは、**『養寿院方函』**に、「檳榔紫蘇湯　第十七、外台　脚気、心を攻むるを療す。此の方、腫気を散ずるに極めて験あり」とあって、方後には「紫蘇は子を用ゆ」と付記される。

尚、蘇子は『漢薬の臨床応用』には、「主成分　精油・ビタミン B_1」とあり、Beriberi には合理的である。

⓬坂口弘先生は**『漢方』第二巻第十号・九味檳榔湯のこと――脚気症候群について**で、「九味檳榔湯の証　以上の如く私の使用する九味檳榔湯は浅田流に従い、多く呉茱萸と茯苓を習慣的に加えているが、その目標は、特有の脉(速脉でピンと張った様な脉)、腓腸筋握痛、倦怠感を主として、之にシビレ感、浮腫、易疲労性、第二肺動脉音亢進、心右方拡大、甲状腺腫脹、又神経症的症状が加わったものである。便秘のないこともあるが、便秘に傾く人が多く、心下の痞硬とか舌苔も時にあり、動悸を訴えることは非常に多い。又夫々の状態により平胃散、四物湯、六君子湯などを合方することがある。本方に半夏を加えると半夏厚朴湯が含まれ、蒼朮を加えると平胃散及び苓桂朮甘湯が含まれることになる。木瓜を加えると唐侍中一方の合方となり、脚気症状の強い時はよく用いる」と、詳しく解説されている。

⓭細野史郎・坂口弘・内炭精一先生等は**『日本東洋医学会誌』第5巻2号・九味檳榔湯加呉茱萸・茯苓の臨床――脚気様症状群の治療――**で、九味檳榔湯加呉茱萸茯苓及び個々の薬味中のビタミン B_1 含量を定量したが、何れ

にしても治療量には達しない結果であったと報告されている。

⓮しかし、山本巌先生は**『東医雑録』(3)・九味檳榔湯について**で、「この点、九味檳榔湯も白米病の原因療法ではなく、強心作用もなく、単に逐水による水を除く方剤である。ここに本方の限界がある。現在でいえば、単に利水剤というだけである」、「利水消腫は鬱血性心不全を楽にするが、本方の最大の欠陥は、強心作用のないことである。従ってジギタリス剤を併用するか、漢方一の強心薬である蟾酥を主薬とした六神丸、または救心のような強心剤を配して治療する必要がある」、「原南陽の檳榔による逐水、また鶏鳴散が逐水の方剤であることから、九味檳榔湯加呉茱萸茯苓が実は逐水と利水による浮腫の治療剤であることを感じたのである。逐水剤として用いるか、利水剤として使うかは、檳榔の使用法如何によるのである。少量檳榔を用い、大黄を除いたりなどして瀉下をしなければ、軽い利水剤となる」と正しく述べられている。

また、九味檳榔湯の方意として、「①檳榔には瀉下作用がある。②駆虫作用がある。③利尿作用がある。④逐水作用がある。一般の瀉下剤とちがって、牽牛子・甘遂などのように、瀉下と同時に体内、腹水、関節内などの水を腸管から排出する。それを逐水作用と呼ぶ。私は檳榔湯の檳榔に何を求めるかと言えば、この逐水作用であると考える」とあり、九味檳榔湯加呉茱萸茯苓の応用として、「(1) 逐水剤として、①鬱血性心不全に用いる。②浮腫、水腫、関節内滲出液を除く。③鬱血による浮腫、淋巴の鬱滞。(2) 健胃剤、下剤として」と纏められている。

⓯結局の所、九味檳榔湯（加呉茱萸・茯苓）の今日的知名度は、幕末から明治時代にかけて浅田宗伯が取り上げて処方したこと、更に浅田流の細野史郎先生が、脚気がないといわれる現代にあって広く応用的に活用されたこと、この二点に大きく依存する。

著者は浅田流の流れを汲んではいないが、本方は頻用処方の一つである。

⓰さて、ここで九味檳榔湯の立方過程を整理すると次頁（**表4**）のようになる。

⓱著者は以前に、肝硬変で胃亜全摘術後、腹水を来たした患者を治療したことがある。HBe-Ag(+) 肝硬変の45歳男子で、胃低分化型腺癌を発症し、

（表 4）九味檳榔湯の立方過程

外台処方（檳榔・生姜・木香・橘皮・枳実・甘草・大黄）	
↓ 外台処方＋桂枝・蘇葉＝東洋処方	山脇東洋
↓ 東洋処方－甘草	山脇東門
↓ 東洋処方－甘草＋厚朴＝南陽処方	原　南陽
↓ 南陽処方－枳実＋甘草＝基準処方	

胃亜全摘術（絶対治癒切除）を執刀した。その後、小胃状態のためもあって食欲不振に陥り、止むなくIVHによる高カロリー輸液を行なわざるを得なかった。そのために一層腹水が貯留し、その圧迫によって益々食欲低下を来したため、1日量としてエキス製剤五苓散30g、九味檳榔湯16gを12日間投与した。このときラシックス®80mg、アルダクトンA®50～100mgを併用しているにも拘らず、1日尿量は却って減少し、大量の五苓散も利尿促進には無効で、正に頻回の逐水瀉下によって腹水を激減せしめることに成功し、以後全てうまく行き、20日後退院となった。

当初、上記利尿剤のみの投与では、直接的に有効循環血液量を減少させるので、口渇を来たし、著者に内緒で経口的水分摂取に走った。そのため、尿量は増加しても腹水の軽減には無効であり、口渇を来たさずに腹水を排出する必要があった。

この症例では、檳榔子の逐水瀉下作用が体内の水毒貯留状態に対して、本来の効能を遺憾なく発揮しただけでなく、強力な利尿剤の併用をも凌駕するだけの薬効を呈しうることを示した。尚、先の五苓散、九味檳榔湯の投与期間中は全く口渇を訴えなかった。

荊芥連翹湯

出典　『肘後百一方』、『理傷続断方』、『万病回春』、一貫堂方

主効　慢性、消炎、治風、頭・顔面部～気道。
青年期解毒証体質改善薬で、頭・顔面・咽喉・肺の慢性炎症の薬。

組成

当帰1.5　川芎1.5　芍薬1.5　地黄1.5　黄連1.5
黄芩1.5　黄柏1.5　山梔子1.5　連翹1.5　甘草1
荊芥1.5　防風1.5　薄荷1.5　枳実1.5　柴胡1.5
桔梗1.5　白芷1.5

温清飲	四物湯	当帰　川芎　芍薬　地黄
	黄連解毒湯	黄連　黄芩　黄柏　山梔子
		柴胡　連翹　荊芥　防風　薄荷 枳殻　桔梗　白芷　甘草

解説

「一貫堂方」としては四物湯(473頁)に『万病回春』の黄連解毒湯(通常の黄連解毒湯加柴胡・連翹)を合方し、甘草を加味した四物黄連解毒湯（温清飲加柴胡・連翹・甘草)に他の薬味を配した方剤である。

【温清飲】(37頁)…血熱に血虚を兼ね、炎症反応等が長引いて全身の栄養低下状態となったときの方剤である。一般に養血して清火する。

【柴胡】…慢性気道炎症を消炎解熱して、弛張熱・間欠熱・往来寒熱あるいは日晡潮熱によく適応するが、肝鬱症状に対しては鎮静作用を発揮する。

【連翹】…体表部の化膿性炎症や初期の熱性疾患に対し、清熱解毒する。それ故、四物黄連解毒湯は一層の血熱を瀉して血虚を補う方剤となる。『薬性提要』には、「諸経の血凝り、気聚まるを散じ、湿熱を瀉し、腫れを消して膿を排す」とある。

【荊芥】…頭・顔面部、特に咽喉部の外感病の症状を緩解する他、皮疹を消散・止痒する。『薬性提要』には、「風湿を散じ、頭目を清し、血脈を通

利し、吐衄、血暈を治す」とある。荊芥は『日本薬局方』では、花穂と規定しているが、日本東洋医学会編『漢方保険診療指針』漢方生薬解説では、花期の地上部を基源としている。

【防風】…緩和な祛風薬で、また祛湿作用もある。寒熱何れの外感病にも適応するが、片頭痛にも用い、止痒作用もある。『薬性提要』には、「表を発し、風を去り、湿に勝ち、頭目の滞気を散ず」とある。

【薄荷】…外感病風熱型に用いる他、頭・顔面部の腫痛を消炎し、特によく咽喉痛を緩解する。また透疹作用を助ける効果もある。

【枳実】…一貫堂方では枳殻で処方されるが、医療用エキス製剤では枳実で処方される。枳殻は一般に消化管の蠕動を促進して腹部膨満感を除くが、祛風清熱作用及び止痒作用がある。枳実は枳殻より薬力の少し強いものと理解されている。

【桔梗】…気道炎症による咽喉頭痛や膿性痰を来たす状況に於いて、鎮咳・祛痰・排膿・鎮痛すると共に、一般の気道炎症に対しても消炎作用を発揮する。

【白芷】…頭・顔面部の種々の炎症による疼痛に対し、鎮痛して祛風する。特に頭痛に対する効果は明白である。『薬性提要』には、「表を発して風を祛り、湿を散じ、陽明の頭痛、牙痛、鼻淵を治す」とある。

【甘草】…本来は生甘草で種々の炎症に対し、鎮痛・消炎・解熱・祛痰すると共に、種々の薬味の刺激性を緩和する。また種々の薬物に対して解毒するように働く。

柴胡・薄荷は、肝気を行らし、荊芥・薄荷・防風は、よく止痒する。荊芥は防風と共に風薬となり、防風・白芷・川芎は、片頭痛によく効を奏す。更には荊芥・防風・桔梗・甘草・薄荷及び清熱薬は、咽喉頭炎、扁桃炎の要薬で、また荊芥・防風・黄芩・連翹・枳実は、結膜炎などの眼疾患にも用いる。

総じて、四物黄連解毒湯に治風薬を加味したもので、薬性は頭・顔面・咽喉・肺などの慢性炎症に向かう。

適　応

青年期解毒証体質改善薬、蓄膿症、慢性鼻炎、肥厚性鼻炎、アレルギー性鼻炎、中耳炎、乳様突起炎、扁桃炎、結膜炎、眼瞼炎、急性涙嚢炎、尋常性痤瘡、思春期ノイローゼ、禿髪症、慢性呼吸器感染症、結核予防など。

論考

❶**『漢方一貫堂医学』**によれば、本方は**『万病回春』巻之五・耳病**と**鼻病**とに収載されている同名方を基源とする。**耳病**には、「両耳腫痛は腎経に風熱有る也」として、本方去地黄・黄連・黄柏・薄荷の荊芥連翹湯が記載され、**鼻病**には「鼻淵は胆、熱を脳に移す也」として、本方去黄連・黄柏・枳殻の荊芥連翹湯が記載されている。

森道伯師はこの二処方を合方し、黄連・黄柏を加味して一貫堂方の青年期解毒証体質改善薬とした。従って、本方の出典を検討するとき、四物湯、黄連解毒湯（74 頁）及び温清飲は常に考慮に入れておかなければならない。

❷**『牛山活套』耳病**には、「〇両耳腫痛するは多くは風熱也。荊防敗毒散或いは荊芥連翹湯 回春耳門 に加減して用いよ。何れも細辛少許を加えよ。妙也。秘すべし」とあり、同じく**鼻病**には、「〇鼻淵の症は鼻に濁涕を出して止まざる也。荊芥連翹湯 回春鼻門 を用ゆべし。効有り」とある。

❸**『梧竹楼方函口訣』巻之三・耳疾類**には、「荊芥連翹湯〇耳の腫れ痛むに用ゆ。是れ、耳王風の類にて矢張外邪よりくる者也。まま世に流行することある者也。此の方、常席とす」とあるが、同書の鼻疾類には同名異方の収載はない。尚、耳王風とは耳腫れて痛みを作し、牙関緊急して乍ち寒、乍ち熱して飲食下らざるをいう。流行性耳下腺炎であろう。

❹**『方彙口訣』復刻版下巻・耳病門**には、「荊芥連翹湯 回 荊芥・連翹・当帰・川芎・柴胡・黄芩・枳殻・防風・芍薬・山梔子・白芷・桔梗・甘草の十三味也。此の症は両の耳へ腫れ痛むのぞ。其の原と云うと、腎の風熱也。総体、耳の鳴る中は未だ軽いの也。耳の鳴らぬ様に成りて聾《つぶ》れたるのは治せざるぞ。鳴りの止みたのは、其の処へ気力の通わぬの故に迚《とて》も治せざる也」とある。

また、**同巻・鼻病門**には、「荊芥連翹湯 回 即ち、耳病門の荊芥連翹湯に枳殻を去り、薄荷・生地黄を加えたるの。偖て、此の鼻淵は胆、熱を脳に移すの語、素問の気厥論に出て有る也。是れが脳漏なり。按ずるに久しき風邪にて鼻に臭いを生じ、腥き涕を出し、脳漏と成らんとする者に辛夷清肺を用い、青葉の藿香を焼き、嗅《か》がせる妙なり」とあるが、脳漏に罹患しても辛夷清肺湯（609 頁）は有用である。

❺『漢方一貫堂医学』には「解毒証体質とは、肝臓の解毒作用を必要とするいろいろな体毒を持っている体質と見なすべきであろう」と記載されているが、このような内包的定義は妥当とは思えない。何れにしても単一病態としては捉え難く、それ故に解毒証体質の定義は外延的にならざるをえない。

❻**『森道伯先生伝』荊芥連翹湯症**には、「前述の如く幼年期の柴胡清肝散症が長じて青年期となると荊芥連翹湯症となるので、同じく解毒症体質者である。幼年期扁桃腺炎、淋巴腺肥大等に罹患せる者は青年期となると蓄膿症となり、肋膜炎を起し、肺尖加答児と変じ、神経衰弱症を病む。此の体質者が荊芥連翹湯症である。

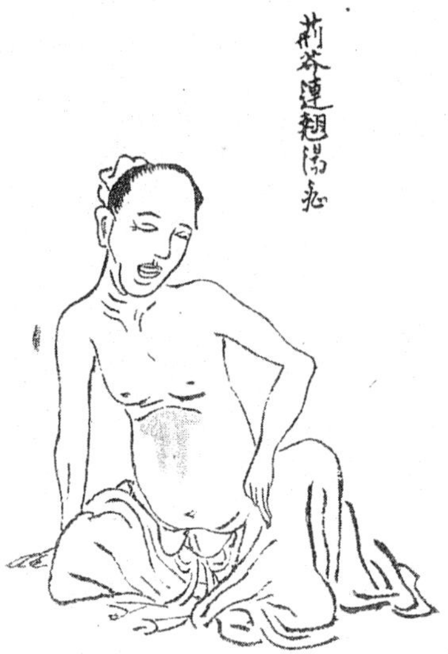

（図 3）荊芥連翹湯腹症図
『森道伯先生伝』より転写

1. 望診

荊芥連翹湯症の者は柴胡清肝散症に比すれば、皮膚色は更に其の色度を深めてドス黒くなっている。青年時代憂鬱な印象を与える者は解毒症体質者であり、荊芥連翹湯症である。（之に反して臓毒証体質者は男女共に色白く快活である。）一般に長身で、筋肉型、削痩型で、俗に云う骨っぽい体格所有者である。又皮膚に微かに銀色の光沢を認むるものもあり、此れは解毒症の強い者に見られる。

2. 脉診

脉は緊脉を呈する。

3. 腹診

腹筋の緊張が著明である（**図 3**）。

柴胡清肝散症の腹症と異なる処は、此症は肝経の緊張の外に、胃経に相当して心下に稍顕著な腹筋の拘攣を認める。（荊芥連翹湯は陽明経の風を去る処方であり、方中白芷・枳殻を有するに因る。）長尾折三氏著『開業医生活廿五年』の経験録として、神経衰弱者は皆腹直筋の緊張を認むると発表したが、之は偶然荊芥連翹湯症の腹症を指摘したもので、此の腹症を呈する神経衰弱は荊芥連翹湯を以って治癒するのである。

4. 荊芥連翹湯症の罹病し易き疾患

結核性疾患——特に肺結核（肺尖加答児）、肋膜炎、結核性痔瘻。蓄膿症、神経衰弱症、腎嚢風（インキンタムシ）、中耳炎、乳嘴突起炎」と記載される。

❼著者の見解は次の通りである。一昔前ならば、結核性疾患に侵され易かったような人。小児期より虚弱で、常に風邪気味であり、気管支炎、扁桃炎、鼻炎を発病し易く、また風邪の後などに中耳炎、乳様突起炎を起こし易い人。更に青年期には蓄膿症になり易く、壮年期以後は泌尿器科疾患や肛門疾患に罹り易い。側頸部リンパ節を触れることが多い。独特の皮膚の斑模様があればまず典型的。そうでなくとも、一般に浅黒い皮膚色で骨格は概して痩せ型、首が細く、胸が狭い。青年期には憂鬱な印象を抱かせる。一方、小児期には時に青白い顔色を呈する子もあり、いわゆる疳の強い子、顔に青筋の立っている子、神経質な子は大抵含まれる。医師がお腹を触って診察するとき、腹筋の緊張が強いと感じる子、または容易に擽ったがる子。口の周囲が乾燥し易く、絶えず舐め回す人、歯石ができ易い人。機会があれば容易にノイローゼに陥り易く、手紙を書くときなどに手掌発汗し易く、消しゴムが汗でべとつき易い人。夜眠るとき、仰向けで大の字になって寝ることは少なく、横向きで寝ることが多い人。唯、お腹の冷え易い子はよく俯せになる。総じて若い頃に病気がち。

❽『万病回春』巻之五には、耳病と鼻病の本方の原方の他、面病には清上防風湯（651 頁）が、咽喉には清涼散が、口舌には凉膈散加減が記載されている。清涼散は本方去川芎・芍薬・黄柏・柴胡・荊芥で、灯心・細茶水煎し、山豆根を粉末にして服用する。また、凉膈散加減は本方去川芎・黄柏・柴胡・荊芥・防風・白芷で水煎する。

牙歯には瀉胃湯が、頭痛には川芎茶調散（677頁）と六経の頭痛にて諸薬効かざる者を治する方とが記載されている。瀉胃湯は本方去黄芩・黄柏・柴胡・連翹・枳殻・桔梗・白芷加牡丹皮で水煎する。頭痛の後者の処方は本方去当帰・芍薬・黄連・荊芥・防風・枳殻加香附米・石膏・細茶で水煎する。

更には、『古今医鑑』巻之九・頭痛・都梁丸は香白芷一味を茶清にて下し、『寿世保元』己集巻之六・眼目・祛風清熱散は本方去黄柏・柴胡加羌活で灯草水煎する。

❾後世方の考え方として、本方のように耳病と鼻病の処方を合方すれば、両病に有効とする。ここに黄連解毒湯の四味が斉うように、黄連・黄柏を加味して更に応用範囲が拡大する。従って、本方には面病の清上防風湯、口舌の涼膈散加減がそのまま含まれ、頭痛の都梁丸は言うまでもなく、咽喉の清涼散も方後の調理以外はそのまま含んでいる。

更には、牙歯の瀉胃湯とは十味、頭痛の川芎茶調散とは六味、六経の頭痛にて諸薬効かざる者を治する方とは十一味、眼目の祛風清熱散とは十五味共通することになる。

即ち、首から上の病変に対しては大抵一応有効ということになる。便利ではあるが、急性疾患に対しては古方のように切れ味鋭い刀ではなく、鈍《なまくら》刀的な意味もある。

❿『漢方一貫堂医学』五方加減治験例で、神経衰弱（ノイローゼ）の二十五才男子の症例が掲載されている。「神経衰弱症、すなわちノイローゼとして、約二ヵ年にわたって西洋医学の治療を受けていたが、一向に軽快の徴なく、廃人同様の状態で来院した。現在は不眠、頭重、頭痛、眩暈、耳鳴、心悸亢進、項背強ばり、心下痞満、食欲不振、四肢倦怠、肝気亢進等の自覚症状を訴えている。診察の結果、解毒証体質と見て、薬方は、荊芥連翹湯を与え、服薬二ヵ月で全治した。この患者の脈は沈実、血圧は最低が高く、腹は軟満であった。しかし、一般的にノイローゼ患者の腹は硬満の者が多いように思われる。本患者はふつうならば、半夏厚朴湯あるいは加味逍遙散といったような薬方が考えられると思われるが、一貫堂の体質的な見地から前記の如く荊芥連翹湯を用いたのであった」とのことである。

この治験は戦後十数年を経たものなので、矢数格先生の症例であろう。

⓫本方と類似処方に柴胡清肝湯(394 頁)がある。一貫堂方としては柴胡清肝湯は小児期に、荊芥連翹湯は青年期に用い、また前者は顔面・頸部のうち側面部の病変に、後者は正中部の病変によく奏功すると言われる。

著者は両処方共、アトピー性皮膚炎によく処方する。そのときは前者と後者の薬味の差のうち、前者は栝楼根が潤性に働き、後者は荊芥・防風・白芷等の治風薬が燥性に働くので、季節や環境要因も考慮に入れたアトピー性皮膚炎の局面の変化に応じ、一方から他方に変薬して対応することは屢々である。このときは小児期とか青年期とかには無関係に対処している。

⓬本方とは直接関係ないが、一貫堂処方について一言したい。

著者は故山本巌先生の不肖の弟子である。著者は以前に、先生の御診察の傍らで勉強させて頂いていたとき、合い間にお尋ねしたことがある。“一貫堂処方は一般に多味剤であり、『漢方一貫堂医学』にも引載されている和田東郭口授『蕉窓雑話』初編の東郭先生医則の「方を用ゆること簡なる者は、其の術日々に精し。方を用ゆること繁なる者は、其の術日々に粗し。世医動《やや》もすれば、輒《すなわ》ち簡を以って粗と為し、繁を以って精と為す。哀しき哉」に反するように思うのですが、如何でしょうか”と。

山本先生は次のようにお答えになった。“確かに一般に古方と比べると、一貫堂の処方は多味剤である。但し、多味であるから云々というのではなく、一貫堂では夫々の処方の用法は簡明であるから、仮令多味剤であってもその用い方は簡なのである”と。

山本先生の師・中島随象先生も、「漢方は元々簡単なものなのだから、態々複雑にすることはない」と話されていたと聞く。

桂枝湯

出典　『傷寒論』、『金匱要略』

主効　軽症、解表。

軽い風邪薬（少し肌表を強めて弱い病邪を駆逐する薬）。

組成

桂皮４　芍薬４　甘草２　生姜１～1.5　大棗４

解説

『傷寒論』の最初に登場する方剤で、太陽病中風の基本処方である。

【桂皮】…血管を拡張して血液循環を促進し、表にあっては皮膚温を上昇して発汗に作用し、四肢の筋肉痛・関節痛にあっては止痛を図り、裏にあっては冷えによる内臓機能の低下を回復する。『薬性提要』には、「経を温めて脈を通じ、汗を発して肌を解し、陽を益して陰を消し、百薬を宣導する」とある。

【芍薬】…消化管などの平滑筋の痙攣性疼痛を緩解し、骨格筋に対しても過剰緊張を和らげて鎮痛し、月経不順・不正性器出血に対しては疼痛や不快感を緩和する。一方、発汗時にあっては陰液を保護し、脱汗を予防するべく作用する。『薬性提要』には、「血脈を和し、陰気を収め、中を緩めて痛みを止む」とある。

【甘草】…桂皮の血流促進作用による動悸や上衝感を緩和すると共に、芍薬による平滑筋の痙攣性疼痛の緩解と骨格筋の過剰緊張の緩解を補助するなど、諸薬の調和と薬性の緩和によって副作用を未然に予防し、方剤全体をマイルドにする。

【生姜・大棗】…後世方ならば、方後の調理として記載されるところであろう。生姜は消化管の順方向性の蠕動運動を亢進させて止嘔しつつ健胃するが、大棗は生姜の胃に対する刺激性を緩和し、同時に生姜は大棗の甘味を和らげて膨満感を予防し、両者を共に用いて食欲増進・消化吸収促進に働く。『薬性提要』には、生姜は「寒を散らして表を発し、中を調えて痰を開き、嘔を止む」とあり、大棗は「脾胃を滋し、心肺を潤し、百薬を和す」とある。

本方は方剤全体としては強い作用を発揮しない。桂皮も生姜の助けによって一層発汗促進的に作用するが、決して強く発汗することはない。むしろ自汗のある場合には芍薬の作用が強く発揮され、止汗的に作用する。それ故、太陽病中風の場合には軽度発汗的に作用し、自汗があれば止汗的に作用する。また、大棗は生姜と共に健胃的に作用するが、一方では芍薬・甘草と共に平滑筋を鎮痙するようにも働く。

総じて、太陽病中風にあって僅かに発汗させて表虚寒証を解肌し、また自汗のある場合には衛気の作用を強化して津液の喪失を防止する。一方、雑病にあっても汗腺の機能を整え、皮膚の抵抗力を高めるなど、肌表の機能を強化するべく作用する。

即ち、風邪薬として処方されるとき、肌表の機能を強化して弱い風寒邪に抵抗することができるが、決して強い風寒邪に抵抗しうる方剤ではない。それ故、少し肌表の抵抗力を強め、弱い風寒邪を駆逐する薬である。

適　応

感冒、インフルエンザなどの感染症初期、慢性胃腸炎、急性胃炎、物理アレルギー、寒冷蕁麻疹、皮膚瘙痒症、神経痛、片頭痛、胃下垂症、インポテンツ、遺精、妊娠悪阻など。

論　考

❶本方は『金匱要略』では陽旦湯ともいう。

❷本方の出典は、**『傷寒論』弁太陽病脉証并治上第五**に、「太陽中風、陽浮にして陰弱。陽浮なる者は熱自ずから発す。陰弱なる者は汗自ずから出づ。嗇嗇《ショクショク》として悪寒し、淅淅《セキセキ》として悪風し、翕翕《キュウキュウ》として発熱し、鼻鳴りて乾嘔する者、桂枝湯之を主る」とあり、桂枝・芍薬・甘草・生姜・大棗と指示され、また、「太陽病、頭痛、発熱、汗出でて風を悪む者、桂枝湯之を主る」などとある他、『傷寒論』には二十数箇所に収載されている。

また、先の後条文には、「服し已みて須臾、熱稀粥一升余を歠《すす》りて以って薬力を助く。温覆するに一時許りをして遍身漐漐《チュウチュウ》たらしめて微しき汗有るに似たる者は益々佳し。水、流離するが如からしむべからず。病必ず除かれず。若し一服にして汗出でて病差ゆれば後服を停む。……」とあり、桂枝湯そのものは強い発汗力を持たないので、熱稀粥や温覆によって発汗を助けるべく指示がある。

❸一方、**『金匱要略』婦人産後病脉証治第二十一**には、「産後風、之に続きて数十日解せず。頭微しく痛み、悪寒して時時熱有りて心下悶え、乾嘔し、汗出づるは久しと雖も、陽旦の証続きて在るのみ。陽旦湯を与うべし」ともあることに拠る。最後に小字双行注にて、「即ち、桂枝湯方。下利の中に見る」と記載されるので、陽旦湯は桂枝湯の異名である。

❹**『傷寒総病論』巻第二・可発汗証**には、「龐曰く、凡そ桂枝湯証、病者常に自汗出で、小便数ならず、手足温和にして、或いは手足の指、稍之を露わにするときは微しく冷え、之を覆うときは温かにして渾身熱し、微しく煩して、又寒を憎むに始めて之を行るべし。若し病者、身に汗無く、小便数にて、或いは手足逆冷して悪寒せず、反って悪熱し、或いは飲酒後には慎みて桂枝湯を行るべからざる也」と注意を与えている。

❺**『傷寒尚論篇』巻之一・太陽経上篇**には、「中風の病、桂枝湯を用いて解肌を主とする大綱一法」とあって、先の最初の条文が引用されている。続いて、「桂枝湯、用ゆることを禁ずること有る三法」として、『傷寒論』弁太陽病脉証并治上第五より、「桂枝は本《もと》解肌を為す。若し其の人、脉浮緊にて発熱して汗出でざる者は与うべからざる也。当に須く此を識るべくして誤らしむること勿かれ」、「凡そ桂枝湯を服して吐する者は、其の後必ず膿血を吐する也」、「酒客病には桂枝を与うべからず。湯を得るときは嘔す。酒客、甘きを喜ばざるを以っての故也」の三条を挙げているが、『宋板傷寒論』とは多少の字句の相違と条文の順序の前後を見る。

❻**『備急千金要方』巻第九** 傷寒上**・発汗湯第五**には、原典と同様に桂枝湯が掲載されるが、その条文には「濇濇として悪風し、淅淅として悪寒し」として、原典条文と逆になっている箇所がある。

また、「陰旦湯、傷風にて肢節疼痛し、内寒く外熱く、虚煩するを治する方」として、芍薬・甘草・乾姜・黄芩・桂心・大棗と指示される。続いて、

「陽旦湯、傷寒・中風にて脉浮、発熱往来して汗出でて悪風し、頭項強ばり、鼻鳴りて乾嘔するを治す。桂枝湯之を主り、病に随いて加減するは左の如し」とあり、加減法としては「自汗する者は桂枝を去りて附子一枚を加う。渇する者は桂を去りて栝楼根三両を加う。利する者は芍薬・桂を去りて乾姜三累・附子一枚炮じて加う。心下悸する者は芍薬を去りて茯苓四両を加う。虚労裏急には正に陽旦之を主る。煎じて二升を得て膠飴半斤を内れ、再服と為す。若し脉浮緊にて発熱する者は之を与うべからず」と記載される。

❼但し、**『外台秘要方』第二巻** **傷寒下・傷寒中風方**には、陽旦湯が『古今録験方』の処方として、先の『千金方』陽旦湯と同一条文及び同一加減法で記載されるが、大棗・桂枝・芍薬・生姜・甘草・黄芩、即ち桂枝湯加黄芩として指示されている。それ故、後世陽旦湯は桂枝湯加黄芩と見做されることが多くなる。

❽**『編註金匱要略』巻二十二・婦人産後**には、先の『金匱要略』の条文に対し、「陽旦湯、即ち桂枝湯加黄芩」との立場から、「……然れども風邪、表に在る所以に桂枝湯、肌を解し、邪、胸膈の間に入る。当に清涼を以って其の内熱を解すべし。故に黄芩を加う。正に謂う、其の虚を犯さず、其の余を益し、正を補わずして正自ずから補い、邪を駆らずして邪自ずから散ず。斯くして産後の感冒、神に入るの妙方為る也と。……」と解説され、加黄芩が指示されている。

❾**『太平聖恵方』巻第九・治傷寒一日候諸方**には、「傷寒一日、太陽、病を受け、頭痛項強・壮熱悪寒を治するに、宜しく桂枝湯方を服すべし」とあって、桂枝・附子・乾姜・甘草・麻黄に葱白を入れて煎ずる指示がある。これは桂枝湯の同名異方である。

一方、同処には、「傷寒初めて覚え、増寒壮熱・頭痛口苦を治するには、宜しく此の方を服すべし」とあって、桂心・赤芍薬・甘草に生姜・棗を入れて煎ずる指示もある。これは無名乍ら事実上の桂枝湯である。

❿**『太平恵民和剤局方』巻之二・傷寒** **附** **中暑・桂枝湯**には、「……惟、春の初めに行るべし。春の末から夏至巳前に及びては黄芩半両を加うべし。夏至の後は知母半両・石膏二両、或いは升麻半両を加う。……」とある。こ

れは季節によって外来病邪のタイプをある程度判断し、病悩経過を想定して予め黄芩・知母・石膏などの口渇、口苦の症候を伴う裏熱症状を緩解する薬物を加味していることになる。

エキス製剤では、上記の加味に対して黄芩半両の代わりに黄芩湯（60頁）を、知母半両・石膏二両の代わりに白虎加人参湯（975頁）を合方する。但し、合方比は一定ではない。

⓫王好古撰**『此事難知』巻一・評熱論蔵字**には、「仲景の太陽陽明は大承気にて、少陽陽明は小承気にて、正陽陽明は調胃承気にて、是れ三陽の已に蔵に入る者、之を泄する也。太陰は桂枝湯にて、少陰は麻黄附子細辛湯にて、厥陰は当帰四逆湯にて、是れ三陰の未だ蔵に入らざる者、之を汗する也」とも解説される。

⓬**『古方節義』巻之中・桂枝湯**には、「又、風は衛を傷り、寒は栄を傷ると云えり。此の栄衛のことは委しく云えば長きこと也。先ず気血のことと思うべし。……嗇々は不足の貌と注して物の足らぬように悪寒すること、それを形容して云う也。淅々は洒淅とつづりて洒は地に水をそそぐことゆえ、ゾウゾウと風を悪むことを云う。翕々は鳥の羽を以ってなづるごとくボッボッと発熱すること也。……又、陶節庵、此れに羌活・防風・川芎・白朮を加えて、疎邪実表湯と名付けて桂枝湯に代り用いよと云う。此れは桂枝湯は小剤にして表散ゆるきと思うて、羌活・防風の類を加えたるものと見ゆるなり。此れ小刀細工にて仲景の桂枝湯の方意、実に合点ゆかぬゆえ也。又、本朝にても名古屋氏は本方に蒼朮・半夏・茯苓・乾姜を加えて、和解湯と名付けて一切発散の通剤とせり。此れも小刀細工にて従い用ゆべからず」と、後世の加味方を厳しく評価している。

⓭**『腹証奇覧翼』初編下冊・附 瘻毒誤治の弁方二首**には、「世間に多きものは瘻毒なり。古は知らず、今は都鄙のわかちなく行きわたりて、患えざるもの鮮なくなし。其れ之を治するの法、亦多端なりといえども、大率瀉肝の剤を主として、特に土茯苓大剤を煎服すること、医俗の通弊なり。……其の証を審らかにせず、茲に表虚陽衰・血枯膚燥のものに、誤って燥湿瀉火の薬を与うるより、益々陽気をして衰えしむるに至る。然れども瀉

肝燥湿、絶えて与うべからずというには非ず。一に証を審らかにするのみ。善く其の証に適するときは土茯苓といえども過料するに及ばずして、其の効を奏するに足るのみ。世俗、軽粉・礜石《ヨセキ》の類のみを畏れて此の胃陽を克伐するの害あるを暁らず。悲しき哉。余、此の誤治を救うに、大率桂枝湯、黄耆桂枝湯を以って起廃回生の功を奏すること、挙げて数うべからず。豈に啻癧毒のみならんや。万病に此の分弁なくんばあるべからず。読む者、これを思え」とあって、附方二首としては、「桂枝加桜皮湯　本方内に於いて桜皮一貼の重さを加う。……労証及び癧疽・悪瘡等、諸々気血壅滞の者を主治す」、「桂枝加樸樕湯　本方内に於いて樸樕皮大を加う。……一切瘡腫、気分に属する者を主治す」とあって後、小字双行にて「……之を按ずるに熱なきものを気分とす。……若し夫れ血分ありて陽腫をなし、痛み、熱あり、膿を成しやすきものは大黄牡丹皮湯の類を用ゆべしと云々。……」とも記載される。

⓮**『方機』桂枝湯**には、「外感の証で咽痛する者、或いは咽喉中に瘡を生じ、或いは腫痛する者、桂枝加桔梗湯之を主る」とある。これは桂枝湯に桔梗を加味したもので、エキス製剤では桂枝湯に桔梗湯（140 頁）を合方する。または桔梗石膏（145 頁）の合方でもよい。

⓯柳田活斎著**『傷寒論繹解』巻第二・弁太陽病脈証并治上第五**には、先の「太陽中風陽浮而陰弱」を注釈して、「中風とは唯太陽証に終えて転属せず、故に太陽中風と曰う。以って陽明、少陽等の中風を別す。陽浮の上に脈字を脱する也。千金方、其脈の二字有り。陽浮にして陰弱とは前の脈緩より来たり、陰陽倶に緊に対す。邪気浅緩の脈象に詳しき也」とある。

また、「陽浮者熱自発陰弱者汗自出」を注釈して、「自ずから発し、自ずから出づとは服薬・温覆に因らず、自然に発出するを謂う。是れ、邪気浅く、乃ち鬱熱発し易く、汗亦随いて出で易き故也」とある。

更には、嗇嗇、淅淅、翕翕の畳語については、「嗇嗇は舒べ難きの貌、淅淅は灑淅也」、「翕翕は聚合の貌、熱気熇熇然として専ら表に在る也」と解説される。

⓰**『類聚方広義』（上）**の**頭註**冒頭に、「桂枝湯は蓋し経方の権輿なり」と

あり、また**『勿誤薬室方函口訣』巻之下・桂枝湯**には、「此の方は衆方の祖にして古方此れに胚胎する者百余方あり。其の変化運用愚弁を待たず」ともある。何れにしても桂枝湯は『傷寒論』第一の方剤であり、多くの方剤は桂枝湯から発展したものである。

⑰和田正系先生は**『漢方の臨牀』第4巻第1号・桂枝湯を語る座談会**で、「全く桂枝湯を使っている人は少ないようですね。大体この桂枝湯という処方は、たとえば西洋医で云えば、どうもこれと云った薬を与えるほどでもない病気で、重曹とか、ジアスターゼぐらいのものを気休めに与えておくといったような場合ですが、風邪ばかりでなく、あらゆる病気の初期または、病気が治った後、全体としてからだの調子がととのっていないような時に桂枝湯がよいと思います。つまり、診断に困って、これと云った特徴のある所見のないような時によいと思います。……やはりそういう証の無いように見えるのがそれがすなわち一つの証だとも云えるでしょうね」と述べられている。

一方、大塚敬節先生も同じく**桂枝湯を語る座談会**で、「患者に薬をやって、その患者の一つ一つの症状がよくなって行っているのに全体的に気分がよくないというのがありますが、そういうのは証が合っていないのですね。反対に、一つ一つの症状はよくなっていないのに全体的には気分がよいというのがあります。これは証に合っているというのでしょうね。……最初に与えた薬を煎じている間にその香いをかいだだけでいやだと云うような患者がよくありますが、そういうのはその薬は効かないですね。反対に、これは服みにくいからと云って注意をして与えた薬を、案外平気で服む場合がありますが、そういうのはやはり効きますね」と述べられている。

⑱**『臨床応用傷寒論解説』太陽病上篇・第五章**に、「麻黄湯や葛根湯を用いて、発汗せしめてのちに、なお悪寒または悪風が残って、熱もまださっぱりしないというような時に、桂枝湯を用いる場合がある」と解説されている。

⑲桂枝湯は急性発熱性疾患の太陽病に処方する方剤であるが、病初期は温病との鑑別診断が困難な時期がある。温病であれば、太陽病の場合より

も体温上昇が強く、また炎症傾向も強いため辛涼解表剤を投与する必要があり、桂枝湯の適応外である。しかし、傷寒系か温病系か判断に困るときは、季節等の外界環境も考慮に入れた後、桂枝湯を１、２回分程服用させるのもよい。それで現在の急性発熱性疾患の方向が明瞭となることもある。

⑳桂枝湯では桂皮が主薬であることは言うまでもない。しかし、エキス製剤では製法上、桂皮の精油成分が大部分揮散してしまっていることは衆人の認めるところである。そこで著者は、桂枝湯を風邪薬として処方するときは、止むを得ず、生薬桂皮末を少量配して処方することが多い。

㉑改めて桂枝湯の適応症について考えてみたい。桂枝湯は、普段から肌表が虚して自汗のある虚弱体質の人が、風寒邪の侵襲を受けたとき、肌表の抵抗力が弱いため病邪を駆逐できないので、体表血管を拡張して血流を促進し、皮膚の表面温度を上げて風寒邪を駆逐すると共に、肌表の抵抗力を強める方剤である。あるいは普段は虚弱でなくとも術後、大病後等々の理由で肌表が虚している場合や、自汗はなくとも元々虚弱気味で、強く発汗させることによる体力の消耗を防止したいときに、桂枝湯単独で、あるいは薬力不足が考えられるならば、熱粥や布団蒸しで発汗を助けることによって風寒邪を駆逐しようとする方剤である。

以上、何れの場合でも、単に肌表の抵抗力が弱いだけでなく、実は風寒邪と見做して来た外来病邪の発病力が弱いことも前提条件として考えているのである。

著者は昔、師匠である山本巌先生から、「解表というのは、病邪の虚実と正気の虚実との正邪抗争による扶正祛邪であり、夫々の四通り（邪実正実、邪実正虚、邪虚正実、邪虚正虚）**（表 5）**の場合に応じて対応策を選択し、必

（表 5）外感病に於ける虚実

病邪	実	実	正気
	実	虚	
	虚	実	
	虚	虚	

要に応じて病邪を発汗によって瀉すだけでなく、時によっては正気を補う治療も必要である」と教わった。

それ故、主効で述べた軽い風邪薬という意味は、単に薬力がそれ程強くない薬というだけでなく、弱い病邪に対する薬という意味も含んでいる。桂枝湯は端的に言えば、少し肌表を強化すると共に、弱い風寒邪を駆逐する薬に過ぎない。

実はここで問題がある。昔から桂枝湯は虚弱体質の人の風邪薬と言われて来たが、肌表の抵抗力は虚弱であっても、外来病邪が虚弱とは限らない。もし外来病邪が強大であれば、桂枝湯のような弱い薬力の方剤ではとても対抗できないことになる。この場合は体力の消耗をある程度犠牲にしても強い瀉剤を用いなければならない。実際の臨床面では、肌表の虚弱な人が発病力の弱い病邪に侵された場合よりも、肌表の虚弱な人が発病力の比較的強い病邪に侵される場合も多々ある。このような場合に、生体側の正気の虚実だけを考えて投薬するのであれば、病邪はすっきり除かれないことになり、病勢が進み、いつまでもダラダラと罹病期間が延びることになってしまう。

それ故、初発の段階で、病邪の虚実をある程度判断し、必要とあれば虚弱体質の人に対しても強い発汗剤をある期間服用させ、後に正気を強補する方剤を処方することが肝要となる。繰り返せば、桂枝湯は少し肌表を強くして弱い病邪を除く薬である。

㉒さて、『傷寒論』の桂枝湯条文の内、嗇嗇、淅淅、翕翕という畳語について解説したい。

従来は先の条文の畳語は、例えば『臨床応用傷寒論解説』にみるように、夫々の畳語の意味から、即ち漢字の意味から条文を解釈しようとする方法が一般的であったし、否、現在もそうである。

しかし、中国では古今東西、文字としては漢字しかないのである。我が国であれば、漢字・平仮名・片仮名があり、夫々の文字の用途・性格は自ずと特徴付けられる。例えば今日であれば、片仮名は外来語・擬声語・特別な意味の名詞等々に用途があり、平仮名は最も一般的な表音用途であり、漢字はそれ自体の表意性が重視される。特に我が国にとっては、漢字は元来外国語で、表意性を有する文字として輸入してきた経緯がある。それ故、漢籍に記載された文字は被輸入国としての属性から、全て表意性と解釈し、一段下等な表現である擬声語とは解釈し難かった状況が存在したのかもしれない。

しかし、『傷寒論』の時代にあっても、中国語としての擬声語は存在したし、桂枝湯の条文に云う嗇嗇、淅淅、翕翕は正にそうである。但し、擬声語であるからには副詞としての擬声音が存在したはずであるが、残念乍ら上古漢語の実際の発音は今日不明である。勿論、現代音は参考にしうる程度である。日本語であれば、嗇嗇はゾクゾク、淅淅はスースー、翕翕はポカポカという音であろうか。言わば、これらの例は表意文字としての漢字を、音声としてのみ使用していることになる。

但し、音声として使用する場合、該当しうる漢字は発音さえ合致していれば、原則上は如何なる漢字であっても用法上では可なのだが、文章上やはり意味的にも近い漢字が選択されるのも通常の用例であろう。この場合、飽くまでも漢字の発音が第一で、意味は付随的なのである。

実はここで問題がある。通常日本人が読む漢籍は発音は殆ど無視し、意味を辿るのが本義であるが、この場合はその姿勢が却ってその原義の解釈を妨害していることになる。ここでは意味から解釈してはいけないのである。

思えば、中国語は大変不便とも言えよう。現代も尚、アルファベット文字を除けば、文字としては漢字しかないのであるから、表意性としての一漢字＝一単語としての相当数以上に、陸続と輸入する外来語音も全て漢字で表音表記しなければいけないからである。

以上によって、嗇嗇、淅淅、翕翕は音声としてのみ解釈されるべきで、意味は飽くまでも付随的である。尚、葛根湯の『傷寒論』条文中の几几《キキ》についても同様で、仮令八八《シュシュ》であっても、儿儿《ニンニン》《ジンジン》であっても、擬声語としては日本語でいうキンキンに相当する発音であると解釈するべきである。勿論意味は付随的である。

㉓著者は**『高齢者の漢方治療』**で、先の和田先生と同一主旨の許で、**一寸**

した体調不良に桂枝湯2例と題した症例を報告している。

本方証は正気の虚実如何に拘らず、病邪の虚実こそ必要不可欠な闘病様態なのである。外来病邪が虚弱であるということ、即ち生体を一寸揺す振るという病証は、正邪抗争の面からでなくても、陰陽失調の面からでも遭遇しうる。

例えば、**『金匱要略』婦人妊娠病脉証并治第二十**の「師の曰く、婦人平脉を得、陰脉小弱。其の人渇して食すること能わず、寒熱無きは妊娠と名づく。桂枝湯之を主る」に云う如く、妊娠時の一寸した不調時にも適応しうる。

大略は桂皮は陽の薬、芍薬は陰の薬、甘草は調和の薬だから、この用法を拡大すれば、普段の何気ない日常的な一寸した体調不良のとき、一言ムンテラしておけば、本方を短期間投与し、奏功しないときに初めて諸検査を開始するという手順で対応しうる。これは医療経済的にも有益なはずなので、東洋医学界の共通認識があれば心強い。

桂枝加黄耆湯

出　典　『金匱要略』

主　効　表、強壮、抗腎炎。肌表を強くし、また腎性浮腫を治す薬。

組　成

桂枝４	芍薬４	甘草２	生生姜４	大棗４	黄耆２

桂枝湯	桂皮　芍薬　甘草　生姜　大棗
	黄耆

解　説

組成上は膠飴の入らない黄耆建中湯(52頁)と全く同一であるが、芍薬の分量が異なる。本方は飽くまで桂枝湯(192頁)に黄耆を加味したものである。

【桂枝湯】…軽い風邪薬(少し肌表を強めて弱い病邪を除く薬)であるから、表位向けの処方であり、芍薬加増操作による裏位向けの処方ではない。

【黄耆】…代表的な固表薬であり、また補気薬でもある。普段から皮膚の抵抗力が弱く、また汗腺機能も低下していて自汗を来たし易い衛虚の状態に対し、皮膚機能を高め、自汗を止める。また血液循環を改善し、四肢の疼痛・知覚異常を軽減するのみでなく、慢性化した皮膚潰瘍を治癒に導く。更に全身の慢性衰弱状態に対しても強壮し、全身の筋肉の緊張を強化する。一方、全身の浮腫に対しては利尿により消腫するが、腎炎に対して蛋白尿を軽減し、全身状態を改善する作用も認められている。『薬性提要』には、「表を固めて汗を止め、中を補いて元気を益し、膿を排して内托す」とある。

総じて、皮膚の抵抗力を強化し、自汗を止める他、全身の浮腫を来たした腎不全に対し、消腫すると共に蛋白尿を軽減する薬でもある。

適　応

習慣性感冒、物理アレルギー、寒冷蕁麻疹、皮膚瘙痒症、伝染性膿痂疹、固定性蕁麻疹、難治性湿疹、慢性皮膚潰瘍、難治性痔瘻、褥瘡、盗汗、神経痛、筋肉痛、末梢神経麻痺、慢性中耳炎、カリエス、蓄膿症、急性腎炎、慢性腎炎、ネフローゼ症候群、慢性腎不全など。

論 考

❶本方の出典は、**『金匱要略』水気病脉証并治第十四**に、「黄汗の病、両脛自ずから冷ゆ。仮令えば発熱するは此れ歴節に属す。食し已みて汗出で、又身、常に暮に盗汗出づる者は此れ労気也。若し汗出で已みて反って発熱する者は久久にして其の身必ず甲錯す。発熱止まざる者は必ず悪瘡を生ず。若し身重く汗出で已みて輒《すなわ》ち軽き者は、久久にして必ず身瞤ず。瞤ずれば即ち胸中痛む。又腰より以上必ず汗出でて下に汗無く、腰髖《ヨウカン》弛く痛みて物有りて皮中に在るが如き状。劇しき者は食すること能わず、身疼いて重く、煩躁して小便利せず。此れを黄汗と為す。桂枝加黄耆湯之を主る」とあり、桂枝・芍薬・甘草・生姜・大棗・黄耆と指示される。後条文には桂枝湯の方後と同じく、「須臾に熱稀粥一升余を飲みて以って薬力を助く。温服して微汗を取り、若し汗せずんば更に服す」と記載されるが、ここでは温覆はない。しかし、桂枝湯に準じても特に問題はない。

更には、**黄疸病脉証并治第十五**に、「諸病の黄家は但其の小便を利す。仮令えば脉浮ならば、当に汗を以って之を解すべし。宜しく桂枝加黄耆湯之を主るべし」とあることに拠る。

❷**『金匱要略心典』巻中・水気病脉証并治第十四**には、本方の原典条文を注釈している。「両脛自ずから冷ゆる者、陽、鬱せられて下に通ぜざれば也。黄汗は本より発熱す。此に云う、仮令えば発熱すというのは、便ち歴節を為す者にして、脛熱すと謂いて、身熱すと謂うに非ざる也。蓋し歴節、黄汗は病形相似たれども、歴節は一身尽く熱し、黄汗は身熱するも脛冷ゆる也。食已みて汗出で、又身、常に暮に臥して盗汗出づる者、栄中の熱、気の動ずるに因りて外に浮き、或いは陽の間に乗じて潜りて出づる也。然るに黄汗は鬱証也。汗出づるときは外に達するの機有り。若し汗出で已みて反って発熱する者、是れ熱と汗と倶に外に出で、久しくして肌膚甲錯し、或いは悪瘡を生ず。所謂内より外に之きて外に盛んとなる也。若し汗出で已みて身の重きが輒ち軽くなる者、是れ湿と汗と倶に出づる也。然るに湿、出づと雖も、陽亦傷れ、久しくして必ず身瞤じて胸中痛む。若し腰より以上汗出で、下に汗無き者、是れ陽、上に通じて下には通ぜざる也。故に腰

髖弛く痛み、物有りて皮中に在るが如き状。其の病の劇しくして未だ汗を得ることを経ざる者、則ち胸中に窒ぎて食すること能わず、肉理に壅して身体重く、心に鬱して煩躁し、下に閉じて小便通利せざる也。此れ、其の進退微甚の機にして、同じからざること此くの如し。而して要は皆水気、心を傷るの致す所なり。故に此れを黄汗と為すと曰う。桂枝・黄耆、亦陽を行らせ、邪を散ずるの法、而して尤も熱稀粥を飲みて汗を取るを頼みとし、以って鬱を交うるの邪を発する也」とある。

ここでは、原典条文の「此労気也」が別のテキストによる「此栄気也」として引用されている。テキストの問題はともかくとして、意味上は労気、即ち結核病変と解釈した方が合理的である。

❸陳修園撰**『金匱要略浅註』巻六・水気病脉証幷治第十四**には、原典の先の条文に対し、「此れ、黄汗の変証の一つならざるを言う。総べて黄を発するに緣りて、本より鬱病を為す。汗を得ても透徹すること能わざるときは鬱熱、外に達するを得ず。所以に又一つの桂枝加黄耆の方法を出だす也」とあって、「要は皆水気の心を傷りて致す所なり」と云い、最後の要旨は『金匱要略心典』からの引用である。但し、著者は後に述べる如く、黄汗の変証でなく、黄汗の程度と類似の証が記載されていると考える。

❹**『備急千金要方』巻第十** **傷寒下**・**傷寒発黄第五**には、「黄に五種有り。黄汗、黄疸、穀疸、酒疸、女労疸有り」とあり、これを五疸というが、後の四つは黄疸の類型の一つではあっても、ここでも黄汗は別の範疇に属する。但し、『千金方』には先の五疸の少し先にて、「諸病の黄疸、宜しく其の小便を利すべし。仮令えば脉浮は当に汗を以って解すべし。桂枝加黄耆湯方に宜し」とあって、黄汗を黄疸の一つとして捉えている。実際、もし黄汗が黄疸の一類型であるならば、衣服の黄着色に注目するよりも、眼球・皮膚の黄着色にこそ先ず注意が払われるべきであるのに、先の『金匱要略』の条文には眼球・皮膚の黄着色に関する記載は全くない。それ故、眼球・皮膚は黄色でない可能性が遥かに高くなる。

❺**『外台秘要方』第四巻** **温病及黄疸**・**黄汗方**には、原典の最初の条文と同一の条文が掲載されるが、方名は桂枝湯加黄耆五両と記載されるに止まる。

薬味は桂心・芍薬・甘草・生姜・大棗・黄耆と指示されるが、後条文は原典には無い「覆いて微汗を取る」とも記載される。尚、最後に小字双行注で、「古今録験、范汪は同じ。第十四巻中に出づ」とあるので、当時の「仲景傷寒論」には第十四巻に登載されていたのであろう。

❻原典の**水気病脉証并治第十四**の条文中、黄汗の病は昔から病態がよく解らないとされている。原典の黄汗の解説は本方の条文より一つ前の**黄耆芍桂苦酒湯**の条文に一層明らかである。「黄汗の病為る、身体腫れ、発熱し、汗出でて渇す。状は風水の如く、汗、衣を沾《うるお》して色正に黄、蘗汁の如し。脉自ずから沈」と。ここで黄汗の黄汗たる所以は汗が衣を沾して正に黄色であることに由来する。

一体、汗が黄色であるというのは、色汗症か、慢性腎不全のときの尿汗症か、あるいは汗で沾した衣服を着替えず、衣服が着色してしまった場合の何れかであろう。第一の場合は、態々条文に取り上げるほどの頻度もないだろうし、第三の場合は、態々黄汗とは命名しないであろう。ならば、第二の場合か。慢性腎不全で小便不利を来たし、全身浮腫に至るのはよくあることである。この場合、汗に尿素を含むようになると衣に尿の色が付着し、正に黄色となることは充分ありうる。この条文が浮腫を主題にした病状を述べているから、黄汗病は慢性腎不全であるという一つの仮説が成立するかもしれない。実際、黄耆の抗腎炎作用、消腫作用、尿蛋白軽減作用は逆に治療上からもこの仮説を支持するように思われる。

❼**『金匱要略』血痺虚労病脉証并治第六**には、「血痺、陰陽倶に微、寸口・関上微、尺中小《わず》かに緊。外証、身体不仁にて風痺の状の如くなる黄耆桂枝五物湯之を主る」とある。黄耆桂枝五物湯は、本方去甘草であり、処方上は本方より一層速効を期待したものであるが、一層慢性化した疼痛や知覚異常に対しては、本方も充分適応となる。それ故、本方の適応証に血痺を加える方がよい。

❽**『類聚方解』桂枝加黄耆湯**には、「裏より表に迫る也。水気、肌膚に在る者を治す。其の症曰く、腰より以上必ず汗出づ。曰く、煩躁、此れ血気迫る也。曰く、腰髖弛く痛み、物有りて皮中に在るが如き状。曰く、身疼

痛、此れ水気、皮膚に在る也。曰く、小便利せず、此れ裏水、表に走るを示す也。凡そ黄耆証は必ず水状を作すも水形を見わさず。若し水形見わるるときは、防已の身重の如く両つの理有り。水を主る者、汗出でず、身疼かざると為し、麻黄之を主る。気を主る者、汗出で、身疼くと為し、黄耆之を主る。麻黄症は逆也。黄耆症は順也。順逆の状、此れ其の別也」と解説される。

❾**『方彙続貂』五疸**には、「桂枝加黄芪湯　諸病の黄家、但其の小便を利す。仮令えば脉浮ならば、当に汗を以って解すべし」とあって、桂枝湯加黄芪と記載される。

❿**『金匱要略校注』水気病脉証并治第十四**には、桂枝加黄耆湯方掲載後に按語として、「耆芍桂酒湯と桂枝加黄耆湯とに之いては、皆黄汗を治する為に設け、具に陽気を宣達し、水湿を排泄するの功あり。然るに前者は周身より汗出づる為に、表気已に虚し、故に黄耆を君として以って表を固む。後者は乃ち汗出づるも透さず、腰以上に汗有り、腰以下に汗無く、故に桂枝湯を以って解肌し、営衛を和するを君と為す」と、黄耆芍薬桂枝苦酒湯との比較に於いて本方が解説される。

⓫抑々、本方は基本的に桂枝湯に黄耆を加味したものであり、先ず桂枝湯証があることが前提になる。桂枝湯が軽い風邪薬であるというのは、普段から皮膚の抵抗力が弱く、汗腺機能が低下している状態の人が弱毒の外感風寒邪に侵されたため、微弱な抗病反応でしか対応できずに悪風している場合である。そのため、熱稀粥を歠ったり、温覆することにより桂枝湯の発汗力を補助する必要が生じるのであるが、桂枝湯証に於いても弱毒外感病邪に侵されなければ、当然乍ら抗病反応は生じない。

桂枝加黄耆湯はむしろこのような桂枝湯証を生じ易い人に対して、普段から肌表を強めて外来風寒邪の侵襲を予防するための方剤というのが一つの重要な適応証である。従って、桂枝加黄耆湯証というのは生体側の衛虚を意味し、桂枝湯証というのは微弱な抗病反応を意味する。

⓬森田幸門著**『金匱要略入門』第239条黄汗の証治**には、原典の先の条文について、結局「案ずるにこの章は前注家に従うときは、摸糊強会、癡人

説夢。予は姑く之が解をなす。未だ経旨に愜《したが》うや否やを知らず、という」とある。要は意味がよく分からないということである。

また、**第210条水腫の分類とその脉候**では、『金匱要略』水気病脉証并治第十四の「師の曰く、病に風水有り、皮水有り、正水有り、石水有り、黄汗有り」を要領よく解説している。風水は腎臓性水腫、皮水は心臓性浮腫であり、正水は水腫の胸廓内に特に著明なるもの、石水は水腫の腹腔内に特に著明なるものを示すという。

森田先生は黄汗は色汗症とのお考えだが、著者は先に慢性腎不全と解する方が妥当ではないかと述べた。

⓭**『医宗金鑑』巻二十一・訂正仲景全書金匱要略註中之二・水気病脈証并治第十五・桂枝加黄耆湯**にも、「（按）此れ、黄汗を承けて詳しく其の証を申す也。但し、文義未だ属さず。必ず是れ錯簡にて釈さず」とあり、森田先生と同様に、原典条文の文義不明という。

⓮そのため、**『勿誤薬室方函口訣』巻之下・桂枝加黄耆湯**には、唯一言で「此の方能く盗汗を治す」と本方を解説している。

⓯著者は原典条文を次のように解釈したい。抑々、原典の最初の条文は5段に分けられる。「黄汗の病、両脛自ずから冷ゆ」は本来の黄汗の病状である。「仮令えば発熱するは此れ歴節に属す」は、黄汗病に似た歴節病である。「食し已みて汗出で、又身、常に暮に盗汗出づる者は此れ労気也」は黄汗病に似た労気病、即ち結核病変である。「若し汗出で已みて反って発熱する者は久久にして其の身必ず甲錯す。発熱止まざる者は必ず悪瘡を生ず」は、これも黄汗病に似た甲錯病と、更に発熱が続いたことによる悪瘡病である。即ち、これら3通りの場合は厳密には黄汗病ではない。

そして、「若し身重く」以下が黄汗病であり、最初の「黄汗の病、両脛自ずから冷ゆ」に直接続く病状表現である。「若し身重く汗出で已みて輒ち軽き者、久久にして必ず身瞤ず。瞤ずれば即ち胸中痛む」は比較的軽症の黄汗病である。「又腰より以上必ず汗出でて下に汗無く、腰髖《ヨウカン》弛く痛みて物有りて皮中に在るが如き状。劇しき者は食すること能わず、身疼いて重く、煩躁して小便利せず」までは比較的重症の黄汗病であり、更にこの段階の中でも「劇しき者は」以下にまで到ると、一層重症化したことを物語っている。従って、この条文は黄汗病に類似した病状と、様々な程度の黄汗病とを表現した文であると言えよう。

尚、先に著者が黄汗は慢性腎不全ではないかと仮説を提起したが、慢性腎不全で免疫能低下し、易感染性を発症すれば発熱を惹起し得るので、黄汗での発熱も説明しうるものと思われる。

桂枝加葛根湯

出典 『傷寒論』

主効 軽症、解表、筋緊張緩解。項背強ばるときの軽い風邪薬。

組成

葛根6　芍薬4　生生姜4　甘草2　大棗4　桂枝4

桂枝湯	桂皮　芍薬　甘草　生姜　大棗	
	葛根	
葛根湯	桂皮　芍薬　甘草　生姜　大棗　葛根	麻黄

解説

桂枝湯（192頁）に葛根を加えたもの、あるいは葛根湯（89頁）から麻黄を除いたものである。

【桂枝湯】…軽い風邪薬（少し肌表を強めて弱い病邪を除く薬）であり、雑病にあっても汗腺の機能を整え、皮膚の抵抗力を強める薬である。

【葛根】…代表的な解表薬で強い解熱作用がある。特に生葛汁は性は大寒である。また葛根は頸・項・背部の筋肉の緊張を緩解する他、筋肉の痙攣も抑制する。更に、解熱することによって体内の水分喪失を防ぎ、渇を癒し、また酒毒を解す。その他、瘡疹を透発させる作用も重要である。

総じて、普段から一寸した感冒などのとき、桂枝湯証を呈し易い人が同時に項背部の凝り感、筋肉痛を訴えるときの薬である。

適応

感冒、インフルエンザなどの初期で肩凝りや頭痛のある場合、自汗のある桂枝湯証、項背部筋肉痛、腰背部筋肉痛、慢性胃腸炎、胃下垂症、急性大腸炎、蕁麻疹、神経痛、片頭痛、二日酔い、小児麻痺初期、小児発疹性感染症など。

論考

❶本方の出典は、**『傷寒論』弁太陽病脉証并治上第五**に、「太陽病、項背強

ばること几几、反って汗出で、悪風するは桂枝加葛根湯之を主る」とあって、葛根・麻黄・芍薬・生姜・甘草・大棗・桂枝と指示されるが、葛根湯との同一性より麻黄を除いて処方されることに拠る。

❷張卿子撰**『集注傷寒論』巻第二・弁太陽病脉証并治法上第五**には、原典条文を注釈して、「几几とは頸を伸ぶるの貌也。動くときは頸を伸べ、身を揺らして行く。項背強ばる者、動くときは之の如し。項背几几なる者、当に汗無かるべし。反って汗出でて悪風する者、中風の表虚也。桂枝湯を与えて以って表を和し、麻黄・葛根を加えて以って風を祛る。且つ麻黄は表実を主る。後の葛根湯証に云う、太陽病、項背強ばること几几、汗無く悪風するは葛根湯之を主る。薬味は正に此の方と同じ。其の汗無き者、常に麻黄を用ゆべし。今、自汗出づるは恐らくは麻黄を加えず、但葛根を加うる也」とある。妥当な見解である。

❸**『傷寒一百十三方発明』合病併病篇**には桂枝加葛根湯が収載されるが、先ずやはり「麻黄、疑うらくは誤入なり」と記されている。更には、「論じて曰く、太陽の中風、自汗、几几として項背強ばり、几几として頸舒べざる也。而して項背強ばる状も亦、意を以って会すべし。頸項は陽明に属す。但し、此れは太陽初めて陽明に入り、未だ両経各半に至らざる為の故、仲景、此に於いて合病と言わず、止だ葛根一味を以って桂枝湯に加入し、邪をして太陽に還ることの易きを為さしむる也。然れども粥を歠らず、蓋し葛根の軽揚、已に陽明の襲邪をひき、桂枝と共に解肌の功を成すに足るのみ」とある。

ここで、合病とは『傷寒尚論篇』巻之三・合病に、「合病は両経の証、各々一半を見わす。日月の朔に合する如く、王者の圭璧を合するが如く、中分に界限して偏に多くも、偏に少なくもあらざるの謂也」と云う。要は発症当初から両経各半に亘る病変を指摘している。

一方、徐彬は桂枝加葛根湯証では、両経各半に至らないために合病ではないと主張するが、「太陽初めて陽明に入」るのは転属の表現であるし、「邪をして太陽に還ることの易きを為さしむる」のは、陽明の襲邪を太陽に引き戻すことを為さしむとも言明している。

❹**『太平聖恵方』巻第十・治傷寒中風諸方**には、「傷寒・中風、陽浮にして熱自ずから発し、陰弱にして汗自ずから出づ。濇濇と悪寒し、翕翕と発熱し、鼻鳴りて乾嘔するには宜しく此の方を服すべし」とあって、桂心・甘草・赤芍薬・葛根に生姜・棗を入れて煎じ、日に三服、夜に一服するべく指示される。言うまでもなく、この処方は事実上の桂枝加葛根湯であるが、条文は先の桂枝湯の第一の条文と比較して、「淅淅として悪風」が無いだけである。悪風は一般的に悪寒の軽症であるから、ここの条文も事実上の桂枝湯条文である。注目するべきは、ここには項背強痛などの症状記載がないにも拘らず、葛根が加味されている点である。

❺**『傷寒活人書』巻第十二**には、「桂枝加葛根湯［十八］　太陽病、項強ばること几几、反って汗出で悪風する者、此れ之を主る。伊尹湯液論には桂枝湯中、葛根を加う。今、監本は麻黄を用う、誤りなり」とあって、桂枝・甘草・芍薬・葛根・麻黄を姜棗煎服し、最後に「覆いて微汗を取る」とも記載される。これで見れば、元々の「伊尹湯液論」には麻黄を含有しない桂枝加葛根湯が登載されていたが、少なくとも後唐以降に麻黄を配合した処方として公伝されたことになる。

❻**『傷寒直格方』巻中・習医要用直格・傷風表証 一曰中風**には、「夫れ傷風の候、頭痛項強・股節煩疼、或いは目疼・肌熱・乾嘔・鼻鳴にて手足温かく自汗出でて風寒を悪み、脉陽浮にして緩、陰浮にして弱也。関前は陽と曰い、関後は陰と曰う。此れ邪熱、表に在りと為す。皆桂枝湯にて解肌するの証也。或いは汗出でて風を憎みて項背強痛の加わる者、桂枝湯加葛根湯に宜しき也。反って汗無き者、葛根湯に宜しき也」とあって、ここでは桂枝加葛根湯が桂枝湯加葛根湯と記載されている。

また、**同書・巻下・諸証薬石分剤**には、「桂枝加葛根湯　桂枝・芍薬・甘草・葛根、右、桂枝湯の如く服す」とあるので、姜棗煎服することになる。

❼本方を桂枝湯、葛根湯との対比で捉えるとき、桂枝湯加葛根と考えるか、葛根湯去麻黄と考えるかで、どういう薬力が増減されているかが理解し易い。桂枝湯加葛根は、一般には桂枝湯証で項背部筋肉痛症状があるので葛根を加味しただけと解釈されている。一方、葛根湯去麻黄は発汗解表

作用、利水作用が低下するので、表寒実証の外感病邪には対抗できないことになる。それ故に表寒虚証に適応する。

❽**『本草綱目』**を始め、多くの書では葛根を性平としているが、**『食物本草』巻之二・菜類**や多紀元胤著**『薬雅』**では性寒〜涼としている。実際に葛根には強い解熱作用があり、特に葛根汁は性は大寒であるから性涼と理解した方がよい。従って、桂枝湯に葛根を加味することは、一方で項背部筋肉痛に適応となるが、他方では方剤を稍涼性に傾けることになる。

❾本方条文の薬味記載の内、麻黄の記載は昔から錯誤としてこれを除いて解釈して来ている。これは除くことが正しく特に問題はない。

薬味記載後の条文後半は「右七味、水一斗を以って、先ず麻黄・葛根を煑て、二升を減じ、上沫を去りて、諸薬を内る。煑て三升を取り、滓を去り、一升を温服す。覆いて微似汗を取り、粥を啜るを須いず。余は桂枝法の如く将息及び禁忌す」とあり、桂枝湯の条文後半と比べて、温覆はしても熱稀粥を歠らないことになっているが、これは疑問である。本方は、先に述べたように桂枝湯よりも温性は低下しているので、薬力が及ばないならば温覆だけでなく、熱稀粥も歠る必要がある。思うに、「不須啜粥」は麻黄を加味している場合の条文に適合するのではないだろうか。

実際、**弁太陽病脉証并治中第六・葛根湯**の薬味記載後の条文後半は、本方の場合と殆ど変わらず、上沫⇒白沫の他、「不須啜粥」がなく、最後に「諸湯皆倣此」が添付されているだけである。従って、葛根湯は服用後温覆するだけの指示であるのに対し、本方も同様に「不須啜粥」だから、温覆するだけとなる。ここはむしろ熱稀粥を歠ると解釈するべきである。

というのは、同じく**麻黄湯**（1046頁）の条文後半と比較すれば一層鮮明である。麻黄湯では、「右四味、水九升を以って、先ず麻黄を煑て、二升を減じ、上沫を去りて、諸薬を内る。煑て二升半を取り、滓を去り、八合を温服す。覆いて微似汗を取り、粥を啜るを須いず。余は桂枝法の如く将息す」と。この文は先の桂枝加葛根湯の条文後半と比較して、数量と麻黄・葛根 ⇒ 麻黄、将息及び禁忌 ⇒ 将息以外は全く同文と断定し得よう。即ち、表寒実証用薬の麻黄湯と表寒虚証用薬の桂枝加葛根湯とが同一後条文であるはずが無い。

本方の条文は、飽くまでも麻黄の記載を前提にして桂枝加葛根湯服薬後の指示を与えたものであり、麻黄の記載を錯誤と解釈するならば、「不須啜粥」も錯誤でなければならない。

❿また、**弁可発汗病脉証并治第十六**にも本方は掲載されている。薬味記載後の条文後半は、❾と比較して、「……覆いて微似汗を取り、粥を啜るを須いず、薬力を助く。余の将息は桂枝法に依る」とあるが、粥を啜るを須いずに覆うだけで薬力を助けうるのか、甚だ疑問である。それ故、薬力を助けるためにも熱稀粥を歠らなければならない。

⓫実際、方後の林億等の謹按に於いても、「……太陽中風自汗には桂枝を用い、傷寒汗無きには麻黄を用う。今、証は汗出でて悪風するを云いて方中に麻黄有り。……」とあって、本方条文と薬味のことには付言していても、後条文については全く触れていないので、却って困迷するのである。

⓬この点、**『金匱玉函経』巻第七・方薬炮製**には、「桂枝加葛根湯方第十七　桂枝・芍薬・甘草・生姜・大棗・葛根」と指示され、薬味には麻黄を元々配合していない。一方、後条文には「覆いて微似汗を取る。粥を啜るを須いず。余は桂枝法の如し」と記載され、ここでもやはり「不須啜粥」である。

⓭**『古方便覧』（乾）・桂枝加葛根湯**には、「項《うなじ》より背へだるくつかえ、肩重くひっぱり、首のまわらざるによし。此の症、世に所謂風邪・寒邪に多し。上部の病には芎黄散を兼用すべし」と解説され、理解し易い。

⓮**『傷寒論集成』巻之一・弁太陽病脈証并治上第一**には、原典の条文を解説して、「正珍曰く、几几は正に八八に作るべし。字の誤り也。……按ずるに、方・程・喩の諸人、項背強ばること八八なる者を見て、乃ち以って太陽陽明合病と為す。蓋し葛根湯条に合病の文有るによりて誤るのみ。殊に知らず、項強ばることは固より是れ太陽中の一証にして背に及ぶ者、特に一等の重きを加うる者なり」とある。

方・程・喩は夫々方有執・程応旄・喩嘉言である。几几か八八かは実際の『傷寒論』成立当時の上古漢語音が不明の今日、擬声語としての妥当性を論ずる根拠は乏しい。また、先程の徐彬の云う「頸項は陽明に属す」を明確に否定している。

⑮**『古方括要』巻之下・小児科・疹**には、「夫れ疹は腎より肺に発す。故に葛根を以って主薬となす。痘は脾胃より心に発す。故に桂枝を以って主薬とす。是れ血の位に係るゆえに遂に貫膿す。疹は水の位にかかるを以って膿をなさざる也」と、古矢知白の独特の思想を披瀝した後、「桂枝加葛根湯　発熱して汗出でて項背強ばる者、是れ疹の正症にして軽きもの也。桂枝湯方中、葛根四両を加う」と記載される。

⑯また、**『皇漢医学』第壱巻・桂枝加葛根湯に関する師論註釈**には、「項背強ばること几几とは、項背筋の強直性痙攣にして、本方の君薬たる葛根の治する処なるが、強ばること几几と汗出の間に反字を用いし所以は、本方証と葛根湯証との鑑別法を示さんが為なり。即ち、葛根湯も葛根が君薬なれば、本方と同じく項背几几症あれども、此の方中には臣薬として麻黄あるが故に無汗の症あるも、本方中には麻黄あらざるを以って無汗症なきのみならず、反対に桂枝湯証の如く汗自ずから出るものなれば、特に反字を用いて本方証は葛根湯証に大いに類似するも、其の間に汗出と無汗との別ありとの意を暗示するなり」とあり、少々繁雑な表現であるが、主張点はよく理解しうる。

⑰西岡一夫先生は**『漢方の臨牀』第14巻第6号・桂枝加葛根湯条文の「反」について**で、「浅田宗伯や山田正珍の言うように、この桂枝加葛根湯の『反』の前提条件が葛根湯条文の『無汗』だと言うのはどうであろうか。……この条文の『反』の前提条件は項背強几几以外のものではない。……つまり項背強は表に血滞る証で、同じ血滞の証の頭痛よりも一段と血凝りの劇しい証である。だからそこに生じた血の壁のため水気通ぜず、表に水滞を起こし無汗なのを原則とするのである。……ところが桂枝加葛根湯は項背強という血証を主証にしながら、しかも汗が出るのである。言いかえると血の壁を通過して水気が表に達しているのである。これは正しく項背強という病理現象に反した証状であり、合点のゆかない証の現われ方である。それなればこそ『項背強几几反汗出』と言うべきである」と、吉益南涯の気血水説を引用して解説されている。

桂枝加厚朴杏仁湯

出典 『傷寒論』

主効 軽症、解表、鎮咳祛痰。軽い鎮咳祛痰作用を加味した風邪薬。

組成

桂枝 4　甘草 2　生生姜 4　芍薬 4　大棗 4　厚朴 4　杏仁 4

桂枝湯	桂皮　芍薬　甘草　生姜　大棗
	厚朴　杏仁

解説

桂枝湯（192 頁）に厚朴・杏仁を加味した処方である。

【桂枝湯】…軽い風邪薬（少し肌表を強めて弱い病邪を除く薬）である。

【厚朴】…呼吸器炎に対し、気管支平滑筋を弛緩し、鎮咳止喘する。更に、急性消化管炎による腹部膨満・重圧感を蠕動促進して緩和し、平胃すると共に、消化管平滑筋の過剰な緊張を鎮痙して止瀉する。『薬性提要』には、「気を下して満を散じ、痰を消し、食を化す」とある。

【杏仁】…外感病の乾咳を鎮め、粘稠痰を潤燥して溶解し、祛痰して気道の通過障害を除いて平喘する。また桃仁と同様、腸内を潤滑して通便する作用もある。『薬性提要』には、「気を下して痰を行らして燥を潤し、喘欬を治し、狗毒を制す」とある。

総じて、軽い風邪薬に鎮咳祛痰作用の加味された処方であるが、桂枝湯が適応する急性消化管炎の症状も一層軽快する。

適応

慢性閉塞性肺疾患の人の感冒、インフルエンザなどの感染症初期、桂枝湯証の喘咳症状、桂枝湯証の急性胃腸炎症状など。

論考

❶原典の方名は桂枝加厚朴杏子湯。

❷本方の出典は、**『傷寒論』弁太陽病脉証并治上第五**に、「喘家、桂枝湯を作る。厚朴杏子を加えて佳なり」とあり、**弁太陽病脉証并治中第六**には、

「太陽病、之を下して微しく喘する者、表未だ解せざる故也。桂枝加厚朴杏子湯之を主る」とあって、桂枝・甘草・生姜・芍薬・大棗・厚朴・杏仁と指示され、最後には「覆いて微似汗を取る」と記載される。前者は後人の嵌入とされている。

実地臨床上は、元々慢性閉塞性肺疾患などのある人が、軽い感冒等に罹り、全身症状としてはさほど重症でなくとも、ゼーゼーと喘鳴を聴取するような場合はよく経験する。正にこのような、元々気道に慢性炎症を有し、一寸した刺激によっても症状を発し易い人が桂枝湯証を呈する時の方剤である。それ故、実地臨床上は先の条文の方が一層理解し易い。

❸『注解傷寒論』巻第二・弁太陽病脉証并治法上第五には、原典の先の条文に対して、「太陽病、諸陽の為に気を主る。風甚だしく、気擁するときは喘を生ずる也。桂枝湯を与えて以って風を散じ、厚朴・杏仁を加えて以って気を降す」とある。

また、**巻第三・弁太陽病脉証并治中第六**には、原典の後の条文に対して、「下して後、大いに喘するときは裏気太だ虚し、邪気、裏に伝わりて正気、将に脱せんとすと為す也。下して後、微しく喘するときは裏気上逆し、邪、裏に伝うること能わず、猶表に在るがごとしと為す也。桂枝湯を与えて以って外を解し、厚朴・杏人を加えて以って逆気を下す」とある。

❹『医宗金鑑』巻一・訂正仲景全書傷寒論註・弁太陽病脈証并治上篇には、原典の二つの条文を纏めて注釈している。「（註）太陽病、当に汗すべし。而して反って之を下す。下利して脈促、喘して汗出でて悪寒せざる者、乃ち邪、裏に陥し、熱は陽明に在り、葛根黄芩黄連湯也。今、太陽病、当に汗すべし。而して反って之を下す。下利せずして微しく喘す。是れ邪、胸に陥し、未だ胃に入らず、表仍未だ解せざる也。故に仍桂枝湯を用いて以って肌表を解し、厚朴・杏仁を加えて以って逆を降し、喘を定むる也。喘家とは素より喘病有るの人なり。遇々風に中たりて喘する者、桂枝湯、皆宜しく之を用ゆべく、厚朴・杏仁を加えて佳と為す也」と。

一方、方後には、「（按）戴原礼曰く、太陽病には喘咳有り。汗無く喘する者、麻杏石甘湯に宜し。汗有りて喘する者、桂枝加厚朴杏仁湯に宜し。

汗無く咳する者、小青竜湯に宜し。少陽病には喘無く咳有り。咳する者、小柴胡湯加五味・乾姜に宜し。陽明病には咳無く喘有り。内に実して喘する者、大承気湯に宜し。下利する者、葛根黄芩黄連湯に宜し。三陰は惟少陰に喘咳有り。喘する者、四逆湯加五味・乾姜に宜し。咳する者、陰邪の下利には真武湯加五味・乾姜に宜し。陽邪の下利には猪苓湯に宜し。然るに喘は皆危候也」とあって、陰陽両病の類似症候への対応をうまく説いている。尚、麻杏石甘湯は麻杏甘石湯(1064 頁)のことである。

❺内藤希哲著**『医経解惑論』巻之中前・太陽篇大意・**|**中風**|には、「前に述ぶる所の太陽病、汗出でて悪風し、発熱して脈緩、或いは弱、或いは数を兼ぬる者、名づけて中風と為す。此れ其の人、表気素より弱くして邪を受くる者也。名づけて表虚と為す。治法は宜しく汗を発し、表を補うべし。桂枝湯之を主る。若し気滞を兼ぬる者は桂枝加厚朴杏子湯、若し水気を兼ぬる者は小青竜去麻黄湯、……」と記載される。ここでは桂枝加厚朴杏仁湯は桂枝湯証にして気滞を兼ねる場合に適応となりうると解釈されている。

❻**『傷寒論脈証式』巻二・弁太陽病脈証并治法中第二**には、原典の後の条文を解説して、「此れ、其の始めにや、太陽の病勢已に腹中を犯して、一・二の裏証を発する者也。是の故に既に承気輩を与えて裏実の勢いを抜去せんと為す也。論じて曰く、太陽病二・三日、蒸蒸と発熱する者、胃に属する也。調胃承気湯之を主ると。正に此れ、之と等しく比ぶれば也。今や、裏実既に抜去すと雖も、而して其の表位に於いてをや、尚余邪の去らずして、卒かに下して後の虚に乗ずる有り。聊か其の裏を窺う者、此れ微喘より出づる所以也。故に曰く、表解せざる故也。方中加うる所の厚朴・杏仁二品は、既に喉嚨《コウロウ》に及ぶの勢いを駆らんと為す也」とある。

ここで云う原典の条文では、太陽病から陽明病に転属する段階で、承気輩で下したための誤治であるとするが、川越衡山が引用する調胃承気湯(775 頁)の用法は、転入した段階での投与であるから正治である。

❼**『古方括要』巻之上・雑病門・諸咳**には、「桂枝加厚朴杏子湯　頭痛・悪風・喘咳して汗出で、或いは腹満を兼ぬるものに宜し」とあり、**巻之下・外科・乳岩**には、「桂枝加厚朴杏子湯　外家、岩丸を抜くの後、長服すれば

更に復た結することなし」とあって、このような非常に奇抜な術後の用法は、古矢知白ならではの着眼である。

❽『**傷寒論繹解**』**弁太陽病脈証并治上第五**には、原典の先の条文に対して、「素より喘証有る人、毎に外邪に感じて旧毒之が為に動じ、胸膈に鬱満して喘を発す。因りて厚朴・杏子を加えて兼ねて鬱満を解し、瘀水を除いて乃ち佳し」とあり、**弁太陽病脈証并治中第六**には、後の条文に対して、小字双行で「此れと麻黄湯の喘と相照らして劇易を示す。又小青竜湯の微喘と同じ。而して彼は咳して微しく喘し、亦主る所に稍異なる有り。外は内に対して其の指す所深し。表は裏に対して其の指す所浅し。即ち邪熱、表に発するの義、此れ之を下して微しく喘する者と言う。故に尚、表に発するの証有るを示す也」と注記された後、「……蓋し表邪盛んにして胸中に及びて喘する者、微喘止まず。今、太陽病之を下して微しく喘する者、邪気、胸中に及び、表裏和せず、気液瘀鬱する也。而して此に之を下すと雖も、微邪、表に在りて未だ解せざる故也。仍ち桂枝加厚朴杏子湯之を主る。以って発汗して瘀鬱を解すときは表裏和して喘止む。……」と、改めて発汗するのであると解説している。

❾『**類聚方広義**』**（上）・桂枝加厚朴杏子湯**には、「本《もと》喘症有り。之を喘家と謂う。喘家に桂枝湯の症を見わす者、此の方を以って汗を発すれば愈ゆ。喘が邪に因りて其の勢い急となり、邪が喘に乗じて其の威盛んとなる者の若きは、此の方の得て治する所に非ざる也。宜しく它《た》の方を参考にし、以って治を施すべし。拘拘とすべからず」とある。

喘が外感病によって悪化したり、逆に益々外感病が重くなる状況下では、本方は適応外であることを述べているが、正にその通りである。本方は喘家が桂枝湯証を見わすという点がキーポイントである。

❿浅田宗伯著『**古方薬議**』**巻二・杏人**には、「議して曰く、杏人、味甘温。能く気を下し、結を散ず。故に解肌・治喘の効あり。是以って仲師、発表するに桂枝麻黄各半湯、桂枝二麻黄一湯、麻黄湯有り、喘を治するに桂枝加厚朴杏子湯有り」とあり、**厚朴**には、「議して曰く、厚朴、味苦温。能く気逆を降し、膨脹を散ず。故に下して後、表邪壅遏し、気逆して喘を為す

者、桂枝湯に厚朴・杏人を加えて以って之を散ず。桂枝加厚朴杏人湯、是れ也。更に発熱有りて腹満を為す者、桂枝湯に厚朴・大黄を加えて以って之を泄す。厚朴七物湯、是れ也」ともある。尚、『金匱要略』腹満寒疝宿食病脈証第一・厚朴七物湯は厚朴・甘草・大黄・大棗・枳実・桂枝・生姜であり、桂枝湯加厚朴・大黄ではない。

⑪『勿誤薬室方函口訣』巻之下・桂枝加厚朴杏子湯には、「此の方は風家、喘咳する者に用ゆ。老人など毎に感冒して喘する者、此の方を持薬にして効あり」と、現代の用法を示唆している。

⑫『臨床応用傷寒論解説』太陽病中篇・桂枝加厚朴杏子湯の解説には、「からだの虚弱な乳幼児で、かぜをひくとすぐに、喘鳴、咳嗽を訴えるものがある。このような患者に、これを用いる機会がある。麻黄を用いると、食欲がなくなったり、からだをだるがったりするものによい」とあり、麻黄に対する不適応証の故の投薬は、苓甘姜味辛夏仁湯（1156 頁）と同様である。

⑬『臨床傷寒論』第一章　太陽病篇〔中篇〕には、桂枝加厚朴杏子湯について「ところで、小青竜湯の体質と桂枝加厚朴杏子湯の体質とはどう違うのだろうか。桂枝加厚朴杏子湯でも心下有水気で、心下がチャプチャプ言うのだろうか、脈も浮弱なのか。まあ脈はやっぱり浮弱でしょう。ところで、喘息の患者をよくみていると、チャプチャプいう音は発作がよくなってくるとなくなってくるものです。それなら、水が皆出てしまったのかと言うと、そうではない。だから私は、チャプチャプ言うのは本当の意味での心下有水気ではないと思う。昔の人の書いた本に桂枝加厚朴杏子湯の有水気とは水腫れの感じに肥って見えるなりと書いてあります。そう言うことがあるかもしれませんね。やはり水毒性体質の人で、喘息のある人だという意味なのかもしれません。しかも特別にあの心下有水気というような症状を拾いあげて言わなければならないような体質の人ではないかもしれません。……要するに体の弱っている人ですね。これを下して、気力もないような人、活性のない人、そういうような人に持っていくと非常によく効くものだということです。小青竜湯はまだ活性のある人ですからね」と、小青竜湯（576 頁）との比較で述べられている。

確かに、元々の喘家が桂枝湯証を呈するとき、その喘証に影響を及ぼさないことは有り得ず、先の尾台榕堂の「喘が邪に因りて其の勢い急となり、……」は、喘症が主症状となる位に悪化しているという意味に解するべきであり、その点では大塚先生や細野先生の解説は妥当であると言えよう。

⓮山本巌先生は**『東医雑録』(2)・咳と痰の漢方(後編)**で、桂枝加厚朴杏子湯を解説して、「平素から喘の症がある者を喘家という。小児喘息、慢性気管支炎、肺気腫、気管支喘息、軽度の肺鬱血がある者は、痰や咳や喘鳴があり、胸が一杯につまったような感がし、咽に痰鳴がする。この喘家が、外感病(感冒)になり、桂枝湯の証になったときに用いる方剤である。……本方の証の患者は割合に多い。気管支喘息の子供によく小青竜湯を間違えて与える者が多い。脱汗して体がしんどいという。外感病の初期、発熱のある場合にはとくに大切である。無汗か、自汗があるか、皮膚のシマリ、湿りを手で触れて麻黄湯、桂枝湯の鑑別を誤らないようにしなければならない」と、丁寧に解説されている。

⓯原典の桂枝湯の条文に「乾嘔」と、『金匱要略』の陽旦湯の条文に「心下悶」と記載され、消化器症状を見ることにも触れられている。本方の内、厚朴は急性上部消化管炎による膨満感・重圧感を蠕動促進することにより平胃し、また急性下痢症に対しては止瀉する作用があり、杏仁も腸内の燥屎を潤して通便に利する作用があるので、桂枝湯と共にこれら二薬味も消化管の炎症性産物を体外に排泄促進するように作用する。

それ故、先の桂枝湯(陽旦湯)条文の乾嘔・心下悶などに対しては本方を処方した方がよいと思われる。

⓰著者自身の治験例として、一寸風邪を引いたかとゾクッとする略同じ頃、腹部が明確な強い症状ではないが、何となく不快感という症状を来たしたことがある。急ぎ煎じ薬で本方を作り、一回分服用してそのまま就眠した所、翌朝もう全てすっきりと治っていた経験がある。従って、本方の腹部症状に対する効果も理解されるべきであろう。

桂枝加芍薬湯

出典 『傷寒論』

主効 鎮痙、温補、軽症、解表、止汗。

腹痛、腹満を温補し、また桂枝湯証で自汗の強いときの薬。

組成

桂皮4　芍薬6　甘草2　大棗4　生姜1～1.3

桂枝湯	桂皮　芍薬　生姜　大棗	甘草
芍薬甘草湯	芍薬	

解説

本方の組成上は桂枝湯（192 頁）と全く同一だが、芍薬が倍増されている。それ故、本方は方意的には桂枝湯合芍薬甘草湯とも解釈しうる。

【桂枝湯】…言うまでもなく、太陽病中風の方剤で、軽い風邪薬（少し肌表を強めて弱い病邪を駆逐する薬）である。

【芍薬甘草湯】（509 頁）…芍薬・甘草共に骨格筋及び平滑筋の異常緊張を緩解するが、両味を併用することによって一層の鎮痙・鎮痛効果を得るために頓服する薬である。『薬性提要』芍薬には、「血脈を和らげ、陰気を収め、中を緩めて痛みを止む」とある。

総じて、腹痛、腹満を温補して消化管の蠕動運動を正常化するだけでなく、桂枝湯証で自汗の強い場合にも処方しうる薬である。

適応

慢性胃腸炎、過敏性腸症候群、痙攣性便秘、慢性腹膜炎、慢性虫垂炎、小児反復性臍疝痛、自律神経失調症、夜尿症、夜啼症、頻尿症、小児反復性鼻出血、盗汗、自汗、月経痛、月経困難症、尿管結石、自汗の強い桂枝湯証など。

論考

❶本方の出典は、**『傷寒論』弁太陰病脉証并治第十**に、「本、太陽病、医

反って之を下す。因りて爾《しか》して腹満ち、時に痛む者、太陰に属する也。桂枝加芍薬湯之を主る。……」とあって、桂枝三両・芍薬六両・甘草二両・大棗十二枚・生姜三両と指示されることに拠る。

一方、**『金匱玉函経』巻第七・方薬炮製**には、「桂枝倍加芍薬湯方第十二　桂枝三両・芍薬六両・生姜三両・甘草二両・大棗十二枚」と、本方が桂枝倍加芍薬湯と命名されている。

❷ここでは先ず誤治であることを云う。その誤治による壊病の出現する状況が、元々太陽病にあって未だ太陽病位に属するにも拘らず、瀉下剤を投与され、却って腹部症状を新たに発症したのであるから、消化管の蠕動運動は依然として亢進していて、過緊張による痙攣によって口側が膨満し、同時に腹痛を来たしている訳である。

それ故、単に腹部症状を治療するだけでなく、恐らくは未だ残っている太陽病にも対応するべく処方されたものであろう。

❸**『傷寒総病論』巻第一・太陰証**には、原典の条文がそのまま引載されているが、方名は桂枝加芍薬湯ではなく、桂枝芍薬湯とある。また、「注して云く、小建中湯にて飴糖を用いず、故に芍薬を君と為す。痛みを止め、復た邪を利する故也」とも付記される。

❹**『注解傷寒論』巻第六・弁太陰病脉証并治第十**には、原典の条文に対して、「表邪未だ罷らず。医之を下し、邪、虚に乗ずるに因りて太陰に伝え、裏気和せざる故に、腹満し、時に痛むには桂枝湯を与えて以って表を解し、芍薬を加えて以って裏を和す」とあって、成無已は桂枝加芍薬湯を投与することは、同時に桂枝湯も含んでいるから、解表と和裏の両方に効くと解釈している。

❺**『三因極一病証方論』巻之四・傷風証治**には、「桂枝芍薬湯　太陰の傷風、自汗・咽乾し、胸腹満し、自利して渇せず、四肢倦怠して手足自ずから温かに、其の脉弦大にして緩なる者を治す」とあって、桂心半両・白芍薬三両を姜棗煎服するが、ここには甘草は配合されていない。但し、原典では桂枝：芍薬＝1：2であるが、ここでは桂心：白芍薬＝1：6となって、太陰諸証に対応しうるとする。

❻しかし乍ら、桂枝湯の**解説**でも述べたように、芍薬は桂枝湯証にあっては特異な作用を発揮する。無汗の場合、強く発汗し過ぎないように発汗を抑制する方向と、元々発汗していれば、止汗する方向に作用する。即ち、急性熱性感染症にあっては、発汗あるいは自汗に対してこれを収斂し、津液の喪失を予防且つ治療するからである。従って原典条文には消化管症状に対する指示しかないが、桂枝湯証にあって自汗が強く、津液の喪失を治療しつつ解表しようとするならば、本方はその適応である。この場合には、桂枝湯に於いての桂枝三両・芍薬三両、及び本方に於いての桂枝三両・芍薬六両はこれに拘泥することなく、芍薬は三〜六両の間で自由に処方されてよい。実際に著者はエキス製剤で、桂枝湯合桂枝加芍薬湯として処方することもある。

❼**『証治準縄』巻四十四・傷寒・太陰病**には、太陰病の治法として（**表6**）が掲載される

（表6）太陰病の治法

汗	桂枝湯	桂枝加芍薬湯
下	桂枝加大黄湯	
温	四逆湯	理中湯
和解	梔子柏皮湯	茵蔯五苓散

ここでは、汗に桂枝加芍薬湯が配属されていることが注目される。

また、原典の条文に対しては、小字双行にて「邪気、裏に入るときは腹痛を為す。蓋し気、裏に伝えて痛まば其の痛み常ならず。当に辛温の剤を以って之を和すべし。陰寒、内に在りて痛まば則ち痛み、休止すること無く、時に利を作さんと欲する也。当に熱剤を以って之を温むべし。燥屎・宿食有りて痛みを為さば則ち大便せず、腹満して痛む也。則ち須く之を下すべし。経に曰く、諸々の痛みは実痛と為し、利するに随いて此れを減ず。皆裏証と為すも治は各々同じからず」と解説される。

❽**『類聚方解』桂枝加芍薬湯**には、「表病、裏に陥する也。本方証にして血滞劇しき者を治す。其の症に曰く、時痛は此れ血滞の気行らんと欲して行ること能わざる也。痛みを作して上衝せず、此れ血滞劇しき症にて芍薬

を加うる所以也。曰く、本太陽病とは其の症、裏に似ると雖も、表病を為すを示す也。曰く、之を下すとは明らかに裏に陥する也。腹満痛とは此の湯の証に非ず。満痛とは水に由りて痛みを為す也。休止無き也」と、気血水説より解説している。

❾**『腹証奇覧翼』初編下冊**には、桂枝湯気上衝腹拘急図（**図 4**）として、「右図の如く、臍上中脘の辺、動気ありて之を按すに浮にして築々たるもの」と記載された後、**桂枝加芍薬湯図**（**図 5**）として、「前に図する所の桂枝湯の腹状にして、一等はり強く、三指探按するに、筋ばり引きつるものあり。此の証、腹満を言えども、実満にあらず、腹皮拘攣してはりみつるなり。是の故に正按して底にこたえるものなし」と、腹証を解説している。

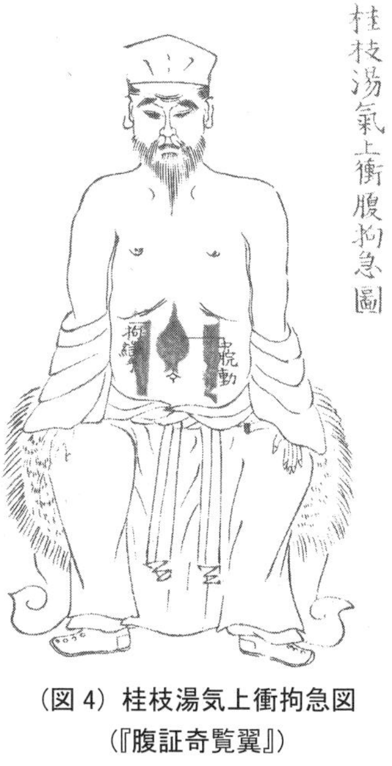

（図 4）桂枝湯気上衝拘急図
（『腹証奇覧翼』）

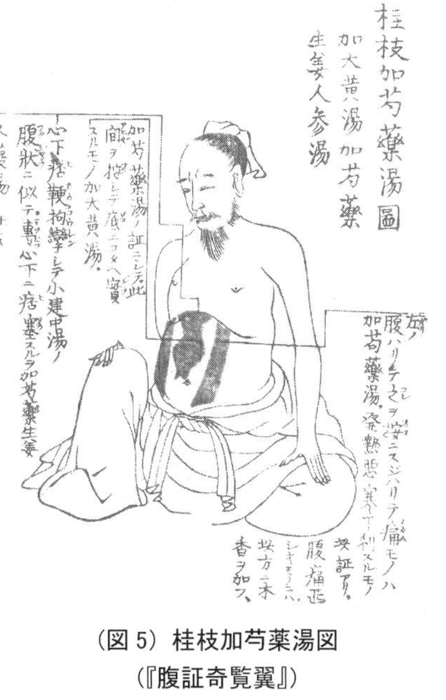

（図 5）桂枝加芍薬湯図
（『腹証奇覧翼』）

❿**『古方括要』巻之上・雑病門・痢疾**には、「桂枝加芍薬湯　赤利、少腹痛んで発熱・頭痛し、穀便・溏瀉する者に宜し」とあり、**巻之中・中部・腹痛**には、「時あって腹痛、大便溏するものに宜し」とあり、**巻之下・小児科・驚風**には、「小児夜啼き、大便溏して平日に倍するを治す」、同じく**痘**には、

「前症（桂枝湯症）にして腹痛・自利する者は順症にして軽痘也」、また**同巻・外科・瞖癰**には、「瞖癰、腹満して大便溏瀉し、或いは吐する者を治す」とあり、ここでも古矢知白独自の効用が披瀝されている。

⓫桂枝加芍薬湯の温補鎮痛だけでは効果が弱く、更に温熱する必要があるときは附子末を合方する。

『類聚方広義』（上）・桂枝加芍薬湯に、「此の方に附子を加えて桂枝加芍薬附子湯と名づく。桂枝加芍薬湯症にして悪寒する者を治す。又腰脚攣急し、冷痛悪寒する者を治す」とある。

⓬難波抱節著**『類聚方集成』桂枝加芍薬湯**には、七つの運用の一つとして、「証治準縄。桂枝加芍薬湯。婦人、傷寒・中風にて自汗・頭痛し、項背強ばり、発熱・悪寒し、脉浮にして緩なるを治す。恐らくは熱、血室に入る。故に芍薬を倍加す」と解説される。

⓭龍野一雄先生は**『日本東洋医学会紀要』第一輯・傷寒論金匱要略要方解説・桂枝加芍薬湯**に於いて、指示として「主訴の多くは腹満・腹痛・下利等で、静的状態を示し、上衝などはない。脉は浮緩或は弱で裏虚の状を呈する。舌は殆ど変化のないことが多く、あっても薄い白苔で湿潤している。腹部に抵抗があっても概して浅い部分にある」とあり、類証鑑別の内、腹痛を主として「小建中湯　裏虚の程度が本方より強いばかりでなく、全体的に虚労である。本方は腹壁全体が薄く張っていることがあるが、小建中湯は主に直腹筋が緊張する。然し反対に両証とも腹壁が軟弱なこともある」、「桂枝加芍薬大黄湯　本方より実している。腹部の抵抗も深部にある。圧痛は両者にあって区別は出来ない」と記載される。後の**論考⓰**とは明確に相異なった見解である。

⓮荒木性次著**『古方薬嚢』芍薬**に、「風邪などにて腹張りて痛む者、或は但腹だけ張る者、冷えの為腹張り腹痛む者、いぼ痔にて痛み劇しき者、平常便秘ある為下剤を慣用する者によき事あり、……」と本方の効用が述べられているが、西洋医学的に便秘＝大黄甘草湯(692 頁)と短絡的に投与されている場合の、排便後のすっきりしない不快感に効果があることもある。

⓯**『傷寒論校注』巻第六・弁太陰病脉証并治第十**には、原典条文に対する

按語として、「本条は表病の誤下に因りて脾を傷ると為す。太陰の血脈をして之を利せず、腹満し、時に痛む証を致すは其の病、血に在り。治するには、桂枝加芍薬湯を用いて、経脈を通じ、血気を利し、満を消して痛みを止む」と解説される。

⑯張介賓撰、牟田光一郎訳註『**中国医典質疑録**』**八、諸痛は補気するに宜しからずを論ず・解説**には、「景岳は本項において、『実者、邪気実。虚者、正気虚』と明確に指摘している。また痛みの虚実についても、『邪実は手を以て按ずれば痛み、正虚は手を以て按ずれば止む』と述べ、拒按と喜按でもって区別することを指摘している。……話はそれるが、『傷寒論』の桂枝加芍薬湯と桂枝加芍薬大黄湯についても、この喜按・拒按でもって判断すべきである。桂枝加芍薬湯の条文は『太陽病、医反って之を下し、因って腹満し時に痛む者』であり、桂枝加芍薬大黄湯は同じく『……大いに実痛する者』である。この条文から判断すれば『時に痛む』とは痛む時もあり、痛まない時もあって、したがって実邪は存在せず、虚痛であり、喜按であり、痛みの位置が固定しない不定所痛である。一方、『大いに実痛する者』とは邪実の痛みであり、固定痛であり、拒按である。しかも『大』の意は実邪の容積が大であるということでなく、『明確な』という意味である。したがってこの両者の脈象も虚実の差が明確であることは言うまでもない。虚実に対する認識がしっかりしていれば、桂枝加芍薬湯と桂枝加芍薬大黄湯の使用上の混同など起こるはずもないことである」とある。

確かに、ここで指摘されていることは非常に明確で分かり易い。では、「時に痛む」と「大いに実痛する」との二分極状態しか無いのであろうか。急性虫垂炎などの邪実の病証でも、初期の心窩部痛を来たす段階では、喜按のこともあり、「時に痛む」と「大いに実痛する」との中間であり、使用上の混同は起こりうるが、その段階では止むを得ない。勿論、間もなく病証は明確になるはずである。

⑰山本巌先生は『**東医雑録**』**(3)・芍薬甘草湯とその展開**で、桂枝加芍薬湯の原典条文に対して、「傷寒は急性熱病で、その初期の太陽病は発汗療法で治すべきである。その太陽病を医師（他の者でもよい）が発汗しなければ

ならないときに下剤を与えて之を下し、お腹を弱らせてそのためお腹が膨満し、痙攣性の痛みがおきたときに用いる。時痛というのは、腸管の痙攣性の疼痛で、痛みに波がある。痛みが強くなりまた軽くなって止り、又強くなる。丁度お産の陣痛に似ている。太陽病というのは、熱病でお腹以外はまだ抵抗力（正気）が充実して強く、従って病邪と闘ってそのために発熱している。そして、主として消化管だけが弱ったり冷えたりして、腹痛・腹満・下痢のあるとき太陰病という。現在でもまだ熱が出るとすぐ浣腸したり、下剤を与える習慣がある。……桂枝加芍薬湯は、芍薬の鎮痛・鎮痙の作用が主でこれに甘草を配し芍薬甘草湯として用いる。ところが、芍薬は薬の性質が少し寒涼に傾いてお腹を冷す。そこで桂枝（肉桂）・生姜(乾姜）の温める薬を配合してこれを防ぐのである」と、誠に懇切丁寧に解説されている。

⓲従って、本方は鎮痙剤として用いるとき、桂枝湯の変方というよりも、芍薬甘草湯の温性変方薬として捉えた方がよい。元々寒証の人が尿管結石による疝痛発作を発症したとき、芍薬甘草湯が稍寒性に傾くので、これを温性薬として処方したいときに本方は有用である。

⓳著者は**『高齢者の漢方治療』慢性下痢**で、「今日ではむしろ過敏性腸症候群の下痢型に、よく処方される。先の加味逍遙散との差は、加味逍遙散の方が呈する症状が多岐にわたり、独り消化管症状のみに留まらないのに対して、本方は消化管症状に限定的である。また、加味逍遙散は過敏性腸症候群の便秘型によく用いられるのに対して、本方は同じく下痢型によく用いられる。

即ち、加味逍遙散では肝気鬱結の程度が強いため、独り消化管症状に留まらない反面、本方証では元々胃腸が弱い傾向にあり、一寸した精神的緊張にあってもすぐ消化管症状を併発し易いとも言えよう。漢方的には、腹壁は一般に弾力性に乏しく菲薄化しているか、或いは腹直筋のみ緊張しているかの何方かが多い」と述べている。

⓴適応証のうち、盗汗及び自汗には実際上、黄耆も加味されている方がよく、エキス製剤では桂枝加黄耆湯(203頁)を合方するか、黄耆建中湯(52頁)を処方するかで対応する。

桂枝加芍薬大黄湯

出典 『傷寒論』

主効 鎮痙、温補、消炎、瀉下。

炎症と共に腹痛、腹満を来たしたときの薬。

組成

桂皮4　大黄2　芍薬6　生姜1　甘草2　大棗4

桂枝加芍薬湯	桂皮　芍薬　甘草　生姜　大棗
	大黄

解説

元々は桂枝加芍薬湯(222頁)に大黄を加味した処方である。

【桂枝加芍薬湯】…腹痛・腹満を温補して消化管の蠕動運動を正常化するだけでなく、桂枝湯証で自汗の強い場合にも処方しうる薬である。

【大黄】…『薬性提要』に「腸胃を蕩滌し、燥結を下し、瘀熱を除き、陳を推して新を致す」とある如く、代表的な瀉下薬であるが、また腸管内の細菌の繁殖を抑制すると共に、清熱消炎し、腐敗した炎症性産物を排出して腹部の不快感を消退し、湿熱を清熱利湿する。即ち、消炎作用と瀉下作用の二面的効能があり、後者は作用を重視するときは本来は大黄の加熱時間を短縮する必要がある。

総じて、腹痛や腹満のある下部消化管の炎症に対し、その炎症を抑制して解熱し、炎症性産物を速やかに排出して消化管の機能を回復する薬である。

適応

急性腸炎、急性大腸炎、急性虫垂炎、慢性虫垂炎、移動盲腸、憩室炎、クローン病、潰瘍性大腸炎、腸ベーチェット病、腸管癒着症、慢性腹膜炎、消化管無力症、渋り腹、便秘症など。

論考

❶原典の方名は桂枝加大黄湯である。

❷本方の出典は、**『傷寒論』弁太陰病脉証并治第十**の「本、太陽病、医反

って之を下す。因りて爾して腹満して時に痛む者、太陰に属する也。桂枝加芍薬湯之を主る。大いに実して痛む者は桂枝加大黄湯之を主る」とあって、桂枝・大黄・芍薬・生姜・甘草・大棗と指示されることに拠る。

❸原典の方名は桂枝加大黄湯であることは既に述べた。しかし、原典の薬味は桂枝三両・大黄二両・芍薬六両・生姜三両・甘草二両・大棗十二枚で、正に桂枝加芍薬湯加大黄とも称するべき処方である。

一方、**『傷寒活人書』巻第十二・桂枝加大黄湯**［十三］には、桂枝六分・芍薬三両・甘草一両・大黄二両とあり、「痛み甚だしき者は大黄を加う」に続いて、小字双行で「大実痛なる者には一両半を加え、羸者は之を減ず」とあって、大黄の分量を加減する旨が記載されている。誠にその通りである。そして、最後には生姜・大棗が指示されている。

❹**『注解傷寒論』巻第六・弁太陰病脉証并治第十**には、先の桂枝加芍薬湯の**論考❹**で、原典条文に対する注釈に続いて、本方の条文を注釈している。「大いに実し、大いに満するは自ずから除きて之を下すべし。故に大黄を加えて大実を下す」とある。

❺但し、『傷寒論』には先の条文に引き続いて、「太陰の病為る、脉弱にて其の人続いて自ずから便、利すれば、設し当に大黄・芍薬を行るべき者、宜しく之を減ずべし。其の人、胃気弱く動じ易きを以っての故也」とも記載される。

❻この条文について、郭雍撰『傷寒補亡論』巻第七・太陰経証治十条には、「雍曰く、脈弱きを以っての故に胃気弱きを知れば也」と記載された後、『傷寒尚論篇』巻四上・太陰経全篇には、「此の段、叮嚀《テイネイ》に陽明篇中と互いに発す。陽明に曰く、転失気せずと、曰く、先に鞕く後に溏すと、曰く、未だ定めて鞕きを成さずと。皆是れ、太陰脾気を傷るを恐る。此れ、太陰証にして脉弱、便、利す。大黄・芍薬を減じ用ゆるは、又是れ陽明の胃気を傷るを恐るれば也」と解説される。

❼また、張介賓撰**『景岳全書』巻之五十六散陣**には、仲景桂枝湯（192頁）が原典通りに桂枝・芍薬・生姜各三両・甘草二両・大棗十二枚と指示された後、桂枝加大黄湯として「即ち、前の桂枝湯内に大黄一両を加う」と、文字通り

の桂枝加大黄湯が記載されている。これは桂枝加芍薬大黄湯とは言い難い。

❽**『類聚方』桂枝加芍薬大黄湯**には、大黄一両に作っているが、**『読類聚方』桂枝加芍薬大黄湯条**には、「……又、大黄一両を按ずるに、宋板は二両に作り、玉函は三両に作る。今云う、大実痛なる者、桂枝加大黄湯之を主るときは、恐らく一両にては能く治する所に非ざる也。宜しく玉函の三両に作るに従うべし。……」と、大黄三両を主張する。

❾**『類聚方解』桂枝加芍薬大黄湯**には、「表病、裏に陥する也。而して実する也。前症にして血気実する者を治す。其の症曰く、大実痛なる者にして、その病状を審らかにし、痛み甚だしくして発作する也。此れ実痛也。当に或いは腹中攣急、或いは鞕満、或いは大便せざる等の症有るべき也。痛みは発作なく、気急なるときに痛み、急ならざるときは痛まず、此れ時痛也」と、前症、即ち桂枝加芍薬湯症を踏まえて要領よくうまく解説している。

❿**『古方便覧』（乾）・桂枝加芍薬大黄湯**には、「或人、痢病の治法を問う。東洞先生の曰く、別に治法あるにあらず、唯、証にしたがいて方を処すべし。便に膿血あるは、久年の病毒、外邪に因ってうごき立ちて、自ずから抜け出でんとするものにて、これほど幸いなることはなし。只下剤を以って、其の毒を攻め去らば、必ず病根を絶つべし。然るを世医、みだりに止渋の剤を用うるは、賊《ぬすびと》を府庫《くら》の内に留めて、財《たから》をそこなわんが如し。疾医の輩、諸を察せよ」とある。

痢病に対しては西洋医学的治療としては、従来から止瀉剤を処方するのが常識であったが、O-157による感染症以来、first choiceとしての止瀉剤は見直されている。しかし本来は、O-157でなくとも感染性下痢症に対しては止瀉剤ばかりが治療ではなく、一時的には瀉下剤を投与することも必要である。むしろ、やっと見直されたと言うべきか。

⓫**『古方括要』**には、桂枝加芍薬湯の**論考❿**と重複する項ばかりであるが、敢えて記載すると、**巻之中・中部・腹痛**には、「桂枝加大黄湯　時あって腹痛、大便せざる者を治す」とあって、原典と同様の六味が記載される。但し、直前には「桂枝加芍薬湯　時あって腹痛、大便溏するものに宜し」

とあって、原典の五味が記載されるものの、これらには何れも薬味量は全く指示が無い。即ち、記載上は桂枝湯と桂枝加芍薬湯との区別が付かない。

また、**巻之下・小児科・驚風**には、「桂枝加芍薬湯　小児夜啼き、大便溏して平日に倍するを治す」の直後に、「桂枝加大黄湯　大便鞕くして平日に減ずるを治す」とあって、「此の症、本太陰の腹痛なり。故に大便の溏鞕及び度数の多少を分別して両湯を投ずるときは、其の効二服にすぎずして全愈する者なり」とあり、**痘**には、「桂枝湯　発熱・頭痛、汗出でて悪風するものは正症にして軽痘なり。此の湯に宜し」、「桂枝加芍薬湯　前症にして腹痛・自利する者は順症にして軽痘也」、「桂枝加大黄湯　前症にして大便せざる者、此れ亦軽症なり」とあり、**外科・瞖癰**には、「桂枝加芍薬大黄湯　瞖癰初起、赤く腫れ痛み、石の如く鞕く大便せざる者に宜し」と記載される。

⓬**『傷寒論繹解』巻第六・弁太陰病脈証并治第十**には、桂枝加大黄湯の原典条文を解説して、「……大実痛とは腹気結滞すること益々甚だしく、熱気、表発すること能わずして裏に実する也。今大実痛にして承気湯を用いざるは、蓋し太陽病は稍裏証を兼ぬと雖も、尚専ら汗を発す。此れ下して後、太陰に属す。因りて唯発汗するときは気液更に亡くして益々結実す。若し唯之を下すときは胃気弱く、表邪尽く陥するの患有らん。是れ、桂枝加大黄湯之を主る所以にて、発表・攻下し、以って之を治する也。又、按ずるに太陽病之を下して後、脈促にして胸満する者、桂枝去芍薬湯之を主る。若し微しく悪寒する者、桂枝去芍薬加附子湯之を主る。即ち、此の章と同じく太陽病にて下して後の証にして芍薬の去加、及び附子・大黄の別有るは何ぞや。蓋し彼の章の云う所、太陽病にして既に腹中結実し、応に下すべきの急有り。因りて之を下し、其の証除きて後、脈促・胸満を致すは乃ち桂枝去芍薬。若し微しく悪寒する者、更に附子を加えて以って治す。故に後と曰いて反と曰わず。此の章の論ずる所、下すべからずして之を下すは無辜の地を攻むことなり。因りて表邪、腹中に及びて結滞し、腹満・時痛するは乃ち芍薬を加え、大実痛には大黄を加う。故に深く之を咎む。医、反と曰いて後と曰わず。古人の去加増減の精微妙用、弁知せざるべからず」と、正に精妙に詳論している。

⑬**『梧竹楼方函口訣』巻之一・傷寒類**には、「桂枝加大黄湯○此の方は全体腹満の気味あり。此の方の痛み、大氐は小腹也。小腹のぼんやりとふくれる者もあり。此れを按せば痛み甚だし。腸癰に疑似するようなれども、腸癰の痛みは錐にて指すが如く、小便淋渋、熱の勢い万端、又格別也。此れはさほどになく全体の因は疝にもせよ、血又は食にもせよ、唯小腹にて痛む者用いてよし。……実痛とは手にて按せば愈々痛む者を云い、虚痛は按せば快き者也」と、小腹痛を強調している。

⑭**『皇漢医学』第壱巻・桂枝加芍薬湯及び桂枝加芍薬大黄湯の腹証**では、「桂枝加芍薬湯証は恰も皷皮を按ずるが如く、腹筋のみ攣急、膨満、疼痛し腹内は中空なるも、桂枝加芍薬大黄湯証は之に加うるに腹内にも多少の抵抗を触知し指圧によりて疼痛を訴うるものとす」とある。即ち、先の桂枝加芍薬湯の**論考⑯**に言う拒按である。

⑮**『中国医学大辞典』第二冊・桂枝加大黄湯・雑論**には、「大いに実して痛むは陽明証に属す。陽明は内を主る。病めば、腸内穢《けが》れ燥きて行らず。此の方、桂・姜を以って邪を升らせて外行り、芍薬を倍して以って太陰の経を疏《とお》し、大黄を加えて以って陽明の腑を通じ、又、其の苦洩太過なるを慮りて、更に棗・草を加えて以って之を扶く。此れ、表裏を双解する法也」と解説される。即ち、未だ残存する太陽病にも対応しうるとの意である。

⑯**『漢方入門講座』第二巻・虫垂炎**には、「桂枝加大黄湯　虚の中で部分的に実するのが本方、部分的の実は緊張性と充実性に分けて考えられ、緊張性とすれば廻盲部の硬結の大きさ自発痛、圧痛等が桂枝加芍薬湯より遙かに顕著なものであり、充実性とすれば腸内に糞便が停滞して便秘することになる。この二つの場合は互いに関係し合うもので、臨床的には硬結の所見、便秘、瀉下して奏効するということが重なり合って本方証が確認されるものである。脉診上では桂枝加芍薬湯より緊張性が強いこともあるが比較的のもので、決定的な目標にはなし難く、ただ参考の程度に止まる」と非常に詳細に解説される。

⑰奥田謙蔵著**『傷寒論梗概』太陰病篇**には、「桂枝加（芍薬）大黄湯　これは前方（桂枝加芍薬湯）の位にいて、更に腹気が結ぼれ滞り、余熱は表に発

することが出来ずして裏に壅塞し、便秘を発し、痛みは益々甚しい等の証に対する薬方であって、主として腹気の結滞を解し、裏の壅塞を疎通し、大便を通じ、腹痛を治する等の能を有する」と概説される。

⑱奥田謙蔵著**『傷寒論講義』弁太陰病脈証并治**で、原典の条文の大実痛者に対して、「……大の字の上、恐らくは若しの一字を脱せん。大実痛とは、大便実して痛むの謂なり。今、大実痛を現わすは、裏気急迫の者、更に結ぼれて、裏実の証に変ぜるなり。是れ、所謂寒実の一証なり。故に承気湯の与かる所に非ず。又桂枝加芍薬湯の及ぶ所に非ず。……」とあり、桂枝加大黄湯の方名に対して、「恐らく芍薬の二字を脱せるならん」と、本来は桂枝加芍薬大黄湯であろうとの見解である。

⑲実際上、本方の使用目標は大きく二つに分けられる。一つは原典の条文通りの誤治による場合である。もう一つは誤治によるものでなく、本来の病状経過によるものであり、大抵の場合は後者である。

この場合にも更に二つの異なった状態がある。一つは桂枝加芍薬湯証に大実痛が加味されている場合で、治療は消化管の炎症を速やかに消退させ、炎症性産物を体外に排出させることが眼目となる。このためには大黄のもつ瀉下作用は必ずしも強いものは必要でなく、大黄の強い消炎作用を利用することになる。

もう一つは便秘や渋り腹に使用する場合である。この場合、大黄の瀉下作用を主眼とし、副作用軽減の目的で桂枝加芍薬湯を加味している。この目的では、大黄甘草湯(692 頁)の甘草と同じ意図であるが、桂枝加芍薬湯を加味することにより、温補して鎮痙することになるので、大黄の寒性と疼痛を緩和しうる。従って、この場合は大黄を加熱し過ぎない方がよい。あるいは効果が弱ければ大黄甘草湯を合方するのもよい。

この意味では本方を常備しなくとも、桂枝加芍薬湯に随時大黄甘草湯を合方することが可能である。

桂枝加朮附湯

出典　『傷寒論』、『方機』

主効　利水、鎮痛、運動器。寒湿による知覚異常などを治す薬。

組成

桂皮4　芍薬4　甘草2　生姜1　大棗4　蒼朮4
附子0.5～1

桂枝湯	桂皮　芍薬　甘草　生姜　大棗
	蒼朮　附子

解説

『類聚方広義』（上）・桂枝加附子湯に、「此の方に朮を加えて桂枝加朮附子湯と名づく」とある。桂枝加附子湯は元々、『傷寒論』弁太陽病脉証并治上第五出典であるが、『方極』には、「本方証、悪寒し、或いは支節微痛する者を治す」とあり、吉益東洞はこれに蒼朮を加味して用いた。

【桂枝湯】（192 頁）…軽い風邪薬（少し肌表を強めて弱い病邪を除く薬）であり、雑病にあっても汗腺の機能を整え、皮膚の抵抗力を強める薬である。

【蒼朮】…『薬性提要』に「胃を燥かし、汗を発し、湿を除き、鬱を散じ、痰水を逐う」とある如く、消化管や四肢・筋肉などの水滞症状を燥湿し、下痢・軟便を改善する一方で、関節痛・神経痛・筋肉痛などに対しては利尿あるいは発汗によって除湿し、鎮痛する。

【附子】…代表的な熱薬で、また代表的な全身機能賦活薬であり、救急時には心収縮力を強化し、ショックあるいはプレショック時の循環機能を改善する。また平時に於いては水滞を伴う虚寒症状を温補すると共に、それによる疼痛や痺れを緩和する。

蒼朮・附子の配合によって四肢・軀幹の水滞による諸症状を改善する効果が顕著となる。

総じて、水滞によって虚寒症状が一層強まり、四肢　軀幹の関節痛・神経痛・筋肉痛を来したときの薬である。

適応

変形性関節症及び同水腫、慢性関節炎、関節リウマチ、肩関節周囲炎、頚椎骨軟骨症、頚肩腕症候群、末梢神経麻痺、坐骨神経痛、大腿神経痛、末梢神経炎、筋・筋膜性腰痛、肩凝り、筋緊張性頭痛、レイノー症候群、低血圧症候群、脳卒中後遺症、四肢外傷後遺症、頭部外傷後遺症、外傷性頚部症候群後遺症など。

論考

❶桂枝加附子湯は元々、**『傷寒論』弁太陽病脉証并治上第五**に、「太陽病、汗を発して遂に漏れ止まず、其の人悪風して小便難、四肢微しく急、以って屈伸し難き者、桂枝加附子湯之を主る」とあり、言わば発汗過多によるプレショック状態に適応となる。

❷東洞は**『類聚方』**に於いては上記の条文通り解説をしているが、**『方極』**に於いて先の**解説**中の条文に至り、太陽病を離れて雑病への適応を考えている。そしてその立場を継承して、**『方機』桂枝湯**に於いて、「湿家、骨節疼痛の者、或いは半身不随・口眼喎斜の者、或いは頭疼重き者、或いは身体麻痺する者、或いは頭痛劇しき者、桂枝加朮附湯之を主る」と、ここで初めて本方が登場する。

❸東洞による本方の適応証を考えるとき、東洞は梅毒患者を難症痼疾として治療していたことを前提としなければならない。これは我が師・山本巌先生が度々強調され、既に諸家の広く認めるところである。

それ故、上記の**『方機』**の条文で、湿家はここでは梅毒患者のことであり、骨節疼痛には応鐘散、七宝丸を兼用し、半身不随・口眼喎斜には南呂丸、紫円を兼用し、頭痛劇しきには応鐘散、時々は七宝丸、紫円を兼用することになっている。何れも瀉下剤、峻下剤で、更に七宝丸は水銀剤である。

もし梅毒治療であることを考えなければ、本来の『傷寒論』の桂枝加附子湯の適応証からみれば、斯くの如き瀉下剤、峻下剤の兼用は凡そ懸け離れた処方としか言い得ない。

❹『傷寒論』の桂枝加附子湯は紛れもなく附子の救急時の作用を期したものであるが、東洞の難症痼疾に朮を加味しての処方は、附子の平時の作

用を期してのものである。但し、東洞は附子として我が国の烏頭を使用していた。尤も、東洞は烏頭・附子・天雄は一物であって、その効は皆同じであるとしていたと表現した方が正確である。

❺『**東洞先生投剤証録**』には、桂枝加朮附湯の症例が多々掲載されている。「年三十八也。五年以って還る。患うに上衝・気塞、胸膈煩悶して時時盗汗出で、心気鬱悒して定まらず、舌本強ばり、目胞に虫蠢行するが如く覚え、大便或いは瀉し、或いは結し、小便或いは清利し、或いは濁通し、但飲食、故の如きと云う」と、これは単独処方例である。また、「甚兵衛年四十許り、去年初冬以来、左髖腫れて疼き、其の他に兼証無しと云う」と、これは応鐘散を兼用されている。また、「勝次郎、五年以前、腰に瘡を発して痤となり、背骨、痤に当たりて邪行りて腰屈すること能わず、伸ばすに至る。今は痤の処に穴は三つ。膿汁出でて乾く時有ること無しと云う」と、これは応鐘散、七宝丸、紫円が兼用されている。否、七宝丸が主剤であろう。その他にも処方例は多い。

❻『**東郭医談**』には、「予、桂枝加朮附を以って治すること六年、経閉、是れ全く癇家也。癇愈ゆれば経通ず。此れ理は同じ」とある。理が同じとは、前文に「婦人経閉抔に妄りに桃仁・紅花・虎杖・蘇木を用ゆるは素人療治なり。安中散などにて経を通ずることあり。其れ、経閉するは何故ぞと工夫して対症の薬を用ゆれば、必ずしも血薬を用いずとも通経すべし。……去年、大津規幾右衛門の妻、抑肝散などにて経閉遂に通ずることを得たり。是れ等の治例を考うべし」と記載されることに拠る。誠に考えさせられる諸例であるが、東郭が桂枝加朮附湯を処方したことがある点に於いても特筆に値しよう。

❼『**成蹟録**』**巻之上**には、「浪華島ノ内の賈人・木村屋なる者、頭痛を患う。起くれば脳裂くるが如く、煩悶して食さず。衆医交々療すれども、百治効無し。此くの如くなること数年、治を先生に請う。乃ち桂枝加朮附湯及び応鐘散を服せしめ、時に七宝丸を与う。旧痾、復た発せず」と云う。七宝丸は軽粉を配しているので、この症例は梅毒に由来するのであろう。

❽『**証治摘要**』**巻下・打撲** **金瘡破傷風**には、「桂枝加朮附湯　打撲にて年月

を経る者、此の湯、或いは梅肉散を兼ぬ」とあり、武田氏の言として引載している。**同巻・黴瘡**には、「凡そ病人を按ずるに、患を病む毎に附子剤の症なる者、希に有り。其の人、下疳等を患うときは宜しく葛根加朮附湯等を与えて、後に桂枝加朮附湯を与え、他薬を用いずして愈ゆ。此の症に軽粉丸を用ゆるときは多くは死す」とも解説している。

❾さて、先の**『類聚方広義』(上)・桂枝加附子湯**には、「此の方に朮を加えて、桂枝加朮附子湯と名づく。中風偏枯、痿躄、痛風、小便不利、或いは頻数なる者を治す。又、黴瘡、結毒、筋骨疼痛、諸瘍疽、淤膿《オノウ》尽きず、新肉生ぜず、遷延して愈えざる者を治す。応鐘、伯州、七宝、十幹、梅肉の類、宜しきに随いて之を兼用す」とあるので、ここでも桂枝加朮附湯に『東洞先生家塾方』の諸処方が兼用される。

❿**『勿誤薬室方函口訣』巻之下・桂枝加附子湯**には、「此の方も汗出で、悪風に用ゆるのみならず、其の用広し。千金には産後の漏汗・四肢微急に用いてあり。後世方には寒仙に用ゆ。又、此の方に朮を加えて風湿、或いは流注黴毒の骨節疼痛を治す」とあり、朮が蒼朮か白朮かは指定していない。

⓫**『皇漢医学』第壱巻・桂枝加附子湯方**には、「附子は猛毒なれば、初診時には一日量0.5を用い、注意しつつ、漸次増量すべし。是れ初学者の執るべき最良手段なり」とあって用心深いが、同書刊行5年後の昭和7年、白井光太郎博士が不老長寿薬として、天雄散の配剤を誤って急死されたことは有名であった。

⓬石原明先生は**『漢方の臨床』第2巻第9号・附子私考——私の使用する附子——**で、白川附子0.5gを使ったときの卓効と副作用とその対応策を述べられている。「忽ちメンケン起って（桂枝附子湯証の）諸症は退き、さすがに漢方は大したものだと我ながら感心したが、患者はさっぱり喜ばない。歩くとフラフラし、日中は眼がまぶしく、日蔭から日向の家をみると向うの家の軒が次第に下るような感じがし、舌が不仁だとの訴え、メンケンだから間もなく治ると云い聞かせたが、内心キョウキョウ、甘草と黒豆と蜜を濃煎した飴を作り、ミソ汁を多く飲むようにと命じて解毒の法を講じたつもりでいたが、一向に治らない。五日間たってやっと治った」とあるが、

現在の炮附子・加工附子・修治附子は極めて安全である。著者は今まで最高で炮附子末一日量 15g を自ら服用したが、特変なかった。現在、火神派と称される人達は一日量炮附子 100g 以上を処方するという。

⑬葛根加朮附湯（103 頁）の**論考❷**でも述べたように、東洞が朮を処方するときは蒼朮を意味するが、東洞は朮附にて、皮中を走って水気を逐うと云う。一方、『傷寒論』弁太陽病脉証并治下第七・去桂加白朮湯の後条文には、「附子・朮併せて皮内を走りて水気を逐い……」とあって、この朮は白朮とされる。

尚、この後条文の主要全文は、「初め一服し、其の人、身痺るる如し。半日許りして復た之を服す。三服都《すべ》て尽くす。其の人、冒状の如きは怪しむ勿かれ。此れ、附子・朮併せて皮内を走りて水気を逐い、未だ除くを得ざるを以っての故に之を使わしむるのみ」とあるが、ここはむしろ附子の副作用と解するべきであろう。要注意である。

⑭**『増補改訂漢方入門講座』上巻・桂枝加朮附湯**には、「朮は蒼朮でも白朮でもいいが、市場品としてはむしろ白朮の方が有効と思われる。シナ産のものなら蒼朮で宜い」とあって、「運用一　運動麻痺、知覚障碍。運動麻痺だけ、或は知覚障碍だけ、或は両者を兼ねたもの、そのいずれの場合にも用いられる。運動麻痺は弛緩性麻痺に使うことの方が多い。知覚障碍は知覚鈍麻、喪失、疼痛でもよい。但し痒み、蟻走感などの異常感に使った経験は私にはない。疼痛は神経痛、筋痛、関節痛のどれでもよい。虚証ではあるが、表虚だけだから全身的に見ては体質の虚実は敢て問わないが、ただ麻痺以外に之ぞという症状がないことを要する。若しあれば別の処方になる。表虚というのは直接には脉と麻痺とで判断する外はなく、脉は概して弱、沈弱、細、時には弦細などのこともあり、若し熱があるなら浮細、浮弱、沈遅などを呈する。要するに虚脉である。注意して観察すると小便不利を伴うことがあるが必在ではない。以上の症状によって本方を使う場合は脳出血後の半身不随、小児麻痺、脊椎カリエス等に伴う疼痛や麻痺、末梢神経の麻痺、神経痛、筋痛、リュウマチ、関節炎、四十肩、四十腕、その他麻痺を生ずる各種の中枢神経疾患等である」とある。

更に続いて、「運用二　虚証の潰瘍、蓄膿。普通の潰瘍、下腿潰瘍、中耳炎、副鼻腔蓄膿症、痔漏などで薄い膿や分泌物が比較的多く出て肉芽が不良でなかなか肉が上って来ず、荏苒として愈え難きものに使う。この場合桂枝加黄芪湯、真武湯、附子湯などとの鑑別は非常に難かしい。桂枝加黄芪湯は脉浮弱で膿性が著しいときには区別がつく。真武湯は胃内停水症であると区別が出来る。附子湯は痛みが強く膿性でないときに区別し得る。しかし実際に当ってみるとどうしても区別がつき難いこともある。その時は已むを得ぬから先ず本方を使って反応を見た上、若し効かなければ改めて考え直すようにする」とある。

運用一はよく解説されることではあるが、運用二はあまり解説されることはない。恐らく元々は先の『類聚方広義』の後段箇所に由来するものではないだろうか。

⓯一部の書には、本方の適応症に感冒、インフルエンザが挙げられているが、これは要注意である。何故ならば、太陽病に用いるときの桂枝加附子湯は発汗過多により正に脱汗し掛けている場合に適応となるのであるが、もしここに蒼朮を加味すれば、蒼朮の発汗作用により一層状態を悪化させるからである。それ故、もし処方するならば、桂枝加附子湯に止汗作用をもった白朮を加味しなければならない。

尚、桂枝加朮附湯では白朮が配合されたエキス製剤は薬価収載されていない。

桂枝加苓朮附湯

出典 『傷寒論』、『方機』

主効 利水、鎮痛、運動器、止瀉。

前方より利水を強め、消化管機能も改善する薬。

組成

桂皮 4　芍薬 4　甘草 2　生姜 1　大棗 4　蒼朮 4　茯苓 4
附子 0.5 ～ 1

桂枝加朮附湯	桂皮　芍薬　甘草　生姜　大棗　蒼朮　附子
	茯苓

解説

桂枝加朮附湯(235 頁)に茯苓を加味したものである。

【桂枝加朮附湯】…水滞によって虚寒症状が一層強まり、四肢・軀幹の関節痛・神経痛・筋肉痛を来たしたときの薬である。

【茯苓】…『薬性提要』に「脾を益して湿を除き、心を寧んじて水を行らす」とある如く、一般的な水滞・水腫・下痢などに用いるが、利尿によって除湿し、消化管の機能低下による腸管内の過剰水分を燥湿するのみでなく、機能低下した消化管を補益し、機能の回復を図る。

桂枝加朮附湯と比し、本方は利水に効く茯苓が更に配合されているから桂枝加朮附湯よりも除湿作用は強く、消化管の補益作用もある。

総じて、桂枝加朮附湯よりも利水効果は強く、また消化管内の過剰水分を燥湿するだけでなく、消化管機能の改善も意図された薬である。

適応

前方の適応より水滞症状が強い場合、前方の適応に消化管機能低下の加わる場合など。

論考

❶本方の出典は、**『方機』桂枝加朮附湯**の条文に続いて、「湿家、眼目明ら

かならざる者、或いは耳聾、或いは肉瞤筋惕する者、桂枝加苓朮附湯之を主る」とあることに拠るが、やはりこの条文も梅毒治療の一環として受け取らねばならない。眼目明らかならざる者には応鐘散あるいは紫円、あるいは七宝丸の兼用が指示されている。

❷**『東洞先生投剤証録』**には、桂枝加苓朮附湯の症例として、「彌五右衛門年二十八、世に所謂疝気を患う。寒に遇うときは腰より少腹に至りて拘攣・戦慄し、常に居ながら両足厥冷すると云う」と、応鐘散、紫円を兼用している。また、「播磨屋三郎兵衛妻年四十也。七年前より手足常に疼痛して、或いは上衝・頭眩すると云う」と、これには応鐘散を兼用し、「与兵衛年二十二、三年前より世に所謂癩疾を患いて手足麻痺、或いは上衝する」と、これには応鐘散、七宝丸を兼用している。癩疾に水銀剤である七宝丸とは些か驚愕である。また、「袴屋四郎兵衛年五十六、五年前より腰部攣痛し、少腹に引く」に、桂枝加芍薬朮苓附湯が処方されている。この処方は、桂枝加苓朮附湯が桂枝湯を基本にして構成された処方であるのに対し、桂枝加芍薬湯を基本にした処方である。

一方、「椒兵衛年二十五、平居上衝・耳鳴して肩背強急し、心下鬱悶して時に雲霧中に坐するが如しと云う」には桂枝加苓朮湯が応鐘散を兼用として処方されている。勿論、この処方は桂枝加苓朮附湯去附子である。

❸**『成蹟録』巻之上**には、「一丈夫、悪寒発熱し、頭面腫れて痛み、起きては目眩し、嘔して食すること能わず、大便秘結・小便不利す。先生、桂枝加苓朮附湯を与え、兼ねて紫円を以ってして全愈す。門生に謂いて曰く、是れ、謂う所の頭瘟也。頃間、此の証有り。劇しきときは口眼喎斜し、腫痛尤も甚だし。今、目眩云云は客証なるのみ」と云う症例が掲載される。

❹**『叢桂亭医事小言』**には桂枝加苓朮附湯は掲載されていても、桂枝加朮附湯は登載されていない。**同書・巻之二・中風　健忘　麻木　痿厥**には、「一士人、背痛甚だしく寒熱、日を経て痿躄して起つこと能わざるのみならず、疼痛して転側しがたし。葛根加附子を与えて寒熱漸く退けども、痿は始めの如し。……桂枝加苓朮烏頭を用ゆ。出入三年にて痛み去り、……」と、**巻之三・脚気**に、「又、腹攣急して痺れるには桂枝加苓朮附湯、足に腫れな

くとも初めより気急なる有り。最も懼るべきの候なれば油断なく診すべし。即ち、衝心の兆也」とあり、また「予、診脉するに平なれどもややもすればー止す。呼吸は何のこともなし。腹は急にて脊につきたれども極めて悪しきばかりになし。囲碁或いは弾弦などして居る。予、桂枝加苓朮附湯を与う。一夕、俄に足の凝りたるもの散じて両脚自由になりたると歓ぶ。暮に及ぶと乍ちに呼吸塞迫して転倒、煩躁して死したり」とあるのは脚気衝心だったのであろう。**転胞**には、「又、虚人には桂枝加苓朮附湯も八味丸を煎服するも見合次第なり」とあり、**疝　寸白**には、「積年の腹痛は皆、疝に属す。則ち之を寒となす。桂枝加苓朮附、桂枝加附子、或いは烏苓通気、或いは甲字加附子も用ゆべし。烏頭にせねば附子にては一切にきかぬも有り」等々と記載される。更には、**巻之四上・痛風　鶴膝風**には、「痛風の因は枯血ゆえに、其の人皆痩せて手足ともに冷え、或いは瘡疥を発せず、灸痕など立ち所に治して膿をなさず。又其の人、色黒き方の人に多し。以上、皆乾血による故なり。大防風湯又は桂枝加苓朮附湯」ともあって、南陽は成功例も失敗例も掲載している。

❺また、同書・巻之二・傷寒に、「一商人、疫を患う。……漸く治したれども、……通身浮腫す。他に苦しむことなし。身に微熱無く、行歩に力のなきのみなり。桂枝加苓朮湯を与え、二・三日にて腫れ消し平復す」と、巻之三・痢　泄瀉に、「毒尽きて下りも減りたらば黄芩湯にすべし。其の後、調和は桂枝加苓朮湯、……」と、更に同巻・積聚　奔豚　伏梁　虫積には、「さて、あまりはげしからぬに痞えて痛むには弄玉湯、桂枝加苓朮などにてもよし」等々とあり、原南陽は桂枝加苓朮附湯を時には去附子として、また時には去附子加烏頭として処方していたことが明白である。尚、桂枝加苓朮湯は先の『東洞先生投剤証録』に登場した。

❻**『古方括要』巻之上・雑病門・麻木**には、「桂枝加苓朮附湯　手足麻木して拘攣するものによろし。桂枝湯方中、加茯苓・白朮・附子」と、一言で解説されている。

❼**『証治摘要』巻上・中風**に桂枝加朮苓附湯として登載されているのみであるが、**同巻・脚気 痿躄**には、同方が「衝心の状無き者、之を用ゆ」と

して、諸方の一つに挙げられている。

❽**『類聚方広義』(上)・桂枝加附子湯**には、「もし心悸・目眩・身瞤動する者、(桂枝加朮附子湯に)茯苓を加えて桂枝加茯苓朮附子湯と名づく」とある。即ち、心悸亢進・眩暈・筋線維束性収縮などの症状に茯苓を加味して鎮静効果や利尿効果を高めることを意図している。しかし、エキス製剤を処方する限り、茯苓の鎮静作用・精神安定作用は薬物効果として今一つである。

❾**『橘窓書影』巻之三**には、浅田宗伯が仏国公使を診察し、「生質強健なれども数歳困苦して戦闘等を経たるゆえ、筋骨弛緩して血気の分利を失いて脉に遅緩の候あらわれ、皮肉潤沢も年齢よりは枯槁したり。且つ腰間の辺に打撲の痕ありて臀肉、右の方よりは痩せたり」に処方した桂枝加苓朮附湯を公使に解説している。「桂枝　気を運らし筋脉を強壮にするものなり。芍薬　血を和して痛みをゆるめる者なり。蒼朮　身体の濁湿を去りて関節を分利するものなり。茯苓　小便を通利して気血を順にするものなり。附子　身内の陽気を扶けて腰脊の痛みを去るものなり。甘草　腹を和して諸薬を導くものなり。大棗・生姜　此の二品は以上六品の薬性を混和して胃中の容受よろしからしめ、薬力を身体に分布せしむるものなり」と。そして服薬後、「公使、余が手を握りて曰く、病、過半愈ゆ。抃喜《ベンキ》に堪えず」と、宗伯に謝意を表している。

❿**『臨床漢方医典』脚気**には、「乾脚気麻痺には桂枝加苓朮附湯」として収載されるが、『方機』では桂枝と芍薬は等量六分であるのに対し、ここでは桂枝三分・芍薬五分と指示され、桂枝湯原方というよりも桂枝加芍薬湯原方の観がある。

⓫**『皇漢医学』第壱巻・桂枝加苓朮附湯方**には、「余曰く、此の二方（桂枝加朮附湯と本方）は東洞翁の創製なるも、余は前方を用いず、後方のみを用ゆ」とある。著者は以前に勤務していた病院で、採用上、本方と桂枝加朮附湯エキス製剤との二者択一を迫られた際に、本方を選択したが、以後は現在を通じても本方で特に不便は感じていない。

⓬続いて、**同巻・桂枝加苓朮附湯に関する鄙見**で、「桂枝加苓朮附湯は吉益東洞翁の創方なれども、其の実は師(張仲景)の桂枝加附子湯、桂枝去芍

薬加茯苓朮湯を合方せしに外ならざれば、本方には勿論此の二方の精神を宿し、又此の二方の原方たる桂枝湯の方意も籠れるのみならず、本方中には茯苓、桂枝、朮、甘草を包含するが故に苓桂朮甘湯の精神を寓し、又茯苓、芍薬、生姜、朮、附子を有するを以って真武湯の方意をも含蓄す。故に本方は桂枝湯、桂枝加附子湯、桂枝去芍薬加茯苓朮湯、苓桂朮甘湯、真武湯に関する師論及び諸説を参照して活用するべきものにして、之を概括的に説明するは至難なり。是れ本方方意の複雑にして臨床上応用範囲の広大なる所以なり」と記されている。

この中の桂枝去芍薬加茯苓朮湯は『傷寒論』、『金匱要略』には収載されておらず、『医宗金鑑』巻三十一・刪補名医方論巻六に、「桂枝湯を服し、或いは之を下すも仍頭項強痛し、翕翕として発熱して汗無く、心下満して微痛し、小便利せざる者を治するには、桂枝去芍薬加茯苓白朮湯之を主る」とあることに拠る。

⓭類似処方として、『備急千金要方』巻第七 風毒脚気・湯液第二に、「附子湯　湿痺緩風にて身体疼痛して折れんと欲するが如く、肉、錐にて刺し、刀にて割くが如きを治する方」として、附子・芍薬・桂心・甘草・茯苓・人参・白朮が記載されている。

但し、『**導水瑣言**』には、「○脚気上沖して気急治して後、麻痺痿弱する者、千金附子湯を用ゆべし」とあって、先の『千金方』の附子湯が指示されている。而も薬味中で、「人参　或いは生姜に代う」と記載されるので、東郭指示の千金附子湯は桂枝加苓朮附湯去大棗に他ならない。

⓮また、『三因極一病証方論』巻之三・歴節治方には、「附子八物湯 風歴節・四肢疼痛すること槌鍛《ツイタン》するが如く、忍ぶべからざるを治す」とあって、先の『千金方』の附子湯に乾姜を加味した処方が収載されている。

⓯山本巌先生は『**東医雑録**』**(3)・五苓散と猪苓湯――四苓散の展開――**で、桂枝加苓朮附湯について、「附子湯をはじめ、桂枝加附子湯、桂枝附子湯、白朮附子湯、甘草附子湯など、風湿骨節疼痛、すなわち湿(水滞)と冷えによる疼痛に用いる類方は多い。そして、傷寒のような急性熱病中の病態に応用するときはその鑑別も比較的厳しくしなければならないが、現在

は傷寒をみる機会もなく、ほとんどが雑病である。古典の指示は簡単で、これで鑑別診断することはむつかしい」と述べられている。

⑯ここで、本方を始めとした諸処方を一覧表とする（**表 7**）。但し、ここでは蒼朮・白朮を区別せず、朮として記載する。

（表 7）桂枝加苓朮附湯を始めとする諸処方

方剤名	桂枝	芍薬	甘草	生姜	大棗	附子	朮	茯苓	人参
桂枝加苓朮附湯	○	○	○	○	○	○	○	○	
桂枝加朮附湯	○	○	○	○	○	○	○		
桂枝湯	○	○	○	○	○				
桂枝加附子湯	○	○	○	○	○	○			
桂枝附子湯	○		○	○	○	○			
去桂加白朮湯（桂枝附子去桂加白朮湯 白朮附子湯）			○	○	○	○	○		
甘草附子湯	○		○			○	○		
苓桂朮甘湯	○		○				○	○	
桂枝去芍薬加茯苓白朮湯	○		○	○	○		○	○	
桂枝加苓朮湯	○	○	○	○	○		○	○	
真武湯		○		○		○	○	○	
附子湯（傷寒論）		○				○	○	○	○
附子湯（千金方）	桂心	○	○			○	○	○	○
附子八物湯	桂心	○	○	乾姜		○	○	○	○
千金附子湯（『導水瑣言』の一方）	桂心	○	○	○		○	○	○	

⑰本方の最終的原典『方機』の条文のように、梅毒患者の治療の一環として処方することは今日有り得ない。ということは、必然的に構成薬味からその適応証を判断せざるを得ない。基本的には桂枝湯証の上に、茯苓・蒼朮と附子が加味されているから、桂枝湯証＋寒湿痺が対象となる。

それ故、著者はエキス製剤で処方する場合には、屢々生薬桂皮末・白朮末・附子末を加味する。桂皮末については、桂枝湯（192 頁）の**論考⑳**で述べたように現在のエキス製剤製法上の欠陥を補うものであり、附子末は大抵の現在のエキス製剤の配合量では少量過ぎるからである。

⑱著者は**『高齢者の漢方治療』冷え症**で、「脳血管障害後遺症による片麻

痺側の手足は、多くは筋肉萎縮を来たし、健側と比べて細くなっており、他覚的には冷感が強く、浮腫状である。このようなときにも本方は適応となる」と述べている。

以下は要略であるが、mornig stiffness は関節リウマチ以外でも、指が腫れぼったく、動かし難く、曲げ難い症状として出現しうる。そして、通常の日常生活で指を動かしていると症状が消失するのは、関節リウマチと同様である。これは長い一生の間では、変調期などの一時期だけに出現することがあり、結局は関節周囲の組織・筋肉・腱・靭帯の中に水毒が偏在していることを物語る。この症状は起床時のみでなく、昼寝などの同一姿勢持続後にも発症し、物理的には積極的に動かすだけでなく、温めると早く治まるし、このようなときにも本方はよく奏功する。

桂枝加竜骨牡蠣湯

出典　『金匱要略』

主効　鎮静、退熱、固渋。

性機能を正常化し、また精神不穏を除く薬。

組成

桂皮 4　芍薬 4　生姜 1～1.5　甘草 2　大棗 4　竜骨 3
牡蠣 3

桂枝湯	桂皮　芍薬　甘草　生姜　大棗
	竜骨　牡蠣

解説

桂枝湯（192 頁）に竜骨・牡蠣を加味した処方である。

【桂枝湯】…元々軽い風邪薬（少し肌表を強めて弱い病邪を除く薬）であるが、ここでは弱い病邪に侵されたとき容易に桂枝湯証を呈するような普段の状態を問題とし、それに竜骨・牡蠣で固渋を図るのが原典の方意である。

【竜骨】…自律神経系の興奮などによる虚熱や炎症後の熱状などの精神不安・煩躁・不眠・動悸などを鎮静する。一方、夢精・遺精・精力減退などの性機能障害を収斂固精すると共に、盗汗・自汗などに対し、肌表を強化して止汗を図る。『薬性提要』には、「浮越の気を収め、精を濇らせて腸を固め、驚を鎮む」とある。

【牡蠣】…同様に動脈硬化症、高血圧症などによる眩暈・煩躁・動悸・顔面紅潮などの症状を鎮静し、虚熱を清涼する。また盗汗・自汗を止汗すると共に、夢精・滑精を固精する。その他、胃酸過多に対して制酸・中和作用もあり、また末として熱傷に外用することも有効である。『薬性提要』には、「堅を軟らかくして痰を化し、脱を収めて汗を斂む」とある。

竜骨・牡蠣は何れも安神薬として一緒に処方することが多く、共に固渋作用があり、また煩熱を清する作用もあるので、併用することにより一層効果を高める。

総じて、竜骨・牡蠣が主薬で、安神固渋、清虚熱作用を発揮するが、桂枝湯は営衛を共に補い、また胃腸薬としても働き、竜骨・牡蠣の作用を助ける。本方は必ずしも原典にいう失精家にのみ処方されるものではない。

適　応

遺精、夢精、精力減退、インポテンツ、性的ノイローゼ、自律神経失調症、不眠症、ノイローゼ、健忘症、交感神経緊張症、神経性心悸亢進症、高血圧症、動脈硬化症、慢性脳循環不全症、ヒステリー、血の道症、更年期障害、頭部粃糠疹、脱毛症、バセドウ病、小児夜啼症、夜尿症、夜驚症、熱中症、熱傷後、灸中たりなど。

論　考

❶本方は桂枝竜骨牡蠣湯ともいう。

❷本方の出典は、**『金匱要略』血痺虚労病脉証并治第六**に、「夫れ失精家、少腹弦急し、陰頭寒え、目眩み、髪落つ。脉極めて虚芤遅なるは清穀を為す。亡血・失精の脉、諸々の芤動、微緊を得れば男子は失精し、女子は夢交す。桂枝竜骨牡蠣湯之を主る」とあって、桂枝・芍薬・生姜・甘草・大棗・竜骨・牡蠣と指示されることに拠る。尚、原文には最後に小字双行で、「小品に云う、虚弱、浮熱、汗出づる者、桂を除きて白薇・附子各二分を加う。故に二加竜骨湯と曰う」と注記される。

さて、原典条文は解釈が中々一定しないのみならず、一文とする説、二文とする説、三文とする説など、多彩である。

❸**『医宗金鑑』巻十九・訂正仲景全書金匱要略註上之二・血痺虚労病脈証并治第六**には、原典条文を解説して、「(按) 此の条の亡血・失精の下等の句は上文と義属さず。当に別して一条に作りて後に在るべし。(註) 失精家とは腎陽、精を固めざる者を謂う也。少腹弦急し、虚にして寒也。陰頭寒ゆるは陽気衰うれば也。目眩むは精気虧くる也。髪落つは血、本より竭くる也。若し其の脈を診して極虚にして芤遅なる者は、当に極虚は労を為すと知るべし。芤は亡血、遅は寒と為す。故に清穀・亡血・失精の証有る也」と、(按) に従って、原典条文を二条に分け、前半部分の注釈としては分かり易い解説である。

さて、後半部分はその少し先にて、「（註）脈、諸々の芤動微緊を得とは、概して虚労の諸脈を謂いて言と為す也。芤動微緊を謂うに非ず。僅かに男子の失精、女子の夢交の候を主る也。通じて男女の失精の病を挙げて、桂枝竜骨牡蠣湯を用いて陰陽を調え、栄衛を和し、兼ねて精神を固渋する也」とあって、ここでは芤動微緊を一つの脈状と取るのでなく、芤動と微緊か、或いは芤・動・微・緊と四つに取るかを意味している。恐らく後者であろう。

❹趙以徳衍義、周揚俊補註**『金匱玉函経二註』巻之六・血痺虚労病脈証并治第六**には、先の原典条文に対して、「〔補註〕経に曰く、腎は水を主り、五蔵六府の精を受けて之を蔵すと。又曰く、厥気、陰器に接するときは夢にて内に接すと。蓋し陰器は宗筋の繋がる所也。而して脾胃肝胆の筋、亦皆聚まる。故に厥陰、筋を主るときは諸筋、肝に統ぶる也。腎は陰為り、精を蔵するを主る。肝は陽為り、疎泄を主る。故に腎の陰虚するときは精蔵さず、肝の陽強きときは気固まらず。若し遇々陰邪之に客し、強き所の陽と相感ずるときは、或いは夢に、或いは夢にあらずして精脱す。是れ、腎虚するときは虚ならざる者有ること無き也。膀胱と腎とは表裏を為す。故に少腹弦急するは、陰結すと為して気化せざる者と知るべし。水、木を生ぜざるときは血、筋を養わず、宗筋傯するを致して陰頭寒え、以って虚風生ずるを致すときは目眩し、血会せざるときは髪脱す。種種の虚状、悉く諸れ此に本づく。而して其の脈は虚と為し、芤と為し、遅と為すは想うべくして知れば也。夫れ陽虚するときは水穀化せず、陰虚するときは亡血・失精す。故に芤は陰虚すと為し、復た陰陽相搏ちて動と為し、微なるときは陽微にして、又微緊相搏ちて邪と為る。皆、《脈経》云う所の至虚なる者也。然るときは男子の失精、女子の夢交は何ぞ能く已まんや。此の病の原、皆腎の不固より起こり、遂に三焦をして皆極虚に底《いた》さしむ。斯くして法に於いては、必ず精を固むるを以って主治と為す也。是に於いて桂枝を以って栄衛を和し、芍薬にて収陰し、生姜にて散寒し、甘草・大棗にて益脾補気し、更に竜骨を用いて以って其の陽を渋らせ、牡蠣にて以って其の陰を渋らせ、庶わくは腎肝を既に固くし、栄衛調和して諸証自ずから愈ゆることのみを」と、五臓六腑、五行相生を駆使しての立場で論じている。

❺**『外台秘要方』第十六巻** **虚労上・虚労夢泄精方**には、「又（深師）、桂心湯、虚して喜々夢み、女と邪に交接し、精自ずから出づと為すを療する方。一っ、喜湯と名づく」とあって、桂心・牡蠣・芍薬・竜骨・甘草・大棗・生姜が指示される。最後に小字双行注にて、「范王は同じ。並びに第三巻中に出づ」と記載される。また四条後には、「小品の竜骨湯、夢に失精し、諸脉浮動、心悸して少しく急、隠処寒え、目眶疼き、頭髪脱する者を療す。常に七日許り、一剤にして至って良方たり」とあって、同じく七味が処方され、後条文には「虚羸にて浮熱し、汗出づる者、桂を除きて白薇三分・附子三分炮じて加う。故に二加竜骨湯と曰う」とも記載される。但し、桂心湯と竜骨湯とは薬味量までは一致しない。

❻**『万病回春』巻之四・汗証**には、「白竜湯　男子の失精、女子の夢交、自汗・盗汗等の症を治す」とあって、本方去生姜の処方が掲載されている。

❼原典には失精家で男子は失精し、女子は夢交する者を治すとあるが、**『古方便覧』（乾）・桂枝加竜骨牡蠣湯**には、「……○上衝して胸腹動気あり。少腹いたみ、目眩《くるめ》き髪落《ぬ》け、夜いねられず、遺精するによし。……○此の方と建中湯と外証は同じことなれども、建中湯は腹皮拘急を主治す。此の方は胸腹臍下の動を準拠とすべし。世医、此等の証を、火動或いは虚労と云いて、妄りに滋潤の剤を用うること誤りなり。すべて蔵府の虚し、又衰うなどと云うことはなきことなり。もし実に虚衰せばどうしてか薬石にて治すことを得ん。殊《た》えて知らず、皆病毒の所為にして、各証に随いて其の毒を抜去することを。世に所謂虚衰と云うも、本に復して精気さかんになるなり。○病人灸後に発熱し、或いは気むつかしく、何によらず、灸後の不快に効あり。又湯火傷の甚だしきに服して妙なり。又、瀉下の丸散を兼用すべし。凡そ湯火傷に牡蠣の末一味、麻油に調え傅《つ》けて即効あり。○此の方、ものに驚きて発狂するに用いてよし。又遺精を治す」とあり、特に本方適応症のうちで性機能障害については、加齢あるいは手術等によって不可逆的、器質的に衰弱または機能低下を来たした場合は対象とはならない。精々可逆的な段階あるいは少し低下した程度に留まる場合のみ対象となりうる。

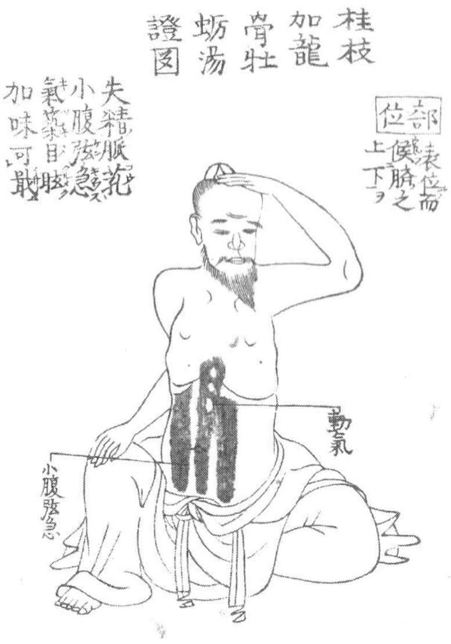

（図 6）桂枝加竜骨牡蠣湯証図
（『腹証奇覧翼』）

本文にも「すべて蔵府の虚し、又衰うなどと云うことはなきことなり」と正鵠を射た限界が記されている。実際に本方の構成薬からすれば、精力増強剤などという範疇からは程遠い。

❽『腹証奇覧翼』二編上冊・桂枝加竜骨牡蠣湯証図には、「図（**図6**）の如く、臍上中脘の辺に動気つよく、小腹に弓弦を張りたる如く、引きはるものあり。常に衝逆・目眩の患ありて、上実下虚、上熱下寒、脈虚芤なるもの、桂枝加竜骨牡蠣湯の証なり」と、動気と小腹弦急とを強調している。

❾『聖剤発蘊』巻上第二・桂枝加竜骨牡蠣湯には、「桂枝湯の胸腹にして動ある者なり。竜骨は臍下の動を主治するとは云いながら、此の方の如きは桂枝の上衝につれて動ある故へ臍上より胸中へかけての動多く見ゆべし。……偖て、此の方は後世失精家、或いは火逆の証に聖薬の様に謂うことなれども、元来桂枝湯の胸腹が備えた上にて胸腹の動ある者に非ざれば用いて効なし。所以は何ぞ。胸脇苦満して腹部の毒、両挺なる者にて胸腹動有り。失精・夢交、或いは灸祟りにて大いに煩躁するは柴胡加竜骨牡蠣湯のつく場合なり。又、若し証にて上衝あれば柴胡姜桂湯のつく者多し」と、柴胡加竜骨牡蠣湯（368 頁）、柴胡桂枝乾姜湯（385 頁）との区別にも及んでいる。

❿『傷寒論』弁太陽病脉証并治中第六には、類似処方として桂枝去芍薬加蜀漆牡蠣竜骨救逆湯と桂枝甘草竜骨牡蠣湯とがある。蜀漆は嘔吐の副作用が強く、本邦でも中国でも通常用いないので、事実上、前者は本方去芍薬であり、後者は本方去芍薬・生姜・大棗となる。

この三方は**『類聚方広義』（上）・桂枝加竜骨牡蠣湯**に、「三方は所謂癇家にて、上衝・眩運・耳鳴し、胸腹に動悸あり、夢寐にて驚きて起き、精神恍惚とし、或いは故無く悲愁ある者、症に随いて撰び用う。各々効有り」とある如く、類似処方として記述しうる。

⓫桂枝去芍薬加蜀漆牡蠣竜骨救逆湯は「傷寒脉浮、医、火を以って迫り、之を劫《おびや》かして亡陽すれば、必ず驚狂し、臥起安からざる者」とあり、火熱療法が過度に及び、発汗過多となった者を治するという。去芍薬は『注解傷寒論』巻第三・弁太陽病脉証并治中第六・桂枝去芍薬加蜀漆牡蠣竜骨救逆湯には、「芍薬を去るは芍薬は陰を益すを以って、亡陽の宜しき所に非ざる也」と解説してあるが、『皇漢医学』第壱巻・桂枝去芍薬湯に関する師論註釈及腹証には、桂枝去芍薬湯の桂枝湯との腹証の相違に触れ、「……本方証は誤治により腹力は既に脱弱し、直腹筋攣急せざるのみならず、此の腹力の脱弱が上衝症をして劇ならしめ、脈促胸満せしめたるものなれば、……」と解説しているので、竜骨・牡蠣の胸腹臍下の動と併せて、結局は桂枝去芍薬加蜀漆牡蠣竜骨救逆湯の腹証は腹力が脱弱していて胸腹臍下の動が強い場合に適応することになる。

⓬桂枝甘草竜骨牡蠣湯は「火にて逆して之を下し、焼針に因りて煩躁する者」とある。従来この条文も解釈するに色々と説があるが、結局、太陽病を火熱療法によって発汗させたが、裏熱に及んだので、これを瀉下させたところ裏気が虚したため、今度は焼針によって治療したら煩躁する程度にまで悪化したというのである。

著者は種々の解釈の中で、この病は基本的に傷寒ではなく、温病であったのではないかと考える。その中で最初の火熱療法によって衛分を侵され、次の瀉下によって気分を侵され、最後の焼針によって営分を犯されたため煩躁が生じたと考える。何れにしても脱水の程度はかなりに及んでいただろう。とにかく『傷寒論』では温病の概念がないので、解釈する場合も『傷寒論』的な概念だけに留まり、却って混迷してしまう。

本病態を桂枝・甘草・竜骨・牡蠣だけで治療するのはかなり苦しいと言わざるを得ない。輸液と黄連解毒湯(74頁)などこそ必要であろう。

⓭**『橘窓書影』巻之三**には、「桂枝加竜骨牡蠣湯は本《もと》失精を治するの方な

り。一老医、之を用いて宮女年老の小便頻数の者を治す。和田東郭、之を用いて高槻老臣の小便閉、諸薬効なき者を治す。余、之を用いて遺尿を治し、屢々効を得たり。古方の妙は運用にあり。精思すべし」とあるが、ここで云う失精には女子の夢交も含有しているのであろう。

⓮木村長久先生は**『漢方と漢薬』第五巻第四号・浅田家方凾の研究・桂枝湯類（下）・桂枝加竜骨牡蠣湯**で、「ここで大切な証は少腹弦急と、胸腹動甚しである。少腹弦急は桂枝湯の症状たる腹拘攣の変型で、失精と云い、遺尿と云い、病が少腹にあるので特に少腹に弦急を見るのである。少腹弦急と云っても、大体が虚労症なのであるから、底力がないか、又は枯燥の気味がある」と、少腹の弦急と胸腹の動悸とを強調されている。

⓯大塚敬節先生は**『漢方の臨牀』第5巻第1号・桂枝加竜骨牡蠣湯について**で、「私はこの条文の中で、一番難解な、『脈極虚芤遅為清穀亡血失精、脈得諸芤動微緊』を『脈極虚芤遅を清穀、亡血となす。失精の脈は、諸を芤動微緊に得』とよんでみた。すると、この一節がすらすらと理解できた。即ちこの一節は、清穀亡血の脈とある。ところが、前記の諸家は、『清穀亡血失精となす』とよんでしまったために、全くわけがわからなくなり、混乱に陥ったのである。同じ虚労でも、清穀（完穀下痢）や亡血（貧血）の時は、脈が極虚芤遅であるが、失精の時は脈が芤動微緊であるというのが、この一節の意味である」と独自の見解を表明されている。

⓰但し、著者はその少し先で、「諸は『これ』とよんで之の意味にも用いられて来たので、私は『これ』とよむことにしている。だから『諸』の字には特別の意味はない」という点を問題にしたい。もし諸が「これ」であるならば、芤動微緊が一つの脈状とも解釈しうるが、諸が「もろもろ」であれば、芤動微緊が一つの脈状では有り得ない。二つの脈状か、四つの脈状の意味になる。ここは諸脈の意味に解する方がいいので、諸は「もろもろ」の意である。

更には抑々、大塚先生が問題とされた「……為清穀亡血失精脉得……」という文を如何に読むかという点である。先生は清穀亡血と失精とに区処されたが、先の❹に拠れば、「夫れ陽虚するときは水穀化せず、陰虚するときは亡血・失精す」とあるので、清穀と亡血失精とに区処する方が妥当である。従って、著者は原典条文を❷の如く読んだのである。

⓱『**金匱要略入門**』**第83条性的神経衰弱の脉証と治法**で、本方の条文解説に、「本条は性的神経衰弱症の初期の脉証と治法とを論ずる。性的神経衰弱は、初期には遺精、早漏等が頻発して局所的性器症状を主訴とする。が病状が進行すると腰痛、腿痛等の神経痛症候を現わし来り、更に増悪すると、神経衰弱本来の証候を現わし来る。即ち精神、肉体両方面の疲労性亢進、及び刺激性過敏を主徴とした証候が現われる。……」と要旨が説明されている。

⓲矢数道明先生は『**漢方の臨牀**』**第17巻第4号・温知堂経験録(44)・心悸亢進症に桂枝加竜牡湯**で、「桂枝加竜牡湯は柴胡加竜牡湯に似ているが、胸脇苦満の証がなく、患者はおおむね疲れ易い、虚証体質の人の神経症に用いてよいようである。『方読弁解』にも健忘症で不眠、動悸亢ぶるものによいといい、『方輿輗』には桂枝加竜骨牡蠣湯は小建中湯の証で動悸の亢ぶるものに用い、この動悸は胸から腹にあるもので、癇症（神経症）に用いるときは動悸を目標にするがよいといっている」と解説される。

⓳さて、最後に竜骨・牡蠣の有効成分、薬理作用について言及したい。両者は共に炭酸カルシウムと燐酸カルシウムを主成分とするが、以前からこれらのカルシウム化合物が精神安定作用を齎すと考えられて来た。また、最近はカルシウム化合物が他の物質を吸着し、そのために薬効を呈する可能性があるとも唱えられている。しかし、何れにしても、現在の段階では竜骨・牡蠣とワンセットで捉えられ、夫々別々の作用を発揮しているか否かを実証するのは遙か将来のことのようだ。

昭和33年当時、長沢元夫先生は『**漢方の臨牀**』**第5巻第10号・中国漢方医学界の動向(十二)**で、**竜骨と牡蠣の効用について**は「蜀漆散と天雄散の二方は主要目的が収斂と臍下の動気を止めることにあるから竜骨を用い、牡蠣を用いない。牡蠣湯、白朮散、牡蠣沢瀉散、栝蔞牡蠣散、柴胡桂枝乾姜湯、侯氏黒散、小柴胡湯去大棗加牡蠣の七方は、その主要目的が軟堅、化気、解熱、胸腹の動気を止め、軽く収斂させることにあるから牡蠣を用いて、竜骨を用いない。桂枝去芍薬加蜀漆竜骨牡蠣救逆湯、桂枝甘草竜骨牡蠣湯、桂枝加竜骨牡蠣湯、柴胡加竜骨牡蠣湯、風引湯の五方は、鎮静、収斂、胸腹臍下の動気を止めるのが目的であるから竜骨と牡蠣を併用する」と述べられ、更に具体的な症例の検討の結果、牡蠣を竜骨の代用とする訳には行かず、古生物の化石を保護する立場からは、竜骨の代用品の研究は是非とも必要であると結ばれている。それから半世紀、中々前途は多難である。

桂枝人参湯

出典　『傷寒論』

主効　表裏、祛寒、 血流促進。

表虚寒証と裏虚実寒証を第一義とする薬。

組成

桂皮4　甘草3　白朮3　人参3　乾姜2

人参湯	甘草　白朮　人参　乾姜
	桂皮

解説

人参湯（906頁）に桂皮を加味した処方である。

【人参湯】…急性期には乾姜が主薬で脾胃を温中散寒するのを第一義とし、それに伴って消化管機能や全身機能を賦活するのを第二義とする薬である。

【桂皮】…代表的な発汗解表薬で、全身の血管を拡張し、血液循環を促進させ、表にあっては皮膚温を上昇させて解表する。また四肢の筋肉痛・関節痛にあっては止痛を図り、裏にあっては冷えによる内臓機能の低下を回復し、同時に軽い健胃薬として消化吸収を促進する。『薬性提要』には、「経を温めて脈を通じ、汗を発して肌を解し、陽を益して陰を消し、百薬を宣導する」とある。

【甘草】…原典では人参湯に三両、本方に四両配されているが、エキス製剤では孰れも3g配合されているのみである。それ故、ここでは乾姜の胃に対する刺激性を緩和するのを主目的にするが、甘草自体、脾胃気虚に対し、補脾健胃する作用がある。しかし、原典では心臓・末梢血管系の循環を改善し、動悸などを鎮静する作用も期待されている。

本方は原典の条文とは別に、急性の寒証に対して、表寒、裏寒を同時に散寒するが、表は虚寒証、裏は虚実寒証に対応する。更に急性の裏寒証による冷痛、下痢に対しても桂皮による血流促進作用が加わっているため、人参湯よりよく奏効する場合もある。

総じて、表虚寒証と裏虚実寒証を同時に双解する薬であるが、表虚寒証はなくてもよい。また甘草の配合量によっては動悸などを伴う場合にも適応となる。

適　応

人参湯証で消化器症状の強い場合、人参湯証に表虚寒証を伴う場合、人参湯証に頭痛・動悸・息切れ・神経性心悸亢進などを伴う場合など。

論　考

❶本方の出典は、**『傷寒論』弁太陽病脉証并治下第七**に、「太陽病、外証未だ除かずして数々之を下し、遂に協熱して利し、利下止まず、心下痞鞕し、表裏解せざる者、桂枝人参湯之を主る」とあって、桂枝・甘草・白朮・人参・乾姜と指示され、後の四味を先ず煎じた後、桂を内れて更に煮ることに拠る。協熱利の協は一般に**『千金翼方』巻第九傷寒上・太陽病用陥胸湯法第六・桂枝人参湯**の条文中の「……遂に挟熱して、……」に準拠して、挟むの意と解されている。但し、原典条文の如き状況に遭遇することは今日稀であろう。

❷**『注解傷寒論』巻第四・弁太陽病脉証并治下第七**には、原典条文を解説して、「外証未だ除かずして数々之を下し、其の裏を虚するを重ぬと為す。邪熱は虚に乗じて入り、裏虚して協熱し、遂に利すること止まずして心下痞す。若し表解して下利し、心下痞する者、瀉心湯を与うべし。若し下利せず、表解せずして心下痞する者、先ず表を解して、後に痞を攻むべし。表裏解せざるを以っての故に、桂枝人参湯を与えて裏を和し、表を解す」と解説される。

❸更には、**『集注傷寒論』巻第四・弁太陽脉証并治下第七・桂枝人参湯**の方後に、「張兼善云う、大柴胡湯は瀉也。桂枝人参湯は補也。皆下利して心下痞鞕するを治す。若し傷寒発熱し、汗出でて解せず、心下痞鞕し、嘔吐して下利する者は、表和して裏病む也。心中痞鞕するを以っての故に実と為す。当に大柴胡湯を以って之を下すべし。二つの者の心下痞鞕は同じと雖も、虚実の症の異有り。故に薬を用うるに攻補の別有る也と」と、心下痞鞕の虚実を強調している。尚、張兼善は明代の人で『傷寒発明』の撰あ

るも、已に亡佚している。

❹**『太平聖恵方』巻第十二・治傷寒心腹痞満諸方**には、「傷寒、表熱未だ除かず、数々之を下し、遂に熱を夾みて利し、利止まず、心腹痞満して表裏解せざる者を治するに、宜しく此の方を服すべし」とあって、桂心・甘草・白朮・人参・乾姜を散と為して煎服するべく指示される。

❺**『医療手引草』上編乾・傷寒**附**感冒・桂枝人参湯**には、「偖て此の方、少陰の中風に用ゆるなり。其の証、唯寒を畏れ、厥冷せず、自ら云うには腹満と。他人これを按して濡《やわ》らかなり。大便秘し、小便数にして吐せんと欲して吐せず、臥して起きんと欲し、恍惚として恐るること多く、心中懸かって饑うるが如し。稍食するときは痞え脹りて寧からず、舌上灰黒或いは淡紫にして青黄を帯び、脉来たること弦細浮弱なり。風の性は上行す。故に手足の太陰に似たり。実に少陰中風の証に用ゆ。尤も弁別し難し」とある。ここで、手足の太陰とは手太陰肺経と足太陰脾経の症候をいうが、後者の方の症候が主となっている。また、「夾食の傷寒、消導の薬太過にして自利、厥逆、痞満する者、此の湯之を主る」ともある。夾食の傷寒は食傷などを契機に発症した傷寒のことであり、消導の薬は消化管の蠕動促進薬のことである。

❻**『類聚方解』桂枝人参湯**には、「表裏に病有る也。血、心下に凝りて気行らず、表裏に熱有りて水を逐う者を治す。其の証に曰く、心下痞鞕、是れ血凝りて気行らざる也。曰く、協熱。曰く、表裏解せず、是れ表裏に熱有れば也。利下と曰いて下利と曰わざるは、此の利、気行らずして水、下降する者に非ず、熱の為に逐われて利する故に、協熱して利すと曰う。所以に黄芩を用いずして桂を加うる也」と、気血水の観点より説いている。

❼**『古方漫筆』巻之上・桂枝人参湯**には、「表証いまだやまざるに、数々誤下して協熱下利やまず、心下痞鞕する者を治す」とあり、方後には「惣じて風寒の邪、表に在るものは皆下すことを禁ず。もし誤りて下せば、甚だしきものは結胸となる。軽きものは痞となり、壊症に至るものは皆表邪を誤るの為すところなり。右の桂枝人参湯の症は結胸とならずして続きて下利止まらず、しかも表熱あるゆえ協熱下利と、熱をさしはさんで下るな

り。下したる誤りにて、表邪が心下へあつまる気味にて心下痞鞕とつかえてかたくなるなり。此の方は表裏をかね治するの薬なり。つねに五苓散の症と意を用うべし」と要領よく解説される。

❽**『傷寒論繹解』巻第四・弁太陽病脈証并治下第七**には、本方条文の協熱利に対して、「是れ、外証未だ除かずして数々之を下すは、乃ち内虚し、外邪、裏に及び、熱気と固有の寒水と協合して利し、毒気、心下に逆迫して升降の気を阻む也」と説明される。

❾**『類聚方広義』(上)・桂枝人参湯**には、「頭痛発熱し、汗出で悪風し、支体倦怠し、心下支撐《トウ》し、水瀉すること傾くが如き者、夏秋の間多く之有り。此の方に宜し。按ずるに、人参湯は吐利を主とし、此の方は下利して表症有る者を主る」と解説されている。

❿**『梧竹楼方函口訣』巻之一・傷寒類・桂枝人参湯**には、「太陽の表症、未だ下すべからずしてはやまって下し、胃気虚し、未だ表邪を夾みながら下利する也。故に理中湯にて胃虚を補い、桂枝にて発表す。一挙両得の法なり。右の心得にて色々に活用すべし。名古屋玄医の逆挽湯は此の方を祖として組みたる方也」とある。尚、逆挽湯は桂枝人参湯加枳実・茯苓である。

⓫本方を適応する場合、**『勿誤薬室方函口訣』巻之下・桂枝人参湯**の「痢疾最初に一種此の方を用うる場合あり。其の症、腹痛・便血もなく、悪寒烈しく脈緊なる者、此の方を与うるときはスッと弛む者也。発汗の宜しき所と混ずべからず。……」は大いに参考になる。但し、悪寒烈しく脈緊は如何なものであろうか。

⓬尚、❿の逆挽湯については、『勿誤薬室方函口訣』巻之下・逆挽湯が分かり易い。「此の方は桂枝人参湯に枳実・茯苓を加うる者にて、その手段は逆流挽舟と云う譬えにて、下へおりきる力のなき者は一応上へズッと引きあげてはずみを付くれば、其の拍子に下る理にて、虚寒下利にて後重する者は、桂枝人参湯にて一旦表へ引き戻し、その間に枳実・茯苓にておし流すときは後重ゆるむと云う意なり」とある。一旦引き上げて戻すという解釈は面白い。

⓭一方、熱について**『傷寒論校注』巻第四・弁太陽病脉証并治下第七**には、

按語として、「本証は表裏皆寒の協熱利と為す。協熱利の熱の字は当に是れ邪を指すべきで、寒熱の熱に非ず」とある。全面的には首肯し難いが、一理ある。何れにしても裏寒は人参湯証によるものであるが、表証に対しては本方は飽くまでも太陽病外証が残存している訳であり、発熱といっても温病の衛分証ではない。故に、本方は表裏寒証であり、表は虚寒証、裏は虚実寒証と理解した方がよい。

⓮**解説**で述べたように、甘草の分量によって本方を人参湯加桂枝と解するか、人参湯加桂枝・甘草と解するかで方意が異なる。前者の場合は人参湯証に表虚寒証の同時併存であるが、後者の場合は人参湯合桂枝甘草湯となる。

『注解傷寒論』巻第四・弁太陽病脉証并治下第七・桂枝人参湯の方後には、「表未だ解せざる者は辛以って之を散ず。裏不足する者は甘以って之を緩む。此れ、裏気大いに虚し、表裏解せざるを以っての故に桂枝・甘草を理中湯に加うる也」とあり、**『皇漢医学』第壱巻・桂枝甘草湯に関する腹証**には、「本方証は発汗過多の因により体液を亡失し、虚証に変ぜしものなれば、……上衝急迫して心悸亢進劇なるものなれば、脈は疾促にして心臓及び心下部に悸動現われ、腹部大動脈の拍動亦甚だし。……此の心悸亢進は実証におけるものと異なり、血圧昇騰を伴わざるを常とす」とある。

それ故、甘草は桂枝と配合して神経性心悸亢進・息切れ・動悸などを鎮静し、炙甘草湯(500 頁)の方意を帯びるが、実際は桂枝・甘草の配合量如何による。

⓯**『古方薬囊』人参**に、桂枝人参湯を用うべき証候として、「熱が有り悪寒して汗出で下利する者。下利は一二回のものもあり、回数多き者もあり。必ず胸中若しくは胃中塞りたるが如き重苦しき感じあり、頭痛も大抵あり、咳出づる者もあり、吐きけある者、身体に痛みある者、熱は無き者もあり。食欲は大抵有り、小便は近き者も反って遠き者もあり、定まらねど参考に入るべし。脉は必ず弱し。つまる所熱とさむけと下利と胸のあたりのつまる感じ等を主として考え与うれば大なる誤り無かるべし」と。これで万全である。

⑯藤平健先生は**『日本東洋医学会誌』第15巻第2号・桂枝人参湯による常習頭痛の治療**で、「桂枝人参湯が常習頭痛に用いられるための目標を整理してみると次のようになる。

1）虚証であること。2）脈は軟、沈、細等。3）舌は乾湿区々であるが、一般には湿潤した微白苔である場合が多い。4）腹力は中等度以下で、上腹部正中線に軽度の抵抗と圧痛とがあるが、これは剣状突起直下にある場合と、中脘の附近にある場合との二種類の場合があるようである。5）上腹部の振水音はある場合と、ない場合と区々である。6）下痢は、発熱のある場合と、ない場合があるが、常習頭痛の場合は下痢のない場合の方が多い」とのことである。

⑰**『傷寒論講義』弁太陽病脈証并治下**に、原典条文の解説後、「〔補〕此の病は、表熱去らずして裏虚し、泄瀉止まず、心下痞鞕する者と考うるを得べきなり。又生姜瀉心湯証は、噫を以て主となし、甘草瀉心湯証は、痞し、心煩し、安きを得ざるを以て主となし、此の方証は、裏虚し、外証を挟むを以て主となす。又此の証、葛根黄連黄芩湯に疑似す。然れども彼は実邪、此は虚邪なり」と、但し、本方も葛根黄連黄芩湯も表裏双解するは同一である。

⑱**『臨床傷寒論』第一章　太陽病篇〔下篇〕**には、原典の条文に対して、「……私なんか丈夫そうに今も見えますが、夜中の二・三時頃になると、腹の中が冷たい感じがします。羽根ぶとんを掛けただけでは寒気がシンシンとしみ込んできます。ですから電気毛布などで温めますと楽になるのです。確かに私の腹には寒があるようです。その証拠に、饅頭が好きですが、中の餡が前日のものだったりすると、すぐに当たり、下痢をしたりするのです。これも一種のアレルギーですね。やはり腹中に寒があるために起こるのです。そういうのには、人参湯を持っていくようになっている。そんなのに地黄を持っていくと、当たるのです。それから胃腸が悪くなったりするのです。要するに、胃腸に寒があるのです。寒とは弱い所があるということです。こんな人が風邪を引いて頭痛が起こる。それには桂枝人参湯を与えたら、頭痛が治るというのは当然のことで、その当たり前のことが、

なかなかわからないものですよ」と、具体的な身体状況を極く通俗的に分かり易く解説されている。

⑲本方の桂皮は、五苓散（335 頁）に配合された桂皮と同じ目的である。要は発熱･悪寒、特に悪寒していることが重要であり、発熱はなくてもよい。桂皮には血流を促進し、肌表を温めて解肌する効果が期待されている。

著者は本方エキス製剤を処方する代わりに、人参湯エキス製剤に生薬桂皮末を加味して処方する。なぜならば、以前に桂枝人参湯エキス製剤を処方していたとき、やはり桂アルデヒドの香りの不足を痛感したからである。

⑳著者独自の用法として、**『高齢者の漢方治療』症例・不整脈 2 例**で、心臓疾患に適応している。抑々人参湯は、『金匱要略』胸痺心痛短気病脉証治第九に掲載され、枳実薤白桂枝湯または人参湯を投与することになっている。しかし、著者は人参湯を中焦肌冷を目標に臓腑の中寒に用いると共に、桂皮の循環促進作用を期待して、狭心症発作の内、程度によっては急遽内服させて奏効したこともある。そこで、心房細動で西洋医薬を処方されていても、尚不快感が持続する 68 歳の男性の症例を挙げている。即ち、心臓疾患に対する人参湯は臓腑の中寒が前提になると考えている。

桂枝茯苓丸

出典 『金匱要略』

主効 駆瘀血、利水。利水性の駆瘀血薬。

組成

桂皮３～４　茯苓３～４　牡丹皮３～４　桃仁３～４
芍薬３～４

解説

本方は桃核承気湯(823 頁)と共に、代表的な駆瘀血剤の一つである。

【桂皮】…血液循環を促進して解表するのみならず、冷えによる痺れ痛みを緩解し、偏在した過剰水分の停滞を解除する他、婦人科的な血の瘀滞による諸症状にも効果を発揮する。

【茯苓】…組織内及び消化管内の過剰水分を除いて利尿すると共に、脾胃の機能を補益するが、桂皮と配合されて一層の利水効果をみる。また瘀血性浮腫に対するのみならず、本方では瘀血の排泄経路として利尿を図るため配合されたものと考えられる。

【牡丹皮】…月経を調整する他、消炎性の駆瘀血薬として炎症以外の熱証に対しても効果を発揮するが、桂皮と配合することにより一層の血流改善に働く。『薬性提要』には、「血を和して積血を破る」とある。

【桃仁】…代表的な駆瘀血薬であるが、排便促進的に作用する。また瘀血による疼痛に対してもこれを消炎して鎮痛する。『薬性提要』には、「血滞を破り、燥を潤す」とある。

【芍薬】…本来は赤芍薬であり、月経痛を緩解する他、瘀血による種々の症状に対し、血管を拡張し、血流を改善して疼痛を軽減すると共に、消化管の痙攣性疼痛に対しても白芍薬と同様に鎮静する。

以上によって、牡丹皮・桃仁・赤芍による駆瘀血作用と消炎作用を主とし、茯苓の利水作用を桂皮が助け、また桂皮・牡丹皮・赤芍で血流を改善する。

総じて、骨盤腔内の種々の瘀血症候に対して、少々の瘀血塊を認めうる

場合に於いても、更には全身の瘀血症候に対しても、これらを駆逐して疼痛を鎮め、機能障害を回復する薬であるが、恐らく元々は桃核承気湯が瀉下により駆瘀血するのに対して、本方は利尿により駆瘀血を図るべく、古人が意図したものではないだろうか。

適　応

月経痛、無月経、月経不順、月経困難症、機能性子宮出血、血の道症、冷え症、更年期障害、卵巣欠落症候群、自律神経失調症、骨盤内鬱血症候群、子宮筋腫、卵巣嚢腫、子宮内膜炎、附属器炎、流産後、不妊症、流産癖、子宮復古不全、胎盤残留、死胎、ヒステリー、ノイローゼ、慢性腹膜炎、虫垂炎、骨盤腹膜炎、腰痛症、坐骨神経痛、肩凝り症、打撲後、捻挫後、頸部挫傷後、手術後、高血圧症、動脈硬化症、健忘症、ネフローゼ症候群、胃・十二指腸潰瘍、気管支喘息、夜尿症、甲状腺腫、乳腺症、凍瘡、内痔核、紫斑病、下肢静脈瘤症候群、睾丸炎、肥厚性鼻炎、扁桃炎、眼瞼炎、角結膜炎、湿疹、角皮症、肝斑など。

論　考

❶本方の出典は、**『金匱要略』婦人妊娠病脉証并治第二十**に、「婦人宿《もと》より癥病有り。経断ち、未だ三月に及ばずして漏下を得て止まず。胎動きて臍上に在る者、癥痼害すと為す。〇妊娠六月に動く者、前の三月、経水利する時には胎なり。血を下す者、後断ちて三月は血あらざる也。所以に血止まざる者、其の癥去らざる故也。当に其の癥を下すべし。桂枝茯苓丸之を主る」とあって、桂枝・茯苓・牡丹・桃仁・芍薬を蜜丸として服用するべく指示される。が、「妊娠六月……血あらざる也」はこのままでは意味が通じない。尚、「不血也（血あらざる也）」は「衃《はい》也」と解説する書が多いが、著者は後述するように、不血也で充分意味が通じると考える。

❷そのため、本方条文は昔から闕文があって、そのままでは意味が完全に通じないという説が大勢である。

それで先師諸家は色々と努力した。**『三因極一病証方論』巻之十七・漏阻例**のように、僅かの字句を補って解釈する方法。**『金匱要略論註』巻二十・婦人妊娠病脉証**のように、明白に欠として何字分か空白にする方法。**『医宗**

金鑑』巻二十三・訂正仲景全書金匱要略註下之二・婦人妊娠病脈証并治第二十のように、欠落箇所を充分補足して文意の通じるようにする方法。**『皇漢医学』第参巻・桂枝茯苓丸に関する師論註釈**のように、一部分を全く切り捨てて残文のみを解釈する方法。しかし、以上の何れの方法によっても、癥病が宿からある婦人が妊娠し、その癥痼のために正常妊娠が継続できないという主旨に変化がないのは幸いである。湯本求真は「婦人宿より癥病あり。経断ちて未だ三月に及ばず、而して漏下を得て止まず。胎動臍上に在る者は、癥痼、妊娠を害すと為す。血止まざる所以の者は其の癥去らざるが故なり。当に其の癥を下すべし。桂枝茯苓丸之を主る」と原典を解釈している。また、孫一奎撰**『赤水玄珠』巻二十・調経門・崩**には、原典の条文を更に簡単に、「婦人癥有り、臍上に動在りて下血止まざるを治す」と要略して解釈している。

❸さて、**『医宗金鑑』**の先の箇所では、原典条文を次のように解釈している。「(註) 経断ち、孕有るは名づけて妊娠と曰う。妊娠にて血を下すときは漏下と為す。婦人宿より癥痼の疾有りて、而も胎を育む者、未だ三月に及ばずして漏下を得、下血止まず。胎動安からざる者、此れ癥痼、之を害すと為す也。已に六月に及びて漏下を得、血を下して胎動安からざる者、此れ亦癥痼、之を害する也。然るに血衃有りて塊を成す者、前の三月に経断つと雖も、血未だ盛んならず、胎尚弱きを以って、未だ其の癥痼を下すべからざる也。後の三月には血、衃を成すも、胎已に強し。故に之を主る桂枝茯苓丸、当に其の癥痼を下すべき也。此れ人に示すに、妊娠に病有りて、当に病を攻むべきの義也。此の条、文義純ならず。其の中に必ず闕文有り。姑く其の理を存して可とする也。(集註) 婁全善曰く、凡そ胎動は多く臍に当たる。今、動が臍上に在る者、故に是れを癥と知る也と。程林曰く、此れ癥病有りて懐胎する者、漏血有りて止まずと雖も、皆癥痼、之が害を為す。胎動・胎漏の証に非ず。其の癥痼を下せば妊娠自ずから安んず。此れ、内経謂う所の故有れば殞無しと。殞無きこと亦もや也と。方氏曰く、胎動・胎漏、皆血を下す。而して胎動は腹痛有り、胎漏は腹痛無し。故に胎動は宜しく行気すべく、胎漏は宜しく清熱すべしと。魏荔彤曰く、胎と

衃との弁、当に血未だ断たざるの前の三月に於いて之を求むべし。前の三月の経水、順利なるときは経断てば必ず是れ胎なり。前の三月に曾て血を下すを経る者有るときは、経断ちて必ず衃を成すと」と解説されるが、ここでいう胎動は、勿論正常妊娠にいう胎動ではなく、胎動不安の意味である。また、魏氏の曰う解釈は**『金匱要略解説』**に引き継がれている。

❹著者の原典条文の解釈は次の通りである。先ず著者は、原典条文は二つの場合が一緒に記載されていると考える。条文の前半部分（婦人宿より……癥痼害すと為す）は、妊娠三ヶ月未満の状態を表現し、このままで意味は通じる。条文の後半部分（妊娠六月に……桂枝茯苓丸之を主る）は、妊娠六ヶ月の状態を表現し、字句を補足して解釈する必要がある。即ち、妊娠六ヶ月に胎動する者は、月経閉止前の三ヶ月間が正常月経だった場合は正常妊娠であり、胎児は正常に成育している。一方、月経閉止前の三ヶ月間が不正出血を伴う異常月経だった場合は、閉止後三ヶ月間は出血はなくとも、それ以後に新たに出血して来たのは、癥痼も胎児も共に成育して来たためで、そのため癥痼を下す必要があると。前半部分は癥痼が宿より明確に存在していた場合であり、後半部分は元々はそれ程明確ではなかった場合であろう。従って、何れの場合も桂枝茯苓丸を処方することになる、と原典条文を解釈したい。

❺原典では正常妊娠継続のため、癥痼を下す目的で妊娠中に服用することになっているが、実際問題としてこれは要注意である。

『婦人大全良方』巻之十二・妊娠誤服毒薬傷動胎気方第十・奪命円には、本方が奪命円の方名で、「専ら婦人小産して下血至ること多く、子、腹中にて死するを治す。其の人、寒を憎み、手指・唇口・爪甲青白にして面色黄黒。或いは胎上りて心を搶くときは、悶絶して死せんと欲し、冷汗自ずから出で、喘満して食せず、或いは毒物を食し、或いは草薬を誤服して胎気を傷動し、下血止まず。胎、尚未だ損なわざれば、之を服して安んずべく、已に死すれば、之を服して下すべし。此の方、的《あき》らかに異人の伝授に係りて、至りて妙」とあり、これによると妊娠子宮に対する作用としては両方向性であり、証によって安胎にも排胎にも働く。

❻また、**『万病回春』巻之六・産育**には、本方が催生湯の方名で、「産母、腹痛・腰痛を候いて胞漿水下るを見て方に服す」とあり、正常妊娠に於いても陣痛が発来すれば排胎に働く。それ故に妊娠異常のとき、本方の服用可否の判断は慎重とならざるを得ない。

但し、『婦人大全良方』でも『万病回春』でも、芍薬 ⇒ 赤芍薬、桂枝 ⇒ 桂心または官桂と指示されている。

❼**『百疢一貫』**には本方の用法が多々掲載されている。**婦人雑病**には、「桂枝茯苓丸は癥ありて快く血下らざる者に用ゆ」、「桂枝茯苓丸料はするつく（血暈のこと）ときには芎帰膠艾湯をちょっと二、三貼与えて、するつき止むときには、又桂枝茯苓丸料を用ゆ。あぶなげなくは桂枝茯苓丸にておして可也」、「桂枝茯苓丸は水の滞りを流し棄てる様なるもの也。故に桂枝茯苓丸は用ゆると血下るもの也。桂枝茯苓丸は上熱下寒の症なし。手掌煩熱もあてにならぬ也」とある。

また、**産前後**には、「産后一通りは桂枝茯苓丸にて良し。血暈には効無し」、「産后悪露尽きざるには桂枝茯苓丸、甚だしき者は加大黄、軽きは本方にて良き也」、「妊娠中に、妊娠に紛れ易くて瘀血を逐いたきときには桂枝茯苓丸料にて可也」、「瘀血の凝りてある位の者は桂枝茯苓丸にて良し」、「此の桂枝茯苓丸を丸となしては大いにぬるきもの也。……常には大黄用ゆる也。妊娠中には不可也。産後七夜の中に多く用ゆ」、「桂枝茯苓丸は広くかけるときには臍上・臍下に係わる也。……全く瘀血、臍上に在るものはおえぬ也。下瘀血湯、桃核承気湯の類の桃仁・大黄にては追うことは悪しき也。然し、桂枝茯苓丸、或いは加大黄にて追うことは可也」とあり、和田東郭は産後には桂枝茯苓丸加大黄を主として用いていたことが窺われる。

❽松原一閑斎著『松原一閑斎先生古医方則』湯液部には、「桂枝茯苓湯 婦人の瘀血、腹中の血塊、或いは月水過多、或いは来たらざる者を治す」とあって、桂枝・茯苓・桃仁・芍薬・大黄と指示される。この処方は桂枝茯苓丸料去牡丹皮加大黄であり、月水過多に対してはむしろ要注意である。

❾**『産科発蒙』巻二・妊娠数堕胎第十四**には、「如し婦人に癥痼蓄瘀し、娠を害する者、須く之を祛逐すべし。大黄茯苓丸、牛膝散、応効丹の類に

宜し」とあって、「大黄苓茯丸　癥痼有りて妊娠を害する者を治す」とあり、大黄・茯苓・桂枝・芍薬・桃仁・牡丹皮を蜜丸として服用するべく指示される。この処方は結局、桂枝茯苓丸加大黄であり、原典条文に云う癥痼が正常妊娠継続を阻害するのを防護するために桂枝茯苓丸が処方されるのであるが、更に大黄も加味して一層癥痼を排除する意図なのであろう。

❿和田正系先生は**『漢方と漢薬』第四巻第三号・薬方雑感——葛根湯、小柴胡湯、桂枝茯苓丸——・桂枝茯苓丸の腹証**で、「……湯本先生が既に明確に記載せられたる如く、『何を以て準拠とすべきやと云うに、病者の左右直腹筋を平等に按じて右痛まざるか、或は其度弱きに、左側の痛み強くして臍の周囲、或は臍下に堅固ならざる瘀血塊を触知し、按ずるに痛み、貧血の候なきときは本方証と決定すべし』というを以て私達は日常の指針として居て間違いはない。処が先般私は家翁が嘗て生前書き遺したものを整理して居った時、左の如き記載を見出した。曰く、『桂枝茯苓丸証。大黄牡丹皮湯証に似て凡て軽し、云々……』……家翁の大黄牡丹皮湯証という図を見れば、明に右側に偏して居るので、従て之に似て軽しという桂枝茯苓丸証も亦右側に偏して居るものなることは疑を容れないのである」と、後述する著者の急性虫垂炎の処方を先人も是としていた証拠である。

⓫**『漢方と漢薬』第四巻第六号・薬方問答——桂枝茯苓丸に就て**で、矢数道明先生は「一、目標　腹診上左側腹直筋の拘攣、臍傍左右の拘攣及び圧痛、骨盤腔に血塞ありて小腹に瘀血留滞を触知し得、甚だしければ血塊をなす。病人多く上衝、頭痛、心悸、下腹疼痛を訴え、脈多く沈遅力あり、舌苔不定。二、応用　1）瘀血停滞による月経閉止、過多、不足、疼痛等。2）妊娠時の漏血。3）産後悪露不尽（加大黄）。4）産後胞衣不下（加大黄）。5）痔疾患（疼痛、出血）等。6）虫様突起炎の軽症（加薏苡仁・大黄）。7）子宮筋腫初期（加大黄・鼈甲、而し著効を得たことありません）。その他、目標に準じて諸病に応用。三、分量　桂枝・茯苓・牡丹皮・桃仁・芍薬各 2.0。大抵の場合、生姜 0.5・甘草 0.5 加えています。すると患者は飲みよいと云う人が多い。四、殆ど湯として用いています。丸は 2･3 回しか使ったことがありません。湯の方がよく効く様に思われますから」と述べられている。

ここで、生姜・甘草加味は**『叢桂亭医事小言』巻之七・叢桂亭蔵方**の冒頭に掲載されている甲字湯である。実際、甲字湯は桂枝茯苓丸の湯剤化処方としての意義が大きい。尚、甲字湯については桂枝茯苓丸加薏苡仁(272頁)の**論考❽**で詳説している。

⓬矢数先生はまた、**『日本東洋医学会誌』第12巻第2号・桂枝茯苓丸(料)の臨床的研究**で、「本方は婦人に用いることが多いが、瘀血による諸病状に対しては、老若男女を問わず応用できるものである。本方の適応する体質は、概していえば実証でしっかりした体格、顔色もよく、或は多血質、鬱血性で、口唇指端等にその徴候が認められ、脈も沈んで力があり、腹証は全体に充血した感じで、左右特に左の臍傍より下腹部にかけて充実した硬結、抵抗を触れ、これを按ずれば圧痛を訴える。長浜はこれを下腹部反応という表現を以て統一せんことを提唱し、小倉はかつて臍傍症候群と名づけた。自覚症状として訴えるものは、瘀血による特有の自律神経症状で、上衝、頭痛、肩凝り、めまい、動悸、耳鳴り、下腹の緊満感、腰痛、下腹部疼痛、足冷等である。婦人は肥満赤ら顔の女丈婦型のものに多く、痩せ型色白細腰の美人型は多く当帰芍薬散の証であり、両者の移行型、中間型にはその合方が用いられる。……柴胡剤によって瘀血による下腹部反応が消失することもあり、本例の如く、駆瘀血剤によって下腹部反応と同時に、胸脇苦満の季肋下反応が解消するのをみると、瘀血と肝臓機能との関係がいかに密接であるかがよく了解される。即ち『南風を入れんと欲すれば先ず北窓を開く』の理である」と、総合的に本方を論じられている。尚、長浜は長浜善夫先生、小倉は小倉重成先生である。

⓭先の「妊娠六月……血あらざる也」の解釈について、**『金匱要略入門』第350条妊娠異常**には、「月経閉止後六ヶ月に胎動するとき、月経閉止前三ヶ月間の月経が順調であったときは妊娠であるが、月経閉止前三ヶ月間の月経が不順で異常出血があり、閉止後三ヶ月月経のないときは衃、即ち奇胎或は凝血である」とある。尚、「不血也(血あらざる也)」は「衃也」であると、先の『金匱要略論註』でも解説されているが、衃と解釈する必要はないと、先程主張した。

⓮著者は軽症～中等症の急性虫垂炎のとき、好んで桂枝茯苓丸合大黄甘草湯を処方する。症状や症候、及び白血球数、CRP 定量値によっては抗生物質を併用することも勿論ある。この場合、何時までもダラダラと投与するのではなく、多い目の分量で二日間程で勝負するのがよい。

桂枝茯苓丸加薏苡仁

出典 『金匱要略』、『叢桂亭医事小言』

主効 駆瘀血、利水、消炎、美肌。

瘀血による皮膚症状を美肌する薬。

組成

桂皮 4	茯苓 4	牡丹皮 4	桃仁 4	芍薬 4	薏苡仁 10

桂枝茯苓丸	桂皮	茯苓	牡丹皮	桃仁	芍薬
	薏苡仁				

解説

桂枝茯苓丸（264 頁）に薏苡仁を加味した処方であり、**【桂枝茯苓丸】**は利水性の駆瘀血剤である。

【薏苡仁】…筋肉・関節・四肢に貯留した過剰水分を利尿によって祛湿すると共に、消炎して鎮痛し、痺れ痛みを軽減する。また、体内の化膿部位に対しては排膿促進的に作用して敗毒する。更に、疣贅や肌荒れ、肝斑などの皮膚症状に対しても美肌効果を発揮する他、穀類の一つとして食用となると共に消化吸収を助ける作用もある。『薬性提要』には、「湿を滲みさせて水を瀉し、脾を健やかにす」とあるのみである。

総じて、桂枝茯苓丸の適応となる瘀血症状に利水、排膿、除痺痛、美肌作用を加味したもので、中でも瘀血による皮膚症状の美肌を目的として処方されることが多い。

適応

桂枝茯苓丸の適応証に利水・排膿・除痺痛・美肌作用の必要な状態、疣贅、肌荒れ、肝斑、尋常性痤瘡、進行性指掌角皮症、アトピー性皮膚炎、強皮症、蛇皮症、尋常性白斑、虫垂炎など。

論考

❶本方は厚生労働省医薬食品局公定の処方名では桂枝茯苓丸料加薏苡仁となっているが、エキス製剤では丸剤も散剤も全て湯剤として製剤してい

るから、殊更に料字を付加しなくてもよいと思われる。

❷薏苡仁の治疣作用、美肌作用は古来の中国本草書にも記載されず、また江戸時代の寺島良安著**『和漢三才図会』**、**『一本堂薬選』**、香月牛山著**『薬籠本草』**、**『薬徴』**、**『薬雅』**などにも記載されていない。

❸一般に、**『大和本草』巻之四・薏苡仁**に、「○湿に中りて面に小瘡出でて恰も癩の如くに薏苡仁を煎服す。効有り。……」とある内容が最初の薏苡仁による治疣記載と考えられてきたが、「面に小瘡出でて恰も癩の如く」だけでは、この病変が実際に疣贅であるのかどうか判断し得ない。当時既に、イボ、疣、肬、疣瘡、瘊子等々の用語はよく知られていたからである。

❹従来は、その後の雨森宗真著**『松蔭医談』**の「いぼの多く出でたるに、薏苡子をあたうれば、しるしあり。……」という記載を経て、**『青嚢瑣探』下巻・治疣神方**に、「疣は是れ小恙と雖も、其の蔓延するに至りては、容顔毛嬙西施の如くと雖も、亦其の顛醜有り、無塩の女子に似たり。……又方、薏苡仁二銭・甘草一銭、水一盞半以って煎じて一盞を取り温服す。四、五日にして疣払うが如し。……」とある記載が最初の薏苡仁の治疣処方とされて来た。

❺しかし、著者はその20年前に、山田元倫撰**『名家方選』瘡腫病・雑瘡**に、「治疣方　薏苡三銭・甘草一分　右二味水煎し、或は二味以って患処に敷く」と記載されているのを見出した。『名家方選』は天明元年（1781）の刊行である。

❻江戸時代の薏苡仁が属するジュズダマ属植物の文献学的分類については、古川瑞昌著**『ハトムギの効用』――ガンと美容と長寿に効く――**には、四種類が記載され、今日のハトムギをⓐシコクムギ、トウムギとⓑチョウセンムギに分類し、今日のジュズダマをⓒジュズダマとⓓオニジュズダマに分類している。特に食用種では、シコクムギ、トウムギは小野蘭山口授**『本草綱目啓蒙』巻之十九・穀之二・薏苡仁**に、「真の薏苡は享保年中に渡る」とあり、チョウセンムギは『ハトムギの効用』では、「加藤清正が朝鮮から持ち帰ったものと推察する」とあるので、少なくとも江戸初期にはチョウセンムギは既に知られていたことになる。また、「トウムギとチョウ

センムギは、極めて近似の植物である」ため、今日のハトムギはこの二種を総括した名称であることにもなる。

❼薏苡仁の治疣作用は、それ故に当時穀類の一つとして薏苡飯や薏苡粥が食用に供されていたので、もし飢饉等に際して他に摂食するものが乏しければ、恐らく非常に治疣的に奏効したであろう。これは容易に想像し得る。その後、実際民間薬的には疣の治療術としてよく知られる所となり、遂に山脇東洋もその治疣作用に着目していたことは**『養寿院山脇先生方函』**にも**理疣方**として薏苡仁を取り上げていることでも分かる。但し、同書は成書年も不明であり、刊本である『養寿院方函』には収載されていない。これらの経験の累積により、最終的に『名家方選』の治疣方となったのである。

❽本方の出典について考察する。桂枝茯苓丸は湯剤として処方されるときは、桂枝茯苓丸加甘草・生姜＝甲字湯としてよく処方される。確かに桂枝茯苓丸料より味の点では服用し易いし、消化管に対する配慮も行き届いている。甲字湯は原南陽の家蔵方として**『叢桂亭医事小言』**によく登場する。**同書・巻之七・叢桂亭蔵方・甲字湯**には、「瘀血を理する方」と記載され、その方後には、「婦人の病為る、瘀血に属する者、什の八・九なり。経閉し、腰脊攣急して脚に引き、新旧の腹痛、或いは天気陰晴に頭痛・頸強する発作、時に有り、虫積に係わらざる者は皆瘀血に属す。外、鋒鍼を施し、絡を刺し、血を出だす者、良しと為す。又、産後小便不利、水腫病にて瘀血に属する者を治して験有り、或いは附子を加う。手足引痛の証、瘀血血滞の因と為す。中風、偏枯、歴節風痛、癥瘕、仙痛、脹満、麻木、冷痛、湿痺、男女并びに通用し、又附子或いは烏頭を加う。塊有る者は鼈甲を加う。腸癰には薏苡仁を加う。膿既に成る者は更に大黄を加う」とあり、腸癰に甲字湯加薏苡仁の処方が示されている。

それ故、甲字湯は桂枝茯苓丸の湯剤化処方とも表現しうるので、事実上は桂枝茯苓丸と同一のものと考えてよい。従って、本方は『叢桂亭医事小言』を以って出典に充てうる。

❾実際、**同書・巻之四上・腸癰**には、「内癰とも云い、其の発するは食傷

の後に発す。又、婦人産後にもあれども、半産後に発するもの多し。此の病は俄に発するものにて、……。其の痛み、初起には腹中一面に痛みて何の分けもなく、手を近づくことならず。能く能く按ずれば臍傍以下に塊を結び、……。嘔するあり、寒熱甚だし。渇して絶食するもあり、……。皮膚甲錯と云うあり。是れは肌へ手当たりザラザラとして潤沢なし。たとえば米粉を掌へ付けて肌を撫づるかと思う味わいあり。膿を作すと腹中鳴ること、他病に無き声あり。……さて、二便共に不利するもの也。小便に臭気あり。既に膿をなすの際に至れば、小便白濁するもの有り。膿を小便より下すを小腸癰と云えども、小便よりばかり出づるは無く、大小便ともに下膿す。膿を下して後、痛み頓に退くを佳兆とす。……大人小児、男女を問わず皆病む。薏苡仁・大黄を主薬とす」とあり、実際の症例に甲字湯加大黄・薏苡仁を投与し、翌日大便に膿を下す処方例が記されている。

❿**『臨床漢法医典』盲腸炎**には、「本病には左方を連用すべし」とあって、甲字湯加薏苡仁がここでは甲字湯として収載されている。そして、「攣痛甚だしきには左方を兼用す」として、建中湯去飴加陳皮・本香（即ち、桂枝加芍薬湯加陳皮・木香）が指示され、更に「既に化膿したる後には、前記甲字湯に大黄を加うべし」とあり、ここで甲字湯加薏苡仁・大黄が指示される。尚、同書には他に、**流産催薬并胎盤遺残**、**産褥熱**、**催経薬**に甲字湯加薏苡仁が指示される。

⓫**『和漢薬治療要解』盲腸周囲炎**　**盲腸背炎**　**虫様突起炎**には、大黄牡丹皮湯(699 頁)に続いて、「又、原南陽翁、井上香彦翁は左方を用いている」として、先の『臨床漢法医典』に云う甲字湯、即ち、原方の甲字湯加薏苡仁が指示されている。尚、井上香彦は『臨床漢法医典』の実験者である。

⓬従って、元々本方は今日知られる薏苡仁の治疣作用、美肌作用として注目されたのではなく、『金匱要略』瘡癰腸癰浸淫病脉証并治第十八・薏苡附子敗醤散の条文「腸癰の病為る、其の身甲錯し、腹皮急に、之を按せば濡にして腫るる状の如く、腹に積聚無く、身に熱無く、脉数。此れを腹内に癰膿有りと為す。薏苡附子敗醤散之を主る」にみるように、薏苡仁の消炎・鎮痛・利水・排膿作用として処方されたことが明白である。

しかし乍ら、先の条文中には「其の身甲錯」ともあり、❾の『叢桂亭医事小言』の文中にも「皮膚甲錯」と記されていることに鑑みれば、薏苡仁の美肌作用は、既に『金匱要略』に於いて認識されていたのではないだろうか。

⓭矢数道明先生は桂枝茯苓丸の**論考**⓬で桂枝茯苓丸料加薏苡仁の症例も報告されている。45才主婦の乳腺症で、癌研や医大病院等にて癌になるかも知れないから手術をした方が安全と言われていて、「診ると体格も栄養も上々で適当に肥満し、月経も普通、自覚症としては、そのほかには何もないというのである。両乳房に触れてみると、驚いたことに累々として梅干大の腫瘤が集落し、全部では鶏卵大、圧痛がある。癒着もなく、淋巴腺の腫脹もない。しかし発病以来5ヵ月になり、益々増大の傾向があるので慎重を期し、1ヵ月間のんで少しも縮小しないときは外科の治療を受けるようにと告げ、腹証に従って桂枝茯苓丸料加薏苡仁を与えた。患者は真面目に10日間キチンと服用した。服薬を開始して4日目頃より速やかに縮小し始め、10日の後再来したときは、あの累々たる腫瘤が跡方もなく消散して終った。更に10日分の服用で廃薬し、以来5ヵ月になるが再発しない」という。見事の一言に尽きよう。

⓮大塚敬節著『**症候による漢方治療の実際**』**瘙痒・発疹・変色のある皮膚**には、「また桂枝茯苓丸は手掌角皮症や、手掌、手甲等の荒れるものにも用いられる。このさいには薏苡仁を加えて用いる」とある。

また、『**漢方診療医典**』**甲状腺腺腫**には、「甲状腺腺腫の患者で、腹診によって、瘀血の腹証をみとめたときは、本方を用いるのがよい。これでよくなるものがある」とあり、**変形性膝関節症**には、「軽症の変形性膝関節症のあった老婦人が転んで膝を打撲し、疼痛、腫脹ともにひどくなって、防已黄耆湯を用いて効なく、本方で治ったものがある」とあり、**急性乳様突起炎**には、「諸処方の効果の遅々たるものは瘀血を兼ねたものであるから、瘀血の症状を認めたものは本方を兼用するがよい」とあり、**肝斑**には、「肥り気味で、下腹に抵抗圧痛のある、うっ血性の人に生じたものは桂枝茯苓丸料でよいことがある。薏苡仁6.0gを加え、便通のないときは大黄1.0gを加える」とある。

⑮緒方玄芳先生は**『漢方の臨牀』第22巻第1号・漢方診療おぼえ書(11)・残尿感を主訴とする初老の女性に桂枝茯苓丸料加薏苡仁**で、更年期障害で婦人科通院中に膀胱炎に罹り、尿中無菌にも拘らず残尿感を訴える症例について、体格中等度で稍肥満、腹部は一般に軟で弾力があり、臍下左右に圧痛を認め、「尚訴えとして、疲れやすい、肌が荒れている、体がほてる、立ちくらみする、肩・腰が凝る、胸やけ、ゲップが出る」が、便通は一日一行、普通便の51才女性に対して、本方を10日分投与して治癒したと報告されている。

また、**同巻第2号・漢方診療おぼえ書(12)・膝関節痛に桂枝茯苓丸料加薏苡仁**で、両側膝関節痛の症例について、右胸脇苦満と左臍下に圧痛を認める49才女性に対して、本方投与後3週間で効果を認め、約2ヶ月後に疼痛は消失したと。

更に、**同巻第4号・漢方診療おぼえ書(14)・原因不明という腹痛に桂枝茯苓丸料加薏苡仁**で、暴飲暴食の翌日午後に腹痛を来たす既往のある34才男性について、中肉中背、左肩凝り、臍の右方に小児手拳大の腫瘤を触れ、圧痛著明、更にRosenstein徴候(+)のため、腸癰と診断して本方を10日分投与した後、上記腫瘤の圧痛が軽快したとのことである。

⑯矢数先生は同じく**『漢方の臨牀』第22巻第2号・温知堂経験録(85)・顔面の肝斑に桂枝茯苓丸料加薏苡仁**で、36才女性の「中肉中丈の体型で、一見顔の色が黒く、顔中がシミ(肝斑)でうすぐろいお面を被ったようである。患者のいうところによると、このシミは二年前からひどくなった。……顔にポツポツと発疹が起こり背中にも出ていた。ときどき化膿することがあり、痒みもあった。最近では頭痛や肩凝りがひどく、足が冷える。……血圧は低い方で……。お腹をみるとそれほどひどくはないが、臍の両側に抵抗と圧痛がある」症例に対して、本方投与後、「一ヶ月位して顔の色艶が少しよくなるのが判って来た。……八ヶ月間のみ続け、……あのお面のように黒かったのが、殆どとれて大体普通に近くなり、……。肝斑には瘀血の腹証があって、実証のものには桂枝茯苓丸料がよく、少し虚証のものには加味逍遙散がよい」とのことである。

桂芍知母湯

出典　『金匱要略』

主効　亜急性、消炎、消腫、関節。
桂枝加朮附湯よりも関節炎症状が強いときの薬。

組成

桂皮３　芍薬３　甘草1.5　麻黄３　白朮４　知母３
浜防風３　附子１　［生姜１］

桂枝加朮附湯	桂皮　芍薬　甘草　白朮　附子　［生姜］	大棗
	麻黄　知母　防風	

解説

本方は桂枝加朮附湯去大棗加麻黄・知母・防風である。但し、本来は桂枝加朮附湯(235 頁)の朮は蒼朮であるが、ここでは白朮であり、歴史的には、勿論本方の方が古いことは言うまでもない。

【桂枝加朮附湯】…水滞によって虚寒症状が一層強まり、四肢・軀幹の関節痛・神経痛・筋肉痛などを来たしたときの薬である。蒼朮 ⇒ 白朮となっているための利水効果の低下は、麻黄・防風が加味されているので、低下を補って余り有る。

【麻黄】…代表的な発汗解表薬であるが、ここでは四肢及び筋肉・関節などの風湿による疼痛・痺れ痛みなどに対し、桂皮と配合して血流を改善し、水滞症状を解除して鎮痛すると共に、白朮と配合してこの効果を一層強めて利尿に導く。

【知母】…一般的に実熱・虚熱何れに対しても用いられるが、関節の炎症に対しては局所の熱感を緩解し、消炎解熱して鎮静・鎮痛に働く。『薬性提要』には、「肺胃の熱を瀉し、腎燥くを潤し、陰を滋す」とある。

【浜防風】…防風は外感病による筋肉痛・関節痛に対して祛風して鎮痛する他、四肢や筋肉・関節などの風湿に対しても除湿して鎮痛するのみならず、白朮と共に配合して急性の下痢症状に対しても止痛して止瀉に働く。医療用エキス製剤では浜防風として処方されるが、浜防風は一名八百屋防風とも言い、中国では北沙参である。我が国では防風の代用品として処方されて来た経緯がある。

本方は、桂皮・麻黄・防風・附子・生姜の温〜熱性に対し、芍薬・知母の微寒〜寒性を配している。その内、主に桂皮・麻黄・防風・附子によって全身の風寒湿症状を改善しつつ、白朮が利水に働き、知母によって局所的熱感に対応しうる薬である。

総じて、桂枝加朮附湯の適応証よりも関節の腫脹があり、また局所熱感も認められる状態に対してよく適応し、除湿して解熱消炎鎮痛するのみならず、四肢・軀幹の神経痛、筋肉痛などに対しても祛風湿すると共に、運動麻痺、知覚麻痺を改善する。

適　応

関節リウマチ、膝内障、変形性膝関節症、多発性関節炎、非発作時の痛風、偽痛風、脚気様症候群、神経痛、筋肉痛、脳血管障害後遺症など。

論　考

❶原典の方名は桂枝芍薬知母湯。

❷本方の出典は、**『金匱要略』中風歴節病脉証并治第五**に、「諸々の肢節疼痛、身体尫羸《オウルイ》、脚腫れて脱するが如く、頭眩して短気し、温温と吐せんと欲す。桂枝芍薬知母湯之を主る」とあって、桂枝・芍薬・甘草・麻黄・生姜・白朮・知母・防風・附子と指示されることに拠る。

❸本方条文の解釈について、**『金匱要略論註』巻五・中風歴節**には、「註して曰く、此れ歴節病に類す。風湿の外邪に由りて、脾腎倶に虚するを兼ぬるの方也。謂う心は、諸々の肢節疼痛は湿、関節に流るれば也。因りて身体、邪の為に痺する所なれば尫羸す。湿、下より受け、亦或いは上より之に注ぐ。総て是れ湿、喜々下に帰する故に、脚腫れて脱するが如し。腎虚して風を挟む故に頭眩す。衛気、下焦より起こるものの、腎元既に虧け、三焦主るもの無し。太陽と陽明、相牽制して病為るを致す故に、胃気下行せんと欲しても、太陽其の気を掣して上に在らしめ、太陽上行せんと欲し

ても、胃湿と相打ちて利せざる故に短気し、温温と吐せんと欲す。桂枝湯を用いて棗を去り、麻黄を加えて以って其の通陽を助く。白朮・防風を加えて以って脾気を伸ばし、知母・附子を加えて以って其の陰陽を調う。謂う心は、其の寒を制せんと欲すれば、上の鬱熱已に甚だしく、其の熱を治せんと欲すれば、下の腎陽已に痺する故に、並びて之を加うるのみ」とある。要は本方は攻補兼施の方剤で、その病証も複雑であることを物語る。

❹**『医宗金鑑』巻十九・訂正仲景全書金匱要略註上之二・中風歴節脈証并治第五**には、原典条文に対して、「（按）温温は当に是れ嘔嘔たるべし。（註）歴節の証、諸々の肢節疼痛する也。身体尫羸は、即ち上条の身体羸痩し、其の痩するの甚だしきを甚言する也。脚腫如脱は、即ち上条の独り足腫大し、其の腫れの甚だしきを甚言する也。頭眩・短気は陽気虚する也。嘔嘔欲吐は寒邪盛ん也。而して烏頭を用いざる者、黄汗の湿勝ること無きに因りて也。桂枝芍薬知母湯を用うる者、以って陽気を壮んにし、寒湿を散ずるを急と為す也。故に方中、桂枝・芍薬、麻黄・防風に倍し、大いに白朮・附子を加う。其の意は専ら陽気を温めて行らすに在り、次に寒湿を散ずるに在る也。多く生姜を用うるは其の吐せんと欲するに因り、更に知母・甘草を佐とする者、其の剤の辛熱に過ぐるを以って之を監制すれば也。（集註）李彣曰く、此の歴節病は気血両虚するに由りて致す者也。風湿相打ち、四肢の節節皆痛むは即ち歴節病也。身体尫羸は邪勝りて正衰うる也。脚腫如脱は気、下に絶ゆる也。頭眩・短気は気、上に虚する也。嘔嘔欲吐は気、中に逆する也。此れ三焦の気血両虚す。故に是の湯は風湿を祛りて気血を温む」と、条文の語句を逐一解説されて理解し易い。但し、温温を意味上嘔嘔としているが、ここも桂枝湯の**論考㉒**の如く、擬声語と解するべきと考えるので、当時の発音に全面的に依存し、意味は二義的である。

❺『傷寒活人書』巻第十八には、「（知母桂心湯）［九十七］　傷寒後、差えず、朝夕に熱有ること瘧の如き状を治す」とあって、知母・麻黄・甘草・芍薬・黄芩・桂心を姜煎する用法や、巻第十七に、「（桂心白朮湯）［五十九］　傷寒にて陰痙し、手足厥冷・筋脉拘急し、汗出でて止まざる者を治す」とあって、白朮・桂心・附子・防風・芎藭・甘草を姜棗煎する用法があるのみで、桂

枝芍薬知母湯は収載されていない。

❻**『三因極一病証方論』巻之三・歴節治法**には、「芍薬知母湯 諸々の肢節疼痛、身躰魁瘰、脚腫脱するが如く、頭眩して短気し、温温と吐せんと欲するを治す」とあって、本方の八味を姜煎する指示の後、「一法 白朮・川芎・杏仁・半夏有り」とも指示される。ここでは桂枝芍薬知母湯が芍薬知母湯と別称されている。

❼**『方読弁解』下部上・下部雑症・桂枝芍薬知母湯**には、「成人の脉濇小、短気して自汗出で、歴節して疼きて屈伸すべからざるは、此れ皆飲酒して汗出で風に当たりて致す所なり」とあって、方後には「主治に載する所の症ある時は据えて用ゆべし。脚腫如脱とは足くび腫れてくつ脱するが如く、歩行する事不能を云う。即ち脱臼のことなり」とある。ここでは灸をした後に服薬することを指示している。但し、脚腫如脱は「足くび腫れてくつ脱するが如く」ではなく、また如脱は靴が脱げることではなく、下肢の筋肉が萎縮していることを表現している。また、勿論乍ら脱臼のことでもない。

❽**『松原一閑斎先生古医方則』湯液部**には、「桂枝芍薬知母湯 足腫れてぬけるが如く、或いは頭眩・短気、手足疼痛し、身体よわりやせる者」とあって、原典の九味が指示される。

❾荻野元凱著**『台州先生病候記』歴節・痛風・鶴膝風・風毒腫**には、「此の証は風湿、関節に流れて歴節痛をなす也。主方、桂芍知母、越婢加朮附の類にて一汗すべし。……又、熱強くして時疫の如きものあり。然れども一身悉く痛んで転側し難き者也。桂芍知母湯に加石膏用ゆべし。若し熱強く、附子用い難き者は去るべし。……〇又、余り腫れもなく疼痛して屈伸し難き者あり。桂芍知母湯などを用いて効なきに、桂枝加附子或いは烏頭を用いて効を得るあり」と、桂芍知母湯を用いても奏功しないときの対処の一例を示している。

❿同じく荻野元凱著**『台州先生医話』**には、「痛風一通りは桂芍知母湯、禹功散、或いは神右丸兼用して可なり。桂芍知母湯は名方なり。甚だ効あり」とも記載される。

⓫**『叢桂亭医事小言』巻之四上・痛風 鶴膝風**には、「少し動作しても骨

節の揺るぎたる所へ痛みを移し、苦楚す。桂枝芍薬知母湯を用ゆべし」、「是れ痛風なりとす。桂枝加苓朮附を与えて十日ばかり、飲食益々減ず。脉細数、煩渇、仍ち桂枝芍薬知母中、去附子加烏頭を与えて小験を得たり。連服数十日にて治す」とあって、原南陽は附子より烏頭の必要な場合を挙げている。

⑫桂枝芍薬知母湯は、**『古方括要』巻之中・下部・腰痛**には、「腰痛して諸薬験なきを治す」とあり、**痛風**には、「四肢節痛し、身体尫羸して脚腫れ、脱する如き者を治す」と指示される。

⑬**『梧竹楼方函口訣』巻之二・痛風類**には、「桂芍知母湯　大凡痛風を療するは初め表症の盛んなる時は必ず麻黄左経湯を用いて手強く発表・利湿すべし。一通りならば、麻黄左経にて押し切って愈ゆる者也。其の後、病老いて熱去り、痛みのみになりたらば、其の時に此の方をやる也。薬肯綮《コウケイ》に中たれば、至極よく応ずる也。表症盛んなる者には慎みて此の方をやるべからず。初めから附子をやれば必ず痼疾にする也。戒むべし。併し、天受至って薄弱なる病人は、容体も又格別にて此の例に非ず。株を守ることなかれ。大底の病人は初めから附子をやるは悪し」とある。正に本方を関節リウマチに処方するときは、活動期を過ぎていることが肝要である。

⑭**『方彙口訣』復刻版下巻・痛風門　附　白虎歴節風**には、「桂枝芍薬知母湯 此の方は通用の妙薬ぞ。度々効験を得たことぞ。風寒湿の筋脉に入りて痛ませる也。按ずるに、婦人血の道を兼ねたるに桃仁・紅花・牛膝を加えて奇功を得たることあり」と記載されるが、通用は痛風の誤記か。

⑮**『勿誤薬室方函口訣』巻之下・桂枝芍薬知母湯**には、「此の方は身体魁《カイ》瘰《ライ》と云うが目的にて、歴節数日を経て骨節が木のこぶの如く腫起し、両脚微腫ありてわるだるく、疼痛の為に逆上して頭眩・乾嘔などする者を治す。又、腰痛・鶴膝風にも用ゆ。又、俗にきびす脚気と称する者、此の方効あり。脚腫如脱とは足くび腫れてくつ脱するが如く行歩すること能わざるを云う」という。

先ず魁瘰の義は**『皇漢医学』第壱巻・桂枝芍薬知母湯に関する師論註釈**の頭註に、「魁は木のこぶなり。瘰は大なる石なり」とあって、湯本求真は先の『勿誤薬室方函口訣』の解説を批判し、「余の実験に徴すれば、前説非にして、後二説是なり。即ち、本条は慢性関節炎、殊に畸形性関節炎の証治を述べしものなり」という。尚、浅田宗伯の脚腫如脱の解釈は先の『方読弁解』から引載したものである。

⑯**『金匱要略校注』中風歴節病脉証并治第五**には、桂枝芍薬知母湯方後に按語として、「本条原文は三つの当に予め闡釈《センシャク》すべき処有り。一つは歴節と痹証との関係為り。歴節は内、肝腎不足に由り、外は風寒湿を感受して致す所にて、痹証は風寒湿の三気雑じりて引き起こすに至ると為す。故に本篇歴節と《素問・痹論》との痹は指す所同じに近し。丹波元簡曰う、『歴節、即ち《痹論》謂う所の行痹、痛痹の類にて、後世呼びて痛風と為し、《三因》、《直指》称して白虎歴節と為す、是れ也』と。二つは原文の『身体魁羸、脚腫如脱』と臨床の痹証とは、久しき後に身体消瘦すること極めて甚だしきと為し、独《もっぱ》ら膝踝関節腫大の情況に近似す。三つは桂枝・芍薬・知母以って辛散温通薬と為して主と為し、本条の歴節は寒湿に属すと見るべし。方中、桂枝・麻黄・附子にて祛風散寒、温経止痛し、白朮・防風にて除湿宣痹し、赤芍は行瘀し、生姜は止嘔、知母は消腫、甘草は諸薬を調和し、共に祛風散寒の功を奏す」とある。ここでいう魁羸の魁は大の意味で、魁羸の語自体に諸説が多い。

⑰ところで、中風なる語については森立之著『遊相医話』に、「中風の称、傷寒論と金匱とは同名異病なることは勿論ながら、素問の風論に拠れば痱は単に風と称すべし。それを中風と云うは古昔の俗呼にて暍を中暍と云うに同じ。既に神農本草に中風と云わるるにも、亦仲景と同じく外感と痱病との両般なれば、今の金匱の中風の称も古来の俗称なること疑うべきにあらず」と、中風の称についての概論である。

⑱**『古方薬嚢』知母**には、「効用　味苦寒、熱を収め、痛みを去り、腫を消す。本品の熱を去るは内の熱にして外の熱に非ず。故に内熱ある者に用いて外熱のものには用うる事なし。内熱と外熱との見分け方　内熱の者は口乾き、身重く、汗出で、さむけする事なし。外熱の者は大抵口中乾かず、汗が無くして悪寒あるものなり。熱ありても身躰は割合に重くはなし」に

続いて、桂枝芍薬知母湯を用うべき証として、「手足の関節が痛み、足が腫れて脱けそうに重く、頭がふらふらして息が早く、胸中むかむかとして嘔気を催す者」とあるが、原典の身体尪羸、即ち体が弱いこと、痩せていることは記載されていない。本方は全身が尪羸とまでは行かなくとも、決して熱証ではないことが重要で、ただ局所関節の炎症により部分的に熱証を呈している。

⑲本方条文の前半部の解釈は特に問題はないが、後半部分の解釈について、**『金匱要略入門』第73条桂芍知母湯の証**では、「本条は急性、或は慢性関節リウマチの証治を論ずる。眩暈、呼吸短小、嘔気等は何れも疼痛による反射現象である」との解説である。

⑳**『金匱要略講話』中風歴節病脉証并治第五・桂枝芍薬知母湯**には、「桂枝加朮附湯に似ておりまして、麻黄の代わりに茯苓を入れ、知母と防風を取って、大棗を入れれば、桂枝加苓朮附湯になりますから、桂枝加苓朮附湯ではちょっと力が足りないというときにいいのじゃないかと思います。私は、麻黄のことを考えて、胃腸の弱い者には桂枝加朮附湯を使い、嘔気や食欲不振などの症状のない場合に桂芍知母湯を用いる、というように区別しています。ですから桂枝加朮附湯で麻黄が使える人の場合に桂芍知母湯にするわけです」とあるが、むしろ桂枝加(苓)朮附湯との最も大きな差は知母の有無であり、桂枝加(苓)朮附湯には清熱作用はないが、本方には知母が入り、散寒祛湿する中で、局所的に清熱する作用を重視している。それ故、局所の炎症の程度によっては知母の増量と石膏の加味も必要であり、エキス製剤では越婢加朮湯(45頁)、白虎加人参湯(975頁)の合方も念頭に置く必要がある。

㉑山本巌先生は**『東医雑録』(3)・RAの漢方**で、先ず桂芍知母湯を炎症症状や腫れも痛みも強くない時期の大関節に適応すると述べられていて、「越婢加朮湯が慢性化して萎縮が加わると続命湯になる。白虎加桂枝湯のような湿の少ないタイプが慢性化すると、桂芍知母湯になる。関節に炎症があり、熱をもってあつい。関節膜は肥厚しているが、関節の内部に水は少ない。……又、消耗性発熱で午後にきまって熱が出るのによい。……こ

わばり現象がある、湿度の高いとき悪いのは、水の方が多いのである。湿の多いときは白朮・附子を多くし、水が少なく増殖性で炎症が強いときは、知母を多くし生地黄・牡丹皮等を加えるのがよい。皮下に浮腫が少ないときは筋肉の痩せが目立ち、体は痩せ、筋肉は萎縮し、肘・膝・手の関節は大きく鶴の脚のような外観を呈する。このようなときは鎮痛の主役には附子を用いる」とある。

桂麻各半湯

出典　『傷寒論』

主効　中等症、解表。小発汗させて止痒する薬。

組成

桂枝3.5　芍薬2　生生姜2　甘草2　麻黄2　大棗2
杏仁2.5

桂枝湯	桂皮　甘草	芍薬　生姜　大棗
麻黄湯		麻黄　杏仁

解説

元々桂枝湯（192頁）、麻黄湯（1046頁）を各1/3量ずつ合わせて新しい処方としたものである。

【桂枝湯】…軽い風邪薬（少し肌表を強めて弱い病邪を除く薬）で、表虚寒証の太陽病薬である。

【麻黄湯】…汗無く、悪寒発熱するときの風邪薬で、表実寒証の太陽病薬である。

即ち、桂枝湯は風が衛気を侵襲したときの薬であり、麻黄湯は寒が栄血を侵襲したときの薬である、とも表現しうるから、本方は外邪が衛気と栄血との中間の深さでこれを侵襲した状態を対象とし、その外邪を駆除するための発汗力も桂枝湯と麻黄湯の中間に位置する強さの処方であるとも説明される。

総じて、肌表にあって外来風寒邪の侵襲している深さと程度が丁度、桂枝湯1/3と麻黄湯1/3とで駆除できる状態にあるときに、その外邪を駆除する薬である。

適応

感冒、インフルエンザ、軽症喘息発作、蕁麻疹、物理アレルギー、皮膚瘙痒症、風疹他の発疹性感染症など。

論　考

❶原典での方名は桂枝麻黄各半湯。

❷本方の出典は、**『傷寒論』弁太陽病脉証并治上第五**に、「太陽病、之を得て八九日、瘧状の如く発熱悪寒し、熱多く寒少なく、其の人嘔せず、清便自ずから可ならんと欲し、一日に二三度発す。脉微緩なる者、愈えんと欲すと為す也。脉微にして悪寒する者、此れ陰陽倶に虚す。更に汗を発し、更に下し、更に吐すべからざる也。面色反って熱色有る者、未だ解せんと欲せざる也。其の小汗出づるを得ること能わざるを以って、身必ず痒し。桂枝麻黄各半湯に宜し」とあって、桂枝・芍薬・生姜・甘草・麻黄・大棗・杏仁と指示されることに拠る。

❸原典では桂枝湯 1/3 と麻黄湯 1/3 とを合わせて処方したものであるため、林億等の謹按では、各半湯というより合半湯と言ったほうがよいとの意見である。

しかし今日、合方というのは、元の夫々の処方の中に同一薬味が重複していれば、その多い分量の薬味分のみを採用することになっているのに対し、本方では同一薬味も夫々 1/3 ずつにして単純に加算している。この意味では単に桂枝湯と麻黄湯とを合方したものでなく、むしろエキス製剤の桂枝湯と麻黄湯とを合方したものと解釈した方が、分量の点では妥当である。

❹**『傷寒論条弁』巻之三・弁太陽病脈証并治下篇第三**には、本方の原典条文を解説して、「八・九日とは約して久しきを言う也。瘧状の如くとは、往来寒熱有りて作輟《サクテツ》の常無きを謂う也。発熱・悪寒し、熱多く寒少なき者、風寒倶に有りて寒少なく風多き也。嘔せず、渇せず、清便自ずから可ならんと欲すとは、邪の往来出づる者、未だ表に徹せず、入るも亦未だ裏に及ばざる也。一日に二・三度発すとは、乃ち邪の居ること浅近なれば、往来及ぶに易くして頻数なり。故に脉も亦微緩にして、謂う心は愈えんと欲すと為す也。脉微にして悪寒するは、已下の重くして解すること得ざる者を以って言いて、其の治を出だす也。陰は後を言い、陽は前を言う。倶に虚す。故に攻むることを禁ずる也。更は再び也。汗すべからずとは已に表を過ぐれば也。吐下すべからずとは未だ裏有るを見ざれば也。熱色とは陽浮

きて外に薄《せま》る也。然るに陽、外に薄ると雖も、陰寒之を持して散ずること能わざるを以って、小汗亦出づること得るを能わず、気鬱して癢《かゆ》き所以也。桂枝麻黄各半湯は風寒を統べて両つ乍ら之を解するの謂也」とある。

但し、「陰は後を言い、陽は前を言う」のは、脉微と脉微緩の両状態を指すのであろう。が、ここでは陰は裏で、陽は表を意味する。

❺**『傷寒尚論篇』巻之一・太陽経下篇**には、本方の条文に対して、「此れ亦、風多く寒少なきの証なり。其の風、外に薄ると雖も、寒の為に持せられて散ずること能わざるを以って、面が怫鬱の熱色を顕す所以なり。宜しく風寒を総べて之を両つ乍ら解すべき也」とあり、更に原典条文掲載に先立って、「青竜項中、状、瘧の如く表裏虚するは、汗吐下を禁じて各半湯を用ゆ」とあって、その少し前の大青竜湯の条文「傷寒、脉浮緩、身疼かずして但重く、乍ち軽き時有り、少陰証無き者は大青竜湯之を発す」を基本として、その派生型として捉えている。

❻**『太平聖恵方』巻第八・傷寒三陰三陽応用湯散諸方**には、「桂枝麻黄湯方　桂枝一両・麻黄一両・赤芍薬一両・杏人一両・甘草半両」と指示され、散と為して姜棗煎服する。また、**巻第十一・治陽毒傷寒諸方**には、「陽毒の傷寒、項背に汗出でて急に強ばり、悪風する者を治するに、宜しく桂枝麻黄散方を服すべし」とあって、桂枝・麻黄・甘草・赤芍薬・葛根・杏仁各一両と指示され、散と為して姜煎服する。

先の桂枝麻黄湯は構成薬味上、桂麻各半湯と同一であるが、合方に際しての重複薬味の多い分量を採用するという原則に適っているから、敢えて表現すれば桂枝湯合麻黄湯であり、後の桂枝麻黄散は同様にして、大棗は含有しないものの、敢えて表現すれば桂枝加葛根湯合麻黄湯であろう。

❼楊士瀛撰、朱崇正附遺**『仁斎傷寒類書』巻一・活人証治賦・一論風寒暑湿温熱諸種脉証治法**には、「風緩寒緊　太陽病、自汗にて脉浮緩は傷風と為し、桂枝湯を用う。無汗にて脉浮緊は傷寒と為し、麻黄湯を用う。傷風証にて寒脉を見、傷寒証にて風脉を見るときは二薬兼用す。……」とあって、事実上の桂麻各半湯を指示する。また、**三論随変随応不可拘以日数及栄衛府臓受病浅深**には、「如脉浮多日以有表但病在太陽宜究心　張氏云う、凡そ

病、十余日に至り、太陽証猶在りて脉浮なる者のごときは、但太陽を治するに日数を以って拘らず、桂枝麻黄各半湯之を主る」とあり、**四論一証之中有表有裏**には、「体如火反欲被寒在骨髄熱在皮膚身極冷猶悪衣寒在皮膚熱在骨髄　表熱・裏寒なる者、脉沉にして遅には先ず陰旦湯を与え、寒已めば小柴胡湯加桂を用う。○裏熱・表寒なる者、状、熱厥の如く、脉沉にして滑には先ず白虎加人参湯を与え、熱已めば桂枝麻黄各半湯を用う。○又少陰の悪寒にして蹐《かが》み、時に煩して厚衣を欲せざれば大柴胡湯にて之を下す」ともあり、**五論病在三陰当温病在胸膈可吐及合病併病治法誤汗誤下失汗失下諸変証**には、「三陽明俱可下惟合病悪寒者有表当汗　太陽陽明……○惟太陽陽明の合病にして悪寒の証有れば、此れは病、表に在り、却って当に之を汗すべし。麻黄桂枝各半湯を用う」等々と記載される。特に最後には、麻黄桂枝各半湯との表現も見られる。

❽『丹渓手鏡』巻之中・傷寒方論一・桂枝湯には、「解肌して衛を和する也。太陽中風、自汗して脈浮を治す。桂枝・芍薬・甘草・姜棗各三銭」と、桂枝湯の記載があって更に加減法として、「麻黄二銭・杏仁十二枚を加えて寒熱往来を治す。桂麻各半湯と名づく」とあり、丸々全量の桂枝湯に減量した麻黄湯を合わせている例もある。

要は小発汗させるだけの薬用量が足りればよいのである。決して発汗と表現しうる程に到ってはいけない。

❾『金鏡内台方議』巻之一・桂枝麻黄各半湯七には、小字双行にて「一名麻黄芍薬湯。此れ即ち桂枝湯中に麻黄・杏仁を加うる也」とあって後、原典条文に対する湯議として、「議して曰く、桂枝湯は表虚を治し、麻黄湯は表実を治し、二者は均しく解表を曰うも、霄壌の異也。今、此の二方合して之を用うれば、乃ち其の表の虚せず実せざる者を解する也。如し三陽の邪、伝経して八・九日なれば当に已むべし。今此に已まず、反って瘧の如き状なれば、乃ち先ず発表しても尽きず、微かに経に滞りて出づるを得ず、故に一日に二・三度発する也。嘔せず、清便すること自ずから可なれば、乃ち裏証已に退けば也。因りて脈微緩なれば其の愈えんと欲するを知る。若し面色反って熱色有れば、知りぬ、再び与えて小汗出づれば必ず解する

也と。故に桂枝湯中に麻黄・杏仁を加えて与え、以って小汗を取る也」とある。著者は桂枝湯と麻黄湯とが適応する表は浅深の差異と解釈した方が理解し易いと考える。

⑩『医学入門』三巻下・傷寒用薬賦には、「桂麻各半湯、麻黄一銭半・桂枝・芍薬・杏仁各々一銭・甘草七分・姜三片・棗二枚にて煎服す。傷寒六・七日、発熱・悪寒し、舌短からず、嚢縮まざるを治す。脉浮緩、便清ければ陰経に伝えず、愈えんと欲すと為す。此れ、厥陰の瘧に似たる也。如し愈えざる者は此れに宜し。又、太陽病、日久しくして瘧に似て寒熱し、或いは熱多く寒少なく、其の人嘔せず、大小便調い、裏和して愈えんと欲す。若し裏虚して脉微、表虚して悪寒し、表裏倶に虚し、面色青白にして、今、面反って赤色なるもの、表未だ解せざる也。其の身必ず痒し。宜しく此の湯にて微しく其の汗を発し、以って表邪を除くべし」とある。

⑪『養寿院医談』には、「○小児、臂痛にて微熱あるは是れ風湿の症なり。桂枝麻黄各半湯」と、風湿証に本方とは少々稀な用法であろう。

⑫『生生堂治験』巻下には、「〔寒熱〕新街綾小路南、百足屋半兵衛の男、年十二。寒熱、瘧の如き状、日に二・三発す。先生、桂枝麻黄各半湯を以って之を治し、疾愈えての後、項背強直し、両手顫動して休み無く、顔色陰にして悲愀を帯ぶ。先生曰く、此れ将に心疾を発せんとす。当に速やかに治すべしと。瓜蒂散三分を以って快吐すること一升余り、乃ち愈ゆ」と云う。元々の心疾患の有無は全く不明であるが、麻黄が悪化要因となったことは充分考えられ、吐方で事無きを得た一症例であろう。流石に吐方家と言えよう。

⑬『傷寒論繹解』巻第二・弁太陽病脈証并治上第五には、先ず「此の章、太陽病之を得て、以下熱多く寒少なき等の変を挙げて、其の愈えんと欲する者、陰陽倶に虚する者、未だ解せんと欲せざる者の三証を弁じて、治方を設くる也」とあって、要は「桂枝湯証に比すれば邪気深く、麻黄湯証に比すれば表鬱すること微にして、倶に其の宜しきを得ず。故に二方各半を合して以って之を治する也。此れ、即ち麻黄湯の地なり」と結ばれている。

正に著者も本方条文は、柳田活斎のいうように三通りの状態が表現されていると考える。

⑭**『類聚方広義』（上）・桂枝麻黄各半湯**には、大前提として「桂枝湯、麻黄湯二方の証の相半ばする者を治す」とあり、更には、「痘瘡、熱気灼するが如く、表鬱して見点し難し。或いは見点稠密にして風疹交わり出で、或いは痘、起脹せず、喘咳し、咽痛する者、此の湯に宜し」とある。天然痘にも処方されたことが明確である。

⑮奥田謙蔵著**『漢方古方要方解説』桂枝麻黄各半湯**の応用には、「特に挙ぐべき原因なくして、身体に瘙痒を発する等の証」、「知覚鈍麻、或は知覚異常ありて、其の脈浮なる等の証」等々と記載される。

⑯藤平健先生は**『漢方の臨牀』第25巻第11・12合併号・桂枝麻黄各半湯について**で、「『太陽病、之を得て八九日云々』という、『傷寒論』における本方の条文の通り、初発から十日前後を過ぎても、まだ少陽にも陽明にも転入せずに、太陽病のまま、ウロウロしているカゼが、間々あるものである。このようなカゼの状態に、本方は大変によく効く。ところが、比較的最近になって、本方が、咽頭痛ではじまるカゼにも亦、時には大変よく効くものであることを知った。そしてさらに最近になってからは、本方が亦、所謂温病の一種と考えられるような状態にも、実によく効くものであることがわかった」と、先ず述べられている。先生はその後の展開で、我が国先人の本方条文の解釈の苦心の結果から一つの結論を提起し、特に「熱多寒少」はその程度も様々であり、更に身体局所的に該当しうる例を挙げられている。

⑰原典の本方条文は昔から解釈が困難とされて来たが、多くの注釈書を考按し、著者は次のように解釈したい。

「太陽病位が八・九日間続き、尚、少陽病にも陽明病にも転入も転属もせず、瘧を発するが、その発熱悪寒の程度は桂枝湯証よりも発熱多く、麻黄湯証よりも悪寒は少ない。ここで脉微緩の者はもう癒えようとしているが、脉微で悪寒を伴う者は治療を要するにも拘らず、太陽病位が長く続いたため陰陽共に虚しているから、汗吐下の瀉法は使うことはできない。しかし一方で、顔面紅潮の者もまた未だ癒えていないから、この場合には汗を発するのではなく、小汗を発する必要がある。小汗を発することがなければ必ず身体瘙痒する。桂枝麻黄各半湯に宜しい」と。

このように解釈すれば、本方条文の意味はそのままで充分通じる。要は病位の深さと発汗の程度が問題である。麻黄湯証の傷栄よりも浅く、桂枝湯証の傷衛よりも深い。それ故に麻黄湯証よりも軽い悪寒ではあるが、桂枝湯ではとても駆逐できるだけの力も無い。そのため、桂枝湯と麻黄湯との中間よりも少し弱い力で小発汗を試みることになる。

もしこの桂枝湯 1/3 ＋麻黄湯 1/3 を服用しても、尚小発汗を得ることがなければ、次回は更に服用量を増加して、例えば桂枝湯 1/2 ＋麻黄湯 1/2 などで小発汗を試みてもよいと思われる。本方条文にいう「宜し」という指示は、「主る」とは異なり、桂枝湯 1/3 ＋麻黄湯 1/3 の絶対指示ではないからである。それ故、場合によっては当初から桂枝湯 1/2 ＋麻黄湯 1/2 を服用させても原典の主旨に反することにはならない。

⓲葛根湯（89 頁）との比較で本方を考えると、本方は葛根湯去葛根加杏仁である。即ち、葛根の筋肉の緊張を緩解すると共に生津し、瘡疹を透発させ、また酒毒を解す作用の代わりに、外感病の燥咳・燥痰を潤肺して鎮遏すると共に、潤腸して通便する作用が加味されている。感冒のとき炎症が少し長引くと、咳・痰症状は必発であることをも併せて考えるならば、場合によっては葛根湯よりも有用と言えるのではないだろうか。

⓳また、桂枝加厚朴杏仁湯（216 頁）との比較で本方を考えると、本方は桂枝加厚朴杏仁湯去厚朴加麻黄である。しかし、外感病に於いて外来風寒邪の侵襲に対する麻黄の有無は処方の性格を決定付ける程の差と言えよう。一方、雑病的用法として単なる鎮咳・祛痰・平喘薬としてならば、本方も十分適応になりうる。その場合は麻黄湯だけでは胃に泥むので、健胃薬として桂枝湯を配した処方と考えればよい。従って、健胃薬を必要としないのならば、麻黄湯だけの処方となる。

⓴著者は帯状疱疹後神経痛で、局所が痛い、ピクピクする、瘙痒感がある等と訴える、帯状疱疹発症後 1 年数ヵ月経過した 66 歳男性を治療したことがある。処方は桂枝湯合麻黄湯合柴胡加竜骨牡蠣湯であったが、脉は沈

であり、明らかに傷寒としての急性期を対象としたものでなく、雑病として対応したものである。

著者は患者の訴える知覚異常が疼痛に終始するのでなく、抽象的ではあるが、衛気を傷った状態と栄血を傷った状態との中間である痛痒感が主体であると考えて処方し、うまく奏功したものであった。

啓脾湯

出典　『聖済総録』、『内経拾遺方論』

主効　重症、消化吸収改善。脾胃気虚による慢性下痢の薬。

組成

人参3　白朮4　山薬3　蓮肉3　山楂子2　陳皮2
沢瀉2　甘草1　［茯苓4］　［〈生姜〉］［〈大棗〉］

四君子湯	人参　白朮　甘草　茯苓　生姜　大棗
	山薬　蓮肉　山楂子　陳皮　沢瀉

解説

四君子湯(464 頁)に山薬・蓮肉・山楂子・陳皮・沢瀉を加味した処方である。

【四君子湯】…脾胃気虚の基本処方で、衰弱した脾胃の消化吸収や蠕動及び緊張の低下を回復し、補脾健胃することにより、精神的に不安定な状態を改善し、全身機能を鼓舞する薬である。

【山薬】…生食して粘液質等による滋養強壮、アミラーゼなどの酵素による消化補助作用がある他、脾胃の気虚症状に対して補脾健胃して止瀉する。また、山薬は自汗・盗汗・遺精・滑精などを固渋して補腎する作用もある。本来は生食する方が望ましい。『薬性提要』には、「脾を補いて腸胃を固くし、精気を濇らせ、瀉利を止む」とある。

【蓮肉】…四君子湯を補助して補脾健胃・止瀉すると共に、虚熱を制して鎮静する。『薬性提要』には、「精気を濇らせ、腸胃を厚くし、脾泄白濁を治す」とある。

【山楂子】…代表的な消導薬で、消化不良に対して胃液分泌の促進により消化吸収を改善して健胃すると共に、抗菌作用を発揮して止瀉にも働く。『薬性提要』には、「気を行らして痰を化し、食を消して瘀を散じ、肉積を磨す」とある。

【陳皮】…代表的な理気薬で、四君子湯と共に消化管の蠕動を促進して消化不良を改善する。また、粘稠な白痰を祛痰する作用もある。陳皮は四君子湯と配合されると異功散で、銭乙撰、閻孝忠編『小児薬証直訣』巻下出典で、「中を温めて気を和し、吐瀉、乳食思わざるを治す」とある。但し、歴史的には異功散は四君子湯より夙成している。

【沢瀉】…消化管内に過剰に偏在した水分があるとき、これを矯正すると共に、過剰な水分を利尿によって排泄する。また、軽度の湿熱に対しては清熱作用を発揮する効果もある。

以上、本方は四君子湯に、止瀉・健胃・栄養補給作用が加味されている。

総じて、本方配合の薬味全てが四君子湯と軌を一にするような作用方向であり、消化管機能低下によって下痢を来たしている脾胃気虚の状態を改善する薬である。

適　応

小児消化不良症、慢性胃腸炎、消化管無力症、水瀉性下痢症、腸結核、慢性大腸炎、過敏性腸症候群、胃下垂症、低酸症、手術後及び病後の食欲不振など。

論　考

❶本方の出典は、先ず四君子湯の出典を考慮に入れなければならず、その上で従来**『万病回春』**であると言われて来た。**同書・巻之七・（小児科）泄瀉**に、「啓脾丸　食を消し、瀉を止め、吐を止め、疳を消し、黄を消し、脹を消し、腹痛を定め、脾を益し、胃を健やかにす」とあって、人参・白朮・白茯苓・蓮肉・山薬・山査肉・陳皮・沢瀉・甘草を蜜丸と為し、方後に更に、「……空心に米湯にて下す。或いは米湯にて研化し服するも亦可。小児、常に傷食を患えば、之を服して立ちどころに愈ゆ」とある。米湯とは重湯のことであるから、衰弱した消化管の機能回復を、単に薬物的に治療するのみでなく、栄養補給の目的も兼ねた指示である。この意味では小建中湯（549 頁）の膠飴の配合と同じ主旨に立つ。

❷しかし乍ら、既に**『古今医鑑』巻之十三・（幼科）傷食**に、「○啓脾丸　食を消し、泄を止め、吐を止め、疳を消し、黄を消し、脹を消し、腹痛を定め、元気を益し、脾胃を健やかにす」とあって、薬味記載後に『万病回春』

の後条文と略同一内容で指示がある。

また、**同巻・(幼科)吐瀉**には、「○小児脾虚泄瀉を治す」という条文に続いて、「山薬半生半炒にて細末と為し、毎服一・二銭空心に黒砂糖水にて調服す」ともあるので、山薬は本方証のときには食用として摂取することが望まれる。

❸**『医学入門』六巻・雑病用薬賦・泄瀉**には、「啓脾丸、人参・白朮・茯苓・山薬・蓮肉各々一両・陳皮・沢瀉・山査・甘草各々五銭、末と為し、蜜にて弾子大に丸じ、毎一丸、空心に米飲にて化し下す。大人・小児の脾積・五更瀉を治し、疳・黄・脹を消し、腹痛を定む。常に服すれば、肌を生じ、脾を健やかにし、胃を益す。或いは散と為して服するも亦好し」とあり、**四巻上・雑病分類・湿類・泄瀉**には、「日は止み、夜瀉する者は啓脾丸」ともある。『医学入門』の刊年は『古今医鑑』の刊年(1577)の２年前である。

❹また、既に張時徹撰**『摂生衆妙方』巻之十・小児門**に、「小児啓脾丸　食を消し、瀉を止め、吐を止め、疳を消し、黄を消し、脹を消し、肚疼を定む。常に服すれば胃を益し、肌を生じ、脾を健やかにし、胃を開く」との条文の許で、先の二書と同一の薬味が指示されている。また後条文についても略同一であり、『古今医鑑』自体、本書から引用したものであることがよく分かる。

更に、**『摂生衆妙方』巻之五・脾胃門**には、啓脾丸として本方去蓮肉・山薬・沢瀉加芍薬・蒼朮・厚朴の処方も収載され、方後の加減方には一小児方として本方が記載されている。

❺更に、**『扶寿精方』小児門**には、「啓脾丸　食を消し、瀉を止め、吐を止め、疳を消し、黄を消し、脹を消し、肚疼を止む。常に服すれば、脾を健やかにし、胃を開き、肌肉を生ず」とあって、人参・白朮・茯苓・山薬・蓮肉・山査・陳皮・沢瀉・甘草とあって、「米湯にて化し下す」と指示される。尚、後条文の最後には、「抗州儒医呉世良方」とあるので、曹水峪自身が呉世から授かった良方なのであろう。

『扶寿精方』は嘉靖十三年（1534）の重刊序が付され、『珍本医書集成』第十一冊方書類〔丙〕・書目提要には、嘉靖九年（1530）初刊とある。すると、初刊は『摂生衆妙方』より 20 年早期である。

❻しかし乍ら、駱竜吉撰**『内経拾遺方論』巻之一・二陽病第六　主肺脾**には、「啓脾丸《経験良法》　啓脾とは脾気を開通する也。《経》に曰く、形不足すれば之を温むるに気を以ってすと。此の類の謂也」とあって、人参・白朮・白茯・乾山薬・蓮肉・山楂・甘草・陳皮・沢瀉を細末と為し、荷葉の煮湯にて炊飯して丸と為す用法が記載される。

❼『内経拾遺方論』の辺玉麟の点校説明に拠れば、「明代に至りて劉浴徳・朱練有りて共同して《内経拾遺方論》を重訂す。……劉・朱は《内経拾遺方論》を将って、酌して修訂を加え、増補拡充し、《内経》病症 88 種を増入し、駱氏の 62 種と合して共に 150 種。訂して四巻と為す。第一・二巻は共に 62 篇、駱氏の原著と為す。第三・四巻の 80 篇、是れ劉氏の増す所。重訂し、《重訂駱竜吉内経拾遺方論》と名づくと為す」と。従って、現存書は実際の所、重訂本あるいは増補本なのであり、上記の点校説明に拠りて巻之一収載の啓脾丸は原書の『内経拾遺方論』に収載されていたが、同箇所には『経験良方』に登載されている旨が記載されるものの、同書については同名異書が多く委細不詳である。

従って、『万病回春』を 308 年、著者が前著で指摘した『摂生衆妙方』を 271 年溯及することになる。

❽一方、本方は**『済世全書』巻之二坎集・泄瀉**には、参朮健脾丸の方名で収載されている。そこでは、「老人・小児、脾虚久しくして溏泄を作すを治す。一云う、脾泄瀉を治すと。五更の時候瀉する者、是れ也」とあって、方後には、「小児の食積を兼治す。又、瀉を止め、吐を止め、疳を消し、黄を消し、脹を消し、肚痛を定む。常に服すれば、胃を益し、肌を生じ、脾を健やかにし、食を進む。即ち啓脾丸。……○按ずるに右方、元気を補い、脾胃を健やかにし、泄瀉を止むるの良方也。宜しく症に対して選び用ゆべし」とある。

❾一方、参朮健脾丸は『万病回春』巻之三・泄瀉にも収載されているが、処方内容が異なる。

また同じく泄瀉には、「凡そ泄瀉の病、誤りて参耆等の甘温の薬を服すれば、能く湿熱を生ず。故に反って病邪を助く。久しきときには湿熱甚だしくして疸と為る。惟、苦寒を用いて湿熱を瀉し、苦温、湿寒を除くときには愈ゆ。泄止みて後、脾胃虚弱ならば方に参耆等の薬を用いて、以って之を補うべし」とあって後、小字双行にて「湿熱には宜しく茵蔯五苓散を用ゆべし」とある。本方は湿熱に対しては僅かに沢瀉が配合されているだけだから、炎症性の急性下痢は適応とはならない。むしろこの場合、炎症が一段落した後に処方されれば、脾胃の機能回復には適応となりうる。

❿さて、参朮健脾丸ではなく、健脾丸としては『医方集解』消導之剤・健脾丸が「脾虚して気弱く、飲食消せざるを治す。人参・白朮・陳皮・麦芽・山査・枳実・神麴の糊にて丸とし、米飲にて下す」として、最もよく用いられている。この処方は中山医学院編、神戸中医学研究会訳・編『漢薬の臨床応用』神麴にも引用されている。

⓫ところで、啓脾丸として年代を遡ると、王璆撰『是斎百一選方』巻之二・第三門・脾胃　翻胃　食薬　痼冷　積滞　腹痛には、「啓脾元　脾胃虚弱にて気升降せず、中満痞塞して心腹膨脹・腹鳴泄瀉するを治す。飲食を進むべし」とあって、人参・白朮・青皮・神麯・麦蘗・陳皮・厚朴・縮砂仁・乾姜・甘草を蜜丸として米飲にて送下する。この処方は『内経拾遺方論』処方とは同名異方であり、且つ類方である。

⓬また、『医方類聚』巻之一百・脾胃門二・是斎医方・脾胃には、啓脾丸として、『是斎百一選方』と同一条文及び薬味で掲載されている。

⓭聶尚恒撰**『痘疹活幼心法』巻之上**には、「〇漿足りて水を回らせ、結痂還元に至るまで数日の内に調治する法　痘出でて八・九日、膿漿充ちて蒲《はらば》い、顔色蒼蠟の者は上也。若し他症無くんば薬すること勿くして可也。然るに痘出でて稠密にして膿甚だしくは蒲わざる者、此の時に至りて飲食多く感じ、痰液多く盛れば宜しく用ゆべし」とあって、「養胃開痰湯　人参・白朮・炙甘草・白茯苓・山査肉・山薬・家蓮子・去白陳皮・製半夏・桔梗、灌膿の時、朮・苓・半夏を用ゆるを忌む。其れ津液を燥乾し、膿漿行らざるを恐るれば也。此れ、将に靨せん時に至りて用ゆべし」と指示される。

養胃開痰湯は啓脾湯去沢瀉加半夏・桔梗であり、啓脾湯を痘疹の収靨処方として工夫したものである。

⓮**『牛山方考』巻之下・丸散之類**には、「〇啓脾丸　此の方は脾胃虚弱の小児に常に用いて食を消し、渇を止め、吐を止め、疳を消し、黄を消し、脹を消し、腹痛を定め、脾を益し、胃を健やかにするの妙剤也」とあって、人参・白朮・茯苓・山薬・蓮肉・山査・陳皮・沢瀉・白扁豆・木香・砂仁・甘草とあり、糊丸でも粉薬でも可とあるが、「泄瀉に猶粉にて用ゆれば妙有り」と記載される。ここでは啓脾湯加白扁豆・木香・砂仁として指示されるが、条文は『万病回春』の啓脾丸条文をそのまま引載していると思われるので、「渇を止め」ではなく、「瀉を止め」であろう。

⓯**『当壮庵家方口解』巻之四・啓脾丸或湯**には、先ず出典が『万病回春』泄瀉門と記載された後、「細末にて蜜丸、或いは姜棗煎服」と、二通りの服用方法が示されている。「〇脾胃を調え、清く補い、瀉を止むる剤と知るべし。山査子・陳皮有る故に、食を消し消化する也。大人・小児共に此の意を以って用ゆる也。何れの症にても此の意也。〇小児疳瀉の主剤也。大便常に不調によし。或いは散薬にして用ゆる也。〇病後に用いてよし。参苓白朮散を傷寒後、痢病後などに用いて脾胃を調うとあり。予は異功散、七味白朮散、啓脾湯を常に用いて能きを覚えたり。脾胃を清補する也。〇僧、年三十。常に大便不調、大いに温補して人参大分用いて無効。脉緩長也。長は熱の機有る程に、此の剤に人参五厘ずつ入れて用い、大効を得たり。〇産後大便不調、半年、此の剤常に用いて適中して全く安んず」とあり、ここでは人参の分量の弊害を指摘している。

⓰本方の類似適応処方に対する鑑別という意味で、矢数道明著**『臨床応用漢方処方解説』啓脾湯**には、「〇参苓白朮散、〇人参湯、〇桂枝人参湯、〇真武湯、〇胃風湯、これらの鑑別はなかなかつけがたいことがあり、実際に使ってみて、その効果を知るほかないことが多い」とある。また、同箇所で「真武湯で止まらない下痢が啓脾湯で止まり、啓脾湯で止まらない下痢が真武湯で止まることがある」と大塚敬節先生の言をも引用されている。著者も過敏性腸症候群の下痢型に何度も処方を変更した後、漸く本方

に至り、奏効した治験がある。

原典やその他の書の条文中にも、屢々止嘔作用が記載されているが、本方は止嘔にはあまり有効とは思えない。この点では丸剤服用よりも煎剤服用の方が、止嘔には幾分か効果がある。

⑰高橋真太郎・西岡一夫著『**明解漢方処方**』**啓脾湯**には、「後世方なら四君子湯、古方なら人参湯を用いるような、胃寒によって起こる嘔吐を伴った下痢の症状が慢性化して脉も腹状も軟弱で食慾不振が劇しく、その上神経的にも所謂“癇性”を起こしている場合に用いられる。または大病後の胃腸機能の亢進剤に用いる。主として小児に適応者が多く、もし本方無効のときは甘草瀉心湯、真武湯などを考える」とある。

⑱伊藤良・山本巌監修、神戸中医学研究会編著『**中医処方解説**』**資生湯**に、「なお、こうした消化吸収能が極度に低下した状況に対しては、処方の分量を少量にして吸収しやすいようにし、かつ日に何度も投与するということが大切である」と書かれているが、これは本方の場合にもよく当て嵌まる。

⑲山本巌先生は『**東医雑録**』**(2)・小児下痢の漢方治療　漢方小児科のシリーズ(1)**で、「漢方治療を希望して来院する小児の下痢症は、結論から申し上げると、大別して次の二つである。①よく下痢をする――(参苓白朮散、啓脾湯)。②下痢が治らない――(人参湯)。すなわち、①は「お腹が弱い」「腸が弱い」といってくる。たびたび下痢し、食事も気をつけているにもかかわらずちょっとしたことで下痢をする場合で、消化器の虚弱によるものである。代表薬は参苓白朮散か啓脾湯を用いる。これは四君子湯の（下痢に対する加法をした）変方といえる。②は、慢性下痢で、頑固で、どうしても止まらない場合である。これはおもにお腹の冷えで、漢方では脾胃虚寒といわれる者に多く、たいていは人参湯である。手足が冷えるときは附子を加える。もし下痢をしていて冷えがあるにもかかわらず、尿量が少ないときは（尿色は白い）真武湯である」と、人参湯(906 頁)、真武湯(634 頁)との適応の差を念頭に置いて解説されている。

香蘇散

出典　『太平恵民和剤局方』

主効　軽症、解表、健胃整腸、解鬱。
胃腸症状の強い風邪及び鬱状の薬。

組成

陳皮 2 ～ 2.5　香附子 4　蘇葉 1 ～ 2　甘草 1 ～ 1.5
［生姜 0.8 ～ 2］［〈葱白〉］

解説

【陳皮】…代表的な理気薬で、消化管の順方向性の蠕動を促進すると共に、粘稠な白痰を化湿して祛痰する。

【香附子】…気病の総司、女科の主帥と言われ、『能毒』の筆頭に掲げられている。月経痛・月経不順によく用いられる他、感情の鬱滞による諸症状にも適応となる。また、上腹部消化管の機能異常による疼痛・嘔気・噯気などの消化管症状を改善する。『薬性提要』にも、「一切の気を主り、鬱を開く」とある。

【蘇葉】…外感病に対して、生姜と共に軽度の発汗作用を発揮して解表する他、脾胃の機能を順方向性に促進し、消化吸収を高める。蘇葉は魚介類による中毒にも有効であり、また鬱した気を発散する効能もある。

【甘草】…諸々の薬性を緩和して脾胃の機能を調整する他、緊張亢進した消化管平滑筋を鎮痙して止痛する。

【生姜】…前記の他、止嘔作用が強く、また健胃作用と共に食欲増進作用もある。

【葱白】…温中散寒する作用があり、外感病に対しては発汗作用を補助する他、脾胃の機能を促進するが、生食すれば却って胃の機能を損なうことが多い。通常は葱白は配合しない。

本方は陳皮・香附子・蘇葉と消化管機能を亢進しつつ、鬱した気分を発散する芳香性ある薬味が主薬である。

総じて、全ての薬味が脾胃の順方向性への促進作用を示すと共に、外感

病に対しては軽度の発汗・解表作用によって、外感風寒邪を駆逐する。その他、鬱気を発散する。

適　応

感冒、インフルエンザ、感冒性胃腸炎、急性胃炎、慢性胃炎、神経性胃炎、月経痛、月経不順、帯下、血の道症、ノイローゼ、ヒステリー、鬱状態、魚介類中毒、急性蕁麻疹など。

論　考

❶本方の出典は**『太平恵民和剤局方』巻之二・傷寒　附　中暑**に、簡単に「四時の瘟疫傷寒を治す」とあり、陳皮・香附子・紫蘇葉・甘草と指示され、原典には生姜・葱白は含まれていない。

方後には、「嘗て白髪の老人有り。此の方を授けて一富人の家に与う。其の家合施す。大疫に当りて城中の病者皆愈ゆ。其の後、疫鬼富人に問う。富人、実を以って告ぐ。鬼の曰く、此の老、三人に教うと。稽顙《ケイソウ》して退く」と昔の古伝が記されている。本方は紹興続添方に属するから、紹興年間(1131 ～ 62 年)に増補された処方である。

❷趙宜真輯**『秘伝外科方』治諸瘡**には、「神授香蘇散　四時の瘟疫を治する方。諸々云く、昔、城中の大疫にて白髪の老人有り、一富人の家に教う。合施すれば城中の病む者、皆愈ゆ。其の後、疫鬼が其の富人の家に問い、富人遂に実を以って鬼に告げ、相顧みて曰く、此の老は三人に教うと。遂に稽顙して退くと。凡そ此の薬を服するは、葷腥酒肉を食するを戒むれば効に応えざるは無し。又、前の元の時、江西の吉安の太和県に瘟疫大いに作こる。医者有りて、病を視る中に夜になりて回《かえ》る。忽ち神人の馬に騎《の》るに遇い、導従して来たる。医、人に非ざるを知り、忙して地に拝伏す。神、至って叱りて曰く、汝、何人なるや。答えて曰く、某、医人也。神曰く、汝、今病を医するに何薬を用うるや。答えて云く、冷熱を病み、軽重に随いて薬を用いて之を治す。神曰く、然らず、只一類、香蘇散を用いて好しと。医者帰り、明日遂に其の言の如くにして、之を試むるに皆効あり。医道大いに行われ、因りて福利を獲り、終身に其の神を敬祀す。併せて此に記す」とあって、その後に香蘇散の四味が記載される。ここでは又、局方

掲載とは別の逸話が収載されている。尚、本書は撰者不詳で、明代の医家・趙宜真の輯録した外科経験方書である。

❸**『証治準縄』巻四十一・傷寒・太陽病・発熱**には、「中風にて即《ただ》ちに発熱すれば風、衛を傷る也。傷寒にて即ちに発熱せざれば寒、栄を傷る也」との後、「加味香蘇散　抜粋　香附子・紫蘇梗・陳皮・甘草」を剉散と為し、生姜・連根葱白にて煎服する。その後には五十三条もの加味方が列記されている。

❹さて、原典の主治は非常に簡略であるが、**『寿世保元』乙集巻之二・四時感冒**には、「一論ず。四時の傷寒・瘟疫の頭疼、寒熱往来、及び内外両感の症を治す。春月に病を得れば宜しく此の方を用ゆべし」とあり、ここでも生姜・葱白の配合が指示され、その後に十六条の加味方が記されている。この故に、春の感冒に用いるという口伝がある。

❺三位法眼著**『三位法眼家伝秘方』下巻**には、巻頭に「香蘇散の本薬云う、万病に之を用う」とあって、四味記載後に「傷風、傷寒、瘧病、赤痢、白痢、霍乱、吐逆、虫気、血道、頭風、積聚、中風、脚気、気結、心気、女人の腰気、大事の目病、喉に物のヒロヒロとするにも吉き也。気結とは心気の事を云う也。大熱の大小便通ぜざるに事万病に通じて吉き也。傷風には先ず三日・四日より内には香蘇散を本薬として一日一夜に四〜五十服用いて、さて其の後、本薬に塩を茶一服ほど加えて三・四服与えよ。……」と記載される。その後には、具体的症、例えば大事の虫、血道、頭風、婦人の腰気、脚気、大熱気ありて何れとも知らざる病、万病に小便通ぜざるに、疹も頭班瘡に加味法が指示される。また、「諸病を見分くるに時定めを知る事、かたくなにともしらざるに、秋冬は人参湯を本薬にす。春夏は香蘇散を本薬にす。……つよく熱あらば秋冬も香蘇散を本薬として、……」ともあり、「腫物の内薬、癰疔、万の腫物、皆人是れを用うべき也」と、ここでも香蘇散を本薬として加味方を指示している。このように、『三位法眼家伝秘方』では香蘇散は最も重視された処方である。

❻本方は**『衆方規矩』**でも筆頭に掲げられている。**同書・巻之上・感冒門**には、『寿世保元』と同じ条文を引用した後に、更に多くの加減方が記され

ている。その後に、「按ずるに、此の方は気の鬱を散じて気を快くするの剤なり。故に耳鳴、頭ものを覆うが如く、或いは頭痛眩暈し、或いは咳嗽、痰熱往来し、或いは瘧、寒多くして熱少なく、或いは内寒じ、外は熱し、或いは寒と熱と等分、或いは骨節酸疼し、臍腹いたみをなし、或いは水腫にて上気して、喘嗽、面目うそばれ、或いは温泉 有馬のようなる湯を云う に浴して風を引き、気のぼりて面赤く頭いたむの症を皆ことごとく治す」と詳説している。何れにしても気鬱に感冒を兼ねたる症を主治する。

また、更に**『衆方規矩』**の同箇所には、「○婦人、足ひえ上気し、或いは妊婦四・五箇月めに腰より下腫るるには、皆本方を与えて奇妙にしるしを得たり」とあり、婦人と妊婦に対する用法も記載され、更には「○一人頭痛して咽乾き、或いは胸・腹・脇いたんで止まざるに、升麻葛根湯を合わせて効をとる。夫れより後、数百人を治す。故に之を香葛湯と名づく」ともある。

❼『日記中揀方』巻之上・瘟疫四には、「香蘇散○四時不正の気を感じ、増寒・壮熱・頭痛するを治す。○香附子・紫蘇各二銭・陳皮一銭・甘草五分、右、姜・葱入れ煎じ服し、汗をとる。頭痛甚だしきには川芎・白芷を加えて、芎芷香蘇散と名づく」と掲載される。

❽『増広医方口訣集』中巻・香蘇散には、「近来の医家、唯香蘇散を以って感冒・時気、或いは気滞頭痛、痞悶諸疾、或いは脚気皺脚等の候を治して、此の方の大いに能く食毒を消解するの功に言及せず、亦闕典也。按ずるに、紫蘇は胃を開き、食を下し、魚蟹の毒を解し、香附は飲食を消し、滞気を化し、陳皮は脾の、物を消す能わざるを療し、又魚腥の毒を解し、甘草は能く蠱毒、薬毒、牛馬の肉毒及び飲饌中毒を解する者、乃ち本草の明訓也」とある。恐らくここの記載は、闕典とある位だから、他書よりも最も飲食毒を消解する効能に力点を置いたものであろう。

❾『医療手引草』続編・巻之一・発表に香蘇散が登載される。「此の薬、感冒の軽症に用ゆるなり。局方を按ずるに、此の方の始まり、白髪老人、一人の富家に教えて疫癘を治す。然れば時疫の薬なれども、今で此の薬を頼んで時疫を治することはない。されども芬芳の薬、春の時気・温疫の軽症

に用ゆ。畢竟、利気の軽剤、加味の力を以って其の功をとぐる。それで古書にも随分加味の多き薬也。気滞りて胸膈快からず、或いは頭痛爽やかならざる症、通じて此の湯を主とす。又、能く食毒を消解す。食傷と食毒とは少し違いあり。食傷は医者も病家も皆常に知る所なり。食毒は或いは魚腥の毒、饌中の食毒、其の外、一口の食物に因りて忽然と悶乱し、胃脘大いに痛む等の暴症は食毒なり。此の方之を主る。……」とある。

また、同書・別録下・外科・諸瘡には、「又方（漆瘡の妙方）　紫蘇・香附子・陳皮、右三味等分、合せて一銭、常の如く煎じ服す」と記載される。

❿『餐英館療治雑話』巻之上・香蘇散の訣には、「此の方、気滞の感冒にあらざれば功なし。……凡そ病人、さまで形気に虚候もみえず、起居動作もさのみ衰えず、只気重なる病人、脈沈伏せずとも、至って細小なる者、是れ気滞なり。気滞を弁ずるの脈、これより善なるはなし。症を以って弁ぜんとならば、心下痞し、肩はり、或いは痰気あり、或いは平生呑酸・嘈雑あり、或いは朝起くれば温々として嘔気あり、或いは何となく気をふさぐのるいは皆気滞なり。平常か様の症ある人、感冒せばこの方、功あらずと云うことなし。又、感冒せずとも耳鳴、頭鬱冒し、頭痛・眩暈などの症ある者、この方を用ゆる標的なり。以上の症、婦人に甚だ多し。又、婦人手足麻痺、身体疼痛する者、気滞なり。此の方によろし。……」とあり、気滞の感冒というより、気滞であることの方に重点が置かれる。

⓫『東郭医談』には、「胞衣下らざる者に貝母一味を用ゆるは、上を開けば下通ずるの理也。難産も亦肺気にかかると見えるなり。香蘇散に芒硝を加えて用ゆるなり」と、難産への適応にも及んでいる。

⓬『瘍科方筌』臁瘡　疥癬　腎嚢風　頑癬　漆瘡　膏瘡に、「香蘇散　膏瘡を治す」とあって、香蘇散の四味を水煎服する用法が掲載されている。

⓭村上等順著**『続名家方選』解毒方**には、「霜雪傷を治する方　香蘇散、細末と為し、患処に傅く」とあって、凍傷に対する外用療法として収載されている。

⓮さて、『和剤局方』巻之二・傷寒 附 中暑には、香蘇散の他に十神湯も掲載されている。「十神湯　時令正しからずして瘟疫妄行し、人、疾病多き

を治す。此の薬、陰陽両感或いは風寒湿痺を問わず、皆之を服すべし」とあって、陳橘皮・麻黄・川芎・甘草・香附子・紫蘇・白芷・升麻・赤芍薬・乾葛を細末と為し、姜煎するべく指示される。実は十神湯は香蘇散の四味をそのまま配合していて、香蘇散合升麻葛根湯加麻黄・川芎・白芷と表現し得よう。十神湯は続添諸局経験秘方に属するので、紹興続添方の約百年後の淳祐年間(1241 ～ 52 年)に到って掲載されたことになる。

⑮『衛生宝鑑』巻十四 名方類集・養正積自除・諸湿腫満には、「〔香蘇散〕水気の虚腫、小便赤渋するを治す」とあって、陳皮・防已・木通・紫蘇葉を姜煎する指示がある。これは局方香蘇散の同名異方である。

また、同書・補遺・外感傷寒等証・表証には、「頭疼発熱し、或いは鼻塞声重するには四時倶に〔芎朮香蘇散〕を用いて之を治す」とあって、小字にて「即ち、局方香蘇散加芎・朮」とあり、川芎・香附・紫蘇・甘草・蒼朮・陳皮を水煎熱服する用法が掲載されている。

⑯本方と小柴胡湯(558 頁)との合方は柴蘇飲という。田代三喜著、原南陽考訂『三喜直指篇』巻之三・耳病には、「暴かに耳聾して頭鬱冒するに小柴胡湯に香蘇散を合し、百発百中なり」とあり、『勿誤薬室方函口訣』巻之下・柴蘇飲には、「此の方は小柴胡の証にして鬱滞を兼ぬる者に用ゆ。耳聾を治するも少陽の余邪、鬱滞して解せざるが故なり。其の他、邪気表裏の間に鬱滞する者に活用すべし」も大いに参考になる。著者は柴蘇飲を感冒に続発した中耳炎に処方することがある。この場合、多少とも聴力は一時的に低下している。

⑰昔の用法の一つとして、文禄・慶長の役に加藤清正軍の医師が戦地にある兵卒の郷愁と恐怖から来る鬱症状を、本方にて治療したとの記録を『勿誤薬室方函口訣』が引用している。

⑱また、『勿誤薬室方函』巻上には、「香葛湯　辻本　暑熱の感冒を治す。即ち、香蘇散方中、桔梗・葛根を加う」とあり、『勿誤薬室方函口訣』巻之上には、「香葛湯　此の方は暑熱の感冒に効あり。其の他の感冒、桂麻の用い難き者、斟酌して与うべし」と、香葛湯にも触れている。

⑲森道伯師は、大正七年全世界に流行したスペイン風邪の治療に当たり、

病型を三種に分かち、そのうち胃腸型には、香蘇散加茯苓・白朮・半夏を投与して卓効を呈したと、『漢方一貫堂医学』森道伯先生伝にある。

⑳矢数道明先生は**『漢方と漢薬』第五巻第六号・後世要方解説・香蘇散**で、本方の応用として、「（一）感冒　気滞を兼ねたる軽症の感冒にて、脉沈或は細小、桂枝湯、葛根湯等よりも軽症なるに用ゆ。特に春先流行の感冒によし。先師森道伯翁は大正六年の流行性感冒の胃腸型に本方加茯苓を用いて全効を挙げたり。（注：先生は後日、本方加茯苓・半夏・白朮と訂正されている。）（二）神経衰弱　ヒステリー等気鬱の人、胸膈妨悶を訴え、気重く、頭疼、身痛等あるものに用ゆ。（三）一切魚毒　所謂魚に中りたるもの、蕁麻疹を発せるものなどによし。（四）腹痛、胃痙攣　大小柴胡湯、建中湯、瀉心湯等にて応ぜざる腹痛に用いて奏効することあり。（五）血の道　心下痞え、肩凝り、耳鳴、頭鬱冒、頭痛、眩暈などある婦人、気鬱に因するに用ゆ。（六）下血　気鬱による下血、血薬奏効せぬものに、当帰を加えて効あり。（七）脚気　川芎・白芷・木瓜・羌活・芍薬を加う。（八）狂　狂乱とならんとする病の下地に用いてよく予防となる。（九）眼疾　結膜炎、角膜炎などに此方にてよきものあり。（十）薬煩　補薬、血薬、烏附の類久しく用ゆるときは、時々本方を用いて気を順らし、薬気を発すれば薬煩なし。（十一）経閉　気滞気鬱による月経閉止に用いて奇効あり」と記載される。要は気鬱気滞の諸症状を第一義的とする。

㉑**『漢方診療の実際』香蘇散**には、「本方は発表の剤で感冒の軽症に用いる。即ち葛根湯では激し過ぎ、桂枝湯は胸に泥んで受け心悪しと云うものによい。元来気の鬱滞を発散し、疎通する方剤故、感冒に気の鬱滞を兼ねたものに最もよい。脈は葛根湯や桂枝湯の証の如く浮とはならず、概して沈むものが多い。一般に舌苔は現われない。……平常、呑酸・嘈囃・嘔気など胃障害のある人の感冒によく奏効する。しかし自汗のあるもの及び甚だしく衰弱している者の感冒には用いられない。……」とあり、これも参考にしうる。

㉒最後に一言、原典での本方の服用法に触れておきたい。原典方後には、「右、麁末と為し、毎服参銭、水壱《サン》盞、柒《シチ》分に煎じて滓を去り熱服す。時候

に拘らず、日に参服す。若し細末と作さば只弐銭（壱本には壱銭に作る）を服し、塩を入れて点じ服す」とある。

即ち、本方は散剤であるが、その程度が麁（粗と同義）末ならば煎服し（これを煮散という）、細末ならば点茶のようにして服用することを意味する。従って、後世方では古方の桂枝茯苓丸（264 頁）や当帰芎薬散（867 頁）などと異なり、丸散とあっても煎服することが常用なのである。但し、細末とあっても煎服することがあり、本来はその都度の原典の指示通りに対応するべきである。勿論、エキス製剤の製法を云々するものではない。

五虎湯

出典 『傷寒論』、『仁斎直指附遺方論』、『古今医鑑』

主効 急性、清熱、清肺、消腫。肺熱を治癒し、また平喘する薬。

組成

麻黄 4　杏仁 4　石膏 10　甘草 2　桑白皮 3

麻杏甘石湯	麻黄　杏仁　甘草　石膏
	桑白皮

解説

麻杏甘石湯（1064 頁）に桑白皮を加味した処方である。

【麻杏甘石湯】…麻黄・杏仁で平喘・鎮咳祛痰し、麻黄・石膏で肺熱を清し、上半身及び表位の炎症性浮腫を消退し、麻黄・杏仁・石膏で肺・気道の炎症を緩解して浮腫を消退し、平喘する薬で、要は肺熱を緩解し、平喘する薬である。

【桑白皮】…気管支などの炎症による咳嗽が著しいとき、鎮咳して呼吸困難を鎮める。また、全身の炎症性浮腫に対して消炎して消腫利尿する作用も認められる。『薬性提要』には、「肺火を瀉し、気を下して水を行らし、嗽を止む」とある。

従って、麻杏甘石湯に加味されて、肺熱による咳嗽を一層鎮咳すると共に、全身の炎症性浮腫に対しても消腫促進的に作用する。

総じて、麻杏甘石湯の肺熱症状及び浮腫症状に対する効能を一層強化した薬である。

適応

麻杏甘石湯適応証と同様。

論考

❶本方は元々**『傷寒論』**記載の麻杏甘石湯加味方であり、本方も啓脾湯（294 頁）などと同様、従来**『万病回春』**が出典とされて来た。確かに**同書・巻之二・喘急**には、「傷寒の喘急は宜しく表を発すべき也。○五虎湯　傷寒

の喘急を治す」という条文と共に、杏仁・麻黄・石膏・甘草・細茶、加桑皮とあり、「痰有らば二陳湯を加え和す」とも記載され、生姜・葱白水煎服用するべく指示されるが、既にそれ以前に『古今医鑑』に於いて登載されている。

❷**『古今医鑑』巻之四・喘急**には全く同じ条文の許に、「五虎湯　麻黄・杏仁・石膏・甘草・細茶、加桑皮」と記載され、方後の調理として生姜・葱白水煎熱服が記されている。即ち、薬味記載のうち桑白皮については、「桑皮を加う」と別記扱いをしているので、原方の五虎湯の薬味は、麻黄・杏仁・石膏・甘草・細茶の五味であって、一方として桑白皮を配していることが読み取られる。

❸そこで、元々の五味の処方は**『仁斎直指附遺方論』巻八・喘嗽・喘嗽証治**の附諸方に、「五虎湯、喘急、痰気を治す」とあって、麻黄・杏仁・甘草・細茶・白石膏が指示されている。これは即ち、麻杏甘石湯加細茶であり、正に本方は**『仁斎直指附遺方論』**に於いて先ず指示され、後に『古今医鑑』で「加桑皮」と工夫されたことが分かる。

❹さて、『古今医鑑』は王肯堂訂補になる十六巻本と、それ以前の八巻本とがある。本書では主として前者からの引用であるが、後者の王肯堂の訂補を経ない万暦四年(1576)龔廷賢自序による新刊本と比較すれば、やはり少し内容を異にする。

五虎湯については、八巻本では巻之二・喘急に収載されているが、条文は同一であっても、薬味記載欄は麻黄・杏仁・石膏・甘草・細茶のみであり、方後に「右、剉して生姜、葱白にて水煎し、熱服す。桑白皮一銭半を加えて尤も妙。○按ずるに右方は寒に感じて喘を作すを治するの剤」とあって、桑白皮の扱いは十六巻本よりも後退していた。また、「按ずるに……」以下は十六巻本には記載がない。但し、十六巻本では五虎湯掲載の直前に、「喘に三つ有り。熱喘は夏に発して冬に発せず。冷喘は寒に遇いて発す。水喘停飲は胸膈満悶して脚先ず腫るる也」と記載される。

❺しかし、**『傷寒総病論』巻第四・斑豆瘡論・温病発斑治法**小児証付には、「煩喘を定むる麻黄甘草湯」とあって、麻黄・杏仁・桑白皮・甘草が指示さ

れている。これは本方去石膏であり、麻杏甘石湯にこの処方を合方したものが本方であるという解釈も成立する。

❻**『医学入門』六巻・雑病用薬賦・喘**には、「加減三拗湯、麻黄一銭・杏仁・桑白皮各々七分・甘草五分・蘇子・前胡各々三分・姜三片水煎服す。如し痰盛んならば南星・半夏を加え、煩喘には石膏を加え、……」とあるので、五虎湯は加減三拗湯去蘇子・前胡加石膏であるとも表現し得よう。

❼**『景岳全書』巻之五十四書集・古方八陣・和陣**には、「局方 五虎湯　風寒の感ずる所、熱痰・喘急を治す」とあって、麻黄・細茶・杏仁・石膏・甘草を姜棗煎服する。勿論、局方は錯誤である。

また、**同書・巻之十九明集・雑証謨・喘促・実喘証治**には、「外、風寒有りて内に微火を兼ねて喘する者、宜しく黄芩半夏湯にて之を主るべし。○若し兼ねて陽明の火盛んにして、寒を以って熱を包む者、宜しく涼して兼ねて散ずべし。大青竜湯、或いは五虎湯、越婢加半夏湯の類を以って之を主る」と記載される。

❽**『簡明医彀』巻之四・喘証　附　短気**には、「五虎湯　風寒の喘急、哮吼して臥せざるを治す」とあって、麻黄・杏仁・軟石膏・甘草・細茶、加桑皮と指示され、生姜・葱白水煎熱服する。また、「痰多ければ枳桔二陳湯を合す」とも付記される。

❾**『幼幼集成』巻之三・哮喘証治**には、「外感に因りて得る者有りて、必ず悪寒発熱、面赤唇紅、鼻息利せず、清便自ずから調うれば邪、表に在る也。宜しく之を発散すべし、五虎湯」との総説の後、「五虎湯　寒邪、肺に入りて齁鮈《コウコウ》と作すを治す。蓋し齁鮈は寒痰固結を為し、此の方に非ずんば解散すること能わず」とあって、浄麻黄・光杏仁・陳細茶・熟石膏・炙甘草と指示される。ここで云う五虎湯は『仁斎直指附遺方論』と同一処方である。

❿『万病回春』の五虎湯には続いて、「虚喘急なるを治するに、先ず五虎湯を用い、表散して後、小青竜湯加杏仁を用う」と解説されている。著者は、むしろ発作極期と発作直後との処方の使い分けと解釈したい。

⓫しかし、真に喘息発作の場合、著者の経験による印象では、本方よりも麻杏甘石湯の方が一層奏効するようである。効力も桑白皮が加味されて

いる方がマイルドに作用する。同様に痔核発作に処方する場合も麻杏甘石湯の方が一層シャープに効くようである。これらの奏効傾向を考えるに、桑白皮は肺熱による咳嗽を鎮咳する作用が主で、直接的には喘息に作用しないのではないかと思われる。

一方、痔核発作に対する場合、桑白皮は炎症性浮腫を消退する作用を有しているのであるが、痔核発作による疼痛そのものは炎症性浮腫の消退とは直接関係していないのではないか。服用後高々 10 ～ 20 分の後、疼痛が軽減しても尚、腫大した痔核は変化しているように思えないからである。

⓬また、『万病回春』の五虎湯には、先に「痰あらば、二陳湯を加え和す」との追記に及んでいるが、この合方は後世、五虎二陳湯と称され、痰の多い肺熱による咳嗽に適応となる。

但し、五虎二陳湯という方名は、『古今医鑑』巻之四・哮吼に初見され、「五虎二陳湯　雲林製　哮吼・喘急、痰盛んなるを治す」とあって、薬味は麻黄・杏仁・石膏・橘皮・半夏・茯苓・甘草・人参・木香・沈香・細茶で、生姜・葱白水煎服とある。

ここで、実は桑白皮は配合されていない。五虎二陳湯の中に桑白皮が配されていないということは、先に❷で触れたように、五虎湯の原方には元々桑白皮が配されていないためであり、一方として配されていたというに留まるからである。

⓭実は『済世全書』巻之二坎集・喘証には、「五虎二陳湯　主方　喘急、痰盛んなるを治す」とあって、「〇按ずるに、右方、傷寒の喘急・痰嗽を治するに、之に宜し」とあり、全く同一の薬味でありながら、先の『古今医鑑』には哮吼に収載されているのも面白い。

⓮甲賀通元編著**『刪補古今方彙』喘急 附哮吼**には、「五虎湯　回　傷寒の喘急を治す」とあって、「杏仁・麻黄・石膏・甘草・細茶・桑白、生姜・葱白水煎熱服す。痰有らば二陳湯を加え、且つ人参を加えて五虎二陳湯と名づく。〇虚喘急を治するには、先ず此の湯を用い、表散後に小青竜湯加杏仁を用ゆ」とある。

⓯**『牛山活套』巻之上・喘急 附吼哮**には、「〇吼哮の症は喘息に同じ。喉

中水雞の声の如くなるを吼哮と云うと正伝にも出でたり。専ら肺竅の中に痰気ある也。五虎二陳湯を用ゆべし」とあり、『牛山方考』巻之中・二陳湯には、「一、傷寒の喘嗽、痰盛んなる者に麻黄・杏仁・石膏・人参・木香・沈香・細茶を加えて効有り。五虎二陳湯と名づく」とあり、牛山の云う五虎二陳湯は単なる五虎湯合二陳湯ではない。

⑯**『方彙口訣』復刻版上巻・喘急 附哮吼**には、「五虎湯　回　麻・杏・甘・石・茶・桑・姜・葱なり。此の方が通用喘促の薬ぞ。なれども寒冷の時に寒之を受け、外表は収まり、裏分は鬱熱出来て喘促するのぞ。胃熱の余程有る症で無いと用いられんぞ。此の細茶は俗に云うえい茶のことにて胸へ升る熱を引き下げるぞ。余は麻杏甘石也。肺に塞がる気を開く。本方を二陳湯に合し、参を加えて五虎二陳と唱う。此の後で小青竜加杏にて猶更温めるぞ。五虎二陳にすれば痰を取るが専らなり」とあって、「按ずるに、五虎の義、入門等に之を説かず。遯斎《トンサイ》閑覧に云う、宋朝延平の呉氏姉妹六人あり。皆、妬み悍なり。六虎と号す。其の内、五虎尤も甚だしと云云。すれば此の方の薬力の悍き勢いを表する者なり」と、方名の由来が解説される。

⑰**『勿誤薬室方函』巻上**には、「五虎湯　回春　傷寒の喘急を治す。又、虚喘急を治するに、先ず此の湯を用いて表散して後に小青竜湯加杏仁を用ゆ。即ち、麻杏甘石湯方中、桑白を加え、本細茶あり、今必ずしも用いず」とあって、『万病回春』の記載をそのまま引用している。

⑱**『勿誤薬室方函口訣』巻之下・五虎湯**には、「此の方は麻杏甘石湯の変方にして喘急を治す。小児に最も効あり」とあり、**『漢方診療医典』気管支炎**には、「……本方（麻杏甘石湯）に桑白皮を加えると五虎湯とよばれ、後世方でよくもちいられた。本方をもちいる患者には、肥満して、一見健康そうにみえ、よく水を好んでのむ者がある」とあり、夫々最適応者のことが述べられている。

⑲**『幼幼家則』我之巻・咳嗽　百晬《サイ》嗽　哮喘　胎毒痰**に、「五虎湯　回春寒邪、肺に入りて齁鮯を作すを治す。蓋し齁鮯は寒痰の固結を為し、此の方に非ずんば解散すること能わず。或いは蘇子・大黄を加う」とあり、同じく**『方彙続貂』喘急 附哮吼**には、「小児喘するときは哮吼する也。幼々家

則に詳らかなり。故に贅さず」とあって、五虎湯他が登載されている。

⑳『臨床漢法医典』ヂフテリアには、「○初期には麻杏甘石湯加蘇子・桑白皮、後に既記涼膈散加石膏に桔梗を加えたるものを用ゆ」として、初期の処方には五虎湯加蘇子で対応していることになる。

㉑矢数道明先生は、**『漢方と漢薬』第八巻第三号・喘息を語る——座談会——**で、「(喘息の) 処方はと云うと極めて簡単なんですが、一番多く用いるのは小青竜湯に五虎湯の合方です。これを先ず私は定石にしています」と話されている。この合方は本間棗軒の小青竜湯合麻杏甘石湯に倣い、先生の創意とのことである。

㉒また、先生は『漢方の臨牀』第11巻第6号・温知堂経験録(5)・小児喘息に五虎二陳湯の第1例で、「五才の男子で、……平常もせき込みがあるが、風邪をひくと激しくなる。恰度百日咳のときのように引続いて、咳こんできて、激しいときは前こごみになり、赤い顔をして汗ばむほど苦しむのであった。……このような激しいせきこみで、自汗、口渇のあるときは、麻杏甘石湯の適応症である。一般にこれに二陳湯を合方し、更に桑白皮を加えて、五虎二陳湯という方名として用いるのが浅田流の常套方である。……麻杏甘石湯に桑白皮を加えたのが五虎湯である。これに二陳湯を加えると、胃の受け工合がよく、胸にもたれず、胃中の停痰を去り、子供は喜んで服用するようである」とある。

㉓**『漢方治療の方証吟味』小児喘息——小青竜湯——**で、「子どもの咳に、麻杏甘石湯に桑白皮を加えたものを五虎湯と言って昔からよく用いたものです。もう一つ華蓋散というのがあります。これは、麻杏甘石湯から石膏を抜いて、茯苓杏仁甘草湯を合方して、橘皮と蘇子(蘇葉に代用してもよい)、桑白皮を加えたもので、言うなれば、この方意の中には二陳湯のような意味もあるし、香蘇散を合方したような意味もあって、子どもの咳によく効くなかなか面白い処方です。麻杏甘石湯は石膏が入っているので、実証の人でないと食欲がなくなったり都合の悪い場合がありますからね。今まで述べてきたものは小児喘息を治す大筋に過ぎません。なかには、このくらいの努力では及びもつかない、いろいろと苦心の要る頑固な小児喘息、

気管支喘息になり切ったものもあります」と、小児喘息治療の一端を述べられている。

㉔尚、埴岡博・滝野行亮著**『薬局製剤漢方 194 方の使い方』五虎湯**に、細茶とは「粗茶の対語で上等の茶のこと」とあるので、本方エキス製剤を服用するときも上等のお茶で熱服した方がよいと思われる。『薬性提要』にも、茶は「気を下して食を消し、神を清して頭目を清す」とある。

㉕著者は本方を処方するとき、朱崇正の細茶を加味した創案通りに、エキス製剤を服用する際にも、必ず上等なお茶での熱服～温服を指示していることを強調しておきたい。

五積散

出典 『理傷続断方』

主効 温補、消腫、鎮痛、腰背部。寒湿による腰痛などの薬。

組成

桔梗1　枳殻1　陳皮2　芍薬1　白芷1　川芎1　当帰2
甘草1　桂皮1　茯苓2　半夏2　厚朴1　麻黄1
［生姜0.3～1］［大棗1］（乾姜1）［（蒼朮2～3）］
［（白朮2～3）］

解説

元々、気・血・痰・飲・食の五つの積聚を除く薬との意味で、上記の処方組成の薬味は、エキス製剤の範囲では、桂枝湯（192頁）、二陳湯（891頁）、平胃散（1006頁）、苓姜朮甘湯（1166頁）、苓桂朮甘湯（1175頁）を含み、また枳殻と枳実の差を除けば、排膿散及湯（924頁）も含んでいる。

桂枝湯	桂皮　芍薬　甘草　生姜　大棗
二陳湯	半夏　陳皮　茯苓　甘草　［生姜］
平胃散	陳皮　厚朴　甘草　蒼朮　生姜　大棗
苓姜朮甘湯	甘草　白朮　乾姜　茯苓
苓桂朮甘湯	茯苓　桂皮　白朮　甘草
排膿散及湯	枳実（枳殻）　芍薬　桔梗　甘草　生姜　大棗

【桔梗】…鎮咳・祛痰して気道の炎症を鎮め、また膿痰を喀出させて消炎すると共に、咽喉頭炎に対しても消炎・鎮痛する。

【枳殻】…枳実ほどではないが、上腹部の消化不良による消化管の停滞を解除すると共に、外感風邪による急性症状を清熱・止痒する。

【陳皮】…代表的な理気薬で、消化不良などのとき、上腹部の痞塞感に対して消化管の蠕動を正順的に促進すると共に、粘稠な白痰を化痰する。

【芍薬】…鎮痙作用の他、下腹部の疼痛や苦重感を伴う月経困難を補血して鎮痛し、また外感病で発汗などによる津液の漏出過多を防ぎ、陰分を保護する。

【白芷】…頭・顔面部の炎症による疼痛を鎮痛して祛風し、また寒湿を燥し、発散する。特に感冒などによる頭痛に対してはよく奏功する。

【川芎】…代表的な理血薬であり、血流を亢進して外感病による頭痛・片頭痛を鎮め、四肢・軀幹の知覚麻痺を軽減し、また月経不順に対して鎮痛する。

【当帰】…婦人科の主薬で、血流を促進して子宮機能を調整する他、腹部・腰部〜下肢の寒証による諸症状を緩解し、また潤腸して通便する。更に慢性化膿症に対しては治癒促進的に作用する。

【桂皮】…循環を促進して局所の体温を高め、表にあっては発汗し、裏にあっては散寒・鎮痛し、四肢にあっては筋肉や関節の湿痺を除く。

【茯苓】…全身組織内及び消化管内の過剰水分の偏在を矯正して利尿し、同時に眩暈・動悸などを治療すると共に、補脾健胃し、また鎮静的に作用する。

【半夏】…種々の原因による嘔気や嘔吐に対しての鎮嘔作用は強く、また呼吸器系や消化器系の痰症状に対しては必ず配合され、白色粘稠痰を燥湿・化痰すると共に、頭痛を鎮める。

【厚朴】…消化不良、胃腸炎による上腹部消化管の停滞を平胃し、また消化管の平滑筋を鎮痙して止瀉すると共に、呼吸器に対しては鎮咳し、平喘する。

【麻黄】…桂皮などの温剤と配合されて外感風寒邪を解表し、また蒼朮・白朮などの利水薬と配合されて関節や筋肉の湿を除いて鎮痛する。更には平喘作用もある。

【乾姜】…血液循環を促進し、全身、特に消化管を散寒して大いに温補し、沈滞した機能を回復する。また呼吸器にあっては寒性の水様痰を分泌抑制して鎮咳する。

【蒼朮】…筋肉や関節及び消化管内の過剰水分を利湿する効果が強く、発汗や利尿によって湿を除く。一方、蒼朮には脾胃を補益する効能はあまりない。

【白朮】…蒼朮より利湿の効果は弱いが、全身の過剰水分の偏在を矯正するのみならず、補脾健胃して止汗し、過剰水分を利尿する。

【生姜・大棗】…食欲を増進し、消化機能を促進する。

【甘草】…諸薬の薬性を緩和する。

また以上の薬味は、桂枝加苓朮附湯去附子、六君子湯去人参、当帰芍薬散去沢瀉、人参湯去人参、半夏厚朴湯去蘇葉、薏苡仁湯去薏苡仁、枳殻と枳実の差を除けば、茯苓飲去人参の方意も含む。

桂枝加苓朮附湯	桂皮　芍薬　甘草　生姜　大棗　蒼朮　茯苓	附子
六君子湯	甘草　茯苓　白朮　陳皮　半夏　生姜　大棗	人参
当帰芍薬散	当帰　芍薬　茯苓　白朮　川芎	沢瀉
人参湯	乾姜　甘草　白朮	人参
半夏厚朴湯	半夏　厚朴　茯苓　生姜	蘇葉
薏苡仁湯	当帰　芍薬　麻黄　桂皮　甘草　蒼朮　[〈生姜〉]	薏苡仁
茯苓飲	茯苓　白朮　枳実(枳殻)　陳皮　生姜	人参

総じて、枳殻・芍薬以外は全て平性～温性～熱性である。また多くの薬味は血流を促進し、痰飲を化し、冷寒を温補する作用を持っているため、寒湿による諸症状を緩解するのを主眼とする。

適　応

急性胃炎、慢性胃炎、胃腸炎、胃・十二指腸潰瘍、機能性ディスペプシア、冷蔵庫病、腰痛症、坐骨神経痛、大腿神経痛、肋間神経痛、筋・筋膜性腰痛、筋肉痛、変形性関節症、関節リウマチ、外傷性頸部症候群、変形性脊椎症、各種打撲及び捻挫後、冷え症、冷房病、月経痛、月経困難症、帯下、更年期障害、過期妊娠、神経性心悸亢進症、自律神経失調症、起立性低血圧症、頭痛、感冒、慢性気管支炎、睾丸炎、副睾丸炎など。

論　考

❶大抵の書物は本方の出典を『**太平恵民和剤局方**』としているが、むしろ『和剤局方』が宋の陳師文等によって編纂されるとき、蘇軾・沈括撰『**蘇沈良方**』から収録したと思われる。**同書・巻三・五積散**には、本掲の組成より白朮なく、蒼朮・桔梗・陳橘皮・白芷・甘草・当帰・川芎・芍薬・白茯苓・半夏・麻黄・乾姜を末として緩火で少し赤くなるまで炒り、冷え

た後、枳殻・肉桂・厚朴の粗末と混ぜて姜棗煎服とある。方後には、「傷寒にて手足逆冷し、虚汗止まず、脈沈細、面青くして嘔逆するには、順元散一銭を加えて同じく煎じ熱服す。産婦の陣、疎らにて難産し、両三日を経て生れず、胎、腹中に死し、或いは産母の気乏しく委《おとろ》え、頓に産道、湿を乾かすには、順元散を加えて水七分酒三分にて煎じ、相継いで両服す。気血内に和せば即ち産ず。胎死する者は三服を過ぎずして当に下るべし。其れ順元散の多量、産母の虚実、傷寒の発熱、脇内寒なる者には、葱白二寸・豉七粒を加えて同じく煎じ、相継いで三両服すれば当に汗を以って解すべし」とあり、直後には「順元散　烏頭・附子・天南星・木香」と指示される。それ故、『勿誤薬室方函』では出典を『蘇沈良方』としている。

尚、ここで蒼朮から厚朴までの十五味は五積散の標準処方で、以下多くはこの十五味を姜棗煎服する。

また、『蘇沈良方』は『欽定四庫全書』提要には、「宋沈括集むる所の方書にして、後人、又蘇軾の説を以って之に附く者也」とあり、更には「今、永楽大典の載する所に拠りて掇拾《テッシュウ》し、編次して釐《おさ》めて八巻と為す」とあるので、現伝本の経緯が分かる。

❷しかし、『蘇沈良方』の約30年前刊の王袞撰『**博済方**』に既に本方の記載がある。**同書・巻二・諸気**に、「五積散　一切の気を治す」として、本掲の組成より、生姜・大棗・白朮なく、人参が入り、蒼朮・桔梗・陳橘皮・呉白芷・厚朴・芍薬・白茯苓・当帰・人参・川芎・甘草・半夏・乾姜・麻黄を末として、文武火で少し赤くなるまで炒り、冷えた後、枳殻・官桂の末を混ぜて服用す。

尚、『欽定四庫全書』提要には、「原書久しく伝本無し。惟、永楽大典の内に載す。其の文裒輯《ホウシュウ》して編次し、共に三百五十余方を得」とあるので、『蘇沈良方』も『博済方』も現伝本は『永楽大典』から裒掇編集されたものである。

❸しかし乍ら、出典という意味では更に遠く、唐代まで溯る。**『理傷続断方』医治整理補接次第口訣**に、「五積散　五労七傷を治す。凡そ頭痛に傷られ、傷風して寒を発す」とあって、本掲の組成より大棗・白朮がなく、十

五味である。調剤法は『博済方』と同様に、枳殻・桂の両件を除き、余は細剉して慢火を用いて炒り、変色したら火を止めて冷やし、枳殻、桂の末を入れ、姜・葱白に匀えて煎服せしめる。

❹一方、**『和剤局方』巻之二・傷寒 附 中暑・五積散**には、「中を調え、気を順らし、風冷を除き、痰飲を化す。脾胃の宿冷、腹脇脹痛、胸膈停痰、嘔逆・悪心、或いは外風寒に感じ、内生冷に傷られ、心腹痞悶、頭目昏痛、肩背拘急、肢体怠惰、寒熱往来、飲食進まざるを治す。及び婦人の血気調わず、心腹撮痛、経候匀わず、或いは閉じて通ぜず、並びに宜しく之を服すべし」とあり、やはり本掲の組成より大棗・白朮がなく、十五味である。調剤法は原典と比べて葱白がなく、他は同様である。本方は局方原書五巻本に属する。即ち、大観年間(1107 ～ 10 年)に収載されていた。

❺本方の原典から『和剤局方』に至る服用法は、今日ではあまり見掛けない調剤法であり、これを熟料五積散といい、今日の一般的な服用方法を生料五積散という。

❻虞摶撰**『医学正伝』巻之四・腰痛三十二**には、「五積散、寒湿及び清痰、経絡に流注して腰・膝・背・脇疼痛するを治す」とあって、標準処方の十五味を姜煎温服する。即ち、生料五積散である。

一方、**同書・巻之八・痘疹六**には、同じく五積散が収載されているが、ここでは標準処方の十五味の内、肉桂・枳殻を除いて慢火で炒るという熟料五積散である。

ここでは、生料と熟料との二法が示されていて、前者では全ての薬味が各五分配合であるのに対し、後者では最多配合薬は蒼朮であり、熟料の場合は蒼朮量が最多で有るのは一つの特徴である。

❼**『証治準縄』巻四十一・傷寒・太陽病・発熱**には、「五積散 和剤 陰経の傷寒にて脾胃和せず、及び寒邪に感ずるを治す」とあって、❶でいう十五味が指示され、肉桂・枳殻を除いた十三味を慢火にて炒り、その後に枳・桂を入れて姜・葱白煎服する。後条文には、「胃寒には煨姜を用い、気を挟めば茱萸を加え、調経・催生には又、艾醋にて服す」とある。更には、「若し脾胃和せずに内傷れ、冷物にて渾身疼痛し、頭昏みて力無く、胸膈利せ

ず、飲食下らず、気脈和せず、四肢に冷を覚え、或いは睡り、裏虚して驚き、晩に至りて心躁・困倦するには、即ち塩少し許りを入れて同じく煎ず。

若し陰経の傷寒にて手足逆冷し、及び虚汗止まず、脈細、面青くして嘔するを疾《や》むには、更に宜しく附子を加えて同じく煎ずべし。多少を加減しても並びに時に臨みて之を消息すること在り」とも記載される。

❽本方に対する現在の我が国の代表的な処方集での薬味の分量は、全て1～4gの配合量であるのに対し、原典～『和剤局方』では最少薬味量である芎薬などに対して、蒼朮は6.7～20倍、桔梗は4～10倍、陳皮は2～6倍、枳殻は2～4倍となっている（**表8**）。即ち、元来は蒼朮の配合量が際立って多く、次いで桔梗・陳皮・枳殻という構成は、現在の一般的処方構成以上に蒼朮の効能が重視され、それは取りも直さず祛湿作用が重視されてきたことを示すものである。

❾さて、一般的には生料五積散を最初に処方したのは王碩であると考えられている。

王碩撰**『易簡方』増損飲子治法三十首**には、「生料五積散　風寒に感冒し、肩背拘急して発熱・頭疼し、或いは寒湿の搏つ所、一身凛然と為すを治するには、急ぎ此の薬を用い、養胃湯を服する法の如く、被を以って蓋い、汗出づれば即ち愈ゆ」とあって、標準処方の十五味が夫々精々二倍差程度の量で処方されて姜棗煎服する。生料は熟料と比べて、その調理法のみならず、各薬味の処方量の一様さも特徴である。

❿しかし乍ら、**『三因極一病証方論』巻之四・傷寒証治**には、「五積散 太陰の傷寒、脾胃和せず、及び積聚有りて腹痛するを治す」とあって、通常の十五味の熟料五積散が収載され、引き続いて、順元散 烏頭・附子・天南星・木香と掲載され、前方同様に煎じる指示がある。

一方、巻之十七・産難証治には、「催生湯 産婦の陣、踈らにて難産し、三両日を経て生れず、或いは胎、腹中に死し、或いは産母の気乏しく委え、頓に産道乾渋するを治す。纔かに陣痛・破水を覚えば、便ち之を投ずべし」とあって、生料五積散合順元散去麻黄加杏仁・阿膠が指示され、そこでは熟料五積散の如き炮炒処理は施されていない。即ち、催生湯服用時には五

（表 8）各出処文献の薬味配合

出処文献	理傷続断方	博済方	蘇沈良方	太平恵民和剤局方	易簡方	世医得効方	医塁元戎	名方類証医書大全	丹渓心法	医学正伝		校注婦人良方	医学入門	万病回春	衆方規矩	新増愚按口訣	牛山方考	古今方彙	漢方一貫堂医学	エキス製剤
用法	熟	熟	熟	熟	生	熟	生	生	生	熟	生	生	熟 生	生	生	生	生	生	生	生
単位	両	両	両	両	銭	両	銭	両	両	銭分	分	分	分	銭分	匁分	銭分	匁分	銭分	g	g
最多配合薬	蒼朮、桔梗	蒼朮	蒼朮	蒼朮	蒼朮、桔梗等	蒼朮	蒼朮、桔梗等	蒼朮	蒼朮	蒼朮	全て同一	全て同一	蒼朮	蒼朮、桔梗等	蒼朮	蒼朮	蒼朮	蒼朮、桔梗等	朮（蒼朮＋白朮）	朮（蒼朮＋白朮）
最少配合薬	芍薬、甘草等	芍薬、茯苓等	芍薬、茯苓等	芍薬、甘草等	芍薬、甘草等	芍薬、甘草等	芍薬、甘草等	芍薬、甘草等	芍薬、甘草等	桔梗			桔梗	甘草	甘草	厚朴、乾姜等	甘草	甘草	桔梗、芍薬等	桔梗、芍薬等
蒼朮量	20	20	20	24	6	12	6	24	12	1銭	5	5	7.5	1銭	3匁2分	1銭半	3匁2分	1銭	朮4	朮3〜4
桔梗量	20	10	10	12	6	6	6	12	6	1分半	5	5	1.5	1銭	1匁6分	1銭2分	1匁6分	1銭	1.2	1
芍薬量	3	1	1	3	3	1.5	2	3	1.5	2分	5	5	3	1銭	4分	3分	4分	1銭	1.2	1
蒼朮量／芍薬量	6.7	20	20	8	2	8	3	8	8	5	1	1	2.5	1	8	5	8	1	朮3.7	朮3〜4
桔梗量／芍薬量	6.7	10	10	4	2	4	3	4	4	0.8	1	1	0.5	1	4	4	4	1	1	1

積散去麻黄を生料で温酒にて下していることになる。

王碩は陳無択の門人の一人であるから、師のこれらの用法から示唆を得て、生料五積散を工夫するに至ったのであろう。従って、半ば以上は既に陳無択が工夫していたことになる。

⓫**『仁斎直指附遺方論』巻三・寒・中寒証治**の附諸方には、「按ずるに、……夫れ寒湿は陰に属し、熱燥は陽に属す。人の病為るは二者に過ぎざるのみ。善く薬を用ゆる者は苦寒を以ってして其の陽を瀉し、辛温を以ってして其の陰を散ず。之を病みて愈えざる者、未だ之有らざる也。予嘗て防風通聖散を以ってして熱燥を瀉するの薬也とし、生料五積散を寒湿を散ずるの薬也とす。識らず、明哲以為えらく何如と」とあって、『仁斎直指附遺方論』に於いて、既に防風通聖散と対比して捉えている。

⓬**『外科正宗』巻之三・附骨疽第三十二　附鶴膝風**には、「夫れ附骨疽は乃ち陰寒、骨に入るの病也。……凡そ此の症を治するに、初起に寒熱、痛みを作す時は便ち五積散加牛膝・紅花を用い、発汗して寒を散じ、経絡を通行す。……」とあり、附骨疽主治方には、「五積散　風寒湿の毒、経絡に客し、筋攣・骨痛を致し、或いは腰脚酸疼し、或いは遍身拘急し、或いは発熱・悪寒・頭痛する者を治す。並びに宜しく之を服すべし」とあって、❶の十五味が指示されて姜煎する。方後には、「頭痛・悪寒する者は連鬚葱頭三根を加え、蓋し汗するを効と為す。下部には木瓜・牛膝を加う」と記載される。勿論、生料である。

⓭エキス製剤には白朮を配合する製品もあるが、白朮は**『医学入門』巻之七下・通用古方詩括・五積散**の加減法に、「体薄く汗有るには蒼朮・麻黄を去り、気虚は枳梗（枳殻・桔梗）を去り、参朮（人参・白朮）を加う」とあり、また**『衆方規矩』巻之上・中寒門・五積散**の加減法に、「泄瀉するには枳（枳殻）を去って、衍（肉豆蔻）、伽（白朮）を加う」とあって、ここでは加味方として白朮が採用されている。

⓮一方、**『師語録』巻下一・五積散**には、「陰証の傷寒によし。一切のひえたる人によし。腹・脇痛み、虫・積聚にもよし」とあり、薬味のうちで「蒼朮十二両、但し、白朮もよし」と、本掲の組成の五積散が登載されてい

る。また、「ひえ物を食し、胸に滞り、腹脹り吐逆し、痃癖・癥瘕・疝気の痛むには塩少し入れ服す」ともある。ここでは薬味そのものに白朮可となっていることを表わしている。

⑮しかし乍ら実は、**『伝信適用方』巻上・治感風中暑**には、「参苓散　傷寒を解し、百節疼くを治し、一切の虚労・気疾に並びに宜しく之を服すべし。何伯応伝」とあって、人参・茯苓・白朮・桔梗・橘紅・香白芷・芍薬・当帰・川芎・半夏・厚朴・官桂・枳殻・乾姜・麻黄・甘草の十六味を、要は芎・桂・枳殻の三味を除いて文武火で炒った後、除いた三味と混ぜて生姜・葱煎服するべく指示される。ここで、先の十六味は❶でいう十五味去蒼朮加人参・白朮であり、事実上は『博済方』の五積散去蒼朮加白朮である。即ち、『伝信適用方』では既に蒼朮に代えて白朮が処方されていたことになり、白朮配合の嚆矢であると言えよう。

⑯**『有林福田方』巻之九・婦人・難産・難産治方**には、「五積散　……〇予、後にこれを思うに、若し寒月にこれを用うるには甚だ的当なりとす。際暑の時は恐らくは軽く服しがたし。然らずんば五苓散を以って葵子・灯心煎物に調えて下すは、暑を去け、魂《たましい》を清し、胎を滑らかにして産し易くして施す所、輒ち験あり。敢えて自ら秘せず、併びに玆に録せり。又胞漿先ず破れつれば、則ち胎乾きて産し難し。白蜜と生麻油等を用いて浸して熱酒を以って合得所にして便ち服すべし。胎気既に潤えば即ち分免す。分免とはうまるるなり。……」と解説される。

また、**同書・巻之五・脚気並雑風・治方**には、「五積散　選奇方に云う、脚気を治す」とあって、五積散四銭・檳榔子一箇を煎服するべく指示され、方後には、「薬を服しおわって被を覆って腿股内に少し汗出でて良しとす」との用法も記載される。尚、多紀元胤編『医籍考』巻四十八・方論二十六には、「余氏 綱 選奇方　書録解題十巻　佚」とある。

⑰**『新増愚按口訣』上巻・生料五積散**には、「寒湿に中たる者は之を主る」との条文の後、方後には「愚按ずるに、寒湿に中たる者、或いは水に入り、或いは湿地に坐し、或いは風雨に遠行するの類なり。其の証なるや、頭疼き身痛み、頸強拘急、悪寒・嘔吐、或いは腹痛すること有る也。……今の

医流、中寒に之を用う。余意《おもえら》く、中寒は四逆、理中の類に宜し。寒風冷湿に感ずる者、此の方に宜し」とあって、この条文及び愚按は中国文献には見ない長沢道寿独自の言葉で綴られていて、而も要点を直截に表現している。

⑱**『牛山方考』巻之上・五積散**の方後の注釈には、「此の方、修合して其のまま用ゆるを生料五積散と云う。肉桂、白芷の火を忌む二味を除き、外十三味（蒼朮、桔梗、陳皮、厚朴、乾姜、当帰、川芎、芍薬、半夏、白茯、麻黄、枳殻、甘草）、慢火にて炒り用ゆるを熟料五積散と云う。熟料は虚寒を治する便なり。生料は風湿を治するなり」とあり、原典〜『和剤局方』の指示は全て熟料五積散である。

⑲**『療治経験筆記』巻之四・五積散**には、「此の方を用ゆる目的は腰冷痛、腰股攣急、上熱下冷、小腹痛、此の四症の目的に用ゆる也。△腰股攣急は腰より股へかけて筋はるを云うなり。右の四症は五積正面の目的なり。△上熱下冷は足冷ゆるを重にとるべし。上熱は有っても無くてもよし。△腰冷痛は冷の字に心を付くべし。苦熱するは効なし。△婦人赤下、虚寒に属し、足冷ゆるもの、此の方効あり。△疝気、腹痛攣急して足冷ゆるものに此の方効あり。△此の方を用ゆる心得、凡そ諸病寒湿に中たる病人が皆此の方用いてよしと知るべし。寒湿は外露にうたれ、内冷水に傷らるるの類、寒気と湿気と二つに云うべからず。……」と、ここでは寒と湿とに重点がある旨を説いている。

⑳**『勿誤薬室方函口訣』巻之下・五積散**には、「……故に風寒を駆散し、発表するの外に、内を温め血を和するの意あれば、風寒湿の気に感じ、表症もあり、内には従来の疝積ありて臍・腹疼痛する者、尤も効あり。先哲、此の方を用ゆる目的は腰冷痛、腰・腹攣急、上熱下冷、小腹痛の四症なり。……」とあって、『療治経験筆記』より引載している。

㉑**『森道伯先生伝』五積散**には、十八味、即ち❶の十五味に大棗・香附子・白朮が加味されていて、「五積散症の正症を有するものは、顔色が青白色となり、皮膚の光沢がなんとなく消失している。脈は中寒の時は沈、遅、又は緊脈を現わし、中湿の甚だしき場合は滑脈を呈している。腹症は心下痞満を見る。或は板状の抵抗を触れることがある。又、腹部一体に膨脹して

いることがある」として、五積散症の腹症が図示される（**図 7**）。又、五積散応用上の注意として、「(一) 妊娠中は用いぬ方がよい。（二）本方を服用して薬液が胃内溜滞の感ある時は、桔梗を減ずるとよい。即ち、桔梗は薬液を中焦に留むる作用を有するからである。(三) 防風通聖散を服用して食慾消失するは、五積散を与うべきで、防風通聖散の適応症ではない」とある。

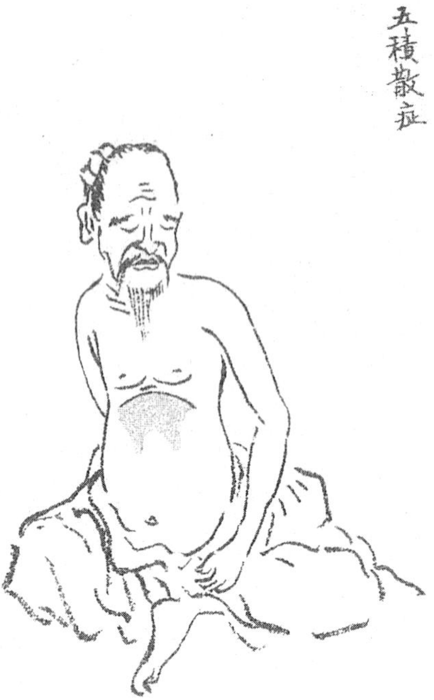

（図 7）五積散腹症図
『森道伯先生伝』より転写

㉒矢数道明先生は『**漢方と漢薬**』**第三巻第十一号・五積散の運用に就て**で、「吾々の実際経験上、五積散と防風通聖散の合方が頻りに用いられているが、即ち二者の移行型とも云うべきものが、中年初老時の中風性体質者に可成りに多い。この二方の合方と云えば、その薬味の上より之を見る時は、或は呆然自失する方があるかもしれない。然るに実際上その一方のみにては如何としても足らざる移行型が頗る多く、二者の合方がよく奏効する事実は否み難い処である」と。

実際、一貫堂では、五積散は防風通聖散（1023 頁）の虚証の場合に使うことが多く、その移行するタイプの処方を解説したものである。

㉓一方、**五積散の運用に就て**で記載された処方は、本掲の組成より生姜がなくて香附子が配されている。即ち、『森道伯先生伝』と同一である。

元々、香附子の配合は、**『衆方規矩』巻之上・中寒門・五積散**の加減法に、「帯下に赤白をおろして虚寒に属するには莎（香附子）、茴（茴香）、呉（呉茱萸）を加う」、「赤白帯下、虚寒に属するは痛みあり、呉（呉茱萸）、候（香附子）を加う」とある位でしかないが、『森道伯先生伝』に於いては香附子を五積散そのものの中に配合した処方として記載されている。香附子は芍薬・甘草と共に、「中（脾胃）を理し、腹痛を止め、食慾を進む」と薬理を概述されていて、これでみるに、香附子は五積散の薬味の一つであり、他の流派にも見ない森道伯師による独自の工夫である。但し、エキス製剤には香附子を配合した処方はなく、生薬香附子末の配合で以ってこれに充てる。

㉔西山英雄先生は『**漢方の臨牀**』**第8巻第8号・催生の目的に五積散を使って**で、「私は偶然の、全く偶然の機会に、催生の目的に五積散を使用し得たので、此処に報告する次第である。……しかし、昨日までの経過をみるに、五積散は全然効果がないということはない、確かに徐々ではあるが、陣痛を促進している、だからなお五積散を投じて時を稼げば成功すると思う。だが、現代薬のあの脳下垂体後葉製剤の迅速にして確実な効果を熟知している助産婦が、なおこれ以上、私の投薬方針に協力して呉れるだろうか？たとえ助産婦は了承して呉れても、産家の人々は承知して呉れるだろうか？……私は医師としての責任上、とうとう兜を脱いだ」という苦渋の選択の末に、塩酸キニーネを処方された1例である。四日間、五積散を服用させたという、現代にあっては貴重で無二の、誠実な症例報告である。

㉕五積散が散である理由は、熟料に於いて、二・三の薬味を除いて剉細した粉末生薬を慢火を用いて炒るとき、加熱操作が一様に行き亘るための手段であり、単に細断生薬ならば個々の切断片の表面と内部とで温度差が生じ、修治が不徹底となってしまうためであろう。また、加熱しない二・三の薬味を粉末化するのは、単によく混和しうるためというに過ぎない。また、五積散では散剤をそのまま温湯などで服用するのは例外的である。五積散は熟料でも生料でも、飽くまでも煎服するのが原則である。

五淋散

出典 『備急千金要方』、『脚気治法総要』、『仁斎直指附遺方論』、『古今医鑑』

主効 消炎、利尿、止血、泌尿器。尿路系炎症を清熱利尿する薬。

組成

茯苓6　芍薬2　山梔子2　当帰3　甘草3　[黄芩3]
[(地黄3)]　[(沢瀉3)]　[(木通3)]　[(滑石3)]
[(車前子3)]

解説

本方はエキス製剤メーカー間に於いて、組成上、竜胆瀉肝湯(1146頁)と共に最も大きな差のある処方の一つである。

【茯苓】…消化管内及び全身組織内の水腫・水滞に対し、利尿して消腫・止瀉するが、本来は本方で用いる茯苓は赤茯苓でなければならず、赤茯苓そのものに消炎利尿作用がある。

【芍薬】…骨格筋、特に平滑筋に対して鎮痙作用を発揮し、尿管結石に奏効するが、本来は本方では赤芍の方がよく、赤芍は以上の他に、瘀血を去り、血熱を解して消炎鎮痛する作用を有つ。

【山梔子】…湿熱やその他の種々の炎症に対して消炎解熱作用を呈し、尿道炎に対してもよく消炎する。更に黒炒すれば、よく止血する。

【当帰】…婦人科の主薬であるのみならず、血流の停滞を解除して気血の循行を改善し、腹部を温めて止痛すると共に、また慢性化膿症に対しても治癒を促進する。

【甘草】…本来は本方では生甘草であり、抗炎症作用を発揮しつつ、芍薬と配合して平滑筋の痙攣を一層緩解するため、尿管結石に効を奏するが、甘草の代わりに甘草梢を用いれば、尿路系の湿熱を除く作用があるので、一層有効である。

【黄芩】…代表的な清熱薬で一般的な抗炎症作用の他に、消化器系や尿路系の湿熱に対して、燥湿すると共に、清熱する。

【地黄】…炎症を鎮めて清熱し、熱による体液の喪失を防ぐと共に、止血作用を発揮する。また、不全心に対する強心利尿作用も認められる。

【沢瀉】…一般的水腫に対して利尿作用を発揮する他、湿熱による下痢に対しても消炎しつつ止瀉し、また尿路系の炎症に対しても消炎利尿する。『薬性提要』には、「膀胱に入り、小便を利し、湿熱を除く」とある。

【木通】…一般的浮腫に対して利尿する他、尿路系の炎症に対しては抗菌作用を発揮して利尿する。『薬性提要』には、「湿熱を導き、小便を通じ、関節を利す」とある。

【滑石】…尿路系の病変に対して、炎症を鎮めて利尿作用を発揮すると共に、結石に対してもこれを排出するように働く。『薬性提要』には、「熱を瀉して竅を利し、小便を通ず」とある。

【車前子】…同様に尿路系の炎症に対し、清熱しつつ利尿する他、尿量減少に対してはこれを増加させるように働く。『薬性提要』には、「水を行らして熱を瀉し、血を涼す」とある。

以上、当帰以外は何れも平性～涼性～寒性であり、消炎作用のある薬味、利尿作用のある薬味と多くは両作用のある薬味、更には止血作用のある薬味から構成され、主として消炎利尿作用を発揮する。

少味剤と多味剤の五淋散は同名異方と表現し得よう。

総じて、泌尿器科系の炎症に対して利尿を促進しつつ消炎する薬である。

適　応

尿道炎、膀胱炎、淋病、前立腺炎、腎盂腎炎、前立腺肥大症、膣炎、子宮内膜炎、卵管炎、子宮頸管炎、骨盤腹膜炎、虫垂炎など。

論　考

❶**『太平恵民和剤局方』巻之六・積熱　附　火証**には、「五淋散　腎気不足、膀胱に熱有り、水道通ぜず、淋瀝して宜しからず、出づること少なく、起くること多く、臍腹急痛し、蓄作時に有り、労倦すれば、即発し、或いは尿豆汁の如きを治す。或いは砂石の如く、或いは冷淋膏の如く、或いは熱淋、便血並びに皆之を治す」とあり、組成は赤茯苓・当帰・甘草・山梔子仁・赤芍薬である。同箇所にはもう一つの五淋散があり、条文指示は同じ

で組成は上記五味去当帰加淡竹葉・山茵蔯・木通・滑石である。但し、ここでは赤茯苓 ⇒ 茯苓、甘草生 ⇒ 甘草炙と指示される。また、前者は宝慶新増方で、後者は続添諸局経験秘方である。従って、前者は宝慶年間（1225 ～ 27 年）の収載で、後者は淳祐年間（1241 ～ 52 年）の収載である。

❷一方、董汲撰**『脚気治法総要』巻下**には、「木通散　脚気に補薬を服すること太だ多くして小便通ぜず、淋閉し、臍下脹るを治す」とあって、当帰・梔子仁・芍薬・甘草・赤茯苓・木通が指示されている。この処方は先の『和剤局方』の少味剤の五淋散加木通である。尚、『欽定四庫全書』提要には、「……久しく伝本無し。今、永楽大典の載する所に従いて、排纂して帙を成す。篇頁稍繁するを以って分かちて二巻と為す。……」とあって、元豊（1078 ～ 85 年）・元祐（1086 ～ 94 年）の間に成書したと記載される。

また、この処方は後世の魏峴撰**『魏氏家蔵方』巻第九・淋瀝**にそのまま引用されている。

❸しかし乍ら、実は『和剤局方』の少味剤の五淋散よりも早く、『聖済総録』巻第一百五十六・妊娠門・妊娠子淋には、「妊娠子淋にて渋痛して煩悶するを治する当帰湯方」とあって、当帰・芍薬・赤茯苓・甘草・梔子仁を水煎温服するべく指示されている。

❹また、**『鶏峰普済方』巻第十八・淋　痰飲　頭面・淋**に於いても、「山梔子湯、五淋及び血淋を治す」との許で、当帰・芍薬赤き者・茯苓赤き者・甘草・山梔子と記載されている。

更にはまた同箇所に於いては、「絳営元、心経熱して小便淋渋して通ぜず、及び諸淋を治す」との許で、生地黄・木通・黄芩も掲載されている。

❺更には、**『三因極一病証方論』巻之三・脚気惣治**には、「木通散 脚気、補薬を服すること太過にて小便通ぜず、淋閉して臍下脹るを治す」とあって、当帰・梔子仁・赤芍薬・赤茯苓・甘草と指示されている。

『聖済総録』も『鶏峰普済方』も『三因方』も、明らかに『和剤局方』宝慶新増方よりも早期の成立である。

❻抑々、黄芩は**『備急千金要方』巻第二十一 消渇　淋閉　尿血　水腫・淋閉第二**に、「熱淋を治する方」として葵根・大棗が指示された後に、「熱には黄

芩一両を加う」とあることに拠る。尚、同箇所には、「出で難きには滑石二両を加う」や「痛む者には芍薬二両を加う」との指示もある。更には、「小便通ぜざるを治する方」や「石淋を治する方」としては車前子一味が指示されている。**『千金翼方』巻第十九雑病中・淋病第二**にも、「淋を治する方」として黄芩一味が、「石淋を治する方」として車前子一味が記載されている。また、**巻第二本草上・草部中品之上**には、「黄芩……女子の血閉・淋露・下血を……療す」と掲載される。

❼そして、**『仁斎直指附遺方論』巻十六・諸淋・諸淋証治**には、「五淋散、諸淋を治す」との許で、赤茯苓・赤芍薬・山梔仁・生甘草・当帰・黄芩と記載されていて、これは今日の少味剤の五淋散そのものである。

一方、同箇所には「増味導赤散、血淋・尿血に通用す」とあって、生乾地黄・木通・黄芩・生甘草・車前子・山梔仁・川芎・赤芍薬に竹葉・生姜が方後の調理で指示されている記載もある。更には、朱崇正附遺による『和剤局方』の多味剤の五淋散がそのまま転載されている箇所もある。著者は『鶏峰普済方』と『仁斎直指附遺方論』の当該箇所の記載内容を、『中医方剤大辞典』第二冊より知り得た。

❽尚、**『医方類聚』巻之一百三十三・諸淋門ニ・施円端効方**には、「茯苓梔子散、五淋、便血・疼痛するを治す」として、白茯苓・山梔子・甘草・当帰・白芍薬が登載されているが、この処方は『和剤局方』の少味剤の五淋散と全く同一である。茯苓梔子散は『施円端効方』出自とのことであるが、同書は多紀元胤著『医籍考』巻五十一　方論二十九には、「施円端効方　三巻　存。文淵閣書目に曰く、端効方一部、一冊闕。按ずるに是の書、亦是れ医方類聚の採輯本。弟堅繕いて録し、編と成す」とあるものの、成書年は不詳である。元人の撰であろうか。

❾**『医学正伝』巻之六・淋閉門**附関格五十七には、「……若し湿熱下焦に流注して、小便黄赤にして渋数ならば、梔子・沢瀉を用いて切に湿に当たり、多き者は宜しく滑石を用いて之を利すべし」と記載される。

❿以上のような経緯を辿って、**『古今医鑑』巻之八・淋閉**には、「夫れ淋は小便淋瀝して渋痛し、去らんと欲して去らず、去らずして又来たることを

淋と曰う」との説明があり、「五淋散　肺気不足し、膀胱熱有り、水道通ぜず、淋瀝して出でず、或いは尿豆汁の如く、或いは砂石の如く、或いは冷淋膏の如く、或いは熱淋、尿血を治す」とあって、薬味は『仁斎直指附遺方論』の六味に、更に一方として生地黄・沢瀉・木通・滑石・車前子の記載がある。

尚、上記の条文及び薬味は『万病回春』巻之四・淋証にそっくり引き継がれている。

⓫一方、『万病回春』巻之四・淋証には、先ず五淋の説明があり、「気淋は小便渋りて常に余瀝ある也。沙淋は茎中痛み、努力して沙石の如く也。血淋は尿血結熱して茎痛する也。膏淋は尿出でて膏に似たる也。労淋は労倦すれば、即ち発する也。五淋は皆膀胱の蓄熱也」とある。

⓬『古今医鑑』の条文よりすれば、『和剤局方』の条文中の便血は小便血の意味と思われる。そのように解釈しないならば、条文中に血尿の記載が無くなってしまう。結局、腎気不足と解するか、肺気不足と解するかが両書の大きな差である。しかし、五行的には金生水で、肺金と腎水とは母子関係にあり、本来は肺気不足は腎気不足を生じるが、実際上、腎気不足があれば、肺気不足も引き起こしうるので、相互に影響しあうことになる。

⓭薬味の点より見れば、現在のエキス製剤のメーカー間の差は、組成上、『仁斎直指附遺方論』の条文の六味だけと、更に『古今医鑑』の一方を加味した十一味の差であると分かる。

⓮『景岳全書』巻之二十九必集・雑証謨・淋濁・述古には、「趙氏曰く、……○若し小便渋滞し、或いは補いて益々甚だしく、乃ち膀胱結熱するや、五淋散を用ゆ。……」とあり、巻之五十七宇集・古方八陣・寒陣には、「五淋散　膀胱熱有り、水道通ぜず、淋瀝止まず、臍腹急痛し、或いは尿豆汁の如く、或いは砂・石・膏淋、尿血を加うるに並びに皆之を治す」とあって、ここでは茵蔯・淡竹葉・木通・滑石・甘草・梔子・赤芍薬・赤茯苓、即ち『和剤局方』の続添諸局経験秘方の五淋散を煎服するべく指定されている。

⓯また、梁子材撰『不知医必要』巻三・濁症淋症には、「五淋散寒　膀胱

に熱有り、小水通ぜず、淋渋して出でず、或いは尿、荳汁の如く、或いは砂石と成り、或いは膏汁と為り、或いは熱して便血となるを治す。均して宜し」とあって、山梔・白芍・当帰・赤茯苓・甘草・灯心と指示される。この処方は少味剤の五淋散去黄芩加灯心で、同名異方であるが、類方である。

⑯岡本玄冶著**『玄冶方考』巻之下・雑証三・五淋散**には、「諸淋、腎気不足にて膀胱に熱有り、水道通ぜず、淋瀝して出でず、臍腹急痛して労倦に遇えば即発す。或いは尿、豆汁の如く、或いは白糊の如く、或いは沙石の如く、或いは熱淋にて尿血し、或いは膏淋にて尿濁ること膏の如きを治す。○又小児の淋瀝、多くは膀胱の熱也。五淋散に宜し。○又曰く、熱証の淋病、五淋倶に通用す。但、八正散より軽き熱証に此れを用ゆ」とあって、赤芍・梔・赤苓・帰・芩・生甘が指示される。また、「○一方は生地・沢・通・滑・車有り。○虚冷にして尿濁り、膏の如きもの有れば、帰を倍し、桂を加う」とある。先の六味は少味剤の五淋散、一方の五味を加味した十一味は多味剤の五淋散である。

⑰多紀元簡輯**『観聚方要補』巻六・淋癃溺多遺尿転胞**には、五淋散として『和剤局方』処方が示され、条文には簡単に、「膀胱熱有り、水道通ぜず、淋瀝宜しからず、出づること少なく起くること多きを治す」と解説がある。

⑱**『叢桂亭医事小言』巻之七・叢桂亭蔵方**には、「丙字湯　諸淋を理する方」として、本掲の組成去木通・車前子・茯苓・芍薬が記載され、更に**同書・巻之三・淋**には、「さて、淋病を治するの要は甘草を主となす。痛み甚だしきほど効あり。丙字湯にて五淋共に皆治す」とある。甘草を重視しているのが特徴である。

⑲山本巌先生は**『東医雑録』(1)・五淋散に就いて**で、「私は今迄五淋散を使用して、一度も苦情を聞いたことがない。而も、あまり陰陽虚実等にとらわれずに、排尿痛、頻尿、残尿感、時に血尿のある場合、主として膀胱炎、尿道炎に気軽く使用する。……淋症にはまず、五淋散を使ってみてそれでうまく行かない時は他の方を考える様にすればよいと思う」と述べられている。誠に心強い御説である。

⑳また、更に先生は**再び五淋散について(3)——尿路感染症の治療——**

で、「7. 五淋散は、当帰芍薬散タイプの冷え症と水滞のある者に用いるための処方であるが、色々と加減すればその応用は広くなる。8. 五淋散は、カタール性など、化膿傾向も少なく、炎症症状も弱い場合であるが、慢性または再発を繰り返して抗生物質が効なく治癒しない場合にも有効である。9. 五淋散を用いるべき、軽症の膀胱炎の患者は、日常の臨床において非常に多い。従ってファーストチョイスとして推薦したい薬方である。薬局などでは『膀胱炎』といえば、目をつむって五淋散を渡せばよい。尿が化膿で混濁しはじめると、猪苓湯では治らない。10. 膀胱炎は婦人に多く、妊娠の場合も多い。八正散などは妊娠にはよくない。私は、昭和48年、五淋散エキスを作ってから使用量はすでに200kg 以上にも及ぶ。しかもいままで副作用など一例の苦情も受けたことがない。11. 五淋散は、膀胱炎のみならず、男子では前立腺炎や、女子では、膣炎、子宮内膜炎、頸管カタール、卵管炎、卵管周囲炎、骨盤腹膜炎、虫垂炎、にも用いる」と、先の解説よりも更に詳細に、具体的に述べられている。

㉑『薛氏医案』の竜胆瀉肝湯は多味剤の五淋散の類似処方で、同方は多味剤の五淋散去茯苓・芍薬・滑石加竜胆である。

㉒著者の症例を挙げる。患者は81歳女性、中国残留孤児で帰国した人である。現在、脳梗塞後遺症（右片麻痺）、右大腿骨頸部骨折術後、廃用症候群で寝たきりで、襁褓着用中。但し、言語機能は問題なく、通常会話は可。平成23年正月前後に排尿痛を伴う膀胱炎を発症し、近医より抗生剤を処方され、一旦は治まったが、軈て再発した。脈：沈細弱。そこで、多味剤の五淋散エキス製剤を処方したが、2週間後、未だ治まらないと訴える。患者が冷え症・水肥りタイプの人であることに鑑み、山本先生の先の御説に示唆を得て、今度は五淋散合当帰芍薬散を処方したところ、排尿痛も治まったという症例である。

五苓散

出典 『傷寒論』『金匱要略』

主効 利水、利尿、血流促進。

消化管内及び組織内に偏在した過剰水分を去る薬。

組成

猪苓3～4.5　沢瀉4～6　白朮3～4.5　茯苓3～4.5
桂皮1.5～3

四苓湯	猪苓　沢瀉　白朮　茯苓
	桂皮

解説

構成薬味上は四苓湯(482頁)に桂皮を加味した処方であるが、歴史的には本方の方が古いことは言うまでもない。

四苓湯は四味共に利水作用を有するが、大きく二つに区分し得る。

【白朮・茯苓】…消化管内及び全身の組織内に過剰に偏在している水滞を血管内に引き入れると共に、消化管の機能低下を補う。それ故に循環血液量の増減という点からは増大させるべく作用する。

【猪苓・沢瀉】…白朮・茯苓とは少し異なり、過剰水分を血管内に引き入れる作用よりも、むしろ腎臓に於いて尿生成に働く。即ち、尿量増加を促進しつつ、尿路系や消化管の炎症を些か消退させ得る。それ故、西洋医学的な利尿薬に近い効能を発揮し得るが、効能の上では利尿薬より弱い。

以上四味は、実際の効能上は消化管内、次いで全身の組織内の過剰水分を血管内に引き入れて、水分の偏在を矯正した後、その過剰水分を尿として生成しつつ消炎を図る。

【桂皮】…血管を拡張し、血液循環を促進する。表にあっては皮膚温を上昇して発汗に作用し、四肢の筋肉痛・関節痛にあっては止痛を図り、裏にあっては冷えによる内臓機能の低下を回復し、血流を改善することによって温めて補脾健胃する。

四苓湯との差は、桂皮による表寒・裏寒証に対する解表及び温裏であり、五苓散としては寒邪による束表を解肌し、且つ寒性の水瀉性下痢を止瀉するので、その意味では本方は表裏双解の剤と言えよう。また、桂皮による血流促進という点では、腎血流量も増加するため、利尿に対しても一層促進するべく作用する。

総じて、四苓湯よりも一層消化管内及び全身の組織内の過剰水分を血管内に引き入れて利尿を図るが、病状によっては発汗することもあり、過剰水分の排泄経路は利尿のみではない。

適　応

急性胃腸炎、水瀉性下痢症、消化管無力症、留飲症、水逆の嘔吐、小児周期性嘔吐症、メニエル症候群、眩暈症、船暈症、二日酔い、肝性腹水、急性腎炎、慢性腎炎、ネフローゼ症候群、膀胱炎、クインケ浮腫、寒冷蕁麻疹、夜尿症、癲癇、頭痛、片頭痛、三叉神経痛、脳水腫、陰嚢水腫、濾胞形成性結膜炎、春季カタル、水泡形成性皮膚炎、脱毛症など。

論　考

❶本方の出典は、**『傷寒論』弁太陽病脉証并治中第六**に、「太陽病、汗を発して後、大いに汗出でて胃中乾き、煩躁して眠るを得ず、水を飲むを得んと欲する者、少少与えて之を飲ましむ。胃気をして和せしむるときは愈ゆ。若し脉浮にして小便利せず、微しく熱して消渇する者、五苓散之を主る」とあり、猪苓・沢瀉・白朮・茯苓・桂枝と指示される他、『傷寒論』には多々収載されている。尚、先の方後の条文には、「多く煖水を飲みて汗出づれば愈ゆ。法の如く将息せよ」とあるので、当然乍ら小便不利や消渇などの症状があれば、基本的には経口飲水は必須の対応処置であることは古今不変である。

尚、本条文に続いて、「汗を発し已みて脉浮数、煩渇する者、五苓散之を主る」とあり、更に「傷寒にて汗出でて渇する者、五苓散之を主る。渇せざる者、茯苓甘草湯之を主る」とあって、また「中風発熱、六七日解せずして煩し、表裏の証有り、渇して水を飲まんと欲し、水入りて則ち吐する者、名づけて水逆と曰う。五苓散之を主る」などとあることに拠る。

❷また、**『金匱要略』痰飲欬嗽病脉証并治第十二**には、「仮令えば痩人、臍下に悸有り、涎沫を吐して癲眩するは此れ水也。五苓散之を主る」とあって、方後には先の後条文が記載されている。

❸**『医宗金鑑』巻二・訂正仲景全書傷寒論註・弁太陽病脈証并治中篇**には、先の二番目の条文に対して、「（按）脈浮数の下に当に小便不利の四字有るべし。若し此の四字無くんば、陽の内熱口燥の煩渇を為す白虎湯証也。其の小便不利にて煩渇有るを以ってすれば、太陽の水熱瘀結の煩渇を為す五苓散証也。況んや小便不利の証無くして五苓散を用ゆるときは、重ねて津液を竭くすの禁を犯す。太陽上篇には此の証に類する者、数条あり。惟一条のみ、水入れば即吐すは水が下行せざる故、小便不利の文無くとも、此の条は小便不利の四字有るに応ず」と解説される。成る程と思われる。

❹また、**同書・巻二十一・訂正仲景全書金匱要略註中之二・痰飲欬嗽病脈証并治第十三**には、『金匱要略』の条文に対して、「（按）痩人の痩字は当に是れ病字たるべし。癲眩の癲字は当に是れ巓字たるべし。巓とは頭也。さすれば、文義相属す。此れ伝写の訛りなり」とある。著者は癲でも意味は通じると思量するが、一方で巓でなくとも顚でもいいと思量する。

❺**『備急千金要方』巻第九 傷寒上・発汗散第四**には、「五苓散、時行の熱病、但狂言して煩躁し、精彩を安んぜず、言語、人と相主当せざる者を主る方」とあって、五味が指示され、「多く飲水し、汗出づれば即愈ゆ」とも追記される。

一方、**巻第十 傷寒下・傷寒発黄第五**には、「五苓散、黄疸を主り、小便を利する方」とあって、同じく五味が指示されているが、此方の方が各薬味の配合量が多い。また、方後には「極めて飲水すれば、即ち小便を利し、汗出づるに及べば愈ゆ」とも追記される。結局は五苓散の多量薬味によっては、茵蔯五苓散（23 頁）の効能を果たしうると表現していることになろう。

❻**『太平聖恵方』巻第九・治五日傷寒候諸方**には、「傷寒五日、頭痛・目眩し、大いに渇して水を飲み、口乾きて小便利せず、増寒・壮熱、腿・膝酸疼して忍ぶべからざるを治するには、宜しく猪苓散方を服すべし」とあって、猪苓・赤茯苓・白朮・桂心・沢瀉と指示され、方後には、「嘔吐して

食を下すべからざる者の若きは、之を服して亦効あり」とも記載される。言うまでもなく、ここでは五苓散が猪苓散として登載されている。実際、『傷寒論』の最初の条文の直後には、小字双行にて「即ち、猪苓散是なり」と注記されている。

巻第十・治傷寒中風諸方には、「傷寒・中風にて発熱し、六・七日にても解せずに煩渇し、水を飲まんと欲して吐逆するを治する猪苓散方」とあって、先の五苓散加葛根を煎服するべく指示される。ここでは、葛根を含む六味であっても、猪苓散と命名されている。

同巻・治傷寒煩躁諸方には、「傷寒にて発汗後、大いに下して胃中乾き、煩躁して眠臥するを得ず、飲水を得んと欲する者を治するには、少し飲む者を与え、胃をして和するときは愈ゆ。脈浮にて小便利し、微しく熱して煩渇する者の若きは、宜しく猪苓散方を服すべし」とあって、五苓散の五味が指示されている。

巻第十二・治傷寒霍乱諸方には、「傷寒の霍乱にて発熱して身体疼痛し、多く水を飲まんと欲するを治するには、宜しく此の方を服すべし」とあって、猪苓・白朮・赤茯苓・桂心・甘草を散と為して煎服する。ここでは沢瀉を甘草に代えて処方しているので、苓桂朮甘湯加猪苓とも解しうるが、条文上は水分の偏在ではなく、脱水である。

❼一方、成無己撰**『傷寒明理論』巻之四・五苓散方**には、「苓は令也。号令の令なり。津液を通行し、腎邪を尅伐す。専ら号令を為す者は苓の功也。五苓の中、茯苓が主為り。故に五苓散と曰う」とあって、ここでは五つの薬味の中、主薬が茯苓だとの意である。

❽**『傷寒直格方』巻中・習医要用直格・倶中風寒**には、「五苓散　中暑并びに傷寒、多いに発汗後に胃中乾き、煩躁して眠るを得ず、脈浮、小便利せず、後に熱して煩渇し、表裏倶に熱するに及びて飲水すれば反って吐し、名づけて水逆と曰う、或いは痞を攻めて解せず、或いは口乾きて煩渇し、小便利せず、或いは痞、尚在りて利止まざる者、或いは当に汗すべくして反って之を下し、利は遂に止まず、脈浮、表解せず、自利し、或いは小便利せざる者を治す」とあって、一字下げで、「凡そ五苓散を用うるに、証は脈の沉

浮を問うこと無し」とも記載される。

尚、**同書・巻下・諸証薬石分剤**には、通常の五苓散が指示された後、方後には「悪熱にて冷飲を欲する者、新水にて調下す。或いは生姜湯にて調下して愈ゆること妙なり。或いは滑石二両を加えて甚だし。或いは喘し、嗽咳して煩心し、眠るを得ざる者には、更に阿膠半両、泡して加う」とあるが、五苓散加滑石・阿膠は正に五苓散合猪苓湯である。

❾また、**『医学入門』首巻上・釈方**にも、「五苓散　五件、苓を以って主と為す」とあって、『傷寒明理論』と同様に五味の内、茯苓が主薬との謂である。

❿**『万病回春』巻之六・婦人諸病**には、「一．婦人病愈えて後、小便より屎を出だす。此れ、陰盛んにして伝送を失す。大小腸交と名づく也。先ず五苓散二剤を用いて愈ゆ。又補中益気湯を用いて安んず」とあって、交腸病への適応に及んでいる。

⓫名古屋玄医著**『閲甫纂言方考』巻之二**には、「五苓散　此の方、張仲景之を製して傷寒論に出づ。明理論に曰う、苓は令也。号令の令なり。津液を通行し、腎邪を尅伐して専ら号令を為すは苓の功也。五苓の中、茯苓、主為り。故に五苓散と曰うと」とあって、ここでも五苓散の意味は五つの苓ではないと云う。

⓬後藤艮山口授**『病因考』巻之上・中湿**には、「卑湿、経絡に伏蔵して去らざる故に病を発す。風寒とちがいて、当座は知れず、久しくして発する也。当座の湿は散じやすし。後世の医説に内外を分くるは不可なり。湿はみな外感なり」とあって、「治方　五苓散　これ一身内外の気を疎通するゆえに小便より湿を去るなり」と、外感でも風寒と湿との差異を考察している。

⓭**『療治経験筆記』巻之二・**［**小便赤色**］には、「すべて小便の色を吟味するに、清か赤かと吟味して赤しといえば、其のあとはきかずしてすます。是れ、世間の医者の常也。然れども甚だ麁相なることなり。小便の様子を問うに心得あり。小便の色、只赤きばかりにて濁りなきは是れ、熱が膀胱を蒸す故に赤きなり。是れには前の五苓散を用いてその熱を小便よりもらせばよし。是れは小便の赤きを治する法なり」とある。水分の偏在による尿量減少ならば、正に五苓散の適応であろう。

次項の **小便膠濁** には、「膠濁は小便がトロトロと濁るを云う。小便が赤き中にトロリと濁ることあるは、是れ熱が膀胱に入りたるばかりにあらず、邪も入りたるなり。故に小便が濁るなり。邪と熱とのわかれをよくよく合点せよ。熱も邪も一つに心得てはあしし。……」とあって、ここでは五淋散（328頁）が適応である。

⓮**『古方漫筆』巻之下**には、「猪苓散　発熱解せず、煩渇して水を飲まんと欲し、小便利せず、或いは水を飲んで嘔逆するを治す。又、霍乱、頭痛・発熱、身痛み、水を飲まんと欲する者を治す。又、臍下悸して涎沫を吐き、癲眩するを治す」とあって、猪苓・茯苓・朮・沢瀉・桂枝を末となし、白飲にて服すと記載される。即ち、五苓散そのものがここでは猪苓散として掲載される。また、「〇……右猪苓散中に沢瀉湯（沢瀉・朮）有りて痰飲の冒眩を治し、又猪苓散（猪苓・茯苓・朮）有りて嘔吐・水逆を治す。因りて五味の猪苓散の証に嘔吐・水逆、渇証、水を好み、癲眩の証あり。然れども五味猪苓散は頭痛・発熱等の表邪の残り有る故に桂枝を加え散服させ、汗を発し、小便を通じて、……。此の方を五苓散と云う。後世の注に苓は命令のことと云う。笑うべし。五味ともに苓ならば五苓なるべきに二苓有りて五苓と云うべきようなし。本名猪苓散なり。三味の猪苓散有る故、分かたん為に五味の猪苓散と云うべきを五苓散と云うなるべし」と、五苓散の方名由来が解説されている。更には、「〇家法に桂を去りて唐蒼朮を加え、雀目を治す。深師に白髪及び禿落するを治するに茯苓朮散と名づく。朮・桂・茯苓・沢瀉・猪苓、右五味、末服して黒髪となると云う。……」とも記載される。

⓯多紀元堅著**『時還読我書』巻下**には、「交腸病は罕見《カンケン》の証なり。仙台の原玄杏、嘗て其の証にあい、五苓散を用いて効を奏せりと其の子・玄了、予に語れり。危氏の言、誣《し》いざることを覚ゆ」とあるが、先に❿で『万病回春』に記載を見た。

⓰余談になるが、伊沢蘭軒口授、森立之筆記『**蘭軒医談**』には、「灌水の法、傷寒論五苓散の条には僅かに出づ。これを最古とす」とあり、**『傷寒論』弁太陽病脉証并治下第七**には、「病、陽に在れば応に汗を以って之を解すべ

し。反って冷水を以って之を潠《ふ》き、若しくは之に灌げば其の熱、却やかされて去るを得ず、彌々更に益々煩し、肉上粟起し、意、水を飲まんと欲するも反って渇せざる者、文蛤散を服し、若し差えずんば五苓散を与う。……」とあって、ここでは誤治の例として挙げている。

⓱また、同じく伊沢蘭軒著『居家遠志』には、更に『傷寒論』弁太陽病脉証并治中第六の「発汗後、水を飲むこと多ければ必ず喘す。水を以って之を灌ぐも亦喘す」を挙げ、「此の二条は、仲景、灌水の此の証に誤治なることを戒めしなり。後漢の代に傷寒灌水法ありし故、此の戒めを説きしなり」とあるが、同箇所の後段でも例示される如く、著者は『編注日記中揀方』はじめにで、徐嗣伯の灌水の法によって房伯玉の疾を治したという記載を引用している。

⓲大塚敬節先生は『**漢方と漢薬**』**第四巻第六号・五苓散に就いて**で、「五苓散は……五味からなる散薬でありますが、方中に苓と名づくべきものは、二つしかないのに、何故に五苓散と呼ぶのであるか、この点に関しては先輩に説があります。それによれば、五苓散は五物猪苓散の意であって、金匱要略の三味からなる猪苓散と区別するために、之を五物猪苓散と名づけ、之を略して五苓散と呼びならわすに至ったということであります」と、その命名由来を説明されるが、先の❼❾⓫と対比的であり乍ら、⓮の解説を真理と判断されたものであろう。

⓳大塚先生はまた、『**漢方の臨床**』**第2巻第1号・診療余話――座談会――**で、「それからもう一つ、三十歳の男子で、小便の出がわるく、上衝し、顔が赤く、汗が出て、口がかわく、そして口をうるおしたがる。というのに五苓散をやりましたら、治るどころか益々のぼせた。そこで治を時の名医細野搏翁に頼みますと、苓桂朮甘湯を与え、上衝が去って治ったのです。そこで前の医者が云うのに、それは、苓桂朮甘湯が効いたのではなく、五苓散が効いたのだと主張したが、そうではない。なぜならば苓桂朮甘湯には甘草が入っているから、桂枝甘草で上衝がよくなったのだ、五苓散には甘草がないから効がなかったのだ、証とはこんなものだとあります」と、奥深いものを感じさせる話である。

⑳藤平健先生は『**日本東洋医学会誌**』**第15巻第4号・五苓散による近視の治療**で、「古来水毒の一症候として、肉瞤筋惕即ち筋肉の異常痙攣が挙げられ、とくに茯苓がそれを治する薬剤として考えられている。このことと、仮性近視が前述の如く、毛様筋の異常痙攣によるものであり、これが茯苓の入った苓桂朮甘湯や五苓散等の方剤により、証に適合すれば緩解すること等から思い合せて、仮性近視と水毒との間の関係が、遠いものではないと考えさせる。……仮性近視には、起立性眩暈のある場合と、渇のある場合とが多く見出されるが、前者には苓桂朮甘湯、後者には五苓散が応ずる場合が多い」とのことである。

㉑山本巖先生は『**東医雑録**』**(3)・五苓散と猪苓湯**で、先の⓮を引用して更に詳細に解説されている。「白髪禿頭に用いてよいと《古方漫筆》にあるが、私は白髪にはよいと考えている。それは、頭皮を手で動かして、皮下に水が多く、よく動く者は白髪になる。頭蓋骨の大きさに対して、頭の皮膚にゆとりがなく、手で頭皮を動かしても動かない者は、禿頭となって毛髪は脱落する。毛髪の色は黒いけれど痩せて毛は細い。頭頂の部分は頭皮にゆとりがなく、従って脱毛し、側頭部は頭皮にゆとりがあるために毛髪は抜けない。また側頭部の毛髪は白髪になりやすい、と考えている。したがって、私は白髪は水によるため、五苓散は有効だが、禿頭には効はないと考えている」と、いつも乍らの着想の独自性と斬新性には恐れ入る。

㉒昔から五苓散証として口渇、尿量減少は必須とされている。これだけでみれば脱水症状とも解され得るが、先の❶の方後の条文に言う如く、多く煖水を飲んでいて、且つ上記の症状を呈するのであるから、単なる脱水ではなく、水分の偏在と考えなければならない。それ故、口渇、尿量減少があっても全体の水分代謝が正に傾いているときは、五苓散を投与することも考えるべきであろう。場合によっては通常の一日量よりもずっと多い目に投与してもよい。

一方、もし脱水による口渇、尿量減少ならば、全体の水分代謝は負になっているはずだから、五苓散を投与するよりも輸液等の脱水補正を図ることが第一となる。

但し、水分の偏在を考えれば、一方で脱水を補正しつつ、同時に五苓散を投与して水分の偏在を矯正することは充分有り得る。その意味では、五苓散は脱水時には必ずしも禁忌ではない。

㉓尚、ここで言う水逆の嘔吐は傷寒に於いての症状・症候であるから、自らイレウス＝吐糞症は除外されるし、また嘔逆する吐物には胆汁＝黄膠水を含まないことも特徴である。ということになれば、何らかの機序による一過性の幽門痙攣か。

㉔老人は生理的に細胞内の水分含有量は少なく、夏場や摂取障害などで容易に脱水を来たす。このとき通常は輸液を行って脱水に対応する。急性の場合ならば大抵よく奏功する。しかし乍ら慢性化していると、血清アルブミン量は回復し得ても輸液によって脱水は補正されず、輸液量を増加すると浮腫を来たす。このとき消腫のため利尿薬を併用すれば、尿量は増加しても浮腫はあまり軽減しないことがある。即ち、輸液＋利尿薬だけでは浮腫は消退しない。このとき五苓散を投与する。即ち、水分代謝量は正であり、浮腫として水分の偏在があるために血管内脱水を惹起している。この状態のとき、五苓散は偏在した過剰水分を血管内に引き入れて浮腫を軽減し、血管内脱水を補正するように作用する。

以上は、著者の実際の投与例についての考察を含めた解説である。

㉕著者は以前に病院勤務の頃、当直をしていたときに病院の看護職員の1歳になる子供の水逆の嘔吐を治療したことがある。経口的に水分摂取をしてもそれを上回る量を吐出し、而も黄膠水は混在せず、嘔吐した後には苦悶状でなく、ケロッとしているとのことであった。著者は水逆の嘔吐と診断し、五苓散エキス製剤は特別な味もないので、1包2.5gを直接重湯に振りかけて、少量ずつ経口摂取させるように指示したところ、翌朝詰所で会った職員からは1回分だけで奏功したとのことだった。

牛車腎気丸

出典 『金匱要略』、『厳氏済生方』

主効 補腎精、利尿、全身鼓舞。腎虚の尿量減少による浮腫の薬。

組成

附子1　茯苓3　沢瀉3　山茱萸3　山薬3　車前子3
牡丹皮3　桂皮1　牛膝3　地黄5

八味地黄丸	地黄　山茱萸　山薬　沢瀉　茯苓　牡丹皮　桂皮　附子
	車前子　牛膝

解説

八味地黄丸（940頁）に牛膝・車前子を加味した処方である。

【八味地黄丸】…欠乏した体内の津液を潤わせて滋養強壮し、衰弱した生理的機能を鼓舞しつつ、下痢に対する予防と共に利尿作用の加味された薬で、要は腎虚を温補する薬であり、症状としてはある場合には小便不利となって表われ、ある場合には小便自利となって表われる。

【車前子】…急性尿路炎症に対し、消炎しつつ利尿する作用があり、腎機能低下による尿量減少に対しては尿量を増加させて消腫する。また眼疾患に対し、清熱すると共に明目作用を発揮する。『薬性提要』には、「水を行らして熱を瀉し、血を涼す」とある。

【牛膝】…古来、下行性があると考えられ、腰から下肢にかけての種々の疼痛に対し、時に補腎し、時に祛風湿し、時に瘀血を去って鎮痛する。また腎結石や尿道炎に対しても症状を緩解し、更に高血圧症に基づく種々の症状に対しても症状緩解的に作用する。『薬性提要』には、「肝腎を益し、筋骨を強め、腰足痛を治し、諸薬を引きて下行させ、悪血を散ず」とある。

以上、本方は八味地黄丸証で、下半身症状を緩解するように牛膝・車前子が加味されている。

総じて、八味地黄丸の適応証の内、尿量不利のため腰背部が重く、下肢

に浮腫を来たしている状態に対して、尿量を増加させて諸症状を緩解する薬である。

適　応

八味地黄丸の適応証で尿量減少している場合。

論　考

❶本方には文献上、多くの別名が与えられている。加味腎気円、加味腎気丸、済生腎気丸、加減済生腎気丸、加味八味丸、金匱腎気丸、加減金匱腎気丸……等々。

❷本方は元々、**『金匱要略』中風歴節病脉証并治第五**の崔氏八味丸、**血痺虚労病脉証并治第六**の八味腎気丸及び**婦人雑病脉証并治第二十二**の、孰れも同一処方の腎気丸の加味方であり、**『厳氏済生方』巻之五・水腫論治**には、「加味腎気円、腎虚して腰重く脚腫れ、小便利せざるを治す」とあり、誠に簡明率直な解説である。加味腎気円は附子・白茯苓・沢瀉・山茱萸・山薬・車前子・牡丹皮・官桂・川牛膝・熟地黄を細末と為して蜜円とし、空心に米飲（重湯）で下すとある。

❸**『世医得効方』巻第九・腫満**には、原典と全く同じく、「加味腎気円、腎虚して腰重く脚腫れ、小便利せざるを治す」とあって、蜜円にて空心に米飲にて下すべく掲載される。

❹熊宗立編**『名方類証医書大全』巻十四・水腫・虚証**には、牛車腎気丸が加味腎気丸との方名で二通り収載されている。一方は「加味腎気丸、脾腎の虚損、腰重く脚腫れ、小便利せざるを治す」とあって、処方量は白茯苓一両・附子二両・沢瀉・官桂・川牛膝・車前子・山薬・山茱萸・熟地黄・牡丹皮各一両である。もう一方は、先の処方に引き続いて、「加味腎気丸、腎虚、腰重く脚腫れ、小便利せざるを治す」とあって、薬味は先の処方と同一であるが、処方量は官桂・川牛膝・熟地黄各半両と指示される。即ち、条文上は脾腎虚に対して官桂・川牛膝・熟地黄各一両で、腎虚に対して先の三味各半両ということになる。

❺**『薛氏医案』巻四・女科撮要・産後瀉痢二症治同兼嘔吐**には、「産後の瀉痢、或いは飲食に因りて脾土を傷損し、或いは脾土虚して食を消すこと能わざ

るには、当に審らかにして之を治すべし。……若し小便濇りて滞り、肢体漸く腫れ、或いは喘咳を兼ぬるには、金匱腎気丸を用いて以って脾腎を補い、小道を利す」と記載される。

続いて、**女科撮要・附方并註**には、「加減済生腎気丸　脾腎虚し、腰重く脚腫れ、湿飲留積して小便利せず、或いは肚腹腫脹して四肢浮腫し、気喘の痰甚だしく、或いは已に水症と成るを治す。其の効、神の如し」とあり、同じく薛已の**『薛氏医案』巻二・内科摘要・各症方薬**には、「加減済生腎気丸　脾腎虚し、腰重く脚腫れ、小便利せず、或いは肚腹腫脹して四肢浮腫し、或いは喘急して痰盛んにて、已に蠱症と成るを治す。其の効、神の如し」とあり、『女科撮要』の水症の代わりに蠱症と記した条文が収載されている。

ここでは脾腎両虚から諸症状が出現するように説明されている。確かに重症になれば、下半身の浮腫だけでなく、条文にあるように肺水腫を来たすようにも成るであろう。尤もここまで重症化すれば、とても本方の適応証とは言えない。

❻一方、同じく薛注**『明医雑著』巻之六・附方**には、加減金匱腎気丸との方名で同処方が掲載されている。更に、先の『内科摘要』の条文に続いて、「此の症、多くは脾胃虚弱に因る。其の宜しきを失し、元気復た傷れて変症となる者を治す。此の薬に非ずんば救うこと能わず」と追加されている。即ち、ここでは脾腎の虚候に対して、補脾薬のみで治療した結果による壊病への適応にも及んでいる。

❼**『万病回春』巻之四・補益**には、「加減金匱腎気丸　脾腎虚し、腰重く脚腫れ、小便利せず、或いは肚腹脹痛して四肢浮腫し、或いは喘急して痰盛んにて、已に蠱症と成るを治す。其の効、神の如し。此の症、多くは脾胃虚弱に因る。其の宜しきを失し、元気復た傷れて変症の者を治す。此の薬に非ずんば救うこと能わず」とあって、牛車腎気丸の十味が処方され、蜜丸にて「空心に米飲にて下す」べく指示される。

❽**『景岳全書』巻之十九明集・喘促・虚喘証治**には、「○古法には、心下に水気有りて上、肺に乗じ、喘して臥するを得ざる者、直指の神秘湯を以っ

て之を主る。但し、此の湯の性、多くは気分を主るに用ゆ。若し水、気滞に因る者に之を用ゆるときは可。若し水、気虚に因る者には、必ず当に加減金匱腎気湯の類を以って之を主るべし」とあって、牛車腎気丸は気虚による喘証に適応すると解説される。尚、ここで云う直指の神秘湯は『仁斎直指附遺方論』巻八・喘嗽・喘嗽証治に、「神秘湯、水気、喘を作すを治す」とあって、陳皮・北梗・紫蘇・人参・五味子・檳榔・桑白皮・半夏・甘草を姜煎するべく掲載される。

また、**巻之五十三図集・古方八陣・補陣**には、「薛氏加減金匱腎気丸　脾腎の陽虚、水を行らすこと能わず、小便利せず、腰重く脚腫れ、或いは肚腹腫脹して四肢浮腫し、或いは喘急にて痰盛んとなり、已に臌《コ》証《ショウ》と成るを治す。其の効、神の如し。此の証、多くは脾胃虚弱に因る。或いは其の宜しきを失し、元気復た傷れて変ずるを治す。此の証、若し速やかに腎中の火を救うこと非ざるときは、陽気下に充たず、何ぞ以って土を生ぜんや。土虚せば、又何ぞ以って水を制せんや。此れ必ず用ゆるの剤也。苟も此れを知らずんば、必ず救うこと能わず。若し病、燃眉に在れば当に丸を変じ、湯と為して之を治すべし」とあって、十味を蜜丸として空心に米飲にて下すべく指示される。尚、燃眉とは焦眉の急と同じ。それ故に巻之十九明集では湯として処方されたのであろう。

❾『医方集解』利滲之剤・加味腎気丸には、「脾腎多いに虚し、肚腹脹大となり、四肢浮腫し、喘急して痰盛ん、小便利せず、大便溏して黄、已に蠱証と成るを治す。亦、消渇、一を飲みて一を溲するを治す」とあって、牛車腎気丸の十味が蜜丸と指示された後、「此れ、足の太陰少陰の薬也。土は万物の母為り、脾虚するときは土、水を制すること能わずして洋溢す。水は万物の源為り。腎虚するときは水、其の位に安んぜずして妄行し、以って皮膚・肢体の間に汎濫を致し、因りて之を攻む。虚を虚するの禍、言うを待たず。桂附八味丸、真陰を滋してよく水を行らし、命火を補いて、因りて以って脾を強くす。車前を加えて小便を利するときは気を走らせず、牛膝を加えて肝腎を益す。藉りて下行するを以っての故に、水道をして通ぜしめて腫脹已み、又真元を損なうこと無き也」と解説される。

⑩尚、加減済生腎気丸にしても、加減金匱腎気丸にしても、方名の加減は何故なのかと考え込まざるを得ない。原典と『薛氏医案』方とは南宋と明との時代差を考慮しても、概ね前者は附子が多く、後者は熟地黄・白茯苓が多い。エキス製剤では何方かと言えば、後者に近い。従って、『薛氏医案』方の方名の加減の意味は、原典と比較して薬味量の加減のことであろう。

⑪**『牛山方考』巻之下・仲景八味丸料**には、「一．脾胃の気虚し、腰重く足腫れ、小便利せず、或いは腹肚脹満し、手足共に浮腫し、或いは喘急痰盛なる者に、八味丸に牛膝・車前子を加えて其の効、神の如し。金匱腎気丸と名付く。啓益 按ずるに、此の症は本、脾胃虚弱の者、治法其の宜しきを失し、元気復《ふたた》び傷れて変症となる者、此の薬に非ざれば救うこと能わず、或いは産後の腫気、腎水虚し、邪気溢浮する者に其の効、神の如し。秘すべし。秘すべし」とある。

⑫**『刪補古今方彙』水腫**には、実は本方が二通り収載されている。一方は金匱腎気丸の方名で、先の『内科摘要』の条文が引用され、方後には「……原は丸と為して之を用う。煎服と為して数々効あり」とあり、もう一方は加味腎気円の方名で、先の『厳氏済生方』の条文が引用され、方後には「……補中益気湯と兼用して脾腎虚の腫脹を治す。宜しく薛案を考うべし」とある。実際、『内科摘要』の医案には、六味丸（1185頁）、八味丸、加減八味丸（六味丸加肉桂）、本方等々と補中益気湯（1034頁）との兼用例が多々記載されている。

実際、著者もこれを合方して処方することはよくある。

⑬**『当壮庵家方口解』巻之一・八味丸**には、「○小便不通には車前子・牛膝を加えて妙あり。○男子年五十、腫脹し、呼吸連迫し、偃臥すること能わず。予、八味丸煎を以って、車前子・牛膝を加えて、肉桂・附子を倍して愈ゆ」とある。

また、**同巻・加減金匱腎気丸煎**では、『万病回春』の本方条文がそのまま引用されていて、方後には「○八味丸の所に云い述べた也。虚人、小便閉に用ゆ。鼓脹・水腫によし。○小児腫脹によし」とある。

⑭一方、先の『刪補古今方彙』について、**『方彙口訣』復刻版下巻・水腫門**に

は、「金匱腎気丸……此の方は金匱の腎気丸とあれども、即ち今云う処の牛車腎気也。目的とする処は脾腎二蔵の虚にして小水の通じ悪しく、腹は脹り、腰より下に水気あるの也」と解説し、更には別項にて「加味腎気円 済生……已に前にも在りて全く重複なり。……」と指摘している。

⑮**『梧竹楼方函口訣』巻之二・水腫類**には、「加味腎気円　腎虚、水はけ悪く、小便不利、腰より以下満する者に用ゆ。転じて産後の腫れに用う。虚弱なる婦人の産前より水気ありて産後多日を経れども、兎角腰以下に水気残り、日を経、年を踰えて愈えざる者、甚だしき者は腫満する者に用いて対症の方也。産前の水気と云うは、一通りならば産し終われば自然に消散する者也。余程産前に腫れ強き者と垂《なんな》んとすれども、分娩し終えて十日乃至二十日位を立てば、一通り強壮なる者ならば患のなき者也。自然に消散す。それが産前より後へ持ちこして多日消散せぬ者は甚だ悪候也。外に毒壅、瘀血等の実候なくんば大抵此の方よき者也。或いは産後気血大いに虚衰し、腰以下に腫気ありて腰ぬけて立つこと能わざる者、皆此の方を用いて宜し。其の外、脚気の熱去りし後の虚腫になりたる者にも宜し。……」と、産前から産後の色々な浮腫状態に対する本方の処方が示されている。

⑯**『勿誤薬室方函口訣』巻之下・牛車腎気丸**には、「此の方は八味丸の症にして、腰重く脚腫れ、或いは痿弱する者を治す。一男子、年三十余、年々脚気を患い、腰重く脚軟らかく、歩する能わず。冬月は稍差ゆるに似たれども、春夏の際に至れば復た発すること、故の如し。余強いて秋冬より春末に至るまで、此の方を服せしめて全愈す」と、症例と共に解説される。

⑰**『漢方治療の方証吟味』円形脱毛症——桂枝茯苓丸——**で、「また白髪が少々黒くなるくらいのことは、老人に牛車腎気丸を飲ませても起こることがあります。しかし、毛を生やしたり、白髪を黒くするのは、長い年月がかかるものですし、なかなか骨が折れるものです」と、白髪への適応について述べられている。

⑱さて、八味地黄丸の適応証の症状発現は多様である。腎虚を温補する場合でも、ある場合には小便不利になって表われ、ある場合には小便自利となって表われるからである。それ故、八味地黄丸に利尿作用のある薬味

は配されていても、処方全体として利尿性を発揮するとは限らない。その点、本方は八味地黄丸に牛膝・車前子が配されているので、八味地黄丸よりも利尿性はずっと確実である。

それ故、著者は八味地黄丸を処方していて利尿性が思わしくないならば、あるいは最近では最初から牛車腎気丸を処方することが多い。

⑲著者は以前に、不安定膀胱の女性を治療したことがある。患者は62歳で、頻尿・残尿感が強く、某大学病院で内臓下垂による膀胱圧迫と診断され、子宮全摘術及びＳ状結腸切除術を受け、膀胱を釣り上げて固定する手術も受け、残尿感は消失したが、それでも頻尿が気になると訴えた症例であった。初診時は牛車腎気丸のみを処方し、以後は少量の麻黄附子細辛湯（1054頁）を常に加えて、補中益気湯、八味地黄丸、真武湯（634頁）、牛車腎気丸等々と変遷し、約10ヵ月後に再び牛車腎気丸単独でうまく奏功した治療経験がある。当初の頻尿回数は1日15～18行だったが、最終的には6～7行に減少した。

呉茱萸湯

出典 『傷寒論』、『金匱要略』

主効 温裏、止嘔、止頭痛。冷えによる嘔吐、頭痛などの薬。

組成

呉茱萸３～４　人参２～３　生姜１～1.5　大棗３～４

解説

全ての薬味が温～熱性であって、言うまでもなく呉茱萸が主薬である。

【呉茱萸】…熱薬で、脾胃の冷寒に由来する諸症状に用いる。即ち乾嘔・嘔吐に対して止嘔し、胃液の分泌亢進による停水を解除し、冷寒による胃腸の蠕動運動の亢進を順方向性に回復して正常化する。その他、冷寒によることが明らかな上衝感・頭痛などの諸症状にも適応となる。また過剰水分に対しては利尿に導く。『薬性提要』には、「風寒を去り、逆気を下し、中を温めて鬱を解し、飲を去りて虫を殺す」とある。

【人参】…大補元気の効能があるが、ここでは上腹部の諸症状に対し、呉茱萸と協力して消化吸収などの機能回復に益し、心下部の膨満感や痞塞感も調える。

【生姜・大棗】…生姜は呉茱萸と共に、冷えによる乾嘔・嘔吐に対しては順方向性の蠕動運動を調整して止嘔する。生姜は大棗の甘味を緩和するが、一方で大棗は、生姜の胃に対する刺激性を緩和する。両者を共に配合して消化機能を回復する。

山本巌先生は**『中医処方解説』呉茱萸湯・運用の実際**で、「呉茱萸は、鎮嘔・制吐の半夏、温中散寒の乾姜、利水の茯苓、降気（消化管のジスキネジーすなわち蠕動異常を緩解し停留した内容物をスムーズに下部に送る）の枳実などの諸作用を兼ねそなえた薬物であると考えている」と述べられている。それ故、本方は呉茱萸が主薬で、他の薬味は全て補助的である。

総じて、胃寒によることが第一で、全ての薬味が散寒に働く。その上で嘔吐を止め、胃液の分泌を低下し、幽門を開いて、蠕動を順方向性に回復

する。また、冷えによって両肩から首が詰まって頭部に上衝する頭痛に対しても効果を発揮する薬である。

適　応

急性胃炎、慢性胃炎、急性胃腸炎、感冒性胃腸炎、機能性ディスペプシア、胃・十二指腸潰瘍、吃逆症、妊娠嘔吐、消化管無力症、二日酔い、冷蔵庫病、回虫症、肩凝り症、習慣性頭痛、片頭痛、脳血管障害後遺症、外傷性頸部症候群後遺症、メニエル症候群など。

論　考

❶『金匱要略』での方名は茱萸湯。

❷本方の出典は、**『傷寒論』弁陽明病脉証并治第八**に、「穀を食して嘔せんと欲するは陽明に属する也。呉茱萸湯之を主る。湯を得て反って劇しき者、上焦に属する也。呉茱萸湯」、及び**弁少陰病脉証并治第十一**に、「少陰病、吐利し、手足逆冷して煩躁し、死せんと欲する者、呉茱萸湯之を主る」、更には**弁厥陰病脉証并治第十二**に、「乾嘔して涎沫を吐し、頭痛する者、呉茱萸湯之を主る」とあって、呉茱萸・人参・大棗・生姜と指示されることに拠る。

❸更に、**『金匱要略』嘔吐噦下利病脉証治第十七**に、「嘔して胸満する者、茱萸湯之を主る」及び「乾嘔して涎沫を吐し、頭痛する者、茱萸湯之を主る」とあることに拠る。尚、最後の条文は**『傷寒論』弁厥陰病脉証并治第十二**と、茱萸湯 ⇔ 呉茱萸湯との差のみである。

但し、❷の最初の条文は陽明病篇に収載されてはいるものの、本方は決して陽明病の処方ではない。本来の陽明病は、陽証にして表裏に熱邪が実し、大便難に至る程である。また陽明病の変証とも解するべきではない。基本的には本方の適応証は陰病である。

❹**『肘後百一方』巻之四・治卒胃反嘔啘方第三十**には、「人、食し畢えて醋を噫し、心を醋くするを治する方」とあって、呉茱萸湯が指示され、食後の過酸症を治療するべく指示される。

❺**『太平聖恵方』巻第十二・治傷寒厥逆諸方**には、「傷寒、手足厥逆し、涎沫を嘔吐して頭痛あるを治するに、宜しく此の方を服すべし」とあって、

呉茱萸・人参が指示され、散と為して生姜・棗を入れて煎服するべく記載される。ここでは方名は付されていない。

但し、この処方の七つ前には、「傷寒にて吐利し、手足逆冷して心煩悶絶するを治するには、宜しく呉茱萸湯方を服すべし」とあって、呉茱萸・棗・甘草・生姜・人参・厚朴を細剉して煎服するべく指示される。この処方は一般の呉茱萸湯加甘草・厚朴であり、これを呉茱萸湯とし、先の事実上の呉茱萸湯に方名が付されていないのも少々面白い。

❻『傷寒活人書』巻第十五には、「(呉茱萸湯)一百　穀を食して嘔せんと欲するは陽明に属する也。呉茱萸湯之を主る。湯を得て反って劇しき者、上焦に属する也。陽明に属す。○少陰病にて吐利し、手足逆冷して煩躁し、死せんとする者、呉茱萸湯之を主る。乾嘔して涎沫を吐し、頭痛する者、呉茱萸湯之を主る。少陰に属す」とあって、人参・呉茱萸を姜棗煎服する。

❼また、董宿輯録、方賢続補『太医院経験奇効良方大全』巻之二十・霍乱門附論・霍乱通治方には、呉茱萸湯が二方掲載されている。一つは「呉茱萸湯　暑に冒されて熱を伏し、腹痛にて瀉を作し、或いは痢し、並びに飲水過度にて霍乱吐瀉するを治す。其の証、始めは冷を飲み、或いは寒に冒され、或いは飢えを忍び、或いは大いに怒り、或いは舟車に乗りて胃気を傷動するに因りて、人をして上に吐し、下に瀉し、吐瀉并行し、頭旋眼暈・手脚転筋・四肢逆冷せしめ、薬を用うること遅慢にて須臾に救わざれば命は頃刻の間に在りとす」とあって、呉茱萸・木瓜・食塩を炒り焦がして煎服する。もう一つは「呉茱萸湯　霍乱にて寒すること多く、手足厥冷し、脉絶ゆるを治す」とあって、呉茱萸・当帰・桂心・芍薬・細辛・木通・甘草を生姜・紅棗煎服する。この後の処方は結局、当帰四逆加呉茱萸生姜湯(858頁)である。

更には先の処方の後条文には、「更に、前薬无くば、塩一撮・醋一盞を用い、同じく煎じて八分に至り、温服す」とも記載されるので、塩分補給の必要性が理解されていたことになる。

❽『医学正伝』巻之四・頭痛門には、「○呉茱萸湯、厥陰の頭項強痛し、或いは痰沫を吐し、厥冷して其の脉浮緩なるを治す」とあって、呉茱萸・生

姜・人参を棗煎するべく指示される。ここでは脉浮緩と云う。

❾『**扶寿精方**』**傷寒** **続添**には、「呉茱萸湯　少陰の頭疼・吐利の後、手足厥冷し、煩躁して死せんと欲し、嘔して胸満するを治す」とあって、呉茱萸・生姜・人参を棗煎する。『傷寒論』少陰病の条文では頭痛の記載はないのに、ここでは吐利の前に頭疼と記載され、より一層病状把握が正確である。

❿呉崑撰『**医方考**』**巻之五・七疝門** **第五十九**には、呉茱萸湯に附子を加味した呉茱萸加附子湯が記載されている。条文は「寒疝の腰痛、睾丸に牽引し、屈して伸びず、尺内に脈来たること沈遅なる者、此の方之を主る」とあって、「尺内は腰を主る」ともあるので、附子を加味し、温陽効果を強化したのであろう。

⓫中西深斎著『**傷寒論弁正**』**巻陽中・呉茱萸湯**の条文には、「……按ずるに此の条、本是れ少陽の変にして陽明の変に非ざる也。太陽中篇、小柴胡湯の後に継いで論じて曰く、柴胡湯を服し已みて渇する者、陽明に属する也云々……」と、深斎は本条を少陽病の変証と述べているが、著者はやはり、本方が主として温〜熱薬ばかりから構成されているので、前述した如く、陰病の薬と解したい。

⓬一方、『**傷寒論集成**』**巻之七・陽明篇・呉茱萸湯**には、「正珍曰く、陽明の二字、本《もと》当に中焦に作るべし。乃ち下文の上焦の句に対す。王叔和、文法斯くの若きを知らずして、妄りに中焦を謂いて即ち陽明胃腑の位とする所たり。遂に改めて陽明に作る者のみ。……」とあり、山田正珍によれば、王叔和が原始『傷寒論』を撰次したとき、元々中焦とあった句を陽明に改変したことになる。確かに中焦とあれば、陽明病であるかのように誤解されることは少なくなる。後世家であれば、陽明を生かすためには、陽明の前に「足の」と追加すれば矛盾は無くなる。

⓭『**百疢一貫**』**巻之上・腹満・傷食**　**霍乱・転筋**には、「霍乱・傷食・暑傷の類、吐利し、手足冷え、脉もたえだえになり、諸薬収まらず、附子の類も咽へ入らずして吐きかえす程の処へも、呉茱萸湯を与えてよく収まるもの也。速やかに効あるもの也。少陰篇の呉茱萸湯の症、即ち今の霍乱也。此の病には呉茱萸湯の処の死生のある処也。后世家は此の処へ附子理中湯、

古方家は四逆湯或いは茯苓四逆湯を用うる也。此等の処へ呉茱萸湯効有り。呉茱萸湯などに竹節人参を用うるに、炒りて用うる也。然らざれば余りに苦味甚だしくして服するにたえざる也」とあり、暑期の食中毒・疰夏病などで霍乱を来たして、ショックに垂んとする状態への適応を説いている。また、同箇所の少し先には、「霍乱の転筋には奇効良方の呉茱萸湯よき也」とも記載し、先の❼の呉茱萸・木瓜・食塩の処方を称美している。

⓮**『腹証奇覧』上冊・呉茱萸湯の証**には、「……柴胡を用いて治せざるもの、間々この証あり。何《いかん》となれば、胸脇苦満して嘔已まざる者なればなり。然れども胸脇苦満して嘔するものは、柴胡を用いて愈ゆ。柴胡の証にして唯胸満するもの、是れ呉茱萸湯の証なり。……要するに胸脇苦満、心下痞硬して嘔するを準拠とすべし。柴胡の症大略かくのごとし。しかれども痞硬に至っては呉茱萸の証を大いなりとす」とあり、『傷寒論』の最初の条文の後半部分の「湯を得て反って劇しき者は上焦に属する也」及び『金匱要略』の最初の条文「嘔して胸満する者」は、ここでは小柴胡湯証との差異という観点から論じられている。

しかし乍ら、最も基本的には、上焦や嘔や胸満の如何などではなく、夫々の処方の効能である寒性熱性の差である。本方は陰病に処方する温熱剤であるのに対し、小柴胡湯(558頁)は少陽病にあって寒涼剤である。従って寒熱が逆になる。

だが、実地臨床の場にあっては、判然としないことも多く、そのために参考にしうる情報の一つとして、条文を口訣的に解釈することも、また診断的投薬に墜ちることも止むを得ない。

⓯竹中南峯著**『済美堂方函』傷寒　温疫　感冒**には、「呉茱萸湯○按ずるに小半夏加茯の証にして一等甚だしく涎沫を吐する者、尤も能く奏効す」とあり、**中暑　霍乱**には、「呉茱萸湯○霍乱にて表熱有りて渇する者、或いは霍乱后、水逆の如く、水飲残りて、嘔止まざる者、又霍乱にて悪物吐し尽くして后、但嘔気治せざる者を治す」とあって、ここでは嘔吐・悪心を中心に解説している。

⓰一方、**『類聚方広義』(下)・呉茱萸湯**には、先の和田東郭の云う四逆湯な

どとの類似について、「吐利し、手足厥冷し、煩躁して死せんと欲する者、四逆湯症と相似しても同じからず。四逆湯は下利して厥冷するを主る。此の方は嘔吐して煩躁するを主る。是れ、其の別也。又、脚気冲心、煩憒嘔逆し、悶乱する者を治す」ともあり、脚気衝心への適応にも言及しているのは尾台榕堂の独自の見解であろう。

⑰**『傷寒論校注』弁少陰病脉証并治第十一**には、先の二番目の条文に対する按語として、「前言の『少陰病、吐利し、躁煩して四逆する者は死す』は陽亡の危候と為す。此の証に、『煩躁して死せんと欲す』を見るは、乃ち陰寒の邪、胃に内りて擾し、正邪交争して致す所なり。故に治するに呉茱萸湯を以ってして扶正祛邪し、胃を温めて、寒を散ず」とある。文中の前言は『傷寒論』中の条文である。

また、**同書・弁厥陰病脉証并治第十二**には、先の三番目の条文に対する按語として、「厥陰肝の寒、胃を犯して巓に上逆す。故に乾嘔し、涎沫を吐し、頭痛する等の証を見る。治するに呉茱萸湯を以ってして、肝胃を温め、寒飲を散ず。……」とある。

⑱**『金匱要略校注』嘔吐噦下利病脉証治第十七**には、『金匱要略』の二つの条文に対する按語として、「上の両条、皆嘔するを以って主証と為す。前者は胸満、後は頭痛有り。兼証は異なると雖も、但病機相同じ。故に皆主るに茱萸湯を以ってして、肝を温め胃を煖め、逆を降ろして嘔を止む」とある。しかし、現在は兼証の頭痛の方が主症となっている印象を受ける。

⑲現在ではむしろ、頭痛の薬としてよく処方される。嘔気の有無に関わらず、両肩から詰まって項部に上衝し、頭部にまで達する疼痛に対し、よく奏効する。必ずしも頭痛に対処するのみでなく、両肩から項部にかけて詰まるという不快感に処方してもよい。中には同症状を来たすとき、他覚的には手指は決して温かくないこともあるが、自覚的には主症状が気になるためか、手指の冷感はあまり訴えない。人によっては頭痛は残っても、両肩から項部にかけての詰まり感のみ消失するという。また逆に、肩項部症状の出現に続いて嘔気が生じることもある。しかし、何れも所謂熱証タイプではない。むしろ、性格的に神経質な傾向の女性によく適応するよう

に思われる。

⑳大塚敬節先生は**『漢方と漢薬』第八巻第二号・治験五例・(五)呉茱萸湯**で、「一婦人、風邪にかかり頭痛甚しく、食慾なく、悪心があり葛根湯を与えるに、吐して納まらない。呉茱萸湯を与えること二日分にて治す。此患者の脉は沈にあらず、遅にあらず、浮細の脉であった。ここでも亦大いに勉強して、呉茱萸湯の脉は、必ずしも沈遅にあらざるを知った。その後この患者は再び風邪にかかり頭痛が甚しいという。よって呉茱萸湯を与えるに、そのまま治す」と、呉茱萸湯の脉は一般に沈または遅とされているが、ここでは浮細でも奏効する例であった。

㉑**『傷寒論梗概』少陰病篇・少陰病篇に於ける兼挟ある諸証の薬方**には、「呉茱萸湯　これは内の寒飲が上下に激動し、吐痢し、煩躁し、手足は厥冷し、病勢暴急の状を現わす等の証に対する薬方であって、主として寒飲を去り、吐痢、煩躁、手足の厥冷を治する等の能を有する。四逆湯は下痢を主徴とし、此の方は吐を主徴とする。同じく四肢厥冷を現わすが、其の主たる所は異なっている」とあり、四逆湯との薬性方向の差を解説される。

㉒また、大塚先生は**『漢方の臨牀』第 8 巻第 2 号・呉茱萸湯について**で、呉茱萸湯証として、「(頭痛) 傷寒論と金匱要略の条文によると、呉茱萸湯では、嘔吐が主証で、頭痛は客証である。しかし、私の経験では、頭痛が主証で、嘔吐が客証である。いつでも、頭痛がはげしい時にのみ嘔吐が現れている。頭痛が軽いときは嘔吐がなくてすんでいる。しかし全然、頭痛がなくて、煩躁と嘔吐だけのこともある。呉茱萸湯証の頭痛は、偏頭痛のかたちで現れてくることが多い。そのときは、必ずといってもよいほど、肩のこりを伴う。この肩こりも一種特有のもので、肝、胆の経絡に沿って、耳のうしろから、こめかみのところに現れる。この肩こりは、頭痛と平行して現れ、下からさしこんでくるようだと患者はいう。この肩こりは、右にくることも、左にくることもあるが、私の診た患者では、右の方が強くこり、そのときに頭痛がはげしいというものがあった。この頭痛は、疲れたり、たべすぎたりする時にも起こるが、月経の二、三日前に起りやすいという患者が案外に多い。(嘔吐) 呉茱萸湯の嘔吐は、多くは、はげしい頭

痛を伴う。私はただ一回だけ、頭痛を伴わず、めまいとともに吐くものを二十年ほど前にみたことがあった。頭痛を伴う場合の嘔吐は、五苓散証の嘔吐のように、一回に大量の水を吐くことはなく、吐きそうにしても、何にも出なかったり、胆汁だけを吐いたりする。（手足厥冷）呉茱萸湯を用いる一つの目標に、手足が冷えるという状態がある。目黒道琢は足の表より冷えるといっているが、これはあてにならない。（煩躁）煩は自覚的に、もだえるの意、躁は、手足を動かして苦しむの意である。この煩躁は呉茱萸湯を用いる目標となる。頭痛の場合もこの煩躁がともなっている。（脈）発作時には、沈、遅になることがあるが、却って数になることもある。発作のない時に、診察する場合は、脈はあまりあてにならない。（腹証）平素から、胸脇苦満や心下痞満のあるものもある。発作時には、胸苦しく、みずおちがつまったようになる。……」と述べられている。

㉓山本巌先生も**『東医雑録』(3)・甘草乾姜湯の展開**で、大塚先生の詳細な解説に対して、読者に「本文を熟読して下さるようお願いする」と絶賛されている。

また、先生は**同書(1)・冷え症の治療とその周辺**で、「呉茱萸湯　お腹を温め〔温中散寒〕嘔吐を止める〔降逆止嘔〕薬方である。陽虚のものは虚寒を生じ、それが水滞と合併するとき、①（上部）胃内に水が多く、胃及び食道が逆蠕動、嘔吐反射をおこして、上に向って嘔げるとき（逆気）は呉茱萸湯。②小便が不利して（下部）腸内に水が滞り、下って下痢するときには真武湯を用いるのである。実際にはこの両方の証を同時にもっている患者もある。主に『冷え』だけであれば理中湯を用いるが、嘔吐する場合には白朮を除いて生姜を加える。さらに胃内に水（濁飲）があって、冷えると、食後に嘔吐し、干嘔して涎沫を吐し、頭痛して嘔吐するなどの症状が出る。これを寒気上逆するとか濁飲の上溢などと称する。このような場合は、呉茱萸を主に生姜を配して、胃を温めて水（濁飲）を除き、胃の運動を正常にすることにより嘔吐を止めるのである。生姜単独では干姜より温める力は劣るが嘔吐を止める働きが勝れている。人参は胃腸の働きをよくし内臓や体を元気にする。何故甘草を除いて大棗を加えたのであろうか。本当のことはよく分からない。大棗も甘草も共に緩和剤であり、呉茱萸を和らげる」と、非常に巧みに夫々の薬味の意味を解説される。

㉔著者は以前、糖尿病、脂質異常症、高血圧症、老人性鬱病、若い頃からの慢性頭痛の75歳女性の治療を担当した。某病院の多科に受診中で、桂枝茯苓丸(264頁)が以前から慢性頭痛に処方されていたが、無効だった。洋薬は他医が担当し、漢方薬だけ当方が担当して釣藤散(783頁)を1週間処方した。多少頭痛発来はましとのことで、更に2週間続服指示したが、ましの程度のみである。そこで、当初二者択一で考えていた呉茱萸湯に変薬した。頭痛発来時は肩凝り⇒項部⇒頭頂部と上衝して来るという。同じく3週間服用後より頭痛は最近ましと。更に2週間後には全くなしと。以後、全く頭痛を訴えず、先の病院の薬も当方で管理するようになった。

柴陥湯

出典 『傷寒論』、『金匱要略』、『傷寒活人書』、『傷寒直格方』『傷寒標本心法類萃』

主効 和解少陽、清熱、祛痰。小柴胡湯証で清熱祛痰を強めた薬。

組成

柴胡5～7　半夏5　黄芩3　人参2～3　大棗3
栝楼仁3　黄連1.5　生姜0.8～1　甘草1.5～2

小柴胡湯	柴胡　黄芩　人参　甘草　生姜　大棗	半夏
小陥胸湯	黄連　栝楼仁	

解説

本方は小柴胡湯合小陥胸湯であり、小陥胸湯は黄連・半夏・栝楼仁より成る。

【小柴胡湯】(558頁)…少陽病傷寒または中風にあって清熱・健胃・鎮静・鎮咳し、また肝庇護作用のある薬である。

【黄連】…黄芩と同様に代表的な清熱薬で、熱発を伴う嘔吐及び下痢などの消化管炎に処方する他、一般に炎症性の高熱による諸症状の緩解にも効を奏する。また鎮静効果も認めうる。

【栝楼仁】…気管支炎、肺炎、肋膜炎などによる胸痛を伴う熱痰に対して、化膿を抑え、潤肺し、清熱祛痰する。また結胸・胸痺に対しても効果を発揮する。『薬性提要』には、「潤して下し、胸中の鬱熱を除き、痰嗽を治し、津を生じて腫れを消す」とある。

しかし乍ら、本方は半夏瀉心湯去乾姜加柴胡・栝楼仁・生姜でもある。半夏瀉心湯(958頁)は代表的な急性胃炎、急性胃腸炎の薬であるが、本方は半夏瀉心湯より乾姜なく、柴胡・栝楼仁が入っている分だけ一層熱証用であり、また半夏瀉心湯証で呼吸器症状の強い場合に適応となるとも考えられる。

半夏瀉心湯	半夏　黄芩　人参　甘草　黄連　大棗	乾姜
	柴胡　栝楼仁　生姜	

即ち、小陥胸湯は栝楼仁の作用を強化した方意を有ち、痛みを伴う呼吸器系の炎症による諸症状を緩解する意義が大きい。それ故、小柴胡湯に合方すれば、少陽病傷寒または中風にあって、小柴胡湯の適応証の内で特に呼吸器症状が強く、胸痛、熱痰などを呈する場合に適応となる。

総じて、小柴胡湯に栝楼仁・黄連という寒性薬を配合しているので、消炎解熱作用は強化され、呼吸器系の炎症による咳嗽、喀痰、胸痛をよく緩解するのみならず、急性胃炎、急性胃腸炎などの実熱による粘膜の糜爛、充血、発赤などを伴う消化管炎にも適応となる。

適応

感冒、インフルエンザ、気管支炎、肺炎、胸膜炎、肺結核、肺化膿症、肋間神経痛、急性胃炎、急性胃腸炎、急性胃粘膜病変、逆流性食道炎など。

論考

❶小柴胡湯は『傷寒論』、『金匱要略』の二十数箇所に収載されているが、**『傷寒論』弁太陽病脉証并治中第六**には、小柴胡湯の方後の加減法として、「若し胸中煩して嘔せざる者、半夏・人参を去り、栝楼実一枚を加う。若し渇するには、半夏を去り、人参を加え、前と合わせて四両半と成し、栝楼根四両を加う。若し腹中痛む者、黄芩を去り、芍薬三両を加う。若し脇下痞鞕するには、大棗を去り、牡蠣四両を加う。若し心下悸し、小便利せざる者、黄芩を去り、茯苓四両を加う。若し渇せず、外に微熱有る者、人参を去り、桂枝三両を加え、温覆し、微汗して愈ゆ。若し欬する者、人参・大棗・生姜を去り、五味子半升・乾姜二両を加う」とある。

一方、小陥胸湯の出典は**『傷寒論』弁太陽病脉証并治下第七**に、「小結胸の病、正に心下に在り、之を按ずるときは痛み、脉浮滑なる者、小陥胸湯之を主る」及び「寒実して結胸し、熱証無き者、三物小陥胸湯を与う」と記載されていることに拠る。

小陥胸湯の先の条文は、元々瀉下という誤治によって部分的に壊病に陥った場合を意味している。後の条文は、一般に三物小陥胸湯＝小陥胸湯と解されているから、意味がよく通じない。

❷徐大椿撰**『傷寒論類方』柴胡湯類四・小柴胡湯**には、先の小柴胡湯の方

後の加減法の最初の一条を注釈し、「嘔せざれば必ずしも半夏を用いず、煩すれば人参を用うべからず」及び「栝蔞実は胸痹を除く。此れ、小陥胸の法也」とあって、栝楼実を加味することは小陥胸湯合方の方意を含むことを云う。正にその通りである。

❸石原明先生は『**漢方の臨牀**』**第 10 巻第 2 号・先哲経験実用処方選集（百号紀念稿）**の中で、「〇柴陥湯（本朝経験）胸中熱邪あり、心下の水と結び、痰咳、胸痛する者」とあって、方後には（注）として、「創方者不明なれど『医方口訣集』に初見す。古方の小柴胡湯と小陥胸湯の合方にして胸膜炎の套方たり。小柴胡湯証にして胸痛、咳嗽激しきを目標とす。浅田宗伯の経験によれば馬脾風の初起に竹筎を加えて用うと」と解説される。

❹実際、『**勿誤薬室方函口訣**』**巻之下・柴陥湯**には、「此の方は医方口訣第八条に云う通り、誤下の後、邪気、虚に乗じて心下に聚まり、其の邪の心下に聚まるにつけて、胸中の熱邪がいよいよ心下の水と併結する者を治す。此の症一等重きが大陥胸湯なれども、此の方にて大抵防げる也。又、馬脾風の初起に竹筎を加え用う。其の他、痰咳の胸痛に運用すべし」とある。

❺従来、本方の出典は本朝経験方とされ、『医方口訣集』に登載されていると言われて来た。しかし、『**増広医方口訣集**』**上巻・小柴胡湯**には、「〇如し下して後、胸中満つる者、下すことの太だ早きに因り、邪気、虚に乗じて入れば也。本方に小陥胸湯を合して之を服す。神の如し」とあるものの、北山友松子の**頭註**には、「下層の加減の法、是れ後人の附会也」とあり、小柴胡湯合小陥胸湯は、先の❶の小柴胡湯の加減法七条以外の法であると明言している。

従って、本朝経験方という限りは、更にそれ以前の我が国の先哲が初めて処方したという証拠がなければならないのであるが、……。

❻陶華撰『**傷寒六書**』**巻之六・傷寒を看、証を識るに内外須く知るべし**には、「若し胸痛む者、結胸と為す。痛まざる者、痞気と為す。乃ち下すこと早きに因りて成る也。未だ下すことを経ざる者、結胸に非ざる也。乃ち表邪伝えて胸中に至るの症、満悶すと雖も、尚表に有りて邪未だ腑に及ばざるは、正に少陽の部分に属す。小柴胡湯を用いて枳桔を加え、以って之を治す。如し未だ効あらずんば、本方を以って小陥胸湯を加え、之を服して

愈ゆ。痛み甚だしき者、大陥胸湯にて之を下す」とあり、小柴胡湯合小陥胸湯は既に『傷寒六書』に記載されている。同書には本掲以外の各処にこの合方投与の記載はあるものの、柴陥湯という方名は見当たらない。

❼一方、**『医学入門』三巻下・傷寒用薬賦**には、「柴陥湯、即ち小柴胡湯合小陥胸湯。結胸、痞気の初起表に有るを、及び水結・痰結・熱結等の症を治す」とあって、ここでは柴陥湯という方名が記されている。本書は『傷寒六書』よりも130年後世の書である。

❽しかし、出典という意味では更にそれ以前の**『傷寒直格方』**まで溯ることができる。**同書・巻中・習医要用直格・結胸**には、「……或いは脉浮なる者、表未だ罷らざる也。之を下すべからず。（之を下せば死す。）宜しく小陥胸湯及び小柴胡の類にて和解すべし。……」とある。尚、（……）は小字夾注を示す。以下同様。

❾また、恐らく実際は劉完素の門人等の手になる**『傷寒標本心法類萃』巻上・結胸**にも、「結胸の証に三つ有り。按ぜずして痛む者、大結胸と名づけ、之を按じて痛む者、小結胸と名づけ、心下怔忡し、頭汗出づる者、水結胸と名づく也。……或いは脈浮なる者、表未だ罷らざる也。下すべからず。之を下せば死す。宜しく小陥胸湯及び小柴胡湯の類にて之を和解すべし。……脈浮にして下すべからざる者、小陥胸湯に小柴胡湯を合す」とある。

❿しかし乍ら、**『傷寒活人書』巻第十・[七十五]心下緊満し、之を按じて石硬にして痛むを問う**に、「其の脉、寸口浮、関・尺皆沉或いは沉緊、名づけて結胸と曰う也。結胸を治するには大率当に下すべし。（仲景云う、之を下せば和らぐと。）然るに脉浮と大とは皆下すべからず。之を下せば死す。尚宜しく汗を発すべき也。（仲景云う、結胸脉浮なる者、下すべからず、只小陥胸湯を用うべしと。大抵脉浮は是れ尚表証有り、兼ねて小柴胡湯等を以って先ず表を発し、表証罷れば方に結胸を下す薬を用いて便ち安んず。）」とある。

結胸は未だ表証がある時期に、誤治による瀉下によって発症するのであるから、結胸の治療と共に先ずその表証を治療せんとして小柴胡湯を兼用するのである。これは理に適っている。

即ち、『傷寒活人書』では、小陥胸湯兼小柴胡湯等という形で既に処方されている。それ故、柴陥湯の出典としては『傷寒活人書』まで溯及しなければならない。

本書には、大観元年(1107)の自序がある。

⑪『腹証奇覧』上冊・小柴胡湯之証（胸肋肪脹）には、小児の場合について、「図(**図 8**)の如く、苦満、痞鞕見えずして、胸肋ふくれはりたるものなり。俗にこれを蝦蟆腹《かえるばら》という。小児に此の症多し。即ち、此の方の症なり。外形を以って察すべし。若ししれがたき時は、指頭の横はらを以って肋骨の間をいろい、おして見るべし。必ず痛むものなり。又、此の症に似て胸高くはり出でたる者あり。是れは大・小陥胸湯の症なり。誤るべからず。又、胸肋肪脹して胸高く張り出でたるは、二証相合したる也。此の時は先ず小柴胡湯を用いて後、時々陥胸丸を以って攻むべし。……」とあり、腹証より小柴胡湯及び大・小陥胸湯の適応が示されている。

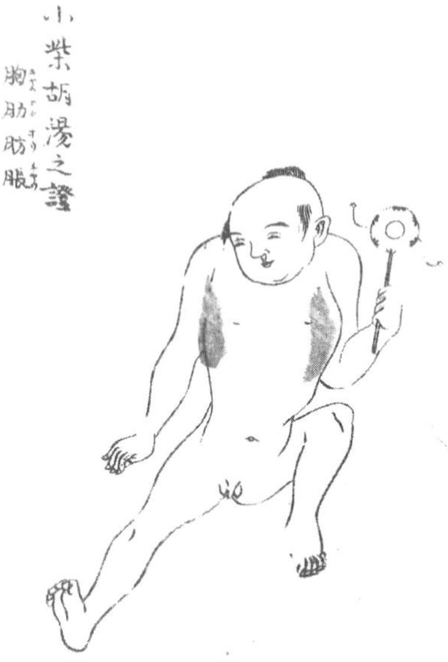

（図 8）『腹証奇覧』小柴胡湯之証

尚、**同冊・小陥胸湯之証**には、「……胸に毒ありて胸高く、時々胸痛し、あるいは心煩し、あるいは胸たとえんかたなく悪しく、所謂心痛・嘈雑などいうもの、この証多し。まず小陥胸湯をあたえ、時々大陥胸湯を以ってこれを攻むべし。……」ともある。

⑫『校正方輿輗』巻之十三・心痛　胸痺　結胸には、『傷寒論』の先の条文を記載した後、「○正に心下に在るとは、心の真下に在るなり。此れを大陥胸の症に較ぶれば、上は心に至らず、下は少腹に及ばず、之を按ずるときは痛む。大陥胸の近づくべからずとは天淵《おおちがい》なり。脉浮滑、これを大陥胸の

沈緊と較ぶれば、その邪深からざるなり。此の症にして、苦し胸脇連なり痛む者は、小柴胡或いは大柴胡、症に対して合し用う。更に妙」と、小陥胸湯合大・小柴胡湯が呈示されている。

⓭**『橘窓書影』巻之四**には、「……又、機務に勤労し、胸痹痰咳の証あり。客冬、外感の後、邪気解せず、胸痛一層甚だしく、之に加うるに項背、板を負うが如く、屈伸便ならず、倚息臥すこと能わず、飲食減少、脉沉数なり。衆医、虚候とし、之を治して愈えず。余、診して曰く、老憊と雖も、邪気未だ解せず、脉数を帯ぶ。先ず其の邪を解して而して後、其の本病を治する、遅しとせずと。因りて柴陥湯加竹筎を与え、大陥胸丸を兼用す。之を服して邪気漸解し、本病亦随いて緩和し、数日二方を連服して全愈す」と、❹に云う柴陥湯加竹筎の実例である。

更に**同巻**には、「……某の妾たり。某戦死の後、貞節を存し、艱苦して其の母を養う。故に胸中常に懊悩、動もすれば微咳・咯血して心中疼くに堪えず。余、柴胡疎肝散加麦門を与え、咯血全く止み、但胸脇痛み、時々吐痰、胸痺状を為す。乃ち柴陥加竹筎湯を与えて胸中大いに安し。後、和歌を以って世に鳴ると云う」と、ここでも柴陥湯に竹筎を加味する工夫をした症例が記載される。

⓮**『皇漢医学』第弐巻・小陥胸湯に関する先輩の論説治験**に、「赤水玄珠に曰く、徐文学三泉先生の令郎、下午毎に発熱し、直ちに天明に至る。夜、熱更に甚だしく右脇脹痛、咳嗽吊疼し、坐臥倶に疼む。……之を診するに左弦大、右滑大にして指を搏つ。……乃ち、仲景の小陥胸湯を以って主と為し、……前胡・青皮各一銭を水煎して之を飲ましめ、夜に当帰竜薈丸を服せしめて微かに之を下す。夜半痛み止み、熱退き、両貼にして全く安し」との症例を引用して、「余曰く、孫一奎氏が此の症を治するに、専ら脈に随い、腹証に拠らざるは師の本旨を没却せるものなれば、幸いに治を得たりと雖も、偶中の誹りを免れず。又、本方に前胡・橘皮を加うるは、本方加柴胡・橘皮の意なるも、是れ亦徹底を欠くものにして、此の証には当に本方に小柴胡湯を合用すべきものとす」とあって、柴陥湯として処方するべしとの見解を示している。しかし、著者は湯本求真の孫一奎への批判と異

なり、逆に柴陥湯の脈候は『傷寒直格方』に云う脈浮だけではないことをこの症例より理解する。

⑮矢数道明先生は**『漢方と漢薬』第二巻第九号・下之早、小陥胸湯証に就いて**で、「……第一番に心下部胸辺を指してこの辺が苦しくて堪らぬのだと奴鳴っている。聞くと四・五日前風邪気味であったのを無理に遠隔地へ釣りに出掛け、連日水中に浸っていたためか見る見る衰弱して来たというのである。昨日今日など食慾がちっともなく、気六かしくて怒ってばかりいる。……診すると、脈浮滑で舌白苔、心下痞満按ずれば痛み煩悶す。さてはと思われたので釣りに行って居られる時下剤を飲まなかったかを尋ねると案の定、……飲んでいたと云うのである。……小陥胸湯の味に堪え得るや否やを慮り、柴陥湯として二日分投与した。服薬後食思漸々に復し、三日目には普通食を摂り、五日目には家人の止めるのも聴かず、又々好きな釣りに出掛けて終った」という症例である。なる程、小陥胸湯の味を配慮して柴陥湯に変薬する手段もあることを学んだ。

⑯**『漢方入門講座』第一巻・肋膜炎**には、「柴陥湯　乾性湿性の区別なく小柴胡湯証のようで、もっと胸痛や喀痰がきれないために咳が強く出る場合などに使う。心下部も小柴胡湯よりは一層緊張して圧痛を認めることが多い。家庭薬として売出しているものには本方が多い」とある。

⑰**『症候による漢方治療の実際』胸痛・柴陥湯・小陥胸湯・薏苡附子散**には、「柴陥湯は小柴胡湯と小陥胸湯との合方で、肋膜炎、気管支炎、肺炎などで、胸痛を訴えるものに用いる。これらの病気の場合、小柴胡湯だけでも一応ことが足りることが多いが、小陥胸湯をこれに合することによって、消炎鎮痛の作用が更に強化せられる。この方を用いる目標は、胸脇部に充満圧迫感があって、咳嗽時または深呼吸時に胸痛を訴えるという点にある。また体温上昇、食欲不振などがみられることもある。感冒後に気管支炎となり、痰が切れにくく、強いせきをすると、胸から腹にひきつれて痛むという場合にも、この方を用いる」と解説される。

⑱**『漢方診療医典』インフルエンザ**には、「咳嗽のたびに、胸痛を訴え、痰が切れにくいものにもちいる」とあり、**気管支炎**に対しても略同文で、

肺炎では「大葉性肺炎で、悪寒はなくなったが熱があり、せきが強く、痰が切れにくく胸痛と胸部の圧重感、呼吸困難などを訴えるものに用いる」とある。また、**『明解漢方処方』柴陥湯**には、「乾性肋膜炎必効の名薬で、胸中の熱邪と胃部の湿毒が共存する点が目標である」と、明解である。

⑲高橋道史先生は**『漢方の臨牀』第16巻第7号・柴陥湯と肋膜炎**で、「浅田流では、肋膜炎と診断すれば、症の如何を問わず、必ず本方（柴陥湯）を投薬したものである。しかして本方に桔梗を加味して用いるのが、浅田流で常識となっている。すなわち柴陥加桔梗はこれである。……肋膜炎の初発において、発熱、咳嗽、胸痛があり、また滲溜液があり、摩擦音があっても、柴陥湯を服薬することによって、これらの症が多いに軽減するものである。また慢性になって肋膜に肥厚があっても、癒着があっても、浅田流では柴陥湯を常用している。しかし客症として咳痰、盗汗等があるときには、竹筎・黄耆を加味し、発熱が解熱しないときには別甲を加味するなど、そのときどきの症によって加減することがあるのは言を俟たずとも明らかなことである」と、浅田流での実際を解説されている。

柴胡加竜骨牡蠣湯

出典 『傷寒論』

主効 和解少陽、鎮静、固渋。小柴胡湯証で鎮静作用を強めた薬。

組成

柴胡5　竜骨2.5　黄芩2.5　生姜0.7～1　人参2.5
桂皮3　茯苓3　半夏4　牡蠣2.5　大棗2.5（大黄1）

小柴胡湯	柴胡　黄芩　人参　半夏　生姜　大棗	甘草
	竜骨　牡蠣　桂皮　茯苓（大黄）	

解説

本方は小柴胡湯去甘草加竜骨・牡蠣・桂皮・茯苓・大黄である。

【小柴胡湯】（558頁）…少陽病傷寒または中風にあって清熱・健胃・鎮静・鎮咳し、また肝庇護作用のある薬である。

【竜骨】…自律神経系の興奮などによる虚熱や炎症後の熱状などの精神不安・煩躁・不眠・動悸などを鎮静する。一方、性機能障害の内、夢精・遺精・精力減退などを収斂・固精すると共に、盗汗や自汗に対しては肌表を強化して止汗を図る。『薬性提要』には、「浮越の気を収め、精を濇らせて腸を固め、驚を鎮む」とある。

【牡蠣】…同様に、動脈硬化症、高血圧症などによる眩暈・煩躁・動悸・顔面紅潮などの症状を鎮静し、虚熱を清する。また盗汗や自汗を止汗すると共に、夢精・滑精を固精する。更に牡蠣には胃酸過多に対し、制酸・中和作用もある。『薬性提要』には、「堅を軟らかくし、痰を化し、脱を収めて汗を斂む」とある。

【桂皮】…解表薬であるのみならず、血液循環を促進させ、茯苓によって血管中に引き込まれた水分を利尿によって排泄する。また桂皮は大黄による脾胃の冷寒を予防するのみならず、補脾健胃作用も発揮する。

【茯苓】…水腫や水滞及び消化管内の過剰水分などに対して、過剰水分を血管内に引き込んで尿量を増加させて消腫・止瀉すると共に、補脾健胃作用もあるため消化管機能も回復させる。また不穏症状に対しては鎮静して精神不安を図る作用がある。

【大黄】…代表的な瀉下薬であるが、同時に消炎解熱作用もあり、炎症性産物を瀉下によって除去する他、種々の黄疸に対して利胆作用を発揮する。またこのことにより、上衝の気を降するが故に鎮静作用があると考えられていたが、最近、大黄に含まれているRGタンニンに向精神作用のあることが発見され、大黄自身が鎮静的に効果を発揮することが分かった。

本方は基本的には小柴胡湯の加味方と見做してもよく、それらの加味薬の内、竜骨・牡蠣・茯苓・大黄と四味までが精神安定作用を有する。

即ち、概略は小柴胡湯に精神安定作用を加味したものである。

総じて、小柴胡湯証で苛々、不安感、不眠、動悸などの精神不穏症状があるとき、鎮静作用を発揮し乍ら、少陽病の治法である和解法を行なう薬であるが、雑病時に於いても、一般的な精神神経症状があるとき、鎮静薬として処方し得る。

適　応

ノイローゼ、不安障害、不眠症、自律神経失調症、心臓神経症、神経性心悸亢進症、交感神経緊張症、統合失調症、癲癇、耳鳴症、眩暈症、動脈硬化症、高血圧症、高血圧性脳症、脳血管障害後遺症、半身麻痺、発作性頻拍症、期外収縮、腎炎、ネフローゼ症候群、萎縮腎、尿毒症、インポテンツ、肝機能障害、肝硬変症、更年期障害、ヒステリー、血の道症、月経不順、月経困難症、肩凝り症、禿頭症、蕁麻疹、小児夜啼症、不明熱、熱中症、火傷後の発熱、灸中たりなど。

論　考

❶本方の出典は、**『傷寒論』弁太陽病脉証并治中第六**に、「傷寒八九日、之を下して胸満ちて煩驚し、小便不利、譫語《センゴ》し、一身尽く重く、転側すべからざる者、柴胡加竜骨牡蠣湯之を主る」とあり、柴胡・竜骨・黄芩・生姜・鉛丹・人参・桂枝・茯苓・半夏・大黄・牡蠣・大棗と指示され、後条文には、「本云う、柴胡湯と。今、竜骨等を加う」とも記載される。従って、元々は本掲の組成以外に鉛丹を入れることになっているが、鉛中毒を恐れて現

在は普通入れない。

さて、本条文は下すのが正治か誤治かと異論があるが、何れにしても現症は錯雑としたものであろう。

❷**『傷寒論条弁』巻之二・弁太陽病脈証并治中篇第二**には、原典の条文を解して、「胸満する者は下して後、裏虚し、外熱、裏に入りて飲を挟みて膈に上搏す。煩する所以也。驚は心に属す。心は神を蔵して膈に居る。正虚し、邪勝り、寧からざる所以也。一身尽く重く、転側すべからざる者は、傷寒、本《もと》一身疼痛し、津液を亡くし、血渋りて利せざる故に、沈滞に変じ、重きこと甚だしき也。夫れ以って心虚するときは驚く也」と、正虚邪実の証に対して攻補兼施の法であると説明されている。

❸**『医宗金鑑』巻十一・訂正仲景全書傷寒論註・弁壊病脈証并治篇**には、原典の条文に対して、「（註）傷寒八・九日にて邪解せず、表尽きざるは下すべからざる也。若し之を下せば、其の邪、虚に乗じて内陥す。上に在る者、軽ければ胸満し、重ければ結胸す。胸満する者、熱、胸に入り、気、壅塞する也。中に在る者、軽ければ煩驚し、重ければ昏狂す。煩驚して譫語する者、熱、心に乗じて、神寧からざれば也。下に在る者、軽ければ小便利せず、重ければ少腹満痛す。小便利せざる者、熱、下焦に客し、水道阻めば也。邪、三焦を壅するときは栄衛行らず、水、去路無きときは外、肌体より滲む。故に一身尽く重く、転側すべからざる也。柴胡加竜骨牡蠣湯を以って之を主る。其の大意は和解するに在り、鎮固して攻補兼施する也。（按）此の条、乃ち陽経の湿熱の身重にて、若し以為えらく津亡くなり血濇れば、陽気宣布すること能わず。陰経の湿寒の身重となすは誤りなり。寒湿にて身重せば、真武湯、桂枝附子湯を用う。渇せず、裏に熱無きを以って也。熱湿にて身重せば、白虎湯、柴胡加竜骨牡蠣湯を用う。譫語して胃に熱有るを以って也。其の風湿・風温にて身重するは亦、寒を兼ね、熱を兼ぬるに外ならず、故に此の湯中に苓・半・大黄を用いて佐と為す也」と、鑑別診断に及んでいる。

但し、ここで処方される柴胡加竜骨牡蠣湯は黄芩を含まない。また方後には、「（方解）是の証なるや、陰陽錯雑の邪と為す。是の方なるや、亦攻補錯雑の薬なり。柴・桂は未だ尽きざるの表邪を解す。大黄は已に陥した裏熱を攻む。人参・姜・棗は虚を補いて胃を和す。茯苓・半夏は利水して降逆す。竜骨・牡蠣・鉛丹の渋重は驚を鎮め、心を収めて神明を安んず。斯くして、錯雑の薬を以ってして錯雑の病を治せんと為す也」と、錯雑の一語に尽きる解説である。

❹徐大椿撰**『傷寒約編』巻之四・柴胡加竜骨牡蠣湯証**には、原典の条文に対して、「妄りに下して後、熱邪内攻する故に胸満煩驚す。是れ心君寧からず、而して神明、内に乱るる也。小便利せざるは火盛んにして水虧くれば也。一身尽く重きは陽、内にして陰、反って外なる也。以って転側し難く、是れ少陽の枢機利せず。此れ下すこと多ければ亡陰し、火逆の亡陽と同じからず、故に此の湯を以って之を主る」とあって、「柴胡加竜骨牡蠣湯　下して後の胸満煩驚して脈弦細数なる者を治す」とある。方後には、「……小柴胡を取りて少陽の枢を転じ、大黄を加えて以って陽明の闔を開く。満する者は甘きを忌む故に甘草を去り、小便利せざる故に茯苓を加う。……」と、小柴胡湯去甘草の意義が解説される。

尚、『傷寒約編』について、「《徐霊胎医書全集》中、原題は徐霊胎著なるも、拠考すれば疑うらくは徐氏の手撰に非ず、多くは後人の偽託の作為らんと」と、その成書経緯が語られる。

❺また、本方は昔から構成薬味についての異論も多い。

『傷寒論集成』巻之三・太陽中篇・柴胡加竜骨牡蠣湯に、「按ずるに、方名に柴胡加竜骨牡蠣湯と曰うは、則ち宜しく小柴胡湯方中に二物を加うべき也。則らずんば加の字、義を失す。今、此の方に鉛丹・桂皮・茯苓・大黄の四味有るは、仲景氏の本色に非ざる也。方後の、先に諸薬を煮て後に大黄を内る、及び切りて碁子の如きの文、煎法中に在るは論中再見なし。倍々《ますます》知りぬ、其の真方と為らざるを」とあって、本方は原典上も疑義が多い。

組成上、エキス製剤については一社が大黄を入れないだけで、他社は全て『宋板傷寒論』による同一組成である。従って、著者は大黄を含むエキス製剤と含まないエキス製剤とを区別して処方している。

❻**『生生堂治験』巻上**には、「〔恚怒卒倒〕一婦歳五十余、恚怒すれば、即

ち少腹に物有りて上りて心に衝き、絶倒して牙関禁閉し、半許りの時に自ずから省ること、月に一発、或いは二発す。先生之を診して胸腹の動悸ありと。柴胡加竜骨牡蠣湯を与えて数旬にて愈ゆ」との症例が記載されている。

❼**『校正方輿輗』巻之五・癇　癲　狂　驚悸　不寐　健忘　奔豚・柴胡加竜骨牡蠣湯**には、「○此の方、胸満煩驚主症にして其の余は皆客証なり。……学士、唯、胸満煩驚の四字の上に於いて工夫を運らさば変に通ずべし。……動悸つよきは鉄砂を加えて益々可なり。さて今世の医、鉄砂を動気の薬と思えども、それは一概なることなり。素問には発狂して善く怒るに生鉄落を用い、又気疾を下すとあり。本綱には心を鎮め、五蔵を安んじ、癇疾を治すと云う。鉄の功、専ら此に在り。……生鉄落は即ち炉冶間の銕落《くろがね》の鎚屑《とびくず》なり。……」とある。『黄帝内経素問』病能論篇第四十六に言う生鉄落を用いるのは煎じるのでなく、そのまま内服するのであり、鉄瓶で煎じるのとは意味が異なる。また単に貧血治療薬の鉄剤を内服するのとも異なる。

❽尚、『校正方輿輗』では本方には黄芩が入っていない。この点について、多紀元簡著『傷寒論輯義』巻二・本方の薬味欄には、黄芩が記されているが、「○成本無し」と注記されている。『傷寒論輯義』の巻首第一行には、「原文は一つに宋版に依る」とあるので、基本的には『宋板傷寒論』を引用しているのである。一方、「○成本無し」という通り、『注解傷寒論』巻第三・本方の薬味欄には、黄芩は記載されていないし、小原良直訂正『訂字標注傷寒論』も同様である。外には、『類聚方』にも黄芩は記されていないところをみると、吉益東洞は成本を活用していたと思われる。それ故、有持桂理も成本によって引用したため、柴胡加竜骨牡蠣湯に黄芩が入っていないのである。

❾**『済美堂方函』傷寒　温疫　感冒**では、柴胡加竜骨牡蠣湯の原典配合の鉛丹について、「鉛丹を鉄砂に代えて能く奏効する也」と記載され、単なる貧血治療以上の効能を認めていた。

❿**『勿誤薬室方函口訣』巻之下・柴胡竜骨牡蠣湯**には、「此の方は肝胆の鬱熱を鎮墜するの主薬とす。故に傷寒の胸満煩驚のみならず、小児驚癇、大人の癲癇に用ゆ。又、中風の一種に熱癱癇（注:中枢性有熱性痙攣のこ

と）と称するものあり。此の方よく応ずるなり。……又、鉄砂を加えて婦人の発狂を治す。此の方、傷寒にては左もなけれども、雑病に至りては柴胡姜桂湯と紛れやすし。何れも動悸を主とすればなり。蓋し姜桂は虚候に取り、此の方は実候に取りて施すべし」とある。尚、本書には実際は柴胡竜骨蠣湯と方名が記載されるが、**『勿誤薬室方函』巻上**により訂正する。

⓫『医方考』巻之一・傷寒門第二に、撲粉として竜骨・牡蠣・糯米が指示され、「発汗の薬を服して汗を出だし、過多なる者、此の粉を以って之を撲す。〇汗多ければ亡陽の戒有り。故に竜骨・牡蠣の渋を用いて、以って脱するを固め、糯米を入るる者は其の粘膩を取ること、爾云う。乃ち衛外の兵也」と、竜骨・牡蠣の固渋作用の有用性について触れている。

⓬先の❼の『校正方輿輗』の柴胡加竜骨牡蠣湯の一つ前には、大黄一物湯が登載されている。大黄一味を水煎して茶湯の代りに飲ませ、「〇江州民間に狂薬《きちがいぐすり》と称して売薬の名方あり。即ち是れなり」と、大黄の向精神薬としての用法は古くから知られていた。

⓭大塚敬節先生は**『漢方と漢薬』第一巻第七号・柴胡加竜骨牡蠣湯方に就いて**で、「柴胡加竜骨牡蠣湯方は傷寒論中にあって、最も異論の多い方剤である」と、先ず命題を掲げられ、方剤の解釈によって方剤構成と先哲とを区分されている。1)．宋版（十二味にして黄芩ある方）に従う者。2)．成本（十一味、黄芩なき方）に従う者。3)．宋版十二味の方に更に甘草を加えて十三味とすべしと論ずる者。4)．小柴胡湯に竜骨・牡蠣を加うべしとする者。5)．大柴胡湯に竜骨・牡蠣を加うべしとする者。最後に、「予としては、大柴胡加竜骨牡蠣湯方に加担するものである」とも述べられている。

⓮龍野一雄先生は**『日本東洋医学会紀要』第一輯・傷寒論金匱要略要方解説・柴胡加竜骨牡蠣湯**にて、「本方は方意から考えると大柴胡湯証に似て精神興奮の強いもので、大柴胡加竜骨牡蠣湯の如きものではあるが、大柴胡は胸脇心下の実が強く、枳実を加えてある程なのに本方はそれ程の充塞はない。且つ小柴胡湯の方後加減には心下悸し小便不利するものは黄芩を去り茯苓を加えており、黄芩と茯苓を組合せた処方は他の類例がない。成本も黄芩は除去している。所が黄芩を去ると柴胡を助けるものがなくなり、

柴胡単独で胸満の実を瀉すことが出来るかという問題が残る。四逆散や柴胡飲子は黄芩はないが枳実が入っている。しかし本方では必ずしも黄芩を要する程度の胸脇心下の実も血熱血煩もなく、煩驚は鉛丹・竜骨で処理されるから黄芩の助けを要しない。但し鉛丹が入手困難で臨牀上省略するのが常だから、その場合は黄芩があった方がよいであろう」と、現代の処方上の黄芩の必要性を説き、更には「(証) 下虚、停水、気上衝して胸に迫り煩驚する」と、非常に簡明に要約されている。

⑮矢数道明先生は**『日本東洋医学会誌』第3巻1号・柴胡加竜骨牡蠣湯の運用について**で、「私は臨床上本方証患者の訴える種々の症状を龍野氏の所謂“気上衝”“停水”“下虚”の三群に分類して見た。

Ⅰ．気上衝の症状（水血も関係する）（肝胆症状）

胸苦しい、驚き易い、上衝《のぼ》せる、動悸がする、気分が変る、怒り易い、不安である、不眠症、肩が凝る、頭重痛、眩暈、夢が多い、痙攣、譫語、狂躁

Ⅱ．停水の症状（水動の症状）（腎症状）

心下へ張る、全身倦怠、尿不利、浮腫、身重

Ⅲ．下虚の症状（腎症状）

脚弱、脚麻痺、腰痛、陰痿、足冷

Ⅳ．腹証

腹力あり、季肋下反応、胸腹動気

Ⅴ．脉証

腎脉、動脉」、以上である。

⑯さて、高橋道史先生は**『漢方の臨牀』第3巻第5号・再び益気湯去人参とその他**で、「……小刻傷寒論や浅田薬室方函には、黄芩はなく、……私の入門した博昭木村先生の薬室では、浅田方函に随って調剤して来たのであるが、その嗣子故長久先生の代になって、宋板に従って調剤されたと聞いている」と述べられている。

確かに『勿誤薬室方函』巻上・柴胡竜骨牡蠣湯には黄芩は配合されていないので、先の『勿誤薬室方函口訣』の口訣も黄芩を含まない内容である。

但し、他の柴胡剤には黄芩を含んでいる。

そして、高橋道史著**『浅田流・漢方診療の実際』**では、方名は柴胡竜骨牡蠣湯のままで、黄芩が配合されている。

⑰『臨床応用傷寒論解説』柴胡加竜骨牡蠣湯には、先の❸の『医宗金鑑』の（按）を継受するが如く、「ところがこの証は、三陽合病の白虎湯の証で、『腹満、身重く、以って転側し難い』ものに似ているが、白虎湯証は、三陽の合病で、陽明が主となっている。また桂枝附子湯の証は『身体疼煩、自ら転側する能わず』とあって、太陽と少陰にまたがって、陰の症状の甚しいものである。この章の『胸満、煩驚、転側すべからず』は、少陽、陽明にまたがって、少陽を主とする場合である」と解説される。

⑱山本巌先生は**『東医雑録』(3)・小柴胡湯を語る**で、柴胡加竜骨牡蠣湯の雑病的用法について、「本方は必ずしも傷寒の熱病ばかりではなく、一般に雑病の鎮驚・鎮静薬とし、不眠・煩驚と心悸亢進等の神経症状に用いる。不安神経症、対人恐怖症、高所恐怖症、強迫神経症。頭が重く足が軽く、歩くときもフワフワと雲の上を歩くように体がゆれる。コトンと音がするとビクッとする、「オイ」と声を掛けられるとドキンとビックリする。猫が物陰から不意に現れるとギョッとなり、何でもないことにビックリし、驚くと心悸亢進して止らず、冷汗が出る、手足の震える、呼吸が促くなる。不安で眠られず、恐い夢をみて飛びおきる。地の底へ落ちて行くような感じがする。エレベーターや電車に一人で乗れない、高い所から下を見ることができない。脳動脈硬化症、高血圧症、気の小さな人などに、何かの誘因で発病するときにも用いる。雑病では便秘がなければ大黄を除く。鉛丹は毒性が強いため、大抵は入れていない。雑病では、上述のような強い症状がなくても、不安、イライラ、不眠、心悸亢進で心臓神経症といわれるもの、高血圧症やEKGの異常といわれて、肩こり、頭痛、不眠、イライラなどの軽症の者に用いることが多い」と、雑病の全般に亘って解説される。

⑲著者は**『高齢者の漢方治療』高血圧**で、「しかし、先の黄連解毒湯との比較において、『イライラはストレス残るさりとてもカーッと怒れば後悔残る』の歌は、本方の適応証をよく表現している。黄連解毒湯証では、カー

ッと怒り易く、比較的ストレートに最高点にまで達する表現方法の怒りであるが、本方証ではむしろイライラして怒りの表現も曲折的で、仮令最高点に達しても爆発的というよりも、紳士的言動でしか発散し得ない。その分ストレスが内に籠る。今日、ストレス社会との世評があるが、本方は高血圧の成因の中で大きな部分を形成するストレス因子に対して、鎮静的、降圧的、鎮驚的、安眠的に作用するが、一般的な精神安定剤とは異なり、過度に抑制し過ぎることは決してない」と述べている。

柴胡桂枝湯

出典 『傷寒論』、『金匱要略』

主効 和解少陽、残存性、解表。

アレルギー体質改善薬、小柴胡湯合併桂枝湯の義の薬。

組成

桂皮2～2.5　黄芩2　人参2　甘草1.5～2　半夏4
芍薬2～2.5　大棗2　生姜0.5～1　柴胡5

小柴胡湯	柴胡　黄芩　人参　半夏	甘草　生姜　大棗
桂枝湯	桂皮　芍薬	

解説

本方は小柴胡湯合桂枝湯である。

【小柴胡湯】（558頁）…少陽病傷寒または中風にあって清熱・健胃・鎮静・鎮咳し、また肝庇護作用のある薬である。

【桂枝湯】（192頁）…軽い風邪薬（少し肌表を強めて弱い病邪を除く薬）である。

ここでは小柴胡湯合桂枝湯と記述しているが、もし可能ならば、小柴胡湯併桂枝湯と表現した方がよいと思われる。『傷寒論』の用法では、太陽病と少陽病の併病であり、少陽の部分を主として未だ残っている太陽の外証を駆除する目的で組まれた処方だからである。

それ故、太陽の外証は少し残っているだけだから、それ程抗病力の強くない薬でも充分対応し得るので、桂枝湯を充てている。

総じて、少陽の場を主として小柴胡湯で主治するのを主証とし、太陽の外証が微にして未だ去らざるを客証として、桂枝湯で対応する薬である。即ち、元々は小柴胡湯と桂枝湯の単なる合方の薬ではない。

適応

感冒、インフルエンザ、扁桃炎、咽喉炎、中耳炎、耳下腺炎、気管支炎、肺炎、胸膜炎、肺結核、急性胃炎、慢性胃炎、機能性ディスペプシア、胃・

十二指腸潰瘍、急性胃粘膜病変、急性胃腸炎、急性大腸炎、過敏性腸症候群、肝炎、胆嚢炎、胆石症、胆道機能異常症、肝機能障害、慢性膵炎、肋間神経痛、筋緊張性頭痛、ノイローゼ、自律神経失調症、ヒステリー、ストレス反応、神経性心悸亢進症、神経性食思不振、眩暈症、癲癇、肩凝り症、血の道症、更年期障害、月経痛、月経不順、円形脱毛症、皮膚瘙痒症、小児夜尿症、自家中毒症、アレルギー体質改善薬など。

論　考

❶公認とは言えないが、柴桂湯という表現は古典にその名を見る。

❷本方の出典は、**『傷寒論』弁太陽病脉証并治下第七**に、「傷寒六七日、発熱、微しく悪寒し、支節煩疼し、微しく嘔、心下支結して外証未だ去らざる者、柴胡桂枝湯之を主る」、及び**発汗後病脉証并治第十七**に、「発汗多くして亡陽し、譫語する者は下すべからず。柴胡桂枝湯を与えて其の栄衛を和し、以って津液を通ずれば、後自ずから愈ゆ」、更には**『金匱要略』腹満寒仙宿食病脉証治第十**に、「外台の柴胡桂枝湯方、心腹卒中して痛む者を治す」と、三箇所に収載されている。

❸**『傷寒尚論篇』巻之一・太陽経中篇**には、本方の最初の条文を解して、「……心下支結は邪、心下の偏傍に結して、正中ならざる也。小結胸の正《まさ》しく心下に在るに比すれば、又較《やや》軽し。傷寒、六・七日に至れば宜しく経伝うること已に遍《あまね》かるべし。乃し発熱・微しく悪寒し、肢節煩疼して微しく嘔するは、其の邪、尚三陽の界に在りて未だ裏に入らず。心下支結すと雖も、外証未だ除かれず、……夫れ支結の邪、其の外に在る者、方に盛んなれば、其の陥入する者、原より少し。故に但、柴胡・桂枝和解の二法を合用して、以って其の表を治し、表邪去りて支結自ずから開く。後人、支結は乃ち支飲、心下に結すと謂いて、夢語喃喃《ナンナン》たり。吾識らず、支飲の何物為るかを」とある。喩嘉言は支結の支を「支える」の意ではなく、「分かれる、離れる」の意に解している。

そして、**『傷寒一百十三方発明』太陽経中篇**でも、この思想は引き継がれていて、「此れ、不易の論なり」と評している。

❹**『金匱要略浅註』巻四・腹満寒疝宿食病脉証治第十**には、先の『金匱要

略』の条文に対して、「此の証、風邪、脾胃に乗じて侮る者多きに由り、然して風気、肝に通ず。此の方、肝木の気を提げ、邪を駆りて外に出だす。而して中を補い、痰を消し、熱を化す。営衛を宣通すること之に次ぐ。沈自南謂う、加減すれば胃脘痛を治すること神の如し」とあって、ここでは内風による胃脘痛の薬としている。

❺第一の条文の各症状・症候の内、心下支結以外は太陽の表証が未だ去らずに遺残していることを表現している。微嘔は太陽と少陽の何れの症状でもありうる。この条文については、太陽と少陽の併病の捉え方でよい。但し、処方するときは、場合によっては本方をそのままで処方するよりも、柴胡桂枝湯合小柴胡湯あるいは桂枝湯の方がよいこともある。

❻第二の条文は、今日であれば先ず輸液を開始するべき状態である。それと同時に本方を投与すれば、効果的に鎮静作用を発揮するであろう。むしろ、この条文で脱水性ショックになっていても結果的に起死回生しえた患者に、本方を投与することにより、一層の諸症状の軽快がみられたというのが本義であろう。しかし、本来はこのような脱水性ショックに対して、芍薬を加味するのは陰分を整える意味で合目的的であっても、桂枝は加味するべきでない。発汗により益々脱水を助長させるからである。ここでは積極的に人参や滋潤剤を投与するべきであろう。

第二の条文の讝語に対する効果を拡大解釈して、中枢神経系に対する興奮を低下させるべき諸症状に流用している。また今日の心身症的疾患にもよく処方する。

❼第三の条文は、急性の心下部～臍部にかけての発作痛を述べている。本方は小柴胡湯加桂枝・芍薬だから、芍薬の加味によって管腔臓器に由来する仙痛に対して、一層効果的である。但し、本方は元々小柴胡湯 1/2 ＋桂枝湯 1/2 であるから、各々の薬味分量、特に芍薬の分量は決して多くはない。第三の条文に対しては、小柴胡湯合桂枝加芍薬湯あるいは合芍薬甘草湯(509 頁)の方が望ましい。

❽**『外台秘要方』第七巻 心痛心腹痛及寒疝・寒疝腹痛方**には、「又（仲景傷寒論）、寒疝にて腹中痛む者を療する柴胡桂枝湯方」とあって、『金匱要略』

の条文とは些か内容を異にする。

❾**『太平聖恵方』巻第八・傷寒三陰三陽応用湯散諸方**には、小柴胡桂枝湯方として、柴胡・桂枝・黄芩・人参・半夏・赤芍薬・甘草を散と為して生姜・棗煎服するべく指示される。言うまでもなく、柴胡桂枝湯の異名同方である。

❿**『三因極一病証方論』巻之四・傷風証治**には、「足の少陽胆経の傷風は身熱・悪風・自汗し、項強ばり、脇痛み、……故に少陽の諸証、是くの如く之を治するは柴胡加桂湯に宜し。柴胡加桂湯 少陽の傷風四・五日して、身熱・悪風し、頸項強ばり、脇下満ち、手足温かに口苦くして渇し、自汗して、其の脉、陽浮・陰弦、或いは汗を発して多く亡陽して譫語するを治す。此れを以って、其の栄衛を和し、其の津液を通じて自ずから愈ゆべし」とあって、柴胡・半夏・甘草・芍薬・黄芩・人参・桂を㕮咀し、姜棗煎服する。柴胡加桂湯も本方の異名同方である。

⓫**『仁斎直指附遺方論』巻十八・腎気・腎気証治**には、「柴胡桂枝湯、腎気の冷熱調わざる証を治す」とあって、柴胡・人参・桂枝・白芍薬・生姜・半夏・黄芩・甘草を棗煎する。ここで云う腎気については、『金匱玉函要略輯義』巻二・腹満寒疝宿食病脈証治第十・外台柴胡桂枝湯には、「案ずるに腎気とは即ち疝也」と解説される。

⓬**『普済方』巻二百四十八・㿗疝門・寒疝心腹痛附論・方**には、「柴胡湯寒疝にて心腹痛むを治す」とあって、柴胡・大棗・黄芩・人参・甘草・半夏・桂・芍薬を散と為し、姜煎する用法が掲載される。即ち、これは全く柴胡桂枝湯である。尚、同じ箇所には当帰湯加減方も登載されている。

⓭楼英編撰**『医学綱目』巻之三十 傷寒部・太陽病**には、柴胡加桂枝湯方として、柴胡桂枝湯の九味が収載され、異名同方である。

また、**『傷寒論条弁』巻之二・弁太陽病脈証并治中篇第二**にも柴胡加桂枝湯の方名で、「発熱して微嘔に至るは太陽の表也。故に外証未だ去らずと曰い、微にして未だ去らざるを以って也。故に桂枝を加えて以って之を解す。支結は少陽に属す。結するときは開き難きを以って也。故に柴胡を用いて主治と為す。……」とあるのも理に適ったことである。即ち、少陽の病が主であって、それを治す薬である小柴胡湯が主治薬であり、それに桂枝湯を加味した訳であるから、柴胡加桂枝湯の意味もよく頷ける。

⑭『古方節義』巻之中・柴胡桂枝湯には、「又、婦人瘀血・血滞に因りて種々の証をなすもの、必ず用ゆべし。甚だ効あり。此の証、多くは大便秘結するものなり、或いは耳鳴、手足麻痺・疼痛をなすことあり。此の湯を宜しとす。尤も何れも大黄を加うべし。総べて大黄は婦人の聖薬なり。後人、香附子を以って婦人の聖薬と云う。香附子は能く鬱気を開くと云えども、燥剤にして血を乾かすものにて、殊に便秘抔には甚だ宜しからず。本草にも大黄一味を色々製して大極丸と名付けて婦人の諸病に用ゆるを記せり。又近くは回春の産前産後に用ゆる回生丹抔も大黄を本薬にして製したるものなり。其れ故に産前産後の諸証に用いて毎々効あり。其の内、肉桂・大黄と組合わせ用ゆる時は、寒熱相和して瘀血・血滞を開き退くること穏やかにして最も効あり」とあって、柴胡桂枝湯加大黄を推奨する。

尚、大黄は『古方節義』の38年前に刊行された『一本堂薬選』上編・大黄には、「試効……老血・留結、婦人の瘀血・血閉を下し、……」と記載されている。

⑮『傷寒論集成』巻之四・太陽下篇・弁太陽病脈証并治下第三には、本方の最初の条文を解説して、「正珍曰く、外証未去の四字を味わうに、是れ即ち太陽少陽の併病也。故に太陽・少陽の名を挙げず、冠するに傷寒を以ってするのみ。劉棟（注：白水田良）以為えらく合病と、非也。煩疼、疼の甚だしきを謂う。煩渇・煩驚の煩と同じ。微嘔の微と反対の文を為す也。支結、乃ち痞鞕の軽き者、支撐《シトウ》之が解とし、之を得。程応旄云う、之を痞満と較ぶれば、実に形有ると為すと、非也。凡そ心下の病、其の鞕満して痛み、近づくべからざる者、此れ結胸と為す。其の鞕満して痛まず、之を按じて痛み、之を按ずるを欲せざる者、此れ小結胸と為す。其の鞕満して痛まず、之を按じて痛み、痛むと雖も其の人却って按ずるを得んと欲する者、此れ痞と為す。其の鞕満甚だ微にして、之を按じて痛まざる者、此れ支結と為す。支結、乃ち妨悶之が意とするのみ。之を要するに、大・小結胸と痞鞕・支結とは倶に是れ一証の軽重なるのみ」と、相変らず論旨は明

瞭で断言的である。

尚、原典の最初の条文の方後の「本云う、人参湯作ること、桂枝法の如くして半夏・柴胡・黄芩を加え、復た柴胡法の如し。今、人参を用いて半剤に作る」に対して、山田正珍は「全て後人の攙入に係る」とする。

⑯**『類聚方広義』（上）・柴胡桂枝湯**には、「発汗、期を失し、胸脇満して嘔し、頭疼・身痛し、往来寒熱し、累日愈えず、心下支撐《シトウ》し、飲食進まざる者、或いは汗下の後、病、猶解せず、又敢えて加重せず。但、熱気纏繞《テンジョウ》して去らず、胸満して微しく悪寒し、嘔して食を欲せず、数日を過ぎ、愈ゆるが如く、愈えざるが如き者、間《まま》亦之有り。当に其の発熱の期に先んじて此の方を用い、重覆して汗を取るべし。疝家、腰腹拘急し、痛み胸脇に連なり、寒熱休作し、心下痞鞕して嘔する者を治す。婦人、故無く憎寒・壮熱し、頭痛・眩運し、心下支結し、嘔吐・悪心し、支体酸輭《サンナン》或いは瘰痺《ガンピ》し、鬱鬱として人に対することを悪み、或いは頻頻と欠伸する者、俗に之を血の道と謂う。此の方に宜し。或いは兼ねて瀉心湯を服す」とある。

特に、最後の「瀉心湯を服す」のは**『餐英館療治雑話』巻之上・柴胡桂枝湯の訣**にあっては、「又、この方、婦人血気和せず、身体疼痛する者に大黄を加えて奇効あり」と結ばれているので、三黄瀉心湯でなくとも大黄だけで可ということか。

⑰従って、本方は、小柴胡湯単独の場合よりも芍薬が配合されている分だけ、女性性器に由来する諸症状にも効果的である。小柴胡湯の**論考⑫**で、小柴胡湯は婦人の傷寒、中風に由来する瘀血を未然に予防する薬であると述べたが、本方では芍薬の加味により、一層駆瘀血剤的効能を有っていると言えよう。それ故に『類聚方広義』では、婦人の血の道症の薬であると明言しているのである。

⑱**『皇漢医学』第弐巻・柴胡桂枝湯に関する師論註釈**で、原典の最初の条文に対する註として、「本条の病症は太陽の桂枝湯証未だ去らざるに、既に少陽に転入し、小柴胡湯証を合併せしものなれば、桂枝湯と小柴胡湯の合方たる本方を用ゆる所以にして、発熱・微悪寒云々の証は、即ち此の二方証の相交錯せしものなり。凡そ傷寒の六・七日程過せし頃は太陽より少陽

に転入の時期なるが、此の時に方《あ》たり、若し全く少陽に転入し、更に表証を帯びざるときは当に往来寒熱すべきものなれども、本来の病症は既に少陽に転入せしとは云え、尚未だ表証たる桂枝湯証依然たるものなれば、往来寒熱せずして発熱・微悪寒するなり。支節煩疼とは四肢の関節劇痛するの意にして、主として桂枝湯証なり。微嘔するは桂枝湯証の乾嘔と小柴胡湯証の心煩喜嘔との合併せしものにして、心下支結は心下痞鞕の急迫を帯べるものなり。而して本条に心下支結を説きて胸脇苦満を曰わざるは、此れ是れを省略せしものにして此の証なしとの意にあらず」とある。ここでは転入と転属の用語が多少混乱して記載されているが、意味はよく理解しうる。

⑲本方の感冒に対する適応証について、木村長久先生は、**『漢方と漢薬』第一巻第八号・柴胡桂枝湯に就て**で、「柴胡桂枝湯は、初め葛根湯を以て発汗し、表熱の大勢は解したが、余熱残りたる模様にて気分サッパリせず、頭重、微寒熱、食不進等を訴える場合に用いて具合がよい。又軽き感冒を四、五日押して服薬せず、発汗剤を用うべき勢いもなく、又その時期も過ぎて少陽証を現している場合に初めから柴胡桂枝湯を処することがある」と解説されている。最初の文の症状の場合、桂枝湯単独でも奏功することがあると思われる。

⑳藤平健先生は**『漢方の臨床』第2巻第9号・柴胡桂枝湯について**で、「……急性症に於て、発熱に対する処置が不完全であったために、発熱のピークを過ぎてからの後の経過がはかばかしくない様な場合に、本方証が発現する事が極めて多い。肺炎に於て然り、感冒に於て然りで、この様な状態は洋方医の非常に苦手とする状態であって、漢方の独壇場といっても過言ではないであろう」と、大変勇ましい言辞である。

㉑大塚敬節先生は**『日本東洋医学会誌』第13巻第2号・柴胡桂枝湯証について**で、「筆者の以上の症例、特に著効例の患者の腹証は、従来の柴胡桂枝湯の腹証と一致しないものが多かった。心下支結なる腹証は、柴胡桂枝湯の腹証の一つではあっても、これがすべてではないと考える。腹部軟弱無力なものや、胸脇苦満だけで心下支結のないものなどにも著効を示した

ものがあり、従来考えられていた柴胡桂枝湯証には、なお検討すべき余地があると思う。なお尾台榕堂はこの方が婦人血の道症に有効であると類聚方広義でのべ、山田業精もこの方が気鬱症に有効であると論じている。血の道症といい、気鬱症といい、今日の神経症であるから、この方が神経症に効のあることは、古から知られていたのである。また、相見三郎博士が、本会の総会及び地方会において、小柴胡湯合桂枝加芍薬湯が近代医学において難治とするテンカン、夜尿症、潰瘍性大腸炎に著効を示した例を報告し、この方がストレスに基因する諸症に有効であるとのべられたが、小柴胡湯合桂枝加芍薬湯は柴胡桂枝湯中の芍薬の量を少し増加したもので、この２つの処方はほとんど同じものと考えてよいから、このような立場で、著効例を観察すると、相見博士の所説と相通ずるものがあるように思われる」と、幅広い観点から解説されている。

柴胡桂枝乾姜湯

出典 『傷寒論』、『金匱要略』

主効 遷延性、和解少陽、鎮静、滋潤。

長期化した炎症による脱水や精神不穏を治す薬。

組成

柴胡6　桂皮3　乾姜2～3　栝楼根3～4　黄芩3
牡蠣3　甘草2

解説

本方は柴胡剤の範疇に入るものの、他の柴胡剤が大・小柴胡湯の基本をなす柴胡・黄芩・半夏・生姜・大棗を含むのに対して、本方は柴胡・黄芩の配合だけである。むしろ、柴胡加竜骨牡蠣湯(368頁)との共通薬味が多い。

【柴胡】…消炎解熱作用があり、特に弛張熱・間欠熱・往来寒熱あるいは日晡潮熱によく適用する。また月経痛・胸脇痛・腹痛・胸苦感などに対して鎮静しつつ鎮痛作用を発揮する。

【桂皮】…血液循環を促進し、表にあっては局所体温を上昇して解肌すると共に、健胃作用を発揮する。寒冷による腹痛・月経痛によく奏効し、また四肢の筋肉や関節の痺痛を除く。

【乾姜】…桂皮と同様に血液循環を促進させるが、脾胃の寒冷に対する温散効果は桂皮よりも強く、鎮嘔・祛痰にも働く。一方、乾姜の胃に対する刺激性に対し、桂皮・甘草・牡蠣はこれを防止するように働く。

【栝楼根】…気道炎症をよく抑制して鎮咳し、消炎するが、滋潤性が強いので特に乾咳に適する。また化膿性炎症にもよく適する。更に全身の脱水傾向に対しても、陰液を保護して全身を滋潤する。尚、栝楼根は現在、中国での抗癌生薬によく配合されている。『薬性提要』には、「火を降して燥を潤し、痰を滑らかにして渇を解く」とある。

【黄芩】…急性炎症時の発熱、特に気道炎症によく適応する他、発熱性の下痢を呈する炎症にも処方される。また上逆・頭痛・顔面紅潮などの症状に対しては鎮静作用も発揮する。

【牡蠣】…動脈硬化症、高血圧症などによる眩暈・煩躁・動悸・顔面紅潮などの症状を鎮静し、虚熱を清する。また盗汗・自汗を止汗すると共に、夢精・滑精を固精する。更に牡蠣には胃酸過多に対して制酸・中和作用もある。

【甘草】…柴胡と共に肝臓の解毒作用を発揮するのみならず、本来は本方にあっては循環血液量の保持に働き、更に乾姜の胃に対する刺激を緩和し、補脾健胃する。

本方は他の柴胡剤に比べて、柴胡・栝楼根・黄芩・牡蠣の寒～涼性に対し、桂皮・乾姜、特に乾姜の温～熱性でバランスを操っている。また、小柴胡湯（558頁）が全体として燥性なのに、本方は潤性であり、元々は本質的に虚弱であるのに発汗・瀉下を行ない、誤治によって壊病に陥った状態を回復する薬でもある。

総じて、炎症が長期化し、あるいは誤治による壊病も加わって脱水傾向となり、精神的に不穏症状も加味しているので、全身を滋潤しつつ、諸機能を賦活し、炎症を消退させる薬である。

適　応

遷延性感冒、感冒後症候群、扁桃炎、慢性耳下腺炎、慢性リンパ節炎、瘰癧、慢性副鼻腔炎、喘息様気管支炎、難治性肺炎、肺結核、胸膜炎、慢性閉塞性肺疾患、機能性ディスペプシア、胃炎、胃・十二指腸潰瘍、過敏性腸症候群、慢性肝炎、胆嚢炎、胆石症、胆道機能異常症、肝機能障害、慢性膵炎、結核性腹膜炎、腎炎、ネフローゼ症候群、不明熱、蕁麻疹、頭部湿疹、血の道症、月経不順、更年期障害、ノイローゼ、不安障害、自律神経失調症、ヒステリー、不眠症、心臓神経症、神経性心悸亢進症、統合失調症、癲癇、耳鳴症、眩暈症、肩凝り症、起立性低血圧症、小児夜尿症、不登校など。

論　考

❶本方の出典は、**『傷寒論』弁太陽病脉証并治下第七**に、「傷寒五六日、已に汗を発して復た之を下す。胸脇満して微結し、小便利せず、渇して嘔せず、但頭汗出でて往来寒熱し、心煩する者、此れ未だ解せずと為す也。柴

胡桂枝乾姜湯之を主る」とあり、柴胡・桂枝・乾姜・栝楼根・黄芩・牡蠣・甘草と指示され、方後には「初め服して微しく煩し、復た服して汗出づれば、便ち愈ゆ」とある。

更には、**『金匱要略』瘧病脉証并治第四**の「附外台秘要方」に、「柴胡桂姜湯、瘧、寒多く微しく熱有り、或いは但寒して熱せざるを治す」とあり、続いて小字双行で「一剤を服して神の如し」ともあり、後条文には『傷寒論』と同じく、「初め服して微しく煩し、復た服して汗出づれば、便ち愈ゆ」と記載される。

❷**『注解傷寒論』巻第四・弁太陽病脉証并治第七**には、本方の最初の条文を解して、「傷寒五・六日、已に汗下を経ての後は邪、当に解すべし。今、胸脇満微結し、小便利せず、渇して嘔せず、但頭汗出でて往来寒熱し、心煩する者は、即ち邪気、猶半表半裏の間に在りて未だ解せずと為す也。胸脇満微結し、寒熱し、心煩する者は、邪、半表半裏の間に在れば也。小便不利して渇する者は汗下の後、津液を亡くし、内燥すれば也。若し熱、津液を消すれば、小便不利して渇する者をして其の人必ず嘔せしむ。今、渇して嘔せざるは裏熱に非ざるを知る也。傷寒、汗出づれば和す。今、但頭汗出でて余処に汗无《な》き者は、津液不足して陽、上に虚すれば也。柴胡桂枝乾姜湯を与えて以って表裏の邪を解し、津液を復して陽を助くる也」とあり、半表半裏に在る邪と津液不足とが問題であるとする。

❸**『編註金匱要略』巻四・瘧**には、『金匱要略』の本方条文を注釈して、「寒く、微しく熱有るも亦、三七、二八の分也。衛邪、営に入るときは寒く、営邪相随う。衛気、陽に行るときは熱す。此れ、衛邪多くして営邪少なく、衛実して営中の微邪を拒格し、外に出づること能わず、衛気と相争いて熱を為す。故に寒多く、微しく熱有り。若し衛邪過盛にして、営邪全く出づること能わざれば、但寒くして熱せざるのみ。方は柴胡・桂枝・甘草を用い、以って衛分の邪を駆り、黄芩・半夏・括蔞根にて清熱・化痰して裏気を和し、乾姜にて営血の微寒を温散し、牡蠣以って堅塁を破りて真陰を益し、汗出ださしむるときは衛邪自ずから去りて、瘧病頓に除く。故に一剤を服して神の如し」とある。

❹**『外台秘要方』第二巻** **傷寒下・傷寒小便不利方**には、「又（仲景傷寒論）、傷寒六・七日、已に汗を発して復た之を下す。胸脇満して結し、小便利せず、渴して嘔せず、但頭汗出でて往来寒熱し、心煩する者、此れ未だ解せざる也。小柴胡桂姜湯に属して之を主る方」とあって、薬味は桂枝 ⇒ 桂心以外は全て原典と同一である。後条文には、「初め一服して微しく煩し、後に汗出づれば、便ち愈ゆ」ともあるが、方名の小柴胡桂姜湯は特異である。更には、原典条文では「五六日」が『外台秘要方』では「六七日」、また前者では「胸脇満微結」が後者では「胸脇満結」と改変されている。

❺**『鶏峰普済方』巻第十四・治瘧** **痢附**には、「姜桂湯 論じて曰く、寒熱の病、蓋し陰陽相乗じ、陰気上りて陽中に入るときは寒を発し、陽気下りて陰中に陥するときは熱を発す。若し寒熱にて戦慄し、頭痛、身を破るが如く、拘急し、数々欠し、渇して冷飲を欲し、或いは先ず寒して後に熱し、先ず熱して後に寒し、或いは発する時有り、或いは間《へだ》てて作《お》こり、其の時に至りて発す。発し已めば即ち常の如し。此れ之を瘧と謂う。瘧の脉、自ずから弦。弦数は熱すること多く、弦遅は寒すること多し。此れ皆之を冬中の風寒気より得、骨髄の中に臓す。春に至りて陽気大いに発するも、邪気自ずから出づること能わず。大暑に遇うに因りて後、邪気と相合して発す。寒多き者は之を温め、熱多き者は之を発す。寒熱等しき者は経を以って之を調う。寒多ければ此の姜桂湯に宜し。熱多ければ恒山湯、栝蔞湯に宜し。寒熱等しき者は鱉甲湯に宜し」と詳細に論じられている。ここで姜桂湯は柴胡桂枝乾姜湯の異名同方であり、ここの論旨は『金匱要略』の条文の解説でもある。尚、栝蔞湯は、『金匱要略』の柴胡桂姜湯一つ前に登載されている柴胡去半夏加栝蔞湯のことである。

❻『金匱要略』瘧病脉証并治第四の「附外台秘要方」には、「○柴胡去半夏加栝蔞湯、瘧病にて渇を発する者を治す。亦、労瘧を治す」とあって、柴胡・人参・黄芩・甘草・栝蔞根・生姜・大棗が指示される。この処方は小柴胡湯の加減法の内、「若し渇すれば半夏を去り、人参を前と合して四両半と成し、栝楼根四両を加う」の内、人参を元通り三両の儘とした処方であり、比較的柴胡桂枝乾姜湯に近い。

❼そして、『外台秘要方』巻第五瘧病・療瘧方には、「又（張仲景傷寒論）、瘧して渇を発する者、小柴胡去半夏加栝楼湯方を与う」とあって、❻の『金匱要略』の薬味で、生姜二両 ⇒ 三両以外は全く同一である。最後には、小字双行注にて「経心録は労瘧を療す」と記載されているので、『金匱要略』の条文最後の「労瘧を治す」は、ここから採録されたものではないだろうか。

❽しかし乍ら、『備急千金要方』巻第十傷寒下・温瘧第六には、「瘧にて渇を発する者、小柴胡去半夏加栝楼根湯方を与う」とあり、先の❼の薬味と全く同一であり、『金匱要略』の「附外台秘要方」ではなく、ここでは「附千金方」の方が適正であろう。

❾**『導水瑣言』虚実間腫治法并方**には、「○其の腫状、脉状、大抵大蒜煎の症に類して心下和せず、築々として悸動する者、是れ畜水と固有の積癖と併せて心下に聚まる也。姜桂加茯苓湯を用ゆべし。総じて実腫・虚腫とも多くは動悸なきものにして、唯此の間腫には必ず動悸あり。然れども草々に診察すれば、脚気の動悸に取り紛らうことあるべし。脚気動悸の症は此の治法と大いに異なり、必ず治を誤るべからず」とあって、姜桂加茯苓湯方が指示される。この処方は柴胡桂枝乾姜湯加茯苓であり、方後には「若し脇下に上衝する者は呉茱萸を加う。若し脉、一層虚候を見わし、心下和し難き者には附子を加う」とある。

実はここの記載の加茯苓・呉茱萸は九味檳榔湯（176 頁）の**論考⑩**と同一主旨のものである。

⑩**『済美堂方函』傷寒　温疫　感冒**には、「柴胡姜桂湯○按じて云う、疫后、熱大半解して而れども肌熱退かず、食進まず、微しく悪寒し、眠りて覚めて、舌乾く者は労症と為らんと欲し、之を主る。又、鬱症にて労と為らんと欲するに又之を服す。乾姜を黒炒乾姜に代う」と、労倦証への適応をいう。

⑪竹中霞城口授**『済春園方函口訣』感冒　傷寒　瘟疫**には、「柴胡姜桂湯

此の症、発汗后津液乏しき症故、蔞根を加えたる也。牡蠣は水気目的とせず、微動を目的にしたる也。本条の症は都て津液の乏しきより来たる也。且つ邪未だ解せざる也。胸脇満の満は虚満也。心、煩熱にかわかされたる

也。世間には留飲家に用ゆれども本条に合わざる也。世間の此の方を用ゆる症は予家、四逆加呉茱萸・牡蠣・郁金、熱有れば柴桂加葛也」と、留飲家に用いるには東郭の如く、加茯苓が必要であろう。

⑫**『梧竹楼方函口訣』巻之一・傷寒類**には、「柴胡桂枝乾姜湯○此の方は胸脇満微結、小便不利、往来寒熱、頭汗等を目当てとす。瘧には寒多き者に用ゆる也。熱強き者には用ゆべからず。瘧のぬけそそくれて日久しく愈えず、面色悪しく、腹攣急、心下に水気あり、或いは腹中に瘧母を生じ、荏苒と愈えざる者に鼈甲を加えて奇効あり。虚労疑似の症、寒熱往来、咳嗽、脉未だ細数に至らざる弦数と云う位の時に、杏仁・鼈甲を加えて用ゆ。又、疝家胸下に留飲あり、種々の申し分を引出し、其の中、手足へ微腫のくる者あり。川楝子・茴香・橘核の類を加えて効あり。一切疝或いは痃癖、心下に水を湛え、痛む者には呉茱萸を加え用ゆ。安中散の一等軽き内の痼冷の甚だしからざる者によし。……虚労病末、腰以下浮腫する者に、本方に麦門・小麦を加えてまま腫れのすけることある者也。此れも記しおくべし」と、潤剤を用いて溜飲や浮腫を治療するのは面白い。

⑬**『類聚方広義』(上)・柴胡桂枝乾姜湯**には、「労瘵、肺痿、肺癰、癰疽、瘰癧、痔漏、結毒、黴毒等、久しきを経て愈えず。漸く衰憊に就きて胸満乾嘔し、寒熱交作して動悸煩悶し、盗汗・自汗し、痰嗽・乾欬し、乾咽・口燥し、大便溏泄して小便利せず、面に血色無く、精神困乏して厚薬に耐えざる者、此の方に宜し」とあって、色々な疾患の治癒近くになって、上記した様々な症状を呈する場合、何病に拠らず、本方で残務整理してくれることになる。

⑭**『勿誤薬室方函口訣』巻之上・緩中湯**には、「此の方は小建中の変方にて能く中気をゆるめ、積聚を和するの力あり。故に後世には緩痃湯と称するなり。但、高階の緩痃湯は柴胡桂枝乾姜湯に鱉甲・芍薬を加うる者にして、此の方と混ずべからず。若し肋下或いは臍傍に痃癖ありて寒熱・盗汗・咳嗽等ある者は高階の方に宜し」とあり、この緩痃湯は虚弱者の結核治療に用いられた。

また、**巻之下・柴胡桂枝乾姜湯**には、「此の方も結胸の類症にして水飲、心下に微結して小便不利、頭汗出づる者を治す。此の症、骨蒸の初起、外感よりして此の症を顕する者多し。……唯、表症より来て身体疼痛なく熱ありと雖も、脉浮ならず、或いは頭汗・盗汗出で、乾咳する者に用ゆ。……」ともあり、更には瘧、水腫、澼飲、婦人積聚の治にも及んでいる。

⑮**『方彙続貂』水腫**には、「姜桂加茯苓湯 導水 心下和せず、築々と動悸す。是れ畜水、積癖と併して心下に聚まる也」とあって、柴胡姜桂湯 瘧疾 加茯苓と指示され、更には「若し上、脇下に衝く者は呉茱萸を加う。若し脉に虚を見る者、心下和し難き者には附子を加う」と『導水瑣言』を引載している。

⑯**『皇漢医学』第弐巻・柴胡桂枝乾姜湯に関する師論註釈**には、「已に汗を発し、而も復た之を下しと曰うに拠りて之を見れば、此の汗下の誤治なるや明らかなり。故に此の錯治と本来体質薄弱なるとに因り、胸脇満微結以下の変証を来たすなり。何となれば、若し体質虚弱ならざれば、仮令い誤治を経ると雖も、之等の変証を致すことなく、当に小柴胡湯証を現わすべければなり。而して胸脇満微結とは胸脇苦満の軽微なるものにして、左右直腹筋上端と前胸壁裏面間に存する微小なる硬結物の謂に外ならざれば、精診せざれば看過せられ易し。……」とあって、本方は元々体質的に虚弱であるのに、発汗・瀉下を施行したことによる壊病の治療薬であり、またその結果、精神的に不穏症状も来たしてしまったとの湯本求真の解釈である。この意味では、柴胡加竜骨牡蠣湯に近く、且つ同方よりも鎮静作用は弱く、喪失した津液を補う配慮もある。

⑰しかし、ここで桂枝湯(192 頁)の**論考㉑**で著者が述べたことを思い出して頂きたい。同箇所では、「それ故、初発の段階で、病邪の虚実をある程度判断し、必要とあれば虚弱体質の人に対しても強い発汗剤をある期間服用させ、後に正気を強補する方剤を処方することが肝要となる」と述べたが、この観点に立てば、湯本求真の註釈は、患者の体質的虚弱＝発汗・瀉下の禁止との意味であるから、そのままでは首肯し難い。体質的に虚弱であっても強い発汗剤を服用させることはありうる。その際の体力的疲弊は壊病のための発症と言うよりも、強力な病邪による侵襲のため止むを得な

い処置なのである。

従って、必ずしも全てが真に誤治による壊病なのではない。それ故、本方の**解説**の「誤治による壊病」も以上の点を鑑みて解釈して頂きたい。

唯、幸いなことに、本方は少陽病薬ではあっても補剤的要素が強いので、真に誤治による壊病か否かに拘らず処方することができる方剤である。

⑱小倉重成先生は『**日本東洋医学会誌**』**第8巻第3号・柴胡桂枝乾姜湯に就いて**で、「これらの経験を通して傷寒論の本方証を理解しようとする時、次のことがいえるかと思う。位：少陽の変位で陽虚証。本文に傷寒5～6日とあるのが丁度病の少陽位にあることを示していると考えられる。脈：浮弱、沈弱、動脈硬化症を伴う時はその程度に応じた硬脈を呈することもある。舌：苔なくやや乾燥気味のことが多い。熱症状のない時は多くは湿潤している。腹：傷寒論に『已に汗を発し、而して後之を下し』とあるのは（必ずしも発汗、瀉下を経なくとも）体力の相当の消耗を思わせ、従ってこれが脈にも現われ、腹は軟弱に傾いている。多くは右季肋下部に僅微な抵抗をふれ、圧に対し多少の不快感を伴う（胸脇満微結）が、胸脇苦満程強くはない。また腹部の軟弱なため季肋下部の抵抗をふれぬこともある。臍上悸はあることの方が多い。胃部振水音はないことの方が多いが認められることもある。自覚症：1. 季肋部に窮屈感を覚える。時には胃部痞感を伴う。2. 渇、口燥、尿不利従って浮腫を伴うこともある。3. 頭汗、盗汗等発汗は概して上半身に多く、逆上して顔が赤く、逆に下肢は冷えることが多い。しかし顔色も貧血気味のことも多い。また自汗は必発ではない。4. 少陽位の発熱である往来寒熱（弛張熱）を伴う。5. 自他覚的に胸部腹部に動悸を覚えることが多い。6. 煩悶、焦躁、物に驚き易い。応用：病名にこだわるべきではないが、比較的よく用いられる病名をあげると、腎炎、胃下垂症、ヒステリー、神経衰弱、不眠、易疲労、神経痛、肋膜炎、時に高血圧、脚気等」と、非常に詳細に解説されている。

⑲坂口弘先生は『**漢方の臨牀**』**第4巻第12号・柴胡桂枝干姜湯に関する二、三のことども**で、「……本方の腹証として相当確実なるものに気付いて日常便利している。それは鳩尾・中庭の圧痛である。指尖を肋骨弓角へ入

れてゆくと胸骨下端あたりで、比較的小範囲の、然し極めて敏感に反応する圧痛点を証明する。この圧痛は膻中の圧痛、そして更に背部の心兪辺り殊に左の心兪の圧痛、硬結及び自覚的なこりや痛みと屢々結びつくのである。この圧痛点が姜桂湯証に特有のもののように思って本方を使ってみると意外に応用範囲が広まり、又効果も確実の様である。大体鳩尾・中庭や膻中は心の募にあたり、心下部にあり、心臓ノイローゼの如き疾患に屢々圧痛を呈する所であり、之が心兪と結びつくのであるが、心兪の反応は膈兪辺迄及ぶこともある」、「……姜桂湯が効く患者に共通の特徴があるように思う。……それは気をよく使う性質であり、所謂苦労性とか心配性であるが、……つまり外界の刺戟に対しては極めて活潑なる反応態度をとるが、この刺戟がなくなると内部緊張は一度に緩んで、劇しい疲労を感じるのである」と述べられている。先の文は西洋医学的には剣状突起の圧痛と換言し得よう。後の文は同じくパーソナリティー障害圏に属するのであろうか。

⑳龍野一雄先生は**『漢方の臨牀』第16巻第11号・柴胡桂枝乾姜湯**で、**⑲**の坂口先生の先の文を引用されている。更には、問診に於いての精神症状として、①不眠、②多夢、③いらいら、④自我の過剰、⑤整理癖を、自律神経症状として、①のぼせ、②足冷、③口または唇の乾燥感を挙げられていて、「本方は嘔や足がほてるなどの症状があるときは使ってはいけない。嘔があれば半夏の入った処方を、足がほてれば小柴胡湯とか、乾姜でなく地黄や黄連の入った処方を考えるべきだ」とも述べられている。

柴胡清肝湯

出典 『肘後百一方』、『理傷続断方』、『薛氏医案』、『外科正宗』、一貫堂方

主効 慢性、消炎、治風、耳・側頸部〜気道。
小児期解毒証体質改善薬で、耳・側頸部・咽喉・肺の慢性炎症の薬。

組成

当帰 1.5	川芎 1.5	芍薬 1.5	地黄 1.5	黄連 1.5
黄芩 1.5	黄柏 1.5	山梔子 1.5	連翹 1.5	柴胡 2
甘草 1.5	桔梗 1.5	牛蒡子 1.5	栝楼根 1.5	薄荷 1.5

温清飲	四物湯	当帰　川芎　芍薬　地黄
	黄連解毒湯	黄連　黄芩　黄柏　山梔子
		連翹　柴胡　甘草　桔梗　牛蒡子　栝楼根　薄荷

解説

「一貫堂方」としては、四物湯（473 頁）に『万病回春』の黄連解毒湯（通常の黄連解毒湯加柴胡・連翹）を合方して甘草を加味した四物黄連解毒湯に桔梗・牛蒡子・栝楼根・薄荷を配した方剤である。

【温清飲】（37 頁）…血熱に血虚を兼ね、炎症反応が長引いて全身の栄養低下状態となったときの方剤である。

【連翹】…体表部の化膿性炎症や初期の熱性疾患に対し、清熱解毒する。『本草備要』巻一草部には、「結を散じ、火を瀉す」とあり、「凡そ腫れて痛むは実邪と為す」ともあるので、排膿作用をいう。

【柴胡】…慢性の気道炎症を消炎解熱すると共に、弛張熱・間欠熱・往来寒熱あるいは日晡潮熱によく適応し、肝庇護剤ともなり、また肝鬱症状を鎮静する。

【甘草】…生甘草で、種々の炎症に対し、鎮痛・消炎・解熱・祛痰すると

共に、種々の薬味を調和して個々の刺激性を緩和する。

それ故、以上によって四物黄連解毒湯は一層の血熱を瀉して血虚を補う方剤となる。

【桔梗】…気道炎症による咽喉頭痛や膿性痰を来たす状況に於いて、鎮咳・祛痰・排膿・鎮痛作用を発揮する。

【牛蒡子】…感冒などで咽喉頭〜気道の炎症によって腫脹・疼痛や咳嗽・喀痰を来たしたとき、風熱を発散して消炎解熱する他、発疹性の外感病に対しても発散効果を発揮する。また通便作用もあるので、炎症性産物の排出瀉下にもよい。『薬性提要』には、「熱を解して肺を潤し、瘡瘍の毒を散じ、咽膈を利す」とある。

【栝楼根】…気道炎症をよく抑制して鎮咳し、消炎するが、滋潤性が強いので特に乾咳に適する。また化膿性炎症にもよく適する。更に全身の脱水傾向に対しても陰液を保護して全身を滋潤する。『薬性提要』には、「火を降して燥を潤し、痰を滑らかにして渇を解す」とある。

【薄荷】…外感病風熱型に用いる他、頭・顔面部の腫痛を消炎し、特によく咽喉痛を緩解する。また牛蒡子と同様、透疹作用を助ける作用もある。『薬性提要』には、「風熱を消散し、頭目を清利し、咽喉・口歯の諸病を治す」とある。

柴胡・薄荷・甘草は肝気を行らし、桔梗・牛蒡子・薄荷・甘草は咽喉頭〜扁桃の炎症の要薬である。更に連翹及び黄連解毒湯（74 頁）は同部の化膿性炎症に対しても清熱・消炎・排膿する。

総じて、四物黄連解毒湯に治風熱薬を加味したもので、また四物黄連解毒湯より一層血熱症状を瀉して血虚を補うが、主として薬性方向を耳・側頸部などの側面部及び咽喉・肺などの慢性炎症に向かわせる方剤である。

適　応

小児期解毒証体質改善薬、中耳炎、乳様突起炎、扁桃炎、アデノイド、瘰癧、リンパ節炎、尋常性痤瘡、アトピー性皮膚炎、小児期ノイローゼ、慢性呼吸器感染症、結核予防など。

論　考

❶本方は一貫堂では柴胡清肝散といい、荊芥連翹湯（185 頁）、竜胆瀉肝湯（1146 頁）と共に、解毒証体質の改善薬である。

『森道伯先生伝』には、「柴胡清肝散は幼児期の解毒症体質を主宰する処方で、小児の疾病の大部分は此処方を以て治療に当っている」とある。解毒証体質の外延的定義については、既に荊芥連翹湯の**論考❻❼**で詳述した。本方と同方との差は、牛蒡子・栝楼根と荊芥・防風・枳殻・白芷との差であって、当帰・川芎・芍薬・生地黄・黄連・黄芩・黄柏・梔子・連翹・柴胡・甘草・桔梗・牛蒡子・天花粉・薄荷葉と指示される。

『漢方一貫堂医学』によれば、「柴胡清肝散と荊芥連翹湯との薬理作用の相異点はどうかというと、前者は主として肝経・胆経・三焦経の病気を治すのに反して、後者は陽明経の病気を主治する点である」とあって、更に前者は比較的潤性であり、寒性が強いのに対し、後者は発散性が強く、寒性も前者ほどではない。その上、前者は顔面の側面部の炎症がよく対象となるのに対し、後者はそれに加えて眼・鼻などの炎症もよく抑制する。

❷『漢方一貫堂医学』には、本方の出典に係る三つの撰述が記載されている。

先ず、**『明医雑著』**であるが、王綸原著の無注本には本方は収載なく、薛注本に 2 種類の柴胡清肝散が収載されている。薛注本**『明医雑著』巻之六・附方**には、「柴胡清肝散　肝・胆二経の風熱・怒火、頸項腫痛し、結核消えず、或いは寒熱往来して痰水を嘔吐するを治す。又婦人暴怒して肝火内動し、経水妄行して胎気安からざる等の症を治す」とあって、柴胡・黄芩・黄連・山梔・当帰・川芎・生地黄・牡丹皮・升麻・甘草からなる。もう一つはやはり**同巻・附方**に、「柴胡清肝散　肝・胆・三焦の風熱・瘡瘍或いは怒火、増寒発熱し、或いは瘡毒、両耳の前後に結び、或いは身の外側より足に至り、或いは胸乳・小腹の下及び両股の内側より足に至る等の症を治す」とあって、柴胡・黄芩・人参・山梔・川芎・連翹・桔梗・甘草より成る。

❸次に、薛己撰**『外科枢要』巻之四・治瘡瘍各症附方**に、「柴胡清肝散　鬢疽及び肝・胆・三焦の風熱・怒火の症、或いは項胸に痛みを作し、或い

は瘡毒発熱するを治す」とあって、組成は先の人参入りの処方と同一である。しかし、**『保嬰撮要』巻之六・発熱症**に既に、「柴胡清肝散　肝・胆・三焦の風熱・怒火、或いは乍ち寒、乍ち熱にて往来寒熱・発熱し、或いは頭に瘡毒を発する等の症を治す」とあって、組成は人参入りの処方と同一であり、むしろ此方が方源と思われる。按ずるに、薛己の人参入りの処方は、父・薛鎧の創製方をそのまま引き継いだものであろう。

❹また、**『外科正宗』巻之二・鬢疽論第二十五**に、「柴胡清肝湯　鬢疽の初起、未だ成らざる者を治す。陰陽・表裏を論ずること毋く、倶に之を服すべし」とあって、川芎・当帰・白芍・生地黄・柴胡・黄芩・山梔・天花粉・防風・牛蒡子・連翹・甘草節の処方が記載されている。

❺この三番目の処方が最も一貫堂方に近いが、森道伯師はこの処方去防風加黄連・黄柏・桔梗・薄荷として今日の一貫堂方・柴胡清肝散を工夫した。従って、必然的に本方は肝・胆・三焦経の風熱・怒火・瘡瘍などを治療することになり、この経絡の走行部位より顔面・頸部の側面部の病変によく奏功するとされる。

❻以上によって、本方の出典としては『薛氏医案』とそれから工夫した『外科正宗』とを先ず挙げねばならない。但し、『外科正宗』の処方については、四物湯は四味の完成された形で内に含まれ、森道伯師はその上で意識的に黄連解毒湯も四味共含むように工夫しているので、『理傷続断方』と『肘後百一方』も出典の一部を構成し、それらの上に立って、最後に一貫堂方として確立したものである。

❼**『森道伯先生伝』柴胡清肝散症**には、

「1. 望診

小児の大部分は肺結核を経過する如く、小児の殆ど全部は吾門の柴胡清肝散症を呈する。小児の肺結核は症候不明にて経過するものが多いと同様に、普通柴胡清肝散症を呈する小児も顕著な症候を呈する理《わけ》ではない。其の小数の者が著明な徴候を現出し来るので、斯かるものは特に解毒（此の場合は結核性毒を意味する）の強い小児である。故に斯かる小児は虚弱な小児で、常に風邪気味であり、気管支炎、扁桃腺炎を発病し易く、肺門淋巴腺肥大と診断される小児が柴胡清肝散症に相当する。又風邪後中耳炎を惹起し易く、アデノイドを起し易い。上記の如き小児は大抵青白い顔色か、又は浅黒い者が多い。体格は勿論削痩型で、首が細く、胸部が狭い。其の他、顎下頸部淋巴腺腫大を認むる者等は柴胡清肝散の投与を必要とするのである。

2. 脉診

小児の脉は重要視出来ないが、原則として緊脉である。

3. 腹診

腹診上、肝経に相当して緊張を認める。此の肝経の緊張は肝臓の解毒作用の発現現象であって、解毒症体質と肝臓機能との関係を証明するものである。又一般に腹筋の緊張強く、腹部が軟らかでない。腹診時痒笑する小児は柴胡清肝散症の強いものと思うて可なりであって、腹診時に於ける腹壁の異常過敏性は解毒症体質者に特有で、柴胡清肝散症のみならず、荊芥連翹湯症、竜胆瀉肝湯症等にも同様、此の現象を認むるものである。

4. 柴胡清肝散症の罹病し易き疾患

結核性疾患――肺門淋巴腺肥大、頸部淋巴腺炎、肋膜炎、腎臓膀胱結核。扁桃腺炎、咽喉炎、鼻加答児、アデノイド、中耳炎、乳嘴突起炎、神経質」とあるが、小児の故か、荊芥連翹湯症の如き腹診図は掲載されていない。

❽『森道伯先生伝』でも『漢方一貫堂医学』でも、柴胡清肝散と命名されている。しかし、現在では一般に柴胡清肝湯と称される。一体、何時から散が湯に変化したのかと著者は鋭意調査した。尚、『薛氏医案』諸書では全て柴胡清肝散と命名されている。『外科正宗』で初めて柴胡清肝湯と記載されたことは周知の事実であるが、これは一貫堂処方ではない。

すると、矢数道明・矢数有道共述『漢方後世要方解説』（東洋医学社刊、孔版、昭和29年初版）に、「柴胡清肝湯　一貫堂経験方」との記載に行き着いた。そこでは、「此方は主治の如く、頸部淋巴腺炎を治するのが本旨であるが、小児腺病体質に発する瘰癧、肺門淋巴腺腫、扁桃腺肥大等上焦に於ける炎症充血を清熱、和血、解毒せしめる能がある。腺病体質は多く父母の遺毒を受け、肝臓鬱血して、食物に好嫌あり、神経質にして発育が障碍せられる。本方を続服して体質改造を図るときは諸腺の疾患を治し結核の治療予防に効がある」と記載される。

その後、『臨床応用漢方処方解説』（創元社刊、昭和41年初版）でも、「柴胡清肝湯　一貫堂方」と記載されていることから、『漢方診療医典』（昭和44年初版）では、柴胡清肝散と柴胡清肝湯と両方が採用され、『明解漢方処方』（昭和45年改訂版）でも両方が採用されている。そして、『一般用漢方処方の手引き』（昭和50年初版）に掲載されるようになって、柴胡清肝湯が公的地位を占めるに至った。

❾細川喜代治先生は**『日本東洋医学会誌』第16巻第4号・「ツベルクリン」反応陽転児に対する柴胡清肝散の応用**で、「……諸家の云う自然陽転につづく発病は、強陽転者に最も多いという知見に基づき、1年目に、BCG陽転を除外した強陽性者を主とした小児、及び初感染結核後療法中のものにして、主としてやせ型、筋肉型で顔色の浅黒又は蒼白のもの及び胸脇苦満、腹筋の緊張等の具備せるもの10例に対し、柴胡清肝散を応用した。……主として『ツ』反応陽転間近にして、体格顔色腹証等柴胡清肝散証を思わせる小児10例に対し本剤を応用し、6例に有効、4例にやや有効であった。而して此の観察中気付いた事は、諸症状の改善は急激というよりは、徐々に好転してゆく傾向にあり、さきに小柴胡湯を初感染結核に応用した際は、かえって微熱、食思不振等を訴えるもののあったのに対し、今回は斯様なものはなかった」とのことである。尚、10例中でINH他の化学療法との同時併用児は3人で、何れも有効との報告である。

❿木村左京先生は**『漢方の臨牀』第15巻第2号・柴胡清肝散について**で、「柴胡清肝散証の者の罹りやすい個々の病気は、それが緩慢な症状であれば、柴胡清肝散の服用だけで直すことが出来ます。つまり、体質改造の薬であると同時に、個々の疾患の治療剤である訳です。ここに柴胡清肝散証の幅の広さの効用があります。私は、去る大戦の終戦前後二三年、広い地域にわたる無医地区にいたことがありましたが、宅診の患者も往診の患者も常に溢れていて閉口しました。その時、幼児を持った家庭に柴胡清肝散を与えておいて、子供の様子が少し変だと思ったら、何の病気か分からな

くても先ずこれを飲ませるように命じておきました。こうすることにより、急激な症状悪化に間に合わないで手遅れになることや、むやみに受診者の増えることを、相当に避けえたと思いました」と、貴重な体験を述べられている。著者は木村先生の心境の一端はよく理解しうる。

⓫山本巌先生は**『東医雑録』(1)・反覆性臍疝痛と小建中湯**で、「直腹筋が攣急して、二本棒とか火吹竹を二本並べた様などといわれるお腹を目標に用いる薬方に、四逆散、抑肝散とか、一貫堂解毒体質の荊芥連翹湯、柴胡清肝散などがある。これ等の場合は、いずれも肝気の亢ぶりがあり、直腹筋も厚味が大である。今、小建中湯と、柴胡清肝散等を用いる解毒体質との鑑別について述べてみると、同じく痩せ型で皮下脂肪も少ないが、①皮膚の色が黒くきたない感じ（きたないと云うのは色調が一様に濃いのでなくて、次第に濃淡のむらが出来、粗大なマダラになる傾向のあること）で表面もザラザラしている。小建中湯のきめ細かい肌に比べると、麻や木綿と絹の手ざわりの感じがする。②筋肉は太いことはないが、小建中湯が軟らかいのに対して硬い感じで、極端に表現すればアベベ選手のように運動する人のもつ筋金入りのニュアンスがある。腹筋も小建中湯の証よりは厚い。③腹の形はむしろ陥凹ぎみで、ことに上腹部にこの傾向があり、中央の白線（任脈通り）の部分が溝の様に引っ込んでいる。従って外から観ても直腹筋の形がわかる。④抑えてみると腹壁が硬くて、内部の触診に困難を感ずる。⑤小建中と比べて、こちらは圧痛がなく“くすぐったい”のでクスクスまたはゲラゲラと笑って、身をよじり、お腹の上に手を持って来て触診を妨げる様な仕草をする。そのため一層内部の状態がわかりにくい。⑥疳がすこぶる強く、動作も機敏でよく動く。⑦手足の裏によく発汗する、即ち油足である」と解説されている。

また、**同書(1)・冷え症の治療とその周辺**で、「……また一貫堂の解毒体質の子供で柴胡清肝散を用うべき証であるが、使用すると腹痛、下痢、食欲不振などをおこす者がいる。小建中湯、補中益気湯を服用し、ある程度元気になってから柴胡清肝散を使用する場合、補中益気湯と柴胡清肝散を合方して用いる場合などがあり、その配合の比率も7対3にしたり、5対5

にしたり、2対8になったり色々である。温めるべきか、冷やすべきか、そこが問題である」も、実際に色々と苦労された結果である。

確かに本方は基本的に攻撃剤的な性質が強い。しかし、中にはさほど攻撃を必要としない解毒証体質者がいるのもまた事実である。

⓬本方は荊芥連翹湯の**論考⓫**でも述べたように、著者はアトピー性皮膚炎に比較的よく処方する。病変の乾湿性に対する配慮については既述した。しかし、必ずしも単独で処方するとは限らない。合方するのは大抵、黄連解毒湯か四物湯か、あるいは両者共々かの何れかである。何れもエキス製剤ならば合方という表現を用いても、煎じ薬で処方するときは単なる増量に過ぎない。

柴朴湯

出典 本朝経験方

主効 和解少陽、鎮咳祛痰、健胃。小柴胡湯合半夏厚朴湯の義の薬。

組成

柴胡7　半夏5～6　生姜1　黄芩3　大棗3　人参3
甘草2　茯苓5　厚朴3　蘇葉2

小柴胡湯	柴胡　黄芩　人参　甘草　大棗	半夏 生姜
半夏厚朴湯	厚朴　茯苓　蘇葉	

解説

本方は小柴胡湯合半夏厚朴湯である。

【小柴胡湯】(558 頁)…少陽病傷寒または中風にあって清熱・健胃・鎮静・鎮咳し、また肝庇護作用のある薬である。

【半夏厚朴湯】(950 頁)…上部消化管及び気道の痰飲による諸症状と鬱状の薬である。

本方を構成する小柴胡湯は『傷寒論』、『金匱要略』出典であり、半夏厚朴湯は『金匱要略』出典であるが、それらの原典には合方投与は記載されていない。現在の我が国の解説書には、何方の処方を主とみるかで二通りの立場がある。一方は小柴胡湯に茯苓・厚朴・蘇葉を加味した処方と見做す立場で、小柴胡湯証に利尿を促進し、消化管の緊張亢進による瀉下を止め、健胃作用を発揮すると共に、呼吸困難や喘鳴を緩解する作用が加味されたと捉える。他方は半夏厚朴湯に柴胡・黄芩・大棗・人参・甘草を加味した処方と見做す立場で、半夏厚朴湯証に消炎解熱・鎮静・肝庇護作用が主に加味され、消化吸収作用も強化されていると捉える。

本方の現在の通用適応症は、半夏厚朴湯の適応を強化したり、敷衍したりした用法が多い。しかし一方では、元々鬱状や痰飲のある人が少陽病傷寒または中風に罹った場合にも適応しうる。即ち、用例によって、何方が主方であるかが決定されうるのであり、決して処方構成の段階で主方が予め決まっているものではない。また、小柴胡湯の適応証に、一貫堂の解毒証体質の虚証とも言うべき虚弱体質改善薬が挙げられているので、半夏厚朴湯証の人の体質改善にも適応しうる。但し、体質改善として長期に服用する場合、何れの処方も燥性に作用するので要注意である。

総じて、小柴胡湯と半夏厚朴湯とを合方したもので、適応によって何方が主方となるか、あるいは両処方とも同等に主方となるかが判断される。

適　応

感冒、インフルエンザ、咽喉炎、気管支炎、気管支喘息、小児喘息、慢性閉塞性肺疾患、肺結核、胸膜炎、遷延性咳嗽、胃炎、機能性ディスペプシア、感冒性胃腸炎、胃・十二指腸潰瘍、急性胃粘膜病変、胆道機能異常症、肝機能障害、ノイローゼ、ヒステリー、自律神経失調症、心臓神経症、不安障害、小児喘息の体質改善薬など。

論　考

❶本方は本朝経験方と言われている。**『皇漢医学』第弐巻・小柴胡湯に関する先輩の論説治験・餐英館療治雑話、小柴胡湯条に曰く**で、「俄かに耳鳴がして頭鬱冒する者の多くは鬱怒の致す所なり。香蘇散を合して百発百中と衆方規矩に見えたり」に対する湯本求真の注釈として「余曰く、鬱怒に因りて鬱冒するにあらず。既存の病毒、鬱怒に因りて偶々誘発せられしものにして、此の症には小柴胡湯に半夏厚朴湯を合用するを佳とす」とあり、ここでは確かに小柴胡湯合半夏厚朴湯は記載されている。

しかし、**同巻・半夏厚朴湯に関する先輩の論説治験・方機、本方の主治に曰く**で、「若し感冒、桂枝の証にして痰飲ある者は桂枝湯合方之を主る」に対する湯本求真の註釈として、「余曰く、感冒、桂枝湯の証にして痰飲即ち悪心嘔吐、咳嗽喘急、声音嘶嗄《セイサ》等あるものに本方（半夏厚朴湯）、桂枝湯合方の佳なるは東洞翁の言の如し。然れども本方は特り桂枝湯のみならず、苟くも其の証だに存すれば葛根湯たると、小柴胡湯たるとを問わず、皆之を合方して佳なり。是れ余の推断にあらずして実歴に出づ」とあるので、既に小柴胡湯合半夏厚朴湯は『皇漢医学』以前に処方されていたことを物語る。

また、同巻・紫蘇葉及子の医治効用・勿誤薬室方函口訣、香蘇散条に曰くで、求真の註釈として、「余曰く、香蘇散を用いし病症には、半夏厚朴湯を与うべかりしなり」と主張している。

❷『薛氏医案』巻二十一・明医雑著・痰飲には、「若し老痰ならば海石・半夏・瓜蔞仁・香附米・連翹の類を用い、五倍子は他薬を佐く。大いに頑痰を治するに、宜しく丸と作して服すべし」という元の『明医雑著』の条文に対して、「愚按ずるに、……〇一婦人、痰を吐して頭暈し、帯下青黄には四七湯を用いて白丸子を送り、小柴胡加白朮・茯苓にて之を治して安んず」とあり、先服後服を指示している。また、巻三十一・婦人良方・婦人血気心腹疼痛方論第十五には、「婦人、血気にて心腹疼痛するは、臓腑の虚弱に由り風邪之に乗じ、真・邪相搏ち、気の上下する故に随い、故に心腹、痛みを作す也」という元の『婦人大全良方』の条文に対して、「愚按ずるに、前症若し……肝脾鬱結するには四七湯を用い、怒りて肝火を動ずるには小柴胡湯を用い、……」と両処方は並記されているが、単にそれに留まるのみである。

一方、巻三十・婦人良方・婦人風痰積飲咳嗽方論第十五には、「婦人、脾胃虚弱にして風邪、外より侵し、以って痰滞、咳嗽、眼昏、頭眩を致す。……無擇云う、……気鬱に属するは四七湯、……仍、人の勇怯、脉の虚実を観る」に対して、「愚按ずるに、前症若し肝経の恚怒には小柴胡湯を用い、……仍、前按と互相して之を用ゆ」とあるので、ここでは多くの処方の組み合わせの一組として、四七湯と小柴胡湯を相互に投与する用法が掲載されている。

❸柴朴湯という方名は、戴元礼撰『証治類方』巻七寒熱門・瘧に、「柴朴湯　闕」とあるのみで、戴元礼撰『証治要訣』巻七寒熱門・瘧寒熱に、「……熱多くして脾気怯《よわ》き者は柴朴湯、……」とあるが、やはり薬味は不明である。

しかし、その後の『証治準縄』巻三・寒熱門・瘧には、上記の『証治要訣』の文をそのまま引用し、巻二十・類方・諸中門・瘧には、「柴朴湯　柴胡・独活・前胡・黄芩・蒼朮・厚朴・陳皮・半夏麯・白茯苓・藿香・甘草」と、生姜を方後の調理としている。

この処方は、小柴胡湯合半夏厚朴湯去人参・大棗・蘇葉加独活・前胡・蒼朮・陳皮・藿香とも書き換えうるので、今日の柴朴湯に近からずとも遠からずと表現しうる。

❹『祖剤』巻之一・仲景小柴胡湯には、「《和剤》柴朴湯　即ち柴平湯去人参加独活・前胡・茯苓・藿香。瘧を治す。気弱きには人参・白朮を加え、食化せざるには神麯・麦芽・山査」とある。但し、『和剤局方』には柴朴湯は掲載されていない。

❺尚、この処方は、北山友松子編『衆方規矩删補』巻之上・小柴胡湯の加減方の一つに、柴朴湯との方名の許で、「風湿、諸瘧を治す」と引用されているが、『衆方規矩』ではこの処方は削除されている。

❻また、『外台秘要方』第七巻 心痛心腹痛及寒疝・心腹脹満及鼓脹方には、「又（広済）、心腹脹満を療する柴胡厚朴湯方」とあり、柴胡・厚朴・茯苓・橘皮・紫蘇・生姜・檳榔が指示されている。方後には「別を服するは、相去りて人の行くこと六・七里如《ばか》りにして一服を進み、微しく利す」ともある。柴胡と厚朴を意味する方名ではあっても、凡そ柴胡剤とは表現し難い。

❼さて、今日の柴朴湯は、**『漢方と漢薬』第三巻第八号・小柴胡湯半夏厚朴湯治験**で、鮎川静先生が「先天的に水毒の非常に多い児らしい。胸脇苦満、両側直腹筋は稍々緊張して居るが充実していない。胃窩部のみ膨満し胃内停水実に著明である。此の二、三日下痢便だという。食慾、更に無しともいう。小柴胡湯、半夏厚朴湯各半量合方五日分を投与、五月十八日のことである」と治験を述べられている。この症例は結局、その後に五苓散(335 頁)料の煎薬と起廢丸を兼用して治療したとのことである。

❽また、同じく**『漢方と漢薬』第七巻第九号・診療余話――座談会――**で、多多良素先生は「抑肝散の証でそれの効かないものに小柴胡半夏厚朴湯の合方を用いると婦人の血の道の病に効くと云いますね」と語られている。

❾更には、**『漢方の臨牀』第 3 巻第 1 号・喘息を語る――座談会――**で、細野史郎先生が「私は小児喘息には発作期には麻杏甘石湯や五虎湯、時には小青竜湯をやり、発作の静まっている中間期には小柴胡湯合半夏厚朴湯をやるようにしています。なぜならば、子供にもノイローゼの症状があるから

です。これは成績がよく、一・二ヶ月服んでいる間に体質的にも改善せられて非常によくなるように思います。小児喘息の場合は、このようにして一年もつづけて服ませていると、大体治りますね、体質改善も出来て……」と述べられ、本方の喘息に対する効用を話されている。

また同記事の中では、大柴胡湯合半夏厚朴湯の実証の者への例も述べられている。

⑩更に**同号・喘息の漢方的治療について**では、細野先生は「喘息患者は、元来神経質の人が多く、又頻繁に発作を繰り返したり、長く病状が打ちつづいていると、ついノイローゼ様の症状がかさなり合って来ることが多く、半夏厚朴湯……を合方して与えると、思いの外の卓効をおさめることが少なくない」とも解説されている。

⑪矢数道明先生は**『日本東洋医学会誌』第17巻第2号・シンポジウム気管支喘息――気管支喘息の漢方治療法**で、「小柴胡湯合半夏厚朴湯　小児や青少年の喘息で、神経質な者で、発作が起きないかとつねに気にし、神経の強い子の気管支喘息によい。毎夜半2時～4時頃に発作が起きて、昼間はケロリとしているというものには、半夏厚朴湯がよく応ずるといわれている」と、本方を纏められている。

⑫細野先生はまた、**『漢方の臨牀』第21巻第10号・喘四君子湯について**で、「例えば、週余の小青竜湯の投与が、喘息状態を根治に導く奇蹟を起こしたり、小柴胡湯や神秘湯、或いは又、小柴胡湯合半夏厚朴湯の長期服用によって、見事、小児喘息を征服し、或いは又、人参湯や苓姜朮甘湯、さては当芎散などの単用、又は、合用のみによって、漸次、健康状態が改善され、一見難治にみえた気管枝喘息が、いつしか全治する例さえも稀れなことではない」と、大変力強く述べられている。

⑬矢数道明先生は**『漢方の臨牀』第24巻第4号・温知堂経験録（102）・喘息性気管支炎に小柴胡湯合半夏厚朴湯**で、「6歳の女児、……一年前にかぜをひいてから咳が続き、夜半3時頃になると、必ず烈しいせきこみが起こり、いつも一時間位かかって落ちつくというのであった。痰はそれほど出ない。常にかぜをひき易く、この咳は一年間続いているというのであった。

母親も慢性気管支炎があり、永年せきが出ている……。腹証によって、小柴胡湯合半夏厚朴湯エキス末を一日二回、一回一瓦を与えて様子をみることにした。すると不思議と思われるほどで、帰宅して夕方一服のんだだけであるが、その晩から、一年間も続いた夜半のせき込みがピタリと止まり、その後一回も起きず、元気となり、以来一度も風邪をひかず、昨年と今年の寒波にもまけず、すっかり丈夫になったということである」と、先生は謙虚にも「これは偶中のようであるが、最もよく効くと、このような奇跡的の例もあり得るものである」と述べられている。

⓮そこで、**『漢方治療の方証吟味』気管支喘息（その一）**では、「また喘息は神経性の要素が加わることが多く、半夏厚朴湯を単独か、または合方して用いることもあります。私たちが柴朴湯（小柴胡湯合半夏厚朴湯）と名付けて、このような仕上げのときや小児喘息に頻用するのも、その一例です」と述べられ、今日の柴朴湯の命名の由来が分かる。一方、『浅田流・漢方診療の実際』には柴朴湯は掲載されず、小柴胡湯合半夏厚朴湯の処方例は細野先生以前に見出されるが、この合方処方を重視したのは浅田流ではなく、その一派の細野流であることが分かる。

⓯また、同じく気管支喘息（その二）では、「痰の出やすいとき、または喘鳴、水洟など水っぽい分泌物の出るときは小青竜湯、神経質になって起こるときは半夏厚朴湯、それほどでもなければ小青竜湯加杏仁石膏がよろしい。……そのうえ慢性化して神経過敏になり、喘息のことをあれこれ心配するようになったときは半夏厚朴湯を合方するとよろしい」とも話されている。

⓰山本巌先生は**『東医雑録』(3)・小柴胡湯を語る**で、「小柴胡湯合半夏厚朴湯は、神経性の咳嗽にもよく効き、分心気飲とともによく用いる。……気管支喘息で体質改善に、15 才位までは小柴胡湯合半夏厚朴湯、大柴胡湯合半夏厚朴湯がよい。成人にはさらに桂枝茯苓丸を合方するか、防風通聖散合通導散で体質改善をすれば治る」と、小柴胡湯の鎮咳祛痰剤としての応用の一つとして述べられている。

柴苓湯

出典 『傷寒論』、『金匱要略』、『太平恵民和剤局方指南総論』、『世医得効方』

主効 和解少陽、止瀉、利水。少陽病による水分代謝異常の矯正薬。

組成

柴胡7　半夏5　茯苓3～4.5　沢瀉5～6　猪苓3～4.5
白朮3～4.5　人参3　黄芩3　甘草2　大棗3
桂皮2～3　生姜1

小柴胡湯	柴胡　黄芩　人参　半夏　甘草　生姜　大棗
五苓散	猪苓　沢瀉　白朮　茯苓　桂皮

解説

本方は小柴胡湯合五苓散である。

【小柴胡湯】(558 頁)…少陽病傷寒または中風にあって清熱・健胃・鎮静・鎮咳し、また肝庇護作用のある薬である。

【五苓散】(335 頁)…組織内及び消化管内の過剰水分を血管内に吸収し、体内の水分バランスを矯正して利尿、時に発汗する薬である。

本方を構成する小柴胡湯及び五苓散は、共に『傷寒論』、『金匱要略』出典であるが、それら原典には合方投与は記載されていない。僅かに**『傷寒論』弁太陽病脉証并治中第六**の小柴胡湯の加減方の一つに、「若し心下悸し、小便利せざる者、黄芩を去って茯苓四両を加う」とあるだけである。唯、この加減方の条文と比較し、**『太平聖恵方』巻第十七・治熱病二日諸方**には、「熱病二日、頭痛・口苦にて発汗を経ると雖も、未だ解せざるを治するには柴胡散方を服すべし」とあって、柴胡・人参・甘草・黄芩・赤茯苓・半夏を散と為し、葱白・生姜煎服するべく指示される。最後に「自ずから汗有らしむれば即ち解す」と記載される。**『三因極一病証方論』巻之四・傷寒証治・小柴胡湯**の加減方には、「心下悸し、小便利せざるには茯苓一両を加う」とあり、黄芩については減去の記載がない。また、**『仁斎直指附遺方論』巻**

八・声音・声音証治には、「小柴胡湯、伏暑し、熱汗を発して渇し、暑、心胞に入りて語らざるを治するには、茯苓を加えて煎ず」とあって、何れも五苓散合方の一端を窺わせる。

危亦林編撰になる**『世医得効方』巻第二・痎瘧・久瘧**には、「小柴胡湯と五苓散合和し、柴苓湯と名づく。傷風・傷暑、瘧を治するに大いに効あり」とあり、同書では麦門冬・地骨皮が加味されることになっているが、我が国では通常は麦門冬・地骨皮を加味せずに用いている。即ち、本方は少陽病傷寒または中風にあって、全身的な脱水ではなく、水分の偏在を含む水分バランスが障害されているとき、消炎解熱すると共に水分バランスを矯正する薬である。それ故、本来は原典の条文に云う、傷風・傷暑・瘧などの治療薬というよりも、それらによって水分代謝が障害されたときの治療薬である。尚、小柴胡湯、五苓散共、薬性は燥性に作用するから長期間服用の場合は要注意である。

総じて、少陽病の熱状に罹患し、脱水には至らず、水分バランスが障害され、一部に水分の偏在が認められるとき、少陽病を和解すると共に水分バランスを矯正する薬である。但し、利水作用だけを期待するときは五苓散のみでよい。

適　応

感冒、インフルエンザ、急性腎炎、腎盂腎炎、ネフローゼ症候群、胃炎、機能性ディスペプシア、感冒性胃腸炎、急性消化不良症、急性大腸炎、水瀉性下痢症、過敏性腸症候群、肝性腹水、妊娠中毒症、急性蕁麻疹、クインケ浮腫、熱中症、暑気中たりなど。

論　考

❶**『世医得効方』巻第二・痎瘧・久瘧**の柴苓湯条文に、麦門冬・地骨皮が加味されていることは先に述べた。しかし、同じく**痎瘧・暑証**には、「小柴胡湯、傷暑して瘧を発し、熱多く寒少なく、或いは但熱して寒せず、咳嗽・煩渇し、小便赤きを治す」とあって、烏梅・麦門冬・地骨皮の加味が指示されている。一方で同じく**痎瘧・湿証**には、「五苓散、傷湿して小便不利を治す」とあるだけなので、本方の加味薬は、小柴胡湯の元々の加味薬を踏

襲したものであることが分かる。

即ち、『世医得効方』では小柴胡湯は加味薬の配合で暑証に対応していて、麦門冬・地骨皮の加味で津液の保持と煩熱の軽減に作用し、烏梅で止瀉して健胃する。それ故に元々は小柴胡湯加麦門冬・地骨皮の軽度の脱水予防作用に、五苓散で下痢などの体内の水分バランスの矯正作用が加味されていた。

❷しかし乍ら、**『太平恵民和剤局方指南総論』巻中・論傷寒証候**には、「和解の証候なる者、傷寒・傷風して往来寒熱し、胸脇の間痛み、乾嘔及び大便秘する者、小柴胡湯一貼を与うべし。病重き者は再び半貼を服して方に効あり。或いは渇を言う者、或いは小便渋るは兼ねて五苓散を服す」とある。

『和剤局方指南総論』は『世医得効方』より約百三十年程早く世に出ている。ここでは少陽病の症候に対して小柴胡湯を処方するのを原則とし、その中で口渇あるいは小便渋などの症状も伴うときは五苓散を兼用するという用法を示している。即ち、兼用という用法によって小柴胡湯と五苓散とを共に処方しているのであり、言うまでもなく柴苓湯の先駆的用法である。

❸『儒門事親』巻之一・瘧非脾寒及鬼神弁四には、「……瘧病大いに作こり、……。夫れ富貴の人、心を労し、智を役す。驟《にわ》かに砒石大毒の薬を用うべからず、止《ただ》宜しく先ず白虎湯に人参を加え、小柴胡湯、五苓散の類を以って頓に服すべし」とあるが、必ずしも小柴胡湯合五苓散を意味しない。

❹**『薛氏医案』巻二十一・明医雑著・瘧疾**には、「主方　乾葛・陳皮・甘草・柴胡・白朮・蒼朮」という元の『明医雑著』の処方に対して、「愚按ずるに、……此の治は瘧の大法にして、其の病、熱多く寒少なく、心煩して睡ること少しき者は心に属し、名づけて温瘧と曰い、柴苓湯を用う。……」と記載される。

❺**『扶寿精方』傷寒 続添**には、「柴苓湯　傷寒七・八日、発熱して泄瀉し、渇を作して飲を引き、煩躁して寧からざるを治す」とあって、柴胡・黄芩・猪苓・沢瀉・茯苓・白朮・官桂・半夏・甘草を姜煎するべく記載される。また、方後には「渇甚だしくは白朮・半夏を去り、乾葛・芍薬各一銭を加う」とも指示される。更に、本書の最後には、「五苓散　痢疾、暑熱の嘔吐

を治す」として、白朮・白茯苓・沢瀉・猪苓・肉桂を姜煎するべく指示されていることより、柴苓湯では態々官桂として指示されていることになる。官桂は肉桂の最上品である。

❻**『丹渓心法附余』巻之一外感門上・傷寒四　附冒寒・温熱病・温熱病　夏至前発為温、夏至後発為熱、謂之伏気傷寒**には、「柴苓湯　発熱して泄瀉し、裏虚する者を治す」とあって、柴胡・半夏・黄芩・人参・甘草・白朮・猪苓・茯苓・沢瀉・桂を姜煎指示の後、「広按ずるに、此の方、即ち小柴胡湯、五苓散相合す、是れ也。傷寒の表証治せず、外邪、半表半裏に伝うるを除き、及び内傷の発熱、雑病の発熱、治せざるは無き也」と掲載されている。

❼**『仁斎直指附遺方論』巻十三・泄瀉・泄瀉証治・附諸方**には、「柴苓湯、陰陽を分理し、瀉を治し、熱を解す」とあって、組成は柴苓湯去大棗・桂枝であり、これは小柴胡湯から大棗を去り、五苓散から桂枝を去っていることを表わしている。実際、暑証で消化管機能も低下しているならば、大棗の甘味は却って上腹部膨満感を生ずることもあり、また桂枝は暑証を悪化させることもあるので、配合する必要はない。その点、本方よりこの処方の方が合理的である。

❽**『万病回春』巻之三・瘧疾**には、「瘧、寒熱を発し、渇を作す者は宜しく陰陽を分利すべき也。○柴苓湯　瘧、寒熱を発し、病、半表半裏に在りて陰陽分かたざるを治す」とあって、柴胡・黄芩・人参・半夏・猪苓・沢瀉・白朮・茯苓・肉桂・甘草に姜棗煎服するべく指示される。尚、方後には「○汗無くば麻黄を加う。○汗有らば桂枝を加う。○寒多くは官桂を加う。○熱多くは黄芩を加う」とも指示されている。

❾『景岳全書』巻之五十四書集・古方八陣・和陣には、「柴苓湯　身熱して煩渇・泄瀉するを治す」とあって、白朮・茯苓・沢瀉・柴胡・猪苓・黄芩を水煎服するとあり、続いて「加減柴苓湯　諸々の疝を治す。此れ、肝腎を和し、順気・消疝・治湿の剤なり」とあって、柴胡・甘草・半夏・茯苓・白朮・沢瀉・猪苓・山梔・山査・茘核を姜煎するべく指示される。何れも『世医得効方』の柴苓湯の類方である。

❿**『衆方規矩』巻之上・傷寒門**には、「小柴胡湯……○瘧、寒熱を発

こし、渇きを作して病、表と裏とにありて、陰症陽症の分かたざる者には五苓散方は中湿門にありを合して、柴苓湯と名づく」とあり、**同巻・中湿門**には、「五苓散……○傷寒三・四日、寒熱さしひきありて自利する者は本方に小柴胡湯を合して姜・棗を入れ、柴苓湯と名づく。一切の発熱して寒けを憎むものには邪気、半ばは表、半ばは裡にあり、此の湯に宜し。○瘧、寒熱ありて病の表裡・陰陽にあることを分かちがたきにも亦宜し」とあり、最後の一文は些か使い易さを表わしている。

⑪『牛山活套』巻之上・瘧疾には、「○瘧疾、初めの程は熱甚だしく傷寒などのようなる者也。夏の時、初秋の頃に是くの如し。煩う時は多くは瘧に変ずと知るべし。先ずは散邪湯、柴苓湯回春瘧門の類を大料にして用いて大いに汗して解すべし。……○総じて瘧疾の療治、二・三発までには発散の剤を用ゆべし。散邪湯、柴苓湯の類、是れなり」と、原典通り瘧への適応を説いている。尚、散邪湯は川芎・白芷・麻黄・防風・紫蘇・羌活・甘草・白芍薬を生姜・葱白煎服する。

⑫『牛山方考』巻之上・小柴胡湯には、「一．湿熱甚だしく、湿温・疫癘・暑瘧の症には五苓散を合して奇効あり。柴苓湯と名付く」とも記載され、『牛山活套』に云う瘧疾以外にも適応を拡大している。

⑬『当壮庵家方口解』巻之三・柴苓湯には、「○陰陽を分別するとあり、瘧の主方也。瘧の間日に平胃散を合して用いてよし。○痢病に黄連・枳殻を加えてよきことあり。妊胎の婦人の痢に別してよし。渋滞強きは黄連・枳殻を大いに加えてよし。熱つよきには黄芩・黄連を倍して用いてよし。常に人参を去る。○湿熱に感じ、汗止まず、止汗の薬を用ゆれども、蒸々として汗出づるに因りて此の剤を用ゆ。小便を通じ、下焦の湿熱を去りたれば、蒸々とむす熱解したる故に汗止まりた也。熱病、頭汗止まず、亡陽せんとするに人参・附子の属にて頭汗止まざるに、六味丸に知母・黄柏を加えて湯と為して用ゆ。下焦の陰火を醒ましたれば頭汗止みたることあり。其の理に同じ。○大便、水の如く瀉し、あつく覚ゆる熱瀉によし。山梔子を加うることもあり。○日々、時を定めて頭痛したる症に用いてよきことあり。陰陽を分別したると見えた也。是れは瘧の属也。○世医、熱病小柴

胡湯、大柴胡湯の場、或いは大・小承気湯の場も、大便泄するゆえに此の剤に人参を多く加えて用ゆる者多し。是れは其の場を知らざる庸医のすること也。駕籠に乗り、大医と見ゆれども庸医多し」と、非常に多角的な面から解説している。

⓮**『餐英館療治雑話』巻之上・小柴胡湯の訣**には、「又、邪気表裏にあり、陰陽分かたず、其の証寒熱往来、或いは渇して小便渋り、或いは下利する者は五苓散を合して柴苓湯と名づく」とある。

⓯**『梧竹楼方函口訣』巻之一・瘧類**には、「柴苓湯　瘧に用ゆるは九味清脾の場合。今少し軽きかた、湿邪を帯びたる者に用う。雑症下痢、熱強く、赤子の糞の如き者を下すに用ゆ。前の柴平湯と臨時撰用すべし。二方とも痢には非ず、泄瀉類也。夏月に此等の症多し」とある。

⓰**『勿誤薬室方函』巻上**には、「柴苓湯　得効　傷風・傷暑、瘧を治す。即ち、小柴胡湯、五苓散の合方なり。本、麦門・地骨皮有り。今、之を去る」とあって、今日多くの場合は単なる小柴胡湯合五苓散のみである。

更には、**『勿誤薬室方函口訣』巻之下**には、「柴苓湯　此の方は小柴胡湯の症にして、煩渇・下利する者を治す。暑疫には別して効あり」とあって、ここでは小柴胡湯を主方とした方意である。

⓱以上の諸文献にみるように、元々はやはり少陽病をベースとし、五苓散の効能を付加する意味であったが、今日の我が国の用法では五苓散を主とする用法も見受けられる。

⓲大塚敬節先生は**『漢方と漢薬』第二巻第四号・小柴胡湯加石膏と小柴胡湯合五苓散との鑑別に就て**で、「小柴胡湯合五苓散も亦屢々予の使用した方剤であるが、此の方剤は、脈浮数、発汗、尿不利、吐水、口渇を目標として屢々効を得たことがあるが、いまだ水腫を治したことはない。また小柴胡湯を水腫に用いたこともないので、水腫患者が小柴胡湯証を現わすことがあるかどうか、言明することは出来ない」とある。

⓳一方、矢数道明先生は**『漢方の臨牀』第14巻第8号・ネフローゼに柴苓湯その他**で、「副腎皮質ホルモンをネフローゼや腎炎に大量投与する療法が行われているようであるが、私達のところへはその副作用に驚き、迷い

に迷った揚句に相談に来るものが多くなってきている。……このようなことがあって間もなくのこと、九州漢研の戸田秀美氏から腎炎ネフローゼで入院加療していたが、なかなかよくならないものに柴苓湯その他の漢方薬を与え、顕著な効果が認められ、病院の検査の結果が報告されている書翰を頂いた。恰度これがその治験例になるので戸田氏の了解を得て次に掲載させていただくことにした」とあり、九歳の子供に柴苓湯あるいは柴苓湯加十薬で尿蛋白が激減し、尿量も増加し、通学可能となった症例が掲載されている。

三黄瀉心湯

出　典　伊尹湯液論、『金匱要略』

主　効　清熱解毒、瀉下、鎮静。実熱を瀉して、鎮静する薬。

組　成

大黄１～３　黄連１～３　黄芩１～３

解　説

黄の付く三味から構成され、三味共に寒性である。

【大黄】…代表的な瀉下薬であるが、同時に消炎・抗菌・解熱作用もあり、炎症性産物を瀉下によって除去する他、種々の黄疸に対しても利胆作用を発揮する。また、これらに拠って上衝の気を降下すると共に、大黄自身も鎮静作用を発揮する。

【黄連】…代表的な清熱薬で、発熱を伴う嘔吐・吐血・下痢・下血などの消化管炎に処方する他、一般に炎症性高熱による諸症状の緩解にも効を奏する。また、「心火を瀉し、肝血を涼す」などという如く、鎮静効果も認めうる。

【黄芩】…代表的な清熱薬で、急性炎症時の発熱、特に気道炎症によく適応する他、発熱性の下痢を呈する炎症にも、あるいは切迫流産にも処方される。また、上逆・頭痛・顔面紅潮などの症状に対しては鎮静作用も発揮する。

本方は実熱を解して瀉すという点で、黄連解毒湯(74頁)とよく対比される。両者は大黄と黄柏・山梔子との差であり、大黄の上衝の気を降する作用に鑑みて、本方は比較的上焦の病変によく適応する。

総じて、三味共に種々の炎症などの高熱状態を消炎、抗菌、解熱して瀉下すると共に、また煩躁、逆上、頭痛、顔面紅潮などの上気症状を鎮静する薬である。

適　応

感冒、インフルエンザ、急性肺炎、赤痢、腸チフス、麻疹、ウイルス性発疹症、日本脳炎、流行性脳脊髄膜炎、角結膜炎、眼瞼炎、扁桃炎、歯周

炎、舌炎、口内炎、急性胃炎、急性肝炎、急性胃腸炎、細菌性下痢症、急性胆嚢炎、齲歯痛、歯齦出血、吐血、喀血、鼻出血、球結膜下出血、眼底出血、脳出血、子宮出血、痔出血、下血、血尿、感染性出血、高血圧症、動脈硬化症、脳血管障害、脳圧亢進症、眩暈症、耳鳴症、肩凝り症、ノイローゼ、自律神経失調症、更年期障害、血の道症、不眠症、躁病、統合失調症、癲癇、熱性痙攣、子癇、痛風発作、打撲後、捻挫後、火傷後発熱、日光皮膚炎、皮膚化膿症、二日酔い、酒皶、急性蕁麻疹、熱中症、不明熱など。

論考

❶原典の方名は瀉心湯。唯、『傷寒論』にも瀉心湯は記載されているが、此方は二味の大黄黄連瀉心湯。

❷本方の出典は、**『金匱要略』驚悸吐衄下血胸満瘀血病脉証并治第十六**に、「心気不足して吐血・衄血せば、瀉心湯之を主る」、また小字双行で「亦霍乱を治す」とあり、大黄・黄連・黄芩を煎服頓用するべく記載される。更には**婦人雑病脉証并治第二十二**に、「婦人涎沫を吐す。医反って之を下して心下即痞せば、当に先ず其の涎沫を吐するを治すべし。小青竜湯之を主る。涎沫止みて乃ち痞を治す。瀉心湯之を主る」ともある。

❸先の心気不足は諸説紛々としていて、**『備急千金要方』巻第十三心蔵・心虚実第二**には、「瀉心湯、心気不定にて吐血・衄血するを治する方」とあり、『千金方』の条文の方が理解し易い。要は精神不安定で吐血・衄血を治す処方の意味である。また、**巻第十傷寒下・傷寒発黄第五**には、「黄疸にて身体・面皆黄なるを治する三黄散方」とあって、三味を散または丸として服用するべく記載される。

❹**『金匱要略論註』巻十六・驚悸吐衄下血胸満・血病脉証治**には、原典通り心気不足として註しているが、やはり論理の展開に無理がある。

一方、**『医宗金鑑』巻二十・訂正仲景全書金匱要略註中之一・驚悸吐衄下血胸満瘀血病脈証并治第十二**には、原典の先の条文を解説して、「（按）心気不足の二字、当に是れ有余の二字なるべし。若し是れ不足なれば、如何でか此の方を用いて之を治せん。必ず是れ伝写の訛《あやま》りなり。（註）心気有余なれば熱盛ん也。熱盛んにして陽絡を傷り、血に迫りて妄行させ、吐と為し、衂と為す。故に大黄・黄連・黄芩の大苦・大寒を以って、直ちに三焦の熱を瀉さしむ。熱去りて吐・衂自ずから止む」とあり、『千金方』の心気不定より更に積極的に心気有余と解釈している。

❺『肘後百一方』巻之五・治腸癰肺癰方第三十七には、「効方、悪瘡三十年愈えざる者、大黄・黄芩・黄連各一両、散と為し、瘡を洗いて浄くし、以って之に粉す。日に三。差えざる無し。又、黄柏分等も亦佳し」とあって、外用療法が指示される。

❻**『千金方』巻第二十一 消渇　淋閉　尿血　水腫・消渇第一**には、「巴郡の太守奏す。三黄丸、男子の五労七傷、消渇、肌肉を生ぜず、婦人の帯下、手足寒熱なる者を治する方」とあり、季節による薬味分量が増減されて指示されている（**表 9**）。

我が国に於いても夏と冬とでは寒熱に明白な差があるので、寒性薬、熱性薬の加減は本来必要である。

（表 9）『千金方』三黄丸・季節による薬味分量

	黄芩	大黄	黄連
春三月	四両	三両	四両
夏三月	六両	一両	七両
秋三月	六両	二両	三両
冬三月	三両	五両	二両

❼**『傷寒総病論』巻第三・心下痞証**には、「心下痞、之を按じて濡、其の脈関上浮なる者、大黄黄連瀉心湯に宜し」とあって、大黄・黄連・黄芩と指示され、ここでは煬服（振り出し）することになっている。即ち、基本的には『傷寒論』の大黄黄連瀉心湯の方後の指示と同様である。尚、最後に小字にて「寒湿迫りて心気行らざれば、熱を作さんと欲する也」とも追記される。

❽**『傷寒活人書』巻第十・七十六 問心下満而不痛**には、「……結胸と痞とは関脈須く皆沉たるべし。〇若し関脈浮なる者、大黄黄連黄芩瀉心湯之を主る。関浮なるときは結熱、三黄以って肝を瀉す。……〇大抵結胸と痞とは皆応に下すべく、然れども表未だ解せざる者、攻むべからざる也。仲景云う、当に

先ず表を解すべし。表解して乃ち痞を攻むべく、表を解するには桂枝湯に宜しく、痞を攻むるには大黄黄連黄芩湯に宜し」とある。

更に**巻第十四**には、「大黄黄連瀉心湯 [五十九] 心下痞、之を按じて濡、其の脉関上浮なる者を治す。若し傷寒大いに下して後、復た汗を発し、心下痞し、悪寒する者、表未だ解せざれば也。痞を攻むべからず。当に先ず表を解すべし。表解して乃ち痞を攻むべし。表を解するには桂枝湯に宜しく、痞を攻むるには宜しく此の薬を服すべし。太陽に属す」とあって、薬味は大黄・黄連・黄芩と指示される。

❾『太平恵民和剤局方』巻之六・積熱 附 火証には、「三黄円、丈夫・婦人、三焦の積熱、上焦に熱有れば、眼目に攻衝して赤く腫れ、頭項腫痛し、口舌瘡を生じ、中焦に熱有れば、心膈煩躁して飲食を美しとせず、下焦に熱有れば、小便赤渋・大便秘結し、五臓倶に熱して、即ち瘠瘡瘡痍を生ずるを治す。及び五般の痔疾、糞門腫痛し、或いは鮮血を下すを治す」とあり、正に全ての適応証を尽くしている。ここで鮮血は動脈性出血であって熱であり、暗赤血は静脈性であって寒と捉える。

❿『御薬院方』巻之七・治積熱門には、「三黄丸　治法、《千金方》は同じく吐血・黄疸・熱病を治す」とあって、三味が指示されるが、**巻之十・治眼目門**には、「消毒散　眼の赤く腫れ、疼痛定まらざるを治し、兼ねて瘡腫消えざるを治す」とあって、此方は三味ではなく、黄芩・黄柏・大黄を細末と為し、蜜水で調え、左右の太陽穴に貼る用法が記載される。

⓫さて、皇甫謐撰『鍼灸甲乙経』序には、「上古、……伊尹、亜聖の才を以って神農本草を用い、以って湯液を為す。中古、……漢に華佗、張仲景、其の他、奇方異治有り。……仲景、論じて伊尹の湯液を広め、数十巻と為す。之を用いて験多し」とある。

⓬また、『傷寒論』序には、「……晋の皇甫謐、甲乙鍼経に序して云う、伊尹、元聖の才を以って神農本草を撰用し、以って湯液を為す。漢の張仲景、湯液を論じて広め、十数巻と為す。之を用いて験多し。近世の太医令・王叔和、仲景遺論を撰次すること甚だ精し。皆施用すべし。是れ、仲景、伊尹の法に本づき、伊尹、神農の経に本づくは、大聖人の意を祖述すと謂

わざるを得んや」と記載される。これは宋改の時に林億等の付加した序であろう。しかし、その当時には今日既に亡佚してしまった資料が未だ伝存していた可能性は充分有り得よう。

⑬『傷寒明理論』傷寒明理薬方論序には、「然れども古よりの諸方、歳を経て浸《やや》遠く、考評すべきこと難し。惟、張仲景の方、一部最も衆方の祖為り。是れ仲景は伊尹の法に本づき、伊尹は神農の経に本づくを以って、医帙の中にて特《ひと》り枢要と為り、今を参《くら》べ、古に法り、毫末をも越えず、実に大聖の作す所也」と、仲景を評価する内にも伊尹の法に本づくことを表明している。

⑭王好古撰『伊尹湯液仲景広為大法』題辞には、「夫れ医を以って名世の者、名人にして皆之を知る。惟、伊尹湯液、人之を知らざる也。何ぞや。其れ、仲景の命世の才を以って、独り能く広めて之を当時に行ない、人、惟仲景有るを知りて伊尹有るを知らざる也」とあり、ここでも伊尹湯液の先駆性を説いている。

また、同じく王好古撰**『陰証略例』伊尹湯液論例**には、「海蔵曰く、皇甫先生云う、仲景、湯液を広めて十巻と為す。文潞公云う、仲景、羣方の祖為り。朱奉議云う、仲景瀉心湯、古の湯液に比すれば黄芩少なく、後人之を脱落す。許学士亦云う、伊尹湯液、大柴胡湯八味を論ずるが、今監本には大黄無く、只是れ七味、亦之を脱落すと為す也。之を以って知りぬ、仲景の方、皆湯液也と」とあって、何れも仲景は伊尹湯液に基づくと解説している。

⑮**『医塁元戎』巻三・陽明証**には、「大黄黄連瀉心湯　太陽病、医、汗を発し、遂に発熱・悪寒し、因りて復た之を下して心下痞し、表裏倶に虚し、陰陽・血気并びて竭き、陽無きときは陰毒し、復た焼針を加え、因りて胸煩し、面青黄にて膚瞤ずる者、治し難く、若し色微しく黄、手足温なる者、愈え易く、心下痞、之を按じて濡、其の脉関上浮なる者を治す」とあって、「大黄二両・黄連一両、黄芩を加えて伊尹三黄湯と為す」とあり、方後には「右二味、剉すること麻豆の如く、沸湯二升に之を漬け、須臾に絞りて滓を去り、分かち温めて再服す」とある。

即ち、ここで「黄芩を加えて伊尹三黄湯と為す」以外は、基本的に『傷寒論』弁太陽病脉証并治下第七の大黄黄連瀉心湯の一つ前の条文と当該条文及び後条文である。その後条文の後には、『傷寒論』では小字双行で、「臣億等、大黄黄連瀉心湯を看詳するに、諸本、皆二味。又、後の附子瀉心湯は大黄・黄連・黄芩・附子を用う。恐らくは是れ、前方中亦黄芩有り。後、但附子を加うれば也。故に後に附子瀉心湯と云う。本、附子を加うと云えば也」とも解説される。

尚、大黄黄連瀉心湯では調剤は焗服であるのに対し、三黄瀉心湯では通常の煎服である。

⑯**『衛生宝鑑』巻十三 名方類聚・煩躁門・心下痞**には、「大黄黄連瀉心湯、心下痞、之を按じて濡、其の脈関上浮なる者を治す。又、傷寒にて大いに下して後、復た発汗し、心下痞して悪寒する者、表未だ解せざる也。痞を攻むべからず。当に先ず桂枝湯を用いて解表すべし。表解して乃ち此の湯を用いて痞を攻むべし」とあって、三味が指示された後に小字にて「伊尹湯液論に云う、大黄黄連黄芩湯は三味なりと。今監本には黄芩無し。之を脱落する也」と注記される。また、**巻十四 名方類集・黄疸論**には、「黄連散、黄疸にて大・小便秘渋して壅熱するを治するに、累々と効あり」とあって、川大黄・黄連・甘草・黄芩を末と為して服用するべく指示される。ここでは三黄瀉心湯加甘草が掲載されている。

⑰**『張氏医通』巻十六祖方**には、「伊尹三黄湯倉公、火斉湯と名づけ、金匱、瀉心湯と名づく　三焦の実熱にて煩躁・便秘するを治す。黄連・黄芩・大黄。麻沸湯二升にて之を漬け、須臾にして絞りて滓を去り、分かち温めて再服す。麻沸湯とは白水を空煎し、鼎にて沸かすこと麻の如き也。古方は惟降火薬として之を用ゆ」、続いて「三黄丸　諸々の実熱解せざるを治す」と記載される。

⑱一方、『医賸』巻上・伊尹湯液には、「……所謂湯液は今、伝わること無しと雖も、其れ後人の依托より出づること明らかなり」と記載されていることも引用しておく。

⑲**『養寿院医談』**には、「癎症、急治するには三黄湯。薬性厳しき也。緩

治するには白虎湯に三黄丸を兼ねて可也」、「癇症忿怒、物を疑うこと多きに三黄湯」、「癇症、腫満・譫語す。三黄湯を用ゆ。此の症、脚気腫満に似たり。然して譫語を目付とす」、「或人、寒熱往来、両乳下痛みて動気高し。腹、煮えるが如くに覚う。発するときは傷寒に似たり。此れ癇也。三黄湯」等々と、癇に対する用法が並記される。

⑳本方は賀川玄迪著『**産論翼**』では第二和剤湯と命名されている。**同書・乾之巻・救癇**には、「……又癇後、継いで狂症と成る者有り。又癇後、鬱冒して四・五日醒省せざる者有り。治方は蓡《ジン》連湯、第二和剤湯、……」とある。尚、蓡連湯は人参・黄連の二味で、第二和剤湯は三黄瀉心湯に辰砂を攪用するとある。

㉑『療治経験筆記』巻之二・［三黄瀉心湯］には、「……予は此の心気不足の四字を心下痞鞕の四字に入れかえてみるなり。これにて瀉心湯の方名に叶う也。……又、狂乱の症に大黄一味を用いて狂乱の諸症を治すと方彙にもあり。是れも狂気は心の逆上するものなる故、大黄降下の薬を以って逆上の心へ圧をかくる道理なり。……況んや心下痞鞕する狂気甚だ多きもの也。然らば此の三黄瀉心を以って狂乱を治すと云うは、瀉心の意により熟せる使いかたと云うべし」と解説される。

㉒片倉鶴陵著『産科発蒙』巻二・子癇第二には、「鉄砂三黄湯　肝鬱して怒り盛ん、気逆して躁擾し、或いは人事を省みざるを治す」とあって、三黄瀉心湯加鉄砂が指示されている。

㉓『**類聚方広義**』**(下)・瀉心湯**には、「中風の卒例、人事不省にして身熱し、牙関緊急、脈洪大となり、或いは鼾睡《カンスイ》大息し、頻々と欠伸する者、及び省みて後に偏枯となり、癱瘓《タンタン》不遂、緘黙して語らず、或いは口眼喎斜し、言語蹇渋《ケンジュウ》し、流涎して泣笑し、或いは神思恍惚となり、機転は木偶人の如き者、此の方に宜し」とあるが、ここの記載は全く脳卒中発作後の病状そのものである。更には「能く宿酲《シュクテイ》を解すに甚だ妙なり」ともあり、二日酔の妙薬であるともいう。

㉔大塚敬節先生は『**漢方と漢薬**』**第五巻第十号・瀉心湯に就て(一)**で、「……故に写心と云うは、心気の鬱結を輸写するの義である。瀉心湯の諸

方が皆芩・連の苦味を以って主となすは此の故である」と方名が解説され、**同巻・第十二号・瀉心湯に就て(二)**では、「瀉心湯証に屢々現れる症状としては次の如きものがある。1)顔面の充血、2)気分いらいらとして落ち着きを失う、3)心胸中に熱感を訴う、4)出血、5)脈(一定していない)、6)心下痞、7)不眠、頭重、目眩、肩凝り、8)便秘」と述べられている。

㉕大塚先生はまた、**『東亜医学』第十五号・眼科方函**にて、「瀉心湯　眼睛に異常なく、明を失う者、若し大便秘し、心気定まらざる者、此方に宜し。故に此方は網膜炎、網膜剝離等に用いられ、八味丸と虚実の別あり。又動脈硬化症による眼底出血に用ゆ。又疳眼雲翳を生じ、或は赤脈縦黄、或は白眼青色を見わし、羞明、日を怕るる者を治す。故に此方は結膜及び角膜の乾燥症に用いらるること多し。又心家壅熱、眼目赤腫、或は雞冠蜆肉の者、及び風眼にて大便秘し、脈弦数にして上衝の気味ある者を治す。此方、眼疾に応用の機頗る多し」とあり、瀉心湯の薬味については、同じく大塚先生が**第十七号・漢方医学の治療と其性格**で、「○瀉心湯　(処方) 大黄・黄芩・黄連各 1.0、右に熱湯 100 瓦を加え、3 分間煮沸せしめ、滓を去り頓服す。以上 1 回量」と記載されていることで明白である。

㉖山本巖先生は、**『東医雑録』(3)・瀉心湯の展開――大黄黄連瀉心湯から黄連解毒湯まで――**で、「同じ薬方であっても、条文が異なればそれを用いる病態が必ずしも同じではないことがある。瀉心湯も、①心下痞に用いる場合、②心気不定（心悸亢進、不眠、イライラなど）で用いる場合、③出血に用いる場合、④便秘に用いる場合、などいろいろあるが、それぞれその病態は違っている。また、《和剤局方》の三黄湯以後、抗炎症剤として、消炎、解熱に黄連解毒湯と同じように、体上部の炎症によく用いられる。これも上述の病態とはちがうのである。《餐英館療治雑話》三黄瀉心湯の口訣に、『此方は心下痞で便秘し、上気するを標的す。并に一切上焦蓄熱あり、あるいは口舌瘡を生じ、或は逆上にて眼赤き類、心下痞するを必とせず。便秘難を標的すべし……』と述べている。また、『……宿酒心下痞し、或は胸膈快ならざる者撰用すべし……』と、前に述べられている心下痞と病因が異なる心下痞に用いる場合もある。たとえ同じ薬方であっても、条文が

異なるときは、その条文が示す病態が違っていることがある。従って、異なった条文中の証を個々の症候に切り離し、勝手に合成すべきではない」と、単に瀉心湯の適応例だけでなく、基本的な病態としての捉え方をも述べられている。

また、同箇所では、「“瀉心湯”という名称は、“心熱を清瀉する方剤”という意味である。……そして、“心熱”というのは、①頭部脳内の充血、②（高）熱病、炎症性疾患……のときに、精神不安、よく怒る、不眠、胸中があつ苦しい、心悸等をあらわす場合である」とも述べられている。

㉗本方はエキス製剤の中でも、各メーカーによって最も生薬配合分量差の大きい方剤である。あるメーカーは一日量として黄連・黄芩・大黄が夫々1g ずつで計 3g であるのに対して、中には三味で計 9g を配している製品もある。而も、現在の多くのエキス製剤は「1 日 2 ～ 3 回、食前または食間に分服」となっているが、ある一社の製品のみが「1 日 1 回、食前または食間」に服用となっている。このメーカーの製品の組成は三味共 1g だが、他の多くのエキス製剤は三味で 4 ～ 6g、1 日 2 ～ 3 回分服なので、先のメーカーの製品で考えれば、1 日量を 1 回で服用することにもなりうる。但し、原典では頓用指示である。

三物黄芩湯

出典 『金匱要略』

主効 清熱消炎、滋潤、退熱。実熱のみならず、虚熱にも対応する薬。

組成

黄芩3　苦参3　地黄6

解説

本方は元々、産褥熱で手掌煩熱するときの薬である。

【黄芩】…代表的な清熱薬で、急性炎症時の実熱、特に気道炎症によく適用する他、発熱を伴う下痢を呈する炎症にも、あるいは切迫流産で疼痛を伴うときにも処方される。また、上逆・頭痛・顔面紅潮・煩熱などの症状に対しても鎮静的に作用する。『薬性提要』には、「中焦の実火を瀉し、湿熱を除く」とある。

【苦参】…発熱を伴う炎症性・出血性の下痢や尿路感染症による血尿に対して、何れも消炎解熱して止血する他、総て湿熱に対しては清熱燥湿しつつ、生津して口渇を止める。更には殺虫作用も発揮する。また、苦参は『金匱要略』百合狐惑陰陽毒病証治第三に、「下部を蝕《むしば》めば則ち咽乾く。苦参湯にて之を洗う」とあるように、陰部湿疹等に外用としても用いられる。『薬性提要』には、「湿を燥かして火を瀉し、風を祛りて虫を殺す」とある。

【地黄】…炎症を鎮めて清熱除煩し、発熱による体液の喪失を防ぐと共に、止血作用も発揮する。また不全心に対しては強心利尿作用も認められる。『薬性提要』には、乾地黄は「陰を滋して血を涼し、血を生ず」とある。

以上の三味は何れも寒性薬であるが、黄芩・苦参の燥性に対し、地黄の潤性でバランスを操っている。

総じて、三味共に寒性ではあるが、単に血熱に至った実熱を解して止血するのみならず、煩熱、咽乾、盗汗などの虚熱症状に対してもこれらを消退する薬である。

適応

産褥熱、更年期障害、血の道症、産褥精神障害、ノイローゼ、自律神経失調症、火傷後発熱、日光皮膚炎、尋常性乾癬、掌蹠膿疱症、汗疱状白癬、熱中症、暑気中たり、慢性遷延性炎症、レストレスレッグス症候群など。

論考

❶原典には三物黄芩湯のみならず、三物備急丸も掲載され、更には外台黄芩湯（六物黄芩湯）にも及ぶが、これは『傷寒論』の黄芩湯とも異なる。何れにしても相似した処方名があり、要注意である。

❷本方の出典は、**『金匱要略』婦人産後病脉証治第二十一**に、「千金の三物黄芩湯、婦人草蓐に在りて自ら発露して風を得、四肢苦《はなは》だ煩熱し、頭痛む者を治するには小柴胡湯を与う。頭痛まず、但煩する者、此の湯之を主る」とあり、黄芩・苦参・乾地黄と指示され、元々は産褥熱に罹患した褥婦の治療薬である。尚、方後には、「多くは虫を吐下す」とある。

❸**『金匱要略論註』巻二十一・婦人産後病脉証**には、「註して曰く、此れ、産婦暫く微風に感ずる有り、或いは半表裏に在り、或いは下焦にて風湿合する在り、或いは虫を生じて、皆能く四肢に煩熱の証を見わすを言う。但、頭の痛・不痛を以って別と為すのみ。故に草蓐に在りとは、是れ未だ産所を離れざるを謂う也。自ら発露して風を得るは、是れ衣被を蓋うを掲げて、稍慎まずに暫くして感ずること有れば也。産後陰虚し、四肢、亡血の後、陽気独り盛んとなる在り。又、微風を得るときは苦だ煩熱す。然るに、表多きときは上に入りて頭痛す。当に上焦を以って重しと為すべし。故に、小柴にて和解するを主とす。若し下より之を受けて、湿熱、下に結するときは必ず虫を生じて頭痛まず。故に、黄芩を以って清熱するを君と為し、苦参にて風を去り、虫を殺すを臣と為して、地黄を以って其の元陰を補うを佐と為す。曰く、多く虫を吐下すと。謂う心は、虫は苦参を得て必ず安からず。其の上に出で、下に出で、収まること未だ知るべからざる也」とあって、産後の陰虚で、下焦に陽気盛んとなり、煩熱すれば下焦の湿熱が虫を生じるとの見解をも表現している。

❹**『金匱要略心典』婦人産後病脉証治第二十一**には、原典の条文に対し

て、「此れ、産後に血虚して風入りて熱の証と成る。地黄、血を生じ、苦参・黄芩、熱を除く也。若し頭痛すれば、風未だ全くは変じて熱と為さず。故に宜しく柴胡にて之を解すべし」と簡要に解説される。

❺**『肘後百一方』巻之二・治傷寒時気温病方第十三**には、「若し汗出づるも歇せず、已に三・四日、胸中悪く、吐せしめんと欲する者」に続いて、「若し已に五・六日以上の者」に対して、苦参二両・黄芩二両・生地黄半斤と指示され、原点ともまた異なる配合量である。更に、ここでは産褥とは全く無関係な内容である。

❻**『備急千金要方』巻第三 婦人方中・中風第三**には、「婦人、蓐に在りて風を得、蓋し四肢苦だ煩熱するを治す。皆自ら発露して為す所なり。若し頭痛すれば小柴胡湯を与う。頭痛まず、但煩熱するには三物黄芩湯を与う」とあって、小柴胡湯方の薬味に続いて、三物黄芩湯方には、黄芩・苦参各二両・乾地黄四両と指示され、後条文の最後には、「多くは虫を吐下す」と記載される。

しかし乍ら、**巻第十 傷寒下・傷寒雑治第一**には、「熱病、五・六日已上を治する苦参湯方」とあって、苦参三両・黄芩二両・生地黄八両と指示されている。更に、本方の一つ前には、「温気病にて死せんと欲するを治する方」とあって、ここでは苦参一両を酒煎するべく指示され、「当に吐すべくして諸々の毒病を除く」とも記載されている。

ここまでの流れで、原典⇒『千金方』巻第三と『肘後百一方』巻之二⇒『千金方』巻第十とは、夫々別々の伝来があるように思われる。また、薬味配合量でも、原典と『千金方』巻第三とは相似しているものの、一方では『肘後百一方』と『千金方』巻第十とは相似している。但し、原典⇒『肘後百一方』への流れの有無については不明である。

さて、『金匱要略』での薬味分量は、黄芩一両・苦参二両・乾地黄四両であり、先の『千金方』巻第十の苦参湯と比較して、乾地黄と生地黄の相違はあっても、後者は前者の倍近い配合量である。即ち、エキス製剤三物黄芩湯でも、通常の倍量に近い量で処方すれば、熱病の治療薬たりうることを示していることになろう。

❼**『太平聖恵方』巻第十七・治熱病三日諸方**には、「熱病三日を治し、毒気を解する苦参散方」とあって、苦参・黄芩・甘草を煎じ、生地黄汁を入れて服用するべく指示されている。即ち、事実上は三物黄芩湯加甘草として処方していることになる。

❽原典の本方条文中、頭痛があれば小柴胡湯(558 頁)を与えるというのは、頭痛は本来表証の一つであり、産褥熱による表証が存在することを表わしている。しかし、産後の体力の疲弊した時期であるから、表証があっても発汗解表することは、誤治による壊病となりうるので慎まねばならない。そこで小柴胡湯で和解する治法を指示しているのだと著者は考える。それ故、頭痛がなければ既に表証は存在せず、温病論から言えば営分証〜血分証に相当する時期に至っていると考えられるので、本方で治療することになる。

即ち、ここで煩熱というのは、感染症の極期を過ぎて営分〜血分に至った急性炎症による体力の消耗した状態と考えられる。それ故、本来は決して単なる手足の火照りなどという非感染性疾患に因るものではない。

❾また、先の条文の最後に、「多くは虫を吐下す」とあるが、**『婦人大全良方』巻之二十二・産後傷寒方論第一**には、本方が原典と略同様の条文で記載されているものの、虫に関する記載はなく、**『金匱要略講話』婦人産後病脉証治第二十一・千金三物黄芩湯**には、「この『虫を吐下す』というところは後から付けたのではないかと思います」とあり、実際、元々の条文は病状からして寄生虫が関与している条文とは思われない。尚、同書には後段で、「三物黄芩湯の患者は、四肢煩熱に苦しむという状態が強いですね。足の裏が非常にやけて氷などをあてて冷やすと気持ちがよいくらいで、布団の中に足を入れて眠れないということを訴えます」とも述べられている。

❿**『類聚方』三物黄芩湯**には、「為則按ずるに、当に心胸に苦だ煩する証有るべし」と解説され、これを受けて**『類聚方解』三物黄芩湯**には、先ず「裏病也」とあり、「血脱して気鬱して熱する者を治す。曰く、婦人、草蓐に在る者とは血脱を示す也。曰く、四肢苦だ煩熱すとは、此れ気鬱して熱する也。煩熱とは虚熱にして実熱に非ず。故に四肢を攻むるときは手裏・

足心に在る也。若し頭痛すれば邪気、外襲いて致す所にて、頭痛が主にして煩熱は客為り。故に小柴胡湯を以って外襲うの邪を逐うときは煩熱自ずから治まる也。頭痛まずして煩熱すれば気自ずから鬱する也。此の方之を主る」と説明される。

⓫**『療治茶談』(一)・産后証治経験**には、「さて此の病、諸証多端なりといえども、畢竟風性善く行りて数変すという。古語の通り、其の因というものは陰戸風入のみ。其の標証多きに執泥すべからず。且つ此の証の目的は目が覚めて居るうちは何のこともなく、昼夜を分かたずトロトロと熟眠に臨まば熱も発し、汗も出、耳も鳴り、口中も乾くなり。口中乾くといえども湯水を呑むことなし。試みるに皆かくの如し」と、自らの経験を解説している。

⓬**『百疢一貫』巻之上・婦人雑病**には、「○婦人、手掌煩熱・赤紋あるものあり。瘀血也。腹に塊あるものは逐血の剤に宜し。若し腹に塊もなくして手掌煩熱して赤紋を為して、它《ほか》に証候なきものは三物黄芩湯を用ゆる也。掌中、赤紋を発するは何れ瘀血に因る也。乾血労などに多くあるもの也」とある。

また、**同巻・諸虚　失精**には、「○千金三物黄芩湯、此の証、所謂蓐労也。黄芩湯は小柴胡よりは煩熱つよき方に用ゆる也。頭痛も少しばかり、往来寒熱もあれども、小柴胡の如く専らならざる者也。此の方、よく効ある方なれども、服しにくがるもの也。忍びて飲むべし。先生、活用して経閉し、労となるあり。俗に疳労と云う。此れらへ大いに効有り。此の証、女子十七・八のとき、あるもの也。多くは此の方、飲みにくがる故、甘草を加う。少し飲みよけれども、中々服用しにくき也」とある。確かに本方の味は大変服用し辛い。尚、ここで云う黄芩湯は、勿論本書収載の黄芩湯(60 頁)のことではない。

⓭**『成蹟録』巻之上**には、「但馬の一田戸、年二十余歳、胸中煩悶す。腹を按じて空洞として物無し。神気鬱鬱として喜悲に恒無く、手足煩熱し、汗出づること油の如し。口乾燥し、大便秘し、朝の間小便濁り、夜は諸証皆穏やかなり。先生之を診して与うるに三物黄芩湯を以ってして、黄連解

毒散を兼用して愈ゆ」と記載される。

但し、ここで云う黄連解毒散は黄連解毒湯の散剤であるが、同書・巻之下・検方には、「黄連解毒湯　家方○本、外台秘要に出づる所の張文仲の大黄湯に黄柏を去り、黄芩を加う。外台には別に黄連解毒湯有り。然れども同じからず」とある。

実際、『外台秘要方』第三巻天行・天行病発汗等方には、「張文仲、天行にて若し已に五・六日解せず、頭痛壮熱・四肢煩疼して飲食を得ざるを療する大黄湯方」とあって、大黄・黄連・黄柏・梔子に豉・葱白を内れて煎服する。また、この処方の七条前には三物黄芩湯が苦参湯として掲載されている。

従って、東洞や南涯の云う黄連解毒湯（散）は三黄瀉心湯加山梔子である。また、晩成堂では三黄瀉心湯の丸剤を黄鐘丸という。

⑭『類聚方広義』（下）・三物黄芩湯には、「千金は黄芩二両に作る。今、之に従う。骨蒸労熱の久咳、男女の諸々の血症、支体煩熱すること甚だしく、口舌乾涸し、心気鬱塞する者を治す。夏月に至る毎に、手掌・足心煩熱して堪え難く、夜間尤も甚だしく、眠ること能わざる者を治す。諸々の失血後、身体煩熱・倦怠し、手掌・足下に熱更に甚だしく、唇舌乾燥する者を治す。按ずるに、煩、千金は煩熱に作るが、是なり。小柴胡湯は四肢煩熱して頭痛・悪風し、嘔して食を欲せざる等の症有る者を治す。此の方、外症已に解し、但四肢煩熱甚だしく、或いは心胸苦だ煩する者、弁識せざるべからざる也」とある。ここで尾台榕堂は、虫に関しては全く記載していない。

⑮『勿誤薬室方函口訣』巻之下・三物黄芩湯には、「此の方は蓐労のみに限らず、婦人血症の頭痛に奇効あり。又乾血労にも用ゆ。何れも頭痛、煩熱が目的なり。此の症、俗に疳労と称して女子十七・八の時、多く患う。必ず此の方を用ゆべし。一老医の伝に、手掌煩熱・赤紋ある者を瘀血の候とす。乾血労、此の候有りて他の証候なき者を此の方の的治とす。亦一徴に備うべし。凡て婦人血熱解せず、諸薬応ぜざる者を治す。……」とある。

⑯『橘窓書影』巻之二には、「往年、吾友・尾台榕堂の女、寒熱久しく解せず。遂に労状をなし、諸薬効なし。父母深く患い、余に診を乞う。余、血熱の候あるを以って三物黄芩湯を処す。此れを服する数日、熱漸く解し、

後、当帰建中湯を服して全治す。爾後、血熱を発する時は自ら此の方を製して服すと云う」と、尾台榕堂の娘の治験例が掲載されている。

⑰**『皇漢医学』第弐巻・三物黄芩湯に関する先輩の論説治験**には、先の⑭の『勿誤薬室方函口訣』が引載され、それに対して、湯本求真は「余曰く、本方証にして若し頭痛・煩熱あるときは小柴胡湯証と別なきが如きも、此の証は煩熱主にして頭痛客たり。小柴胡湯証は胸脇苦満主にして頭痛・煩熱客たるを以て判別すべし」と、二処方の適応の差を論じている。

⑱**『漢方入門講座』第二巻・三物黄芩湯**には、「原方指示の四肢苦煩熱を応用するのであって、ほてる感じの強い発疹、或はそれに瘙みや痛みを伴っているときに宜い。ほてって仕方がない——丁度しもやけの時の様に煩わしい感じが強いのが狙いである。局所所見としては発赤があるがその色は鬱血性の暗赤色を呈することが多く、乾燥性である。じん麻疹や痒疹に使う」と、全く産婦の病状を離れての解説である。

⑲阪本正夫先生は**『漢方の臨牀』第6巻第2号・皮膚疾患の漢方治験四例・年余に及ぶ一水虫の例**で、「二十五才の女性、……凡ゆる皮膚科専門医の治療をうけたが軽快しない……。体格中等度、両便正常、月経不順（二ヶ月に一度）、頭部にフケ多し。診するに下腹部、殊に左側下部に瘀血を示す圧痛あり。三陰交の圧痛も著明、足は両側とも熱感あって夜間ホテリを感ずるという。自覚症状を取ることが薬効を知らせる有力な手段と考え、三物黄芩湯七日分投与し、苦参350瓦を煎じて両指趾の局所の洗滌を命じたところ、瘙痒感次第に取れて三ケ月にして完全に瘙痒は消失し、湿潤であった局所は乾燥し、爪の新生が見られた」という。この症例は三物黄芩湯服用よりも苦参煎液による洗滌という外用療法の方が主であろう。

⑳苦参について**『漢薬の臨床応用』**には、「一般に苦参は洗浄用か丸薬に使用し、湯剤には用いない方がよい」とあるが、苦参を駆虫薬として処方するのではない限り、加熱を要する湯剤で煎服処方しても特に問題はないと思われる。

酸棗仁湯

出典 『金匱要略』

主効 精神安定。心身疲労時の煩躁感と不眠の薬。

組成

酸棗仁 10～15　甘草 1　知母 3　茯苓 5　川芎 3

解説

【酸棗仁】…全身疲労時の不眠に対して、中枢神経系を抑制して鎮静作用を発揮するが、脾胃気虚による自汗・盗汗などの多汗症状に対しては止汗する。即ち、精神安定作用と滋養強壮作用があるが、酸棗仁は炒れば不眠に、生では嗜眠に効くとされる。『薬性提要』には、「心を寧んじ、汗を斂め、胆虚して眠らざるを療す」とある。

【知母】…一般的には清熱薬であるが、実熱にも虚熱にも処方しうる。また、中枢神経系の興奮を低下させて鎮静作用を発揮するが、酸棗仁との配合で一層奏効する。一般に陰虚による虚熱症状には様々の程度に症状を抑制する。『薬性提要』には、「肺胃の熱を瀉し、腎の燥きを潤し、陰を滋す」とある。

【茯苓】…組織内及び消化管内に過剰に偏在する湿痰に対して利尿作用を発揮するが、同時に脾胃気虚に対しては補脾健胃する。一方、そのような気虚による精神不穏症状に対しては鎮静的に作用する。

【川芎】…血管を拡張し、血流を促進して月経調整の基本薬となる他、種々の頭痛や片頭痛の要薬であったり、風湿による筋肉痛・関節痛などにも血流を促進して鎮痛するが、中枢神経系に対しては大脳の活動レベルを抑制して鎮静する。

【甘草】…百薬の毒を解したり、百薬を調和したりすることによって薬物の作用を緩和する。

以上の酸棗仁・知母・茯苓・川芎のうち、知母は実熱を解する用途にも処方しえるが、何れも虚熱・煩躁を清する。その点、黄連解毒湯(74頁)のように、実熱を解して鎮静作用を得る処方と比べて、同じく精神安定作用・鎮静作用という表現を用いても、意味するところはかなり異なっている。

総じて、甘草以外は全て鎮静的に作用する薬であり、四味の協同作用により、心身の疲弊した状態にあって、煩躁すると共に不眠を来たしたときの薬である。決して病邪との抗病によって不眠症を来たしたときのものではない。

適　応

不眠症、嗜眠症、ノイローゼ、不安障害、パニック障害、過換気症候群、神経循環無力症、神経性心悸亢進症、自律神経失調症、高血圧症、健忘症、眩暈症、多夢症、自汗、盗汗など。

論　考

❶原典での方名は酸棗湯。

❷本方の出典は、**『金匱要略』血痺虚労病脉証并治第六**に、「虚労、虚煩にて眠るを得ざるには酸棗湯之を主る」とあり、酸棗仁・甘草・知母・茯苓・芎藭と指示されることに拠る。但し、薬味欄の最後には小字双行で、「○深師は生姜二両有り」とも記載される。

❸喩嘉言撰**『医門法律』巻之六・虚労門**には、「酸棗仁湯を論ず」として、「虚労・虚煩、心腎不交の病為りて腎水上りて心火と交わることなく、心火、制すること無きを見るべし。故に煩して眠るを得ず。独り夏月のみに然りと為すにあらず。方に酸棗仁を用いて君と為し、知母の滋腎を兼ねて左と為す。茯苓・甘草、其の間を調和し、芎藭、血分に入りて心火の躁煩を解す也」とあって、**虚労門諸方**には金匱酸棗仁湯との方名の許で五味が記載された後に、小字双行で「深師に生姜二両有り」と付記される。

❹**『医宗金鑑』巻十九・訂正仲景全書金匱要略註上之二・血痹虚労病脈証并治第六**には、原典の条文を注釈して、「（註）虚労に因りて煩するは、是れ虚煩也。虚煩に因りて眠るを得ざるは、是れ虚煩にて眠るを得ざる也。故に、酸棗仁湯を以って主とし、専ら虚煩を治す。煩去るときは眠るを得る也。（集註）李彣曰く、虚煩にて眠るを得ざる者、血虚して内熱を生じて陰気斂まらざる也。内経に云く、気、陽に行《めぐ》れば陽気満ち、陰に入るを得ざ

れば陰気虚す。故に目、瞑《メイ》するを得ず。酸棗湯、血虚を養いて陰気を斂むる也」とある。

❺『備急千金要方』巻第十二 胆腑・胆虚実第二には、「酸棗湯、虚労にて煩擾し、奔気胸中に在りて眠るを得ざるを治する方」とあり、酸棗人・人参・桂心・生姜・石膏・茯苓・知母・甘草と指示され、これは原典の酸棗仁湯去川芎加人参・桂心・生姜・石膏であり、この処方は後世よく用いられた。

❻**『外台秘要方』第十七巻 虚労下・虚労虚煩不得眠方**では、「深師小酸棗湯、虚労にて眠るを得ず、煩して寧んずべからざる者を療する方」とあり、酸棗人・知母・生姜・甘草・茯苓・芎藭を煎服する。この処方は原典の酸棗仁湯加生姜である。即ち、原典に云う深師方である。また、方後には「一方には桂二両を加う。海藻・菘菜・酢物を忌む」とも追記される。

❼『太平聖恵方』巻第三・治胆虚不得睡諸方には、「胆虚して睡臥すること安からず、心、驚悸すること多きを治する方」に、「又方」として酸棗仁一味を散と為し、竹葉湯にて調下する用法が掲載される。

❽『聖済総録』巻第四十二・胆門・胆虚不眠には、「論じて曰く、胆虚して眠るを得ざる者、胆は中正の官為り。足の少陽、其の経也。若し其の経不足すれば、復た風邪を受くるときは胆寒ゆ。故に虚煩して寝臥すること安からざる也」とあって、3種類の酸棗仁丸と温胆湯他が指示される。

同じく胆熱多睡には、「論じて曰く、胆熱して多く睡る者、胆腑清浄にて決断、自ら出づる所なり。今、肝胆倶に実し、栄衛壅塞するときは清浄なる者、濁りて擾る。故に精神昏憒し、常に寝臥せんと欲する也」とあって、原典とは同名異方の酸棗仁湯が指示されている。

❾『傷寒活人書』巻第十八には、「(酸棗湯) 八十八　傷寒、吐下後に心煩して気乏しく、昼夜眠らざるを治す」とあって、原典の五味加乾姜・麦門冬が指示されている。

❿『医塁元戎』巻九・少陰証・振悸酸棗仁例には、「胡洽酸棗仁湯 振悸して眠るを得ざるを治す　酸棗仁・人参・白朮・茯苓・甘草」とあって姜煎する。次に一つ置いて、「活人酸棗仁湯　傷寒にて吐下後、心煩の気、昼に眠るを得ざるを治す」とあって、酸棗仁・麦門冬・甘草・川芎・知母・茯苓・乾姜

と指示され、続いて「酸棗仁飲子　酸棗仁・人参・陳皮・五味子・桂心・茯苓・生姜」と記載される。特に活人酸棗仁湯は『金匱要略』処方加麦門冬・乾姜であり、ここでは『金匱要略』処方そのものは掲載されていない。但し、❾の『傷寒活人書』には、「昼不得眠」ではなく、「昼夜不眠」であると記載されている。

⓫『万病回春』巻之四・不寐には、「○酸棗仁湯　多く睡るを、及び睡らざるを治す」とあって、酸棗仁・人参・白茯苓が指示される。一見矛盾した症であるが、方後には「如し睡ることを要せずんば、即ち熱服す。如し睡ることを要せば、即ち冷服す」とあり、熱服・冷服の差によって対応している。更には、「胆虚は眠らず、寒也。酸棗仁を用いて炒りて末と為し、竹葉の煎湯にて調服す。胆実は多く眠る、熱也。酸棗仁を用いて生にて末と為し、茶・姜汁に調え服す」と、ここでは不眠には酸棗仁を炒りて用い、多眠には生にて用いて対応する。従って、眠る目的では酸棗仁を炒り、酸棗仁湯を冷服させることになる。

⓬**『景岳全書』巻之十八・不寐**には、「○若し思慮過度にて心虚し、寐ねずして微しく煩熱を兼ぬる者、養心湯或いは酸棗仁湯。……○若し精血虚耗し、兼ねて痰気、内に蓄えて怔忡し、夜臥すに安からざる者、秘伝酸棗仁湯、痰盛んなる者、十味温胆湯」とあって、不寐論列方として、酸棗仁湯（棗仁・人参・麦門・竹茹加竜眼肉）、秘伝酸棗仁湯（棗仁・遠志・黄芪・白茯苓・蓮肉・当帰・人参・茯神・陳皮・炙甘草加生姜・棗）が掲載される。一方、仲景酸棗湯は論外備用方に収載されているだけである。

⓭詰まる所、本方は中国古典の評価からすれば、**『古今名医方論』酸棗仁湯**にて、「此れ、虚労にて肝極まるを治する神方也」と絶賛されていても、重要古典には殆ど採録されず、従ってさほど要方とは見做されて来なかったようである。一方、我が国では古方であるとの観点から頻々と用いられたものの、⓰で和田東郭や大塚先生の言の如しと言うべきであろう。

⓮王清源撰**『医方簡義』巻四・肝症　脘痞　肝火　肝鬱　肝風　胸痺　驚　不寐**には、「酸棗仁湯　肝虚して寐ねざるを治す」とあって、茯神・炙甘草・知母・棗仁・川芎と指示され、「如し痰有らば姜・半夏・橘紅を加えて水煎

す」とあるので、有痰時には事実上は酸棗仁湯合二陳湯を処方することになる。

⓯本方の主薬は酸棗仁であるが、**『本草綱目』巻三十六・木之三** **灌木類**・**酸棗**には、「時珍曰く、……其の仁、甘にして潤、故に熟用すれば、胆虚して眠るを得ず、煩渇・虚汗の証を療し、生用すれば、胆熱して眠るを好むを療す。皆足の厥陰・少陽の薬也」と、酸棗仁の炒・生による効用差を説いている。

⓰**『百疢一貫』巻之上・癲癇狂** **驚悸** **不寐** **好忘**には、「……今云う虚人と云うようなる人によく甘草瀉心の場あるもの也。○酸棗仁湯、とんと不寐に効無きもの也。千金石膏の入りたる方は効あるもの也」とあって、酸棗仁湯は昔から効いた、効かないの論が喧しかったようである。

大塚敬節先生も**『金匱要略講話』血痺虚労病脉証并治第六・酸棗湯**には、「吉益東洞は眠りすぎるのも、また眠れないのも、酸棗仁湯を使えばよくなると云っていますが、……私は、酸棗仁湯を用いて著効を得たことがないのですがね。……どうも酸棗仁湯はあまり効きませんね」と結ばれている。

⓱**『金匱要略精義』血痺虚労病**には、原典の条文を解説して小字双行で、「此の症、汗吐下を経ずして血気自ずから循環せざる者也。其の症は梔子豉湯症に同じくして但熱無し。梔子豉湯症は汗吐下の後、水気竭き、熱気主たる者也。故に劇しきときは懊憹するを致す。是れ其の別也」と、梔子豉湯と対比して解説している。

⓲**『聖剤発蘊』巻下第五・酸棗仁湯**には、「大病後、或いは脱血後、若しくは老人、腹部動悸ありて寐ねざる者を治するの方なり。必ず夜発熱し、或いは盗汗等の証候もあるべし。又安眠ならず、夢に驚き多く、或いは魘《エン》する者は心下に必ず動悸あり。狂の催にて睡ることならぬも同じ。心中煩悸する者、半夏瀉心湯の場あり。参考すべし。一説に昼夜昏睡、数日覚めざる者も亦間々此の方に宜しき者ありと云う。此れ亦心得おくべし」と、ここでも不眠と過眠とに適応という。尚、魘は夢中で恐ろしい物を見て怯えること。

⓳**『梧竹楼方函口訣』巻之三・虚労類**には、「酸棗湯○此れは虚人、或い

は老人、或いは長病の人の冤角夜分目のさえてねられぬと云う者に用ゆ。其の中、熱甚だしく胸中煩し、不寐《フビ》の者には次に出せる千金の方宜し。同じ不寐を療する内にも、酸棗仁は右云う通り、虚人、或いは長病の人、或いは老人の心気の労して不寐する者に用いて効あり」とあるが、ここでいう千金の方は❺の処方のことである。

⑳また、**『類聚方広義』（下）・酸棗仁湯**には、「諸病、久久と愈えずして尫羸・困憊し、身熱・寝汗し、怔忡して寝ねず、口乾・喘嗽して大便溏し、小便渋り、飲啖味わい無き者、此の方に宜し。証に随いて、黄耆・麦門冬・乾姜・附子等を選び加う。○健忘・驚悸・怔忡の三症、此の方に宜しき者有り。症に随いて、黄連・辰砂を擇び加う。○脱血過多にて心神恍惚し、眩暈して寐ねず、煩熱・盗汗し、浮腫を見わす者、此の方合当帰芍薬散に宜し」とある。

㉑**『勿誤薬室方函口訣』巻之下・酸棗人湯**には、「此の方は心気を和潤して安眠せしむるの策なり。同じ眠るを得ずに三策あり。若し心下肝胆の部分に当たりて停飲あり、之が為に動悸して眠るを得ざるは温胆湯の症なり。若し胃中虚し、客気膈に動じて眠るを得ざる者は甘草瀉心湯の症なり。若し血気虚躁、心火亢まりて眠るを得ざる者は此の方の主なり。済生の帰脾湯は此の方に胚胎する也。又、千金酸棗人湯、石膏を伍する者は此の方の症にして余熱ある者に用ゆべし」とあり、『百疢一貫』で効ありという『千金方』の酸棗仁湯が、もし実際によく効いたのであれば、ここでいうように余熱ある者であったのであろう。

㉒**『漢方診療の実際』酸棗仁湯**には、「虚労・虚煩眠るを得ずというのが、この薬方を用いる目標である。体力が衰えて虚証になっている患者で、不眠を訴えるものに用いる。虚煩眠るを得ずというのは、腹も脈も虚状を呈していて、煩悶して眠れないのをいう。従って腹部も軟弱で力がなく、脈もまた虚していることを目標とする。三黄瀉心湯の不眠とは区別しなければならない。……酸棗仁湯は不眠を治するのみならず、虚労からくる嗜眠にも用いる。また神経衰弱に伴う不眠のみならず、盗汗をも同時に治する効がある。ただし下痢しているもの、下痢の気味のあるものには用いない

方がよい。この薬方中の酸棗仁には軽い緩下の作用があるからである」ともある。

㉓**『古方薬嚢』酸棗湯の証**には、「平常ひよわき人、急に胸騒ぎして眠ること得ざるもの本方の正証なり。つまらぬ事など気に掛かりて眠れぬ者にも宜し。若し大いなる心配などありて眠られぬ者は本方にては治し難し」とある。身体的要因よりも、何方かと言えば、精神的要因に比重を置いた方剤である。

㉔同じく、荒木性次著**『新古方薬嚢』下巻・酸棗仁**にも、「必ずこうばしき香りの生ずる迄よく炒りて用うべし。若し炒らず生にて用うる時は反って眠りを妨ぐることあり、是れ本草綱目時珍の説に依るものにして、此れを実際に試みるに間違いなきようなり」とあるが、先の**『古方薬嚢』酸棗仁**には、ここの記述は登載されていない。即ち、荒木性次先生は『古方薬嚢』を刊行後、酸棗仁湯の不眠症に対する効力不足を実感し、酸棗仁を炒用する必要性を痛感したため、18年後に刊行された『新古方薬嚢』に於いて、この記述に及んだものと思われる。

滋陰降火湯

出典　『十薬神書』、『明医雑著』、『万病回春』

主効　清肺、滋潤、退熱。主に慢性肺疾患に対する滋陰降火の薬であるが、元々は肺結核の薬。

組成

当帰2.5　芍薬2.5　地黄2.5　天門冬2.5　麦門冬2.5
蒼朮3　陳皮2.5　黄柏1.5　知母1.5　甘草1.5
［〈生姜〉］［〈大棗〉］

解説

如何にも後世派的な方名である。

【当帰】…婦人科の主薬で月経の調整や疼痛に効果がある他、全身の血流を改善し、血液の滋養作用の低下を補い、血液の留滞を解除して本来の生理機能を回復する。また慢性化膿症に対しては治癒促進的に作用する。

【芍薬】…消化管などの平滑筋の痙攣性疼痛を緩解すると共に、骨格筋に対しても痙攣・疼痛を鎮め、発汗などによる津液の喪失を抑制する。また当帰と併用すれば、婦人科的疾患によく用いられ、全身を補血しつつ補陰する作用も強い。

【地黄】…炎症を鎮めて清熱し、熱による津液の喪失を防止すると共に、実熱による出血に対しては止血し、虚熱に対しても脱水を防ぎつつ清熱する。また不全心に対しては強心利尿作用も認めうる。しかし、原典では生地黄と共に熟地黄も処方されている。熟地黄は代表的な補血薬で、慢性疾患による血液の滋養作用の低下を回復し、慢性化した炎症による虚熱に対しては補陰しつつ虚熱を消退する。一般的にエキス製剤で処方される乾地黄はその中間的性質を有つ。

【天門冬】…慢性肺疾患などで微熱が続き、粘稠痰が絡んで喀出し難いとき、清熱し、粘稠痰を溶解して喀出を容易にして消炎し、清肺する。『薬性提要』には、「腎を滋して燥を潤し、渇を止めて痰を消す」とある。

【麦門冬】…慢性肺疾患で乾咳と微熱を呈するときには、清熱して鎮咳すると共に、発熱疾患による脱水があるときには、清熱して津液の喪失を防ぐ。更に、ショックあるいはプレショック状態に陥ったときには、弱い乍ら強心作用も発揮する。『薬性提要』には、「心を清して肺を潤し、煩を除いて嗽を止む」とある。

【蒼朮】…原典では白朮で処方されるが、医療用エキス製剤では蒼朮で処方される。蒼朮は消化管や四肢・筋肉などの水滞症状を燥湿し、下痢・軟便を改善する。そのため、ここでは当帰・地黄・天門冬・麦門冬・知母によって下痢を来たすのを未然に防ぐ作用としての意義が大きい。

【陳皮】…元々は消化不良などで嘔気・嘔吐を来たすとき、本来の順方向性の蠕動運動を促進する一方で、粘稠な黄痰を喀出するときは祛痰を容易にする。しかし、陳皮にも他薬による下痢を未然に防ぐための作用が配慮されている。

【黄柏】…発熱性疾患による下痢などの湿熱に対し、燥湿して清熱するが、他の諸々の湿熱に対しても有効である。中でも、下痢、帯下、淋などの下半身の症状に対しては特に効果が大きい。『薬性提要』には、「熱を清して湿を除き、腎の燥きを潤す」とある。

【知母】…一般的には清熱薬であるが、実熱にも虚熱にも処方可能で、慢性消耗性疾患による午後の発熱や不明熱に対してよく奏効する。また、中枢神経系の興奮を低下させて鎮静作用を発揮するので、黄柏との配合により鎮静と泌尿生殖器系の消炎による効果も認められる。

【甘草】…諸薬の調和及び薬性の緩和だけでなく、消化管の機能を調整して消化吸収を促進し、下痢を防ぐ。

【生姜･大棗】…生姜は胃液分泌を亢進し、止嘔して順方向性の運動を促進するが、大棗との併用により生姜の刺激性を大棗の甘味で緩和し、その甘味による腹部の痞えを生姜で防止し、併用によって食欲を改善して消化機能を高める。

当帰・芍薬・地黄は四物湯去川芎で、補陰と補血を目的とするが、川芎は上焦の虚熱と恐らくは肺結核による喀血予防のため意図的に去っている。天門冬・麦門冬で潤肺及び全身の補陰に働き、陳皮は泄瀉予防と補脾健胃で、蒼朮にて祛湿を強め、下痢を予防し、黄柏・知母・地黄は虚熱を清する。尚、黄柏・知母・甘草は、李東垣撰『蘭室秘蔵』巻之六・自汗門の正気湯で、「盗汗を治す」とある。

総じて、陰虚に対して津液の喪失を防ぎつつ虚熱を清するが、特に慢性肺疾患による消耗性の虚熱を清し、乾咳や粘稠痰を潤肺して鎮咳祛痰するが、一方で下痢予防のための配慮も行き届いている。また、泌尿生殖器の慢性炎症による虚熱を制する作用も有用である。但し、元々は肺結核の薬である。

適　応

増殖型肺結核、乾性胸膜炎、慢性気管支炎、非定型抗酸菌症、肺気腫、気管支拡張症、慢性腎炎、慢性腎盂腎炎、慢性尿路感染症、慢性頸管炎、慢性附属器炎、不明熱、自律神経失調症、糖尿病など。

論　考

❶滋陰降火とは、血虚が高度にして陰液の不足が著明となり、陽気の上亢を制圧できず、虚熱を呈する状態をいう。陰陽については、朱丹渓撰『格致余論』陽有余陰不足論に、「人は天地の気を受け、以って生まる。天の陽気は気と為り、地の陰気は血と為る。故に気は常に有余し、血は常に不足す」とある。それ故、陰は不足し易く、陽は有余し易い。元々は『黄帝内経素問』に由来する思想である。

❷本方の出典は、**『万病回春』巻之四・虚労**に、「陰虚火動、発熱咳嗽、吐痰喘急、盗汗口乾を治す。此の方と六味地黄丸と相兼ねて之を服し、大いに虚労を補う。神効あり」とあり、当帰・白芍・生地黄・熟地黄・天門冬・麦門冬・白朮・陳皮・黄柏・知母・甘草の十一味を姜棗煎じ、竹瀝・童便・姜汁を入れて服することになっている。尚、本方は『万病回春』では他の多くの項目に収載され、夫々の項目に応じての加減法が記載されている。

❸しかし、実際に本方の出典は複雑である。直接的には、**『古今医鑑』巻之七・虚労**に収載されている滋陰降火湯に由来する。同方は、「王節斎曰く、……睡中盗汗し、午後発熱し、哈哈として咳嗽し、怠倦して力無く、飲食を思うこと少なく、甚だしきときは痰涎、血を帯び、咯血、唾血、或いは

咳吐、衄血して身熱し、脉沉数にして肌肉消痩す。此れを労瘵と為す。……」の証に処方され、薬味は当帰身・川芎・白芍薬・生地黄・熟地黄・天門冬・黄柏・知母・陳皮・白朮・乾姜・甘草で、生姜を加えて竹瀝・童便・姜汁で調理する。

即ち、『古今医鑑』の滋陰降火湯から川芎・乾姜を去り、麦門冬・大棗を加えた処方が『万病回春』の処方である。龔廷賢は労瘵の虚熱に対し、川芎・乾姜によって益々熱症状が増加し、或いは喀血することを経験すると共に、更に潤性薬の必要性を認めたのである。

❹さて、『古今医鑑』の滋陰降火湯は、**『明医雑著』**から直接引用したものであることが明白である。**同書・労瘵**には、「主方　補陰瀉火湯」の方名の許で、先の『古今医鑑』の処方が既に記載されているが、竹瀝・童便・姜汁の調理はない。また、同箇所の方後の加減法の文中、「葛可久の十薬神書方、次第に検用すべし」と、『十薬神書』に触れている。

❺そこで、葛可久撰**『十薬神書』**には、先ず「……戊字号、虚を補い、熱を除き、……戊字号の内、驚悸・淋濁・便渋・遺精・燥熱・盗汗の六事を分かち、加味して之を用ゆ。余は加用無し。薬を服するの法、毎日三食前に戊字号を服す。……」と、総論が記載される。

そして、各論に於いて「戊字号　労証を治す。骨蒸体虚、之を服して補を決す」とあって後、当帰・人参・生地黄・熟地黄・白朮・黄耆・赤茯苓・白茯苓・甘草・陳皮・厚朴・赤芍薬・白芍薬・天門冬・麦門冬・黄柏・五味・柴胡・地骨皮・知母、右二十味を姜棗煎服するべく指示される。

❻戊字号の頭註には「保真湯」と記載されるが、この二十味の処方には『万病回春』の滋陰降火湯の十一味が全て含まれ、本方は元々労証の治療薬に由来したものであることが明白である。それ故、虚労なる語もここまで溯及すれば、自ずからその意義も明瞭になる。本方は元々『十薬神書』に胚胎する。但し、『十薬神書』⇒『明医雑著』⇒『古今医鑑』⇒『万病回春』の流れの中で、元々の『十薬神書』戊字号を加減して採用したのは王節斎である。

❼**『丹渓心法』巻二・労瘵十七**には、「〔附録〕葛可久先生の労症十薬神書

内より摘みて七方を書く」として、「保真湯　労症にて体虚して骨蒸するを治す。之を服して補を決す」とあって、先の『十薬神書』の戊字号去厚朴加蓮心が記載され、丹渓自身も『十薬神書』を重要視していたことが分かる。

❽『医便』巻二・夏月諸症治例には、「滋陰降火湯　陰虚火動、九泉より起こるを治す。此れ、補陰の妙剤也」とあって、当帰・川芎・白芍薬・黄芩・生地黄・黄柏・知母・柴胡・熟地黄・麦門冬を姜棗煎服する。方後の加減法の後には、「〇此れと前の補陰散とは大同小異にて、軽重を詳らかにして参用す」とある。尚、九泉とは大地の下のこと。

さて、ここで云う前の補陰散とは、同書・巻一・男女論に、「補陰散、即ち滋陰降火湯　陰虚火動、盗汗発熱、咳嗽吐血、身熱して脈数、肌肉消痩、少年・中年、酒色過ぎて傷られ、癆と成る者を治す。之を服して極めて効あり」とあって、薬味は『古今医鑑』方と同一で姜煎する。そして、加減法の最後には、「然る後、前の本病薬を用いて功を収め、後に常に補陰丸及び葛可久の白鳳膏等の薬を服すべし」と締め括られる。ここでも葛可久に言及している。

❾『済世全書』巻之四・労瘵には、「滋陰降火湯　陰虚火動にて失血し、発熱盗汗、咳嗽痰喘、心慌ただしく口乾くを治す」とあって、当帰・川芎・赤芍・生地黄・黄柏・知母・陳皮・白朮・麦門冬・牡丹皮・玄参・犀角・阿膠・山梔子・甘草を煎服する。ここではまた別の滋陰降火湯が掲載される。

尚、『古今医鑑』、『万病回春』、『雲林神彀』には労瘵の項目はないが、『種杏仙方』、『魯府禁方』、『寿世保元』、『済世全書』には見出される。

❿しかし乍ら、本方の応用を誤解せしめる元となった虚労なる語の使用という面から検討すると、**『丹渓心法附余』巻之十九・虚損門・労瘵**の主方は、正に『明医雑著』の補陰瀉火湯そのものを採用している。『古今医鑑』では、処方は『明医雑著』から直接引用し、一方では『古今医鑑』や『万病回春』の項目名である虚労は『丹渓心法附余』から引用したと考えられるので、後世の漢方医をして応用を誤解せしめた責は、龔信あるいは龔廷賢ではなく、方広に存するのであろうか。しかし、『丹渓心法附余』の同箇所では、『十薬神書』の甲字号から癸字号まで引載されているので、方広自

身は正確に理解していたはずである。むしろ、ここでの虚労の意味を誤解した後世の漢方医こそ真の責任者ではないだろうか。

⓫『万病回春』の先の条文には、本方と六味丸を相兼ねて処方する旨が記載される。実際、『万病回春』の滋陰降火湯の次には、「清離滋坎《カン》湯　陰虚火動、咳嗽発熱、盗汗痰喘、心慌腎虚、脾弱等の症を治す」とあり、**『寿世保元』丁集巻之四・労瘵**にも、「一論ず。房慾過度に因りて陰虚火動・労瘵の症を成す。発熱・咳嗽、痰を吐し、喘急・盗汗、五心煩熱し、吐血・衄血し、咽瘡・声啞し、夜夢に遺精し、耳鳴・眼花し、六脈沉数にして濇」に対して、全く同一薬味の清離滋坎湯が処方される。離は火、坎は水のことである。同方は本方合六味丸去陳皮で、加減方には「胸中快からざるは陳皮を加う」とあるので、胸中快からざるときは本方合六味丸が処方されることになる。尚、**『済世全書』巻之四震集・労瘵**には、清離滋坎湯が滋腎地黄湯との方名で収載されている。

⓬**『増広医方口訣集』中巻・滋陰降火湯**には、「……先ず潮熱を見わさば趁早《チンソウ》に之を服せ。……此の病、火に属す。大便多くは燥く。須く飲食を節調して泄瀉せしむる勿かれ。若し胃気復た壊れて泄瀉するときは前項の寒涼の薬、用い難し。……此の数条を観るに、王節斎、亦未だ嘗て全く寒涼の剤を恃みて、以って火を退くを図るにあらず。……今より後、是の方を用ゆる者、当に節斎の立方の本旨にて、如し色慾の人、先ず潮熱・盗汗・咳嗽を見わすときは趁早に之を服することを知るべし。若し多日を経て、真元傷るるを受くるときは此の方、禁じて之を与うる勿かれ」と、要は肺結核の早期に適応となるの意であり、全く正鵠である。

⓭**『当壮庵家方口解』巻之一・滋陰降火湯**万病回春虚労門には、「○陰虚火動の主薬也。薛己・張介賓が丹渓を相手にして補陰の誤りを叱る剤也。然れども症に因りて大功を得ることある剤也。一偏にも叱られぬことなり。○虚労咳嗽に主方としてあるは誤り也。予、虚労、未発已発の火の論をみて知るべし。此の剤は労咳には宜しからざる也。大便結する症に用いても後、瀉する也。初発に真陽虚したる故也。此の理を明らかにせずしては未発已発の火の道理、不分明也。……初めに真陽の気虚して腎中、火を生ずる故

に降火湯にて火をしめせば真陽彌々衰うる、……。故に発熱・咳嗽・吐痰・盗汗と云う病症の外に見わるる様に成りて降火湯を与うるは実々虚々の誤りとなる也。……○降火湯は腎一蔵に火有りて脾胃全き者によし。……○熱病、熱、腎中に入りて痰咳あるに之を投ずるときは熱退くことあり。汗下の後、熱さめかねて口舌乾き煩躁するによきことあり。○頭痛、時に発し、時に止み、甚だ忍び難く、心下鬱滞無く、両尺脉按じて力有るに用いて火を降し、よきことあり」等々と解説される。特に「虚労咳嗽に主方あるは誤り也」の一文は誤解を招き易い。要は「腎一蔵に火有りて脾胃全き者によし」ということである。

⑭加藤謙斎講述**『傷寒論手引草』**には、「○傷寒半ば愈えて陰虚の候有る者には宜しく滋陰降火湯を用うべし。 傷寒・時気半ば愈えて後、陰虚火炎の症起こりて熱退かず、陽分は少しも虚せず。此の湯の症となること往々之有り。本邦の老医、此の治法を以って効を取ること多し」と解説される。

⑮**『蕉窓方意解』巻之下・滋陰降火湯**には、「此の方も亦八珍湯を加減して製するもの也。立方の意を熟按するに、潤燥を専らにして瀉火を兼ねたるもの也。……所謂滋陰とは陰水を滋し、陰血を滋する也。降火とは肝火を降し、命門の火を降す也」とある。ここで和田東郭の云う八珍湯の如き気血双補剤などに胚胎するものでないことは明白である。

⑯**『済美堂方函』虚労**には、「滋陰降火湯　或いは加天花・沢瀉・商陸」と記載された後、「陰虚火動にて潮熱を発して咳嗽・吐痰・喘急・盗汗・口乾し、或いは虚火に因りて咽中に瘡を生じ、或いは消渇・咳嗽して血熱を見わす者、又吐血後に瘡を見わす者を治す。○按じて曰く、方中に天花粉を加えて婦人の陰中痛みて小便淋瀝し、淡沫の如くして清澄ならざる者を治す。是れ婦人の消渇也。之を主る。○兼ねて六味丸を用いて可也」と、栝楼根を用いる用法は『万病回春』の方後の加減法にも記載されていない。

⑰矢数有道先生は**『漢方と漢薬』第五巻第八号・滋陰降火湯に就て**で、「所謂名医と称せられた先生方の著書に指示された使い方では、此の処方の本来の薬能を発揮することは出来ない。此の処方が割合に効果がないというのは使い方を誤っているからで、ある特定の条件を備えた肺結核には

驚く可き卓効がある。過去一ヶ年前の間に経験した成績から判断すると、本方の適応証である肺結核は間違いなく根治すると云っても敢えて過言ではないようだ」と述べ、

「本方の適応証

1. 皮　膚　浅黒きこと。

2. 大　便　便秘すること、鞕きこと、服薬して下痢せぬこと。

3. 呼吸音　乾性羅音たるべきこと。」

を新たに定立し、

「本方の禁忌

1. 皮　膚　青白きこと。

2. 大　便　下痢するもの、軟らかきもの、服薬して下痢するもの。

3. 呼吸音　湿性羅音のもの。」

にも言及して注意を喚起している。

そのため本方の主治は、新たに「陰虚火動、咳嗽吐痰、皮色浅黒、大便鞕、之を聴診して乾性羅音の者、滋陰降火湯之を主る」と条文を改めている。

この口訣は誠に有用であり、個々の薬味を越えたパターン認識も存在を主張し得る。正に口訣漢方ここにありとの感を拭えない。

⑱山本巖先生は**『東医雑録』(2)・咳と痰の漢方（後編）**で、腎陰虚の咳嗽の治療薬の一つとして滋陰降火湯を挙げられている。「本方は、陰虚火動による発熱、咳嗽、痰と盗汗、口乾に用いるため組まれた方剤である。本態は陰虚、腎陰の虚で、そのため陽を制することが出来ず、火動がおきたのである。……熱が高く、手足がやけ、午後に潮熱が出る。骨の中から蒸されるようにあつく、口は乾き、水を飲み、声は嗄れ、口の中や咽に瘡が出来る。眩暈、耳鳴り、吐血、衄血、血痰などが出るのは『火動の症状』である。本方には火動の熱を除くために清熱薬の中からとくに虚熱を清する黄柏・知母を加えている。……《回春》には六味丸を相兼ねて、その効は神の如しと述べている。六味丸も本方も共に地黄を主役として、陰水を補い、水を壮にして火を制する方剤である。本方は麦天二冬と生地黄の加入で滋陰の力が強い。六味丸は牡丹皮で虚熱を除き、本方は知母・黄柏で

除く。従って知柏六味丸とすれば虚火を除く力は同じようになる。麦天二冬があるため、鎮咳祛痰の力は本方がすぐれる。味麦六味丸にすればそれも似てくる。本方は赤黒く痩せている者にはよいが決して血色の悪い者、皓白でむくんでいる者、下痢をする者には与えてはならない。これは陽虚で水滞がある。気をつけないと人殺しになる。中島随象先生は平素『薬局では知母を使うな。知母は恐ろしいぞ』とよく言われる。心すべき言葉である。陰虚、陽虚の区別も出来ない者は軽々しく効く薬を使用してはいけない。よく効く薬ほど恐い薬である」と、大変厳しい言葉を投げ掛けられている。

⑲患者は高血圧症で平成18年3月初診の81歳女性である。自覚症状はないが、平成19年4月、CEA12.6ng/ml と高値のため、大腸と肺のチェックで近医病院を紹介し、左肺に直径1cm大の腫瘤様形成で、慢性気管支炎、非定型抗酸菌症の疑いの許、経過観察となった。その後、平成21年3月まで肺CTと喀痰検査を重ねていて、肺CT上の変化は抗酸菌症のパターンとのことであるが、喀痰検査は正常。脉：沈稍大、舌：薄黒苔、羸瘦著明で腹壁は薄い。そこで、同年6月より滋陰降火湯合六味丸を処方開始した。以後、同上病院では上記検査を続行しつつ、CEA5.9ng/ml と低下し、特に悪化することもなく現在に至る。進行していないことを良しとし、SpO_2 97%を維持している症例である。

滋陰至宝湯

出典 『太平恵民和剤局方』、『世医得効方』、『古今医鑑』

主効 更年期、清肺、退熱。逍遙散証且つ慢性消耗性肺疾患の薬。

組成

当帰3　芍薬3　茯苓3　白朮3　陳皮3　知母3　貝母2
香附子3　柴胡3　薄荷1　地骨皮3　甘草1　麦門冬3
[〈生姜〉]

解説

本方は**『太平恵民和剤局方』巻之九・婦人諸疾　附　産図**の逍遙散に陳皮・貝母・香附子・地骨皮・知母・麦門冬を加味した処方である。

【当帰】…婦人科の主薬で、月経を調整し、全身の血流を改善して血液の瘀滞を解除するのみならず、腹部〜下肢を温めて止痛し、また慢性化膿症に対しても治癒を促進する。

【芍薬】…平滑筋の鎮痙作用の他に、発汗などによる津液の喪失を防ぎ、また当帰と併用して全身を補血・補陰する。更には骨格筋に対しても痙攣や疼痛を鎮める。

【茯苓】…白朮と同様に、組織内及び消化管内の過剰な湿痰に対して利水するが、一方ではそのような気虚による精神不穏症状に対して鎮静的に作用する。

【白朮】…全身組織内や消化管内に水分が偏在するとき、利水してその過剰水分を利尿によって排出するが、脾胃の機能低下に対して補脾健胃し、消化管機能を回復する。

【陳皮】…消化不良などで嘔吐・嘔気があるとき、順方向性の蠕動運動を促進して消化管機能を亢進すると共に、粘稠な熱痰を祛痰、溶解する作用もある。

【知母】…一般的には清熱薬であるが、実熱にも虚熱にも処方可能で、慢性消耗性疾患の潮熱に対する他、中枢神経系の興奮を低下させることによって鎮静作用も発揮する。

【貝母】…上気道〜肺の炎症による咳嗽及び粘稠な黄痰を呈するとき、清熱して鎮咳すると共に気道の分泌を抑制する。また瘰癧等の硬結に対し、排膿して消散する。『薬性提要』には、「肺鬱を解し、虚痰を清し、結を散じて熱を除く」とある。

【香附子】…気病の総司、女科の主帥で、抑鬱気分で悪化する月経痛・月経不順に奏効する他、上腹部の疼痛や不快感にも有効である。総じて、我が国の婦人の伝統的な気鬱によく奏功する。

【柴胡】…消炎解熱作用があり、特に弛張熱・間欠熱・往来寒熱あるいは日晡潮熱によく適応する他、鎮静作用によって抑鬱的気分による機能低下を回復し、また鎮痛作用も発揮する。

【薄荷】…清涼薬として発汗解表の補助薬となるが、頭・顔面・咽喉部の粘膜の炎症を鎮めて充血を解除し、煩熱感を発散する。

【地骨皮】…主に慢性消耗性の肺疾患による虚熱に対し、陰分を補って虚熱を清する。『薬性提要』には、「肺中の伏火を瀉し、血を涼し、虚熱を除く」とある。

【甘草】…諸薬の調和及び薬性の緩和だけでなく、消化管の機能を調整して消化吸収を補助する。

【麦門冬】…慢性肺疾患で乾咳と微熱を呈するとき、清熱して鎮咳し、更に脱水を伴なえば、津液の喪失を防ぎ、循環不全にまで到れば、強心作用も発揮する。

【生姜】…本来は煨姜であり、煨姜は生姜よりも消化管の冷えによる悪心・嘔吐に対して散寒し、脾胃の機能を回復して止嘔する。

逍遙散は特に婦人にあって、ホルモンのアンバランスや精神不穏から種々の失調症状を来たしたときの薬であり、陳皮・知母・貝母・地骨皮・麦門冬で慢性消耗性肺疾患に伴う乾咳・粘稠痰・微熱などの症状を緩解し、陳皮で消化管機能を更に回復し、香附子で鬱的気分を更に発散させるべく配慮された薬である。

総じて、婦人の生理機能を調整する薬と、抑鬱気分を消散する薬と、消化管機能を回復する薬と、慢性消耗性肺疾患の種々の症状を緩解する薬か

ら構成され、逍遙散証で慢性消耗性肺疾患の薬となる。但し、元々は肺結核の薬である。

適応

逍遙散の適応証（加味逍遙散〈118頁〉の適応証の内、虚熱症状の軽度な場合）に加えて、肺結核、乾性胸膜炎、慢性気管支炎、肺気腫、気管支拡張症など。

論考

❶『和剤局方』巻之九・婦人諸疾　附　産図・逍遙散の条文は加味逍遙散（118頁）の**論考❶**に記載した。

❷本方の出典は従来『**万病回春**』とされる。**同書・巻之六・婦人科虚労**に、「滋陰至宝湯　婦人の諸虚百損、五労七傷、経脉調わず、肢体羸痩を治す。此の薬、専ら経水を調え、血脈を滋し、虚労を補い、元気を扶け、脾胃を健やかにし、心肺を養い、咽喉を潤し、頭目を清し、心慌を定め、神魄を安んじ、潮熱を退け、骨蒸を除き、喘嗽を止め、痰涎を化し、盗汗を収め、泄瀉を住《や》め、鬱気を開き、胸膈を利し、腹痛を療し、煩渇を解し、寒熱を散じ、体疼を祛る。大いに奇効有り。尽くは述ぶる能わず」とあって非常に多くの適応状態を記述している。

尚、『万病回春』では本条文に先立ち、「虚労熱嗽、汗有る者」という大まかな指示があり、この指示の許に、逍遙散（加味逍遙散も含む）と本方が併記されている。

従って、本方の出典としては**解説**でも述べたように、先ず『**和剤局方**』が指摘されなければならない。

❸しかし乍ら、本方は『万病回春』よりも早く『**古今医鑑**』に収載されている。**同書・巻之十一・婦人科虚労**に、先の『万病回春』の条文と比し、「心慌を定め」⇒「心悸を定め」、「神魄を安んじ」⇒「神魂を安んじ」、「泄瀉を往め」⇒「泄瀉を止め」、「尽くは述ぶる能わず」⇒「尽くは述ぶべからず」等々と、些細な字句の違いがあるだけで、薬味は全く同一であり、当帰・白芍・白茯・白朮・陳皮・知母・貝母・香附・柴胡・薄荷・地骨皮・甘草・麦門冬を煨生姜にて水煎温服する。

而も著者の引用本では、滋陰至宝湯の方名の下に「雲林製」と記されているので、本方がやはり龔廷賢創方と分かる。

それに対して、五虎湯（309 頁）の**論考❹**でも述べた『古今医鑑』八巻本では、本方は巻之六・婦人虚労に収載されていて、方名は済陰至宝湯となっている。更に雲林製とあるのは不変だが、上記の条文の変更箇所は、「心慌を定め」、「神魄を安んじ」、「泄瀉を住め」、「尽くは述ぶべからず」となっている。これでみれば、『万病回春』に一層近いと言えよう。

初刊本の方名の済陰至宝湯が、後に現在の滋陰至宝湯に変わったのは、王肯堂による訂補とは無関係で、『万病回春』でも滋陰至宝湯なのだから、龔廷賢の意図によるものと思われる。

❹龔廷賢撰**『雲林神彀』巻之三・婦人科虚労**には、「滋陰至宝、芎・当帰・茯苓・白朮・草・陳皮・薄荷・柴胡・知・貝母・香附・地骨・麦門に宜し」とあるのみであるが、**『寿世保元』庚集七巻・婦人科虚労**には、『万病回春』と全く同じ条文と薬味で、方名が済陰至宝丹と命名されて掲載されている。

❺逍遙散の『和剤局方』条文では、「痰嗽・潮熱、肌体羸痩して漸く骨蒸と成る」の一文が収載されている。それ故、**『婦人大全良方』巻之五・婦人骨蒸方論第二**にも引載されて、「夫れ骨蒸労とは、熱毒気、骨に附くに由りての故に、之を骨蒸と謂う也。亦、伝尸と曰い、……少・長を問うこと無く、多く此の病に染む」と解説され、これは肺結核の病状表現である。

❻**『世医得効方』巻十五・産科兼婦人雑病科・煩熱**には、逍遙散が『和剤局方』条文と共に掲載されていて、白茯苓・白朮・当帰・白芍薬・北柴胡・甘草と記載された後、姜・麦門冬にて煎じ、最後に「一方には知母・地骨皮を加う」と指示される。これは逍遙散から滋陰至宝湯への一段階であると言えよう。尚、序で乍ら、ここでは逍遙散の次に清心蓮子飲（659 頁）が収載されている。これは清心蓮子飲の**論考㉓**の著者の解説を首肯しうる点でもある。

❼『厳氏済生方』巻之九・求子論治には、「抑気散、婦人の気、血より盛んにして子無き所以を治す。尋常の頭暈・膈満・体痛・怔忡、皆之を服すべし。香附子、乃ち婦人の仙薬也。其の耗気を謂いて服すること勿くんばあるべからず」とあって、香附子・茯神・橘紅・甘草を煎服する。

❽『済世全書』巻之六・婦人科調経には、「済陰至宝丹　常に服すれば気を順じ、血を養い、脾を健やかにし、経脈を調え、子宮を益し、腹痛を止め、白帯を除き、久しく服すれば子を生むに殊に効あり」とあって、南香附米・益母草・当帰身・川芎・白芍・石棗・陳皮・白茯苓・熟地黄・半夏・白朮・阿膠・山薬・艾葉・条芩・麦門冬・牡丹皮・川続断・呉茱萸・小茴香・玄胡索・没薬・木香・甘草・人参を丸と為して米湯にて下す。そして、「按ずるに、右方は婦人の諸病を治するに服すべし」と纏められている。しかし乍ら、この処方は『寿世保元』の同銘方と比較して、かなり薬味内容を異にする。

❾さて、『万病回春』の滋陰至宝湯は「虚労熱嗽、汗有る者」の処方の一つであることは既述したが、引き続いて「虚労熱嗽、汗無き者」には、茯苓補心湯と滋陰地黄丸他が記載される。茯苓補心湯は木香を含む参蘇飲合四物湯で、滋陰地黄丸は六味丸加天門冬・麦門冬・知母・貝母・当帰・香附米を塩湯又は淡姜湯で下すべく指示される。

❿**『衆方規矩』巻之中・労嗽門・滋陰至宝湯**には、先ず❶の『万病回春』の条文が引載され、方後には「按ずるに、虚労熱嗽、汗有る者は此の湯に宜し。汗なき者は茯苓補心湯に宜し。是れ、乃《いま》し表裏の方なり。即ち逍遙散に加味したる方なり。婦人、虚労寒熱するに、逍遙散にて効なきときは此の湯を与えて数奇あり。〇男子虚労の症に、滋陰降火湯を与えんと欲する者に先ず此の湯を与えて安全を得ることあり」と解説がある。滋陰降火湯(438 頁)で述べた適応証及び禁忌に注意を払ってのことと思われる。

⓫**『日記中揀方』巻之下・婦人調経**には逍遙散が登載され、方後には「〇一方に、虚労を治するに陳皮・知母・貝母・地骨皮・香附子、〇五心煩悶には麦門冬・地骨皮を加う」とあり、ここの一方は、結局のところ、滋陰至宝湯去麦門冬である。しかし乍ら、次の加味方では逍遙散加麦門冬・地骨皮を指示しているので、先の一方で、滋陰至宝湯から態々麦門冬を去って処方する必要はないように思われる。

⓬**『増広医方口訣集』中巻・滋陰至宝湯**で、中山三柳は概ね「婦人虚労の証を治す」と記載した後、「愚按ずるに、当帰・白朮・白芍・茯苓・柴胡・

甘草は逍遙散也。以って肝脾の血虚を補うべし。知母・地骨皮を加えて大いに発熱・虚熱を解す。陳皮・貝母は以って痰を除き、嗽を治すべし。麦門・薄荷は以って肺を潤し、痰を化すべし。香附は鬱を開き、経を調うる所以也。龔氏の説、太過たりと雖も、血を補い、熱を卻け、痰を化し、鬱を開けば、諸症愈ゆべし。亦、虚誕に非ざる者か」と、新増している。誕は偽りのことで、先の『万病回春』の条文をいう。

一方、北山友松子の**増広**には、「此れは古方の逍遙散を用い、加味する方也。能く諸虚百損・五労七傷を治すると謂う言、吾、斯くして之を未だ敢えて信ぜず。諸虚は言う勿かれ、只、心腎交済せざるの症の如し。其れ、此の方を投ずべけんや。之を用ゆる者、薬品を詳審すれば人を誤らせるの咎を致すを免る。然して婆心の熱血、黙止すること能わずして折中して之を論じて曰く、或いは肝脾血虚に因りて将に虚労と成らんとして咳嗽し、或いは慾情、念を動じ、事として意いを遂げざるに因りて以って鬱熱し、或いは怒気停滞するに因りて、肝火妄りに熾んにして労熱に似たり、或いは経水調わざるに因りて、変じて血瘕と成し、寒熱を作す。斯くの如き等の症、法を按じ、治を施せば庶わくは可ならんか」と、友松子は本題に入る以前の前置きにも重点を置き、如何に注意を喚起すべきかを語っている。

⑬『牛山活套』巻之上・咳嗽には、「〇久嗽止まず、自ずから盗汗出でて虚痩甚だしく潮熱出づる者は多くは労咳に変ずる也。男女共に十六・七より三十歳までは咳嗽あらば早く止むべし。滋陰至宝湯、滋陰降火湯の類を見合わせて用ゆべし。多くは脉細数なる者也。……」、**巻之中・諸血** **吐血・衄血・咳血・唾血・咯血・溺血・便血・腸血・臓血**には、「〇先ず吐血あって後、痰を吐く者は陰虚火動也。滋陰降火湯、滋陰至宝湯の類に加減して用ゆべし。神効有り」、**咽喉** **附喉痺・梅核気**には、「〇陰虚火動に因りて咽痛する者には四物湯に酒黄芩・酒黄連を加えて用ゆべし。或いは滋陰至宝湯、降火湯の類を用ゆべし。奇効あり」、**巻之下・経閉**には、「〇室女、経閉して咳嗽・発熱する者には牡丹皮湯回春経閉を用いよ。滋陰至宝湯、加味逍遙散に川芎・莎草・陳皮・貝母・紅花を加えて用ゆべし。奇効有り」、**虚労**には、「……是れを産後の蓐労と云う。治し難し。先ず逍遙散に加減し、滋陰至宝湯、滋陰降

火湯、大補湯の類に加減して用いよ。共に神効有り」、**産後**には、「○産後、血熱の症に……其の熱大半退き、余熱あって蓐労とならんと欲する者には加味逍遙散を用いよ。咳嗽あらば滋陰至宝湯を用いよ。共に神効有り」等々と記載される。

⑭**『牛山方考』巻之中・逍遙散**には、「婦人、諸虚百損、五労七傷、月経不調、形体羸痩、潮熱労咳、骨蒸の症に陳皮・貝母・莎草・地骨皮・知母・麦門冬を加えて滋陰至宝湯と名付く。男婦共に虚労咳嗽・発熱、自汗・盗汗等の症を治するの妙剤也」ともある。

⑮和田東郭口授**『東郭先生夜話』**には、「湿毒ある症にて労症の気味になり、咳嗽あり。此の証は毒気あれども躰気疲れてあり。故に躰気を養わずんばあるべからず。滋陰至宝湯に阿膠・熬乾姜を与う」とあって、ここでは特に婦人に限定していない。

⑯**『済美堂方函』虚労**には、先の滋陰降火湯の**論考⑯**に続いて、「滋陰至宝湯　諸虚にて体瘦せ、専ら婦人の調経には、血を滋し、咽喉を潤し、潮熱を退け、骨蒸を除き、喘を止めて化痰し、盗汗を収め、泄瀉を住め、鬱気を開く」とあって、専ら婦人の調経のための処方であることが明白である。

⑰**『症候による漢方治療の実際』滋陰至宝湯**には、「……しかし香月牛山がのべているように、男女とも、衰弱して、やせている患者で、慢性の咳が出て、熱が出たり、盗汗が出たりするものによい。私は肺結核が永びき、熱はさほどなく、咳がいつまでもとまらず、息が苦しく、食がすすまず、貧血して血色のすぐれないものに用いる」と解説される。

⑱**『漢方診療医典』気管支拡張症**には、本方が「肺結核に併発した気管支拡張症で、せき、痰の他に、食欲不振、盗汗などがあって、衰弱しているものに用いる」とあり、**肺結核**には、「慢性の経過をたどる場合であるが、病気が進み、熱もあり、せき、口渇、盗汗などがみられるものによい。婦人の患者では、月経不順のものが多い」とある。

⑲さて、加味逍遙散との類似性は念頭に置かなくてはならない。加味逍遙散は逍遙散に牡丹皮・山梔子を加味したものであり、牡丹皮は実熱にも虚熱にも処方しうる清熱薬であり、また局所の血流を改善する消炎性の駆

瘀血薬でもある。山梔子は黄疸の湿熱に用いる他に、実熱にも虚熱にも用いて清熱し、種々の熱状を鎮静する。従って、本方との比較に於いて、加味逍遙散は逍遙散証の上に全身の虚熱を低下させる作用があるが、本方は同じく逍遙散証の上にあっても、特に慢性肺疾患の齎す乾咳・粘稠痰・微熱などを対象とする。一方、本方証に於いても虚熱が肺病変由来のみでなく、逍遙散証に由来する虚熱も加わっているならば、加味逍遙散合滋陰至宝湯を処方する。

但し、❺でも述べたように、逍遙散自体が元々肺結核に処方されたことは念頭に置く必要がある。現在の用法はそれから派生して流行したものである。処方の対象の変遷の一例と言えよう。

四逆散

出典 『傷寒論』

主効 抗ストレス、鎮痙、健胃整腸。

軽い熱厥と精神的ストレスの薬。

組成

甘草1.5　枳実2　柴胡5　芍薬4	

芍薬甘草湯	芍薬　甘草
	枳実　柴胡

解説

甘草以外は全て微寒性～涼性で、基本的には少陽病に対する薬である。

【甘草】…大抵、種々の方剤中にあって、諸薬の調和と薬性の緩和を主として処方されるが、ここでは四逆、即ち四肢厥逆に対する循環血液量保持の目的で処方されるのを第一とする他、消化管機能の低下を回復する作用もある。また甘草は種々の解毒作用を発揮し、肝庇護に働く。また、芍薬と配合すれば芍薬甘草湯(509頁)であり、骨格筋及び平滑筋の異常緊張を緩解する。但し、エキス製剤での作用は補助的である。

【枳実】…消化管内の種々の原因による膨満感･痞塞感に対して胃腸蠕動を促進して､消化管内の炎症性産物や不消化便などを排除する。その他､体内に結実した種々の炎症性･化膿性などの病理的な硬結を消散させる。『薬性提要』には､「気を破りて痰を行らし､胸膈を利し､腸胃を寛む」とある。

【柴胡】…消炎解熱作用があり、特に弛張熱・間欠熱・往来寒熱あるいは日晡潮熱によく適用する。また月経痛・胸脇痛・腹痛・胸苦感などに対して、鎮静しつつ鎮痛作用を発揮する他、肝庇護作用も認められる。『薬性提要』には、「少陽の表邪を発散し、熱を退けて陽を升らす」とある。

【芍薬】…平滑筋及び骨格筋の異常緊張を緩解して鎮痛する。また月経による疼痛・不快感に対しても有効で、補血作用も有する。芍薬はまた、自汗あるいは発汗に対してこれを収斂し、津液の喪失を予防し、治療する。更には高血圧症、動脈硬化症などによる陰性の不穏症状に対して鎮静的に作用する。

本方は以上の薬味によって、傷寒の経過の内、軽度の熱厥(体内の熱邪や炎症などが主で、同時に四逆がある状態)に処方されるが、一方で柴胡を中心にした何れの薬味の配合も精神的ストレスを緩解するべく作用する。日常的な本方の用途としては此方の方が遙かに多い。この場合、柴胡の鎮静・鎮痛・肝庇護作用を芍薬・甘草が補助し、芍薬甘草湯として平滑筋の異常緊張を緩解すると共に、枳実で消化管の蠕動運動を調整する。

総じて、傷寒の経過中に身熱があるのに四肢が厥冷を来たすとき、あるいは雑病として精神的ストレスによって焦躁感、精神不安感、心窩部痛、腹満感等々を来たすときの薬である。

適　応

感染性嘔吐・下痢症、急性胃炎、急性胃腸炎、急性大腸炎、肝炎、胆石症、胆囊炎、胆管炎、熱中症、自律神経失調症、ノイローゼ、ヒステリー、不安障害、急性ストレス反応、パニック障害、動脈硬化症、高血圧症、半身麻痺、機能性ディスペプシア、胃・十二指腸潰瘍、胆道機能異常症、脾彎曲部症候群、痙攣性脱肛、過敏性腸症候群、神経因性膀胱、神経性頻尿、更年期障害、月経困難症、肩凝り症、筋緊張性頭痛、肋間神経痛、筋・筋膜性腰痛症、外傷性頸部症候群、筋挫傷、顎関節症など。

論　考

❶本方の出典は、**『傷寒論』弁少陰病脉証并治第十一**に、「少陰病、四逆し、其の人或いは欬し、或いは悸し、或いは小便利せず、或いは腹中痛み、或いは泄利下重する者、四逆散之を主る」と記載され、甘草・枳実・柴胡・芍薬を擣きて白飲に和して服するべく指示される。本方も四逆湯も同じ少陰病篇に収載されていることから、少陰病をタイプ別に分けて解説する書物もあるが、基本的に本方は少陰病薬ではなく、少陽病薬である。

尚、方後には「欬する者、五味子・乾姜各五分を加え、并びに下利を主る。悸する者、桂枝五分を加う。小便利せざる者、茯苓五分を加う。腹中痛む者、附子一枚を加え、炮じて坼かしむ。泄利下重する者、先ず水五升を以って薤白三升を煑る」とある。

❷『注解傷寒論』巻第六・弁少陰病脉証并治第十一には、「四逆とは四肢温かならざる也。傷寒の邪、三陽に在るときは手足必ず熱し。伝わりて太陰に到れば、手足自ずから温かし。少陰に至るときは邪熱漸く深き故に、四肢逆して温からざる也。厥陰に至るに及ぶときは手足厥冷す。是れ、又逆すること甚だし。四逆散は以って陰に伝うるの熱を散ず」とある。

❸『医宗金鑑』巻七・訂正仲景全書傷寒論註・弁少陰病脈証并治全篇には、原典条文に対して、「（註）凡そ少陰の四逆は陰盛んにして外温むること能わざるに属すと雖も、然るに亦陽有りて陰鬱を為し、宣達するを得ずして四肢をして逆冷せしむる者なり。故に或いは欬し、或いは悸し、或いは小便利せず、或いは腹中痛みて泄利下重するの諸証有る也。今但、四逆して諸々の寒熱の証無きは、是れ既に温むべきの寒無く、又下すべきの熱無し。惟宜しく其の陽を疏暢すべし。故に四逆散を用いて之を主る。（集註）……汪琥曰く、四逆散は乃ち陽邪伝変して陰経に入り、是れ伝経の邪を解し、陰寒を治するに非ざる也。凡そ陽熱の極には、六脈細弱、語言軽微、神色懶静、手足清温の陰証に似たる有り。而して大便結、小便数、歯燥舌胎は其の熱、已に内に伏し、必ず発熱する也。若し熱薬を用いれば内熱愈々熾んとなり、涼薬を用いれば熱、寒に束ねられて散ずるを得ず。法は惟宜しく表を和して解肌し、気血を疏通すべく而して裏熱自ずから除かる。此れ仲景の四逆散を設くる所由也」とあり、更には「（方解）方名の四逆散と四逆湯とは均しく手足逆冷を治す。但、四逆湯は陰邪寒厥を治し、此れは陽邪熱厥を治す。熱厥とは三陽、厥陰に伝うる合病也。太陽厥陰は麻黄升麻湯、甘草乾姜湯証也。陽明厥陰は白虎湯、大承気湯証也。此れは少陽厥陰なり。故に柴胡を君とし、疎肝の陽を以ってし、芍薬を臣とし、瀉肝の陰を以ってし、甘草を佐とし、緩肝の気を以ってし、枳実を使とし、破肝の逆を以ってす。三物は柴胡を得て、能く外、少陽の陽に走り、内、厥陰の陰に走る。則ち肝胆の疎泄の性遂げて、厥通ずべき也」とある。

本方は陽邪が陰経に入りて症状を発しても、陰寒を治するのではなく、対熱にも対寒にも対応するものでないとの主旨は、なる程とも考えさせられるし、また本方が少陽厥陰の合病との解釈にも考えさせられる点がある。

❹**『千金翼方』巻第十傷寒下・少陰病状第二**には、「少陰病、四逆し、其の人或いは欬し、或いは悸し、或いは少便利せず、或いは腹中痛み、或いは洩利下重するは四逆散之を主る方」とあって、原典と同じく指示される。

❺**『傷寒約編』巻之六・四逆散証**には、原典条文に対して、「洩利下重は陽邪、少陰に陥する也。四肢厥逆は陽、内にして陰反って外にする也。欬・悸・腹中痛・小便不利は皆水気、患と為す。故に四逆散を以って下陥した陽邪を挙げ、而して水気自ずから散じ、諸証平らかならざる無し」とあって、「四逆散　洩利下重し、四逆して脈弦なる者を治す」と定められる。この場合、洩利下重が強ければ白頭翁湯となろう。また脉弦で少陰病の脉微細ではないことを表現している。

❻**『餐英館療治雑話』巻之上・四逆散の訣**には、「心下常に痞し、両脇下火吹筒を立てたる如くはり、こりは左脇下最も甚だし。心下凝りつよき故に、胸中迄も痞満をおぼえ、なにとなく胸中不快、物ごとに怒りつよし。或いは肩はり、或いは背中七・八椎の辺はる。此れなどは皆肝鬱の候なり。倉卒に診すれば、三和散の証に紛るるなれども、以上の腹候あらば、この方を用ゆべし。証により、茴香・呉茱萸・劉寄奴・牡蠣の類を加えてよし。当今、肝鬱の症多きゆえ、この方の応ずる症極めて多し。和田家にては雑病百人療すれば五・六十人迄、この方に加減して用ゆと門人の話なり。水分の動つよき症は山薬・生地黄を加えて功ありと云う。予、近年この方を用いて毎々功をとれり。又、疝気にこの方応ずる症多し」とある。

❼**『腹証奇覧後編』巻之上・四逆散之図**には、「図（**図9**）の如く、胸下の左右、心下、或いは脇下の傍ら、みな実満してたとえば大柴胡湯の腹に似て、胸膈実満・胸膈攣急する者、所謂積聚家の間々此の方のしょうあり。又云う、凡そ衆病者、此の症、或いは大柴胡湯の症、傍らに有らざることなし。総べて難症・重病を療ずるに、一症の毒を攻むる時は、必ず変じて諸症を現わす。その方法みな具われり。故に古人の方法、大いに同じうして少しく異なる者多し」と腹証を解説している。

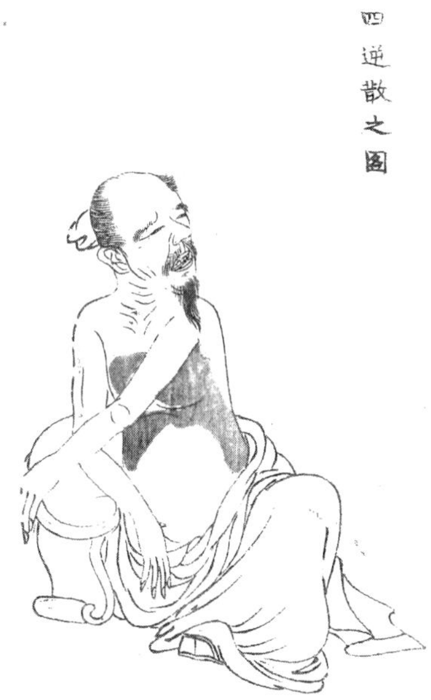

(図 9)『腹証奇覧後編』・四逆散之図

❽『蕉窓方意解』巻之上・四逆散には、「……本論症を説くこと今少し詳らかならず、且つ文章も亦正文とも見えず。恐らくは後人の作にてもあらん歟《か》。……疫に痛を兼ぬること甚だしく譫語煩躁し、吃逆を発する等の症、陶氏散火湯(升陽散火湯のこと)の類を用うれども寸効なきもの本方を用いて即験あり。固より吃逆の薬を用うるに及ばず、唯心下肋下胸中につよくしまるゆえ右にあぐる症候外にさまざまの症候を発することあり。必ずしも見症に眩すべからず。……」とある。

何時から精神的ストレスの類に処方されるようになったかは不明であるが、**『蕉窓雑話』**での数多くの本方による治験例と併せれば、和田東郭はその一方の雄であろう。

❾『東郭先生夜話』には、「髪の脱は肝火の致す処にて瘀血にあらず。大柴胡加甘か、又は四逆散よし」とあって、ストレス性の脱毛に有効との意味であろう。

❿『台州先生病候記』歴節痛風鶴膝風風毒腫には、「○又、一種肝気下流して鶴膝風の形をなす者あり。此の症は厥陰・少陽の拘攣強き者が目的也。主方、四逆散の類に宜し。……○一男子、鶴膝風を患う。京師・関東の諸医、鶴膝風と為し、療すれ共、寸効なし。因りて診を師に請う。師、之を診して曰く、是れ形容は鶴膝に似たり。故に名をつくれば鶴膝風なれども、病因は真の鶴膝風とは異なり、此れ肝気の下流也。主方、四逆散倍甘草を与え、三・四剤にて腫痛、過半減じ、後、杜仲湯五・六剤にして全く愈えたり。此れ等の処、医者、意を用いて熟察すべきこと也。慎むべし」と、肝

気下流に本方を用いている。

⓫三好修一先生は**『漢方と漢薬』第四巻第四号・婦人病治験数例・四逆散証**にて、「七十歳の婦人、幼児より……小便頻数と排尿時の痛みがある。約二十年前……以来、右側胸痛み、咳嗽が止まない。又十数年前……以来下痢し易い。……五・六日前より一日五・六回下痢し、裏急後重あり。腹鳴して腹中痛む。診ると羸痩貧血し、手足は冷たく、脈は沈弱で、陰証を思わせる。舌は乾燥して可成り厚い白苔が一面にあり、腹は心下及び脇下より臍下迄板の如くに拘攣し、左の臍傍に動悸を著明に触れ、臍下迄特に左直腹筋が攣急し、圧すれば痛む。心下は陥没せず却って稍膨満し、胸脇苦満は明らかでない。……四逆散　9.0分3を五日分与えた。五日後には腹痛と下痢は全く止み、痼疾の胸痛、咳、小便頻数も大分軽快したと言う」症例である。三好先生は少陰病として治療したとのことである。

⓬龍野一雄先生は**『生薬治療』第十一巻第七号・四逆散の展開**で、「四逆散の解釈に関しては古来明確な定説を欠き、従ってこれが運用も亦著しく疎外され、我国に於ては殆ど和田東郭を以て本方使用の嚆矢とも云うべき状態で、……」と先ず述べ、「然し乍ら加減方はいずれも心脇下乃至腹直筋拘攣を以て最も主要な腹証として居て、これを離れた処方の展開はない。而して適応証は概ね澼嚢、痃癖、肝鬱等を出でず、展開方の指示は悉く四逆散原方の意を掬みたるものというべきである。……一処方中、一薬が終始主薬としての位地を占るものではなく、証に応じて主として作用する薬味は出入があるものである。四逆散の甘枳柴芍中、枳が先鋒となれば留飲を治すべく、柴が主となれば胸鬱を治すべく、芍が主となれば筋拘攣を治すべく、配合の妙は相互相扶けて諸種症状に運用極りなきに至るのである」と、いつも乍ら大変奥深い論旨を展開されている。

⓭また、龍野先生は**『日本東洋医学会紀要』第一輯・傷寒論金匱要略要方解説・四逆散**には、（指示）として、「心下部症状を主とし、これに神経症状、筋拘攣、胃症状の三つがある。神経症状は所謂肝積であって、怒りっぽい、短気、精神不安、興奮、いらいらする、不眠、気鬱、小児疳などいろいろな貌で現われる。筋拘攣は所謂痃癖と称するもので、心下から直腹筋にか

けて緊張或いは痞満し、それが胸脇へ引き付ける模様があり、又胸・背・肩、更に四肢に及んで牽急する感じを起こす。肝は筋の緊張を司配するというのが古代の病理説である。胃症状としては所謂留飲に該当し、圧重感、緊張感、牽引感、鈍痛、呑酸、嘈雑等を起こす」とある。龍野先生は先の⓬で解説した澼嚢、痃癖、肝鬱をここで夫々、胃症状、筋拘攣、神経症状として具体的症状として説明されている。

⓮山本巌先生は**『東医雑録』(2)・四逆散の使い方**で、「四逆とは、四肢が厥冷する、四肢が温まらないことです。傷寒の邪が三陽にあると手足は必ず熱し、太陰に至れば手足は温かで、少陰に至れば四肢は冷えて温まらず、厥陰では手足が逆冷する。たとえ下利をしていても太陰ではまだ手足が温かい。裏にだけ寒があるから。表も裏も寒がある少陰では四肢が冷える。寒が逆行する厥陰では末梢から中枢へ冷え上る厥逆がおきるのです。症状として、四肢が冷える。又厥逆して冷え上る場合に、真の冷えと、体内に熱や炎症のあるとき四肢の冷える二通りがあります。これを鑑別しなければなりません。寒厥と熱厥に分類しています。……熱厥で熱も厥も強いときは白虎湯、承気湯、弱い場合に四逆散です。寒厥の代表は四逆湯の類です。……そして四逆散は、四逆といって四肢の冷えはありますが、決して少陰病ではありません。四肢の冷える程度も軽いのです。それは熱も浅いことを意味します。本当は陽病ですから、正気が虚してはいません。……従って、咳が出る、心悸亢進や小便不利、腹痛、下痢の証があってもそれは熱によります。だから、脈がはやくなってもまた心悸が亢進をしても熱によります。従って力が強い。小便不利で尿量が減少しても、熱による場合は体内の水分が減少するためです」と解説されている。大変理解し易い。

⓯原典の本方条文後に記載されている薬味中にあって、甘草は筆頭に挙げられている。『宋板傷寒論』では筆頭に挙げた薬味が主薬とは限らないのは当然であるが、桂枝湯(192頁)の薬味中の甘草の扱いとは大分様相を異にする。『宋板傷寒論』中、甘草を薬味の筆頭に記載する処方は、甘草湯(127頁)、甘草瀉心湯、甘草附子湯、炙甘草湯(500頁)、四逆散、甘草乾姜湯、四逆湯、通脈四逆湯、四逆加人参湯、通脈四逆加猪胆汁湯だけであり、

その内、甘草の循環血液量保持の目的で処方されるのは、炙甘草湯以下の7処方である。

⑯本方中の熱厥の状況について、**『中医処方解説』四逆散**には、「熱厥の特徴は四肢の冷えがみられることで、体の熱感や発熱と同時に生じることが特異的である。冷えは手足の末端に軽度にみられる程度のことが多く、体内の炎症や疼痛の刺激による反射的な末梢血管収縮により発生すると考えられる」とあるが、⑮の甘草乾姜湯以下の5処方中、温陽と共に甘草がステロイドホルモン様の作用を発揮し、循環血液量を保持する作用は必要なものである。

⑰その中の最も基本となる甘草乾姜湯は、『傷寒論』弁太陽病脉証并治上第五に、桂枝湯で表を誤って攻めたため、「厥し、咽中乾き、煩躁し、吐逆する」ようになった者に投与される。これは基本的には、⑮の四逆湯以下の4処方と同じ治療目的である。他覚的に厥していても自覚的に煩躁するのは、仮令循環虚脱状態であっても未だ回復し得る、あるいは当時の治療の対象となりうる状態なのであろう。自他覚共に厥して意識消失となれば、当時としては死を待つ以外無かったはずである。

そこで、このような薬方中にあって甘草が欠かせぬものとして薬味の筆頭に挙げられているのは、吉益東洞のいう「主治急迫也」という表現の中で、循環を回復、維持するという役割に他ならない。

⑱しかし、このような回復しうるショック状態における厥逆の状態と、本方のような実際は少陽病であっても、一症候として反射的な末梢血管収縮による厥逆とを、当時の診断技術でどの程度鑑別できたか懐疑的ではなかろうか。それ故、当時としては厥逆には経験的に甘草が必要であるという雑駁たる判断から、本方にも甘草が薬味に組み込まれ、それ相当の地位を与えられてきたのであろう。実際は反射的末梢血管収縮による厥逆ならば、芍薬甘草湯として末梢血管平滑筋の攣縮を緩解するべく作用したであろうし、また局所保温に努めるだけでも時間的な経過と共に厥逆は治癒したものと思われる。あるいは実際に脱水等があれば、併せて有効に作用したであろう。従って、元々の甘草配合の意義としては、先の甘草乾姜湯以

下の諸方と同じ用途で配合されるべく意図されたものと認めざるを得ない。

但し、精神的ストレスなどに対する雑病的用法に於いては、甘草は他の処方に漏れず、補助的であることは言うまでもない。

⑲本方の原典での薬味配合量は、各十分とあって等量指示である。**『皇漢医学』第弐巻・四逆散方**に於いても各薬味は3g指示となっているが、エキス製剤の場合には柴胡5g・芍薬4g・枳実2g・甘草1.5gであって、現在の大抵の我が国の医系の書の薬味配合傾向も同様である。即ち、甘草の役割が過小評価されていることになる。これは先に述べた熱厥の場合の甘草配合の意義を離れ、精神的ストレスの類に重点を置いた雑病的用法が主流になっていることを表わしている。一方、**『皇漢医学処方千載集』**では各一匁、**『明解漢方処方』**、**『薬局製剤漢方194方の使い方』**では、柴胡・芍薬・枳実各2g・甘草1gとなっていて、今日一般的に医系の書と薬系の書とでは夫々の薬味配合量が異なっているのは興味深い。

四君子湯

出典　『聖済総録』

主効　消化吸収改善、補気。気虚の基本薬。

組成

人参4　茯苓4　甘草1～1.5　白朮4　[生姜0.5～1]
[大棗1～1.5]

解説

【人参】…大補元気の効能があるが、消化管の機能が傷害され、上腹部痞塞感・食欲低下・口苦感などを来たしたとき、機能を回復させるが、急性のみならず慢性の消化管機能低下などの虚弱状態に対しても処方され、更には内分泌系・神経系・循環系に対する興奮作用も齎す。また、人参は種々の脱水時に処方されるように生津作用があり、高熱時の脱水に対しても適応する。一般に感染症などで解表剤・清熱剤が処方され、駆邪と共に正気が傷害を受けたときにも適応となる。一方、血虚に対して補血剤だけでは効果が乏しいとき、人参は補血効果も高める。

【茯苓】…組織内及び消化管内に過剰に偏在する湿痰に対して偏在を矯正し、過剰水分を利尿によって排除すると共に、同時にこの偏在の矯正による眩暈・動悸などを治療し、脾胃の補益作用も発揮する。また、精神不安定な状態に対してこれを鎮静する。

【白朮】…消化機能低下や吸収能低下による消化管内及び組織内の過剰水分に対し、補脾健胃することによって止瀉し、過剰水分の偏在を矯正して利尿するだけでなく、虚証から来た自汗に対して止汗する。

【甘草】…一般的に諸薬の調和と薬性の緩和のために配合されるが、ここでは補気薬として脾胃の気虚に対して健胃し、また健脾するために配合されている。また、津液の喪失を防ぎ、維持する方向にも作用する。

【生姜・大棗】…生姜は胃液分泌を促進し、嘔吐や嘔気を止めて順方向性の運動を促進するが、大棗との併用により、生姜の辛味が胃を刺激するのを大棗の甘味で緩和しつつ、その甘味による上腹部の痞塞感・膨満感を生姜が防止し、両者を併用することによって食欲を改善して消化吸収機能を高める。

本方は寒熱に偏することなく、全て薬味が補養作用を促進する方向に働く。また、薬味の配合上、人参・甘草が津液増量的に作用し、茯苓・白朮が津液減量的に作用し、全体としてバランスが保たれている。正に気虚、特に消化管の気虚に対して基本となりうる処方である。

総じて、衰弱した脾胃の消化吸収や蠕動、緊張などの低下を回復し、補脾健胃することにより、精神的にも安定させ、全身の新陳代謝を活発にする薬であり、気虚の基本処方である。

適　応

消化管無力症、慢性消化不良症、慢性胃腸炎、慢性下痢症、萎縮性胃炎、機能性ディスペプシア、胃・十二指腸潰瘍、大病後、全身衰弱、感冒後症候群、慢性呼吸器感染症、脱肛、痔疾、脳血管障害後遺症、半身不随、遺尿症、夜尿症など。

論　考

❶本方の出典は、従来『**太平恵民和剤局方**』とされている。確かに『**和剤局方**』**巻之三・一切気　附　脾胃・積聚**に、「四君子湯　栄衛気虚、蔵腑怯弱、心腹張満、全く食を思わず、腸鳴泄瀉し、嘔噦吐逆するを治す。大いに宜しく之を服すべし」とあって、人参・茯苓・甘草・白朮が指示され、細末と為して煎服する。また、方後には「常に服すれば脾胃を温和し、飲食を進益す。寒邪、瘴霧の気を辟く」とあって、常用によって消化機能を調え、食欲を増進することは果たし得ても、やはり寒邪や瘴霧の気（熱帯地方の毒気を含んだとされる湿度の高い外界）は避けるべきであるとの注意である。尚、『和剤局方』には生姜・大棗は特に指示されていない。

❷しかし乍ら、『**聖済総録**』**巻第六十三・嘔吐門・乾嘔**には、「胃中和せず、気逆して乾嘔し、飲食下らざるを治する順気湯方」とあって、白朮・白茯苓・人参・甘草が指示され、吹咀して姜棗煎服する記載を見出した。

尚、**巻第八十・水腫門・水気遍身腫満**には、「水気渇し、腹脇脹満するを治する白朮湯方」とあって、白朮・赤茯苓・人参・甘草が指示され、粗末して煎服するが、ここでは先の順気湯と比し、白茯苓が赤茯苓となり、方後の姜棗の調理は指示されていない。

❸言うまでもなく、本方は『和剤局方』では続添諸局経験秘方に属するので、『和剤局方』への収載は淳祐年間(1241 ～ 51 年)である。

一方、『聖済総録』は宋の政和年間（1111 ～ 17 年）に編録され、その後靖康の変によって金軍により北方の地に持ち去られ、大定年間（1161 ～ 89 年）に重刊された全二百巻、収載医方二万方に及ぶ巨著である。

それ故、年代的にも『聖済総録』の順気湯の方が早期の収録であることが明白である。但し、今日に及ぼす影響という面では『和剤局方』の方が遙かに優っている。

❹『外台秘要方』巻第八痰飲胃反噎鯁等・風痰方には、「又（延年）、茯苓湯、風痰の気発すれば即ち嘔吐して欠呿《ケッキョ》し、煩悶して安からず、或いは痰水を吐する者を主る方」とあって、茯苓・人参・生姜・橘皮・白朮と指示され、「大醋・桃・李・雀肉等を忌む」と記載される。四君子湯よりも異功散の原方としての意味合いが強い。

❺『聖済総録』巻第三十一・傷寒門・傷寒後余熱には、「傷寒にて汗して後、余熱退かず、心神煩躁するを治する茯苓湯方」とあって、赤茯苓・人参・甘草を煎服するべく指示されるが、この処方は❷の白朮湯去白朮である。また、同門・傷寒後虚煩には、「傷寒にて汗して後、気虚して煩悶し、心神寧からざるを治する人参湯方」とあって、先の『外台秘要方』と同一薬味が指示されている。

更には、巻第三十八・霍乱門・霍乱心腹築悸には、「霍乱にて心下築々と悸し、腎気動ずるを治する茯苓湯方」とあって、白茯苓・人参・甘草・白朮・乾姜と指示される。この処方は四君子湯、人参湯(906 頁)、苓姜朮甘湯(1166 頁)の合方とも言うべきであろう。 尚、この処方は『景岳全書』巻之五十一徳集新方八陣・補腎では、「五君子煎　脾胃虚寒にて嘔吐・泄瀉して湿を兼ぬる者を治す」と、五君子煎と命名されている。

❻『聖済総録』巻第一百七十五・小児門・小児宿食不消には、「小児胃虚し、宿食消えざるを治する人参湯方」とあって、先の❷の巻第八十の白朮

湯方加半夏を粗末にして姜煎服する。

また、同じく巻第一百七十五・小児門・小児脾胃気不和不能飲食には、「小児脾胃虚冷にて吐利し、飲食を思わざるを治する和中湯方」とあって、先の❷の巻第六十三の順気湯方加厚朴を粗末にして煎服する。

❼『小児薬証直訣』巻下には、「異功散　中を温めて気を和らげ、吐瀉して乳食を思わざるを治す。凡そ小児の虚冷病には先ず数服を与えて以って其の気を助く」とあって、四味加陳皮を姜棗煎服する。

ところで、異功散は一般には四君子湯加陳皮と理解されていて、恰も銭乙が四君子湯に陳皮を加味したが如く認識されているが、錯誤である。実際、『小児薬証直訣』は宣和年間（1119～25年）の成書であり、四君子湯の『和剤局方』への採録より百数十年前である。それ故、異功散は先の『外台秘要方』の茯苓湯から展開した処方か、あるいは『聖済総録』の順気湯から展開した処方か、何れかではないだろうか。

❽**『医塁元戎』巻七・太陰証**には、「四君子湯　銭氏異功散内にて陳皮を減じたる余りの四味、是れ也」とあり、続いて「四君子湯　人参・甘草・白茯・砂仁、右方は四物、八珍湯の後に在り」、更には「易簡四君子湯　大人・小児の脾胃和せず、中脘に停飲するを治するには、大病の後に宜しく此の薬を服すべし。但、味甘く、恐らくは脾を快くするの剤に非ず。増損の法は方後を見よ」とあって、人参・茯苓・白朮・甘草を姜棗煎服するべく指示され、方後には加減法が記載される。

❾**『類編朱氏集験医方』巻之二・傷寒門** 附　諸瘧　自汗　消渇　便濁　便数・**消渇**には、「白朮散　胃虚して渇を発するを治す」とあって、白朮・人参・茯苓・甘草と指示され、末と為して煎服する。更には「凡そ吐きて渇するの后、多く腫疾有り。仍預め復元丹数服を服す。梁国佐伝」とも追記される。尚、復元丹は川楝子一味を調理して製する。

同箇所には続いて、「加味四君子湯　消渇を治す」とあって、人参・白茯苓・白朮・甘草・桔梗を細末して温服する。即ち、ここでは四君子湯合桔梗湯が消渇に効ありと表明していることになる。

❿『世医得効方』巻第七大方脉雑医科・漩濁・腎濁には、「四五湯、小児白

濁を治す」とあって、生料四君子湯と生料五積散を合和して、灯心一握で水煎服する旨が記載される。

尚、生料に対する語は熟料という。熟料は薬味を慢火で炒った後に煎服する用法であり、生料は 今日の一般的な服用法をいう。

⓫**『薛氏医案』巻一・内科摘要・各症方薬**には、「四君子湯　脾胃虚弱にて飲食進むこと少なく、或いは肢体腫脹して肚腹痛みを作し、或いは大便実せず、体瘦せて面黄に、或いは胸膈虚痞・痰嗽呑酸するを治す。若し脾胃虚寒に因りて致すには香砂六君子湯に宜し。若し脾経鬱結に因りて致すには帰脾湯に宜し。若し肝木、脾胃を侮るに因りて致すには宜しく六君を用いて木香・芍薬を加うべし。若し命門の火虚して致すには宜しく八味丸を用うべし」とあって、四味を姜棗煎服する。

また、**同書・巻五・保嬰粋要・附方并註**には、「四君子湯　脾胃虚熱にて唇口に瘡を生じて消散せず、潰斂せず、或いは食少なくて嘔を作し、大便実せざるを治す。若し肝木、脾に乗ずるに因りて上りて致すには柴胡・芍薬を加う」とあって、四味を姜棗煎服する。

⓬**『医方考』巻之三・気門第二十**には、「面色痿白、言語軽微、四肢に力無く、脉来たること虚弱なる者、此の方之を主る。○面色を失して痿白なるときは、之を望みて其の気、虚することを知る。言語軽微なるときは、之を聞きて其の気、虚することを知る。四肢に力無きときは、之を問いて其の気、虚することを知る。脉来たること虚弱なるときは、之を切して其の気、虚することを知る。是くの如ければ宜しく気を補うべし。是の方なるや、人参、甘温、質潤い、能く五蔵の元気を補う。白朮、甘温、脾を健やかにして能く五蔵の母気を補う。茯苓、甘温にして潔く、能く五蔵の清気を致す。甘草、甘温にして平、能く五蔵愆和《ケンワ》の気を調う。四薬、皆甘温。甘は中の味を得、温は中の気を得。猶之、不偏不倚《イ》の君子のごとき也。故に四君子と曰う」と、本方の四君子湯としての方名や四味の意義について解説している。

⓭梶原性全著**『頓医抄』巻第八・赤白痢**には、「四君子湯　小児・大人の気よわき痢にはこればかりを服す」とあって、人参・白茯苓・白朮・甘草と

指示される。方後には、「私に云う、……古より皆赤利は熱よりおこり、白痢は冷よりおこる等といえり。これによりて治するになおるもあり、なおらざるはおおし。これ寒熱の源にくらき故也。ある医書をみるに此の事はなはだ大事也。……又、此の旨を得て治するに甚だしるしあるゆえ、当道の肝要と存するばかり也。其の寒熱の赤白に通ずというは、いわく赤痢病のものも手のうら、足のうら冷ゆるはこれ寒冷よりおこるとこころえて温薬をあたうべし。……冷薬をあたうべからず。白痢病なりとも手足のうらほとおらば熱よりおこりたりとしりて、もろもろの冷薬をあたうべし。……温薬をあたうべからず。これすなわち利病の大意なり。たやすく薬をほどこすべからず。よくよくしりわきまえてあたうべし。……かくのごとくこころえなば赤利のくすりにて白痢を治し、白利の薬にて赤利を治すべし。ただ病の寒熱をしりて薬の温冷をあてば百に一つもたがう事なからん」と、ここでは赤痢にも白痢にも用いうる用法を示している。

⑭**『新増愚按口訣』上巻・四君子湯**で、「予、之を用ゆる口訣に六有り」として、「其の一に曰く、……右手の脈不足及び右半身不遂の者に之を用ゆ。○其の二に曰く、……年高く気弱く、痔血止まざる者、此の方之を主る。……○其の三に曰く、……一切の下血・瀉利・帯下等、気の下陥に属する者、皆之を用ゆ。……○其の四に曰く、暴死し、痰声有る者、名づけて痰厥と曰う。……○其の五に曰く、痿厥の者に之を用う。……○其の六に曰く、……麻木は気虚に属す。此の方之を主る。遺尿も亦、気虚に属す。……」と、六つの口訣が記載されている。

⑮**『閲甫纂言方考』巻之一**には、「四君子湯　此の方、局方に出づ。知らず、何れの人の製なるや。疑うらくは金匱要略の人参散、理中湯より之を変化したる也」と、その創方についての憶説である。

⑯岡本一抱子著**『方意弁義』巻之一**には、「四君子湯　脾胃を補い、元気を養う。凡そ気虚の主方也」と、先ず方意を掲げている。その後、「脾胃を補う」とは、四君子湯の補は六君子湯の補よりはすぐれてつよし。……四君子湯は陳皮・半夏のかわかし、くつろぐる薬品を入らざるによりて、中焦に入りてひきしめてくつろぐることなくして、専ら補ばかりなり。乃ち薛己が医

案に軽きときは益気湯、重きときは四君子湯と云えるも、益気湯には升麻・柴胡のひきたてのぼるものを入るるによりて、中焦をくつろぐる意あり。四君子湯はひたすら中焦にて補い、たもつ功ありと見て、此くの如く云えるなり。……元気を養うと云えるは、胃の気を養うと云う意なり。脾胃を補えば、胃元の気を自ら養いを得て健やかになるなり。凡そ気虚の主方也とは、一切の気虚を補うには四君子湯を以って主方とす。……」とあって、六君子湯（1129 頁）、補中益気湯（1034 頁）との相違にも及んでいる。

⑰**『療治経験筆記』巻之二・四君妙痔**には、「予、是れまで虚人の痔疾を治するに四君子を用いて大効をとりしこと、その数しるべからず。すべて虚したる痔には補中益気湯にて十に八九効あれども、益気湯にて治せぬ痔を四君子湯の大剤にて治したる例、甚だ多し」と。一方、乙字湯（82 頁）の**論考❷**で述べたように、原南陽は「腸風下血、久服して効無き者は理中湯に宜し」という。

一方は四君子湯を、他方は人参湯（906 頁）を推奨する。共通薬物は人参・白朮・甘草である。

⑱**『蕉窓方意解』巻之上・四君子湯**には、「此の方、脾胃虚弱、飲食進み難きを第一の標的として用ゆべし。如し此れ脾胃虚弱とはいえども、参附を組合わせて用ゆべき症とは余ほど相違あり。唯、胃口に飲を畜うるゆえ胃中の陽気分布し難く、飲食これに因りて進み難く、胃陽日々に布し難く、胃口日日に塞り、胸膈虚痞、痰嗽、呑酸などの症ある也。故に人参・生姜にて胃口の飲を温煖して開きめぐらし、大棗・甘草にて心下・胃口をゆるめ、朮・苓にて胃口・胃中の畜飲を消導する也」とある。ここでは、一律に脾胃虚弱、食思不振といっても、本方は元々胃口に飲を蓄えることが第一原因であるとの説明である。

⑲続けて、「古の名医、此の術を指して脾胃を補益すと云えるを後人深く意を用いずして脾胃を補益すと云えば、陶器の欠隙を沃土にて補う様に心得るもの多し。思わざるの甚だしと云うべし」も厳しい言辞である。それ故、目標とか方意などだけで判断されるべきでなく、やはり個々の薬味の薬効を考慮して脾胃の補益の意味を解する必要がある。

⑳ただ、更に続けて「○按ずるに、此の方及び六君子湯、皆飲食進み難く、気力薄きを以って主症とす。故に脉・腹も亦これに準じて力薄きを柴胡湯、半夏瀉心湯などの脈・腹とは霄壌《ショウジョウ》の違いあり、……」とある。

この点、本方の脾胃虚弱、食思不振は和田東郭のいう胃口に飲を蓄える症のためであっても、更には正気の虚に由来するものであり、いわば内傷の病である。一方、柴胡湯、半夏瀉心湯（958 頁）を用いる脾胃の障害、食思不振は外感の病邪が脾胃を傷害した結果、病邪が未だ駆逐されていないための症状であって、このときに四君子湯などをこのままで投与すれば、却って病邪を扶助することになってしまう。

症状を類似の表現で示しても、正気の虚による症状と病邪の実による症状とは明確に区別して対応しなければならない。尤も時には両方同時に対応することもある。同様のことは、四苓湯（482 頁）の**論考❸**で述べたことが当て嵌まる。

㉑矢数道明先生は**『漢方と漢薬』第五巻第十一号・後世要方解説・四君子湯**で本方の応用として、「（一）胃腸虚弱症　諸病衰弱期、食慾不振、腹虚満、嘔吐等のものに用ゆ。（二）老人・虚人、痔出血甚しき症に此方よきことあり。（三）遺尿　虚弱体質者、貧血・冷え症のものによし。（四）手足痿弱　手足痿弱は脾胃の元気衰えたるによる。（五）半身不随の一症　荏苒癒えず衰弱を来たせるもの。（六）虚人の諸出血　唇のいろなき程貧血せるもの、皆この方に宜し」とあって、**注意**として「胃腸虚弱の傾向あるも、その人面色赤く、又本方を服して上衝の気味あるものは服薬を中止するを可とす」とも喚起されている。

㉒山本巌先生は**『東医雑録』(1)・補益薬について――《衆方規矩》の読み方・使い方　その 4――**で、四君子湯について、「中医学では現在四君子湯のことを『健脾益気湯』と称している。その名が示す如く、胃腸（消化器）が弱く、栄養の消化吸収が出来ないため元気がなく、体力がない。このような患者に用い、胃腸の働きをよくして、食欲を進め、栄養の補給をよくし、全身の機能を亢め、体力を恢復させる方剤である。従って老人、虚弱者、大病の回復期、産後、貧血、栄養失調等に広く用いる。……本方は人

参が主役で、白朮・甘草・茯苓が、消化吸収の働きをよくし元気を益すための助けに用いられる。人参と甘草は共に潤で体をよく滋す性質がある。しかし水分の多い者には浮腫を生じ、痰の多い者には痰が増えて呼吸困難をおこすこともある。人参・甘草共に単味で用いるときも、また人参湯の如く人参・朮・干姜・甘草では浮腫を生じることもある。このとき五苓散を服用すればその浮腫は除くことが出来る。そして白朮と茯苓は白朮の燥と茯苓の利水、しかもこの両者は常によく合わせて消化器及び体の浮腫を除くのに用いられる。即ち気虚を補うには非常に合理的な処方である。潤さず、燥かさず、湿に偏らず、寒に偏せず、瀉することなくただ補うのみ、誠に君子の如き方剤である」と解説される。

㉓本方は順気湯という方名で『聖済総録』出典であっても、清の程林删定『聖済総録纂要』には採録されていない。但し、**同書・巻十・水病門・水気偏身腫満**には、先の❷と同様に「白朮湯　水気渇し、腹脇脹満す」とあり、白朮・人参・赤茯・炙甘草を水煎するべく記載される。一方、既に通覧して来たように、『医方考』のみならず、我が国先哲の諸書に於いても、四君子湯とは記載されていても、『聖済総録』収載の順気湯を指摘した文献は皆無である。

四物湯

出典 華佗方？、『理傷続断方』

主効 補血、駆瘀血、止血。

血虚を主治し、更に出血、瘀血を傍治する薬。

組成

芍薬３～４　当帰３～４　地黄３～４　川芎３～４

解説

四味とも血に対する作用を有つ。

【芍薬】…平滑筋及び骨格筋に対する鎮痙・鎮痛作用の他に、循環血液及び津液の調節に当たり、発汗などに対しても収陰作用を司る。更に月経痛・月経不順・不正性器出血などに対しては必ず処方され、補血作用・月経調節作用を発揮する。また、川芎の薬性を緩和する意味もある。『薬性提要』には、「血脈を和らげ、陰気を収め、中を緩めて痛みを止む」とある。

【当帰】…婦人科の主薬で、月経の調整や疼痛に効果がある他、打撲・捻挫・虚寒・瘀血、慢性炎症、慢性化膿症などによる血流の停滞を解除して気血の循行を改善し、全身のみならず、局所的免疫を高める効果もあり、更には中枢神経系の様々な不快症状を鎮静する効果もある。

【地黄】…炎症を鎮めて清熱し、熱による体液の喪失を防ぐと共に止血作用を発揮する。また、不全心に対する強心利尿作用も認められる他、軽度の血糖降下作用もある。一方、熟地黄は代表的な補血薬である。本来の血液の役割の一つである組織への栄養分の循行を高めつつ、老廃物を処理するという新陳代謝を活発にし、全身の滋養強壮及び体液の保持に作用する。『薬性提要』には、生地黄は「火を瀉し、諸々の血逆を平らぐ」とあり、乾地黄は「陰を滋して血を涼し、血を生ず」とあり、更に熟地黄は「腎水を滋し、真陰を補う」とある。

【川芎】…代表的な理血薬であり、血管を拡張して血流を改善し、月経痛・筋肉痛・関節痛や四肢の痺痛及び種々の原因による頭痛に対しても用いられ、更に蕁麻疹や湿疹に対しても補助的に作用する。

一般的に四物湯は血虚に対する基本処方として理解されている。確かに血に対して様々な作用を発揮し、最終的には気血の正常な循行によって諸症状を緩解に向かわしめるが、四物湯は血虚に対する効能ばかりではない。

芎帰膠艾湯(159 頁)から阿膠・艾葉・甘草を去ったものであると説明されるように、止血作用もあり、これは猪苓湯合四物湯(808 頁)に於いて処方されていることでも分かる。

一方、四物湯は原典での用途でも分かるように、瘀血及びそれによる疼痛に対して処方される。実際に当帰・川芎は血流を改善する作用が強く、産前・産後の諸疾難症に芎帰湯として処方される。

総じて、四物湯は血虚に対する基本処方である他、出血に対しても、瘀血に対しても対応しうる薬である。

適　応

月経異常(月経困難症、無月経、機能性子宮出血、遅発月経、稀発月経、過少月経、頻発月経、過多月経)、産前産後諸病、更年期障害、血の道症、冷え症、自律神経失調症、高血圧症、凍傷、ストレス性潰瘍、栄養障害、視力低下、肝斑、老人性乾皮症、皮脂欠乏性皮膚炎など。

論　考

❶従来、四物湯の出典は『**太平恵民和剤局方**』であるとされて来た。『**和剤局方』巻之九・婦人諸疾　附　産図**には、「四物湯　栄衛を調益し、気血を滋養し、衝任虚損、月水調わず、臍腹疠痛、崩中漏下、血瘕塊硬く、疼痛を発したり、歇《ケツ》したり、妊娠にて冷を宿し、将に理宜しきを失し、胎動して安からず、血下りて止まざらんとし、及び産後虚に乗じ、風寒内に搏ち、悪露下らず、結して瘕聚を生じ、少腹堅痛し、時に寒熱を作すを治す」とあり、熟乾地黄・白芍薬・当帰・川芎を麄末として煎服する。更に方後には、「妊娠胎動して安からず、下血止まざる者」及び「血蔵虚冷して崩中血去ること過多」なるに、何れも艾葉・阿膠を加えるべく指示がある。即ち、甘草があれば正に芎帰膠艾湯そのものである。

❷董汲撰『**旅舎備要方』婦人科**には、「四物湯　婦人の産前後の百病、崩

中の血止まず、及び妊娠の胎漏・下血・腹痛、産後を治するに、宜しく倍して服すべし。宿血を去り、新血を養い、腰脚の疼痛を療す」とあって、当帰・白芍薬・川芎・熟乾地黄を散と為して生姜煎服する。更に続いて、「若し漏胎及び崩中には、毎服炙阿膠二片・熟艾半雞子大を入れて同じく煎ず。若しくは産後には毎服童子小便少許を入る」ともある。

❸『旅舎備要方』自序には、「……汲、医を業としてより以来、経効奇方を収むること百余道を計う。証は詳らかにして法は略し、之を覧る者をして暁然と用ゆべからしむ。之を目して旅舎備要方と曰い、一巻と為す。庶《こい》幾《ねが》わくは、道途の疾病の治療に帰有らんことを。敢えて私かに隠さず、具《つぶさ》に録して如《まさ》に左《たす》けんとす。董汲序す」と記載される。

更に、本書四庫全書提要には、「……原本佚するに久しく、今、永楽大典より収掇して排纂し、方を得ること尚五十幾《ちか》く、仍旧目分かちて一十有二類と為す。……」とあるので、現伝本の経緯を窺い知ることができる。

ここで、「経効奇方を収むること」との記載により、四物湯は既に他からの引載であることも推論しうる。即ち、『旅舎備要方』以前に既に処方されたことになる。

❹また、岡西為人著『宋以前医籍考』(三)・経方(下)・第十一類・諸家方論(北宋)・二六、旅舎備要方(旅舎備急方)・(四)刊本及鈔本・4、墨海金壺本〔鄭堂読書記〕には、小字にて「其の著書、当に元豊・元祐の間に在るべし」とあるので、『旅舎備要方』原本は元豊年間(1078 ～ 85 年)と元祐年間(1086 ～ 94 年)の間に著作されたことが分かる。一方、四物湯は『和剤局方』原書五巻本出典と考えられて来たので、大観年間(1107 ～ 10 年)の収載ということになり、ここでも明白なように、四物湯は既に『和剤局方』以前に周知されていた。

❺しかし乍ら、本方の本来の出典は、**『理傷続断方』医治整理補接次第口訣**に、「四物湯　凡そ傷重く、腸内に瘀血有る者、此を用う」とあり、白芍薬・川当帰・熟地黄・川芎が指示されていることによる。方後には、「一方は只、当帰、大黄二味を用う」ともある。

『理傷続断方』は唐の藺道人撰になる整形外科的治療書ともいうべき書で、

会昌年間（841〜846年）に成書した。書名の通り、傷を理《ただ》し、断（骨折）を続《つ》ぐ方法が記され、本方に関しては腹部外傷による諸症状の改善薬として取り上げられている。

また、同書の総論とも言うべき箇所には、「凡そ跌損し、腸肚中に汚血あれば、且に散血薬を服すべし。四物湯の類の如し」、「凡そ損じて大小便通ぜざれば、未だ損薬を服するに便なるべからず。蓋し損薬を酒にて用うれば必ず熱す。且に四物湯を服すべし」ともあり、四物湯は損薬（補養薬）ではなく、散血薬（駆瘀血薬）として位置付けられている。

❻尚、『備急千金要方』巻第二十五備急・被打第三に、先の当帰・大黄の二味が記載され、「高きより堕下し、崩中する方」とある。

藺道人が長安で過ごした若い頃は唐王朝の繁栄期で、医学書も『備急千金要方』、『千金翼方』、『広済方』、『外台秘要方』等々を入手し、それらの書から多くのものを学んだはずで、それ故に先の当帰・大黄の二味も『千金方』から引用したものであろう。

❼『太平聖恵方』巻第八十一・治産後心腹痛諸方には、「産後に心腹疞刺疼痛し、忍ぶべからざるを治する定痛散方」とあって、当帰・赤芍薬・芎藭を散と為し、熱生姜酒にて服する用法が記載される。

❽**『聖済総録』巻第一百六十・産後門・産後悪露不可**には、「産後、悪露快からず、臍腹、腰に連なりて疼痛し、煩躁して汗出づるを治する四物湯方」とあって、当帰・芎藭・熟乾地黄・芍薬を粗末として煎服するべく指示される。

❾尚、先の『千金方』の二味について、『和剤局方』巻之八・瘡腫傷折には、「導滞散　重物圧迮《アッサク》し、或いは高きより墜下し、五内を熱するを作し、吐血・下血出づること禁止せず、或いは瘀血、内に在りて胸腹脹満し、喘麤く気短きを治す」とあって、当帰・大黄を末と為して温酒にて調下するべく、新たに命名されて収載されている。

❿さて、**『婦人大全良方』巻之二衆疾門・通用方序論第五・加減四物湯**には、「此の薬（四物湯のこと）は知らず、何れの代より起こるや。或るひと云う、魏・華佗より始まると。……今、《産宝方》は乃ち朱梁の時の節度巡官

の昝殷《サンイン》の撰ずる所なり。其の中に四物散有り、……自後の医者、散を易えて湯と為し、……」と記載される。

陳自明は、四物湯が『和剤局方』に登載されていることは充分承知し乍らも、一体何時創製されたものかと疑問を投げ掛け、華佗の創方だとの意見を重視している。

一般に四物湯は、芎帰膠艾湯より阿膠・艾葉・甘草を去って製せられた処方と捉えられている。が、もし実際に華佗の創方だとすれば、華佗と張仲景は同時代の人だから、場合によっては、芎帰膠艾湯こそ四物湯に阿膠・艾葉・甘草を加味して、張仲景が製した処方である可能性も出現することになる。

⓫尚、実際は陳自明は『理傷続断方』の存在を知らなかったはずである。というのは、『理傷続断方』は洪武版本(1395年刊)によって全貌が初めて世に知られたからであり、それまでは李仲南撰『永類鈐方』(1331年刊)に於いてすら、「彭氏」、「彭氏口教」、「彭氏家伝」として、門外不出の禁方の一部が漸く公にされたに過ぎないからである。

⓬一方、先の『産宝方』は昝殷撰『**経効産宝**』として大中年間(847～860年)に成書して現存しているが、四物湯或いは散は登載されていない。僅かに宋代の**同書・続編**の「濮陽《ボクヨウ》の李師聖、郭稽中に施すの論」には、増減四物湯として当帰・芍薬・川芎・人参・乾姜・甘草が収載されているのみである。尚、李師聖も郭稽中も宋代の人である。従って、陳自明の目睹した『産宝方』は現存の『経効産宝』と同一のものではなかったのであろう。

⓭先の『婦人大全良方』の同箇所には、「張声道云う、此の方、婦人百疾を治するに、祇《まさ》に是の四物湯加茱萸にて煎服す。若し陽臓ならば少しく茱萸を使い、若し陰臓ならば多く茱萸を使う」とあり、最後に小字にて「徐明仲方、香附子を加う」ともある。即ち、ここでは四物湯加呉茱萸、或いは更に加香附子の加味方が記載されている。

⓮また、『証治要訣』巻十二婦人門・経事不調にも、「婦人、毎月経水期に応じて下る。……経事来たりて腹痛する者、経事来たらずして腹亦痛む者、皆血の調わざる故也。其の血を調えんと欲せば先ず其の気を調えよ。

四物湯に呉茱萸半銭・香附子壱銭を加え、……」とあり、胎前産後には、「四物湯は婦人の要薬なり。内に於いて呉茱萸半銭或いは壱銭を加えて、一応血気の病、治せざるは無し」等々と、四物湯加呉茱萸或いは加呉茱萸・香附子は要薬である。

⑮**『丹渓心法』巻五・婦人八十八**には、「四物湯　衝任虚損し、月水調わず、臍腹㽲痛するを治す」とだけあるが、他に非常に多くの加減法が記されている。

⑯**『薛氏医案』巻一・内科摘要・各症方薬**には、「四物湯　肝脾腎の血虚発熱、或いは日晡に熱甚だしく頭目清からず、或いは煩躁して寐ねず、胸膈に脹を作し、或いは脇に痛みを作すを治するには宜しく此の湯を用うべし。若し脾気虚して血を生ずること能わざるには宜しく四君子湯を用うべし。若し脾気鬱して虚するには宜しく帰脾湯を用うべし。若し腎水涸れて肝血を生ずること能わざるには宜しく六味丸を用うべし」とあって、当帰・熟地黄・芍薬・川芎と指示され、続いて「加味四物湯、即ち、前方加白朮・茯苓・柴胡・丹皮」と記載される。

一方、**同書・巻五・保嬰粋要・附方并註**には、「加味四物湯　小児の血熱・丹毒を治す」とあって、当帰・川芎・芍薬・生地黄・柴胡・山梔と指示される。

尚、加味四物湯の同名異方は他書にも多々見出される。

⑰**『医便』提綱**には、「四物湯五　男婦の血虚の諸症を治す。婦人の総薬なり」と掲げられている。一方、**『師語録』巻上二・婦人 四十**には、「……惣じて女は血の道を煩うものなれば、四物湯は女の惣薬也」とあり、**巻下一**には、「十七　四物湯　血の道に用ゆ。脉按して力なきに用ゆべし」ともある。

『医便』は万暦十五年(1587)刊、『師語録』は天正十九年(1591)序である。ここでは何れも四物湯が女人の惣薬であることを言明している。

⑱また、**『三位法眼家伝秘方』下巻**には、「四物湯　女人の血の道には惣薬也。当帰・芍薬・川芎・地黄、右、此の四色を等分に刻み合わせて用うる也。女人の血の道には是れを放たず用うる也。但し、本薬斗《ばか》りはきかぬ

事もあり。人参・茯苓・大黄を少し加うるなり。此の時、頭の煩い、目のまわり、心のとおくなるに吉し。虫気あらば莪朮・艾を加うる也。女人の血を多く下して死に入る事あらば、此の四物湯を本薬にて艾と阿膠を火の上にてふくらかしてとめ、人参と此の三色を加えてこく煎じて用うる也。此の事、一段の妙薬也。此の三色は惣じて血を留むるもの共なり。此の薬を血痔と男女共に穴より血を多く下すにとまらずと云う事なし。此の病を下血とも云う也。下血の時は枳殻を少し加うる也。穴より大血をサッサッと下すには、柿のさねを黒焼にして黄耆を煎じて天目半分斗り、黒焼にして茶二服ほど呑めば留まる也」と、ここでは四物湯を血の道症の薬と断じているのが特徴である。

尚、『三位法眼家伝秘方』は永正十八年(1521)抄本である。

⑲一方、**『有林福田方』巻之二・心痛腹痛諸病・用薬指南**には、「四物湯……私云う、凡そ心腹痛を治するに、多く辛熱等の薬を用いずと云うこと無し。然るに熱を服するに依りて痢結して気毒もるる方無くして死する者之多し。宜しく利薬を服すべし。相兼ねたるを故に云う、先ず蘇子降気湯を以って大便を通利し、五苓散を以って小便を通ぜよ。此れ等の薬を以って大小便を通利し、疎導・発散して然る後に余薬を与うべしと云えり」と、心腹痛には先ず大小便を通利する必要性を説いている。

⑳**『衆方規矩』巻之下・補益通用**には、「四物湯 血虚発熱、或いは寒熱往来、或いは日晡に発熱、頭目清からず、或いは煩躁して寐ねず、胸膈脹り、或いは脇痛むを治す。一切補血の本薬也」とあって、多くの加減法が登載された後、「按ずるに、血虚を補益するの主薬なり。予、連年、血虚発熱、挫閃跌撲、月水の調理、鼻衄・下血等に加減を照らして奇効をとる。且つ四物苦練、増損四物、調気養血等の湯に切《たしか》に数功を得。猶、加減の法ある也」とある。但し、四物苦練湯は、本来は四物湯加延胡索・苦楝子だから、四物苦楝湯が正しい。

㉑**『増広医方口訣集』上巻・四物湯**には、先の著者の記述に対して、「陳氏経験方に謂う、華佗より起こると。産宝方に四物湯を作し、……」と引用している。但し、直接の資料は❽の『婦人大全良方』であろう。

㉒先の『理傷続断方』のような用法は、松原某著**『松原家蔵方』湯液部**にも、「四物湯　打撲、金瘡を破血するを主る。久しき打身は鶏鳴散、新しき打身は四物湯加大黄」と記載されている。

それ故、四物湯は駆瘀血作用と共に鎮痛作用にも有用である。

㉓**『蕉窓方意解』巻之下**には、「四物湯局方　此の方、男子婦人、肝気虚耗して虚火燄《エン》上、血液これが為に枯涸し、肝気益々舒びず、種種の病症を発するもの、悉く皆これを主る。所謂肝虚とは独り肝気の虚するのみならず、腎気亦倶に虚する也。吾が門、此の症を指して肝虚の症と名づく。此の病症、或いは羸痩・不食するもあり、或いは寒熱・咳嗽するもあり、或いは狂癇となるもあり、或いは癡癇となるもあり、或いは吐血となり、或いは下血となる。其の他症候多端なれば枚挙するに暇あらず。皆腎気虚耗して肝気妄動するの症候也。……○按ずるに四物は肝虚を治するの薬也。細かに其の能を論ぜば、地黄は潤肝と云うべし。当帰は潤肝にして緩肝を兼ぬると云うべし。芎藭は疎肝と云うべし。芍薬、緩肝の効は弁を費やすを俟たず。既に芍薬にて肝部の急縮をゆるめ、芎藭を以って肝木鬱結の気を疎通し、当帰にて肝火を潤し、且つ肝部をゆるめ、地黄にて肝火を滋潤すれば肝部融和し、血液随いて生じ、腎水も亦枯涸せざる也。地黄を補腎の薬と云うは此の如く肝血を滋潤し、肝火を清涼するに因りて腎水枯涸せざるを指して補腎の薬とは云う也。……」と、肝気虚耗は腎気虚耗を伴うことと、四味夫々の肝虚に対する効能を解説している。また、和田東郭は先の⑯の『薛氏医案』の条文を評価していて、文中にこれを引載している。

㉔山本巌先生は**『東医雑録』(3)・四物湯の変遷と展開**で、「気虚の基本方剤が四君子湯なら、四物湯は血虚の基本方剤である。『血』は『物』であり物質的基礎を意味する。『気』は働きであり『機能』であって、健康とは気血の調和のとれた状態である、と言われる。なるほど、学問として受けとると非常に理解しやすくすっきりする。ところが、実際の病人を診察するときにはそううまくいかないのである。気虚と四君子湯類は比較的実際とよく符合する。しかし、四物湯と血虚の関係はどうもしっくりしない。また、歴史的にも各医家によって使用法が異なっており、血虚の方剤として

四物湯がどのように変遷をしているかを明らかにしなければ、四物湯そのものが理解できないし、自由に使いこなすことが不可能であると考えてこれを取り組んでみたのである」と、亡師の苦悩に近づきたい思いである。

㉕原典では熟地黄、『和剤局方』でも熟乾地黄（即ち、熟地黄）と指示されている。現在多くのエキス製剤四物湯では、日局地黄として乾地黄と熟地黄とを区別せずに処方しているが、——即ち、事実上は乾地黄——、中には日局地黄でなく、熟地黄を処方しているメーカーもある。方剤中の乾・熟地黄の差は本来は適応症の差として理解されるべきであろう。それ故、場合によっては2種類のエキス製剤四物湯を使い分けたり、合方したりすることも有用である。

㉖四物湯はエキス製剤の範囲では、温清飲（37頁）、芎帰膠艾湯、七物降下湯（494頁）、十全大補湯（523頁）、疎経活血湯（684頁）、大防風湯（743頁）、猪苓湯合四物湯、当帰飲子（841頁）、荊芥連翹湯（185頁）、柴胡清肝湯（394頁）、竜胆瀉肝湯（1146頁）に含まれている。尚、最後の3処方には温清飲として含まれていると表現するべきか。

四苓湯

出典 『傷寒論』、『金匱要略』、『内外傷弁惑論』

主効 利水、利尿。五苓散証で表証がない場合の薬。

組成

猪苓末 0.75　沢瀉末 0.75　蒼朮末 0.75　茯苓末 0.75

解説

四味の構成薬味は全て利水作用を有っている。

【猪苓】…全身の水腫に対して、特に炎症を随伴する場合に明らかな利尿作用を呈すると共に、湿熱性の下痢に対しても止瀉作用を発揮する尿路及び消化管の薬である。

【沢瀉】…猪苓と同様に全身の水腫に対して、炎症を随伴する場合でも明らかな利尿作用を発揮すると共に、湿熱性の下痢に対しても止瀉作用を発揮する。更には腎の虚熱を清する他、軽度の血糖降下作用がある。

【蒼朮】…原典では何れも白朮で処方されるが、医療用漢方製剤では蒼朮で処方されている。蒼朮は消化管や四肢・筋肉などの水滞症状を燥湿し、下痢・軟便を改善する。但し、蒼朮は白朮のように補益性はあまり期待できない。

【茯苓】…組織内及び消化管内に過剰に偏在する湿痰に対して偏在を矯正し、過剰水分を利尿によって排除すると共に、同時にこの偏在の矯正による眩暈・動悸などを治療し、脾胃の補益作用も発揮する。

本方の四味は同じ利水作用と表現しても、大きく二群に区分し得る。蒼朮・茯苓は主に全身に過剰に偏在している水滞を血管内に引き入れる。それ故、循環血液量という点からは増大させるべく作用する。一方、猪苓・沢瀉は蒼朮・茯苓のような過剰水分の血管内への引き入れというよりも、むしろ腎臓に於いての尿生成に働く。即ち、尿量増加を促進しつつ、尚且つ尿路系や消化管の炎症の抑制的効果を発揮する。それ故、実際の効能上は消化管内、次いで全身の組織内の過剰水分を血管内に引き入れて、全身の水分の偏在を正し、その過剰水分を尿として生成しつつ消炎を図る。

歴史的には五苓散（335頁）が先に出世したことは言うまでもなく、五苓散に対して表証がない場合に本方が処方される。

総じて、表証がない場合の五苓散の適応証と考えてもよいし、主に消化管内、次いで組織内の過剰水分を利尿によって排除する薬でもある。

適　応

急性胃腸炎、水瀉性下痢症、消化管無力症、水逆の嘔吐、小児周期性嘔吐症、肝性腹水、急性腎炎、慢性腎炎、ネフローゼ症候群、膀胱炎、陰嚢水腫など。

論　考

❶従来、本方の出典は呉有性撰『温疫論』とされて来た。同書・下巻・論飲には、「煩渇して飲を思わば、酌量して之を与えよ。若し飲を引くこと過多にして自ら心下に水停するを覚ゆるは停飲と名づく。四苓散に宜し。如し大いに渇し、氷水を飲まんと思いて冷飲に及ばば、四時を論ずること無く、皆量りて与うべし。蓋し内熱の極には、冷飲を得れば相救う。甚だしきには宜しく能く一升を飲むべし。止《ただ》、半升を与え、寧《ねんご》ろに少頃をして再飲せしむ。梨汁・藕汁・蔗漿・西瓜に至りては皆、不時の需めに備うべし。如し冷を飲むを欲せざれば、当にに易えて之を与うべし。乃ち飲を思わざるに至るときは知りぬ、胃和することを」とある。

❷条文の前半の意味は、煩渇したときに水分を経口摂取すれば、通常は渇が癒えるはずであるのに、摂取水分が胃内に停滞し、小腸に送られないため循環血液中に引き入れられず、そのため益々飲水するも心下に停滞するのみとなる場合に、四苓散を処方するとの内容である。

しかし、この四苓散は本方の四味ではなく、茯苓・沢瀉・猪苓・陳皮であり、幽門を開いて消化管蠕動運動を促進する陳皮が配合されているから、先のような心下に停滞する場合に適応となり得る。

❸尚、先の四苓散の方後の条文には、「胃に本、病無し。故に白朮を用いて以って中を健やかにす。今、白朮を用いざるは疫邪、胃に伝えて而して渇す。白朮の性は壅。実を以って実を塡みてんことを恐るれば也。陳皮を

加うるは中を和し、気を利すれば也」とあって、白朮を用いない(即ち､本方を用いない)理由を述べている。要は邪実には白朮は却って不利となるの意。確かに幽門通過障害があれば、本方の四味より、陳皮を配した四味の方が合理的である。一言で言えば、本方とは適応証の差と表現し得るだろう。

❹ここで考えるべきは、何故態々白朮の効能を論じているかである。言うまでもなく、有性自身が白朮の配合された四苓湯を承知していて、病症によっては白朮は有害と成りうることを表明したかったからに他ならない。即ち、白朮の配合された四苓湯の存在を前提としての展開なのである。

❺さて、本方の出典は『温疫論』よりも早く、**『内外傷弁惑論』巻之二・随時用薬**に、「冷飲に傷られて悪寒せざる者、腹中にも亦寒を覚えず、惟夯《コウ》悶して身重きを覚え、飲食化せざる者、或いは小便不利を治するには、去桂五苓散を煎じ、前に依りて斟酌して之を服せ」とあることに拠る。即ち、本方の四味が去桂五苓散との表現で記載されている。

本方はこの条文からも五苓散証で悪寒がない＝表証がない場合に適応となることが理解される。

❻但し、四苓散という方名自体、**『丹渓心法』巻二・泄瀉十**に、「湿には四苓散を用いて蒼朮を加え、甚だしきは蒼・白二朮同じく加う。炒用すれば燥湿に滲泄を兼ぬ。火には四苓散を用いて木通・黄芩を加え、火を伐り、小水を利す」とあり、**附方**には「四苓散、即ち五苓散の内、桂を去る」ともあるので、ここでいう四苓湯のことであると分かる。歴史的には『温疫論』よりも古い。

❼しかし乍ら、『儒門事親』巻之十一・論火熱二門には、「凡そ虚を補うに多くは陽剤を以ってす。是以って知りぬ、陽勝りて陰虧くることを。性熱の薬を用いて之を補うべからず。空心に加減八物丸、当帰飲子、減桂五苓散を服すべし」とあり、同巻・風門には、「凡そ大人・小児、沙石淋及び五種の淋渋、癃閉并びに臍腹痛を病むには益元散之を主る。長流水を以って調下す。蓋し熱、膀胱に在りて其の津液を燥かすに因る。故に俗に冷淋と謂うは天下の通弊也。五苓散減桂に益元散を加えて名づけて淡滲散と曰

う」とあり、ここでは何れも減桂五苓散と指示されていて、後世の『内外傷弁惑論』の去桂五苓散への一段階であると言えよう。

実際、張子和は同じく風門に於いて、五苓散去猪苓という表現をも用いているので、当然のこと乍ら、減と去を明確に区分していることが分かる。

❽**『薛氏医案』巻五・保嬰粋要・附方并註**には、「四苓散 加桂名五苓散　下焦の湿熱にて小便不利を治す」とあって、猪苓・沢瀉・白朮・茯苓の四味が指示される。

❾**『医方考』巻之一・湿門第五・四苓散**には、「湿、内に生じ、水瀉して小便利せざる者、此の方之を主る。○経に曰く、湿勝るときは濡瀉す。故に湿、内に生ずれば、人をして水瀉せしめて湿、大腸に併す。故に小便利せず。白朮は燥にして淡。燥は能く脾を健やかにし、淡は能く湿を利す。茯苓は甘にして淡。甘は能く中を補い、而して淡は亦湿を滲す。猪苓は枯にして淡、沢瀉は鹹にして淡。枯は滲利有りて補益無く、鹹は直ちに能く潤下して滲利を兼ぬ。丹渓が曰く、湿を治するに小便を利せざるは其の治に非ざる也と。故に此の方を主とす」とあり、解説が巧みである。

❿**『祖剤』巻之一・《素問》沢朮麋銜湯**には、仲景五苓散に続いて、「仲景四苓散　即ち、五苓散去肉桂。湿、内に生じ、水瀉・小便不利を治す」とあるが、勿論のこと乍ら、四苓散は『傷寒論』、『金匱要略』には登載されていない。

⓫**『医方集解』利湿之剤・五苓散**には、「本方去桂は四苓散と名づく」とあって後、小字双行にて「李東垣曰く、悪寒証無ければ桂を用ゆべからずと。周揚俊曰く、五苓は渇して小便利せざる者の為に設く。若し渇せざるときは茯苓甘草湯にて足れり。若し但渇するときは四苓にて足れりと」と記載されている。

⓬また、**『張氏医通』巻十六祖方・五苓散**には、「四苓散　小便赤く濇《しぶ》りて脹痛し、及び温熱の時行の煩渇を治す」ともある。

⓭**『医宗金鑑』巻五十二・編輯幼科雑病心法要訣・瀉証門・火瀉**には、「（註）火瀉とは皆臓腑の積熱、或いは外にて暑気に傷らるるに因りての故に瀉し、時に暴かに注下して迫り、肚腹疼痛して心煩・口渇し、瀉するこ

と多くの黄水にて、小便赤色也。先ず玉露散を用いて其の熱を清し、再び四苓湯を用いて其の水を利す。庶わくは其の要を得んことを」とあって、「玉露散　寒水石・石膏・甘草」を細末として温湯にて服用し、続いて「四苓湯　茯苓・白朮・猪苓・沢瀉」を灯心水煎服するべく記載される。

⑭『不知医必要』巻一・黄疸・陽黄列方には、「茵蔯四苓湯 和　陽黄にて汗無く、小便短少を治するには、惟小便を利し、其の湿熱をして倶に水道より去らしむ」とあって、蒼朮・茵蔯・沢瀉・猪苓・茯苓と指示され、「如し熱甚だしきには梔子を加う」との加味方も記載されている。ここでは、白朮を蒼朮に代えた四苓湯加茵蔯蒿が処方されている。

尚、陰黄列方には、「茵蔯五苓湯 微熱　陰黄にて小便不利の者を治す」と、ここでは通常の茵蔯五苓散（23頁）が指示され、両者の適応の差は陽黄か陰黄かに拠る。

⑮**『一本堂医事説約』眼目**には、「四苓散　華《から》蒼朮を加う。雀目を治す。至って妙なり」とあって、四苓散加華蒼朮が雀目に有効であることを述べている。

しかし、抑々この用法は『太平聖恵方』巻第三十三・治眼雀目諸方に、「雀目を治するには日月を計らず、抵聖散方」とあって、蒼朮一味が指示されていることに拠る。実際の用法としては、子豚か子羊の肝臓を取り出して、その中に細剉した蒼朮を入れて紐で括り、粟米の研ぎ汁で煮て、先ずその蒸気を眼に充分あてた後、之を喫食することになっている。

⑯**『療治経験筆記』巻之八・四苓散**には、「右実脾飲の虚腫にして下利などしばしば有りて、木瓜のごときもの用いがたきことあらば、四苓散、附子・青皮などのごとく用ゆるか、又真武湯を用ゆるか、又真武湯に理中湯を合して用ゆるか、何れにも心下のもようを候うにあるのみ」とあり、実脾飲はここでは厚朴・蒼朮・木瓜・木香・乾姜・甘草と指示されている。

⑰一方、平岡嘉言著『方苑』には四苓湯が登載されているが、そこでは正しく『温疫論』の四味が記載され、出典も『温疫論』と記載され、条文も略同である。

⑱**『勿誤薬室方函』巻上**には、「四苓散 温疫論　煩渇にて飲を思うを治す

るには、酌量して之を与えよ。若し引くこと過多にして自ら心下に水停するを覚ゆるは停飲と名づく。説約に云う、四苓散に華蒼朮を用いて雀目を治するに至って妙なり。即ち、五苓散方中、桂枝を去る」とある。

ここでは四苓散の薬味が猪苓・沢瀉・白朮・茯苓と指示し乍ら、出典は『温疫論』と記し、明白な錯誤である。この錯誤は『勿誤薬室方函』及び『勿誤薬室方函口訣』の今日への大なる影響力のため、未だ継承されていて、**『一般用漢方処方の手引き』四苓湯**にも、出典が『温疫論』と明記されている。

⓳『橘窓書影』巻三には、「余、婦人下利止まざる者を治す。四苓散加車前子を用いて往々奇効を奏す。或いは時に車前子末一味を兼用す。蓋し本草附方柳々州の説に拠るなり」とある。但し、『本草綱目』巻十六・草之五湿草類下・車前・子には、附方に柳々州の説は掲載されていない。

⓴**『漢方診療医典』妊娠悪阻**には、「患者がひどく口渇を訴え、微熱があり、尿利は減少し、水を飲むときは忽ち吐出するという場合に用いる。本方は味が淡白で飲みやすい。煎薬を嫌うものは散として与えるがよい」とある。先に五苓散の原典条文の一つに、「……渇して水を飲まんと欲し、水入りて則ち吐する者は名づけて水逆と曰う」とあるのは、本方でも当て嵌まる。唯表証がないだけである。

㉑実際の用途上からは、熱悶熾んなるときでなければ五苓散で特に不都合はないし、エキス製剤であれば、製造工程で桂皮の桂アルデヒドが大部分揮散してしまうので、エキス製剤五苓散は四苓湯にかなり近いと言えよう。

㉒前著出版時（1998年）には、本方は薬価収載されているものの、実際には発売されていなかった。が、1999年11月以来、ある一社の漢方エキス製剤メーカーが四苓湯細粒（調剤用）として発売している。これは唯一の生薬原末の製品である。

梔子柏皮湯

出典 『傷寒論』

主効 清熱消炎、利胆。消炎、利胆、退黄する薬。

組成

山梔子3　甘草1　黄柏2

解説

【山梔子】…黄連・黄芩に似て清熱作用を発揮するが、取り分け熱病経過中の煩躁・口渇・心煩・胸苦感などを鎮静する。また胆汁分泌を促進して炎症を伴う黄疸に対してこれを消退させる。その他、皮膚表層の種々の炎症に対してもよく使用される。外用も可。『薬性提要』には、「三焦の鬱火を瀉し、心痛、懊憹、吐衄等を治す」とある。

【甘草】…原典では炙して用いることになっているが、本方では生で用いた方がよい。生甘草は種々の炎症、化膿症、熱咳、咽喉頭痛などに対して、これらを抑制すると共に種々の解毒作用を発揮し、肝庇護に働く。

【黄柏】…黄連・黄芩と並んで代表的な清熱薬であり、同時に燥湿作用も強い。特に下痢、黄疸、帯下、湿疹、尿道炎などの種々の湿熱に対して有効で、湿疹や打撲・捻挫などに対しては外用も可。

山梔子末と黄柏末を練って外用すれば、一層効果的である。

以上の三味の中、山梔子・黄柏は寒性であり、甘草が生用されるとすれば、三味共に消炎解熱作用を発揮する。

総じて、三味共に消炎解熱的に作用し、また更に山梔子・黄柏は利胆作用と黄疸消退作用を有ち、肝・胆道系の炎症に対して消炎して利胆し、退黄する薬である。

適応

急性肝炎、胆嚢炎、胆管炎、胆石症、急性膵炎、蕁麻疹、湿疹・皮膚炎群、角結膜炎、虹彩炎、眼瞼炎、肛門瘙痒症など。

論　考

❶本方の出典は、**『傷寒論』弁陽明病脉証并治第八**に、「傷寒、身黄にして発熱せば、梔子柏皮湯之を主る」とあり、肥梔子・甘草・黄柏と指示される。それ故、炎症による黄疸を治するのが元々の意義である。尚、『傷寒論』では梔子〇〇湯の初出は全て太陽病中篇であるが、本方だけが陽明病篇である。尚、『金匱玉函経』巻第七・方薬炮製には、梔子黄柏湯と命名されている。

❷**『注解傷寒論』巻第五・弁陽明病脈証并治第八**には、原典条文に対して、「傷寒にて身黄なるは胃に瘀熱あればなり。当に須く之を下し去るべし。此れ、発熱するを以って、熱未だ実せずと為す。梔子柏皮湯を与えて之を解散す」とある。更に、熱未だ実しないときは本方の適応証であるが、既に実したときは枳実と大黄を加味しなければならない。ここでいう熱が実するとは、腫大した急性胆嚢炎で腹壁から胆嚢を触れうる状態のことも含めていう。

❸**『傷寒約編』巻之三・梔子柏皮湯証**には、原典条文を記載した後、「寒、表に於いて傷り、陽気払鬱とするときは汗出づるを得ず、熱越ゆるを得ずして黄を発する者、是れ胃火、経絡に蒸騰し、黄色、皮膚に外見する也。斯の時、寒已に熱と化すには宜しく梔子柏皮湯を用うべし。苦を以って之を洩らす」とある。続いて、「梔子柏皮湯　身熱して黄を発し、脈数なる者を治す」とあって、梔子・柏皮・甘草と記載された後、「内熱蒸騰し、表気払鬱とするときは熱、経絡に瘀して汗出づるを得ず、熱越ゆるを得ず、故に黄を発する也。梔子以って内煩を治し、柏皮以って外熱を洩らし、甘草は中を和するときは熱解して気調いて黄、自ずから退く」とも解説される。尚、その直後には、「凡そ梔子湯を用いて病人、旧より微しく溏する者、之を与服すべからず。向来胃気実せざれば、梔子と雖も亦当に用ゆるを禁ずべし」と、『傷寒論』条文を引載して論じている。

❹**『肘後百一方』巻之四・治卒発黄疸諸黄病第三十一**には、「疸病に五種有り。黄疸・穀疸・酒疸・女疸・労疸を謂う也。黄汗なる者は身体・四肢微しく腫れ、胸満して汗を得ず、汗出づるは黄柏汁の如し。大いに汗出で、

卒かに水に入るに由りて致す所の方」の又方として、甘草・梔子・黄柏を水煎服し、最後に「此の薬、亦温病の発黄を治す」とも記載される。

❺**『千金翼方』巻第九傷寒上・陽明病状第八**には、「傷寒、其の汗を発するときに身目、黄を為し、然る所以の者、寒湿相打ち、裏に在りて解せざる故也。傷寒にて其の人、黄を発するは梔子柏皮湯之を主る方」とあって、梔子・甘草・黄柏と指示される。

❻**『太平聖恵方』巻第十・治傷寒煩躁諸方**には、「傷寒、汗を得て後、身熱未だ退かず、心神煩躁するを治するには、宜しく此の方を服すべし」とあって、方名無く、梔子人・甘草・黄柏を散と為して水煎服する用法が掲載される。

❼**『鶏峰普済方』第十巻・血・柏皮湯**には本方を収載している。「論ずるに、諸気は皆陽に属し、諸血は皆陰に属す。陰盛んなれば陽虧け、陽盛んなれば陰虧く。経は所謂陽勝てば陰病み、陰勝てば陽病む。諸血・衂血は陽気、陰を侵すに由りて陰気傷られ、血、常道を失し、或いは口より出で、或いは鼻より出で、若しくは暴出して色鮮やかなるは心煩・躁悶して時に引き出だすこと一・二㪷に至らんとす。此れ、陽邪、陰分に暴入し、血は熱を得れば流散す。蓋し人の経血は、譬えば天地の経水の如し。天暑く、地熱ければ、経水沸溢して湧起する故に、衂血・肺疽有り。其の証は大同にて小異、其の脉の洪数なる者は逆と為し、微少なる者は順と為す。衂が一・二㪷に至りて悶絶する者、此れ并びに剪金湯に宜し」とある。尚、剪金湯は剪金花を濃煮したものである。

❽**『黄帝素問宣明論方』巻之六・傷寒方**にも、**巻之八・水湿門**にも、「梔子柏皮湯　頭に微しく汗し、小便利して微しく黄を発する者、湿熱相搏つこと微しき者、宜しく服すべし」とあって、黄柏・甘草・大梔子が指示されている。

❾また、**『傷寒直格方』巻下・諸証薬石分剤**には、茵蔯湯（16 頁）が掲載されている。その詳細な解説の中で、「……或いは頭に微しく汗し、小便利して微しく黄する者、湿熱微しき也。此の梔子柏皮湯に宜し」とあって、大山梔子・甘草・黄柏が指示される。

❿**『金鏡内台方義』巻之八・梔子柏皮湯七十五**には、湯議として、「議して曰く、……今、此の身黄・発熱する者、表裏に熱有りと為す。其の熱未だ

実せざれば、之を汗すべからず。故に梔子を与えて君と為し、能く相火を瀉し、胃熱を去り、小便を利す。黄柏は臣為りて能く鬱滞の熱を去る。甘草は佐為り、使為り、能く其の中を緩め、以って経中の熱を瀉する也」と解説される。

⓫**『医方考』巻之四・五疸門第三十四**には、「梔子柏皮湯　発黄、身熱止まず、大小便利する者、此の方之を主る。○発黄、身熱止まざる者は陽邪未だ去らざれば也。大便利する故に大黄を用いず、小便利する故に五苓を用いず。但、梔子・柏皮の苦を以って其の熱に勝ち、甘草の甘、其の勢いを緩むるときは、治法畢わんぬ」とある。

⓬呉鞠通撰**『温病条弁』巻二中焦篇・風湿　温熱　温疫　温毒　冬温・梔子柏皮湯**には、「湿邪、内に盛んなれば、苦味薬を用いて燥湿するを以ってす。熱邪、内に盛んなれば、甘苦味薬を配合する治療方法とす。梔子は肌表の熱邪を清し、五種の黄疸を解除するを以って可とし、又、内煩を治療するを以って可とす。黄柏は膀胱の熱邪を瀉し、肌膚の間の邪熱を治療するを以って可とす。甘草は諸薬を調和し、表裏の気を協助するを以って可とす。以上の三味の薬の顔色は都《すべ》て是れ黄色で、黄色の薬を用いて、黄疸を治せんとす。是れ、同気相求むるなり」とある。尚、最後には、『温疫論』には茵蔯蒿湯は記載されていても、本方が収載されていない点に鑑み、全て攻下法を用いるのかと批判している。

⓭**『方極』**には、本方を解説して「身黄、発熱、心煩する者を治す」とあり、**『類聚方解』梔子柏皮湯**には、「外行病也」とあって、「瘀熱、外に発して裏証無き者を治す。其の証に曰く、身黄・発熱する者と。是れ瘀熱、外に発する也。其れ未だ解せざるを以ってして、汗出でず、黄去らざれば也」と云う。

⓮**『一本堂医事説約』衄血**には、「梔子柏皮湯、或いは柴胡湯に梔を加う」とあり、鼻出血に用いられた。

⓯**『傷寒論集成』巻之七・弁陽明病脈証并治第四**には、原典条文に対して、「茵蔯蒿湯証、瘀熱、裡に在りて外に発熱無く、且つ小便利せず、腹に微満有り。此れは然らず。外に発熱有りて小便不利、腹満無し。身黄に至るは一つなるのみ。又云う、茵蔯蒿湯は裏鬱を主り、柏皮湯は表鬱を主ると」

とあって、原典通りの三味が指示される。

⑯**『腹証奇覧翼』四編上冊・梔子柏皮湯の解**には、原典条文を掲載した後に、「○此の証、単《ひとえ》に発熱、悪寒せずして心煩するもの、柏皮亦熱を解す。本草に云う、腸胃中の結熱を主る。此の方、発黄・発熱・心煩下すべからざるものに用ゆべし。此の方、口舌の病に考え用ゆべし」とあって、ここでは口舌病への適応に言及している。

⑰**『傷寒論繹解』巻第五・弁陽明病脈証并治第八**には、原典条文を解説して、「論じて曰く、陽明病、発熱して汗出づる者、此れ熱越ゆと為す。黄を発すること能わず。今、傷寒にて身黄発熱する者、身黄にして発熱する也。発熱すと雖も、汗無く、又悪寒せざる也。是れ邪熱、心胸に鬱し、津液を熏蒸して黄を発す。熱気、肌肉に及び、遂に皮表に発し、而して裏に瘀するにあらざる也。因りて梔子柏皮湯之を主る。以って鬱熱を清解するときは、黄従いて消ゆ。惟忠曰く、之を前証と較ぶれば、其の最も軽き者也。故に唯身黄発熱するのみにて、小便不利、渇して水漿を引き、腹微満等に至らず。宣明論には此の方を載せて曰く、頭に微しく汗出で、小便利して微しく発黄する者、宜しく之を服すべし。之を得と為す」とあって、文中の前証とは茵蔯蒿湯証のことである。

⑱また、**『類聚方広義』（下）・梔子柏皮湯**には、「眼球黄赤して熱痛甚だしきを洗う。効有り。又胞瞼糜爛し、痒痛す。及び痘瘡落痂し、以って落ちて後、眼、猶開かざる者、枯礬少し許りを加え、之を洗う。皆妙なり」とあって、外用点眼薬としての処方が掲載されている。

⑲本方合三黄瀉心湯は黄連解毒湯合大黄甘草湯である。この合方は『産論翼』では第六和剤湯と命名されている。同書・乾之巻・遏崩《アツホウ》には、「……大便秘し、脉数にして心下痞鞕し、面赤く逆上する者は第六和剤湯、竜騰飲、調理には太補湯」とある。尚、竜騰飲は『子玄子産論』巻第一孕育には、三黄瀉心湯加川芎のことと掲載され、太補湯は十全大補湯（523頁）のことであるが、同書・巻第一孕育には大補湯の名で掲載されている。

⑳**『皇漢医学』第弐巻・梔子柏皮湯に関する師論註釈**で、原典条文に対し、「（註）腸チフス経過中に黄疸を来たし発熱するものは本方の主治なりとの

意にして、……本方には熱毒黄疸を治する梔子・柏皮の外、緩和薬たる甘草あるに過ぎざれば、腹診上何等徴知する処なきにあり。是れ東洞翁が本方に定義して身黄・発熱・心煩する者を治すと云う所以なり」と、先の⓭の『方極』の条文の解説でもある。

㉑**『新撰類聚方』梔子柏皮湯**には、「一. 黄疸で発熱心煩し、腹軟、大小便に変化なきもの。二. じん麻疹・皮膚炎その他の皮膚病で発赤・乾燥・熱感・かゆみの強いもの、或は黄疸でかゆいもの。三. 角膜炎・結膜炎・虹彩炎・眼瞼炎・眼瞼周囲湿疹又は皮膚炎等で、充血・発赤・かゆみ、又は痛みが強いものに本方を服用、又は本方で洗眼する」とあり、特に今日では上記の適応症に対して、二. ＞一. ＞三. で処方されることが多い。

㉒**『傷寒論講義』弁陽明病脈証并治・梔子柏皮湯**には、「茵蔯蒿湯証は、内瘀鬱して、外発熱なく、且つ小便不利、腹満あり。此の証は、外発熱ありて、小便不利、腹満なし。故に此の証は前証（茵蔯蒿湯証）の如き発黄よりも軽き者なり。此の方、頭に微汗出で、小便不利して、少しく発黄する者に宜し」とある。正に要領よくまとめられている。

㉓**『症候による漢方治療の実際』熱と悪寒・梔子柏皮湯**には、「体温の上昇はなくとも、熱感のあるものに用いてよい。この熱感は局所的のものでも全身的のものでもよい。梔子の入った処方には、煩熱や身熱を治する効がある。一婦人、故なくして下肢の一部分に熱感があり、火が燃えているようだという。掌をあててみると、熱感をおぼえ、その部が少し発赤している。よって身熱と診断して、この方を与えたところ、数日ののち熱感は拭うように消失した。漢方で熱というのは、必ずしも体温の上昇を必要とせず、熱感だけのものでも、これを熱とする場合がある」と、これは黄疸とは全く無関係の用法である。

㉔尚、原典や『千金翼方』、『鶏峰普済方』、『注解傷寒論』、『類聚方広義』等々では蘗字を用い、『医方考』、『傷寒約編』等々では栢字を用いている。この点について、『古方薬品考』巻之三・黄蘗には、「○キハダ、蘗皮は即ち黄蘗。俗に黄柏に作る」とあり、蘗は檗の俗字である。後世になって中国でも我が国でも柏字を用いている。

七物降下湯

出典　『理傷続断方』、大塚敬節経験方

主効　軽症、降圧、止血、補血。

血気虚の高血圧症とその随伴症状の薬。

組成

当帰３～４　川芎３～４　芍薬３～４　地黄３～４
釣藤鈎３～４　黄耆２～３　黄柏２

四物湯	当帰　川芎　芍薬　地黄
	釣藤鈎　黄耆　黄柏

解説

大塚敬節先生の有名な経験方である。

【当帰・芍薬・川芎・地黄】…四物湯（473 頁）であり、血虚の基本処方である他、出血に対しても、瘀血に対しても対応しうる。血虚とは血の全身に対する栄養輸布作用の低下によって、中枢神経系・内分泌系・循環器系などの機能失調の他、皮膚の枯燥・羸痩などを生じた状態である。但し、本方では止血目的で配合されている。

【釣藤鈎】…代表的な熄風薬の一つで、熱性痙攣に対して鎮静的に作用する。また高血圧症に付随する眩暈・浮動感・頭痛などに対し、血圧を下降すると共に随伴症状を鎮静して熄風する。

【黄耆】…補気薬として、血液循環を改善して、四肢の疼痛、運動麻痺、知覚異常を軽減するのみならず、全身の慢性衰弱状態に対して消化管機能を回復し、また全身の筋肉の緊張を高めると共に、尿量を増加して浮腫を消退し、尿蛋白を軽減して抗腎炎作用を発揮する。

【黄柏】…黄連・黄芩と並んで代表的な清熱薬であり、同様に燥湿作用も強い。特に、下痢、黄疸、帯下、湿疹、尿道炎などの種々の湿熱に対して有効で、湿疹や打撲・捻挫などに対しては外用も可。また健胃作用もあり、本方では地黄が胃に泥む人に対して、これを予防・治療することが目的である。

本方では四物湯で血虚を補い、止血を果たし、黄耆で補気するが、黄耆・黄柏で地黄による胃に対する傷害を予防・治療する。

総じて、釣藤鈎が主薬で、高血圧症及びその随伴症状を軽減するのを第一義とする薬である。

適　応

高血圧症及びその随伴症状、腎性高血圧症、動脈硬化症、慢性腎炎症候群、肩凝り症、耳鳴症、更年期障害、自律神経失調症など。

論　考

❶**『漢方診療の実際』**（昭和 29 年改訂版）**高血圧症**には、「〔四物湯加黄柏・黄耆・釣藤〕　虚証の患者で柴胡剤や大黄を用いることのできないものに用いる。大塚の経験では、これで著効を得るものがある。腎障害を起こし尿中に蛋白などの出るものに、これを用いて蛋白も消失し、血圧の下がるものがある。大塚は此の方を『七物降下湯』と命名している」と解説される。

❷大塚敬節先生は**『日本東洋医学会誌』第 5 巻 3 号・釣藤・黄耆の加味による高血圧症の治療**で、「高血圧症で、種々の治療を施しても効のないもの、血圧は降っても、頭重・不眠・眩暈・耳鳴・不安感・肩こり等の自覚症状の去らないもの、最小血圧の高いもの、腎障碍を伴うもの等に、一昨年から四物湯加釣藤・黄耆・黄柏、或は黄連解毒湯加釣藤・黄耆・大黄、或は大柴胡湯加釣藤・黄耆、或は柴胡加竜骨牡蠣湯加釣藤・黄耆等を用いて、自覚症状が速に消失しているが、これによって血圧が長期間にわたって安定している者が多い。……わたしは一定の薬方に、釣藤・黄耆各 3.0 を加味して用いているが、これを加えたための副作用は全くみられないし、頭痛・めまい・シビレ感等が速に消退する。従って高血圧の患者で、このような自覚症状を訴える場合には、これを加味しているが、これによって以上の愁訴が去るとともに、血圧も安定してくるものが多い」と、ここでは七物降下湯との命名については触れられていない。

❸**『症候による漢方治療の実際』七物降下湯**には、「私は自分の経験から、七物降下湯を用いるコツを覚えた。そして疲れやすくて、最低血圧の高いもの、尿中に蛋白を証明し、腎硬化症の疑のあるもの、腎炎のための高血

圧症などに用いてみた」とある。更には、大塚敬節著**『漢方医学』**には、以上の他に「いろいろの薬方を用いて奏効しない者」にも適応が及んでいる。

❹更に**『漢方医学』**には、「慢性の病気の多くは、その人の遺伝的の素因と生まれてからの生活環境の影響によって起こる。また急性の病気、たとえば怪我のようなものでも、その治癒成績は生活環境に左右される。生活環境の中で重要なものは、毎日の飲食物である。飲食物に注意することが薬を飲むことよりも大切だということを、私はここに強調しておく」と述べられ、御自身の眼底出血によって、七物降下湯の内服のみでなく、それまで好物だった塩辛い食物も避けるよう努められたために、明確な降圧効果を認めたものと思われる。

❺一方、また大塚先生は**『漢方診療三十年』――治験例を主とした治療の実際――**で、「高血圧症で尿に蛋白の出る患者」及び「腎臓炎で血圧の高い患者」に、夫々温清飲加釣藤鈎・大黄、温清飲加釣藤鈎を投与した治験を述べられている。更には「腎硬化症のある高血圧患者」に対しては、四物湯加釣藤鈎・黄耆・山梔子を処方され、「脳出血後の半身不随」では、四物湯加柴胡・釣藤鈎・黄耆・黄柏の治験を述べられている。そして、その項の最後には「私は腎機能障害を伴う高血圧症の患者に、四物湯加釣藤鈎・黄耆・黄柏を好んで用いる。これで自覚症状が軽快するばかりでなく、他覚的所見も好転するものがかなりある」と結ばれているので、ここでは未だ馬場辰二先生による七物降下湯の命名は実現していないのみならず、七物降下湯に至るまでには、上記にみるような種々の七物降下湯加減が試みられていたことを物語っている。

❻同じく**『漢方と民間薬百科』カギカズラ**には、小児のひきつけに抑肝散（1111 頁）、頭痛・脳動脈硬化症に釣藤散（783 頁）の説明の後、「高血圧症が長びき、最低血圧が高く、腎硬化症などの傾向があるとき、私は自分の創製した七物降下湯というカギカズラのはいった処方を用いているが、他のどんな処方よりも効果があるようだ。これは、二年も三年も続けて飲んだ方がよい。……」との説明がある。

❼**『臨床応用漢方処方解説』七物降下湯**には、「大塚氏が生来虚証の体質

でありながら、最低血圧が高くなり、眼底出血を起こし、黄連解毒湯を用いたところ、かえって出血が増し、四物湯で止血を思い立ち、これに脳血管の痙攣を予防する効があるという釣藤、毛細血管を拡大する作用があるという黄耆を加え、地黄が胃にもたれないよう黄柏を加え、これを試用したところ、すべてが好転したという。更に降圧作用があるという杜仲を加えて八物降下湯と称し、虚証の高血圧に用いて有効である」と説明があるが、著者の経験では、血虚の人であっても、本方エキス製剤での降圧効果は著しいとは言えない。

❽『漢方診療医典』高血圧症には、「〔七物降下湯〕 15年前に大塚が創作した処方で、その頃、大塚は高血圧症で、最低血圧が高く、眼底出血が反復し、下肢のしびれ、疲労倦怠、頭痛、衄血、盗汗などに苦しめられたが、この処方を用いるようになって、軽快した。その後、高血圧が慢性化して、最低血圧が高いもの、腎炎または腎硬化症のある高血圧患者に用いて効のあることを知った」とある。尚、15年前とは昭和27年のことである。

また、**腎炎・ネフローゼ**にも、「〔七物降下湯〕 慢性腎炎または腎硬化症を起こして、血圧の高いものによい」とある。

❾『中医処方解説』七物降下湯には、「効能　補血益気・熄風。適応症　血虚の肝陽化風で、顔色がわるい・皮膚につやがない・四肢のしびれ感・筋肉のひきつりなどの血虚の症候と、のぼせ・ほてり・めまい・ふらつき・手足のふるえ・耳鳴などの肝陽化風の症候をともなうもの、舌質は淡白・脈は弦細」とある。更に処方解説には、「適応する病態は、栄養不良状態(血虚)にともない脳の抑制過程の機能低下と興奮過程の相対的亢進が生じたものと考えられる。……黄耆は臨床的に一般的な量では中枢の興奮により血圧上昇に働くことが認められている。高血圧症のなかで拡張期血圧が高くて下がりにくい老人などでは気虚のものが多く、これに対しては大量(30g以上)の黄耆を投与すると効果があるとされている。血圧降下を目的とするには、気虚という前提と大量に配合するという原則によって黄耆を用いるべきである。それゆえ一般に、本方は血圧にはこだわらずに血虚の肝陽上亢を目的として用いた方がよく、気虚があきらかでなければ黄耆は

減去すべきものと考えられる」とある。

拡張期血圧が高くて下がり難い老人に気虚が多いか否かはともかくとして、大塚先生が最初に黄連解毒湯（74頁）を用いたところ、却って眼底出血が増したという前提で理解しなければならないだろう。

❿大塚先生の言う黄連解毒湯では無効で、四物湯で止血を思い立ったのは、正に『万病回春』巻之六・婦人科血崩の温清飲（37頁）を記載した箇所に、「崩漏は新久虚実の不同有る也。初めて起こり実熱に属する者は解毒するに宜しき也。（黄連解毒湯）……稍久しく虚熱に属する者は養血して清火するに宜しき也。（温清飲）……日久しく虚寒に属する者は温補するに宜しき也。（四物湯加減）」とある状態と類似で、四物湯で止血したのは日久しく虚寒に属したからであろう。

⓫寺師睦済先生は『日本東洋医学会誌』第12巻第1号・高血圧症の漢方治療に就いてで、43才の男の症例として、当初小柴胡湯を約半年間処方した後、変証したとの判断の許で、「上衝気味、不安感、便秘、赤黒い顔などから黄連解毒湯加大黄と考えたが、一応中将湯ビル診療所につれていった。7月6日、大塚先生から診察して戴いた結果、七物降下湯加大黄であった。当日の血圧は180/120、腹診は特別の所見はなく、ただ臍下の脱力のみが認められた。その後血圧は次の通り。（略）135/85。現在、臍下の脱力はほとんど回復したが、まだ上衝気味と不安感の愁訴あり、それに赤黒い顔は普通色になっていない。それ故、七物降下湯合黄連解毒湯加大黄を投与している」と。この症例は先生にとって、漢方第一号の患者だったと告白されている。

⓬『漢方治療の方証吟味』慢性腎炎（その一）――小柴胡湯加減合四物湯――で、「三十歳の男子……数年来の慢性腎炎だと診断され、……どうしても尿の蛋白がなくならない……。口渇・浮腫・目まい・頭痛・血圧・排尿の異常はなく、……病院での顕微鏡的検査で血尿があるとのこと、……血圧が少々高くなっている。特に最低血圧が比較的に高いのは良くない……ので、今までの薬（小柴胡湯加減）に七物降下湯を合方することとした。……腎臓病のうちでも蛋白尿を伴いやすい質のものには、八味丸より

もむしろ四物湯の方がよいのではないでしょうか。……この症例では、七物降下湯すなわち四物湯に黄耆・釣藤・黄柏が加わっています。……但し、それは眼底出血があったり血圧が高い場合で、どんな人でも効くというものではないと思います。そして四物湯の腹候で大切なことは、腹に力がない、臍に動悸がうつということです。……これから類推してみると、全身的な組織が弛緩して軟弱となっているから、その一つ一つの細胞の機能も弱ってしまっている。だから身体的な細胞のトーヌスを強めてやるようにすると、結局は腎機能を高めていくことになって、自然と蛋白などの漏出が減るのではないでしょうか」と、相変らず細野史郎先生の着眼点には鋭いものがある。

⑬**『高齢者の漢方治療』動脈硬化**には、「本方の方名である『降下』の義は血圧降下のことであるが、本方の最初の処方は昭和 27 年である。当時、降圧剤としては硝酸剤や安定剤が処方されていた程度で、降圧利尿剤が導入される 10 年程前のことであった。それ故、安定確実な降圧剤もまだ無かった時代の労を多とする処方であったと言い得よう」と解説している。尚、一般的に腎動脈硬化症には七物降下湯がよく適応する。また、冠動脈硬化症には柴胡加竜骨牡蠣湯（368 頁）が、脳動脈硬化症には釣藤散が一般的である。

⑭七物降下湯は**『一般用漢方処方の手引き』**にも登載されている。昭和 50 年発行の旧版では〔効能又は効果〕として、「身体虚弱の傾向のあるものの次の諸症：高血圧に伴う随伴症状（のぼせ、肩こり、耳なり、頭重）」とあったが、平成 21 年発行の**『改訂　一般用漢方処方の手引き』**では効能・効果として、「体力中等度以下で、顔色が悪くて疲れやすく、胃腸障害のないものの次の諸症：高血圧に伴う随伴症状（のぼせ、肩こり、耳なり、頭重）」と少し変更されている。

しかし乍ら、何れにしても『一般用漢方処方の手引き』には、高血圧症そのものには適応と記載されていないことは、同書の引用参考文献（❸❼❽）と一歩離れた立場であると表現し得よう。

炙甘草湯

出 典 『傷寒論』、『金匱要略』

主 効 生津、循環器。

熱病による脱水で循環機能が低下したときの薬。

組 成

甘草3　生姜0.8～1　人参3　地黄6　桂皮3
阿膠2　麦門冬6　麻子仁3　大棗3

解 説

原典では復脈湯の一名がある。

【甘草】…炙して用い、コルチコステロイド様作用を発揮して水分とNaとを貯留し、循環血液量を保持あるいは増量しつつ、K排出を促進する。それ故、循環血液量が不足することによる不整脈、動悸、息切れなどを改善すると共に、補脾健胃作用も発揮する。

【人参】…効能は先ず第一に大補元気であり、種々の慢性衰弱状態にあって強力に補陽するが、急性のショック状態にあっても末梢循環不全を改善し、心収縮力を増強し、甘草と同様に抗利尿作用を発揮する。また生津して口渇を癒し、脱水状態を滋補する。

【地黄】…元々は生の指示があり、生地黄は熱病の経過中、脱水を来たしたときに清熱すると共に滋潤しつつ、衰弱した心臓に対して強心作用を発揮し、且つ止血作用も認めうる。

【桂皮】…末梢血管を拡張して血液循環を改善することにより、表にあっては皮膚温を高め、裏にあっては冷えを散寒して鎮痛し、内臓機能を回復する。但し、本方にあって積極的に発汗を促せば壊病となる。

【阿膠】…芎帰膠艾湯（159頁）による卵巣—子宮機能調節のための止血薬であるのみならず、種々の用途による止血薬でもあり、更に血虚の症状に対して補血しつつ、煩熱・胸苦感などの虚熱も清する作用がある。『薬性提要』には、「血を和して陰を補い、嗽を潤して喘を定め、小腸を利す」とある。

【麦門冬】…慢性肺疾患で乾咳と微熱を呈するとき、清熱・鎮咳するが、一方で脱水を伴う発熱性疾患のとき、清熱すると共に生津し、循環血液量を保持すると共に強心作用も発揮する。

【麻子仁】…便秘症に対し、大量の脂肪油によって糞便を軟化することにより排便を促進するが、本方では潤下用途ではない。『本草綱目』巻二十二・穀之一麻麦稲類・大麻・麻仁には、「補中益気を主治し、久服すれば肥健して老いず、神仙たり。本経」とあるように、補中益気目的である。更には、『傷寒約編』巻之七・炙甘草湯証には、「麻仁一味、当に是れ棗仁たるべし」とも解説される位なので、今日知られる麻子仁の薬能で用いられたものではない。

【生姜・大棗】…生姜は胃液分泌を亢進し、止嘔して順方向性の消化管運動を促進するが、大棗と併用して、生姜の刺激性を大棗の甘味で緩和し、その甘味による腹部の膨満感を生姜が防止し、両者の併用で食欲を改善して消化機能を高める。

本方では特に、甘草・人参・地黄・麦門冬で循環血液量を保持あるいは増量することが最も重要である。

総じて、熱病の経過中に多量の発汗などによって脱水状態となり、循環血液量の減少により不整脈、動悸、息切れ、煩熱感を来たしたときの薬である。

適　応

熱病による動悸・息切れ・不整脈、肺結核による燥咳・喀血、心臓弁膜症、慢性心不全、上室性及び心室性期外収縮、房室ブロック、冠不全、神経性心悸亢進症、交感神経緊張症、甲状腺機能亢進症、高血圧症、産褥熱、貧血症、ノイローゼ、多夢症、不眠症、老人性便秘症、皮膚枯燥症など。

論　考

❶『傷寒論』では甘草は殆ど炙して用いることになっているから、薬味の甘草を殊更に炙甘草と記す必要はない。但し、言うまでもなく方名に炙を付けなければ甘草湯（127 頁）と間違ってしまう。

❷本方の出典は、**『傷寒論』弁太陽病脉証并治下第七**に、「傷寒、脉結代し、心動悸するには炙甘草湯之を主る」とあり、甘草・生姜・人参・生地黄・桂枝・阿膠・麦門冬・麻仁・大棗と指示される。

また、**『金匱要略』血痺虚労病脉証并治第六**の附方に、「千金翼の炙甘草湯一に復脈湯と云う、虚労不足にて汗出でて悶し、脉結して悸し、行動常の如けれども、百日を出でずして危うく、急なる者は十一日に死するを治す」とあり、更に**肺痿肺癰欬嗽上気病脉証治第七**の附方に、「外台の炙甘草湯、肺痿にて涎唾多く、心中温温液液たる者を治す」とある。以上の原典条文の方後の指示では、孰れも清酒または酒と水を用いて煎じることになっているが、これは薬力を助けるためである。

❸『傷寒尚論篇』巻之一・太陽経中篇には、『傷寒論』の条文と引き続いての条文とに対して、「傷寒病みて脉結代し、心動悸するに至るは、真陰已に亡ぶ。微邪の伝聚する者、散らんと欲して散らず。故に炙甘草湯を立てて、胃を補い、津を生じ、燥を潤し、以って其の脉を復し、少し桂枝を加えて以って営衛を和し、少し清酒を加えて以って薬力を助け、内に胃の気を克《よ》くして外は肌表に達し、邪を駆らずして、而も邪自ずから容るべきこと無し」とあり、更には後段の条文の解説へと続く。ここでは桂枝の血液循環促進作用を記している。

❹『医門法律』巻之六・肺癰肺痿門・外台炙甘草湯には、「按ずるに炙甘草湯、仲景傷寒門には邪少なく虚多く、脉結代するを治するの聖方也。一つ復脈湯と名づく。千金翼、之を用いて以って虚労を治す。即ち、名づけて千金翼の炙甘草湯と為す。外台、之を用いて以って肺痿を治す。即ち、名づけて外台の炙甘草湯と為す。蓋し傷寒方中、虚労を治すること無く、肺痿を治すること無きの条を以って、而して二書之有るのみ。究竟、本方の治する所、亦何ぞ二病に止めんや。昌、毎に仲景諸方を用ゆるは、即ち心を生かすの化裁と為し、亦是の若きのみ。外台の取る所、肺気の虚を益し、肺金の燥を潤すに在り。是の方より出づること無し。桂枝の辛熱に至りて宜しからざること有るに似て、桂枝能く営衛を通じ、津液を致すことを知らず。営衛通じ、津液致すときは肺気、濁沫を転輸し、漸くにして下るを以って尤も要薬と為す。所以に云う、心中温温液液たる者を治すと」と、ここでは三つの原典条文を纏めて解説している。

❺『医方集解』潤燥之剤・炙甘草湯には、『傷寒論』の条文と『金匱要略』

の外台の炙甘草湯の条文とを併せて、「傷寒、脈結代し、心動悸し、及び肺痿にして欬唾多く、心中温温液液たる者を治す」と記載した後、「脈動きて中ごろ止む。能く自ら還る者は結と曰い、自ら還ること能わざるは代と曰う。血竭きて虚衰すれば、相続くこと能わざる也。心中動悸するは、真気、内に虚すれば也。按ずるに、傷寒の脈結代は雑病と同じからず。此の湯を与うれば、気血を補いて復脈す。肺気虚するときは痿と成す。胃中の津液の上に供する者、悉く燥熱に従《よ》りて化して涎沫と為す。故に欬唾多し」と解説されている。確かに、傷寒の脈結代は雑病と同じでない面もあるが、単に誘因の一つに過ぎない面もある。

❻『傷寒論』の条文に対し、**『医宗金鑑』巻二・訂正仲景全書傷寒論註・弁太陽病脈証幷治中篇・炙甘草湯**には、「（註）心動悸する者とは、心下に築築とし、惕惕然と動じて自ずから安からざるを謂う也。若し汗下に因る者は多くは虚し、汗下に因らざる者は多くは熱し、水を飲まんと欲して小便利せざる者は飲に属し、厥にして利せざる者は寒に属す。今傷寒を病みて汗下に因らずして心動悸し、又飲熱寒虚の証無く、但結代不足の陰脈に拠るは、即ち炙甘草湯を以って主る者なり。其の人平日血気衰微し、寒邪に任《た》えざるを以っての故に脈、続行すること能わざる也。此の時、傷寒の表未だ罷らざること有りと雖も、亦顧みざる所在り。総べて、中を補い、血を生じ、脈を復するを以って急と為し、営衛を通行するを主と為す也」とある。

著者もこの見解には基本的には同意する。現代医学的には、普段は不整脈、動悸、息切れなどがなくても、感冒等の一寸した侵襲を契機として発症することは、充分有り得ることだからである。唯この『医宗金鑑』からの引用文は、「汗下に因らずして」と誤治ではないことを明言しているが、このような人はやはり元々所謂血気が衰微しているから発症するのであり、本来は傷寒の治療よりも優先する。

但し、本方は復脈湯という方名ではあっても、生脉散（人参・麦門冬・五味子）の方が、ここでいう状況にはよく適するように思われる。

❼**『千金翼方』巻第九傷寒上・太陽病雑療法第七**には、「傷寒、脉結代し、心動悸するには炙甘草湯之を主る方」とあって、甘草・桂枝・生姜・麦門

冬・麻子仁・人参・阿膠・大棗・生地黄と指示されるが、ここでは原典と同様に「日に参服」である。

また、**巻第十五補益・五蔵気虚第五**には、「復脈湯　虚労不足にて汗出でて悶し、脈結して心悸し、行動常の如けれども、百日を出でずして危うく、急なる者は二十一日にして死するを主る方」とあって、生地黄・生姜・麦門冬・麻子仁・阿膠・大棗・人参・桂心・甘草と指示され、服薬回数は「日に三、夜に三」とある。更には、「若し脉、未だ復せざれば、日を隔てて又一剤を服す。力弱き者は三日に一剤、乃至は五剤・十剤と。脉復するを以って度と為す。宜しく汗を取るべし。越公楊、素より失脉を患うに因りて、七日に五剤を服して復す」とも記載される。

❽『外台秘要方』第十巻 肺痿・肺気・上気・欬嗽・肺痿方には、「又（仲景傷寒論）、肺痿にて涎唾多く、心中温温液液たる者を療する炙甘草湯方」とあって、甘草・生姜・人参・地黄・阿膠・大麻子人・大棗・麦門冬・桂心と指示されるが、服薬回数は原典の「日に三服」ではなく、「日に三、夜に一」服である。

❾一方、『千金翼方』巻第十五補益・補五蔵第四には、「温液湯　肺痿にて涎唾多く、心中温温液液たるを主る方」とあって、甘草参両が炙字の細註もなく指示されている。

即ち、外台の炙甘草湯と全く同一の条文が、ここでは甘草一味で指示されていることになる。これは甘草の薬能として特記するべきである。

❿『金匱要略註解』巻之七・肺痿肺癰欬嗽上気病脈証治第七に拠れば、外台の炙甘草湯の条文中、「液液は清也」、「温は慍と同じ、憤怒の貌」とあり、**『金匱要略校注』肺痿肺癰欬嗽上気病脉証治第七**には、温温液液は「是れ泛泛として吐せんと欲するの意」とある。ここでは擬声語と解した方がよいだろう。即ち、嘔吐するときの「ウェーッ」、「オエーッ」、「ゲェーッ」などというあの音である。

⓫香川修庵著**『一本堂雑話』**には、「炙甘草湯　按ずるに、仲景、もし製法を諸薬に用いば、何ぞ独り甘草湯に於いて特に炙の字を被らんや。ただこの湯のみ炙るゆえ、炙とおきたものなり。もし諸薬も製するならば、甘

草の下に細註して炙と云うべし。今、特に炙甘草湯と云えば、余の甘草は炙らざること知るべき也」とあり、実際に『一本堂薬選』上編・甘草には、「古人、炙甘草の法有り。今より之を観れば、未だ炙は補、生は瀉するの実に然るを見ず。故に炙・不炙、必ずしも別つべからず」とあって、香川修庵は甘草を炙らず、炙甘草湯として処方している。

⑫一方、『類聚方』には炙甘草湯は収載されず、**『類聚方広義』（下）**には拾遺方に配置されている。『薬徴』巻之上・甘草には、「余家、唯剉みて之を用ゆる也」とあり、尾台榕堂も同様に『重校薬徴』上之巻・甘草には、「余家、唯剉み用う」と記載している。

⑬多紀元簡著**『金匱玉函要略方論輯義』巻二・血痺虚労病脈証并治第六・千金翼炙甘草湯**には、「本草（綱目）の甘草を案ずるに、別録に云う、経脈を通じ、血気を利すると。大明云う、九竅を通じ、百脈を利すと。寇宗奭云う、生なれば則ち微涼、炙すれば則ち温と。蓋し四逆湯の逆冷を治し、復脈湯の失脈を復する功は耑《もっぱ》ら甘草に在り」とある。正に甘草こそ主薬である。

この点からエキス製剤の甘草の配合量を考えるに、原典での他薬との比較による配合量と比し、如何にも少量である。但し、甘草のコルチコステロイド様作用と偽アルドステロン症とは同一作用の表裏表現であり、副作用の点を鑑みれば、止むを得ないと言えなくもないが、短期間ならば甘草を多量に処方することは可能である。丁度、乙字湯(82 頁)に一時的に甘草を多量に配するのと同様である。これも吉益東洞の言う甘草の「主治急迫也」を以って、循環を回復・維持するという役割である。

⑭**『勿誤薬室方函口訣』巻之下・炙甘草湯**には、「此の方は心動悸を目的とす。凡そ心臓の血不足するときは、気管動揺して悸をなし、而して心臓の血動、血脈へ達すること能わず、時として間歇す。故に脉結代する也。此の方、能く心臓の血を滋養して脉路を潤流す。是以って動悸を治するのみならず、人迎辺の血脈凝滞して気急、促迫する者に効あり。是れ、余、数年の経験なり。又、肺痿の少気して胸動甚だしき者に用いて一時効あり。……」とある。

⑮**『橘窓書影』巻之三**には、「按ずるに此の方（炙甘草湯）の組みようは妙

なる処に奇効あり。故に虚証、熱有りて草臥たる熱病に用ゆること有り。其の故は甘・桂、陽気を助け、元気を補い、生地・麻・人・門・膠、潤燥と云うに心を付けて用ゆるときは、仲師言わざるの処に効あるべし。此の方の意は涼しくして元気を補う故に、温補に非ず。平補冷補の間なる薬にて、温補の燥気にさわるによし。又、陽気虚して火の幾《きざ》し有りと云う症によし。又、上焦の元気を補する也。補心の意、世人は知らず。惜しむべし」と記載される。ここでは甘草・桂枝と他薬との組合せで解説されている。

⑯**『皇漢医学』第弐巻・炙甘草湯に関する師論註釈**で、『傷寒論』の条文に対し、「……斯くの如く本方証は心悸亢進するものなれども、瀉心湯証に於けるが如く、血圧昇騰せざるのみならず、却って其の低降を来たし脈結代を現わすものなれば、本方を用いて血圧を高め、脈状を復するなり。是れ本方に復脈湯の一名ある所以なれば、之を瀉心湯の名義に対照するときは虚実の差は自ずから了然たらん」と解説される。一方、麻子仁の医治効用での「本薬中には植物性脂肪油を含むが故に、即ち粘滑性緩下薬にして兼ぬるに緩弱なる消炎作用を有す」は、炙甘草湯に於いては妥当とは言えない。

⑰堀均先生は**『漢方と漢薬』第七巻第八号・治験三例**で炙甘草湯の症例を報告されている。「二十歳、女、……二・三年前より指爪反裂し、月日と共に甚しくなり、裁縫、洗濯も出来ず、為に……種々治療を試みたが、凡てが駄目であった。それに近来呼吸困難、心動烈しくなって、……某病院に診て貰ったら心臓が悪いと謂われた。顔、身体、四肢共に蒼白、稍々浮腫を帯びたる娘なり。眼球も甲状腺も目立つ程の腫大、突出でもないが、普通よりは多少異状がありと謂う程度、……脈は浮、軟で90至。舌無苔、心下痞するも胸苦は認めず、直腹筋も緊張しているが硬結はない。……自汗は余りない。食不進、便通常、月経は常に不順、爪甲は左右十指共全部反裂して、……。患者は爪甲の方が一番気になり、……先ず茯苓補心湯を七日分与えたるも……変化なし。そこで爪甲に重きを置くことを止め、心動即ちバセドウ病の初期と認め、……炙甘草湯に変方した。（10日後）来院、心動外諸症状の具合よし。之から7日目毎に来院。一回一回良好に向い、同時に爪甲も旧の常態に復し、心動、浮腫、甲状腺、爪甲等全症状が全く

旧に帰り、……」という症例である。

⑱矢数道明先生は『**漢方の臨牀**』**第 25 巻第 4 号・温知堂経験録（110）・不整脈と呼吸困難に炙甘草湯**で、「42 歳の教職員、……。三ヶ月前の七月半ばに、血圧が 200 に上昇し、呼吸が苦しくなり、全身倦怠、不整脈がひどくなった。その後一たん落ち着いたが、……またまた胸苦しくなり、呼吸困難を訴え、不整脈がひどくなって、どうにも耐えられなくなった。そのほか肩こり、不眠、口渇があった。……大病院にて診察を受けたところ、甲状腺機能亢進症といわれ、……何とか入院せずに漢方の薬をのんでみたい……。炙甘草湯を服用後、不整脈や呼吸困難、その他の自覚症がすべて好転し、二週間後、病院で診察を受けたところ、いろいろの検査の結果、どうしてこのように好転したか不思議であるといわれた。……そのまま一ヶ月半ほど、服薬を続け、すっかりよくなった」と報告されている。

⑲山本巖先生は『**東医雑録**』**（1）・血証について**で、「地黄などの清熱涼血の薬物の解熱作用は、キニーネの様に細胞に作用し、細胞の物質代謝、エネルギー代謝を抑制し、解熱させるのではないかと考えている。バセドウ氏病の患者に炙甘草湯を用いるとよく効く。それは地黄・麦門冬で新陳代謝を抑え、さらに人参・甘草を加えて体内の水分を保たせる働きがあるからである。バセドウ氏病の病状の強いときは、腸の蠕動が亢進しているためかよく下痢をおこす。即ちバセドウ下痢である。これはやっかいな下痢で何をやっても止まらない。炙甘草湯をやると止まるのである。炙甘草湯の中には麻子仁・地黄・麦門冬など腸内に水分を貯え大便を軟らかくする、下痢を助長する薬物が入っていて、これを抑える薬物の配合はないにもかかわらず、反対に下痢が止むのである。これは地黄の新陳代謝を抑制する作用によるためである、と考えている」と、豊富な御経験から解説される。

⑳細野史郎先生は『**臨床傷寒論**』**第一章　太陽病篇［下篇］・炙甘草湯**で、『勿誤薬室方函口訣』の口訣を受けて、「……私の師匠の新妻先生は、浅田宗伯先生がよく使ったように、バセドウ氏病の心動悸に使っていました。この時、炙甘草湯にイタドリの根の虎杖根とハトムギの種子の薏苡仁を加えると、甲状腺腫がだんだん小さくなってきます。宗伯先生の高弟の新妻

荘五郎先生は、更に別甲を加えられたそうです。いずれもバセドウ氏病で、胸動悸の特に強い時に用いていました」と語られる。即ち、炙甘草湯加虎杖根・薏苡仁、或いは加別甲となる。

㉑結論として、本方は、普段から明瞭な程度ではないが、循環機能に弱点があり、それが傷寒の経過中に傷津することによって、循環機能の弱点が強く現れ、結代脈や心悸亢進が出現するに至った状態を治療する薬であるが、循環血液量の回復に主眼を置きつつ、本治療法も意図されている薬である。

芍薬甘草湯

出典　『傷寒論』

主効　鎮痙・鎮痛。骨格筋・平滑筋の鎮痙・鎮痛用途に頓服する薬。

組成

芍薬５～６　甘草５～６

解説

【芍薬】…ここでは白芍薬であり、消化管・気管支・子宮などの平滑筋の緊張を緩解して鎮痙・鎮痛するのみならず、腓腹筋などの骨格筋の痙攣に対しても鎮痙・鎮痛する。また月経による疼痛・不快感に対しても有効で、芍薬単独でも補血作用をみる。自汗あるいは発汗に対してはこれを収斂し、津液の喪失を予防・治療する。更に高血圧症、動脈硬化症などによる陰性の不穏症状に対しては鎮静的に作用する。『本草備要』巻一草部・赤芍薬には、「白は補して収め、赤は散じて瀉す」とある。

【甘草】…ここでは炙して用い、種々の方剤中にあって、諸薬の調和と薬性の緩和を主とするが、甘草自身には消化管機能を回復し、また循環血液量を保持する作用があると共に、骨格筋のみならず平滑筋の緊張や痙攣を緩解し、局所を止痛する働きもある。また甘草は解毒の主薬であり、種々の中毒症状に用いられる。

本方は今日の用法では傷寒の経過中に投与するというより、雑病的用法が主である。

総じて、芍薬・甘草共に、骨格筋及び平滑筋の異常緊張を緩解するが、両味を併用することによって一層鎮痙、鎮痛効果を得る。頓服することが多い。

適応

骨格筋・平滑筋の鎮痙・鎮痛のための頓服で、胃痙攣、胆石発作、尿管結石発作、腎石発作、急性大腸炎、渋り腹、喘息発作、痙攣性咳嗽、血管痙攣、肛門括約筋痙攣、筋クランプ、顔面痙攣、腓腹筋痙攣、筋・筋膜性腰痛症、筋緊張性頭痛、肩凝りなど。他に常用で、痔手術後、寝違い、イレウス、小児夜啼症、血管攣縮性疾患、月経困難症など。

論　考

❶本方の出典は、**『傷寒論』弁太陽病脉証并治上第五**に、「傷寒、脉浮、自汗出でて小便数、心煩して微しく悪寒し、脚攣急す。反って桂枝を与え、其の表を攻めんと欲するは、此れ誤り也。之を得れば便ち厥し、咽中乾き、煩躁して吐逆する者、甘草乾姜湯を作りて之を与え、以って其の陽を復す。若し厥愈えて足温なる者、更に芍薬甘草湯を作りて之を与え、其の脚即ち伸ぶ。……」及び「厥逆し、咽中乾きて煩躁し、陽明らかに内に結すれば、讝語・煩乱す。更に甘草乾姜湯を飲みて夜半に陽気還り、両足当に熱くなるべし。脛、尚微し拘急するは重ねて芍薬甘草湯を与え、爾して乃ち脛伸ぶ。……」とあり、白芍薬・甘草炙と指示される。先の条文も後の条文も、元々は桂枝湯証に似て桂枝湯（192 頁）を与えて壊病になったときの対策を講じている。

❷先の条文の解釈は、**『註解傷寒論』巻第二・弁太陽病脉証并治上第五・芍薬甘草湯**に、「脉浮にして自汗出で、小便数にして悪寒する者は陽気不足也。心煩し、脚攣急する者は陰気不足也。陰陽の血気、倶に虚するときは汗を発すべからず。若し桂枝湯を与えて表を攻むるときは、又陽気を損ずる故に誤りと為す也。之を得て便ち厥し、咽中乾きて煩躁し、吐逆する者は先ず甘草乾姜湯を作りて其の陽気を復す。厥愈え、足温なるを得て乃ち芍薬甘草湯を与えて其の陰血を益するときは、脚脛伸ぶることを得。……」とあり、桂枝湯投与は、桂枝湯証の人に麻黄湯（1046 頁）を与えれば、攻撃剤となって脱汗するように、ここでは桂枝湯自身が攻撃剤となっている。甘草乾姜湯投与は、先ず温裏であり、体を温めると共に甘草で乾姜の辛味を緩解しつつ、甘草のコルチコステロイド様作用も期待される。

本方投与の際、原典に足温なる者とか、両足当に熱くなるべしとかあって、陽気が回復していることが必要である。

理由は二つある。一つは『傷寒論』の治療原則として、重篤な症状に先ず対応し、その後、軽症の症状に対応するという順序。もう一つは本方を投与する場合、陽気が不足して寒性を帯びていてはいけないということ、即ち本方自体、性は稍寒であるので、寒証の人に投与すれば、効果が弱いのみならず、壊病を来たす恐れがあるなどが挙げられる。

❸**『傷寒一百十三方発明』太陽経下篇・芍薬甘草湯**には、「論じて曰く、前に甘草乾姜湯を用いて、厥愈え、足温かくなれども、但必ずしも寒を治するにあらずというだけにあらず。且に前の辛熱、其の陰を傷ること有りて足の攣《ひきつ》り、転《うた》た錮《ながわずらい》することを慮らんとす。故に随いて芍薬・甘草を用いて以って陰を和し、其の脚を伸ばす。陽旦の誤治の証に桂を増して附を加うることの若し。而れども又、乾姜を用いても乃ち脛仍《なお》伸びざるは、陰盛んなるに似たり。然れども咽乾き、譫語して熱証相錯すること、其れ重寒・沍陰《ゴイン》に非ざることを知るべし。故に亦、芍薬・甘草を以って其の陰を和する也」とある。この解説は少々難解である。要は甘草乾姜湯を用いて陽を復しても、時に傷陰に及ぶことがあり、その症候は陰盛に似ていても、実は熱証に依るのであるという意味である。尚、陽旦湯は桂枝湯のこと。結局は、その場合の甘草乾姜湯の投与量に依拠することになると考える。原典記載の分量は決して常に固定して考えるべきでないということの証左でもあろう。

❹**『伝信適用方』巻上・治脚気**には、「中岳湯、湿気にて腿脚赤く腫れて疼痛し、及び胸膈痞満して気升降せず、遍身疼痛するを治す。并びに脚気を治す」とあって、赤芍薬・甘草炙と指示され、水煎服す。

❺**『魏氏家蔵方』巻第八・脚気**には、「六半湯　熱湿脚気にて行歩すること能わざるを治す」とあって、白芍薬・甘草炙を煎じて無灰酒少許を入れて数沸して服す。

❻**『類編朱氏集験医方』巻之一・脚気**には、「去杖湯　脚弱く力無く、行歩艱辛なるを治す。友人戴明遠、之を用いて験有り」とあって、赤芍薬・甘草二味が指示され、水煎服す。

❼**『秘伝外科方』救解諸毒傷寒雑病一切等証**には、「消渇を治する神効散」とあって、白芍薬・甘草炙と指示され、水煎服す。

❽**『有林福田方』巻之九・小児諸病証論・瘡疹治方**には、「芍薬甘草湯　道済方云う、瘡疹已に出づるを治し、匀しく肌膚に透《つばく》み、血を治し止《とど》めん。

衛生方、芍薬一味を用いて黒く凹むを治す」とあって、白芍薬・甘草を粗末にして煎服する。また、「又白芍薬一味を末して瘡疹いまだつまくまずは、歳の数を量りて温酒に調えて下せ。已に透めば熱《わか》しさましにて下す」と、痘疹治療の一環として用いられた。尚、つばくむ、つまくむは孰れも透出すること。『道済方』は明代の書、『衛生方』は金代の書か、何れも亡佚書である。

ここで云う芍薬一味の用法は、升麻葛根湯(600頁)の**解説**で記載した。

❾『腹証奇覧』下冊・芍薬甘草湯之証には、「……腹底ひっぱるものあり。又かかわるものあり。指頭をもって軽く按してこれを知る。かかわるもの、拘攣なり。ひっぱるもの、急迫なり。芍薬、拘攣を治し、甘草、急迫を治す。あるいは腰脚にひきつり、あるいは手足にひきつりていたむものにこの証多し。又、あるいは世に云う積聚なるものにも此の症多し。なに病をとわず、拘攣・急迫するものはこの方を用ゆべし。……」とあり、ここでは芍薬と甘草の二味の薬能の差をうまく説明している。

❿『傷寒論集成』巻之一・弁太陽病脈証并治上第一には、原典条文中の作字に注目して、「甘草乾姜湯、芍薬甘草湯、倶に仲景氏の始めて製する所なり。故に各々作字を置き、以って桂枝の古方と分かつ也」とある。即ち、山田正珍は桂枝湯などは仲景以前の処方であり、原典原序に云う「勤めて古訓を求め、博く衆方を采る」処方が多いことになる。

⓫『古方括要』には、芍薬甘草湯が多種用途で収載されている。

巻之上・雑病門・痙病　破傷風　犬毒には、「剛痙する者、遂に汗出でずして反張す。此の方に宜し」、**虚労**には、「虚労盗汗出づる者、或いは自汗出でて諸薬験なきを治す」、**汗症**には、「前方(小建中湯のこと)を投じて汗止まざるものによろし」、**諸咳**には、「虚労諸咳、白沫を出だし、自汗止まざるものに宜し」、**渇症・中焦渇**には、「食渇の者、小便白濁・淡沫をなして臭気甚だしきを治す。方中、大棗二十五枚を加えて最も妙也。以上、中焦の飲食二渇、此の聖方(小建中湯と本方)の外、治方なし。常に膠飴を食せしむるも亦可なり」とある。

また、**巻之中・中部・喘息**には、「一月に二・三度発する者、中間に此の方を服すべし。数月にして愈ゆ」、**腹痛**には、「前症（芍薬甘草附子湯のこと）にして悪寒なきに宜し」、**下部・赤白濁尿**には、「小便白濁の者に宜し。方中加大棗、其の分量各等分にすべし」ともある。

そして、**巻之下・外科・臀癰**には、「臀癰、足攣急して盗汗止まざる者に宜し」と、実に多彩である。

⑫『傷寒論繹解』巻第二・弁太陽病脈証并治上第五には、本方の原典条文に対して、「今謹んで其の治方を考うるに、甘草乾姜湯を与えて厥愈え、更に芍薬甘草湯を与えて其の脚、即ち伸ぶと云うを見れば、桂枝を得るにあらざる前に亦、宜しく芍薬甘草湯を以って之を治すべき也。或いは芍薬甘草附子湯、亦可なり」とあり、確かに桂枝湯による壊症に対するのであるから一理はあるが、果たして桂枝加附子湯を投与した方が妥当であったかは些か結果論的である。

⑬『梧竹楼方函口訣』巻之一・傷寒類には、「芍薬甘草湯〇一切手脚の筋攣急するに用いてよし。小児の肝木亢ぶり、筋脉、太股《ふともも》に引きつりて歩履になやむ者に用いてよし。一人淋を患う。八正散、竜胆瀉肝湯の類、諸淋薬を用いて効なし。詳らかに此れを診するに、熱少なく、唯腹極めて攣急し、小腹尤も甚だし。之を按ぜば両脚に引きて痛む。此の方を用いて其の拘急を緩やかにするに従いて、小水快通して愈えたり」と、淋の治癒例を挙げている。この淋は沙淋または石淋であろう。即ち、尿管結石の例である。

⑭『類聚方広義』（下）・芍薬甘草湯には、「腹中攣急して痛む者を治す。小児夜啼き止まず、腹中攣急甚だしきにも亦奇効有り」とある。

⑮細野史郎・坂口弘・内炭精一諸先生は**『日本東洋医学会誌』第3巻1号・芍薬甘草湯の研究（第1報）**で、「骨格筋或は滑平筋と云う様な筋肉の種類の如何を問わず、身体の筋肉の攣急の為に起っている様な症状群をあらわす場合に、それが中枢性であろうと、末梢性であろうと、能く鎮静的作用をあらわすということが出来ると考えられる。之を更に詳述すれば、身体の筋肉の攣急は只に軀幹や四肢の筋肉の如き表在性のものに止まらず、体内に深在する滑平筋臓器、殊に胃腸、気管、胆嚢、輸胆管、輸尿管、尿道等々の滑平筋性臓器に於ける攣急さえも、攣急があるとする証査があれば

弘く応用し、卓効ありと考えられるのである。……即ち、1. 芍薬甘草湯は生体実験に於て、低濃度では正常胃運動に対して興奮的、促進的に作用する。2. 芍薬甘草湯の高濃度のものは、生体実験並に剔出臓器による実験共に、正常胃腸管運動に対して抑制的である。3. 芍薬甘草湯の高濃度のものは、ヒスタミン、或はアセチルコリンによって病的な異常興奮状態にある剔出腸管に対しては、更に著明な抑制作用を有する」と報告されている。

⑯**『古方薬嚢』芍薬**には、「撰品　何れにても可なるべし。又本邦山地自生の山芍薬なるものあり、一考を要すべし。……芍薬甘草湯は次の証候ある者に用うべし。手足ひきつりて伸びない者、或はひきつりて痛む者、何れも其の引き吊りを目的として用うれば実によく効くもの也。腹痛、歯痛、手足の痛み、肩凝り等に用途広し。芍薬甘草湯の応用例。一男子、歯痛を病む。其の歯、虫喰いて久し。既に神経も除きて大なる穴あり。其の痛み具合、歯ぐきに在りて絶えずズキズキと痛みて不快なり。時時には又大痛あり。治療服薬、百方効なきものに腹筋のひきつりを目的として本方を与え、目前に奇効を収めたものあり」と述べられている。

⑰**『漢方診療の実際』芍薬甘草湯**には、「本方は急迫性の筋肉の攣急を目標に、頓服として用いる方剤で、四肢の筋肉ばかりでなく、腹直筋その他の筋の攣急にも用いられる。本方は芍薬と甘草の二味からなり、筋肉の急迫性攣急を治する効がある。本方は以上の目的に従って、四肢の筋痛、腎石・胆石等からくる急迫性腹痛などに用いられる。また排尿痛の激しいものにも用いることがある。多くは頓服として一時の急を凌ぐために便利な方剤である」と分かり易く説明される。

⑱本方の用法の内で、原典では孰れも先ず甘草乾姜湯を投与していることは注意するべきである。**『傷寒論講義』太陽病上篇・芍薬甘草湯**には、「是れ桂枝湯証に似て実は桂枝加附子湯証なりしなり」とあって、誤治によって亡陽し、厥冷しているために先ず温陽を必要とするが、実際はこの甘草乾姜湯投与だけで脚攣急が治癒した者は多いはずである。日常的に腓腹筋痙攣を来たすのは、特別な背景的事情がない限り、寒冷と筋肉疲労が重なるときによく発症し、局所を温めることによって——物理的にでもよい

――、多くはこれだけで治癒する。このような処置でも効果の弱いとき、初めて芍薬甘草湯が投与されるべきであるとの原典の主旨である。

実際に本方の投与に当たっては、厥冷という程でなくとも、局所に冷感を認めれば効果は弱いし、温めることこそ必要となる。

⓳山本巌先生は**『東医雑録』(3)・芍薬甘草湯とその展開**で、腹痛に用いる場合と骨格筋の拘攣に用いる場合とを挙げられている。

前者は「現在では、殆どこの激しい腹痛に対し、屯服的に用いられ、又色々な方剤に組み込まれて用いられる。消化管の激しい痙攣性の疼痛、胆石症の発作、尿路結石症の疼痛にも用いられる。芍薬はその性質がやや寒であるためにお腹を冷やす。従って炎症や熱があるときはよいが、冷えによって(寒冷の作用を受けて)おきた腹痛にはよくない」とある。

また後者は「熱病経過中の脱水症による腓腸筋の痙攣に用いた。……発汗過多で脚の攣急する場合だけでなく、利尿剤による利尿過度・下痢・嘔吐の脱水による脚の痙攣でもよい。……しかし、脚の筋肉が萎軟の者ではなく、痙攣性の麻痺によるものを治すのである」とある。

⓴本方をベースにもった処方は、桂枝加芍薬湯(222頁)、桂枝加芍薬大黄湯(229頁)、小建中湯(549頁)、黄耆建中湯(52頁)、当帰建中湯(850頁)、芍薬甘草附子湯(516頁)、四逆散(455頁)などが挙げられる。

㉑著者は本方を長期にわたって処方するときは、人によって甘草による偽アルデステロン症を警戒し、スピロノラクトンを少量併用することがある。

芍薬甘草附子湯

出典　『傷寒論』

主効　鎮痙・鎮痛、温陽。芍薬甘草湯を寒証用に加味した薬。

組成

芍薬５　甘草５　附子１

解説

鎮痙・鎮痛を得るために頓服する薬である**【芍薬甘草湯】**(509頁)に附子を配した処方である。

【附子】…大熱純陽の代表的な熱薬で、全身機能が衰弱することによって、寒冷または水滞を来たした種々の状態に適応となる。急性のショック状態にあっては循環不全に対し、強心作用を発揮して救逆し、慢性の全身の衰弱状態に対しては組織の新陳代謝を活性化し、散寒して補陽する。また臓器や組織の機能低下によって過剰な水分貯留を来たしたときは、強心作用を発揮して補陽し、血液循環を改善して利水する。更に寒冷と水滞による痺痛に対しても知覚異常を改善して鎮痛する。『薬性提要』には、「大いに熱し、陽を回し、命門の火を補い、裏の寒湿を逐う」とある。

芍薬・甘草は、共に骨格筋及び平滑筋の異常緊張を緩解するが、両味を併用することによって一層の鎮痙・鎮痛効果を得る。一方、附子を配することによって、元々の脚攣急が寒証によって誘発されたものである場合にも、更には芍薬甘草湯を投与して寒証に傾く場合にも処方可能である。

総じて、芍薬甘草湯の適応証で寒冷によると思われる場合、または芍薬甘草湯を投与して寒冷を帯びる場合に処方される。

適応

芍薬甘草湯証で寒証の加味された場合、芍薬甘草湯を投与して寒証を来たす場合など。

論考

❶本方の出典は、**『傷寒論』弁太陽病脉証并治中第六**に、「汗を発して病

解せず、反って悪寒する者、虚するが故也。芍薬甘草附子湯之を主る」とあって、芍薬・甘草・附子と指示されることに拠る。尚、後条文の最後に「疑うらくは仲景の方に非ず」と付記される。また、**弁発汗後病脉証并治第十七**には、上記の条文の最後が「芍薬甘草附子湯に属す」となっている。

❷**『注解傷寒論』巻第三・弁太陽病脉証并治中第六・芍薬甘草附子湯**には、「汗を発して病解するときは悪寒せず。汗を発して病解せず、表実する者も亦悪寒せず。今、汗を発して病み且つ解せず、又反って悪寒する者、栄衛倶に虚すれば也。汗出づるときは栄虚す。悪寒するときは衛虚す。芍薬甘草附子湯を与えて以って栄衛を補う」とあり、発汗して後に悪寒しないのは治癒した場合か、表実した場合である。表実とは『傷寒論』の本方条文の二条後に、「汗を発して後悪寒する者、虚するが故也。悪寒せず、但熱する者、実也」とあることに拠る。

また、発汗して後に悪寒するのが本方の適応であるが、この場合に太陽病の悪寒ならば、桂枝加附子湯を投与するべきであろうし、もし陰病の悪寒ならば、四逆湯を投与するのが本筋であろう。

それ故、本方の適応証としてはむしろ芍薬甘草湯の条文中、「若し厥愈えて足温なる者、更に芍薬甘草湯を作りて之を与う」に換えて、「若し厥去らずして足冷なる者、(脚攣急に)芍薬甘草附子湯を与う」として理解した方がよい。但し、基本的には芍薬甘草湯の**論考⑱**で述べた温める操作は欠かせない。

❸**『傷寒一百十三方発明』太陽経中篇・芍薬甘草附子湯**には、「論じて曰く、凡そ汗を発すと曰う証、必ず寒因となるときは悪寒せざる者無き也。今、汗の後にて表解せず、是の証、仍故《もと》の如くして悪寒す。独《ただ》反ってと曰うは、前に比すれば加うること有れば也。悪寒するは表の徴也。汗に因りて解せずして反って加うること有り。豈に表邪、汗に因りて更に甚だしからんや。其の営衛、新たに虚して汗過ぐるが為なり。陽弱きこと知るべし。故に陰に於いては、則ち甘・芍以って之を収めて、其の未だ和せざるの営衛を和し、経に於いては、則ち附子以って之を温めて、其の已に弱きの陽を固くす。四逆に比すれば、乾姜の陽を去りて芍薬を加え、陰を和するを

異と為す。甘草芍薬湯の陰を和するに比すれば、熟附の大熱を加うるを異と為す。凡そ続けて解表を行なう者に比すれば、全く桂麻を用いざるを異と為す。立方の意に乎《お》いては、全く表裏の為に見を起こさずして、但陰陽の為に起こすに似たり。見薬は只三味なりと雖も、其の法を用うるの神変、勝《あ》げて道《い》うべけんや。蓋し仲景、表未だ解せざるに於いては、原《もと》更に汗するの条有り。此に特《ひと》り治法の独《ただ》異なる者を拈出す。以《ゆえ》に悪寒は発汗の後に在りては、須く陽虚の慮を作すべきこと、此くの如くなること有るを見《あら》わす也。否《しか》らずんば、将に復た解散して虚を虚するの轍を踏まざらんや」と。

要は発汗後の悪寒は一層営衛を虚するから、芍薬・甘草で陰を収め、附子で陽を固めるとの解説である。ここで、四逆湯と比べて本方を論じているのは特異であり、本方は表未だ解せざる証には特異な対処法であるとの主旨でもある。

❹一般的には芍薬甘草附子湯は芍薬甘草湯加附子であるが、原典上は厳密に言えば妥当ではない。何故ならば、原典の芍薬甘草湯は白芍薬・甘草炙と指示され、原典で唯一の白芍薬と規定された処方だからである。一方、芍薬甘草附子湯は他の処方と同様に芍薬指示であるが、甘草は弁太陽病脈証并治中第六では炙字が細註され、弁発汗後病脈証并治第十七では炙字の細註はない。

❺**『金鏡内台方議』巻之九・芍薬甘草附子湯**八十六には、湯議として、「議して曰く、発汗後、病解すときは悪寒せず。病解せず、表実するは亦悪寒せず。今、此に大いに汗出で、又反って悪寒し、其の脈微弱なる者、栄衛虚すと為す者也。若し大いに汗出づるに非ずして又悪寒し、其の脈沉微、熱証無き者、服すべからざる也」と解説される。最後の文は元々少陰病であるとの意である。

❻**『類聚方解』芍薬甘草附子湯**には、先ず「表病也」とあって、「血気急にして気脱し、血滞りて循環すること能わざる者を治す。曰く、発汗する者、血気急なるを示す也と。曰く、悪寒する者、気脱し、血滞りて循環すること能わざる也と」と記載されるが、最初の「表病也」は「裏病也」の錯誤であろう。むしろ、悪寒とあるので表病と誤解し易いと解するべきか。

❼**『療治経験筆記』巻之二・鶴膝風奇方**には、「不邪秘方の作者、一人を治す。一小男、鶴膝風を患うること二年、先医、大防風湯を用いて治すれども効なし。治を此の作者に求めける。乃ち傷寒論の芍薬甘草附子湯に牛膝を加え、大服にして用ゆること六十服ばかりにしてサッパリと治したりと云々。……その子細は、われわれが療治の上では鶴膝風と云えば、必ず大防風湯が御定まりの療治也。然るに効なければ別に思いつきの方もなければ、此の上の主方にこまりはて療治を辞すに及びしこと度々也。殊に芍薬甘草附子湯は大防風湯よりは薬味も至って少なく、用いかたよくもなり、且つその主意も薬味の多きと鮮《すく》なきとかわれども、附子湯も防風湯も足の攣急するを治するあんばいは同じこと也。大防風湯を先医が用いた後へ芍薬甘草附子湯とは、あとをも療治の様に思われてどうもてられぬこと也。今、此の医按によってみれば、若し大防風湯を用いて効なきものは、此の医按を手本として直ちに芍薬甘草附子湯と心づきあるべし」とある。

❽**『傷寒論集成』巻之二・弁太陽病脈証并治中第二**には、原典条文に対して、「正珍曰く、太陽病、已に発汗を経るは、病当に解散して故《もと》に復すべきを言う也。若し故に復さず、反って悪寒する者、其の人は表陽素より弱く、汗出でて亡陽すれば也。悪寒とは悪風を該《か》ねて言う。桂枝加附子湯の悪風、桂枝去芍薬加附子湯及び附子瀉心湯の悪寒とは、皆表虚の候と為す。宜しく芍薬甘草附子湯を与えて以って其の陽を復すべし。病解せずとは常に復さずの謂にして、表解せずと謂うに非ざる也。……」とあって、原典条文に云う「虚するが故也」は稟質的に虚弱であるという。

❾**『古方括要』**には、芍薬甘草湯と同様に芍薬甘草附子湯も各処に収載されている。

巻之中・中部・腹痛には、「丸散下剤に依りて腹痛甚だしく、冷汗出でて悪寒する者を治す」とあり、**下部・腰痛**には、「腰痛して悪寒し、攣急するものに佳也」とある。

また、**巻之下・外科・四肢節痛**には、「節痛毒、攣急して塞迫する者を治す」とあり、**臂癰**には、「足攣急して行くこと能わず、悪寒して膿薄き者に与うべし」ともあり、**鶴膝痛**には、「膝はれ痛み、其の色平らにして腿脛肉脱して屈伸し難く、時々悪寒するものに佳也」と記載され、ここでも多彩である。

❿**『類聚方広義』（下）・芍薬甘草附子湯**には、「此の方に大黄を加えて芍薬甘草附子大黄湯と名づけ、寒疝、腹中拘急、悪寒甚だしきもの、腰脚攣痛、睾丸鞠《ホウ》腫、二便通ぜざる者を治す。奇効有り」と、大黄を加味する用法が示されている。

⓫尾台榕堂著『方伎雑誌』草本三には、「（板倉藩士）九月頃より腰脚痛み、歩行ならず。……医、仙なりと、……又医、乾脚気なりと、……又医、打撲の宿疾の発動かと。余、之を診して伏枕久しきこと故、大いに肉脱せり。鳥頭湯、七宝承気丸を兼用して五・六日服すると痛みが少し軽くなりたりと云う。……十日計り用ゆると丸薬にては通じ少しなりと云う。依りて芍薬甘草附子大黄湯に転方して、六貼ずつ用ゆ。二十日計り用ゆると、杖にて坐敷があるけると云えり。……此の冬は家老職に仰せ付けらるると云う。……服薬し、段段痛み去り、筋弛み、極月中頃には大抵全快し、廿四・五日頃床を上げたり。……年末召されて執政を命ぜらる」という症例が掲載される。

⓬また、**『勿誤薬室方函口訣』巻之下・芍薬甘草附子湯**には、「……凡そ下部の冷、専ら腰にかかるは苓姜朮甘なり、専ら脚にかかるは此の方なり。又湿毒の後、足大いに冷ゆる者にも用ゆ。若し余毒あるものは伯州散を兼用すべし」と記載されている。

⓭**『臨床漢方医典』麻痺**（麻痺及び攣急あるもの）に、芍甘附湯として、芍薬・甘草・附子が指示される。

⓮**『皇漢医学』第弐巻・芍薬甘草附子湯に関する師論註釈**で、原典条文に対して、「表証あるに当り、発汗すれば病解して悪寒止むが至当なるに、発汗すれども尚病治せざるのみならず、反対に悪寒するものは表証の悪寒にあらずして身体虚衰の致す所なれば、本方を以て之を治すべしとの意なり」と説明される。

⓯**『傷寒論校注』巻第三・弁太陽病脉証并治中第六**には、原典条文に対する按語として、「本条は陰陽両虚の証治を論ず。『悪寒』一証に従いて領会

す。当に陽虚するを以って主と為し、其の脈自ずから当に沈微なるべし」と解説される。

⑯矢数道明先生は『**漢方の臨牀**』**第11巻第11号・温知堂経験録（10）・四肢萎弱症に芍甘附湯の偉効**で、「51才男子……。突然手足の力が無くなってしまった……。両手は全くブラブラになり、殆ど使用できない。脚の方は人につかまり辛うじて歩くことはできるが、自分でしゃがんだり、立ったりすることができない。また腰にも力がなくなって、ひとりで坐っていることができず、後ろから支えているという。その他には何の自覚症もないが、顔色が悪くひどい貧血があるといわれている。病院であらゆる精密検査をやったが、病名は決定できないとのことで、仮に削痩性無力性筋萎縮ということになっているとのことであった。病名は決まらないし、治療法はないといわれ……漢方の薬をのませたいといって相談に来た。そこで……芍薬甘草附子湯を教えたのである。すると二十日分のんだ……自分で立上がることができるようになり、食欲が出て肥ってきた。通じがないというので大黄を少し加えさせた。……便所へ一人で行けるようになり、手が使えるようになってどんぶり飯を独りで持って食べたという報告であった」という、病名不詳の症例を記載されている。

⑰『**臨床応用傷寒論解説**』**太陽病中篇**で、原典条文を解説して、「この章は発汗して表解し、裏いまだ解せず、少陰病に転じて、悪寒するものの証治を述べたものである。表解せずと云わずに、病解せずとあるのは、そのためである。さて、表証が去れば、悪寒は止むはずであるのに、反って悪寒するので、反っての字を入れて、この悪寒が表証の悪寒ではなく、陰証の悪寒であることを見せている。世人は往々にして、この悪寒を表証と誤認して、発汗剤で攻めるものがあるので、『虚するが故也』という註を入れて、これを戒めたのである。この悪寒は、桂枝加附子湯、桂枝去芍薬加附子湯等の悪寒と同じく、附子を用いて、その陽を復すれば、悪寒もまた止むのである」と、大変分かり易い。

⑱山本巌先生は『**東医雑録**』**（3）・芍薬甘草湯とその展開**で、先の芍薬甘草湯の**論考**⑲に続いて、「附子を加えて坐骨神経痛によく用いる。神経痛に

よる筋の萎縮の場合は効がある。しかし弛緩性ではない。寝ちがい、肩こり、五十肩、腰背の筋肉痛にも用いられる。……芍薬甘草附子湯は芍薬甘草湯を用いる証の患者で悪寒のある場合と、四肢が冷えて腹痛するときに用いる。……私は坐骨神経痛や冷えて腹痛する場合に用いることが最も多い」と簡単に説明されている。

⑲著者は悪性黒色腫の全身転移でターミナルステージの90歳女性を在宅診療として担当した。ベッド上での略臥床生活になったばかり。現在の主訴は右下肢の筋痙攣による疼痛で、伸展すると発症するという。芍薬甘草附子湯4.5g分3後を温服指示した。5月15日服薬開始し、19日には訴えも消失したが、原病進行が急速で、12日間服薬した後は経口的摂取も困難となった症例で、最期は輸液投与のみにより在宅での看取りとなった。

十全大補湯

出典 『金匱要略』、『備急千金要方』、『太平恵民和剤局方』

主効 大補元気、補気・補血。八珍湯より一層補気・補血する薬。

組成

茯苓3～3.5　白朮3～3.5　人参2.5～3　地黄3～3.5
芍薬3　甘草1～1.5　黄耆2.5～3　桂皮3　当帰3～3.5
川芎3　［〈生姜〉］［〈大棗〉］

四君子湯	白朮　茯苓　人参　甘草　［〈生姜〉］［〈大棗〉］
四物湯	芍薬　当帰　地黄　川芎
	黄耆　桂皮

解説

【白朮・茯苓・人参・甘草・生姜・大棗】…四君子湯（464頁）であり、気虚の基本処方である。気虚とは各臓腑の生理的な機能が不充分で、特に消化器系と呼吸器系の機能低下により、全身倦怠・食思不振・消化不良・呼吸困難・動悸・息切れなどを生じた状態である。

【芍薬・当帰・地黄・川芎】…四物湯（473頁）であり、血虚の基本処方である。血虚とは血の全身に対する栄養輸布作用の低下によって、中枢神経系・内分泌系・循環器系などの機能失調の他、皮膚の枯燥・羸痩などを生じた状態である。

【黄耆】…補気薬として、血液循環を改善して四肢の疼痛や運動麻痺・知覚異常を軽減するのみならず、全身の慢性衰弱状態に対して消化機能を回復し、また全身の筋肉の緊張を高めると共に、尿量を増加して浮腫を消退する。『薬性提要』には、「表を固めて汗を止め、中を補いて元気を益し、膿を排して内托す」とある。

【桂皮】…血管を拡張して血液循環を促進する。表にあっては皮膚温を上昇して発汗に作用し、四肢の筋肉痛・関節痛に対しては温陽して止痛を図る。一方、裏にあっては寒冷による内臓機能の低下を回復し、唾液・胃液の分泌を高め、血流を改善して冷痛を制止する。『薬性提要』には、「経を温めて脉を通じ、汗を発して肌を解し、陽を益して陰を消し、百薬を宣導す」とある。

このように本方は気虚、血虚の基本処方である四君子湯、四物湯を合方した八珍湯をベースに黄耆・桂皮を加味したもので、気虚に対しても、血虚に対しても一層補気・補血しうる処方である。

但し、気虚が重症化した場合、治療上は単に補気するだけでは効果が少なく、多くは補血剤を加味するのがよく、この場合にも本方は適応となる。また一方で血虚が重症化した場合、治療上は単に補血するだけでは効果が少なく、多くは補気剤を加味するのがよく、この場合にも本方は適応となる。

総じて、四君子湯合四物湯よりも一層血液循環を改善して温補するための処方で、一層の補気・補血効果を得るための処方である。

適　応

遷延性感染症、病後・術後・産後の体力低下、放射線治療・抗癌剤投与による機能障害、全身倦怠感、食思不振、慢性胃炎、慢性胃腸炎、慢性大腸炎、慢性消化不良症、慢性下痢症、慢性肝炎、慢性膵炎、慢性腎炎、慢性尿路感染症、肺結核、慢性閉塞性肺疾患、カリエス、瘰癧、褥瘡、難治性瘻孔、慢性下腿潰瘍、夢精、滑精、インポテンツ、帯下、脱肛、直腸脱、子宮脱、貧血症、視力減退、健忘症、動脈硬化症、眩暈症、片頭痛、脳血管障害後遺症、四肢麻痺、ノイローゼ、自律神経失調症、更年期障害、盗汗、不明熱、日和見感染症など。

論　考

❶本方の出典は、一般的に**『太平恵民和剤局方』巻之五・補虚損　附　骨蒸**とされているが、巻之五には二つの十全大補湯が収載されている。一つは**呉直閣増諸家名方**にあり、「男子婦人の諸虚不足、五労七傷、飲食進まず、久しく虚損を病み、時に潮熱を発し、気骨脊を攻めて、拘急疼痛し、夜夢に遺精し、面色痿黄、脚膝力無く、壱切の病後に気旧の如からず、憂愁して思慮し、気血を傷動し、喘嗽中満し、脾腎の気弱く、五心煩悶するを治す。並びに皆之を治す。此の薬、性温にして熱ならず、平補にして効有り、気

を養い、神を育て、脾を醒して、渇を止め、正を順し、邪を辟け、脾胃を温煖す。其の効具《つぶさ》に述ぶべからず」とあって、白茯苓・白朮・人参・熟乾地黄・白芍薬・粉草・黄耆・肉桂・川当帰・川芎を麄散して姜棗煎服する。もう一つは**続添諸局経験秘方**に、十全飲との方名の許で、「諸虚百損、栄衛和せず、形体羸痩し、面色痿黄、脚膝酸疼、腰背倦痛、頭眩めき耳重く、口苦く舌乾き、骨熱内煩し、心忪多汗、飲食進退し、寒熱往来、喘嗽し吐衄し、遺精して失血し、婦人の崩漏、経候調わず、凡そ病後旧に復せず、及び憂慮して血気を傷動するを治す。此の薬、平補にして効有り。最も宜しく之を服すべし」との条文がある。尚、呉直閣増諸家名方は紹興年間（1131 ～ 62 年）に、続添諸局経験秘方は淳祐年間（1241 ～ 52 年）に増改された。

❷さて、本方の出典については、本方が四物湯合四君子湯加黄耆・桂皮、或いは八珍湯合黄耆建中湯であるから、著者は前著で四物湯と四君子湯の出典を夫々考慮する必要があると考えた。

しかし乍ら、**『備急千金要方』巻十 傷寒下・温瘧第六**に、「大五補湯、時行後に変成して瘴瘧となるを治する方」として、十全大補湯加遠志・桔梗・竹葉・生枸杞根・半夏・麦門冬・大棗・生姜とも言うべき記載を見出した。尚、枸杞根は地骨皮のこと。更には、**巻第三 婦人方中・虚損第一**には、「内補黄耆湯、婦人の七傷、身体疼痛、小腹急満、面目黄黒、食飲すること能わず、并びに諸虚乏・不足・少気・心悸・不安を主る方」とあって、十全大補湯去川芎加半夏・遠志・麦門冬・五味子・沢瀉・乾姜・大棗が指示され、**悪露第五**には、「乾地黄湯、産後悪露尽きざるを治し、諸疾を除き、不足を補う方」とあって、十全大補湯去白朮加防風・細辛が指示されている。

更には、**巻第十七 肺蔵・積気第五**には、「読誦して労極まり、疲乏・困頓を治する方」の又方の一方として、十全大補湯去白朮加地骨皮・大棗も指示されている。尚、『千金方』での地黄は全て乾地黄である。

❸**『太平聖恵方』巻第八十・治産後蓐労諸方**には、「産後蓐労、蓋し生み産じて日浅きに縁りて、久しく坐して語ること多く、運動するに力を用い、遂に頭目・四肢疼痛を致し、寒熱、瘧の如き状を治する白茯苓散方」とあって、白茯苓・当帰・白芍薬・芎藭・桂心・黄耆・人参・熟乾地黄を散と

為し、猪腎一対を脂膜を去りて細切し、姜棗煎服する方法が記載される。先の八味は十全大補湯去白朮・甘草である。

❹**『医門法律』巻之六・虚労門諸方**には、十全大補散が登載されている。十全大補湯が『和剤局方』では麁散して姜棗煎服するので、湯を散と変名したものであろう。

さて、方後には、「按ずるに此の方、黄耆建中湯、四君子湯、四物湯を合して三方共に十味を得。天地の成数に合す。名づけて十全大補と曰い、以って気血倶に衰え、陰陽並びに弱きの候を治す。誠に貴ぶに足る也。但、肉桂の辛熱、未だ君と為すべからず。其の腎虚して腰腹痛むことを審らかにせば、少し肉桂を用う。若し営衛の虚には須く少し桂枝を用いて之を調うべく、取りて佐使と為して可なり」とあって、ここでは十全大補湯は黄耆建中湯、四君子湯、四物湯合方との意である。が、四君子湯は『和剤局方』では続添諸局経験秘方（1241 ～ 52 年）に属していて、十全大補湯の属する呉直閣増諸家名方（1131 ～ 62 年）よりも、約百年以上後に登載されているので、歴史的構成ではなく、方意上と解釈するべきであろう。

❺即ち、本方の主効を考慮する上では、四物湯合四君子湯加黄耆・桂皮と方解して理解することは妥当であっても、出典を熟慮する上では必ずしも正鵠を射ているとは言い難い。

よって、本方は『金匱要略』の黄耆建中湯（52 頁）に胚胎し、『千金方』では既に本方を含む処方或いは極めて近い処方が掲載されている。そして、同じく『太平聖恵方』を経て、最終的に『和剤局方』で十全大補湯と十全飲の方名で収載されることになった。

❻**『伝信適用方』巻上・補益**には、十全大補湯が「十全散、諸虚不足を補い、栄衛三焦、五臓六府を養い、冲和し、清快す」とあって、姜棗が方後に指示されている。

❼**『医学正伝』巻之三・虚損二十六**には、本方が掲載されているが、順に「〇四君子湯、気虚を治す」、「〇四物湯、血虚を治す」、「〇八物湯、気血両虚を治す」、「〇六君子湯、気虚に痰を挟むを治す」とあって、「〇局方十全大補湯、気血倶に虚して寒暑を挟むを治す」とある。即ち、八物湯と比較

して、黄耆・肉桂の加味によって「寒暑を挟む」と方意が発展していることになる。

❽『**薛氏医案**』**巻六十七・保嬰撮要十二・便癰**には、「十全大補湯、稟の元気虚弱にて、労に因りて便癰を患い、或いは中を拗《ねじ》りて痛みを作すを治するには補中益気湯を服す。寒熱退きて腫れ消散せざるは、此れ血気虚して膿と成ること能わざる也。宜しく此の湯を服すべし。已に成りて潰ゆること能わず、或いは已に潰えて肌を生ずること能わず、或いは寒熱止まず、自汗・盗汗し、膿清く斂まらざる者、但此の薬を服するときは元気自ずから復し、諸症自ずから愈ゆ」と、ここでは補中益気湯（1034 頁）との適応差に言及している。

❾『**摂生衆妙方**』**巻之十・小児門**には、托裏散（千金内托散加木香・蟬退）に、「又方　痘瘡七八日、膿少なく、根窠紅を欠き、或いは裏に泄を作す」場合に、十全大補湯加蓮肉が指示されている。但し、地黄は生地黄である。

❿『**医方考**』**巻之三・虚損労瘵門第十八**には、十全大補湯が掲載され、方後には、「肉極は肌肉消痩し、皮膚枯槁す。此の方之を主る。○肉極、陰火に由りて久灼する者、治し難し。宜しく別に六味地黄丸を主とすべし。若し飲食労倦、脾を傷るに由りて肉極を致す者、宜しく大いに気血を補いて以って之を充つべし。経に曰く、気は之を呴《は》くを主り、血は之を濡らすを主る。故に人参・白朮・黄耆・茯苓・甘草、甘温の品を用いて、以って気を補う。気盛んなるときは能く肌肉を充実す。当帰・川芎・芍薬・地黄・肉桂、味厚の品を用いて、以って血を補う。血生くるときは能く其の枯を潤沢す」とあって、ここでは四君子湯加黄耆と四物湯加肉桂とに分けて解説している。方意理解としては分かり易い。

⓫『**済世全書**』**巻之四震集・補益**には十全大補湯との方名で収載されているが、薬味記載後には「相火旺するには酒炒黄柏、知母を加う。○下焦の虚寒には大附子を加う」とあり、更には「○按ずるに、右方（本方のこと）は諸病、気血の両虚に属して寒を挟む者を治するに之に宜し」ともある。確かに時に十全大補湯加附子を処方することもある。

⓬『**外科正宗**』**巻之一・潰瘍主治方十九**には、「十全大補湯　潰瘍にて発

熱、或いは悪寒し、或いは痛みを作し、或いは膿多く、或いは清く、或いは自汗・盗汗し、及び偏身に流注し、瘰癧・便毒、諸々の瘡久しく膿を作さず、或いは膿成りて潰えず、潰えて斂まらざるを治す。若し気血不足の人、腫れを結びて未だ膿を成さざる者は宜しく陳皮・香附・半夏・連翹を加うべし。之を服すれば自ずから消ゆ」とあって、十味を姜棗煎服する。

⑬徐大椿撰『女科医案』寒熱門には、「一婦、産後悪露已に行り、悪寒・発熱止まず、脈象軟数、重按して神無し。此れ営衛大いに虚し、布護すること能わざる也。十全大補湯加炮姜を用いて数剤にして愈ゆ。惟飲食甘からず、肢体倦怠するには、補中益気湯加炮姜を用いて漸く安んず」とあって、ここでも本方と補中益気湯との差を対比している。

⑭**『有林福田方』巻之三・虚労・虚労治方**には、「十全大補湯　……私云う、此の薬は損を治する名薬也。或いは行学に労し、役用に労し、身躰を苦労して病を発し、羸困するに効ある名薬也。唯し、加減に妙を得て神の効あるべし」とあって、代表的加減としては、「嗽する者には加五味子、痰者には加半夏、発熱者加柴胡、汗者加独活」が挙げられている。

⑮**『師語録』巻上一・中風一**には、「さて、浮かんで脉に力なくは四君子湯、おして力なくは四物湯を用ゆべし。浮かんでも按しても力なくは、十全大補湯を与うべし」と簡略に適応を述べている。

⑯**『衆方規矩』巻之下・補益通用**には、八物湯に続いて十全大補湯が登載され、多くの加味法の中で、「○凡そ痓病に汗あるは多くは変ず。痓《そり》に因あり。去血過多にして元気虧損し、或いは陰火、内に動き、或いは腰背反張し、肢体搐搦す。若し汗あり、悪寒せざるを柔痓と曰い、若し汗なく悪寒するを剛痓と曰う。去血過多に因りて筋養うところなし。故に傷寒、汗し下すこと過多なれば、潰瘍・膿血太だ泄るるに因りて、多く此の湯を以って之を治せよ。如し応ぜざるには附を加う。按ずるに、此の湯は諸病気血両虚に属して寒を挟む者を治す」と記載される。

⑰**『新増愚按口訣』上巻・十全大補湯**には、「○予、常に之を用ゆるの口訣に四つ有り。薛立斎曰く、凡そ人の元気、素より弱く、或いは起居宜しきを失するに因り、或いは飲食・労倦に因り、或いは心を用ゆること太過

に因り、……」とあって、四つの口訣が語られている。

⑱**『閲甫纂言方考』巻之一**には、「十全大補湯　此の方、局方に出づ。未だ何れの人の製するかを知らざる也。名を十全と命ずるは、気を補うに専らとせず、血を補うに専らとせず、熱に偏せず、寒に偏せずして気血・陰陽・表裏・内外、共に補せずと云うこと無くして十全の功有り。十全とは素問の徴四失論に雷公の曰く、経に循いて業を受くるに皆十全と言うと。又至真要大論に云く、方士之を用いて尚未だ十全なること能わずと。○入門釈方に、十薬全うして大いに能く虚を補う。此の義亦通ず。然して十薬全うすと謂うは、未だ知らず、一物を欠くべからざるの謂耶、抑々亦一物も偏味せざるの謂耶。或る人曰く、二義其の中に在りと」とあって、十全の意義を論じている。

⑲**『衆方規矩刪補』巻之中・八物湯**に附として十全大補湯が掲載され、「男婦の諸虚労傷を補う。気血を生じ、脾胃を壮んにするは以って是の方に踰ゆること無し。天地の成数に法る故に十全大補と曰う。是の方を用うる者は必ず姜棗を加う。然らずんば立方の旨を失する也。芎帰芍地は、以って血を補い、参朮苓甘は以って気を補う。耆桂芍甘姜棗は以って中を建つ。乃ち古の復方也。成氏曰く、姜棗が使為るは特《ひと》り発散を専らにせず、脾が胃の為に津液を行ることを主るを以ってなり。姜棗の用は専ら脾の津液を行らして栄衛を和す」とあるが、エキス製剤では全て姜棗は配合されていない。

⑳甲賀通元著『医方紀原』巻中・虚損虚労労瘵痼冷には、「十全大補湯考……按ずるに此の方、未だ原書を審らかにせず、袖珍、玉機は倶に局方を引く。姑く是を以って本拠と為す。本事、易簡に出づと雖も未だ証と為すに足らず。十全大補湯の号の如きは局方呉直閣の方に出づ。十全飲は其れ古名歟《か》。……又、按ずるに清の顧元交の本草彙箋の木香の条下に、周慎斉が説を引きて曰く、四君子の木香を用ゆるは滞気の胸中に在るを治し、四物の沉香を用ゆるは動気の臍下に在るを治す。此れ、伊尹の十全大補湯也。上古は気血皆厚し。故に二香を用い、補いて之を兼ぬるに疎通を以ってす。近世の人の如きは、気血単薄なる故に、東垣は黄芪を以って木香に

代え、更に上焦の気を益す。肉桂を以って沉香に代え、陰血を温煖し、之をして発生しむる也と。又、張氏医通の大補湯の方下に云う、古方の十全大補湯は黄耆・肉桂無く、沉香木香多し。知らず、此の説、何れの書に拠るや。姑く之を録して以って参考に便す」と、本方が単に『和剤局方』を出典とするものでないことが綴集されている。

㉑**『梧竹楼方函口訣』巻之三・虚労類**には、八物湯に続いて十全大補湯が登載され、「○諸虚百損一切、老人・虚人の色々の雑症ありて此ぞと云いてとらまいて攻むる処もないと云う病人に用ゆる也。一切癰疽・潰膿の後は大抵此の方に附子抔加えてよき者也」と大局が述べられる。

㉒**『勿誤薬室方函口訣』巻之下・十全大補湯**には、「此の方、局方の主治によれば、気血虚すと云うが八物湯の目的にて、寒と云うが黄耆・肉桂の目的也。又下元の気衰うと云うも肉桂の目的なり。又薛立斎の主治によれば、黄耆を用いるは人参に力を合わせて自汗・盗汗を止め、表気を固むるの意也。肉桂を用うるは参耆に力を合わせて遺精白濁、或いは大便滑泄、小便短少、或いは頻数なるを治す。又九味の薬を引導して夫々の病処に達するの意なり。何れも此の意を合点して諸病に運用すべし」とある。

一方、**巻之上・黄耆茯苓湯**には、「此の方は即ち、後世十全大補湯なれども、……」とあるが、『千金方』巻第二十二丁腫　癰疽・癰疽第弐には、「癰疽潰えて後、膿太だ多く、虚熱するには黄耆茯苓湯方」とあって、黄耆・麦門冬・芎藭・茯苓・桂心・生姜・五味子・大棗が指示されているのみである。抑々、『千金方』には十全大補湯と同じ処方は掲載されていない。

㉓細野史郎先生は**『漢方の臨床』第2巻第7号・十全大補湯について**で、「さて、本方の著効を奏した二例とも共通な点は、疲労こんぱいの極という上に、何れも顔色、その他の皮膚色共に全く艶をかいた、うすぎたない薄墨色をおびていることであるが、この黒色調を腎の色調とする……。ここに初めて局方に本方の主治証として、『諸虚不足』の外に『面色痿黄』といっているのはかなり重要な条件であるということも悟ることが出来たのである。……本方を広く運用して内科的病後の末症はもとより、所謂治療の過誤による壊症の起きた虚証のもの、副腎機能失調に因する虚候のもの、

外科手術後の恢復のおくれているもの、外科的手術後に起った原因不明の易疲労症……などにも、広く応用して確実に奏効することを経験している……」と適応を述べられている。

㉔大塚敬節先生は『**漢方の臨床**』**第2巻第8号・十全大補湯の偉効について**で、「十全大補湯は、所謂後世派的医学を代表する薬方として、所謂古方家からは馬鹿にされてきたものであるが、わたしはこの薬方で、余命いくばくもないと診断された子宮癌の患者、股関節結核で寒性膿瘍のあるもの、小児麻痺で歩行不能のもの、腎臓結核で副睾丸結核と寒性膿瘍のあるものなど、不治もしくは難治とされたものを、普通の日常生活が出来るまでに全快せしめることに成功したので、ここに報告する」と、夫々の症例を具体的に記述されている。尚、本記事は先の㉓の「十全大補湯について」を読んで急に書きたくなった旨の経緯も語られている。

㉕また、山本巌先生は『**東医雑録**』**(2)・癰の漢方治療〈二〉**で、「十全大補湯　瘡瘍が気血虚弱によって腫痛して愈えず、あるいは潰瘍となって膿消え寒熱し、自汗盗汗し、食少なく体がだるく、発熱して渇し、頭痛眩暈し、中風の状態に似たものを治す。八珍湯に黄耆・肉桂を加えたものである」と、気血両虚による癰疽への適応にも触れられている。

㉖結局、諸病にあって気血両虚して寒証を帯びるものに処方することになるが、八珍湯の適応症ならば温補を要する必然性はないが、重症の気虚あるいは血虚は必然的に寒証を帯びるようになるので、黄耆・桂皮の配合が必要となる。それ故、適応証としては気血両虚というに留まらず、重症の気虚、重症の血虚も適応証となる。

また、以上の視点に立っての『和剤局方』の諸条文中の多岐に亘る記載は、その応用を広範囲のものとする。

十味敗毒湯

出典 『太平恵民和剤局方』、『医学正伝』、『一本堂医事説約』、『瘍科方筌』、浅田家方

主効 消炎、敗膿、止痒。癰疽の初期と瘙痒性皮疹に用いる薬。

組成

柴胡 2.5～3	桔梗 2.5～3	防風 1.5～3
川芎 2.5～3	茯苓 2.5～4	独活 1.5～3
荊芥 1～1.5	甘草 1～1.5	生姜 0.25～1
（桜皮 2.5～3）〔（樸樕 3）〕		

解説

【柴胡】…消炎解熱作用があり、特に弛張熱・間欠熱・往来寒熱あるいは日晡潮熱を呈する炎症によく適応し、解表して解熱する。また精神的なストレス性の症状に対して鎮静して鎮痛する。

【桔梗】…咽喉頭部の炎症を鎮めると共に、排膿祛痰して肺熱による諸症状を緩解する。習慣的に身体上部の炎症には桔梗を加味する。これを舟楫のための配合と言う。

【独活】…筋肉や関節の風湿による痺れ痛みに対して、血流を改善して鎮痛するが、その他に瘙痒感の強い皮膚の炎症や眼疾患にも奏効する。

【川芎】…代表的な理血薬であり、血管を拡張して血流を改善し、月経痛・筋肉痛・関節痛や種々の原因による頭痛に対して奏効するが、蕁麻疹や湿疹に対しては引経薬として他薬の作用を補助する。また川芎は上焦の病変によく奏功する。

【荊芥】…頭・顔面部、特に扁桃や咽喉部の外感病風熱型あるいは風寒型の症状を緩解する他、よく防風と共に用いて皮疹を止痒して消退する。

【防風】…代表的な祛風薬であり、外感病にもあるいは関節痛・筋肉痛・頭痛などにも処方し得るが、蕁麻疹、湿疹・皮膚炎群などによる瘙痒感に対しては発散的に作用する。

【茯苓】…消化管内や組織内に過剰に偏在する水湿に対して利水するが、

同時に消化管機能の低下に対して補脾健胃する。本方では皮膚病変部の水分代謝改善のため配合されている。

【桜皮】…元々我が国の民間薬として食中毒や急性の下痢・嘔吐などに用いる他、癰疽の解毒にも用い、打撲等による瘀血を散じ、更には緩和な鎮咳祛痰薬としても処方しうる。

【樸樕】…打撲・捻挫などによる瘀血を去って鎮痛し、癰疔を解毒し、皮疹を消退させる。桜皮は、排膿作用が強く、樸樕は瘀血を破る作用が強い。

【甘草】…ここでは生で用い、消炎解熱作用を強化すると共に、様々の中毒物質を解毒して肝臓を庇護する作用もある。

【生姜】…諸薬の消化管に対する副作用による嘔吐・嘔気の予防と胃機能の保護のため加味される。

以上の中、防風・荊芥・川芎・独活・桜皮・樸樕は直接に皮膚の病変に対して、化膿を内消し、あるいは早く熟膿させ、また瘙痒感に対しては止痒するように働き、柴胡・桔梗・生甘草は炎症を鎮めて清熱解毒する。

総じて、皮膚を病変の場とする諸疾患に対して先ず消炎し、化膿に対しては化膿に至る前に内消させ、化膿すれば早く熟膿に導き、あるいは瘙痒感に対しては止痒することによって皮疹を消退する。更には常に服用することによって体質改善的にも効果を発揮する。

適　応

湿疹・皮膚炎群、接触性皮膚炎、自家感作性皮膚炎、アトピー性皮膚炎、痒疹、蕁麻疹、癤、癰疽、蜂窩織炎、疔、毛囊炎、面皰、麦粒腫、乳腺炎、リンパ節炎、リンパ管炎、頑癬、フルンクローシスなど。

論　考

❶十味敗毒湯の敗毒という語は、毒に敗れるのではなく、毒を敗るの意味である。それ故、毒に敗れたときの薬という意味ではなく、毒を敗る薬＝排毒剤＝解毒剤＝毒消しの意味である。

❷本方は『**瘍科方筌**』の本論の筆頭に挙げられている。**同書・癰疽**に、「十味敗毒散　家方　癰疽及び諸般の瘡腫の初起にて憎寒・壮熱し、焮《キン》痛する者を治す。柴胡・桔梗・羌活・川芎・荊芥・防風・茯苓・甘草・桜筎・生

姜。右十味、水煎服す」とある。

また、**疔瘡**にも、「十味敗毒散　諸疔にて発熱・悪寒して頭痛し、焮腫・疼痛する者を治す」とあって、同一薬味が指示される。

❸一方、**『勿誤薬室方函』巻上**には、「十味敗毒湯　青洲　癰疽及び諸瘡腫、初期に増寒・壮熱して疼痛するを治す。柴胡・独活・桔梗・川芎・甘草・荊芥・防風・桜皮・茯苓・生姜。右十味、今樸樕を以って桜皮に代う」とあるので、『瘍科方筌』方と比し、羌活 ⇒ 独活、桜皮 ⇒ 樸樕と薬味の変更が行われている。

❹しかし乍ら、浅田宗伯纂**『雑病翼方』巻之五・瘡癰**には、「本朝経験十味敗毒湯、癰疽及び諸瘡腫の初起に増寒・壮熱して疼痛するを治す」とあって、薬味は『勿誤薬室方函』方とではなく、『瘍科方筌』方と全く同一である。『雑病翼方』の成書は『勿誤薬室方函』よりも早く、そのため浅田宗伯も当初は『瘍科方筌』方通りに処方していたことが明白である。

それ故、先の薬味改変は浅田宗伯の経験によるものであるが、当時何処まで明確に羌活と独活の区別がなされていたか疑問である。

『薬性提要』には、羌活は「遊風を捜め、湿に勝つ」とあり、独活は「伏風を捜め、湿を去る」とあって、薬効上の両者の区別は不明瞭だからである。

❺更に独活は、難波恒雄著**『原色和漢薬図鑑』(上)**に依れば、中国では今日セリ科川独活、香独活(シシウドを含む)や牛尾独活かウコギ科九眼独活(ウド)を充てているが、我が国ではウコギ科ウドの根と根茎に充てている。

一方、羌活は日中両国とも今日セリ科羌活の根と根茎に充てているが、我が国独自の用法として、ウドの根と根茎のうち、太いものを独活（和独活）に充て、細いものを和羌活に充てる習慣がある。

❻また、**『古方薬品考』巻之二・独活**にも、「又、真の独活と呼ぶ者、是れ土当帰の老根《うどのふるね》也。又和羌活と呼ぶ者は土当帰嫩根《うどのわかね》を採りて粗皮を刮り去る者也。倶に味淡薄にして用うるに任えず」ともある。実際、他のエキス製剤に於いても、和羌活が配されている処方は現実に存在する。

❼さて本方は、元々は**『万病回春』巻之八・癰疽**に収載されている荊防敗毒散に由来するとされる。同箇所には、「癰疽・疔腫・発背・乳癰等の症を

治す。増寒・壮熱甚だしき者は頭痛拘急し、状傷寒に似る。一・二日より四・五日に至る者は一・二剤にして即ち其の毒衰う。軽き者は内自ずから消散す」とある。一般に華岡青洲は同方より、独活・羌活 ⇒ 羌活、柴胡・前胡 ⇒ 柴胡として纏め、薄荷・連翹・枳殻・金銀花を除き、桜皮を加味して十味敗毒散を創製したとされる。浅田流で連翹を加味するようになったのは、この荊防敗毒散の処方に由来するものであろう。矢数道明先生は更に薏苡仁を加味して常用するという。

❽しかし乍ら、『万病回春』の荊防敗毒散自体、已に先人の処方を継承改変したものである。以下、ここに到る概要を（**表 10**）として一覧にする。

先ず、**『太平恵民和剤局方』巻之二・傷寒 附 中暑**に、人参敗毒散として、

（表 10）人参敗毒散から十味敗毒散への変遷の概要

	人参	茯苓	甘草	前胡	川芎	羌活	独活	桔梗	柴胡	枳殻	生姜	薄荷	荊芥	防風	連翹	金銀花	桜茹
人参敗毒散『和剤局方』	○	○	○	○	○	○	○	○	○	○	(○)	(○)					
敗毒散『小児薬証直訣』	○	○	○	○	○	○	○	○	○	○	(○)	(○)					
荊防敗毒散『医学正伝』	○	○	○	○	○	○	○	○	○	○			○	○			
人参敗毒散『口歯類要』	○	○	○	○	○	○	○	○	○	○							
荊防敗毒散『口歯類要』	○	○	○	○	○	○	○	○	○	○			○	○			
荊防敗毒散『摂生衆妙方』		○	○	○	○	○	○	○	○	○			○	○			
荊防敗毒散『万病回春』		○	○	○	○	○	○	○	○	○	(○)	○	○	○	○	○	
排毒剤『一本堂医事説約』		○	○		○		○	○	○	枳実	○						
荊防排毒剤『黴癘新書』		○	○		○		○	○	○	枳実	○		○	○			
十味敗毒散『瘍科方筌』		○	○		○	○		○	○		○		○	○			○

人参・茯苓・甘草・前胡・芎藭・羌活・独活・桔梗・柴胡・枳殻を細末とし、生姜・薄荷を調理として水煎する。次に**『小児薬証直訣』巻下**には、同一薬味と調理で収載される。**『医学正伝』巻之八・痘疹六**には、荊防敗毒散として同一薬味に荊芥・防風が加味され、調理薬は指示されない。**『薛氏医案』巻十・口歯類要・附方并註**には、人参敗毒散として『和剤局方』の十味を水煎服し、「防風・荊芥を加えて荊防敗毒散と名づく」とも小字双行で記載され、結局は『医学正伝』の荊防敗毒散と同一である。**『摂生聚妙方』巻之八・諸瘡門**には、その荊防敗毒散去人参で荊防敗毒散と記載される。そして、先の『万病回春』では、最も多味で去人参のまま、生姜を調理として荊防敗毒散として掲載されることになった。

❾**『医方考』巻之二・痢門第十一**には、敗毒散として『口歯類要』の人参敗毒散と同一処方が収載される。「痢疾、表熱裏虚の者、此の方之を主る。○皮膚、外感の邪を受くるときは表実して裏虚す。表実するときは発熱す。故に羌活・独活・柴胡・前胡・川芎を用いて、以って表を解す。裏虚するときは痢禁ぜず。故に人参・甘草・茯苓を用いて、以って裏を補う。桔梗は以って気を理すべし。枳殻は以って滞りを破るべし。昔人、此の方を立てて、以って痢を治して、医者、善く用ゆるときは之を左右に取るも其の源に逢うに非ずや。仲景、葛根湯を以って太陽陽明の合病の自利を治す。亦是れ妙なる所、此れ一例を挙ぐ。余は類推すべし」と、ここでは痢に対する用法が記載される。

❿しかし乍ら、先の（表 10）の続きとして、**『一本堂医事説約』家方四剤**に、「排毒剤　茯苓・独活大・桔梗・川芎中・枳実・柴胡小、或いは升麻に代う・甘草小・生姜三分或いは五分」とあって、「痛痺、風毒・瘟疫の類、一切の眼疾、咽喉痛、一切の瘡腫・疥癬を治す。加減法、痛痺には防風・木通・忍冬・桂枝・附子、症に随いて出入す。足痛むに牛膝を加え、骨節痛甚だしきは大黄を加え、咽喉痛は桔梗を主と為し、眼疾にて血多きに山梔子・黄柏・菊花の類を加え、痛み甚だしきには大黄・石膏を加え、風眼には升麻を加倍し、結毒眼には大黄を加う」とある。

⓫更には、**『黴瘡新書』理黴・方剤**には、「荊防排毒剤　荊芥・防風・茯

苓・独活上・桔梗・川芎中・甘草下・枳実・生姜中・柴胡中」と指示される。荊防排毒剤は排毒剤加荊芥・防風であり、十味敗毒散は荊防排毒剤から独活を去って羌活に代え、枳実を去って桜筎を加えた処方である。更には、荊防排毒剤去枳実加樸樕で『勿誤薬室方函』の十味敗毒湯となる。

尚、片倉鶴陵は華岡青洲より9歳年長であるが、『黴癘新書』の成立年は既知であっても、『瘍科方筌』は成立年不詳なので、正確には荊防排毒剤と十味敗毒散の先後は不明である。但し、『一本堂医事説約』の影響は確実なものと思われる。

⓬さて、❷の続きとして、『瘍科方筌』癰疽には、「人参敗毒散　局　癰腫・瘡癤の初起にて悪寒・発熱して頭痛し、焮腫する者を治す」とあって、柴胡・羌活・独活・茯苓・川芎・前胡・人参・枳実・桔梗・薄荷・甘草を姜煎するが、原方と比べて、枳殻 ⇒ 枳実とし、薄荷を調理ではなく薬味に組み込んでいる。

また、同じく疔瘡には、十味敗毒散に続いて、「荊防敗毒散　治は前と同じ」とあって、荊芥・防風・柴胡・羌活・独活・茯苓・川芎・前胡・人参・桔梗・枳実・薄荷・甘草を姜煎するが、最後に小字にて「一方は人参無く、連翹・金銀花有り」とあり、ここでの一方は『万病回春』方と全く同一である。

⓭今日の十味敗毒湯エキス製剤では羌活ではなく、全て独活であるが、桜皮か樸樕かはメーカーによって二派に分かれるものの、樸樕を処方しているメーカーは一社だけである。先に**解説**で述べたように、夫々の主効とする所は少々異なるので、本来は適応証によって使い分けられるべきであろう。

しかし、両薬味を併用しても何も不都合はない。実際、『名家方選』瘡腫病・雑瘡には、「桜筎湯、一切の血毒、熱腫を治す」として、桜筎・檞《カイ》木皮・楊梅皮・忍冬・甘草が処方されている。檞木皮の檞は槲のことで、これは槲《コク》の誤用である。**『一本堂薬選』中編・樸樕**には、「樸樕は即ち槲樹、皮を用ゆ。凡そ樸樕を撰ぶに皮極めて厚き者を以って佳と為す。此の邦、俗に孤奴及《くぬぎ》と呼ぶ」とあるので、檞木皮は樸樕であることが分かる。但し、樸樕は今日のクヌギでなくとも、ブナ科コナラ属植物の内、皮極めて厚き木の故に、カシワ、ナラガシワでもよいことになる。槲は国字でカシワの意である。それ故、桜皮と樸樕は併用されてもよいはずである。

⓮**『校正方輿輗』巻之十四・癰疽**には、「十一味敗毒湯、癰疽・疔腫・発背・乳癰等の症を治す。憎寒・壮熱甚だしき者、頭痛拘急し、状《かたち》傷寒の如く、一・二日から四・五日に至る者、一・二剤にて即ち衰え、其の毒軽き者は内自ずから消散す」とあって、先の『万病回春』の荊防敗毒散と同一の条文が掲載され、羌活・桔梗・芎藭・柴胡・荊芥・防風・甘草・連翹・茯苓・枳実・金銀花が指示され、「右、生姜にて水煎し、大便通ぜずんば大黄・芒消を加う」ともあり、最後に「○壮熱・憎寒し、癰疽焮痛する者、及び頭痛拘急して、其の状表症に属する者、皆これを主る」と掲載される。即ち、十一味敗毒湯は『瘍科方筌』の十味敗毒散去桜茹加連翹・枳実・金銀花と表現し得よう。

また、**同巻・瘰癧　馬刀瘡　疣　瘻瘤**にも十一味敗毒湯が瘰癧の初起に処方する旨、記載されている。

尚、華岡青洲と有持桂里は全く同時代の医家であるが、同箇所に「瘰癧を治する方」の又方として、「華岡家之を伝う」と『瘍科方筌』瘰癧の夏枯草煎が記載されている。この点に鑑みれば、有持桂里は『瘍科方筌』を目覩した後に十一味敗毒湯を工夫したのであろう。

⓯更には、**『証治摘要』巻下・方輿所載後世方**には、「十味敗毒湯　瘡瘍焮痛し、寒熱、脈緊にして力有るを治す」とあって、先の『校正方輿輗』の十一味敗毒湯が全く同一の配合薬味のまま、十味敗毒湯として収載されている。

尚、同じく**巻下・癰疽**には、「華岡氏曰く、癰愈えて後、半年或いは一年の間、蕎麦・麻油を食すべからず」ともあり、**疔瘍**には、「青洲翁云く、疔を患う者は厳に沐浴を禁ずべし」とあり、**瘰癧**には先の夏枯草煎も収載されている。

⓰『臨床漢法医典』頭頂・面部水泡性丹毒に、「○軽症には敗毒湯」との許で、羌活・柴胡・川芎・茯苓・枳実・桔梗・甘草・生姜と、『一本堂医事説約』の排毒剤去独活加羌活の処方が指示されている。

⓱矢数道明先生は**『漢方の臨牀』第6巻第10号・十味敗毒湯の運用につい**

てで、「癰疽の場合は全く初期に用いられるのであるが、屢々癰疽を繰返して発するものには平常体質改善の意味で十味敗毒湯を持続的に服用させるとよい。癰疽の外に、……アレルギーの過敏症で皮膚に異常を来すものに長期内服用させるとその体質が改善されることがある。また長年蕁麻疹に苦しみ、諸治療の応ぜぬものも長期続服によって根治することがある。……フルンクロージス、或いは湿疹、蕁麻疹が一種の毒素によって起るものと仮定すれば、本方はその体質者の解毒臓器の機能を盛んにして、その毒素を排除する効があると思惟される。……本方のよく適応する体質者は、多くの場合胸脇苦満があり、神経質で小柴胡湯の適する体質傾向を有し、而も解毒の効を必要とする場合によく奏効するようである」と解説される。

⑱藤井美樹先生は『**日本東洋医学会誌**』**第17巻第4号・十味敗毒湯による治療経験**で、考察として「このことは、当面の患者の苦痛を除いて、治療の能率を高めるばかりでなく、アレルギー性皮膚疾患を起こし易い体質、つまりアレルギー体質をも改善し得るものと思われる」と述べられている。

⑲室賀昭三先生は『**漢方の臨牀**』**第15巻第6号・口唇皮膚疾患二例に対する十味敗**で、「十味敗毒湯は人参敗毒散や荊防敗毒散などから華岡青洲が創った処方で、『漢方診療の実際』には『主としてフルンクロージスおよび湿疹の治療に用いられる。蕁麻疹にも応用される。小柴胡湯の適する体質で解毒の効を求める場合に適する』等と書かれている。また『漢方精撰百八方』では『体内に蓄積して皮膚に病変を来たす毒を解して中和させるのが主な目標である。亜急性期以後の化膿炎または乾性の皮膚疾患に常用し、アレルギー体質の改善にも欠くことの出来ない処方であるから、アレルギー性眼炎、鼻炎、蓄膿症にも用いる』と書かれている。……以上、口唇に腫脹、糜爛、リンパおよび血液の流出を主徴とする皮膚疾患二例に十味敗毒湯を投与して著明な効果を得たことを報告した」とのことである。

⑳**『明解漢方処方』十味敗毒湯**には、「本方と排膿散及湯は、類似していて判別しがたいが本方は、もともと葛根湯系の化膿症が少し裏位に移った所にあり、排膿散及湯に較べて、表に近いように思われる。即ち化膿場所は頭部、背部に多く、四肢の場合でも比較的浅位である。これに反して排

膿散及湯は胸腹部に多く、脚の場合でも内股に発し、赤腫が大きいように思う」とある。確かに著者も十味敗毒湯で奏功しないときに、排膿散及湯(924頁)に変薬することはある。

㉑山本巌先生は**『東医雑録』(2)・癰の漢方治療〈一〉**で、十味敗毒湯について、「日本の羌活は中国の羌活とは異なる。私が現在“羌活”として使用しているものは、ウドの新しい根で、独活の新しい根と考えている。従って、処方中から羌活を除き、独活だけでも分量を多くすれば効は同じと思う。荊防敗毒散中の前胡・柴胡も、十味敗毒散では前胡を除いて柴胡のみを配合している。排膿作用は前胡のほうが柴胡より多少勝るであろうと思われるが、なければ柴胡だけでもよい。桜皮は排膿作用があり、樸樕は痛みによいと考えている。金銀花と連翹は化膿性炎症に対して効があるため、浅田家では連翹を方中に加えて用いる」と解説される。

㉒本方は湿疹・皮膚炎群、アトピー性皮膚炎、フルンクローシスの常用薬である。以前から本方の効く皮疹としてある書には、「それは皮膚面からはあまり隆起せず、色も少し赤く、ところどころ落屑があり、かゆみもあり、滲出液のないものである」と解説されている。

しかし、著者は次のように考える。本方の適応する病態群は何れも炎症の場を持っているが、本方の清熱解毒作用はそれほど強くない。次に本方の薬味の内、柴胡・独活・荊芥・防風・茯苓・桜皮・樸樕は全て燥湿的に作用するので、皮疹は乾燥性ではなく、多少湿潤傾向にあった方がよく、また本方の止痒性はよい。

よって、皮膚面は多少漿液性丘疹傾向か、あるいは多少湿潤的であっても強くはなく、強い炎症病変でなく、瘙痒を伴う皮疹である。乾燥傾向の強い皮疹にこのままで処方すれば、却って瘙痒感を増すように思われる。

もちろん炎症が強ければ、黄連解毒湯(74頁)を合方し、更に湿潤傾向が強い場合は越婢加朮湯(45頁)を、一方で乾燥傾向が強ければ、温清飲(37頁)か四物湯(473頁)を合方するのもよく行なっている。しかし、実際のところ中々これだけでは思うようには行かない。

潤腸湯

出典　『傷寒論』、『丹渓心法』、『万病回春』

主効　糞便軟潤、蠕動強化、補血。

燥便を潤し、腸管蠕動を強める便秘薬。

組成

当帰3　地黄6　麻子仁2　桃仁2　杏仁2　枳実1～2
厚朴2　黄芩2　大黄2～3　甘草1.5

解説

【当帰】…婦人科の主薬で、月経の調整や疼痛に効果がある他、全身の血流を改善して補血及び駆瘀血作用を発揮するが、燥便に対しては潤腸して通便作用を発揮する。

【地黄】…炎症があるときにはこれを鎮めて清熱し、熱による津液の喪失を防止すると共に、虚熱に対しても脱水を防ぎつつ清熱することにより大便が燥便化するのを防ぐ。原典ではしかし、地黄は熟・生地黄が指示されている。それ故、熟地黄の強い補血作用によって慢性疾患に由来する全身の栄養低下状態を補うと共に、陰液不足によって大便が燥便化するのを防止し、燥便に対しては滋潤する作用も配慮されている。

【麻子仁】…今日では殆ど便秘に処方するだけで、胃腸の蠕動運動を亢進すると共に、糞便を滋潤する潤腸作用にも優れている。『薬性提要』には、「脾を緩やかにし、燥を潤して腸を滑らかにす」とある。

【桃仁】…代表的な駆瘀血薬の一つであり、月経痛や月経不順に対するのみならず、打撲・捻挫などの瘀血性疼痛にもよく奏効するが、本方では脂肪油による腸の蠕動刺激作用によって通便作用も発揮する。

【杏仁】…代表的な鎮咳祛痰薬で、外感病による乾咳を鎮め、喘息などに際しての気管支平滑筋の緊張を緩解する他、桃仁と同じく含有する脂肪油によって、腸管の蠕動不足及び糞便の滋潤不足を改善して通便を促進する。

【枳実】…消化管内の種々の原因による膨満感・痞塞感に対して、胃腸の蠕動を促進して消化管内の炎症性産物や不消化便などを排除する。原典では枳殻として処方されているが、今日のエキス製剤では全て枳実が処方されている。『薬性提要』には、「気を破りて痰を行らし、胸膈を利し、腸胃を寛む」とあり、また枳殻は枳実の項に収載され、唯「力緩し」とのみある。

【厚朴】…急性の消化不良などで消化管内に炎症性産物や不消化便が貯留し、腹部膨満を来たすときに、消化管の蠕動を強めてこれを排除する他、多量に用いると下痢に対して止瀉する働きもある。

【黄芩】…代表的な清熱薬の一つであり、急性炎症、特に気道炎症によく適用する他、熱発性の下痢あるいは切迫流産などにも処方される。更に、糞便中の細菌の異常繁殖を抑制する他、便秘などによって二次的に上半身に種々の不快症状を来たす場合、鎮静的に作用する。

【大黄】…代表的な瀉下薬であるが、消炎解熱しつつ通便に働く。また熱発性の下痢などで炎症性産物が腸管内に貯留する場合には、消炎して止瀉する効果を発揮する。但し、実熱に因らない諸症状で瀉下を必要とする場合は酒製大黄を用いる方がよい。薬効が穏やかである。

【甘草】…諸薬の薬性を緩和して薬効を穏やかにする他、消化管平滑筋の痙攣を緩解して腹痛を止めると共に薬味に甘味を賦与する。

本方は、当帰・地黄・麻子仁・桃仁・杏仁などで大便を滋潤し、麻子仁・桃仁・杏仁・枳実・厚朴・大黄などで蠕動を強化する。更には大黄・黄芩は秘結した糞便中の異常発酵を抑制する効果もある。

総じて、兎糞状の硬便を滋潤すると共に、腸管の蠕動運動を強化して便秘を治す薬であり、補益性も有する。

適　応

老人性便秘、常習性便秘（弛緩性便秘、直腸性便秘）、鼓腸、呑気症、巨大結腸症、S状結腸過長症など。

論　考

❶本方の出典は、**『万病回春』巻之四・大便閉**に、「潤腸湯、大便閉結して通ぜざるを治す」とあることに拠って、当帰・熟地黄・生地黄・火麻仁・桃仁・杏仁・枳殻・厚朴・黄芩・大黄・甘草を水煎服するか、末と為して煉蜜にて丸と為して白湯にて下すかする。後者は潤腸丸と命名されている。

本方の条文はしかし、服用法後の第一条に、「○実熱燥閉には本方に依る」とあり、本方記載の直前には、「多く辛熱の物を食らい、大便通ぜざる者は実熱也」と解説されている。

即ち、本方は原典の意図としては、多く辛熱の物を食して便秘になった者を治す薬ということになるが、これは少々懐疑的である。もし辛熱の物を食して便秘になったのであれば、温補滋潤薬は必要なく、それに対して清涼薬の配合は少ないからである。

❷しかし乍ら、**『蘭室秘蔵』巻之四・大便結燥門**に潤腸湯は既に収載されている。条文は「大腸結燥して通ぜざるを治す」とあるだけで、生地黄・生甘草・大黄・熟地黄・当帰梢・升麻・桃仁・麻仁・紅花が配されている。即ち、『蘭室秘蔵』の潤腸湯去升麻・紅花加厚朴・黄芩・枳実で今日の潤腸湯となる。

尚、同門には上記潤腸湯の他、通幽湯、潤燥湯、潤腸丸、活血潤燥丸などの類似処方が多く収載されている。

通幽湯は炙甘草・紅花・生地黄・熟地黄・升麻・桃仁泥・当帰身を煎じて檳榔の細末と共に服す。潤燥湯は升麻・生地黄・熟地黄・当帰梢・生甘草・大黄・桃仁泥・麻仁・紅花を一旦泥とし、煎服する。潤腸丸は桃仁・麻仁・当帰梢・大黄・羌活を細末として煉蜜にて丸と為して白湯にて下す。活血潤燥丸は当帰梢・防風・大黄・羌活・桃仁・麻仁・皂角仁を細末として煉蜜にて丸と為して白湯にて下す。

❸しかし、本方の構成を理解する上では、李東垣方よりも**『丹渓心法』巻五・秘方一百**の潤腸丸を考慮した方がよい。同方の条文は「能く血燥、大便不通を潤す」とあって、麻子仁・当帰・桃仁・生地黄・枳殻が配されている。この処方は枳殻以外は全て糞便を滋潤する薬であり、全て本方の構成薬味である。この処方は**『古今医鑑』巻之八・閉結**に、「潤腸丸　老人血少なく腸胃乾燥して大便閉結し、幾日も行かず、甚だしきは七・八日に至りても下し難く、色は猪糞の如く、小なること羊糞の如き者を治す」とあって、先の『丹渓心法』の処方が引載されている。ここでは当初より老人性便秘が適応との指示である。

❹尚、本方に配合される黄芩であるが、恐らく**『丹渓心法』巻二・燥結十一**に、「〔入方〕大腸虚秘して熱するを治す。白芍・陳皮・生地黄・帰身・条芩・甘草」とあり、更に朱丹渓撰**『本草衍義補遺』黄芩**には、「其の堅実なるもの、条芩、大腸に入りて熱を除く也」と登載されることに依るのであろう。

❺ここに、**『傷寒論』弁陽明病脉証并治第八**の麻子仁丸（1084頁）を合方し、黄芩を加味すると略本方となる。麻子仁丸は、麻子仁・芍薬・枳実・大黄・厚朴・杏仁で構成されているので、『丹渓心法』の潤腸丸合麻子仁丸加黄芩と本方との差は芍薬と甘草、枳実と枳殻の差だけである。本方での薬効を考えれば、この差はあまり大きな差とは言えない。それ故、本方≒『丹渓心法』の潤腸丸合麻子仁丸加黄芩である。即ち、本方中の大便を滋潤する薬物は大部分、『丹渓心法』の潤腸丸に由来すると言えよう。

❻一方、『寿世保元』戊集巻之五・大便閉には、「潤腸湯　通幽湯に大黄・火麻仁を去る」とあって、『蘭室秘蔵』の潤腸湯を檳榔末にて調理して服用するべく指示される。従って、条文中の「大黄・火麻仁を去る」ではなく、「大黄・火麻仁を加う」が正しい。抑々、龔廷賢は何故、『万病回春』刊後27年経って、自ら創案の潤腸湯を掲載しなかったか、些か興味を覚えるところである。

❼『済世全書』巻之三良集・大便秘には、「通幽潤燥湯　主方　当帰身・生地黄・熟地黄・桃仁・紅花・升麻・甘草・大黄・火麻仁」とあって、煎液にて檳榔末を服する用法が記載され、続いて「潤腸丸　当帰・生地黄・熟地黄・火麻仁・枳殻・杏仁」とあって、末して蜜丸とし、温湯にて送下する。

先の通幽潤燥湯は『蘭室秘蔵』の潤燥湯加檳榔であり、後の潤腸丸は『丹渓心法』の潤腸丸去桃仁加杏仁・熟地黄である。

❽本方は龔廷賢が『万病回春』に於いて創案した処方である。が、3年後刊の**『雲林神彀』巻之三・大便閉**には収載されていても、27年後刊の『寿世保元』にも、28年後刊の『済世全書』にも収採されていない。また、中国では『傷寒論』、『蘭室秘蔵』、『丹渓心法』の諸処方と比較して、後世の諸書に採用されることは殆どなく、その点では我が国で『万病回春』の処方

として今日まで伝承されて来ているのは特異と言えよう。龔廷賢の諸書の中でも、取り分け『万病回春』が重視された証拠であるとも表現し得よう。

❾『不知医必要』巻三・大便秘結には、「潤腸湯寒補微峻　陽結して大便燥結し、通ぜざるを治す」とあって、熟地・生地・当帰・火麻仁・大黄・甘草と指示され、『万病回春』の潤腸湯去桃仁・杏仁・枳殻・厚朴・黄芩で、最も簡単な滋潤瀉下作用のある処方と言えよう。

❿曲直瀬道三著**『啓迪集』巻之六・老人諸証大抵 并 扶老全真捷径・秘結**には、「恵 老人は大便閉づとも大黄・巴豆を用ゆべからず。蓋し津液枯竭すればなり。之を用ゆるときは愈々耗して通じて後必ず再閉すること前より甚だし。潤腸湯丸の類之を用ゆ」と、老人の便秘に対する配慮を説陳している。

⓫**『松原一閑斎先生古医方則』湯液部**には、「潤腸湯　当・麻仁炒・桃仁・杏仁・枳・黄芩・大黄・生地・熟地、右九味」とあって、方後の加減法には、『万病回春』より表現が簡略化されて掲載されている。「熱には柴胡を加う。腹痛には木香を加う。血虚には当帰、気虚には人参を加う。痰には瓜呂・竹瀝を加う。老人の気血枯燥には参・麦門冬を加う。産婦の去血多く、燥するには人参・紅花を加う」とのことである。

⓬**『校正方輿輗』巻之八・大便閉**には、「潤腸湯　大便閉結して通ぜざるを治す」として、当帰・生地黄・大麻仁・桃仁・杏仁・枳実・厚朴・黄芩・大黄・甘草と指示され、薬味記載後に「此の方、檳榔を加うれば、即ち通幽湯」の後、「〇津液枯燥に因りて大便通じ難きもの、此の湯に宜し。原方、熟地黄あり。今、之を去りて生地黄一品にて良きことなり。此の方、蓋し仲景氏麻仁丸より出で来たる所なり」とある。ここでは既に枳殻 ⇒ 枳実と薬味が改変されている。

⓭それ故、麻子仁丸と本方の適応の差も自然に明白となる。麻子仁丸は蠕動強化薬である小承気湯に糞便潤軟薬である麻子仁・杏仁が配され、芍薬で腸管の痙攣性疼痛を解除するべく配慮されている。即ち糞便を不快感なく排出するためだけの配合であり、補益性がないのに対し、潤腸湯は以上の諸作用をより多角的に強化する他に、元々の老人性の血虚に対して、

（熟）地黄・当帰で補血作用を有し、より本治療法的であると言えよう。

⓮**『梧竹楼方函口訣』巻之三・秘結類**には、「潤腸湯　同名方　二方共、大抵同様のゆき方也。原は仲景の麻子仁丸より出でたる者也。老人・虚人・血燥の人、大便秘して大黄計りを用い難きと云う者に用ゆる薬也。潤燥して大便を通じさする手段也。此の症、大率大黄計りを飲めば、腹徒《いたずら》に攪痛するのみにして、大便は微利する計り也。此の方を用いて潤燥してやれば快く通ずる也」とあって、ここでは『蘭室秘蔵』の潤腸湯と『万病回春』方とを併せて解説している。

⓯『方彙続貂』大便閉には本方は収載されていないが、総括的一文が記載されている。「秘結の症、概言すべからず。虚有り、実有り、血多き有り、血少なき有り、或いは病後乾枯して通ぜざる有り、或いは大・小腸の功用を失する者有り、或いは癥疝の人、大便常に秘し易き有り。又、発汗後、産後中風等、津液乾いて燥結す。先哲曰く、燥結に時有る者、実と為し、時無き者、虚と為す。宜しき哉」と。

⓰矢数道明先生は**『漢方の臨床』第4巻第7号・常習性便秘に対する潤腸湯の指示について**で、「麻子仁は粘滑性緩下剤ともいうべきもので、回春では殻を去るとしてあるが、一般には殻のついたまま用いている。私は市販『麻子仁』八瓦をそのまま水二合入れて一合に煎じ、これを二分して二人で服用してみたところ何等の異常を現わさなかった。そこで殻をつぶして同じく八瓦を同様に煎じて服用したところ、二人共数時間後に軽度の下利便があった。大して腹痛は伴わない。確かに粘滑性緩下剤という感じである。私は従来そのまま調剤していたが、つぶして用いるほうが効果は優る訳である。……本方の適応症は、老人などに殊に多く、皮膚枯燥し、腹部は堅く、或は腹壁は弛緩して大腸内に硬い糞塊が累々と触れることがある。便に堅くコロコロした兎糞様のものが多い。動脈硬化症、慢性腎炎などに合併して起った老人の常習性便秘で、津液枯燥のあるものによい。これらの便秘に対しては相当長期間連用しても忌むべき副作用習慣性は起こらないようである」と報告されている。

矢数先生は麻子仁をそのまま――といっても発芽防止のために加熱操作

されている——煎服しても全く変化が無かったとのことである。一方、著者は以前に麻子仁をそのまま30粒程噛まずに服用して試してみたことがあったが、その時も同様に糞便には全く変化が見られなかった。従って、麻子仁は何らか殻を潰して服用しないことには緩下作用を発揮しないことを体験した。この点で、炙甘草湯(500頁)では麻子仁をそのまま煎じるので、麻子仁による緩下作用は発揮されないことになる。

⑰山本巌先生は**『東医雑録』(1)・慢性便秘の治療〈一〉、〈二〉、〈三〉**で、非常に詳しく慢性便秘の様態を解説されている。著者は様態を排便状態に主眼を置き、先生の分類に基づいて独自に追加した(**表11**)。

（表11）慢性便秘症の分類

❶器質的便秘		
❷機能性便秘	①痙攣性便秘	桂枝加芍薬湯(222頁) 加味逍遙散(118頁)
	②直腸性便秘	五方(注1)
	③弛緩性便秘＝気虚の便秘	補中益気湯(1034頁)
	④燥結の便秘	五方(注1)
	⑤気滞の便秘	三和散 六磨湯
	⑥虚寒の便秘	大建中湯(708頁) 人参湯(906頁)

(注1) 五方とは大黄甘草湯(692頁)、調胃承気湯(775頁)、大承気湯(734頁)、麻子仁丸、潤腸湯のことである。

⑱そこで、著者は**『高齢者の漢方治療』慢性便秘**で、上記五方に含まれる13種類の構成薬味を分類整理した(**表12**)。

薬効上の差で分類すると(**表13**)のように示しうる。

ⓐⓑⓒが配合されれば瀉下作用は強く、清熱解毒作用も強くなる。また、ⓓⓔが配合されると、瀉下するというよりも便塊の潤滑作用が主となって来る。

従って、高齢者にとってはⓐⓑⓒは少量としてそれと同等あるいはそれ以上にⓓⓔを配合することによって、弛緩性便秘、燥結性便秘に対応しうることになる。その意味では、次表に示されるように、潤腸湯は非常に多面的に不快感なく便塊を排出し易くしていることがよく分かる。

（表 12）五方の構成薬味の薬効分類

ⓐ大腸性下剤	大黄
ⓑ塩類下剤	芒硝
ⓒ小腸性下剤	厚朴・枳実・枳殻
ⓓ脂肪油が主成分	麻子仁・桃仁・杏仁
ⓔ膨張性下剤	当帰・地黄
ⓕ鎮痛・鎮痙剤	芍薬・甘草
ⓖ糞便中の異常発酵抑制作用	黄芩

（表 13）薬効から見た五方の特徴

大黄甘草湯	ⓐⓑ
調胃承気湯	ⓐⓑⓕ
大承気湯	ⓐⓑⓒ
麻子仁丸	ⓐⓒⓓⓕ
潤腸湯	ⓐⓒⓓⓔⓕⓖ

小建中湯

出典　『傷寒論』、『金匱要略』

主効　裏、虚労。虚弱体質改善薬。

組成

桂皮 4　甘草 2　大棗 4　芍薬 6　生姜 1　膠飴 10 ～ 20

桂枝加芍薬湯	桂皮　甘草　大棗　芍薬　生姜
	膠飴

解説

本方は桂枝加芍薬湯（222 頁）に膠飴を加えたものである。

【桂枝加芍薬湯】…腹痛・腹満を温補して消化器の蠕動運動を正常化するだけではなく、桂枝湯証で自汗の強い場合にも処方し得る『傷寒論』太陰病篇の薬である。

【膠飴】…主に麦芽糖と少量の蛋白質から成り、滋養強壮の効果がある。それ故に体力低下、特に消化管機能低下を基盤に有ち、普段からの筋緊張性傾向が見られる小児や虚弱者に適応することが多い。一方で膠飴は滋養強壮作用のみでなく、平滑筋の鎮痙作用も発揮するとされているが、実際に膠飴を加味する目的は滋養強壮作用ではないだろうか。だが、**論考㉓**で述べるように、現代日本に於いての膠飴の配合の意義は、滋養強壮作用の面では薄れていることも念頭に置く必要があるだろう。

総じて、虚労を治療し、虚弱体質を改善する薬である。

適応

全身疲労倦怠、術後・大病後などの衰弱・微熱・盗汗・食思不振・息切れ・動悸・眩暈、慢性胃炎、胃・十二指腸潰瘍、機能性ディスペプシア、胃酸欠乏症、慢性胃腸炎、慢性下痢症、慢性消化不良症、消化管無力症、慢性肝炎、肝硬変、胆石症、過敏性腸症候群、痙攣性便秘、慢性腹膜炎、結核性腹膜炎、慢性虫垂炎、小児反復性臍疝痛、小児消化不良症、小児慢性下痢症、夜啼症、慢性胸膜炎、遷延性肺結核、慢性難治性感染症、MRSA

感染症、肺気腫、慢性気管支炎、気管支喘息、神経性心悸亢進症、動脈硬化症、高血圧症、自律神経失調症、インポテンツ、性的ノイローゼ、遺精、早漏、夜尿症、頻尿症、前立腺肥大症、遊走腎、脱毛症、慢性頭痛、疰夏病、下肢倦怠感、脊椎カリエス、筋無力症、痔核、脱肛、小児反復性鼻出血、扁桃肥大、アデノイド、アレルギー性鼻炎、慢性蕁麻疹、アトピー性皮膚炎、紫斑病、腺病質など。

論考

❶本方の出典は、**『傷寒論』弁太陽病脉証并治中第六**に、「傷寒、陽脈濇、陰脈弦なるは、法当に腹中急痛すべし。先ず小建中湯を与う。……」、及び「傷寒二三日、心中悸して煩する者、小建中湯之を主る」などとあり、桂枝・甘草・大棗・芍薬・生姜・膠飴と指示されることに拠る。尚、先の条文の方後には、「嘔家には建中湯を用うべからず。甜きを以っての故也」とあって、悪心・嘔吐を伴う消化管障害には処方しないことが原則であるという。

❷また、本方の出典は、**『金匱要略』血痺虚労病脉証并治第六**にも、「虚労にて裏急・悸・衄、腹中痛み、夢に精を失し、四肢酸疼 ・手足煩熱・咽乾口燥するは小建中湯之を主る」とあり、更に**黄疸病脉証并治第十五**には、「男子の黄、小便自利するは当に虚労の小建中湯を与うべし」とあって、**婦人雑病脉証并治第二十二**には、「婦人腹中痛むには小建中湯之を主る」ともあることに拠る。

❸**『集注傷寒論』巻第三・弁太陽病脉証并治第六・小建中湯方**には、「建中とは脾を建つる也。内経に曰く、脾は緩を欲す。急に甘を食して以って之を緩くす。膠飴・大棗・甘草の甘、以って中を緩くする也。辛は潤す也、散ずる也。栄衛不足は潤して之を散ず。桂枝・生姜の辛、以って栄衛を行らす。酸は収むる也、泄する也。正気虚弱なるは収めて之を行らす。芍薬の酸、以って正気を収む。成氏が云く、或るひと謂う、桂枝湯は表を解して芍薬の数少なし。建中湯は裏を温めて芍薬の数多きは何ぞや。皮膚を近と為すときは、制するに其の服を小にす。心腹を遠と為すときは、制するに其の服を大にす。此れ、同じからずと為す所以也」と、芍薬の量を説明

している。

❹**『医宗金鑑』巻十九・訂正仲景全書金匱要略註上之二・血痹虚労病脈証并治第六**には、先の『金匱要略』の最初の条文に対して、「(註) 虚労云々というは、概ね虚労の証として言う也。虚労の証を謂いて此に止まるのみに非ざる也。故に下文に諸々の不足の説有る也。均しく小建中湯を以って主る者、小小中虚を建立せんと欲するの意にして、下の六節と合す。皆虚労を論じ、各々主る所の方有る也」と云う。尚、「下の六節」とは『金匱要略』の小建中湯の後に掲載される黄耆建中湯(52 頁)、八味腎気丸(940 頁)等々の条文を意味する。

❺『金匱要略』の 2 番目の条文に対しては、**『金匱要略心典』黄疸病脉証并治第十五**に、「……熱ならずして寒、実ならずして虚なる者は攻を変じて補と為し、寒を変じて温と為すは小建中の法の如き也。……」とあり、同様に 3 番目の条文に対しては、**同書・婦人雑病脉証并治第二十二**に、「営不足するときは脉急、衛不足するときは裏寒し、虚寒にて裏急するは腹中則ち痛む。是れ必ず甘薬以って補中緩急するを主と為し、辛を合わせて以って陽を生じ、酸を合わせて以って陰を生ず。陰陽和して営衛行らば何ぞ腹痛之有らんや」とも解説される。

❻**『備急千金要方』巻第三 婦人方中・心腹痛第四**には、「産後、苦だ少腹痛むを治する芍薬湯方」とあって、薬味は原典と同一でも、甘草三両⇒二両、膠飴一升⇒八両、生姜二両⇒三両と改変されている。

❼**『千金翼方』巻第九傷寒上・太陽病雑療法第七**には、「傷寒二・三日、心中悸して煩する者、小建中湯之を主る」とあって、薬味は原典と比し、甘草三両⇒二両、大棗十二枚⇒十一枚、生姜二両⇒三両で他は同一である。

❽**『外台秘要方』第十七巻 虚労下・虚労心腹痛方**には、「古今録験、虚労にて腹中痛み、夢に失精し、四肢痠疼・手足煩熱・咽乾口燥し、并びに婦人の少腹痛むを療する芍薬湯方」とあって、原典と異なり、服薬回数は「日に三、夜に一」である。尚、最後に小字双行にて、「此れ、仲景小建中湯方。本云う、甘草二両・生姜三両」とあるが、ここでは甘草三両・生姜四両で指示されている。

❾『金匱要略』の最初の条文の直後には、小字双行にて「嘔家は建中湯を用うべからず。甜きを以っての故也。千金は男女の積冷・気滞、或いは大病後に常に復さざるに因りて、苦だ四肢沉重・骨肉痠疼し、吸吸として気少なく、行動して喘乏し、胸満して気急に、腰背強痛・心中虚悸・咽乾唇燥し、面体色少なく、或いは飲食味無く、脇肋腹脹して、頭重く挙がらず、臥すること多く起くること少なく、甚だしき者は積年、軽き者は百日にして漸く痩弱を致し、五蔵の気竭くるときは常に復すべきこと難く、六脉倶に不足し、虚寒して気乏しく、少腹拘急して羸瘠百病を療す。名づけて黄耆建中湯と曰い、又人参二両有り」とある。

一方、『千金方』巻第十九腎蔵・補腎第八には、「凡そ男女の積労・虚損、……振《いにしえ》に復すべきこと難し。之を治するに小建中湯方を以ってす」と、原典の小字双行箇所が略同文で引用されているが、黄耆建中湯ではなく、小建中湯が主治することになっている。更には、『肘後百一方』巻之四・治虚損羸痩不堪労動方第三十三にも略同文が掲載されている。

❿さて、ここで血虚を重視すれば、『薛氏医案』巻二十五・明医雑著・附方にあるように、『金匱要略』血痺虚労病脉証并治第六の条文をそっくり引載して適応証とした後、その処方内容は通常の小建中湯より膠飴を去り、代わりに阿膠が加味された処方となるだろう。

⓫先に❶と❷で述べた『傷寒論』弁太陽病脉証并治中第六と『金匱要略』血痺虚労病脉証并治第六の方後には、孰れも「嘔家には建中湯を用うべからず。甜きを以っての故也」とある。しかし、永富独嘯庵著『漫遊雑記』には、「傷寒論に曰く、嘔家には建中湯を用うべからずと。山東洋は建中湯を以って嘔を治す。蓋し其の人、別に一方の進むべきこと無きを懸断すれば也」とあって、必ずしも建中湯を用いなくとも、他に適方もあったであろうと批判している。

著者の経験に依っても、悪心や嘔吐を来たすときには、本方でなくとも一般に西洋医薬でも、甘い味のする胃薬は受け付けないことが多く、却って苦い味のする胃薬の方が受け入れ易い。それ故、原典の記載の方が適正である。

⓬**『古方便覧』（乾）・小建中湯**には、「○裏急にして腹中拘急し、或いは急痛するものを治す。拘急と云うは、腹中に竹などを突き立つるが如くに覚え、或いは弓の弦を張りたるようにひっぱるきみを云う。愚案ずるに、此の方を千金方に芎薬湯と名づけたるぞ。古名なるべし。○此の方、心中煩悸し、或いは衄血、又は腹中・手足等痛み、煩熱して夜寝ねられず、おそろしき夢などを見、或いは遺精などの患いあるによし。○積聚腹痛の持病にこれを診して、腹皮拘急するに用うべし。又、小柴胡湯と外証は同じことなれども、其の腹を診して、胸脇苦満するを柴胡湯の証と知るべし」とある。

⓭また、**『腹証奇覧』上冊・小建中湯之証**には、「図（**図10**）の如く、腹皮拘急して、縦横数縄を引っぱりたるが如く、これを按ずるに、たゆまず、たとえば弓絃を押すがごとし。世にいわゆる労瘵・癇症、あるいは鬱証と号するもの、この証多し。医者、文辞に眩せず、腹症によって方を処するときは百発百中、失するということなし」として、図には腹に斜線数条が交叉する人物が描かれている。

⓮一方、**『腹証奇覧翼』初編下冊・小建中湯図**には、「図（**図2**／58頁）の如く腹一面にすじばり引きつり、宛《あたか》も太鼓の上を撫づるが如し。鼓脹とは異なり。皷脹は腹はりふくれて急なり。此れは上下へすじばり引きつること甚だし。二行通り、二大竹を立つるが如く、三

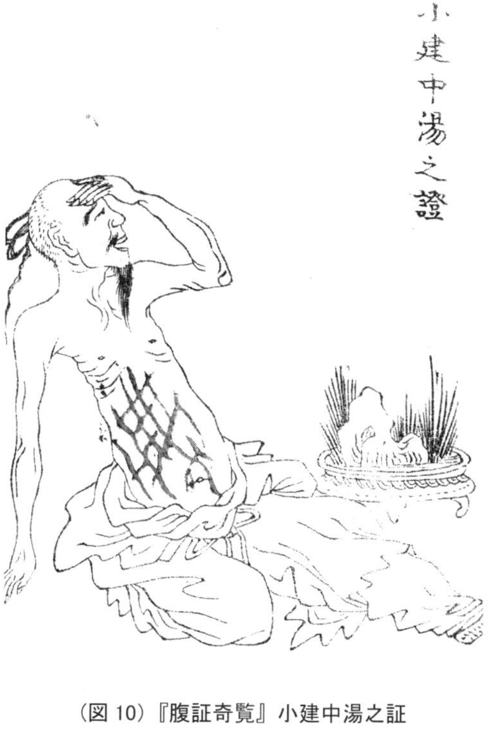

（図10）『腹証奇覧』小建中湯之証

指探按すれば、上下に引きはるもの弓弦を張るが如く、之を正按すれば、腹底に実せず。但中脘の辺より上、動気つよく、圧按するに胸中までドキドキとおどり、さて、四肢の肉ひすばり痩せて、手足の心に熱を生じ、脈浮大にして力なきものを小建中湯の正証とす。或いは二大竹を立つるが如く、鼓皮を循づるが如くならずといえども、腹皮一面にすじばり引きつりて、三指探按すれば、其の人痒笑して按すに堪えざるものあり。其の痒笑するもの一定しがたしといえども、此の証多きを以って此にしるす。是れ亦、所謂拘攣急逼するものにして、四肢痩削するの虚候に至らずといえども、亦此の方の腹証とす。夫れ本方は桂枝加芍薬湯より来たるものにして、更に血結拘急の甚だしきものとす。……」と、和久田叔虎は稲葉文礼の後を受けて一層詳細に観察している。

⑮**『金匱要略精義』黄疸病**には、原典条文の「男子の黄、小便自利するは」に対して、「此の症、血気、下に暢びず、急に上に迫り、因りて小便自利を致す。是れ亦、水気滞らざる也。然りと雖も、自利は主症に非ず、何ぞ以って此の方を処せんや。按ずるに必ず当に腹痛の症有るべし。若し血気迫ること劇しき者、煩悸の症を致す也」と注釈される。更に「当に小建中湯を与うべし」に対して、「当の字の下の虚労の二字は之を刪る」とも記載される。確かに原典には虚労の二字が付加されている。

⑯**『古方漫筆』巻之上**には、「芍薬湯　即ち小建中湯　腹中急痛する者、又心中悸して煩する者、又裏急・悸・衄、腹中痛み、夢に失精し、四肢痠痛、或いは煩熱・咽口乾燥する者を治す。即ち桂枝加芍薬湯に飴一升を加うるなり。飴一升は千金方に八両に作る方、芍薬湯と名づく。○家方、小建中の証を治するに芍薬甘草湯を用う。効あり」と記載され、原南洋の家法では、小建中湯の代りに芍薬甘草湯（509 頁）を用いるという。

⑰**『勿誤薬室方函口訣』巻之下・小建中湯**には、「此の方は中気虚して腹中の引きはり痛を治す。すべて古方書に中と云うは脾胃のことにて、建中は脾胃を建立するの義なり。……唯、血の乾き俄かに腹皮の拘急する者にて、強く按ぜば底に力なく、譬えば琴の糸を上より按ずるが如きなり。積聚腹痛などの症にてもすべて建中は血を潤し、急迫の気を緩むるの意を以

って考え用ゆべし。全体腹クサクサとして無力、その内にここかしこに凝りある者は此湯にて効あり。……」とあって、血虚と急迫の気に対して脾胃の建立を目的とする処方である旨、解説されている。

⑱大塚敬節先生は**『漢方と漢薬』第七巻第二号・診療余話——座談会——**で、「ウンと痛いというのが小建中湯の目当ですね、例が私にもありますよ。患者は信州の人で……癌の末期だと診断されているのです。又東京の帝大で診て貰っても同じく癌の末期で……。では漢方をやってはどうかと一縷の望を抱いて私の処へ診察を乞うて来たわけです。腹診するに、外部からは腫瘤を認めませんが、猛烈に痛み、血便は下る、食欲なく、時に嘔気あるも出ないという状態です。……それで人参湯をやったり、大建中湯をやったり、附子粳米湯を与えたり、四つ五つ使ってみたが何れも駄目なのです。痛みも止まらぬのです。……私も仕方がないので小建中湯をやったんです。するとぐんぐん良く治り、二週間位ですっかり疼痛がよくなって仕舞い、一ケ月余服用して喜んで信州へ帰って行きました。これは癌と診断したのが誤診であったと私は思っています」という症例である。

⑲小倉重成先生は**『日本東洋医学会誌』第10巻第1号・小建中湯治験**で、「小建中湯の使用対象は年令的にみると小児より老人に至る迄広く用いられる。……之等の症状は内服と食養生と相俟って軽快乃至は治癒に赴いている。この事実は各個体が小建中湯証を呈するに至る迄の原因の一部が食生活の誤りにある事を偲ばしめる。……口唇の乾燥、皹裂、表皮剥離等は少しく留意すれば各種疾患に随伴して余りにも屢々見られ、為に軽視乃至は無視されている傾きがある。……更に進んでは食養のみにより薬方を用いる段階に迄立ち至らしめずにすむという食養による予防も考えられなければならない」と、食養生が大事であると強調される。この点では膠飴を適当に補給すれば、滋養強壮・補脾健胃作用を齎すであろう。

⑳龍野一雄先生は**『漢方の臨牀』第16巻第8号・小建中湯**で、「桂枝加芍薬湯は腹部だけの局所的疾患が対象になるが、小建中湯は腹部と全身的にもっと疲労性が加わったもの、全身的に虚労の状態で処方内の薬物の有効な範囲の疾病に対して使われる。但し、小建中湯は一番虚労の場合に使う

ことが多いが、傷寒論にも出ているように虚労でなくとも太陰病などで使うこともある。……虚労と瘀血は自覚症と他覚症との間に対応がなく、反って矛盾があることがしばしば観察される。……ことに症状と脈との間には矛盾を認めることが多い。……臨床的にはいろいろと訴えがいささか大袈裟だが、他覚的や脈証は大したことがなかったり、矛盾したりする場合が多い。……一般の法として腹がひきつれていたものであるが、この場合、汗が出ておればこの方を用いる。……傷寒……尺脈が遅であれば、汗・吐・下に先立って此方を用いる。……動悸がして胸苦しいもの及び汗が出て止まないものに此方を用いる。……この方は傷寒だけでなく内傷にも用いてよい。五積散の証のようで、汗の出るものに用いる」と、一般的用法について詳説されている。

㉑**『金匱要略講話』血痺虚労病脉証并治第六**で、大塚敬節先生は「(本方は)水と火が交わらないとき、陰と陽とがうまく交わらないときに、うまく交り合わせる薬だと云われています。現実に、五十日も百日も通じがなくても何ともないという人がいますが、これが下剤の適応症の人ですと、三〜四日も通じがないと腹が苦しいわけですがね。こんな人に小建中湯を飲ませると、ちゃんと通じがつきます」とも述べられている。漢方の妙とも言えよう。

㉒ここで、改めて膠飴の問題について更に検討したい。

藤平健先生は**『漢方の臨牀』第4巻第2号・小建中湯を語る――座談会――**で、『方極』の条文を引用して「桂枝加芍薬湯は芍薬が主薬で、小建中湯は膠飴が主薬になっている、という事が明らかです。ですから小建中湯のアメの分量は非常に大切ですね」と語られている。しかし、やはり昭和32年当時の我が国の栄養状態という点と現代とを比較し、見直す必要もあるだろう。

㉓膠飴の配合について改めて著者の見解を披瀝したい。張仲景の時代にあっての虚労という実体と、現在の経済大国・日本の虚労という実体と、同じ虚労という表現を用いても果たして栄養度は同じと言えようか。張仲景の時代にあっては、栄養不足＝虚労＝虚弱であり、それ故に栄養補給が

第一であり、特に子供に対しては口当たりのいい甘い膠飴で栄養補給をしなければならなかったのではないだろうか。

それに比べて、現代の日本では栄養過剰は絶えず見られても、栄養不足＝虚労＝虚弱は極めて例外的な場合のみである。従って、栄養補給としての膠飴は、現代の日本では必ずしも必要なものとは思われない。但し、幼少児を対象とする治療の場合、甘くて服用させ易い配慮は必要であり、この意味での膠飴の配合ならば充分頷ける。

それ故、張仲景の時代には膠飴は栄養補給の目的で、現代の日本にあっては甘味薬としての目的となり、膠飴配合の意義は大きく変わって来る。この用途であれば、小建中湯の膠飴の意義は大建中湯の膠飴の意義に近いものとなる。

そのため、もし膠飴がなくても服用できる幼少児であれば、膠飴は不要であり、小建中湯でなくとも桂枝加芍薬湯でも充分対応可能と思われる。

㉔念のため虚労について付言したい。古典に言う虚労は、滋陰降火湯（438 頁）の**論考⑩**でも述べたように、労瘵（肺結核類似）と混同されることが多く、必ずしも諸虚不足による甚だしい衰弱状態ではないことは念頭に置く必要がある。労瘵は慢性消耗性感染症であり、進行すれば陰虚と症状・症候共に類似し、やはり甚だしい衰弱状態になるからである。

㉕本方証で虚寒症状が明らかなれば、大建中湯（708 頁）を合方して中建中湯と命名されている。また、虚寒による下痢症状には人参湯（906 頁）を合方し、建理湯という。更に虚寒症状が一層強ければ、附子末を加味して附子建中湯という。

小柴胡湯

出典 『傷寒論』、『金匱要略』

主効 和解少陽、健胃、鎮静、鎮咳、肝庇護、腺病質体質改善薬。
清熱、健胃、鎮静、鎮咳、肝庇護の少陽病薬。

組成
柴胡6～7　黄芩3　人参3　半夏5　甘草2
生姜1～1.3　大棗3

解説

【柴胡】…消炎解熱作用があり、特に弛張熱・間欠熱・往来寒熱あるいは日晡潮熱によく適用する。また月経痛・胸脇痛・胸苦感などに対して鎮静しつつ鎮痛作用を発揮する。『薬性提要』には、「少陽の表邪を発散し、熱を退けて陽を升らす」とある。

【黄芩】…急性炎症時の発熱、特に気道炎症によく適用する他、熱発性の下痢あるいは切迫流産にも処方される。また上逆・頭痛・顔面紅潮などの症状に対しては鎮静作用も発揮する。『薬性提要』には、「中焦の実火を瀉し、湿熱を除く」とある。

【人参】…大補元気の効能があるが、本方では消化管の機能低下による上腹部痞塞感・食欲低下・口苦感などに対して補脾健胃すると共に、感染症等で解表薬・清熱薬が処方されるとき、正気を補う目的で併用される。

【半夏】…代表的な制吐薬で、中枢性にも末梢性にも、また妊娠によるものにも処方される。更に半夏は呼吸器系や消化器系の痰症状に対しては必ず配合され、燥湿及び化痰作用が強い。

【甘草】…種々の毒物に対して解毒作用を発揮する他、消化器の機能低下に対して補脾健胃しつつ、平滑筋の痙攣を緩和し、異常な蠕動亢進を抑制する。

【生姜】…半夏の制吐作用を増強し、消化管の順方向性の蠕動運動を亢進して健胃する。

【大棗】…生姜の胃に対する刺激性を緩和し、生姜は大棗の甘味を和らげる。生姜・大棗は共に用いて食欲増進・消化吸収促進に働く。

柴胡・黄芩は本方中の主薬で、他の薬味が平～温薬であるのに対して、寒性薬として処方の性格を決定付ける。それ故、本方中で柴胡の配合分量は最も多い。人参・半夏・甘草・生姜・大棗は上部消化管の機能を回復して健胃作用を発揮する。また柴胡・黄芩・半夏には鎮静作用があり、苛々・不安感・緊張感を緩解する。尚、半夏には鎮咳祛痰作用もあるので、黄芩の気道炎症抑制効果と共に、消炎して鎮咳祛痰に働く。更には柴胡・黄芩・人参・甘草は各種の肝庇護作用を発揮する。

総じて、消炎解熱、止嘔健胃、鎮咳祛痰、鎮静、肝庇護などの多方面に亘る効能を発揮する薬である。

適 応

感冒、インフルエンザ、扁桃炎、扁桃周囲炎、咽喉炎、アデノイド、副鼻腔炎、蓄膿症、中耳炎、耳下腺炎、乳様突起炎、気管支炎、肺炎、胸膜炎、肺結核、肺気腫、気管支喘息、気管支拡張症、化膿性炎、乳腺炎、小児発熱性感染症、不明熱、急性肝炎、慢性肝炎、胆嚢炎、胆管炎、胆石症、胆道機能異常症、肝機能障害、胃炎、胃・十二指腸潰瘍、逆流性食道炎、機能性ディスペプシア、急性胃粘膜病変、腎炎、腎結石症、腎盂腎炎、睾丸炎、副睾丸炎、陰部瘙痒症、頑癬、円形脱毛症、頭汗症、凍瘡、蕁麻疹、リンパ節炎、腸チフス、丹毒、マラリア、百日咳、肋間神経痛、帯状疱疹、頭痛、ノイローゼ、不眠症、自律神経失調症、眩暈症、ヒステリー、神経性心悸亢進症、神経性食思不振、癲癇、肩凝り症、熱中症、急性附属器炎、血の道症、月経困難症、月経不順、更年期障害、産褥熱、腺病質体質改善薬など。

論 考

❶本方は『傷寒論』、『金匱要略』の二十数箇所に収載されている。

その代表的出処箇所は、**『傷寒論』弁太陽病脉証并治中第六**に、「傷寒五六日、中風、往来寒熱、胸脇苦満し、嘿嘿《モクモク》として飲食を欲せず、心煩して喜々《しばしば》嘔し、或いは胸中煩して嘔せず、或いは渇し、或いは腹中痛み、或いは脇下痞鞕し、或いは心下悸して小便利せず、或いは渇せずして身に微熱有り、或いは欬する者、小柴胡湯之を主る」とあって、柴胡半斤・黄芩三両・人参三両・半夏半升・甘草・生姜各三両・大棗十二枚と指示され、後の加減法には、「若し胸中煩して嘔せざる者、半夏・人参を去り、栝楼実一枚を加う。若し渇すれば半夏を去り、人参を前と合して四両半と成し、栝楼根四両を加う。若し腹中痛む者、黄芩を去り、芍薬三両を加う。若し脇下痞鞕すれば大棗を去り、牡蠣四両を加う。若し心下悸し、小便利せざる者、黄芩を去り、茯苓四両を加う。若し渇せず、外に微熱有る者、人参を去り、桂枝三両を加え、温覆して微しく汗して愈ゆ。若し欬する者、人参・大棗・生姜を去り、五味子半升・乾姜二両を加う」とある。

また、**弁太陽病脉証并治下第七**に、「傷寒五六日、頭汗出で、微しく悪寒し、手足冷え、心下満ち、口に食を欲せず、大便鞕く、脉細なる者、此れ陽微しく結すと為す。必ず表有り、復た裏有る也。脉沈は亦裏在る也。汗出づるは陽微しと為す。仮令えば、純ら陰結すれば復た外証有るを得ず、悉く入りて裏に在り。此れ半ば裏に在り、半ば外に在りと為す也。脉沈緊と雖も、少陰病為るを得ず。然る所以の者、陰にして汗有るを得ず。今頭汗出づるは、故に少陰に非ざるを知れば也。小柴胡湯を与うべし。設し了了たらざる者、屎を得て解す」ともある。

❷また、**『金匱要略』黄疸病脉証并治第十五**には、「諸々の黄、腹痛みて嘔する者、柴胡湯に宜し。必ず小柴胡湯なり。方は嘔吐の中に見ゆ」とあり、また、**嘔吐噦下利病脉証治第十七**には、「嘔して発熱する者、小柴胡湯之を主る」とあるが、この条文は**『傷寒論』弁厥陰病脉証并治第十二**にも掲載されている。更には、先の『傷寒論』の２番目の条文の直後に云う「傷寒五六日、嘔して発熱する者、柴胡湯の証具わる。……」とも関連する。

❸**『注解傷寒論』弁太陽病脉証并治中第六・小柴胡湯**には、最初の原典条文を解説している。「病、表に在る者有り、裏に在る者有り、表裏の間に在る者有り。此れ邪気、表裏の間に在るは、之を半表半裏証と謂う。五・六日は邪気、表より裏に伝うるの時、中風なる者、或いは傷寒五・六日に至る也。玉函に曰く、中風五・六日、傷寒、往来寒熱すとは即ち、是れなり。或いは中風、或いは傷寒とは、是れ、傷寒再び中風になり、中風復た傷寒

になるに非ざる也。経に曰く、傷寒、中風、柴胡の証有るは、但一証を見わすとは、便ち是れなり。必ずしも悉く具わる者にあらずとは、正に是れなり。謂う心は或いは中風、或いは傷寒也。邪、表に在るときは寒、邪、裏に在るときは熱。今、邪、半表半裏の間に在るは、未だ定むる処有らず、是以って寒熱往来する也。邪、表に在るときは、心腹満たず、邪、裏に在るときは、心腹脹満す。今、止《ただ》胸脇苦満と言うは、邪気、表裏の間に在りて、未だ心腹満に至らざるを知ればなり。胸脇苦満と言うは、邪気、表裏に在るを知れば也。黙黙は静か也。邪、表に在るときは、呻吟して安からず、邪、裏に在るときは、煩悶して乱る。内経に曰く、陽入りて陰に之くときは静かなりと。黙黙とするは、邪、方に表より裏に之き、表裏の間に在れば也。邪、表に在るときは能く食し、邪、裏に在るときは食すること能わず。食するを欲せざる者、邪、表裏の間に在りて、未だ必ずしも食すること能わざるに至らざれば也。邪、表に在るときは煩せず、嘔せず。邪、裏に在るときは煩満して嘔煩す。喜々《しばしば》嘔する者、邪、表に在りて方に裏に伝わらんとする也。邪、初めて裏に入るは、未だ定むる処有らざれば、伝うる所一ならず。故に、或いは為すの証有り。柴胡の証有るは、但一証を見わすとは便ち是れなり。即ち、此に或いは為すの証を是とす」とあるが、原文の「傷寒五六日、中風、……」の解釈に困難を覚えているのがよく分かる。ここは、傷寒も中風も発症後五・六日経てば、……の意味である。尚、実際『金匱玉函経』弁太陽病形証治第三には、「中風五六日、傷寒、往来寒熱し、……」と、以下略同文が記載されている。

❹また、**『注解傷寒論』弁太陽病脉証并治下第七**には、2番目の条文に対して、「傷寒五・六日は邪、当に裏に伝うるべきの時なり。頭汗出で、微しく悪寒する者、表仍未だ解せざる也。手足冷え、心下満し、口に食を欲せず、大便鞕く、脉細なる者、邪、裏に結する也。大便鞕きは陽結すと為す。此れ邪熱、裏に伝うと雖も然れども外、表邪を帯ぶるを以ってするときは熱結すること猶浅きがごとし。故に曰く、陽微しく結すと。脉沈は裏に在りと為すと雖も、若し純ら陰結するときは更に頭汗・悪寒の表証无し。諸々の陰脉は皆頸胸中に至りて還り、上りて頭に循らず。今頭汗出づるは

少陰に非ざるを知れば也。小柴胡湯を与えて以って半表半裏の邪を除く。湯を服し已みて、外証罷りて了了たらざる者、裏熱未だ除かれずと為す。湯を与えて、其れ微しく利を取るときは愈ゆ。故に云う、屎を得て解すと」と解説される。ここでは半在裏半在外が半表半裏と変換されているが、⓲で詳述する。

❺一方、**『金匱要略浅註』黄疸病脉証并治第十五**には、『金匱要略』の最初の条文に対して、「此れ黄疸に土、木尅を受くるの証有り、柴胡湯を以って其の嘔痛を治するを言う。亦柴胡湯、諸々の黄を治すと謂うに非ざる也。止《ただ》柴胡湯と言いて未だ大小を分かたず。意うに見証に随いて時に臨みて択用すれば也」とあって、原典の小字双行箇所より適切である。必ずしも小柴胡湯に限定しうるものではない。

❻程林撰**『金匱要略直解』嘔吐噦下利病脉証治第十七**には、『金匱要略』の２番目の条文に対して、「経に曰く、嘔して発熱する者、小柴胡湯証具わる。夫れ嘔家、本発熱有る者、発熱するを以って半表半裏に属す。故に小柴胡湯を与えて以って之を和す」、更には方後には、「此れ邪気、表に逆して嘔を作す。桂枝湯の鼻鳴・乾嘔の如きと相類す。故に小柴胡湯を以って表の邪熱を解せば、去りて嘔亦止むなり」と解説される。

❼**『肘後百一方』巻之二・治傷寒時気温病方第十三**には、「三日已上、七・八日に至りて解せざる者、小柴胡湯を服すべし」とあって、柴胡八両・人参・甘草・黄芩各三両・生姜八両、無きとき乾姜三両・半夏五両・大棗十二枚と指示され、「微しく覆いて汗を取ること半日、須臾にして便ち差ゆ。若し除かざれば更に一剤を作る」とある。即ち、ここでは常に温覆微汗が指示されていることになる。

❽**『備急千金要方』巻第十 傷寒下・労復第二**には、「黄竜湯、傷寒差えて後、更に頭痛・壮熱・煩悶するを治する方。仲景、小柴胡湯と名づく」とあって、柴胡 半斤⇒一斤・人参・甘草 各三両⇒二両・生姜 三両⇒四両の外は原典と同量で指示され、最後に「嘔せずして渇する者、半夏を去りて栝蔞根四両を加う」と記載される。この加減法は原典と同一ではない。即ち、原典ではこの時に人参を増量することになっているからである。

❾**『外台秘要方』第二巻傷寒下・傷寒煩渇方**には、「古今録験黄竜湯、傷寒、十余日にて解せず、往来寒熱し、状温瘧の如く渇して胸満し、心腹痛むを療する方」とあって、原典と同一配合量で指示されるが、半夏・生姜・人参・柴胡・黄芩・甘草・大棗の順で指示され、❽と同じく加減法が記載される。尚、最後に「羊肉・餳・海藻・菘菜等の物を忌む」と言及される。

❿また、**同書・第一巻傷寒上・千金翼方**には、原典の最初の条文と薬味及び先の加減法が引載され、最後に小字双行で、「崔氏、深師同じ」とも記載される。

続いて、崔氏方には、「又、小前胡湯、傷寒六・七日解せず、寒熱往来・胸脇苦満し、黙黙として飲食を欲せず、心煩して喜々嘔し、寒疝腹痛するを療する方。胡洽云う、張仲景に出づ」とあって、柴胡⇒前胡に代えた処方が登載されているが、勿論小前胡湯は『傷寒論』、『金匱要略』には収載されていない。

⓫『太平聖恵方』巻第九・治傷寒六日諸方には、「傷寒、病みて六日、其の病深く結して蔵に在り、是れ三陰三陽倶に病を受け、若し五蔵六腑の栄衛皆通ぜず、其の人治し難きを治するには、宜しく小柴胡湯方を服すべし」とあって、柴胡・黄芩・赤芍薬・半夏・枳実・人参・甘草を散と為し、生姜煎服する。また、巻第十一・治傷寒潮熱不退諸方には、「傷寒にて潮熱・煩悶・体痛・嘔逆するを治するには、宜しく黄芩散方を服すべし」とあって、黄芩・柴胡・人参・半夏・甘草・麦門冬を散と為し、生姜・棗煎服する。前者は同名異方で、むしろ大柴胡湯去大黄に近く、後者は小柴胡湯加麦門冬である。

⓬**『傷寒活人書』巻第十九**では、婦人の傷寒を論じ、「婦人傷寒、男子と治法を同じくせず、男子は先に気を調え、婦人は先に血を調うること、此れ大略の詞のみ」とある。この観点より原典を顧みるに、**『金匱要略』婦人雑病脉証并治第二十二**には、「婦人、中風七八日、続いて寒熱を来たし、発作に時有り、経水適々《たまたま》断つ。此れ熱、血室に入ると為す。其の血必ず結する故に瘧状の如く、発作に時有らしむ。小柴胡湯之を主る」とあり、婦人の寒熱症状が続けば、血の循行に凝滞を生じることになる。即ち、本方は

婦人の傷寒・中風に由来する瘀血を未然に予防する薬として処方されることになる。これは一種の駆瘀血剤とも言えよう。

⑬**『傷寒六書』巻之三・諸方**には、「傷寒にて、頭略痛み、発熱・耳聾・脇痛し、或いは往来寒熱し、瘧の如きには此の方にて之を治す」とあって、「和解散　柴胡・黄芩・人参・半夏・甘草」を生姜・棗煎服する。これは小柴胡湯と同一薬味であるが、同処に小柴胡湯は別に掲載されていて、全体に薬味量が多く指示されている。

⑭先の❽と比し、**『万安方』巻第三十三・婦人三・妊娠中風**には、「黄竜湯　妊娠、傷寒にて発熱し、経水適々来たり、昼日明了、暮には譫語し、鬼を見る者の如し。此れ、熱、血室に入ると為す也。宜しく此れ之を主るべし」とあって、柴胡・黄芩・人参・甘草・棗を姜棗煎服するべく指示される。また、直後には小字双行で、「此れ、即ち張仲景の小柴胡湯に於いて半夏一味を除き、名づけて黄竜湯と曰う。半夏は妊婦の忌む所の七十二薬の一つなれば也」と注記され、先の❽の黄竜湯とは一味違いである。

しかし乍ら、同書・巻第三十二・婦人二・無子　妊娠には、『太平恵民和剤局方指南総論』巻下・論婦人諸疾の七十二味の産前禁忌薬を引用しているものの、「私云う、妊婦病を治するに禁薬無し。……妊婦、悪阻を治するに桂心・半夏・乾姜等有り。株を守り、舟に刻すべからず」と、七十二味に対して批判的である姿勢とは些か矛盾していよう。

⑮吉益東洞は**『方極』**に於いて、「小柴胡湯　胸脇苦満、或いは寒熱往来、或いは嘔する者を治す」と簡明に適応を規定し、尾台榕堂は**『類聚方広義』(上)**で、「小柴胡湯　胸脇苦満、往来寒熱、心下痞鞕して嘔する者を治す」とし、「柴胡諸方、皆能く瘧を治す。要は当に胸脇苦満症を以って目的と為すべし」と。後世、小柴胡湯を処方するには胸脇苦満が必須との条件は、正にここに由来する。

⑯現在、慢性肝炎に小柴胡湯という用例は、原典に云う胸脇苦満を拡大解釈して到達した西洋医学的病名—治療薬関係と思われる。慢性肝炎は当時の傷寒か雑病かの分類からすれば、急性再燃がない限り、当然乍ら雑病に分類されたであろう。そこで、先の『金匱要略』の「諸々の黄、腹痛みて

嘔する者、柴胡湯に宜し」という条文がこれに近いと思われる。宜しという指示条件は、柴胡湯（ここでは本方）の類方も念頭に置くことを前提に対応するから、慢性肝炎に本方が処方される必然性は一段と低くなる。実際、著者は慢性肝炎に本方を単独で処方したことはない。

⑰また、原典の最初の条文より往来寒熱、胸脇苦満という語句が独り歩きし、瘧のないときは胸脇苦満がなければならないかのように理解されていることが多い。先の条文の二丁後には、「傷寒中風、柴胡の証有るは但一証を見わさば便ち是れなり。必ずしも悉くに具えず、……」とあり、必ずしも胸脇苦満に拘泥せず、単に一症状位に考えれば、もっと応用範囲は広くなりうる。

⑱一方、半表半裏なる語の基と成った半在裏半在外であるが、**『千金翼方』巻第九傷寒上・太陽病用柴胡湯法第四**には、半在外半在裏とも表現されている。そして、『傷寒活人書』巻第三には、「此の一巻、表裏を論ず。……傷寒に表証有り、裏証有り。半ば表に在り、半ば裏に在る有り。表裏両証倶に見わる有り、表裏の証無き有り。表に在らば汗するに宜しく、裏に在らば下すに宜しく、半ば裏に在り、半ば表に在らば和解するに宜しく、表裏倶に見わらば証に随いて滲泄し、表裏の証無くば大柴胡湯を用いて之を下す。……」とあって、ここでは半在表半在裏と半在裏半在表とが記載されている。

正に朱肱は原典の半在裏半在外を半在裏半在表と解釈しているのである。それが妥当な表現であるのは、後世の『傷寒明理論』巻一・発熱第一他に於いて、半表半裏と短縮されて後代まで伝播して行くことでも明白である。

⑲**『古方節義』巻之中・小柴胡湯**には、「桉ずるに傷寒の邪、少陽経にあるものは此の方を以って和解すべし。少陽経は陽経既に終りて、陰経に伝えんとする処にて、此れを後人、半表半裏と云う。中風・傷寒の邪、表にある時は寒し、裏にある時は熱す。今、邪、半表半裏の間にありて定まりたる処なし。是を以って寒熱往来する也。……」と、半表半裏を解説している。

⑳本方の腹証として、**『腹證奇覧』上冊・小柴胡湯之証**には、「胸脇苦満の

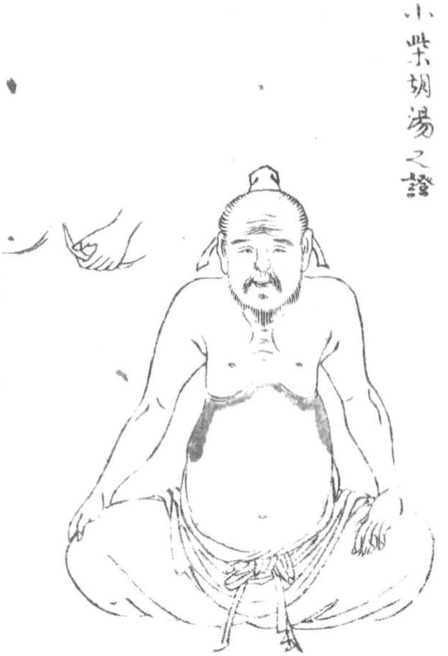

（図 11）『腹証奇覧』小柴胡湯之証

毒。……図（**図 11**）の如く、脇下肋骨の端を指頭にてかかげみるに、こたゆるものあり。是れ薄き苦満の毒なり。又心下を桉じて少しくこたゆるものなり。是れ即ち痞鞕なり。世に積聚と号するもの此の証多し。……又図の如く、苦満ありて心下痞鞕甚だしきものあり。此の時はまず苦満をさし置きて痞鞕より攻むべし。……若し甚だしきものなき時は上より順に攻むべし。……是れのみに限らず、病人諸症あらば、まず其の甚だしきものより攻むべし」とある。

元々『傷寒論』にいう胸脇苦満は自覚的症状のみを表現したものであったが、『腹証奇覧』では医師による他覚的症候へと拡大解釈している。現代の慢性肝炎の例はこの方向の流れに沿ったものであろう。

続いて**同冊・小柴胡湯之証胸肋肪脹**では、小児の場合について、「図（**図 8**/364 頁）の如く、苦満、痞鞕見えずして胸肋ふくれはりたるものなり。俗にこれを蝦蟆《かえる》腹《ばら》という。小児に此の証多し。……若ししれがたき時は指頭の横はらを以って肋骨の間をいろい、おして見るべし。必ず痛むものなり。……」とあり、この証を胸肋肪脹《ホウチョウ》という。

㉑『済美堂方函』傷寒　温疫　感冒には、「小柴胡湯　師の曰く、疫疾に於いて此の湯の症に与えて而も湯液下らず。是れ皆嘔気有るの故也。是に於いては小剤にして半夏を倍加して之に投ずるときは納まらざるべからざる也。若し嘔気強く、口舌乾きて渇する者、暫く流水湯を与えて而る后、此の湯を用ゆるは亦手段也。或いは流水湯冷服にても亦可也」とあって、適応症であっても嘔気が強い場合の対処法が記載される。尚、師とは和田東郭

のことである。尚、流水湯は小半夏加茯苓湯（585 頁）の**論考❽**で記載した。

㉒『時還読我書』巻上には、「儒生近藤大作といえるもの、苦学のために労憊し、欬嗽・白沫・羸痩・裏急等、諸証をあらわし、ただ脈息に穏なるところあるのみ。治を原南陽に乞いしに、小柴胡湯に加附・茯苓を処せり。用ゆること数十日にして快復せり。王徳膚の固陽湯を労へ用いたることもあれども、南陽の術、また感服するに堪えたり」と、肺結核に対する小柴胡湯加附子・茯苓の処方例である。

㉓小柴胡湯に配合される人参について一考したい。

抑々、**『薬徴』巻之上・人参・弁誤**には、「参は虚を補わずして心下疾を治する也」とあり、**品考**には、「朝鮮より来たる者有り。味甘し。其れ、真性に非ず。故に諸《これ》を仲景謂う所の心下痞鞕に試むるに効無き也。……本邦古昔より用うる所の者、其の味苦なるや亦明らかなり。……然れば其の苦なる者、是れ人参の正味なり。……乃ち、今、余、本邦の諸国に産する者を取りて之を用い、大いに心下痞鞕に効有り」とある。これにより、吉益東洞は人参ではなく、竹節人参を用いていたことが明白である。

これについて著者は大いに疑問を感ずる点がある。東洞は『類聚方』に於いて『傷寒論』の条文を取捨選択し、後人の竄入文を括弧を以って峻別し、仲景の原文のみを解釈する方針を貫徹している。言わば「仲景に還れ」の復古思想である。しかし、その東洞が処方した竹節人参は我が国の特産品であり、仲景は処方していない。条文を峻別する厳格さを以ってすれば、当時の実際の処方薬にも同様の姿勢で対処することこそ一貫性と言えよう。

㉔因みに、**『漢方と漢薬』第四巻第二号・薬方問答――小柴胡湯に就て――**で、実際に当時処方中の人参についての 12 名の先生の回答は（**表 14**）の通りであった。

（表 14）小柴胡湯処方中の人参についての 12 名の先生の回答

御種人参	3名	御種人参か鬚人参	1名
鬚人参	2名	御種人参か竹節人参	1名
竹節人参	3名	鬚人参か竹節人参	2名

㉕小倉重成先生は**『漢方の臨牀』第3巻第6号・小柴胡湯の人参**で、「恩師奥田先生は竹人は祛痰の作用は強いが、虚した者、乃至は食嗜の衰えた者には不適であると言っておられる。竹人のみを用いた小柴胡湯を一度口にしたならば、その苦味に眉をひそめ寧ろ瀉に傾く味わいを感ずるであろう。お種人参を用いた小柴胡湯を口にした時、その味の軟らかさ、温に傾く味わいを覚えるであろう。従って、食欲に異常なく咳嗽を伴った者には、竹人のはいったものはよく、そうでない者には、全部お種人参か、少なくともお種人参は半分は用うべきであろう」と語られている。

㉖本方は現在我が国で最頻用処方の一つである。尤も例の間質性肺炎の死亡事故報告以来、激減したのは確実であるが、……。

昭和16年の**『漢方と漢薬』第八巻第一号・日本漢方医師現況調査統計**中、**漢方医家日常最も繁用の処方**でも本方は154方中、第1位となっている。当時は肺結核の治療剤として多用されたのであろう。因みに第2位は葛根湯(89頁)で、第3位は当帰芍薬散(867頁)であり､以下は桂枝茯苓丸(264頁)、大柴胡湯(717頁)、小青竜湯(576頁)、桃核承気湯(823頁)、大黄牡丹皮湯(699頁)、桂枝湯(192頁)、八味丸(940頁)である。何と第10位までは全て『傷寒論』、『金匱要略』の出典処方で、第11位に漸く補中益気湯(1034頁)が登場する。

また、**漢方研究上最も良参考書と感じたる古今の書物**では、第1位は『皇漢医学』だったことも軌を一にしている。

㉗小倉先生はまた、『漢方の臨牀』第3巻第3号・大柴胡湯証と思われた小柴胡湯証で、「典型的な証の揃った患者さんというものはそう多くはない。原典には証のエッセンスのみが一字の無駄もなく光を放っているのであるが、同時にあらゆる変化をもその中に示唆しているのである。患者を診た時、多くの場合幾つかの方剤が頭に浮かぶであろう。その中で最も直感する方剤を先ず投ずる事になろう。その直感は色々な非典型的な証を数多く経験する事によって正確化されてゆくものではなかろうか」と、非常に教喩的な対処方針を披瀝されている。含味するべきであろう。

㉘本方の適応する体質改善について、**『漢方一貫堂医学』古方の体質改善**

薬との比較鑑別には、「この処方は、小児期から青少年期の腺病性体質者の改善薬として重要な役目を果たしている。……小柴胡湯を用いる場合は、それほどの疲労感はなく、いわゆる疳が強いといわれているもので、疳癖症で神経質で、少しもじっとしていられないというような子供によく効くものである。……即ちこの種の小児は、筋肉がすじばっていて、それほど軟弱ではない。眉間やこめかみの処に静脈の鬱血があって、青すじが出たり、目の白い処が青みを帯びることが多い。……この小柴胡湯の体質は、一貫堂医学の柴胡清肝散や荊芥連翹湯の体質によく似ている。この鑑別はまぎらわしく、混乱を起こし易い。その相違点といえば、柴胡清肝散や荊芥連翹湯は、皮膚の色が黄褐色で、腹筋の緊張が心下部ばかりでなく、臍の下の方まで堅く張っているということなどで区別されるが、そのいずれを用いてもよい場合があるものである」とあり、著者は特に皮膚の色と腹直筋の緊張をよく参考にする。言わば、解毒証体質の虚証ともいうべき、それ程強くない解毒剤で対応できる場合である。

㉙本方の臨床応用、加減法、類方との関連等々については、山本巌先生は『**東医雑録**』**(3)・小柴胡湯を語る**で詳述されている。

㉚本方には合方例が非常に多い。エキス製剤で可能な範囲で、特別な方名の付いているものでも、柴胡桂枝湯(377頁)、柴胡四物湯または柴物湯(四物湯〈473頁〉の合方)、柴苓湯(408頁)、柴胡解毒湯(黄連解毒湯〈74頁〉の合方)、柴陥湯(306頁)、柴蘇飲(香蘇散〈301頁〉の合方)、柴朴湯(402頁)、柴平湯(平胃散〈1006頁〉の合方)、柴陳湯(二陳湯〈891頁〉の合方)、柴胡桔梗湯(桔梗湯〈140頁〉の合方)、小柴胡湯加桔梗石膏(570頁) などがある。

小柴胡湯加桔梗石膏

出典　『傷寒論』、『金匱要略』、『一本堂医事説約』、華岡青洲経験方

主効　和解少陽、消炎、気道・上部消化管。

扁桃・咽喉頭部と上部消化管の清熱剤。

組成

柴胡7　黄芩3　人参3　半夏5　甘草2　生姜1　大棗3
桔梗3　石膏10

小柴胡湯	柴胡　黄芩　人参　半夏　甘草　生姜　大棗
桔梗石膏	桔梗　石膏

解説

本方は小柴胡湯（558頁）に桔梗石膏（145頁）を加味したものであるが、小柴胡湯加石膏に桔梗湯（140頁）あるいは排膿湯を合方したものとも、柴胡桔梗湯に石膏散を合方したものとも、また小柴胡加石膏に柴胡桔梗湯を合方したものとも解される。

しかし乍ら、桔梗石膏の**論考❽**で述べたように、本方は元々小柴胡湯合石膏桔梗湯とでも称するべき、小柴胡湯に石膏・桔梗・甘草という一方を合方した処方である。

【小柴胡湯】…少陽病傷寒または中風の代表薬で、消炎・解熱・止嘔・健胃・鎮咳・祛痰・鎮静・肝庇護などの多方面に亘る効能を発揮する薬である。

【桔梗石膏】…気道炎症そのものを消炎・解熱・鎮痛・鎮咳・祛痰して、止渇・除煩する薬である。

それ故、本方は小柴胡湯の加味方として少陽病傷寒または中風にあって、気道炎症を消炎解熱し、鎮痛・鎮咳・祛痰して口渇を軽減する薬である。尚、一般感冒薬や抗生剤等によって急性胃粘膜糜爛を来たしたとき、小柴胡湯に石膏を加味することにより、呼吸器系のみならず、消化器系にも消炎効果を齎す。このとき多くは舌が厚～薄白苔を呈している。

総じて、気道炎症が盛んなとき、消炎解熱し、一方で鎮咳・祛痰すると

共に炎症による疼痛を軽減し、口渇を鎮めると共に、上部消化管の急性炎症も抑制して食欲を回復する薬である。

適 応

感冒、インフルエンザ、口峡炎、扁桃炎、扁桃周囲炎、耳下腺炎、頸部リンパ節炎、蓄膿症、舌炎、口内炎、歯齦炎、急性胃炎など。

論 考

❶従来、小柴胡湯加桔梗石膏は本朝経験方であって出典は不詳であるとされて来た。桔梗石膏ですら、**『蕉窓方意解』巻之下・駆風解毒湯**に、「余、本方に於いて石膏大・桔梗中を加え、纏喉風甚だしく咽喉腫痛、水薬涓滴も下らず、言語すること能わず、死に垂んとするものを治す。甚だ妙。……」の用法や**『療治経験筆記』巻之七・香川先生解毒剤**に、「唯、癬瘡には石膏桔梗を加う」用法や喉の糜爛に大解毒剤去忍冬加桔梗石膏を処方する用法がある位しか追及されなかった。しかし乍ら、著者は桔梗石膏の出典が**『一本堂医事説約』**であると既に指摘している。

❷本方に関する所では、先ず**『衆方規矩』巻之上・傷寒門・小柴胡湯**に、「傷寒四・五日して寒熱往来あり。胸みち、脇痛み、心《むね》いきれ、嘔吐、頭いたみ、耳きこえず、大便結するを治す。これ、邪気の半表半裏にあるなり」とあって、加減法には「心の中あき満つるには枳殻・桔梗を加う」とある。

一方、**『重訂古今方彙』傷寒・小柴胡湯**には、「傷寒三・四日、脈息弦急にして数、病、少陽経に伝わる也。其の症、頭疼・発熱・脇痛・耳聾・嘔吐・口苦・寒熱往来、此れ、半表半裏にて和解するに宜し」とあって、加減法として「○心中飽満するには桔梗・枳殻を加う。……○渇するには知母・石膏」とある位である。

❸『古方節義』巻之中・小柴胡湯には、小柴胡湯の**論考⑲**の後段に、「又、傷寒・時疫の類、熱涼《さ》めず、咽渇口燥、汗有り、脉長洪にして数なるもの、必ず石膏を加えて用ゆべし。或いは白虎湯を合して柴白湯と云う。然れども只石膏一味を加えて用ゆれば穏にして用い易し。石膏を用ゆる症は発散しても、解熱の剤を用いても、自若として其の熱涼めず、咽渇き、口燥き、

舌黄白胎にして大便難く、其の脉洪実にして数、其の上に汗のある症には的方と思うべし。若し熱甚だしく無汗にして脉細緊にしてドカドカと至って急なる者には用い難し。此の証、初め発散が足らぬか、又は下した地、大いに疲れたる人にあるもの也。能く能く察して誤るべからず。尤も石膏は小剤にしては効なしと云う」と記載され、ここに気道炎症が加われば、正に本方の適応である。

❹しかし乍ら、本方の出典という面からみれば、桔梗石膏の出典は『一本堂医事説約』と言明したので、必然的に本方の処方例はそれ以後になるはずである。

浅田宗伯著『**先哲医話**』**巻上・和田東郭**には、和田東郭が咽喉腫塞の者に駆風解毒湯加桔梗石膏を冷服させたという治験記載の後、小字双行にて「拙軒曰く、此の証、小柴胡加桔梗石膏亦奇中す。青洲翁曽て之を用う」とあって、既に前著で指摘した。

即ち、華岡青洲が初めて小柴胡湯加桔梗石膏を処方したとの言明である。実際、『瘍科方筌』には、小柴胡湯加石膏や葛根湯加桔梗石膏が登載されているので、この記載の信頼性は非常に高く、採用しうると考える。

❺『**橘窓書影**』**巻之二**には、「余、此の病（麻疹）を療する其の始め、鋭意に発散・清熱を主とす。葛根加升麻牛蒡子、或いは葛根湯加桔梗石膏にて治する者、若干人。邪気、表裏の間に散漫し、嘔・渇・煩悶・咽痛にて食を欲せず。疹、皮膚の間に隠々たる者、小柴胡湯加桔梗石膏にて治する者、若干人。……若し熱毒熾盛・疹色赤黯《セキアン》して徧身熱く腫れ、喘脹気急、欬嗽して嘔・渇し、大小便秘濇する者、大柴胡湯加桔梗石膏にて下すべし。……」とあって、麻疹に於ける小柴胡湯加桔梗石膏の適応時期を示している。尚、本記事は浅田宗伯著『**橘黄年譜抄**』に既述されている。同書は元々『橘黄年譜』三巻からの抄本である。

❻『**方彙続貂**』**感冒　附　傷風　瘟疫　発斑　頭瘟　頭風**には、「小柴胡加桔石湯　春林軒　時毒頭風を治す。小柴胡方内に桔梗・石膏を加う」とあり、先の『先哲医話』に云う咽喉腫塞の適応から離れて、疫毒による頭風に適応すると記載されている。

❼本方の出典としてではないが、**『皇漢医学』第弐巻・小柴胡湯に関する師論註釈**の中で本方は触れられていて、「小柴胡加桔梗石膏湯方　小柴胡加石膏湯、小柴胡加桔梗湯を合方す。煎法用法同前。(主治) 小柴胡加石膏湯、小柴胡加桔梗湯の二証相合する者を治す」とある。尚、煎法用法同前とは小柴胡湯と煎法及び用法が同じということを意味する。ここでは本方名は小柴胡加桔梗石膏湯として、単に小柴胡湯加桔梗石膏という表現より一つの処方としての独立性の意味合いが強い。但し、本方が小柴胡湯加石膏湯と小柴胡加桔梗湯との合方との見解なので、湯本求真は華岡青洲のこの創意工夫を知らなかったことになる。抑々、求真は桔梗石膏としての加味方や『一本堂医事説約』の「一方　石膏・桔梗・甘草」を知らなかったのであろう。

❽石原明先生は**『漢方大医典』乳腺炎**で、「前方(葛根湯または葛根湯加石膏)で熱が下ったら小柴胡湯に桔梗3・石膏5を加えて用いる。軽いものならこれで治る」と記載される。

また、長浜善夫先生は**同書・副鼻腔炎(蓄膿症)**で、「中肉の人、やや虚弱者などには、この処方(小柴胡湯)が向く、やはり桔梗3.0・石膏5.0などを加味してよい」とあり、**急性扁桃炎**では、「発病後二、三日経って熱がなおり、咽頭痛も続いて、食欲もなく、嘔き気を伴うような場合は、この方(小柴胡湯)に桔梗2.0・石膏3.0を加えて用いるとよい」とある。

一方、同じく長浜先生は同書・中耳炎で、「発病後数日たって、なお熱があるような時期に(小柴胡湯を)用いるとよい。また一般に再発を繰り返すような慢性化したものに用いてよく効くことがある。膿の出るものには桔梗2.0を加える」とあり、咽喉炎には、「二、三日経って治らぬものに(小柴胡湯を)試みるとよい。局所的熱感があれば石膏3.0を加える」とも、扁桃肥大とアデノイドには、「アデノイドを伴うもの、頸部のリンパ腺も腫れているようなものにはこの方(小柴胡湯)がよい。石膏2.0を加えて用いる」ともあって、ここでは『皇漢医学』に云う小柴胡湯加桔梗、小柴胡湯加石膏の例が示されている。

❾矢数道明先生は**『漢方の臨牀』第15巻第10号・温知堂経験録(38)・腺**

病性体質が小柴胡湯加桔梗石膏でで、「十三才の男子、……。栄養状態も悪く、顔色は蒼白であった。この児は生来の虚弱者で、幼児期には外耳炎で困ったことがあり、腸が弱く、すぐ下利し易い。また風邪をひき易く、かぜをひくと扁桃腺がはれて熱を出す。毎年春秋の気候の変り目には必ず高熱を出しては休養している。一ころ腎炎を起こしたこともあり、鼻がつまり、扁桃腺がはれている。腹証にも胸脇苦満の状が認められた。依て小柴胡湯加桔梗石膏を与え、一年位はのむ必要のある旨を告げておいた。ところが服薬後まもなく風邪をひかなくなり、季節の変り目にも熱を出さず、食慾が進み、肥ってきて、発育がとみによくなり、一年後には全く見違えるように健康児となり、……」という症例を報告されている。

⑩**『漢方診療医典』甲状腺腺腫（附　甲状腺炎）**には、「甲状腺炎は比較的まれな病気であるが、急性甲状腺炎で、甲状腺が赤く腫れて痛み、熱のあるものに本方（小柴胡湯加桔梗石膏）を用いて2、3日で全治したことがある」とあり、**麻疹**には、「発疹後には、一般に小柴胡湯を用い、順調なものはこれで治る。また微熱が続き、肺結核の続発が考えられるような場合にも、この方を用いる。頸部リンパ腺腫脹、気管支炎、中耳炎などが併発した場合は、小柴胡湯加桔梗石膏として用いる。小柴胡湯で効のない場合は柴胡清肝散で奏効することがある」と解説される。更には**流行性耳下腺炎**では、「2、3日たって、耳下腺が腫れて発熱し、舌に白苔ができ、食欲があまりないものに用いる」とあって、**急性・慢性中耳炎**では小柴胡湯で、「発病後数日を経過して、悪寒、発熱があり、口苦く、舌に白苔があり、耳痛、難聴、膿汁の出るものに用いる。熱が強くて煩悶・口渇を訴えるものには桔梗3.0g、石膏5.0gを加える」とあり、**急性乳様突起炎**では、「2、3日経過して、舌白苔、発熱、悪寒、胸脇苦満、食欲不振などのあるものに用いる」と、夫々の本方の用法が記載されている。

その他、**副鼻腔炎（上顎洞炎）**、**急性扁桃炎（アンギナ）**、**腺様増殖症（扁桃肥大症）（アデノイド）**には孰れも小柴胡湯を用いて、加桔梗石膏の用例が呈示されている。

⑪緒方玄芳先生は**『漢方の臨牀』第25巻第10号・漢方診療おぼえ書（41）**

で、かぜと中耳炎とを繰返す幼児に小柴胡湯加桔梗石膏と題した6才男子の症例を報告されている。「中等度の体格、顔色は良い、汗っかき、……舌は淡白色を呈し、腹部は中等度の硬さを呈している。……約1ヶ年間服用し続けているが、その間一回も中耳炎を起こしていない」とのことである。

⓬山本巌先生は、**『東医雑録』(3)・小柴胡湯を語る**で、本方の適応例として、「化膿性炎症　胃が弱く、食欲がなくなる、口が苦いなどがあれば、小柴胡湯加桔梗石膏を用いる。慢性扁桃炎、蓄膿症、慢性中耳炎などの、抗生物質があまり効果のない場合にも、小柴胡湯加桔梗石膏、……を用いる。抗生物質よりはるかによく効く」や、「化膿性炎症には　桔梗・石膏・薏苡仁・連翹・金銀花などを加える。いずれも化膿性炎症に有効で、石膏は濃厚な膿のとき、薏苡仁は薄い膿の量が多いとき、桔梗は排膿、祛痰の作用があるために配合する」と説明されている。

⓭著者は本方エキス製剤を常用していない。勿論、小柴胡湯と桔梗石膏のエキス製剤は常用している。必要に応じて自由な配合分量で処方した方が使い易いからである。尚、桔梗石膏の他薬の加味方としての処方例は、桔梗石膏の**論考⓲**で述べた通りである。

小青竜湯

出典 『傷寒論』、『金匱要略』

主効 発汗解表、温肺、利水、平喘。

温陽し、偏在した過剰水分を捌く薬。

組成

麻黄３　芍薬３　細辛３　乾姜３　甘草３　桂皮３
五味子３　半夏６

麻黄湯	麻黄　桂皮　甘草	杏仁
	芍薬　細辛　乾姜　五味子　半夏	

桂枝湯	桂皮　芍薬　甘草	生姜　大棗
	麻黄　細辛　乾姜　五味子　半夏	

桂麻各半湯	桂皮　芍薬　甘草　麻黄	生姜　大棗　杏仁
	細辛　乾姜　五味子　半夏	

解説

本方は基本的に麻黄湯（1046頁）の加減方であるとも、桂枝湯（192頁）の加減方であるとも、桂麻各半湯（286頁）の加減法であるとも言われる。芍薬・甘草を除けば、他は全て温～熱薬である。

【麻黄】…太陽病傷寒のとき、発汗を促進させて解熱に向かう。また気管支平滑筋を弛緩して呼吸困難を緩解し、鎮咳祛痰して平喘する。更には大脳皮質に対する興奮作用も認められる他、四肢や筋肉・関節などの風湿による症状を軽減する。

【芍薬】…ここでは気管支平滑筋を弛緩して呼吸困難を緩解すると共に、麻黄・桂皮の発汗作用に対して脱汗しないように抑制をかけて陰液を保護する。

【細辛】…麻黄・桂皮の補助として外感病の風寒症状に投与して解表する他、多量の鼻汁や水様痰を生じ、咳嗽が止まらないときに温陽して鎮咳し、分泌を止める。また単独外用で齲歯や口内炎に対して局所麻酔作用も発揮する。

【乾姜】…代表的な熱薬の一つであり、諸々の寒証に処方する。消化管にあっては虚寒・実寒何れに対しても散寒して制吐・止瀉・鎮痛する。呼吸器にあっては細辛と共に、寒性の多量の水様痰を分泌抑制して鎮咳する。

【桂皮】…血管を拡張し、血液循環を促進し、表にあっては発汗を促して解表する。更に麻黄と配合すれば一層解表に働く。裏にあっては温陽して制吐・止瀉・鎮痛し、諸機能を回復する。

【五味子】…細辛・乾姜と共に、外感病・雑病に拘らず、寒証による多量の水様痰を来たす諸疾患に対し、消炎・鎮咳・祛痰する。また発汗過多に陥るとき、これを収斂して脱汗を予防する。更にまた慢性肝障害にも有効に作用する。『薬性提要』には、「五味備わり、肺を斂めて腎を滋し、津を生じて嗽を寧んじ、精を濇らせて瀉を住《や》む」とある。

【半夏】…代表的な制吐薬であり、種々の原因による嘔吐に対して、中枢性にも末梢性にも制吐作用を発揮する。また、呼吸器にあっては喀痰貯留して咳嗽を来たすとき、化痰して鎮咳する。更には頭痛に対しても鎮静作用を発揮する。『薬性提要』には、「湿痰を燥かし、水飲を利し、逆気を下し、嘔吐を止む」とある。

【甘草】…常に諸薬を調節して薬性を緩和する作用があるが、本方では麻黄の副作用を抑え、細辛・五味子の味を甘味によって調整するのが主目的である。

本方は温～熱薬の配合に偏しているので、基本的に先ず温剤であり、次に諸薬の薬性方向は主として気道～肺であり、中でも鼻汁・喀痰の分泌を抑制して嚔を止め、鎮咳祛痰する薬と、気管支を拡張する薬に発汗解熱を促進する薬が加味されて構成されている。

総じて、風寒型外感病にあって発汗解表すると共に、水様の鼻汁・喀痰の分泌を抑制し、気管支を拡張して平喘する。また一方、雑病にあっても全身の水湿に対して利水する効能を有する薬である。即ち、急性期にあっては水様の鼻汁・喀痰を捌き、慢性期にあってはその基である全身の水滞を利水する効果のある薬である。

適応

感冒、インフルエンザ、百日咳、アレルギー性鼻炎、滲出性中耳炎、上気道炎、気管支炎、肺炎、肺気腫、気管支拡張症、喘息様気管支炎、気管支喘息、小児喘息、湿性胸膜炎、急性腎炎、妊娠腎、ネフローゼ症候群、アレルギー性結膜炎、涙嚢炎、湿疹・皮膚炎群、急性蕁麻疹、クインケ浮腫、膝関節水腫、筋肉痛、神経痛、関節リウマチ、滲出性体質など。

論考

❶中医学では本方を温肺化飲湯という。

❷本方の出典は、**『傷寒論』弁太陽病脉証并治中第六**に、「傷寒、表解せず、心下に水気有りて乾嘔し、発熱して欬し、或いは渇し、或いは利し、或いは噎し、或いは小便利せず、少腹満し、或いは喘する者、小青竜湯之を主る」とあって、麻黄・芍薬・細辛・乾姜・甘草・桂枝各三両・五味子半升・半夏半升と指示され、続いて「傷寒、心下に水気有り。欬して微しく喘し、発熱して渇せず。湯を服し已みて渇する者、此れ寒去りて解せんと欲する也。小青竜湯之を主る」とある。

❸また、**『金匱要略』痰飲欬嗽病脉証并治第十二**には、「溢飲を病む者、当に其の汗を発すべし。大青竜湯之を主る。○小青竜湯も亦之を主る」、また「欬逆し、倚息して臥するを得ざるは小青竜湯之を主る」とあることに拠る。

❹**『注解傷寒論』巻第三・弁太陽病脉証并治中第六**には、最初の条文に対して、「傷寒、表解せず、心下に水飲有るときは水寒相搏ち、肺寒く気逆す。故に乾嘔・発熱して欬す。針経に曰く、形寒く、飲冷ゆるときは肺を傷る。其の両寒相感ずるを以って、中外皆傷る。故に気逆して上行す。此れを之謂う也。小青竜湯を与えて汗を発し、水を散じ、水気内に漬くるときは伝うる所、一ならず。故に或いは為すの証有り。証に随いて増損し、以って之を解化す」とある。また、方後には「寒邪、表に在れば甘辛に非ずんば之を散ずること能わず。麻黄・桂枝・甘草の辛甘以って表邪を発散す。水、心下に停まりて行らざるときは腎気燥く。内経に曰く、腎苦《はなは》だ燥するには急ぎ辛を食し、以って之を潤すと。乾姜・細辛・半夏の辛以って水気を行らして腎を潤す。欬逆して喘するときは肺気逆す。内経に曰く、肺収まら

んと欲するには急ぎ酸を食し、以って之を収むと。芍薬・五味子の酸以って逆気を収めて肺を安んず」とある。

また、２番目の条文に対しては、「欬して微しく喘する者、水寒、肺を射る也。発熱して渇せざる者、表証未だ罷らざる也。小青竜湯を与えて表を発し、水を散ず。湯を服し已みて渇する者、裏気温かく、水気散ずれば解せんと欲すと為す也」と解説される。

❺『金匱要略論註』巻十二・痰飲欬嗽には、『金匱要略』の最初の条文に対して、「註して曰く、溢飲は水已に流行して四肢に帰し、汗せざるを以ってして身体疼重を致す。蓋し表は寒気の侵す所と為りて疼き、肌体は湿に着きて重く、是に乎いて表に全し。但、水寒相雑じること猶之のごとし。風寒両つながら傷りて内に水気有る故に、大青竜、小青竜を以って之を主る。然るに大青竜は桂・麻を合して芍を去り、石膏を加う。則ち、水気甚だしからずして熱を挾む者、之に宜し。倘《も》し欬多くして寒伏するときは、必ず小青竜に当てると為す。蓋し麻黄、杏仁を去り、桂枝、生姜を去りて五味・乾姜・半夏・細辛を加うるは、表散ずと雖も、実は其の寒飲の下より出ださんと欲すれば也」と、溢飲は利尿してその病を治すべしとの見解である。

また、更に後の条文に対しては、「註して曰く、欬逆して倚息し、臥するを得ずとは、即ち前の支飲的証也。十棗湯を用いずして小青竜湯を用うるは、必ず其の表を挾むを以って也。然し此れ、必ず病発して未だ久しからずして臥するを得ざるときは、熱亦孔《はなは》だ亟《すみや》かなり。故に暫く桂・麻を以って表を治し、姜・半にて飲を治するのみ」と解説されるが、「熱亦孔だ亟かなり」は実際の臨床とは合致しない。

❻『傷寒論』の最初の条文の方後には加減法が記載される。「若し渇すれば半夏を去りて栝楼根三両を加う。若し微しく利すれば麻黄を去りて蕘花を加うること一雞子の如く、熬りて赤色ならしむ。若し噎する者には麻黄を去りて附子一枚を加えて炮ず。若し小便利せず、少腹満する者、麻黄を去りて茯苓四両を加う。若し喘すれば麻黄を去りて杏仁半升を加えて皮尖を去る。且つ蕘花は利を治せず、麻黄は喘を主る。今此の語は之に反す。疑うらくは仲景の意に非ざるを」とあって、続く小字双行の林億の註は、

逆に「豈に仲景の意に非ざるや」と疑問を投げ掛けている。尚、蕘花は『古方薬嚢』には、「蕘花よく水を利して麻黄に代わる者なり」という。

❼『金匱要略』肺痿肺癰欬嗽上気病脉証第七には、「肺脹にて欬して上気し、煩躁して喘し、脉浮なる者、心下に水有り。小青竜加石膏湯之を主る」とあって、小青竜湯加石膏が指示されている。尚、本方の直前の条文には、「欬して上気す。此れを肺脹と為す」とある。

❽**『備急千金要方』巻第九** **傷寒上・発汗吐下後第九**には、小青竜湯が登載されているが、原典と比して「表不解」を「表未解」に作り、薬味は桂心三両・半夏・五味子各半両・麻黄・甘草・乾姜・芍薬・細辛各三両であり、半夏・五味子の配合量が少ないことになる。更に後条文には、「相去ること十里頃《ばか》りにて復た之を服す」とも追加されている。

❾本方には芍薬・甘草が配されていることは既に述べた。本方中の意義としては主に副作用防止目的である。

そこで、丹波康頼編著**『医心方』巻第九・治欬嗽方第一**には、「小品方……又云う、沃雪湯、上気して息臥するを得ず、喉中水鶏の声の如く、気絶せんと欲するを治する方」とあり、麻黄・細辛・五味子・乾姜・半夏・桂心が指示され、方後には「投杯すれば即ち臥するを得。一つ投杯湯と名づく。汗を得さしむれども汗多くして喜々《しばしば》眠るを得ず。汗々なるは一服にして後服を消息す」との注意と指示がある。

言うまでもなくこれは救急薬であり、小青竜湯去芍薬・甘草であるので、効力としてはこちらの方が鋭いと思われる。

実際、普段から小青竜湯加減の煎じ薬で治療管理している喘息患者が、喘息発作寸前で来院したことがある。そのとき、著者は沃雪湯を急ぎ一回分稍短時間で煎じて投与した。水を加えて少し微温くし、一気に服用させたところ、15分後にはもうすっかり楽になったという。確かに小青竜湯として投与するよりは沃雪湯は即効性があるように思われる。

❿尚、上記の沃雪湯は**『外台秘要方』第十巻** **肺痿肺気上気欬嗽・上気喉中水雞鳴方**に、古今録験の沃雪湯とあって、同一の条文指示と薬味記載の後、「投杯するときは臥す。一つ投杯麻黄湯と名づく。人をして汗出でて臥す

るを得ざらしむ。怪しむ勿かれ。亦五合を従わすべし。稍増すを知らず。日に再びとす。……集験、経心録、范汪は同じ」とあるので、効かなければ五合を追加する位でよく、『集験方』、『経心録』、『范汪方』にも掲載されているとのことである。

更に、『外台秘要方』には引き続いて、投杯湯が収載されているが、これは小青竜湯去芍薬加款冬花・紫菀・杏人である。

⓫また、**『聖済総録』巻第六十七諸気門・上気**には、「上気して息するを得ず、喉咽利せざるを治する沃雪湯方」とあって、先の沃雪湯去乾姜を姜棗煎服するべく掲載されている。

⓬劉棟（白水田良）著**『金匱要略方論襯註』巻之中・痰飲欬嗽病篇**には、「所謂水病は、其の正病の別に四つ有り。一に曰く、聚散の水と。二に曰く、熱煩の水と。三に曰く、陽寒の水と。四に曰く、揺擾の水と。……何ぞ陽寒の水と謂うや。曰く、此れ陽証の水気、寒を成す者にして其の証は多く熱を帯ぶる者也と。病人、心下に水気有り、乾嘔・発熱して欬し、或いは渇し、或いは利し、或いは噫し、或いは小便利せず小腹満し、或いは欬して微しく喘し、発熱して渇せず、或いは但喘する者、小青竜湯之を主る。此れ、陽寒の水を為す也。此れ其の水為るや、是れ宿久の水にして根拠有る者也。……」と解説される。

⓭**『餐英館療治雑話』巻之上・小青竜湯の訣**には、「冬月寒に感じ、外は頭痛発熱悪寒あり、内は腹痛して下利咳嗽する者、表裏に寒をうく。軽症は五積散可なり。然れども咳嗽つよく喘気有りて五積散効なきは、小青竜湯可なり。痰喘強くば蘇子・杏仁を加うべし。速効あり。此の症、小児に多し。傷寒論立方の趣意は表に寒邪あり、裏に水気あり、その水気上逆し咳するを治する為に設くる方なり。水は即ち寒なり。故に水気心下になくとも裏に寒邪ありて、その寒邪肺に上奔して喘咳をなす。……」と。ここでも要は本方が表寒裏水の証を治す薬であることを説明している。

文中、杏仁を加うべしとあるのは本方と麻黄湯を合方することにより容易に得られる。

⓮**『百疢一貫』巻之上・痰飲　喘息・諸水気・動悸**には、「喘息初発、大・小青竜

湯にてすむもの也。大氏小青竜湯をやりて跡へ麻杏甘石湯を用ゆる也。麻杏甘石湯の場は表でもなく、悪熱のきみなる処へやりて可也。大概一通りの喘息は大・小青竜湯、麻杏甘石湯にてすむもの也」と概略が解説されている。

⑮**『類聚方解』小青竜湯**には、先ず「表邪、裏に及ぶ也」と大命題を記して後、「表水去らず、血気上逆し、心下の水を動ずる者を治す。其の証に曰く、乾嘔・発熱と、曰く、咳逆と。是れ表水去らず、血気上逆すれば也。裏証なるは当に嘔逆すべし。今嘔逆せずして咳気逆し、心下の水を動ずる也。曰く、心下に水有るとは、固より有る所の水飲為るを示す也。咳喘を作すとは、心下の水飲上りて攻むれば也。凡そ咳して喘するは、半夏の主りて杏仁の治する所に非ざる也。曰く、渇と。曰く、利と。曰く、噎と。曰く、涎沫を吐すと。曰く、倚息して臥するを得ずとは、是れ血気急にして水動揺するの証也と。其の喘を作すとは、表水未だ去ること能わざる也。血気急にして芍薬を以ってする所也」とある。ここでは突然表水が登場するが、基本的には表寒と心下の水飲から発来したものである。

⑯山田業広著**『経方弁』用小青竜湯訣**には、「小青竜湯、稍表発を経ての後、之を用うるの剤なり。初起翕翕と発熱するには宜しき所に非ず。故に曰く、表解せず千金は表未だ解せずに作るして其の主治に必ず曰く、心下に水気有りと。金匱を参せよ。肺脹には小青竜加石膏湯。亦曰く、心下に水有りと。傷寒論と金匱と、心下に水有ると言うは凡そ三つ。但、痰飲門の溢飲及び欬逆倚息して臥するを得ずの条は水有るを言わざるのみ。然れば既に之を溢飲・支飲中に収むるときは心下に水有ること知るべきのみ。世医、漫然と薬性の寒温を弁ぜず、病候の冷熱を別たず、直ちに之を肺脹・欬嗽・喘急に用う。知らず、肺脹中に更に厚朴麻黄湯、射干麻黄湯、越婢加半夏湯等の証有るを。溢飲・支飲には亦大青竜湯、苓桂味甘湯等の証有り。若し明らかに心下に水気有るの文を審らかにせずんば、其の類似の方、何以って別たんや。此れ、此の湯を用うるの訣也」と、中々厳しい言辞である。

⑰小倉重成先生は**『漢方の臨牀』第5巻第4号・小青竜湯の腹証**で、結びとして「この証はもともと水飲が邪魔して表が解しないのであるが、この心下水気ありを単に胃部振水音とのみ解しては狭すぎるのではなかろうか。

勿論水飲の極は胃部振水音となり、事実之の認められる事が多いのであるが、時には振水音が証明できずに、泡沫様痰（吐涎沫）、胃部膨満感、嘔、喘咳等を以て水飲の応徴と見做すべきであろう」と、然りと思われる。

⑱龍野一雄先生は**『漢方の臨牀』第8巻第11号・小青竜湯について（一）**で、『医宗金鑑』の説を引用しつつ批判されている。「表実で汗がないから麻黄桂枝二方を合して外を解すのだ。大棗を去ったのは滞る性質があるからだ（龍野、それは違う。大棗で心を補う必要がないからだ）。杏仁を去るのは喘がないからだ。喘があるものには杏仁を加える（龍野、これも違う。杏仁の作用を喘に拘泥しすぎる。小青竜湯証に喘とあるのに杏仁を加えていないではないか）。生姜を去るのは乾姜があるからだ。若し嘔くものにはこれを使う（龍野、生姜と乾姜とは作用が違う。乾姜があるから生姜を去るのではない。生姜瀉心湯には両者が入っているではないか。また、乾嘔と嘔とは病理的にちがう）。乾姜は細辛の作用を助けて強く温散し、寒と水とを一緒に汗によって解かしめる。乾姜は半夏の作用を助けて痰飲を残らず逐い、五味子の作用を助けて肺気を収め耗傷の気を斂める」と、随時訂正されているが、相変らず中々手厳しい。

⑲龍野先生はまた、**『漢方の臨牀』第9巻第6号・小青竜湯について（四）**で、「小青竜湯は主として症状を目標にして使うのであって、脈診腹診上特有の所見はないようである。脈診では表証又は欬逆があれば浮になり、発熱を伴えば数になる。表証がないと沈になる。舌診上では変化がないのが普通で、白苔があった場合でもそれが小青竜湯特有のものとはいえない。腹診上ではあまり変化がないこと、心下有水気のために上腹部が緊張していること、上腹部が軟らかく振水音があること、腹水があれば膨満していることなどがあって、腹証がこうだから小青竜湯の証だといえるほどの固有で著明な所見はない」と述べられている

⑳先の『傷寒論』の条文について、**『傷寒論講義』弁太陽病脈証并治中・小青竜湯**には、「此の証は、表裏相兼ね、一途に混ずる者と謂うを得べし。即ち表解せずは表証なり。心下に水気有りは裏証なり。此の章に拠れば、小青竜湯は、表を解し、心下の水気を去り、兼ねて其の動揺に因る諸証を

治するの能有りと言う可きなり。此れ即ち表裏双解の方なり。此の章、小青竜湯の本分を論じたるなり」とあり、条文中の「心下水気あり」は「水気は、所謂水邪を指す。必ずしも有形の水のみを謂うに非ず。……」とあり、もう少し広く解釈すれば、いわゆる水毒体質、滲出性体質を意味する。

㉑山本巌先生は**『東医雑録』(1)・冷え症の治療とその周辺**で、先の『金匱要略』の条文に対して、「小青竜湯は、溢飲といって主に四肢の浮腫に用いる。そのときは石膏を加えた方が作用が強くなる。《金匱要略》によると溢飲とは『飲水流行して四肢に帰し、当に汗出づべくして汗出ず身体疼重する者』とあり、また治法には『病溢飲の者、当にその汗を発すべし、大青竜湯之を主る、小青竜湯亦之を主る』としてある。しかし私の経験するところでは溢飲とは浮腫の病のことである。腎炎、ネフローゼなどの浮腫は、飲んだ水が利尿されないため手足に行って、小便出づべくして小便出でずこれを溢飲といい、『病溢飲の者、当にその小便を利すべし、大青竜湯之を主る、小青竜湯亦之を主る』と改めた方がよいように思う。この場合は《傷寒論》にある大・小青竜湯と使用法が異なり、熱がなくて水腫や喘咳に用いるのである」と、『傷寒論』と『金匱要略』との適応・目的・用法の違いについて適確に述べられている。

㉒先の『傷寒論』の条文中、乾嘔という表現があるが、通常、本方を用いるような感冒その他の病状の場合、よく心窩部不快感・重圧感を併発することがある。このとき大抵は食欲低下を来たし、胃粘膜の被刺激性は亢進している。このようなとき、本方のような麻黄・細辛・乾姜・五味子などの配合された方剤を服用すれば、一層の心窩部症状を来たし、乾嘔・嘔吐も招き、却って消化器症状の方が重篤となってしまう。

そこで、条文中にいう乾嘔というのは咳嗽が激しかったり、鼻汁が後鼻漏となって咽頭粘膜を刺激して乾嘔を来たすような場合で、むしろ上部消化管症状に由来する乾嘔などがあれば、本方は禁忌に近いのではないだろうか。実際、著者は他の症候・症状が合致していても、心窩部不快感、重圧感があれば、本方や麻黄湯、葛根湯(89頁)、麻杏甘石湯(1064頁)、麻黄附子細辛湯(1054頁)などを投与するのは極めて慎重になる。

小半夏加茯苓湯

出典　『金匱要略』

主効　止嘔、健胃、利水。止嘔して胃内停水を利水する薬。

組成

半夏5～8　生姜1.3～2　茯苓5～8

解説

【半夏】…代表的な制吐薬であり、種々の原因による嘔吐に対して、中枢性にも末梢性にも制吐作用を発揮するが、特に胃内停水による嘔吐によく奏効する。また消化器系・呼吸器系などの種々の湿痰による諸症状に対しても、燥湿化痰して緩解する。また、鎮静作用もあり、頭痛にも効を奏する。『薬性提要』にも、「湿痰を燥かし、水飲を利し、逆気を下し、嘔吐を止む」とある。

【生姜】…外感病に対して解表作用を有する他、半夏と共に冷えから来る嘔吐に対してよく止嘔して、順方向性の蠕動運動を亢進する。更に加えて、胃液分泌も増加し、消化吸収を促進して健胃作用を発揮する。尚、原典では半夏の修治及び中毒予防の効能も期待されている。『薬性提要』には、「寒を散らして表を発し、中を調えて痰を開き、嘔を止む」とある。

【茯苓】…組織内及び消化管内に過剰に偏在する湿痰に対して、偏在を矯正し、過剰水分を利尿によって排除し、且つ脾胃の補益作用も発揮する。またこのような偏在の矯正によって、眩暈・動悸なども治療し得る。『薬性提要』には、「脾を益して湿を除き、心を寧んじて水を行らす」とある。

従って、全体としての薬性は燥性であり、且つ温性でもある。

総じて、胃内停水が過剰にあって嘔吐が頻々に起こるとき、一方で制吐すると共に、胃内の過剰な偏在水分を利水して排除する薬である。

適応

急性胃炎、慢性胃炎、急性消化不良症、動揺病、妊娠性嘔吐、神経性嘔吐、小児反復性嘔吐症、メニエル症候群、急性発作性眩暈症など。

論　考

❶本方の出典は、**『金匱要略』痰飲欬嗽病脉証并治第十二**に、「卒《にわ》かに嘔吐し、心下痞え、膈間に水有りて眩悸する者、半夏加茯苓湯之を主る」とあり、小半夏加茯苓湯方として半夏・生姜・茯苓と指示される。また、「先ず渴して後に嘔するは、水、心下に停まると為す。此れ飲家に属す。小半夏茯苓湯之を主る」ともあることに拠る。

更に、「嘔家、本渴す。渴する者は解せんと欲すと為す。今反って渴せざるは心下に支飲有るが故也。小半夏湯之を主る」とあるが、これは小字双行にて「千金に小半夏加茯苓湯と云う」と注があるので、通常この条文も本方の条文と見做している。従って、本方は原典には小半夏加茯苓湯の他に、半夏加茯苓湯、小半夏茯苓湯とも記載されている。

❷そこで、**『備急千金要方』巻第十八 大腸腑・痰飲第六**には、「嘔家渴せず。渴する者は解せんと欲すと為す。本渴し、今反って渴せざるは、心下に支飲有るが故也。小半夏湯之を主る。茯苓を加うる者に宜し。是れ先ず渴し、却って嘔するは此れ、水、心下に停まると為す。小半夏加茯苓湯之を主る。卒かに嘔吐し、心下痞え、膈間に水有りて目眩し、悸するは小半夏加茯苓湯之を主る方」とあるが、ここでは三つの文から構成され、後の二つの文は何れも先の『金匱要略』の条文であり、ここでの最初の文が『千金方』の条文である。

この条文は、『金匱要略』の「嘔家、本渴す」の箇所が「嘔家渴せず」と正反対になっている。

尚、同じく痰飲第六には、また、「茯苓湯　胸膈に痰満つるを主る方」とあって、小半夏加茯苓湯加桂心が指示されている例もある。

❸**『金匱要略論註』巻十二・痰飲咳嗽**には、原典の最初の条文に対して、「註して曰く、物無きを嘔と曰い、物有るを吐と曰う。卒かに嘔吐するは原《もと》病無く、猝然《ソツゼン》として嘔吐するを謂う也。乃ち飲有るの人、偶々寒に触るとも、但、邪尽くるを宜しと為すは、即ち鬆《あき》らかなり。仍、然るに心下痞す。是れ初めの嘔吐、胃に邪を受けざるに因る。若し胃に邪を受くれば即ち利を作す。是れ、嘔吐して痞するは、外、表邪に因らず、内、胃の傷

るるに因らず、乃ち膈間に水有る故に水逆を為せば也。眩悸に至るは陰邪、下に注ぐこと能わずして上に冒す。故に目に侵して眩を為し、心に陵《おか》して悸を為す。水、膈間に在ること益々明らかなり。故に之を治するに、誤りは之の痞を下すに若くはなく、但、小半夏加茯苓を以って飲を去り、下に逆《むか》うるを主と為す」とある。文中、水逆とあるが、五苓散証の水逆の嘔吐ほど明確な激しい状態ではない。

❹**『金匱玉函経二註』巻之十二・痰飲咳嗽病脈証并治第十二**には、同じく最初の条文に対して、「〔衍義〕心下痞して膈間に水有り、眩悸する者、陽気必ず宣散せざる也。経に曰く、辛以って之を散ずと。半夏・生姜、皆味辛し。《本草》には半夏は膈上痰、心下堅、嘔逆する者を治すべしと。眩は亦上焦の陽気虚し、升発すること能わず、所以に半夏・生姜并びて之を治す。悸は心、水淩《おか》すを受け、半夏、独り治すべきに非ず、必ず茯苓を加えて水を去り、腎に下し、逆えて以って神を安んず、神安んずれば悸愈ゆる也」と、半夏・生姜・茯苓の意義について解説している。

❺**『傷寒活人書』巻第十八**には、「（大半夏湯）［六十四］　痰飲及び脾胃和せざるを治す」とあって後、「膈間に寒痰有るに遇う毎に、半夏・白茯苓・生姜各一分を用う」と指示され、方後には、「如し熱痰有るには炙甘草一分を加う。如し脾胃和せざるには甘草を去り、陳橘皮一分を入れて同じく煎ず」とあるが、**同巻**にはまた、「（小半夏加茯苓湯）［八十二］　諸々の嘔噦、心下堅痞して膈間に水痰有りて眩悸する者を治す」とあり、半夏・白茯苓を生姜汁と共に煎じる用法が記載される。

尚、同巻には更に、小半夏湯を「（半夏生姜湯）［九十二］　噦して死せんと欲するを治す」とあって、生姜・半夏と指示されている。

孰れにしても、『金匱要略』嘔吐噦下利病脉証治第十七の大半夏湯、生姜半夏湯と混同し易いので要注意である。

❻**『太平恵民和剤局方』巻之二・傷寒　附　中暑**には、「消暑円　傷暑にて発熱・頭痛するを治す」とあって、半夏・茯苓・甘草を末して生姜汁にて円と為す用法があるが、これは後の❼の処方よりも生姜汁にて炮製しているので、催吐症状に対して対応しうる。

一方、**巻之四・痰飲　附　欬嗽**には、「茯苓半夏湯　停痰・留飲にて胸膈満悶し、欬嗽・嘔吐して気短く悪心し、以って飲食下らざるを致すを治す。並びに宜しく之を服すべし」とあって、茯苓・半夏を末して姜煎する用法が掲載される。

❼『三因極一病証方論』巻之五・傷暑証治には、「消毒円　中暑にて煩渇・暈眩・寒熱するを治す」とあって、半夏・茯苓・甘草を蜜丸にして服用する用法が記載される。

❽『済美堂方函』傷寒　温疫　感冒には、「流水湯　家方　半夏・茯苓・石膏、右三味、本方に粳米有りて石膏無し。小半夏加茯症にして熱渇劇しき者、或いは虚煩して眠るを得ざる者」と記載され、小半夏加茯苓湯証に対して参考としうる。尚、流水湯は小柴胡湯（558頁）の**論考㉑**で登場した。

❾**『金匱要略精義』留飲欬嗽病**には、原典の3番目と最初の条文について章節毎に注釈されている。原文と対比して並記する。「嘔家、本渇す。渇する者は解せんと欲すと為す」に対し、「此の症にして渇する者、支飲解せんと欲すれば也。然りと雖も、支飲は渇するときは必ずしも解するに非ず」と。「今反って渇せざるは心下に支飲有れば也」に対し、「嘔して渇せざる者、水飲、心下に在りて呼吸を支える故也」と。「小半夏加茯苓湯之を主る」に対し、「千金方に従いて作りて茯苓を加う。――嘔して渇せざる者、本方の治する所にして、支飲は茯苓を加うるに非ざるときは治すること能わざる也。若し劇しき者、当に短気或いは眩悸の症有るべし」とある。続いて「卒かに」に対し、「是れ、傷寒に対して之を謂う。傷寒は日数を歴ざるときは嘔吐を致さざるを以って也」と。「嘔吐し」に対し、「留飲、胸中より逆する也」と。「心下痞え」に対し、「周く嘔吐は血気暢ぶること能わず、痞は主症に非ざる也」と。「膈間に水有りて眩悸する者」に対し、「血気迫りて水気を逐いて上に攻め、目眩を致す。又悸を為す者、即ち支飲也。故に茯苓を加う」と。尚、2番目の条文に関しては特に言及されない。

❿**『梧竹楼方函口訣』巻之二・痰飲類**には、「小半夏湯　一切心下に水有りて嘔吐する者を治する方也。下の加茯苓の方を尤も妙とす。暑日の病に最もよし」とあって、次の小半夏加茯苓湯には、「案ずるに前に具にす」と

簡単に記載されているだけである。

⓫**『勿誤薬室方函口訣』巻之下・小半夏湯**には、「此の方は嘔家の聖剤なり。其の内水飲の嘔吐は極めて宜し。水飲の症は心下痞鞕し、背七・八椎の処、手掌大の如き程に限りて冷ゆる者なり。此等の症を目的として此の方を用ゆるときは百発百中也。……」とある。背七・八椎は膈兪・膈関辺りをいう。一方、**同巻・小半夏加茯苓湯**には、「此の方は前方（小半夏湯）の症に停飲を兼ねて渇する者を治す。又停飲ありて嘔吐不食、心下痞鞕、或いは頭眩する者に効あり。総べて飲食進まざる者、或いは瘧疾、日を経て食進まざる者、此の方に生姜を倍加して能く効を奏す」とある。

⓬さて、各々の条文の中、最初の条文が最も理解し易い。2番目の条文中、渇して嘔するならば、むしろ熱中症などの脱水による中枢性嘔吐による場合か、あるいは腹部膨満を来たす程のイレウスによる嘔吐の場合などと思われる。この場合、心下停水は病態によっては認めうる。しかし実際、心下停水は全身の水分の偏在によるものであるが、これによる口渇などの脱水症状は、そのようなイレウスか、幽門部通過障害による胃内停水か、コレラなどの激しい水瀉性下痢によるものなどを除けば、さほど明瞭には認められない。

⓭一方、3番目の条文については『金匱要略』と『千金方』とで条文の一部に、語句が正反対の意味になる箇所がある。

湯本求真は**『皇漢医学』第弐巻・小半夏加茯苓湯に関する師論註釈**で、『千金方』の条文を採用し、この方が意味が通じるという。

しかし、著者は何方の条文も意味の通じる解釈は可能なのだが、『金匱要略』の方が比較的素直に解釈しうると考える。

その解釈は、「嘔吐する者は本来、津液を喪失するから重積すると渇するものである。それ故、渇する者は嘔吐するべき胃内停水も枯渇してしまっているから、もう嘔吐するものもなく、治癒するべき状態にある。しかし、中には嘔吐しても渇しない者がいる。それは心下に支飲あるがためであり、その支飲を処理しないことには嘔吐は治らない」ということになる。一方、『千金方』の条文は、「嘔吐する者で渇しない者がいる。渇する者は本来、嘔吐を重積することによって、津液が枯渇して渇するのであるから、渇する者の嘔吐はもう治癒しようとしている。しかし今の場合は逆に、嘔吐しても渇しないことがあるのは、心下に支飲があるためであり、その支飲を処理しないことには嘔吐は治らない」と解釈しうる。

何れにしても当時は、心下停水が嘔吐の原因であり、これを処理すれば、嘔吐は治癒すると考えていた。

⑭**『臨床漢法医典』緒言**には、「著者曾て門司に在りて開業せる時、英国軍医官オレフアント氏同地に在りて胃患に罹り、屢々嘔吐して飲食を絶つこと久し。当時船医たりし氏の令弟は米医ニウマン氏と力を協せて之が治療に当り、百方其術を尽すも嘔吐更に鎮まらず衰弱日々に甚し。関門在留の宣教師某痛く之を憂い、余に一診せんことを乞う。蓋し氏の再起せざるべきを思い、帝国の医師たる余の死亡診断書を認めしめん為なりし也。余即ち往て之を診す。ニウマン氏等具さに症状及治療の経過を語り、余に問うに良案なきやを以てせらる。然かも余が試みんとする普通鎮嘔の療法は両氏に由りて既に十分に試みられたる後なれば殆んど余が手を下すべき余地無し。然かも此一刹那余が胸底図らずも一考案の浮ぶものあり。即ち漢法薬の応用を試みんとの念是なり。玆に於て両氏に応えて曰く余に一策あり之を試みんと。辞去家に帰り漢法医書を取調べ小半夏加茯湯を作り之を瓶に盛りて与え服用せしむ。一二服にして奇効忽ち顕れ嘔吐は殆んど已む。爾後加療数日にして健康旧に服し、異郷の鬼たるを免れたるを以て厚く余に謝意を表せられたることありき」と記載される。この偶中によって「余は深く漢方医術未だ全く廃つべからずとの事を肝に銘ずるに至れり」と結んでいる。

⑮山本巖先生は**『東医雑録』(3)・小半夏湯の展開**で、先の⑭の緒言を引用されると共に原典の条文を解説されている。

❶の最初の条文に対して、「突然に嘔吐し、胃部が膨満し、眩暈（めまい）や心悸亢進のある者は、水飲のためである。嘔吐があって、心下部が膨満して痞え、めまいや心悸亢進のあるときは水飲があるから、茯苓を加えた本方を用いる」と。

❶の２番目の条文に対して、「口渇がして水を飲み、それから嘔吐するのは水飲による。従って茯苓を加えた小半夏加茯苓湯がよい。この場合の口渇も水を飲むことも軽いもので、水逆の嘔吐のように激しいものではない。水逆なら、茯苓だけでなく、五苓散のように、猪苓・沢瀉・朮を併せて強く水を除かなければならないし、又水を除けば嘔吐は自然に止む。本方は、小半夏湯と五苓散の中間的で両者を兼ねている」と。

❶の３番目の条文に対して、「嘔吐するものは口渇がなく水を欲しがらないものである。嘔吐して水を欲しがるものは治る前兆だ。本渇があって今反って渇がないのは胃内に停水があるからだ。小半夏加茯苓湯を用いる。要するに胃内停水が多いときは茯苓を加えて用いるのである」と解説される。

消風散

出典 『外科正宗』

主効 消炎解毒、止痒、燥湿。瘙痒性、炎症性、滲出性の皮疹の薬。

組成

当帰3　地黄3　防風2　蟬退1　知母1.5　苦参1
胡麻1.5　荊芥1　牛蒡子2　石膏3　木通2　［蒼朮2］
［甘草1］

解説

【当帰】…婦人科の主薬で、月経の調整や疼痛に効果がある他、全身の血流を改善して補血及び駆瘀血作用を発揮し、慢性の化膿性炎症に対して免疫力を増強する。

【地黄】…炎症があるときこれを鎮めて解熱し、熱による津液の喪失を防止すると共に、虚熱に対してもこれを清熱する。また炎症性皮膚病変に対しても消炎的に作用する。

【防風】…代表的な祛風薬であり、外感病にもあるいは関節痛・筋肉痛・頭痛にも処方し得るが、蕁麻疹、湿疹・皮膚炎群などによる瘙痒感に対しては発散的に作用する。

【蟬退】…外感病風熱型に用いて解表する他、麻疹、蕁麻疹などに用いて発疹を透発させるので、一時的には却って皮疹が増加することもある。また瘙痒感の強い場合にこれを止痒させるように働く。『薬性提要』には、「風熱を除き、目翳を退く」とある。

【知母】…石膏の補助として清熱作用を発揮し、実熱にも虚熱にも処方しうる。また中枢神経系の興奮を低下させて鎮静作用を発揮する。

【苦参】…発熱を伴う炎症性・出血性の下痢や尿路感染症による血尿に対しては消炎解熱して止血する他、湿疹や化膿性皮膚炎に対して燥湿しつつ清熱し、また瘙痒感に対してはこれを止痒する。尚、皮膚の症状に対しては外用してもよい。『薬性提要』には、「湿を燥かして火を瀉し、風を祛りて虫を殺す」とある。

【胡麻】…動脈硬化症などによる眩暈、ふらつき、耳鳴りなどに対して滋養強壮する他、乾燥性の皮膚に対してはこれを滋潤する。また含有する多量の脂肪油によって腸の蠕動運動を刺激して通便作用を発揮する。『薬性提要』には、「五臓を潤し、腸を滑らかにし、風湿の気を逐う」とある。

【荊芥】…頭・顔面部、特に扁桃や咽頭部の外感病の症状を緩解する他、よく防風と共に用いて皮疹を止痒して消退する。

【牛蒡子】…感冒などで咽喉頭〜気道の炎症によって腫脹・疼痛を来たしたり、咳嗽して喀痰を生じたとき、風熱を発散して消炎解熱する他、発疹性の外感病に対しても発散効果を発揮し、皮膚の化膿性炎症に対してはこれを解毒する。『薬性提要』には、「熱を解して肺を潤し、瘡瘍の毒を散らし、咽膈を利す」とある。

【石膏】…代表的な清熱瀉火薬で、発熱炎症性の感染症に対して解熱すると共に、日数が経過して余熱によって口渇・煩躁などの熱証症状が残っているときにもこれを緩解する。また、高熱を伴う発疹性の感染症に対しても石膏を処方する。一方、湿疹に対して外用すれば、分泌物を減少させうる。

【木通】…一般的浮腫に対して利尿して消腫する他、尿路系の炎症に対しては抗菌作用を発揮しつつ利尿する。また滲出性の皮疹に対しても燥湿する。

【蒼朮】…筋肉や関節及び消化管内の過剰水分を利湿する効果が強く、発汗や利尿によって湿を除く。また滲出性の皮膚病変に対しても同様に燥湿する。

【甘草】…ここでは生で用い、諸薬の調和と薬性の緩和の他、炎症に対しては清熱解毒する。

本方は多岐に亘る効能を有する薬物から構成されるが、当帰・地黄・胡麻は乾燥性の皮疹に対して補血・滋潤し、苦参・木通・蒼朮は滲出性の皮疹に対して燥湿し、地黄・石膏・知母・苦参・牛蒡子・生甘草は炎症性の皮疹に対して清熱・解毒し、防風・蟬退・苦参・荊芥は瘙痒性の皮疹に対して止痒する。

総じて、湿疹・皮膚炎群、蕁麻疹などに対して、止痒して清熱・解毒することを第一義とするが、本方には皮疹の性状が滲出性のときに投与する

薬と乾燥性のときに投与する薬とが含まれ、全体的には燥湿に作用する方が大きい。それ故、消風散と言う方名ではあっても、風（瘙痒）だけの薬ではなく、風・湿・熱に対する皮疹の治療薬である。

適　応

風・湿・熱の皮疹、湿疹・皮膚炎群、蕁麻疹、固定蕁麻疹、アトピー性皮膚炎、白癬菌症、癜風、汗疹、皮膚瘙痒症、痒疹、小児ストロフルスなど。

論　考

❶本方の出典は、**『外科正宗』巻之四・疥瘡論第七十八**に、「消風散　風湿、血脈に浸淫し、瘡疥を生ずることを致し、搔痒絶えず、及び大人・小児の風熱の癮《イン》疹、遍身に雲片斑点乍ち有り、乍ち無きを治す。並びに効あり」とあって、当帰・生地・防風・蟬脱・知母・苦参・胡麻・荊芥・蒼朮・牛蒡子・石膏・甘草・木通と指示される。この描記は正に蕁麻疹の消退が巧みに述べられている。

❷一方、**『医宗金鑑』**にも『外科正宗』と同一処方で消風散の記載がある。**同書・外科巻四・編輯外科心法要訣・項部・鈕扣風《チュウコウフウ》**には、「消風散　鈕扣風、騒癢、度《はか》り無く、抓破して津水し、亦津血有る者を治す」とある。鈕扣風とは襟首の皮疹で瘙痒感の強いものをいい、丁度アトピー性皮膚炎の項部皮疹に相当する。尚、『外科正宗』では単に甘草としか指示はないが、『医宗金鑑』では生甘草の指示がある。

❸そこで、本方の成立を考えるとき、**『傷寒活人書』巻第二十一**には、「（鼠粘子湯）疹豆出でんと欲して未だ皮膚に透するを得ること能わず、熱気、咽喉を攻め、眼赤く、心煩する者を治す」とあって、鼠粘子・甘草・防風・荊芥穂と指示され、方後には「大いに咽膈を利し、痰涎を化し、嗽を止む。若し春冬の間、常に服すれば瘡癤を生ずるを免る。老幼、皆宜しく服すべし」とあり、鼠粘子は牛蒡子の別名だから、鼠粘子湯の四味は全て消風散の構成薬味である。

❹次に、**『太平恵民和剤局方』巻之一・諸風　附　脚気**に、「苦参円　心肺積熱し、腎臓の風毒、皮膚を攻め、時に疥癩を生じ、瘙痒忍び難く、時に黄水を出だし、及び大風、手足爛壊し、眉毛脱落するを治す」とあって、苦参・

荊芥二味が指示されている点は、陳実功も承知していたものと思われる。

一方、原書・五巻本には既に消風散が収載されている。しかし、組成は白茯苓・芎藭・羌活・人参・荊芥・防風・藿香葉・蟬殻・白僵蚕・甘草・厚朴・陳皮で、茶清にて調下するので、本方と共通薬味は僅か四味に過ぎない。本方とは同名異方である。

❺更に、方賢撰**『奇効良方瘡疹論』巻之六十五・瘡疹出太盛解毒第九**には、「六十二、消毒散○牛蒡子・甘草・荊芥」や「六十三、化斑散○石膏・知母」などが掲載されているが、何れも本方の構成薬味ではあるものの、元々は痘瘡の処方であるので、本方への関与については何とも言えない。

❻さて、**『医学正伝』巻之八・痘疹門六・弁表裏虚実十**には、先の鼠粘子湯が消毒飲として収載され、同箇所にはまた、「二物湯　蟬脱・甘草」とも登載され、孰れも消風散の構成薬味である。

更に、消毒飲は皇甫中撰、王肯堂訂補、邵達参補『明医指掌』巻六・斑疹証十一に、消毒飲子として収載されている。

❼**『方読弁解』下部下・疥癬浮きて浅きを疥と云い、沉みて深きを癬と云う。たむしに近し。乾癬はぜにがさなり**には、消風散正が原典の条文と薬味と共に記載され、「小瘡、膿ありて湿多き者に用ゆべし。膿多く血燥する者は当帰飲子に宜し。又準縄の瀉白消毒飲を末となし、小瘡に用いて能く発出することあり。又樺皮散あり。各々参考すべし」とあって、本方掲載の直前には樺皮散、直後には当帰飲子、二つの後には瀉白消毒飲が記載されている。

❽**『餐英館療治雑話』巻之下・消風散の訣**には、「此の方、疥癬其の他一切の湿熱が血脉に浸淫し、瘡疥を生じ、痒みつよきものを治す。此の方、亦発表幷びに土茯苓・大黄抔用いても愈えず。半年一年の久しきをへて痒みつよく、抓《か》けば随いて出で、抓かねば即没す。又はジトジトと脂水出で、或いは乾きて愈ゆれば又跡より出づ。或る病人、腹内に熱あるを覚え、時々発熱の様にクワッと上気し、夜に入れば別して痒み甚だしきなどの証候、此の方を用ゆるの標準なり。瘡疥の類久しく愈え兼ぬるは、血虚か血熱かの二つに外ならず。血虚は当帰飲子、血熱ならば此の方の右に出づるはなし。此の方中にある苦参、別して血熱を去ること妙なり。……又、方

彙の頭痛門にある局方の消風散に苦参を加え用ゆるも効相似たり。血熱、苦参にあらざれば治せず。此の方を用ゆる標準は上件の如し。脉は数を標準とすべし」とある。

確かに、『重訂古今方彙』頭痛には局方の消風散が掲載されている。実際、『外科正宗』以降でも、『景岳全書』巻之五十六・散陣や『医方集解』祛風之剤では、消風散としては局方消風散を採録している。

❾**『梧竹楼方函口訣』巻之三・疥瘡類**には、「消風散　小瘡、膿になり、遍身痒くして堪えず、熱盛んなる者に用いて良し。早く痒みを止めて燥かす也」と、ここでは風・湿・熱に加えて膿痂疹まで適応としている。

❿**『勿誤薬室方函口訣』巻之下・消風散**には、「此の方は風湿、血脉に侵淫して瘡疥を発する者を治す。一婦人、年三十許り、年々夏になれば惣身悪瘡を発し、肌膚木皮の如く痒場、時に稀水淋漓忍ぶべからず。諸医、手を束ねて愈えず。余、此の方を用ゆること一月にして効あり、三月にして全く愈ゆ」と記載される。

⓫矢数道明著**『漢方後世要方解説』**には、本方は潤燥の剤に分類されている。そこでは、「此方は頑固なる皮膚病に屢々用いられる。風湿血脈に浸淫すとて、夏季暑熱の候に毎年発する悪瘡に効を奏し、皮膚枯燥或は時に分泌物あることあり、瘙痒甚だしき皮膚病に用いる。又慢性となれる蕁麻疹にも応用される。夏期に増悪する皮膚病、古方なれば白虎加人参湯などの症がある。本方は更に長びき毒深く血燥のものによい」と解説されている。

⓬大塚敬節先生は**『漢方の臨牀』第10巻第6号・最近の診療を語る――座談会――**で、「絶対に消風散の効く湿疹があるんです。一時悪くなってもそれをやっていると必ず治るんですね。それは足や手に貨幣状に出来る湿疹で、シルが出てじくじくして結痂するやつですが、そういう湿疹には消風散が絶対に効きますよ。私はこれまでそれで効かなかったということはありませんでした。ただし消風散の中の石膏の量が少なくて効かない場合はありますから、それだけ注意すればいいですね。つまり消風散はそういう汚いジクジクした湿疹に効きますが、当帰飲子の方は割合表面がきれいで、出っぱってこなくて赤味もない湿疹に効きますね。それから温清飲

の場合は熱感があって、赤くて、患者がとくに熱感を訴える場合の湿疹ですね」と述べられている。

⑬矢数道明先生は⑫の**最近の診療を語る――座談会――**で、大塚先生の話を受けて、「いまのお話の消風散を使ってよかった例ですが、二十七才の男の人で、昨年の夏から腕・顔に湿疹が出て、寒くなるとひっ込みますが、夏の間がひどかったというのです。それで、胃の調子がわるくてときどき黄色の水を吐き、睡眠不足のときは特にひどく湿疹が出るというんです。そして腹もそれほど胸脇苦満もありませんし、栄養も顔色も普通なのです。これに最初十味敗毒散に薏苡仁と山梔子を加えてやりましたが、二十日間のんでもダメでしたので、こんどは夏になると特にわるくなるというようなことを目標にして消風散をやったのです。その場合、苦参は抜いてやりましたが、二日のんだらきれいに湿疹がとれ、その後二ヶ月ほどつづけてのみましたが、湿疹はひっ込んだままできれいに治ってしまい、ことしは夏になっても全然出ないで済んだそうです」と、具体例を挙げられている。確かに消風散は夏期の悪化が口訣の一つである。

⑭**『漢方診療医典』消風散**には、「本方は内熱があって、分泌物が強く、瘙痒のはなはだしい皮膚病に用いるものである。すなわち頑固な湿疹で、分泌物があって痂皮を形成し、その外見が汚穢で、地肌に赤味を帯び、痒みが強く、口渇を訴えるものを目標とする。本方はその血熱をさまし、血燥を潤すのが主眼である。方中の当帰・地黄は血燥を潤し、苦参は血熱をさまし、渇を除く。牛蒡子と蟬退は風熱を治し、瘡毒を解すといわれている。荊芥・防風もまた風を去り、瘡疥を治す。木通は血脈の渋滞を通利するという。以上の目標に従って、本方は頑固な湿疹、蕁麻疹、水虫、あせも、皮膚瘙痒症、苔癬、夏期に悪化するいろいろの皮膚疾患に応用される。本方の証と思われ、しかも効なきときは温清飲を試みるがよい」と詳細に解説される。

また、**同書・蕁麻疹**には、「発赤して分泌物があり、痂皮を作り痒みのつよいものに用いる。血熱と血燥のあるものによい」とあり、**湿疹**には、「頑固な慢性湿疹で、諸方効なく、発赤して分泌物があり、痒みがひどく、結痂を作るというものには、本方を用いるべきである」とあって、**乾癬**には、「血熱をさまし、血燥を潤すのが主眼である。内部に熱があり、分泌物があって痂皮を形成し、地肌が赤く、痒みが強く、口渇を訴えるのを目標とする」ともあり、**アレルギー性皮膚炎**には、「前記二方（治頭瘡一方と馬明湯）で効果の現われないものに本方を用いてよいことがある」と、皮膚疾患に対する適応が解説されている。

⑮**『漢方治療の方証吟味』アレルギー性皮膚炎——温清飲——**には、「消風散には、石膏・荊芥・防風があって、これもまた発表性があるので、一時悪化するかに見えることがあります。これは軽い副作用には違いありませんが、しばらく用いていれば、やがて治るものですから、一種の瞑眩とも考えられます。このように薬方に発表性が有るか無いか、あらかじめ知っておく必要があると思います。要するにこの薬方は、一方では抑えるが、もう一方では発表もする。だからこの薬方を飲ませると一時にパーッと悪くなることもあるということを、よく知って用いるように……。慢性化した皮膚炎や湿疹では、これでないとどうにもならないという場合があり、その薬方は消風散です」と、貴重な臨床経験を述べられている。

⑯山本巌先生は**『東医雑録』（2）・消風散・当帰飲子について**で、「消風散は……、現在の湿疹、蕁麻疹、蕁麻疹様苔癬（小児ストロフルス）、固定蕁麻疹、アトピー性皮膚炎、浅在性白癬症、癜風、乳児寄生菌性紅斑等の比較的浅在性（表皮、及び浅い真皮の部分）の皮膚疾患に用いて非常に有効な薬方である。……要約すると、ⓐ湿潤傾向（湿性糜爛、水疱）があり、発赤を伴った、浅在性の瘙痒の強い皮膚疾患、ⓑ全身性の、発赤と瘙痒の強い皮膚病、ならびに蕁麻疹に用いる。……消風散は、主役は苦参と荊芥である。苦参は血熱を清し、荊芥は風を除く。皮膚の浅在性の炎症と瘙痒を主るものである。……本方は利湿の作用をもつ薬物は、木通・蒼朮・石膏・苦参であってその作用は弱い。従って、湿潤の強い場合には、もう少し強力な祛湿・利水の薬物を加えないと薬効が遅く、ときには効かないこともある」と述べられていて、別の箇所で祛湿・利水の薬物として、車前子・滑石・茯苓・沢瀉・防已・萆薢・薏苡仁・茵蔯蒿等を挙げられている。

⓱本方は原典条文に云う如く、急性蕁麻疹にはよく奏功する。しかし、アトピー性皮膚炎にも『医宗金鑑』に云う鈕扣風に限らず、処方することがよくある。本方は基本的に風・湿・熱の皮疹を対象としても、湿と熱に対する配慮が比較的弱いように思われる。湿に対しては、**解説**でも述べたように、当帰・地黄・胡麻が滋潤性に作用するためである。一方、消炎性の薬物の地黄・石膏・知母・苦参・牛蒡子・生甘草のうち、苦参・牛蒡子のみ燥湿性に作用し、本方中最も強い清熱薬である石膏・知母は燥湿的に作用しない。またエキス製剤の通常分量では石膏・知母の配合量は少なく、充分な消炎性を発揮するとも言い難い。

それ故、著者は本方をアトピー性皮膚炎に処方するときには、強い清熱剤に利湿性を備えた方剤として黄連解毒湯(74頁)をよく合方する。勿論その外に、諸家の提唱する様々なスキン・ケアも必要となることは言うまでもない。

しかし乍ら、元々本方に滋潤性の薬物が配合されているのは、本方をアトピー性皮膚炎に処方するならば、長時間の病悩による血虚病変も加わっていることを意味する。更には目黒道琢の言う血熱には苦参のみならず、地黄も配合されているので、正に本方は皮疹の急性期〜慢性期に亘る色々な病変に対応することが可能となる。

しかし、大抵は先に述べた黄連解毒湯を、急性期は多目に、慢性期には少な目に合方することが必要である。

升麻葛根湯

出 典 『小児斑疹備急方論』

主 効 清熱解毒、透疹。風熱を発散し、発疹を透発する薬。

組 成

升麻 2　芍薬 3　葛根 5　甘草 1.5　[生姜 0.5]

解 説

【升麻】…麻疹などの初期で、未だ発疹が出切らない内に処方して発疹を透発させる他、風熱による疼痛他の諸症状に対して発散的に清熱解毒する。特に顔面や口腔～咽喉部の症状によく応じる。また、黄耆・柴胡などと共に用いて弛緩した筋肉の緊張を回復させる。『薬性提要』には、「風邪を発散し、火鬱を升発し、毒を解す」とある。

【芍薬】…平滑筋・骨格筋に対する鎮痙作用の他に、発熱性疾患に於いて補血・補陰することにより、循環血液及び津液の調節に当たり、また発汗などによる津液の過剰な喪失も防止する。しかし、『傷寒活人書』巻第二十一では小児の瘡疹が論じられ、「活血散　瘡子、或いは出でて快からざるを治す」として、白芍薬末一味が処方されている。

【葛根】…代表的な辛涼解表薬であり、項背部骨格筋や血管平滑筋の異常緊張を緩解する他に、本来の解表薬として解熱に働くが、津液を喪失させず、また升麻と配合して発疹を透発させる。更に、湿熱による下痢などに対してはこれを消炎収斂させる。『薬性提要』には、「肌を解して熱を退け、津を生じて渇を止め、腠を開いて汗を発す」とある。

【甘草】…原典では炙して用いるが、ここでは生で用いる方がよい。単に諸薬の調和及び薬性の緩和に働くのみでなく、諸々の炎症を清熱し、また化膿に対しても解毒する。

【生姜】…原典では指示はないが、升麻・葛根の発散作用を補助し、また熱病によって疲弊した消化管の機能を回復する目的で処方される。

本方は升麻・葛根で発疹を透発したり、風熱を清熱解毒したりする作用を第一とし、芍薬で升麻・葛根の作用の行き過ぎを抑え、また発汗による津液の喪失を予防する他、発疹が出てもすっきりしないときの薬でもある。

総じて、発疹性疾患にあって未だ発疹期にないとき、あるいは充分に発疹が出切らないときに処方して透発させたり、更には風熱そのものを清熱解毒したりする薬である。

適　応

感冒、インフルエンザ、麻疹、風疹、ウイルス性発疹性感染症、水痘、猩紅熱、鼻炎、結膜炎、扁桃炎、感冒性頭痛など。

論　考

❶本方の出典については、董汲撰**『小児斑疹備急方論』**に升麻散の方名で収載されている。同書には「疹疱未だ出でず、疑弐の間、身熱は傷寒・温疫と相似たり、及び瘡子已に出でて発熱するを治す。並びに之の方を服すべし」とあって、升麻・芍薬・葛根・甘草と指示されるが、生姜は原典では指示されていない。

❷本方は『小児斑疹備急方論』と同時代の閻孝忠撰**『閻氏小児方論』**、**『太平恵民和剤局方』**、**『傷寒活人書』**等々、多くの書に収載されている。

『閻氏小児方論』には、「升麻葛根湯　傷寒・温疫の風熱・壮熱にて頭痛・肢体痛ありて、瘡疹已に発し、未だ発せざるを治す。並びに宜しく之を服すべし」とある。尚、同書には升麻葛根湯という方名が使用され、今日の処方名はこれに由来する。

『和剤局方』巻之二・傷寒　附　中暑には、同じく升麻葛根湯の方名で、「大人・小児の時気・瘟疫、頭痛発熱、肢体煩疼を治す。及び、瘡疹已に発し、及び未だ発せず、疑弐の間にも並びに宜しく之を服すべし」とあり、方後の条文には「……病気去り、身清涼なるを以って度と為す」ともあり、熱症状が治まれば度とするべく指示される。

❸また、**『傷寒活人書』巻第十六**には巻首に、「（升麻湯）㊀　傷寒・中風にて頭痛・憎寒壮熱・肢体痛・発熱畏寒し、鼻乾きて睡るを得ざるを治す。兼ねて小児・大人の瘡瘮、已に発し、未だ発せざるを治す。皆服すべし。兼ねて寒暄時ならず、人、疾疫多く、乍ち暖にして着を脱ぎ、及び暴熱の次に、

忽ち陰寒に変じ、身体疼痛して頭重きこと石の如き者を治す」とある。

尚、同書・巻第二十には、「（升麻黄芩湯）小児、傷風にて汗有り、頭疼・発熱・悪寒するを治す」とあって、升麻葛根湯加黄芩が指示され、方後には「若し時行の瘡豆出でて快からず、煩躁して眠らざる者、木香一銭五分を加う」ともある。

❹また、少し後世の**『小児衛生総微論方』巻第八瘡疹論**には、升麻葛根湯は第一に挙げられ、「瘡疹、初めて覚ゆるも未だ出でず、身熱、弁認すること能わざるを治す。恐らくは是れ、傷寒驚風、変蒸温壮、疑惑の間に皆与えて服すべし」とある。

尚、同巻には先の活血散も登載され、更には「升麻湯　瘡痘已に愈ゆるも余毒未だ解せず、瘡痂落つと雖も、瘢色黯惨《アンサン》にて、或いは凹凸に肉起こるを治す。宜しく此れを用いて瘢を滅して毒を消すべし」とあって、川升麻一味が指示されている。後の⓲の『能毒』に云う処方時期とは対比的である。

❺**『玉機微義』巻之五十小児門・治風之剤**には、「升麻黄芩湯、小児、中風にて身熱し、頭項強ばりて自汗し、表和せざるを治する也」とあって、升麻葛根湯加黄芩が指示される。一方、**治寒之剤**には、葛根升麻湯とあって升麻葛根湯そのものが記載される。方後には、「按ずるに、此の方、陽明の薬也。世俗には小児の傷風、及び発瘲瘡の疑似の間の者を治するに皆之を用ゆ。……」とある。

❻**『傷寒六書』巻之三・諸方**には、升麻湯として先の❸の『傷寒活人書』巻第十六の条文がそのまま引載され、後条文には「若し老人には芍薬を去り、柴胡・茯苓・人参各一銭を加う」と記載される。

❼**『医学正伝』巻之八・痘疹 六・弁内外因 四**には、升麻葛根湯が四味で処方され、続いて、弁三陰三陽経候六には、升麻葛根湯加粳米・紫草が指示され、弁三陽証治七には、連翹升麻湯（升麻葛根湯加連翹）が指示され、弁表裏虚実十には、葛根升麻加芍薬湯（升麻葛根湯倍加芍薬）と先の**解説**の活血散が記載されている。

❽**『扶寿精方』傷寒 続添**には、「升麻湯　傷寒二・三日、脈洪大にして数、

乃ち陽明の症にて頭痛・発熱し、渇を作して面赤く、口鼻乾燥し、目痛みて眠臥するを得ず、而して悪寒せざる者を治す」とあって、本方が指示され、方後には「頭痛甚だしきには川芎・白芷・防風各一銭を加う」とあり、孰れも姜煎する。即ち、ここでは瘡疹ではなく、傷寒を治療対象とする。

更に三条後には、「升麻湯合小柴胡湯　傷寒三・四・五日、脈息洪弦にして数、其の症、頭疼・発熱、湯を作して面赤く、口乾きて耳聾し、脇痛みて乾嘔・口苦し、寒熱往来するは、此れ陽明と少陽との合病たるを治す。宜しく之を服すべし」とあって、升麻・乾葛・甘草・白芍薬・柴胡・人参・黄芩・半夏を姜煎する。

また、後段には升麻葛根湯の名で、四味加川芎・白芷・麻黄が記載され、姜棗煎服する。方後には、「遍身に大汗を発し、如し解せずんば、又用ゆ」ともある。

❾『万病回春』巻之二・傷寒 附傷風には、升麻葛根湯の方名で『傷寒活人書』と略同様の条文が記されていて、ここでも生姜を加えて水煎して服するべく指示があり、更には頭痛には葱白を加えるなどの加減法も記載されている。従って、姜煎指示は『万病回春』が嚆矢ではない。

❿『寿世保元』辛集巻之八・麻疹には、「〇一論ず。疹の初起、呵欠・発熱・悪寒・咳嗽・噴嚔・流涕・頭眩には升麻葛根湯に宜し」とあって、四味を姜煎する。方後には、「紫蘇・葱白を加えて以って肌を解す。切に大汗を忌む。斑紅ならざる者、亦宜し。乃ち麻疹初起の神方也」とあるが、**『済世全書』巻之七乾集・痘瘡**には、三日発熱治法として、「升麻葛根湯　時行・瘟疫にて頭痛発熱・肢体煩疼し、痘疹の未だ発せず、疑似の間を治するに宜しく服すべし。一たび苗を見ば、服すべからず、之を慎め」とあって、四味を姜煎する。「山査・大力子を加うは尤も可なり」とあり、更に「冬月には蘇葉八分を加う。〇四肢厥冷には桂枝一銭半を加う。〇腰痛せば当に知るべし。是れ痘と。桂枝一銭半を加う。〇時気、酷烈に発熱すること太甚なるは、乃ち是れ毒気盛んなり。牛蒡子一銭半を加う」と記載される。

面白いのは、両書同一撰者であるにも拘らず、升麻葛根湯は前書には痘瘡に登載されず、後書には麻疹に登載されていない点である。龔廷賢の1

年間の経験に由来するものであろうか。

⓫また、**『医方集解』発表之剤**には、「升麻葛根湯　斑疹已に出づる者、服する勿かれ。其の表を重ねて虚することを恐るれば也。傷寒未だ陽明に入らざる者、服する勿かれ。反って表邪を引きて陽明に入ることを恐るれば也」とある。

⓬**『幼幼集成』巻之二・乳子傷寒証治・傷寒総括五法**には、「升麻葛根湯　邪、陽明経に在り、無汗・悪寒・発熱するを治す」とあって、緑升麻・粉乾葛・赤芍薬・炙甘草と指示され、方後には「此の方、疏表去寒・和血調気す。故に痘家の用と為す」とある。また、巻之六方氏痘麻・痘疹・痘後余毒証治歌には、「防風通聖散　痘後に身に癮疹を発し、出でて過多なる者を治す」とあって、升麻葛根湯加北防風が指示されている。

一方、同巻・麻疹・麻疹証治歌には、升麻葛根湯に続いて、「桂枝葛根湯　厳寒の時令にて麻毒出で難きを治す。此を以って之を発す」とあって、升麻葛根湯加柳楊桂・北防風を生姜・淡豆豉にて引と為す。更に続いて、「升麻葛根合人参白虎湯　炎天の暑月、毒、熱隔と為すを治す。此を以って之を涼解す」とあって、升麻葛根湯加浄知母・熟石膏・上揀参に糯米にて引と為す。即ち、この処方は升麻葛根湯合白虎加人参湯と等しいことになる。

⓭さて、『備急千金要方』巻第九 傷寒上・発汗湯第五には、「傷寒三日の外、前薬を与えて差えず、脉勢仍数なる者、陽気猶経絡に在り、未だ蔵腑に入らざるを治する方」とあって、桂枝・黄芩・甘草・升麻・葛根・生姜・芍薬・石膏・梔子が処方され、服用後発汗すれば後服を止めるように指示がある。この処方は升麻葛根湯加桂枝・黄芩・石膏・梔子である。尚、前薬とは五香麻黄湯のことである。

⓮また、『外台秘要方』第二十三巻 癭瘤咽喉癧瘻・毒腫瘰癧には、「又（経心録）升麻湯、風毒の咽、水下らざるを療し、及び癧腫を療する方」とあって、升麻・芍薬・射干・杏人・麻黄・甘草・楓香・葛根が指示されている。この処方は升麻葛根湯加射干・杏人・麻黄・楓香である。尚、楓香は路路通のこと。結局、この処方は欬痰を伴う場合に適応しうる。

⓯『仁斎直指附遺方論』巻三・附破傷風・破傷風方論には、「白朮湯　抜粋

方　破傷風にて大いに汗して止まず、筋攣搐搦するを治す」とあって、升麻葛根湯加白朮・黄芩が指示されている。

⑯『外科正宗』巻之四・小児痘風瘡第一百十四には、「升麻葛根湯　丹毒にて身体発熱し、面紅に気急し、啼叫・驚搐等の証を治するに服す」とあって、升麻・乾葛・白芍薬・柴胡・黄芩・山梔・木通・甘草を煎じて母子同服する。

⑰**『頓医抄』巻第四傷寒上**には、「一．升麻湯　傷寒・中風の頭痛み、身熱《ほとお》り、身痛み、鼻かわきて寝ねる事能わず、兼ねて小人・大人のはしかもかさの未だ出でず、已に出でたるも、又、天下の時ならず寒し熱するによりて人多く疫病し、頭重き事、石をゆい付けたるがごとくなるを治す」とあって、「升麻・赤芍薬・甘草・乾姜各等分、乾葛と乾姜と書き違い也」とも記載され、㕮咀して煎服する。尚、「乾葛と乾姜と書き違い也」は本文と同一書体なので、乾姜を書いた後に気付いたのであろう。後世に残るこのような訂正はあまり例を見ない。筆写本ならではの操作である。

⑱曲直瀬道三著**『薬性能毒』周（升麻）**には、「……瘡腫・肺痿・欬唾・膿血に班疹を消し、……」と記載されるだけであるが、**『能毒』上・周**には、「痘疹は皮の下にでかかって在るときは升麻葛根湯を用ゆるぞ。外への道をあくる心也。痘疹の出づるか出でまじきの時分用ゆる也。それも熱なくはいや也。扨て、周は歳のふけた痘疹出で難きに殊に吉し。毛竅を疎する故出で易きぞ。扨て、痘出でてからは使わざる薬ぞ。痘疹熱甚だしきと云うが肝要ぞ」とある。

⑲しかし、**『日記中揀方』巻之上・瘟疫**には、「升麻葛根湯〇四時の傷寒・時行の疫癘を治す。春温に尤も妙也。熱毒深うして班疹を発し、或いは小児痘疹、山を挙げかぬる時、是れを用ゆべし。熱邪滞り、胸中熱し、心《むね》いきれ、咽痛むを治す。酒毒・膈熱を解す。〇……病去り、身清《すず》しくなるを度とす」とあって、当時の疱瘡の順当な経過である発熱《ほとおり》三日、出《で》斉《そろい》三日、廻漿《みずもり》三日、貫膿《やまあげ》三日、収靨《かせ》三日の内、貫膿三日を順調に経過させるために処方した。即ち、ここでは痘疹の疑似の間に処方する段階からかなり後期にまで亘って処方しうることを示している。

尚、戴曼公口授『戴曼公治痘用方』には、痘疹の順当な経過について、序熱三日、見点三日、起脹三日、灌膿三日、収靨三日、落痂三日、還元三日と記載され、用語の違いは認められる。

⑳曲直瀬玄鑑原本、下津春抱校補**『痘疹医統』巻之一・初発疑似治方**には、「銭氏升麻葛根湯　小児、初めの間の発熱、壮熱にて風寒と為し、痘疹と為し、能く的弁すること莫きに、此の方穏当にこれを主る」とあって、四味を水煎服する。

㉑**『医療手引草』上編坤・痘疹・発熱疑似之間見証用薬**には、「○偖《さ》て、古書には升麻葛根湯を用いて見点したらばやめよとあり、表発に過ぎてあしきとあり。然れども是も一概に守られぬ事もあり、直ちに中和の剤にならぬ事もあり。……○偖《さ》て、右の疑似の間にも虚つよく見ゆるには軽き独参を用ゆる事なり。是等は古書には見えぬなり」とあって、『能毒』よりも透疹後の使用については寛大である。

㉒**『済春園方函口訣』感冒　傷寒　瘟疫**には、「升麻葛根湯　先ずは本条下にある通り也。痘疹、疑似の間は本方にてよけれども、点見し初めたれば荊防を加うるがよし」とあって、荊芥・防風を加味することによって透疹を速やかに完成させ、⑲の出斉三日または見点三日以後も順当に経過させるための加味である。

㉓**『青囊瑣探』下巻・眼疾**六には、「升麻葛根湯　李東壁云う、陽気鬱遏し、及び元気下陥する諸病を治す。時候の赤眼に毎に殊効有り。周、嘗て時候の赤眼にて寒熱・頭痛する者を治するに、菊花・細辛を加えて多く奇効を取る」と記載され、瘡疹ではなく、赤眼を治療対象とする。尚、周は片倉鶴陵のことである。

㉔池田独美著**『痘科弁要』巻四・初発三日用法**には、「升麻葛根湯　初熱発して、痘疹を解するの良方なり。古方にては三日前後に之を用ゆ」とあって、四味を煎服するが、最後に「一方には羗活を加う」とも記載される。

続いて、「和解湯　古方にては三日前後に之を用ゆ」とあって、四味加人参・川芎・防風・羗活と指示され、更には「加減升麻湯　痘と痘に非ずとを論ずること無く、但嬰児の身熱・呵欠・煩悶、睡中の驚悸、噴嚔して眼渋り、鼻出の気粗く、手足酸軟するは即ち宜しく与服すべし。如し雑証有れば再び雑証薬を兼ねて之を治す」とあって、四味加前胡・紫蘇・当帰・連翹・桔梗を姜・葱白煎服するべく記載される。

㉕**『時還読我書』巻上**には、「升麻、下血を止む。辻元山松、常に自ら用いて奇験ありとぞ。犀角に代り用ゆるも其の故ならんといえり。いずれ血分へ走りて清涼するの品とみえたり」と記載されている。

㉖**『梧竹楼方函口訣』巻之一・傷寒類**には、「升麻葛根湯　痘瘡・麻疹、未だ見点せず、未だ序熱のとき、風寒・感冒に疑似する者に用ゆる常用なり。全体、足の陽明経の発表剤也」とある。

㉗山本巌先生は**『東医雑録』(2)・新外感病論階梯〈四〉――解表法の拡大応用――**で、升麻葛根湯について、「葛根は背面腹面の透発によく、升麻は頸部のように上部の不透の者によい。従って葛根は横行して邪を送り、升麻は上昇して邪を送るといわれる。薄荷・牛蒡子・蟬退を加えると透発の力を強くする」と、夫々の作用を述べられている。

㉘原典の条文中、「瘡子已に出でて発熱する……」とある他、『閻氏小児方論』、『和剤局方』、『傷寒活人書』、『万病回春』、『日記中揀方』、『医療手引草』には原典と同様、瘡疹が已に発した後に処方してもよい旨指示されている。但し、『小児斑疹備急方論』、『玉機微義』、『医方集解』、『梧竹楼方函口訣』には瘡疹の疑似の間までに処方するべきであると指示され、升麻は『能毒』には痘出でてからは使わざる薬と記され、今日の用法で感染症風熱型で発疹を透発させるために処方する薬という時期指定と同一である。

しかし、流行しているのではない限り、風熱型感染症が発疹を出現させるものかどうかは、結果論でなければ多くは予測が困難ではないだろうか。即ち、本方を処方していても、高熱期になって発疹を随伴させずに解熱して行く場合は多々経験する。このように考えると、発疹を透発させるというのはむしろ二義的な意味合いで、基本的には熱症状が持続しているという点が一義的となって来る。『能毒』にも「痘疹熱甚だしきと云うが肝要ぞ」とあり、熱症状が甚だしくなければならない。

即ち、感染症風熱型の経過に於いて発疹が出るかどうかは結果論であり、高熱を呈する時期に本方は処方され、発疹が出なければそのまま続けて服用し、解熱傾向があるまで投与を続け、一方でもし発疹が出現したら、出切ってしまうまで投与するということになる。発疹出現以後の慎重投与または禁忌は、発散による脱汗を恐れてのものであろう。従って、この点に注意するならば、発疹出現後にも熱症状が持続していれば処方可能である。

辛夷清肺湯

出典 『外科正宗』

主効 慢性、消炎、通鼻、清肺。

膿性鼻漏を止め、気道炎症を消炎、鎮咳、祛痰する薬。

組成

辛夷２～３　黄芩３　山梔子1.5～３　麦門冬５～６
百合３　石膏５～６　知母３　枇杷葉１～２　升麻１～1.5
［〈甘草〉］

解説

【辛夷】…主として頭・顔面部の風熱症状を発散する。鼻詰まりを通竅し、膿性鼻漏を軽減し、頭痛・歯痛を鎮め、更には目眩、ふらつきを止める。

【黄芩】…代表的な清熱薬で、急性炎症時の発熱、特に気道炎症によく適用する他、発熱性の下痢を呈する炎症にも処方される。また、上逆・頭痛・顔面紅潮などの症状に対しては鎮静作用も発揮する。

【山梔子】…黄芩に似て清熱作用を発揮するが、取り分け熱病経過中の煩躁・口渇・心煩・胸苦感などを鎮静する。また、皮膚表層の種々の炎症に対してもよく使用される。

【麦門冬】…慢性肺疾患で乾咳と微熱を呈するときには清熱・鎮咳するが、発熱疾患による脱水があるときには清熱して津液の喪失を防ぐ。更にプレショック状態に陥ったときには強心作用も発揮する。

【百合】…気道～肺の炎症で乾咳・慢性咳嗽を呈するとき、気道粘膜を適度に潤して止咳・化痰を容易ならしめると共に、肺の陰液を補って鎮咳する。更には炎症などの余熱が残っているとき、清熱して鎮静する。『薬性提要』には、「肺を潤して熱を清し、嗽を止む」とある。

【石膏】…代表的な清熱瀉火薬で、発熱炎症性の感染症に対して解熱すると共に、口渇・煩躁などの熱証による不快症状に対して鎮静的に作用する。また、高熱を伴う発疹性の感染症に対しても石膏を処方する。

【知母】…石膏と共に清熱作用を発揮し、実熱にも虚熱にも対処しうる。

また、中枢神経系の興奮を低下させて鎮静作用を発揮する。

【枇杷葉】…気道～肺の炎症で乾咳・粘稠痰・呼吸困難などの肺熱の症状を軽減し、また嘔気・嘔吐・上腹部苦満感などの急性胃炎症状に対しても消炎する。『薬性提要』には、「肺を清くして胃を和らげ、気を降ろす」とある。また江戸期には、枇杷葉を主薬とした枇杷葉湯が暑気払いの薬としてよく飲用されたり、近年になって民間薬的に枇杷の葉療法としてもよく知られている。

【升麻】…麻疹などの初期で未だ発疹が出切らない内に処方して発疹を透発させる他、風熱による疼痛他の諸症状に対して発散的に清熱解毒する。特に顔面・口腔～咽頭部の症状によく応じる。

【甘草】…ここでは生で用い、諸薬の調和及び薬性の緩和に働くのみでなく、諸々の炎症を清熱し、また化膿に対しても解毒する。更には気道炎症による咳嗽に対しては止咳・化痰する。

以上のうち、辛夷・升麻は主として上気道の炎症をよく消退し、麦門冬・百合・枇杷葉は主として下気道～肺の炎症のうち、鎮咳・祛痰を容易ならしめ、黄芩・山梔子・石膏・知母・生甘草は発熱を伴う炎症そのものを清熱解毒する。

総じて、先ず気道炎症に対して消炎し、上気道にあっては膿性鼻漏を呈する鼻炎、副鼻腔炎、更には炎症性産物としての粘膜肥厚、ポリープに対処し、一方では下気道～肺の炎症に伴う乾咳に対して気道粘膜を潤して鎮咳しつつ、粘稠痰を湿潤して喀出を容易にする薬である。

適　応

感冒、慢性鼻炎、副鼻腔炎、蓄膿症、肥厚性鼻炎、鼻ポリープ、慢性咽喉頭炎、慢性気管支炎、肺気腫、瀰漫性汎細気管支炎、気管支拡張症など。

論　考

❶本方の出典は、**『外科正宗』巻之四・鼻痔第五十七**に、辛夷清肺飲の方名で、「肺熱にての鼻内瘜肉、初め榴子の如く、日後漸《ようや》く大にして孔竅を閉塞し、気、宣通せざる者を治するに之を服せ」とあって、辛夷・黄芩・山梔子・麦門冬・百合・石膏・知母・甘草・枇杷葉・升麻と指示される。こ

の条文は肺熱による鼻ポリープの治療に主眼を置いているが、本方の構成薬物からすれば、肺熱による下気道〜肺の炎症による鎮咳祛痰に処方するのも適応証となりうる。

尚、本方記載箇所の総論部分には、「鼻痔は肺気清らかざるに由りて風湿鬱滞して成る。鼻内の瘜肉、結して榴子の如く漸く大にして下垂し、孔竅を閉塞して、気をして宣通することを得ざらしむ。内、辛夷清肺飲を服し、外、硇砂《ロシャ》散を以って日を逐うて之に点ずれば、漸く化して水と為す。乃ち愈ゆ。兼ねて飲食を節して厚味を断じ、急暴を戒め、房慾を省けば愈えて後、庶わくは再発せざらんことを」とあって、今日のアレルギー機序による鼻ポリープの成因を思わせる解釈である。尚、硇砂散は硇砂・軽粉・氷片・雄黄で、鼻痔上に点ずる。硇砂は NH_4Cl のこと。

❷一方、**『医宗金鑑』外科巻五・編輯外科心法要訣・鼻部・鼻痔**には、「(註) 此の証は鼻内に生ず。形、石榴子の如く、漸く大にして下垂す。色紫にして微しく硬く、鼻孔を撐塞《トウソク》し、気を入るるを礙《さまた》げて息通じ難し。肺経の風湿熱鬱するに由りて凝滞して成る。内、辛夷清肺飲を服し、以って肺熱を清し、外、硇《ドウ》砂《サ》散を以って、日を逐うて之に点ずれば、漸く化して水と為して愈ゆ。宜しく厚味・暴怒を戒むべし。庶わくは再発せざらんことを」とあって、熱が追加記述され、今日の慢性炎症を思わせる解釈となっている。

❸不著編人『医方大成論』鼻には、「夫れ鼻は肺の候職として常に和せんことを欲す。和すれば香臭を吸引す。若し、七情内に鬱し、六淫外に傷り、飲食労役すれば、鼻気、宣調を得ずして清道壅塞することを致す。其の病為るや、衄と為し、癰と為し、息肉と為し、瘡瘍と為し、清涕と為し、窒塞不通と為し、濁膿と為し、或いは臭香を聞かず。此れ、皆肺臓調わず、邪気鼻に鬱積し、清道壅塞し、而うして然る也。治するの法、寒なるときは之を温め、熱なるときは之を清くし、塞なるときは之を通じ、壅なるときは之を散ぜよ。斯れを越ゆること無し。但、時気の鼻衄は遽《あわただ》しく止むべからず。此くの如くして出づること三升已上にて多きを恐るる者は、方に之を断つべし。活人書に謂う所の、衄血は乃ち解す、蓋し陽気重なるが故

也と。此れ又知らざるべからず」とある。

尚、『傷寒活人書』巻第九・七十三問鼻衄には、「答えて曰く、傷寒太陽証、衄血は乃ち解す。蓋し陽気重なるが故也。仲景謂う所の陽盛んなるときは衄す。若し脈浮緊にて汗無くば麻黄湯を服せ」と記載される。

❹**『青嚢瑣探』上巻・枇杷葉祛痰** 七十三には、「又曰く、枇杷葉、祛痰するに甚だ妙なり。此れ本草に未だ言及せざる所なり。余、之を試むるに頗る験あり」と、枇杷葉の効用について解説している。

❺**『観聚方要補』巻七・鼻病**には、原典と同一条文の許で収載されているが、方名は辛夷清肺散とある。但し、原典と同じく水煎服である。

❻『校正方輿輗』巻之十二・鼻には、「辛夷湯　辛夷・防風・細辛・川芎・白芷」を水煎すると記載される。加味方として「或いは擇びて大黄・石膏の類を加う」とあって後、「〇此の方、鼻淵及び鼻痔を治す。熱ある者は玉霊を加え、大便秘する者は将軍を加う。入門に辛夷清肺飲と云う方あり。此の方と正に相類せり」と記載されるが、勿論『医学入門』は『外科正宗』の錯誤である。また、玉霊は石膏で、将軍は大黄である。

❼**『梧竹楼方函口訣』巻之三・鼻疾類**には、「辛夷清肺飲　鼻の中に腫物を生ずる者を治す。転じて鼻に香臭を聞かざる者も能く治す。上の通気湯(麗沢通気湯)は発表の意あり。此の方のかたは肺の熱をさますを主とす。時に臨みて斟酌して用うべし」とあり、鼻の中の腫物を治し、肺熱を冷ますことを主とするのは正しい解釈である。

❽**『内科秘録』巻之五・鼻齆《ビオウ》**には、「此の病を治するの方は辛荑を君主の薬とす。辛荑清肺飲、丹渓鼻淵の一方等を内服し、蔕辛散を鼻中へ吹くべし」とある。尚、鼻齆は鼻痔のことで、鼻淵一方は黄芩・蒼朮・半夏・辛荑・細辛・川芎・白芷・石膏・葛根で、蔕辛散は「諸々の頭痛、或いは黴毒の頭痛、及び鼻中瘜肉を治す」とあって、瓜蔕・細辛と指示される。

❾**『勿誤薬室方函』巻上・莘荑清肺湯**には、出典が『外科正宗』とあり、原典と同一条文が引載されているが、薬味は莘荑・黄芩・梔子・麦門・石膏・知母・百合・升麻・枇杷葉と指示され、原典と比較して甘草が除外され、今日のエキス製剤でもこの影響で甘草は処方されていない。

⑩**『勿誤薬室方函口訣』巻之下**には、莘荑清肺湯という方名で記載され、「此の方は脳漏・鼻淵・鼻中瘜肉、或いは鼻香臭を聞かざる等の症、凡て熱毒に属する者に用いて効あり。脳漏・鼻淵は大抵葛根湯加川芎大黄、或いは頭風神方に化毒丸を兼用して治すれども、熱毒あり、疼痛甚だしき者は此の方に非ざれば治すること能わず」とある。

それ故、本方は葛根湯加川芎大黄あるいは葛根湯加川芎辛夷（97頁）よりも炎症症状強く、膿性鼻漏は後鼻漏として開口時に視認しうる程の場合に適応となる。

また、ここまでの経過で辛夷清肺飲 ⇒ 散 ⇒ 湯の変遷も明らかとなった。

⑪**『方彙続貂』鼻病**には、「辛夷清肺飲　正宗　鼻痔、肺熱にての鼻内瘜肉、初め榴子の如く、日后漸く大にして孔竅を閉塞し、気、宣通せざる者を治す」とあって、同一処方にて原典に云う肺熱の鼻内瘜肉を鼻痔と解説している。

⑫馬場和光著『理論と実際 漢方治療法講話』蓄膿症の治療法で、「又、更に特に記憶すべきことは鼻茸は虚証にのみ起こるということであります。私は緊張のよい脂肪の多い皮膚を持つ人には、鼻茸を一度も見たことが無いのであります。尚、ポリプは漢薬でも灸でも治らないようでありますから、先ず是だけは手術して漢方治療を行うが宜しいと思います。但し漢方治療で幾分か小さくはなります」とあるが、馬場先生は荊芥連翹湯加味方を主とし、辛夷清肺湯は処方されていないようである。

⑬**『漢方診療医典』副鼻腔炎（上顎洞炎）**には、「辛夷清肺湯　上顎洞炎や肥厚性鼻炎、鼻茸、臭覚欠如症、鼻閉塞のはなはだしいものなどで、前記の諸方の応じないもので、熱毒があって疼痛を伴なうものには本方を試みるがよい」とある。前記の処方として、葛根湯（89頁）、葛根湯加味方、荊芥連翹湯加辛夷、小柴胡湯（558頁）、大柴胡湯（717頁）、防風通聖散（1023頁）、四逆散（455頁）が挙げられている。

⑭結局、**『一般用漢方処方の手引き』辛夷清肺湯**には、「効能又は効果　鼻づまり、慢性鼻炎、蓄膿症」と定められているが、本方は鼻の中の腫物及びその原因となった慢性炎症に対処する場合と、肺熱そのものによる咳嗽、

黄色粘稠痰、呼吸困難などに対処する場合の二通りの用途がある。また**『改訂　一般用漢方処方の手引き』辛夷清肺湯**には、解説として「臨床では鼻閉塞・鼻茸（鼻ポリープ）・肥厚性鼻炎・上顎洞化膿症などに用いられる」とも記載されている。

⑮**『浅田流漢方診療の実際』苓桂朮甘湯と蓄膿症**で、「蓄膿症の一般的漢方の内服薬として、筆者はその証によることではあるが、多くは葛根湯を主剤とし辛荑を混入した方剤や、辛荑清肺湯、辛荑散等の辛荑を主薬とした薬方を使用して来たが、あるいは治し、あるいは軽快し、またあるいは全く効かなかったものがあった。不験のものは、恐らくその証を把握するのに誤診があったのではないかと、反省して、自責の念に堪えないものがある。そこでその後は、腹証を特に注意することにした」と、この一文でも先生の誠実な人柄が偲ばれる。

⑯**『漢方治療の方証吟味』慢性鼻カタル――心身の疲労困憊――四逆湯で好転した症例――**では、「鼻づまりだけで来たときには、病名で対証的に（診察なしに）診るのだったら後世方がよいと思います。葛根湯をやるより、辛夷清肺湯か葛根湯加川芎辛夷を用いるか（いずれも薏苡仁を加えてよろしい）、それらの処方で治せます」と、薬局店頭での実際的な対応について語られている。

⑰尚、鼻ポリープに対処する場合、原典の本方記載の次々方には、鼻痔を取る秘法として外科的に抜去する方法が記載されていることを考えると、大きい鼻ポリープには外科的に対応したのであろう。

⑱本方はエキス製剤の中では、百合と枇杷葉を配合した唯一の処方である。百合を含んだ処方は『金匱要略』百合狐惑陰陽毒病証治第三に六方収載されている。枇杷葉は『和剤局方』巻之二・傷寒　附　中暑の枇杷葉散や『外科正宗』巻之四・肺風粉刺酒皶鼻第八十六の枇杷葉丸がよく知られている。枇杷葉丸は枇杷葉・黄芩・甘草・天花粉から構成される。

さて、百合と枇杷葉とを共に配合する処方としては、他に『聖済総録』巻第六十二膈気門・膈気痰結に、「膈気の痰逆し、胸中痛んで、食を思わざるを治する前胡湯方」とあって、前胡・芍薬・半夏・人参・百合・赤茯苓・

枳殻・枇杷葉・木香・檳榔・白茅根が指示される。但し、百合と枇杷葉は一般にあまり見かけない配合である。

⓳さて、辛夷清肺湯は鼻門の薬ではあっても、歴史上の記載例からすれば、辛夷散の方がよく処方されて来たようである。

『厳氏済生方』巻之八・鼻論治に、「辛夷散　肺虚して風寒温熱の気之に加わり、鼻内壅塞し、涕出已まず、或いは気息通ぜず、或いは香臭を聞かざるを治す」とあって、辛夷仁・細辛・藁本・升麻・羌活・甘草・防風・川芎・木通・白芷を細末と為して、茶清にて調服する。或いは『医方考』巻之五・鼻疾門第六十三・辛夷散で、この処方は『厳氏済生方』の辛夷散去羌活であり、条文は略同一内容である。

⓴著者の症例を挙げる。患者は94歳女性でグループホームに入所中である。Dementiaで罵声・怒声・大声・独語、及び診療・介護への抵抗は常態で、匍匐や夜間徘徊も認められるが、通常昼間は車椅子に座乗して過ごし、一般的な意味では元気な人である。グループホーム入所後もずっと膿性鼻漏を呈し、蓄膿症と診断されていて、若い時分からの症状とのことである。平成21年3月30日、葛根湯加川芎辛夷5g、桔梗石膏4g分2後で処方開始する。5月11日、膿性鼻漏は軽快しているが、未だ明白に症状を認めうる。そこで、8月24日より辛夷清肺湯7.5g分3後に変薬する。9月7日、職員によれば大分軽快しているとのこと。9月24日、膿性鼻漏はもう全く発症していないと。平成22年5月10日、一寸風邪気味で清洟を認めるが、風邪症状の消退と共に清洟も治癒する。以後も何回かの風邪のときは清洟を認めることはあるが、膿性鼻漏はもう発症しなくなった。平成23年6月27日、辛夷清肺湯を廃薬したが、以後再発していない。

この患者は辛夷清肺湯を投与後、1箇月間で長年の膿性鼻漏は全く発症しなくなった。94歳という年齢での辛夷清肺湯の投薬は、著者の最高年齢での著効例である。

参蘇飲

出典　『三因極一病証方論』

主効　軽症〜中等症、解表、清肺、健胃。

二陳湯を感冒等の中等度以下の外感病用に処方し直した薬。

組成

前胡2　人参1.5　蘇葉1　茯苓3　桔梗2　半夏3
陳皮2　枳実1　甘草1　生姜0.5　大棗1.5　葛根2
（木香1）

二陳湯	半夏　陳皮　茯苓　甘草　生姜
	前胡　人参　蘇葉　桔梗　枳実　大棗　葛根　木香

解説

本方は二陳湯（891頁）に前胡・人参・蘇葉・桔梗・枳殻・大棗・葛根・木香を加味した処方である。

【二陳湯】…消化器系及び呼吸器系を始め、全身の湿痰を燥することを第一義とする薬である。

【前胡】…柴胡と似て外感病風熱型に於いて、咳嗽・粘稠黄色痰・呼吸困難を来たすとき、肺熱を清し、祛痰する。また上気道症状を呈するときも発散的に清熱消炎する。柴胡は升気し、前胡は降気する。『薬性提要』には、「表を解して気を下し、風痰を治す」とある。

【人参】…代表的な補気薬であり、大いに元気を補う効能を発揮するが、本方では元々慢性の消化管機能低下などの虚弱状態があって、感冒等に冒されたとき、祛邪しつつ正気の虚を補う目的で加味される。

【蘇葉】…外感病に対して生姜と共に、軽度の発汗作用を発現して解表する他、脾胃の機能を順方向性に促進し、消化吸収を高める。また、魚貝類による急性中毒にも有効である。『薬性提要』には、「汗を発して気を利し、血を和す」とある。

【桔梗】…鎮咳・祛痰して気道の炎症を鎮め、また膿性痰を喀出させて消炎すると共に、炎症による咽喉頭痛を軽減する。

【枳実】…原典では枳殻として処方されるが、エキス製剤では全て枳実である。枳殻は枳実よりも全般的に作用は弱く、上腹部の消化不良などによる消化管の停滞を解消すると共に、精神的要因による消化管症状に対しても蠕動を促進する。また枳殻には祛風清熱作用及び止痒作用もある。一方、枳実は炎症性産物や不消化便など邪実による消化管症状に対応し、また体内に結実した種々の炎症による病理的硬結を消散させる。

【生姜・大棗】…生姜は消化管の順方向性の蠕動運動を亢進して健胃する。大棗は生姜の胃に対する刺激性を緩和する一方で、生姜は大棗の甘味を和らげる。共に用いて食欲増進・消化吸収促進に働く。

【葛根】…代表的な辛涼解表薬で、強い解熱作用がある。特に生葛汁は葛根一物湯として性は大寒である。また葛根は項背部骨格筋の緊張を緩解する他、筋肉の痙攣も抑制する。一方、湿熱による下痢などに対してはこれを消炎収斂し、体内の水分喪失を防ぎ、生津止渇し、また酒毒を解す。

【木香】…感冒性胃腸炎などで、下痢・嘔吐・食欲不振・腹痛・腹満・腹鳴を来たすとき、胃腸、特に下部消化管に対する順方向性の蠕動を正常化しつつ腹痛を止める。また人参・大棗などの消化管に対する副作用を予防する。『薬性提要』には、「三焦の気を行らし、一切の気痛を治す」とある。

本方は二陳湯をベースとして、前胡・蘇葉・葛根で外感病に対して解表し、桔梗によって鎮咳・祛痰作用を強化し、蘇葉・枳実・葛根・木香で上部及び下部消化管に対する炎症を鎮めて消化管蠕動を正常化し、人参・甘草・生姜・大棗で元々の消化管の機能低下状態を補益する薬である。

総じて、二陳湯は外感病の侵襲を受けないときにも全身の湿痰を燥する作用を発揮するが、本方は二陳湯を感冒等の外感病用に処方し直した薬で、先ず先ず中程度の外邪の侵襲を受けたときの、胃腸薬にもなりうる一般感冒薬である。あまり寒熱に偏しない方がよい。特に普段から湿痰を生じ易い体質の人によく適合する。また、曲折した経過を呈する外感病にもよく対応しうる。

適　応

感冒、インフルエンザ、気管支炎、気管支肺炎、老人性感冒、喘息様気管支炎、気管支喘息、感冒性胃炎、感冒性胃腸炎、急性胃炎、慢性胃炎、慢性胃腸炎、神経性胃腸炎、二日酔い、妊娠悪阻、気鬱症、ノイローゼ、神経性食思不振など。

論　考

❶本方の出典は、**『三因極一病証方論』巻之十三・痰飲治法**に「参蘇飲　痰飲胸中に停積し、中脘閉じ、嘔吐・痰涎・眩暈・嘈煩・忪悸・噦逆及び痰気、人に中たりて関節に停留して手脚嚲《タ》曳《エイ》し、口眼喎斜し、半身不遂、食し已《や》めば即嘔し、頭疼・発熱、状傷寒の如きを治す」とあって、前胡・人参・紫蘇葉・茯苓・桔梗・木香・半夏・陳皮・枳殻・甘草を姜棗煎服するべく指示される。但し、主方には葛根は配合されていない。一方、後条文には、「噦する者には乾葛を加え、腹痛には芍薬を加う」とあり、元々葛根は加味方の一つであった。従って、葛根加味の参蘇飲が処方されたことは明白である。

❷**『易簡方』増損飲子治法三十首**には、「参蘇飲　一切の発熱・頭疼・体痛を治す。……兼ねて大いに中脘痞満・嘔逆・悪心を治す。胃を開き、食を進むること、以って此れに踰ゆること無し。性涼なるを以って疑いを為すこと毋かれ。一切の発熱、皆能く効を作す。必ずしも其の所因に拘らざる也。小児・室女尤も宜しく服餌すべし。兼ねて気盛或いは気虚の人、痰気上壅し、咽喉利せず、哮呷するに声あり、気怠く短急にて、上盛下虚するを治するには、宜しく木香半両を加えて煎服すべし。其の効尤も験あり。此の薬、虚労発熱を治するに其の効尤も著し」とあって、ここでは本方去木香の参蘇飲が指示されている。但し、葛根は既に主方に配合されている。

❸しかし、一般には本方の出典は**『太平恵民和剤局方』**とされている。**『和剤局方』巻之二・傷寒** 附 中暑には、「参蘇飲　感冒の発熱・頭疼を治す。或いは痰飲凝節に因り、兼ねて以って熱を為し、並びに宜しく之を服すべし。若し感冒の発熱に因らば、亦養胃湯を服する法の如く、被を以って蓋い、臥して連《しき》りに数服を進め、微汗して即愈ゆ。尚、余熱有らば更に宜し

く徐徐に之を服すべし。自然に平治す。痰飲の発熱に因らば、但連日頻りに此の薬を進め、熱退くを以って期と為す。預め止むべからず。前胡・乾葛有りと雖も、但能く肌を解するのみ。既に枳殻・橘紅の輩有りて自ずから能く中を寛め、膈を快くして脾を傷るを致さず。兼ねて大いに中脘の痞満、嘔逆・悪心を治す。胃を開き、食を進むること、以って此れに踰《こ》ゆること無し。性涼なるを以って疑いを為す毋かれ。壱切の発熱、皆能く効を取る。必ずしも其の所因に拘らざる也。小児・室女亦宜しく之を服すべし」とある。

後条文の最後に、「易簡方は木香を用いずして只拾味なり」とあることから、本方が新添方であることが分かる。実際、本方は淳祐新添方(1241～52年)に属している。従って歴史的には『三因方』が70年前後古い。

『和剤局方』では、葛根は初めから配合されているが、本条文中の「必ずしも其の所因に拘らざる也」とあるのは、直接的には『易簡方』の条文からの引用であり、更に溯及すれば**『三因方』巻之十三・痰飲証論**の「……参蘇は内因に非ざることを得んや」とあるので、先の『三因方』の条文に見る如く内因による原因説明を受けての反論である。

❹**『医学綱目』巻之三十** **傷寒部・太陽病・太陽病発熱続法**には、「参蘇飲　内・外感一切の発熱を治する主薬なり。又云う、前胡・葛根、自ずから能く解肌し、枳殻・陳皮、自ずから能く膈を寛め、大いに中焦の満痞を治す。凡そ熱有らば、其の所見に拘るを得ず、小児・室女尤も宜しく之を服すべし」とあって、方後には「若し素より痰有る者、熱退くを候いて、二陳、六君子湯を以って間に服す」とも記載される。

❺『医便』巻三・秋月諸症治例 附 には、「参蘇飲　秋月の傷寒にて発熱・頭疼・咳嗽し、或いは中脘痞満し、痰水を嘔吐するを治して、中を寛めて膈を快くし、脾を傷るを致さず。及び風邪に感冒して頭疼・鼻寒して憎寒壮熱するは、名づけて重傷風と曰う。之を服して極めて効あり」とあって、『易簡方』の参蘇飲加羌活・蒼朮の十二味を生姜・葱頭煎服する類方が掲載されている。

❻**『万病回春』巻之二・咳嗽**には、「参蘇飲　四時の感冒、発熱・頭疼し、

咳嗽して声重く、涕唾粘稠・中脘痞満して痰水を嘔吐するを治す。中を寛め、膈を快くして脾を傷ることを致さず。此の薬大いに肌の熱を解して将に労と成らんと欲して、痰咳・喘熱するに最も効あり」とあって、わが国では専らこの条文が引用される。

また、薬味記載の箇所には、熱咳する者は人参を去り、気盛んなる者は木香を去るとあり、実際エキス製剤には木香を去った処方も薬価収載されている。更には同じく後条文に、「吐血・痰嗽には四物湯を加えて、茯苓補心湯と名づく」とある。

❼**『証治準縄』巻四十一・傷寒・太陽病・解表雑病**には、参蘇飲元戎とあって、『医学綱目』の条文が引載され、木香を含めて十一味を姜棗煎服する。また、後条文も同じく引載され、『三因方』の条文と略同文も記載され、更には茯苓補心湯にも及んでいる。

❽**『古今名医方論』補遺**には、参蘇飲《局方》と香薷飲《局方》とが取り挙げられている。「参蘇飲　風寒に感冒し、咳嗽して痰を吐し、涕唾稠粘・胸膈満悶して寒熱往来し、或いは頭痛・悪寒し、脉弱にて汗無きを治す」とあって、木香を含めた十三味が処方されている。続いて、「葉仲堅曰く、此れ、少陽中風にして寒湿、内に着くの証也。仲景、表剤に于いては人参を用いず、惟少陽の寒熱往来は、口苦・咽乾・目眩の相火有りと雖も、亦人参を用いて以って中気を固む。此れ、咳嗽して声重く、痰涎稠粘にて涕唾交わり流れ、五液主るもの無く、寒湿、胸脇稽留し、中気固まらざること知るべし。故に人参を以って君と為す。然して風寒の外邪来たりて侮るに非ざるときは寒熱発せず、而して痰涎遽かには生ぜず、故に輔くるに紫蘇・乾葛を以ってす。凡そ正気虚する者、邪気必ず盛んとなり、故に胸膈満悶し、輔くるに陳皮・枳殻を以ってし、少しく木香を佐とし、以って之を降す。痰涎、心下に壅盛なるは辛燥に非ずんば除かれず、故に茯苓・半夏を用い、少しく桔梗を佐とし、以って之を開く。病高き者は下すに宜しく、故に柴胡の升を取らず、而して前胡の降に任ず。表を解せんと欲する者は必ず営衛を調和し、内に清からんと欲する者は必ず中宮を顧及す。此れ姜・棗・甘草の必ず須うる所也。之を名づけて飲と曰い、少しく緩やかに

服するの義を見る。本方去人参・前胡、加川芎・柴胡は即ち芎蘇散にて、則ち頭痛・発熱・悪寒・無汗を治するは表剤を以ってす」と解説される。尚、ここで中宮とは消化管のことをいう。

❾『太平聖恵方』巻第九・治傷寒四日候諸方には、「傷寒四日、発汗を経た後と雖も、心胸利せず、頭目疼くこと多く、胃気和せず、粥食を思うこと少なきを治するには、宜しく前胡散方を服すべし」とあって、前胡・半夏・甘草・桂心・人参・赤茯苓・白芷・白朮・乾姜・当帰・葛根・柴胡・陳橘皮・木香・旋覆花を散と為して姜棗煎服する。参蘇飲とは十味共通である。

また、巻第十二・治傷寒欬嗽諸方には、「傷寒にて欬嗽し、心膈壅悶して肩背煩疼し、四肢に力少なきを治するには、宜しく赤茯苓散方を服すべし」とあって、赤茯苓・紫蘇茎葉・桔梗・半夏・檳榔・麦門冬・前胡・陳橘皮・甘草・桑根白皮を散と為し、姜煎する。更には同箇所に、「傷寒にて欬嗽・嘔逆し、飲食納まらざるを治するには、宜しく人参散方を服すべし」とあって、人参・赤茯苓・陳橘皮・紫蘇茎葉・前胡・白朮・紫苑・半夏・甘草を散と為して姜煎する。後二処方は参蘇飲とは八味共通である。

実はこの三方の条文は、多かれ少なかれ参蘇飲の適応症状を含んだ内容である。陳無択がこれら処方を参考に参蘇飲を創製した可能性は否定できないが、積極的に肯定する根拠もない。

❿さて、先の茯苓補心湯であるが、実は既に『易簡方』に記載されている。先の❷の後条文には、四物湯（473 頁）との合方を茯苓補心湯と名付けるとの記載もあり、主治は「大いに男子・婦人の虚労発熱或いは五心煩熱を治す。并びに吐血・衄血・便血を治す。并びに婦人の下血過多にして虚熱を致す者、並びて其の宜しきを得。……」である。但し、『易簡方』の茯苓補心湯には木香は入っていない。

しかし、更に『三因方』巻之八・心小腸経虚実寒熱証治には、「茯苓補心湯 心虚寒の病、悸恐して楽まず、心腹痛みて以って言い難く、心寒え、恍惚として喜々悲愁・恚怒し、衄血・面黄・煩悶して五心熱して渇し、独語して覚えず、咽喉痛み、舌本強ばり、冷汗出でて善く忘れ、恐走するに苦しむを治す。及び婦人懐妊し、悪阻して吐嘔し、眩暈して四肢怠惰にて全く食納まらざるを治す」とあって、白茯苓・人参・前胡・半夏・川芎・橘皮・枳殻・紫蘇・桔梗・甘草・乾姜・当帰・白芍薬・熟地黄に姜棗が調理薬として指示されている。この処方は今日の参蘇飲合四物湯去葛根・木香加乾姜である。

尚、王硯は陳無択の門人の一人であるから、『易簡方』の参蘇飲自体、勿論『三因方』よりの引用であることは言うまでもない。

⓫一方、**『古今医鑑』巻之四・咳嗽**には参蘇飲が収載されているが、巻之十一・(婦人)虚労には茯苓補心湯が一項を立てて掲載されている。そこでは、「婦人は血旺んに気衰うるを以って本と為す。心は血を生じ、肝は血を蔵す。今、血衰えて気盛んなる者は、心気虚耗するに由りて血を生ずること能わず、又肺金を制すること能わず、肺気をして以って肝木に乗ずることを得さしむるを治す。肝の虧損するときは蔵すること能わず、漸くにして枯涸に至りて経絡を栄せざる故に月事調わず。此の薬、専ら心元の虚を補い、其の肺気の盛んなるを抑え、栄衛を調和し、血脈を滋養すれば、其の疾自ずから愈ゆ。兼ねて血去ること過多にして虚労発熱及び吐血・衄血し、咳嗽・痰喘して上壅がり、胸膈利せざるを治す」とあって、人参・木香を加えた参蘇飲合四物湯が姜棗煎服で指示される。

⓬更には、『寿世保元』庚集七巻・(婦人)虚労にも先の『古今医鑑』の条文が引き継がれている。

さて、『当壮庵家方口解』には参蘇飲は収載されていないにも拘らず、巻之一に茯苓補心湯が『寿世保元』の条文と共に引用されている点は特異である。

⓭尚、『婦人大全良方』巻之二十二・産後喉中気急喘促方論第四にも参蘇飲が登載されている。そこでは、「婦人産後、血、肺に入り、面黒く喘を発して死せんと欲する者を治す」とあって、方名は同一であるが、人参・蘇木二味の処方である。

⓮**『衆方規矩』巻之上・感冒門・参蘇飲**には、「按ずるに四時の咳嗽・風痰、胸いたむに宜しく此の方を用いて脾胃をやぶらず、飲食《いんしい》を進め、気を順《めぐ》ら

す。ことに当坐、風を引きたるに発散の方なり。常には人参・木香を去りて用ゆ。如何となれば人参は手の太陰肺経に入りて火となる。此れ、雑著に見えたり。心盛んなる者には木香を去ること必用に見えたり。故に新しき病には二味を去りて黄芩・柴胡を加え、内外の熱を退くべし。然れども久しき病にて衛気虚するときは人参を加えて気を補い、順らすべし。心気よわきときは木香を加えて気を達す」とあるが、著者は木香の入った方剤と入らない方剤とを両方共処方経験はあるが、エキス製剤での木香の有無はそれ程問題にはならないようである。また、黄芩・柴胡の加味は小柴胡湯の合方と同一である。

⓯しかし乍ら、『啓迪集』巻之四・諸気門・木香用捨には、「[伝]気を調うには木香を用う。然るに味辛・気升、如し気鬱して達せざるは固《まこと》に宜しく用うべし。若し陰火衝上するに而も之を用うるときは反って火邪を助けて病甚だしからん。故に知・柏を用いて少し木香を用いて之を佐く」と、『医学正伝』巻之四・諸気三十四から引載している。本方エキス製剤の木香有無についても、本来はこの点を考慮するべきであろう。適応証の差異と表現し得よう。

⓰曲直瀬玄朔著**『医学天正記』巻之上・咳嗽十五**には、「長橋の御局勾当内侍、二十余歯、久しく労咳を患う。今又、感冒にて咳甚だしく汗出で、背膂冷え、手の大きさの如く、又不食す。桔梗湯、参蘇飲去蘇葉加蘇子にて効あり」と治験例が掲載されている。

⓱一方、岡本玄冶著**『玄冶薬方口解』[三]傷寒 附感冒**には、参蘇飲について、「……先ず春は此の方と心得べし。必ず春ばかり用いよと云うにはあらず、何とても其の証にあたりたらば用ゆべし」と記載され、❺の秋月の傷寒と対比的である。但し、一般的に春の風邪薬は香蘇散(301頁)のことをいう。

⓲**『閲甫纂言方考』巻之四**には、「参蘇飲　此の方、局方より出でて劉宗厚玉機微義、徐春甫古今医統、王肯堂証治準縄、皆易簡参蘇飲と曰いて種数、量数大いに同じくして局方、此の方の後に曰く、易簡方は木香を用いず、只十味と。後人之を増やす耶。抑々又、局方以前に易簡方有るか、局

方より已前には未だ易簡と曰うの書を見ざる也。明の尚書・胡営が集むる衛生易簡方は其の後と為すや、邈かなり。未だ知らず、諸賢、何を以ってか局方と曰わずして、易簡と曰う耶。局方より已往、別に易簡有る耶。然るに我未だ之を見ず。故に全く局方に載すとし、以って知る者を竢つ」とのことである。名古屋玄医は実際に『易簡方』を目睹していなかったのである。一方、『閲甫纂言方考』巻之四・人参敗毒散には、「陳無択三因方に曰く」として記載しているが、これも所謂孫引きであり、実際に『三因方』を目睹していない証左であろう。

⑲一方、**『増広医方口訣集』中巻・参蘇飲**に於いて、中山三柳は「〇愚按ずるに、此れ発散の和緩なる者也。故に老人・虚人及び小児、或いは労倦、或いは妊娠の感冒の者、皆之を用ゆべし。……」と述べている。

一方、北山友松子は「元戎謂う、参蘇飲は一切の発熱を治するに皆能く効を作す。必ずしも其の所因に拘らず。中に風薬有りて表を解し、気薬有りて中を和するときは外、風寒に感じ、及び内、痰飲を積むに並びに用ゆべき也。……病家要覧に曰く、世俗は此の方を用いて人参・木香を去る者は、立方の本意に非ざる也。人参の気味、倶に薄く、表気を助け、外邪を駆《か》る。薛立斎説きて得て詳らかなり。木香の味わい辛く、気芳しく、邪気を逐い、毒疫を辟く。神農氏嘗めて得て明らかなり。夫れ邪気、皮膚を侵せば表気縮む。人参、気をして舒暢せしむるときは邪気去る所以也。邪気、腠理に客するときは衛気滞る。木香、気をして順行ならしむるときは邪気散ずる所以也。若し、人参を除くときは名づけて参蘇飲と為すべからず。……」と、人参・木香の必要性を説いている。

⑳古林見桃著**『傷寒論闕疑』巻之二・弁太陽病脉証并治中・麻杏甘石湯**には、「日本の明医・一渓翁の曰く、六君子湯を用いて汗すること有り、参蘇飲を以って汗を止むること妙なり。是れ我が家の手段也。吁《ああ》、仲景の意を得る者乎」と、多彩な用法の一つを披瀝している。

㉑**『済春園方函口訣』感冒　傷寒　瘟疫**には、「参蘇飲　此の方は本論の如し。先ずは婦人の風邪に用ゆる也」とあり、ここでは本論とは『和剤局方』のことであろう。

㉒**『療治経験筆記』巻之四・参蘇飲の脉**には、「参蘇飲の脉は沉数か細数かなるべし。若し大数などには効なし。とかく此の方は肌熱が目的也。肌熱はどこともなしに皮がホカホカしてむすなり。発熱はハツハツとしてむす意なし。発熱にむすきみがあらば肌熱と心得、きみがなくは発熱と心得よ。△元来此の方は痰咳に目的はなく、肌熱にばかり目的ある方と心得べし」とあるが、**同書・巻之二・参蘇飲**には、「此の方を用ゆる目的は肌熱の痰咳を目的に用ゆる方なり。……発熱は麻黄湯、葛根湯の持ちまえなり。大小承気湯は蒸熱の持ちまえ也。小柴胡、大柴胡湯、参蘇飲抔は肌熱の持ちまえなり。……」とあるので、肌熱の意味は少陽病を中心とした熱であることが分かる。

㉓**『蘭軒医談』**には、「中古の俗歌に、春九文敗毒散をいう、夏は藿正、秋参蘇、冬の風には五積とぞ知れと云うあり。甚だ面白きことなり。その意は春は温暖の気候ゆえ、発表を主とす。夏は暑甚だし。ゆえに湿熱を逐う朮・朴の類を佳とす。秋は亦湿を挟みて肺金の気清粛になりがちなり。故に燥剤、気道を通ずるなり。冬は寒邪ゆえ温散を第一とするなり。さて、此の参蘇飲と云う薬は甚だ用いにくき方なり。医療手引草に参蘇飲を用い過ごすと遂に労に似たる証をなすといえるは、余りに仰山なる言うかたながら甚だ理あり」と記載される。本方への用心についてはあまり類を見ない。

また、先の⑭の春の風邪薬と対比的に、❺の『医便』と『蘭軒医談』では秋の風邪薬と称しているのも面白い。

㉔一方、**『方彙口訣』復刻版上巻・咳嗽門・参蘇飲**には、「……此の方は名高い妙方ぞ。容体は此の処に在る通り、風引きて発熱し、咳出でて胸痞え、痰も粘ると云うに用ゆ。故に外邪を散らすは勿論、痰と咳とを取る。外邪と痰とを取る斗《ばか》りで無く、胸の気をも瀉《は》かす故に脾肺の分の痰を解き散らす。其の功能は至って広く活用するぞ。……気分も痰も脾胃の弱りも種々有る時は、本方を用いて軽く胸を開き、外邪を発散する也。……」とあるも大いに参考になる。

それ故、本方は最も一般的な漢方の総合漢方薬であると考え、黙って「風邪薬を下さい」という患者には本方を処方することにしている。

㉕矢数道明先生は**『漢方と漢薬』第五巻第十号・参蘇飲**には、本方の応用として「(一) 流行性感冒初期　咳嗽を伴う場合によし。(二) 小児・老人・虚人・妊婦の感冒　稍々虚弱のものによし。(三) 気管支炎　汗なきものによく、桑白皮 1.0 を加う。(四) 肺炎　薄荷 1.0 を加え用ゆ。(五) 酒毒　木香を倍して用い、酒気を発表し、順らす。即ち二日酔によし。(六) 気鬱　胸内、胃部不快、嘔吐悪心などあるもの。(七) 悪阻　香附子・砂仁を加え用ゆ。(八) 酒客　桂枝湯、葛根湯等心下に痞えて飲み難きによし」とあり、本方の注意として「気血虚弱に過ぐるもの、結核の消耗性熱等には注意を要す」とも記載されている。

㉖細野史郎先生は**『漢方の臨牀』第5巻第5号・参蘇飲と肺炎**で、「……薬味から考えると、この方は小柴胡湯の柴胡を前胡に代え、六君子湯去白朮を合方したものを主体とし、それに紫蘇・葛根・木香・桔梗・枳殻を加えたものだから、更に桔梗湯はもとより排膿湯や排膿散、さては半夏厚朴湯などの方意も含まれ、その中、紫蘇・葛根などが六君子湯に組まれていることは、後世方中の八解散にも似て、所謂寒剤をもって熱の現象を除去しようとする一般的な治療法則で治らないとき試みる、熱剤を以って反って熱の現象を処理して行く、本草序例や本草備要などに挙げられている所謂『熱因熱用』の治療法則によったものなのだ。この様な諸点は前述の柴桂湯や姜桂湯の薬理的な機序に似た所もあるが、また些か趣きを異にするかのようでもある」と、流石に鋭い点を指摘されている。

㉗山本巌先生は**『東医雑録』(1)・参蘇飲の経験**で、「わが国でも、……《衆方規矩》《古今方彙》とか、……《名医方考》《医方口訣集》《玄冶薬方口解》等々。……《牛山方考》《玄冶七十方》《薬方選》、ならびに……《医療手引草》《日記中揀方》《医道日用綱目》などのかな書き本にも、感冒などは香蘇、参蘇、敗毒、藿正等が必ずある。むかしは、感冒及び咳嗽の疾患に広く使われていたように思われる。しかし、いまでは一部の先生方を除いては、一般に使われているのを知らない」とあって、確かに現在は感冒及び咳嗽疾患での処方は少ないように著者も感じる。

神秘湯

出典 『外台秘要方』、浅田家方

主効 平喘、祛痰溶解。気管支を拡張し、粘稠痰を溶解する薬。

組成

麻黄3～5　蘇葉1.5～3　陳皮2.5～3　柴胡2～4
杏仁4　厚朴3　甘草2

解説

【麻黄】…太陽病傷寒のとき、発汗を促進して解熱に向かう。また気管支平滑筋を弛緩し、呼吸困難を緩解して平喘すると共に、鎮咳祛痰に作用する。『薬性提要』には、「汗を発して肌を解し、寒邪を去り、肺に入りて欬喘を治す」とある。

【蘇葉】…外感病に対して軽度の発汗作用を発揮して解表する他、脾胃の機能を順方向性に促進し、消化吸収を高める。また、魚貝類による急性中毒にも有効である。『薬性提要』には、「紫蘇　汗を発し、気を利し、血を和す」とあり、続いて「子　肺を潤し、気を下し、喘を定め、嗽を止む」とあって、蘇葉と蘇子の薬効の差がよく分かる。

【陳皮】…代表的な理気薬で、急性胃炎、消化不良症などの際に胃の蠕動運動を推進する。また、粘稠な白痰が多く、咳嗽・呼吸困難を来たすとき、化痰して鎮咳祛痰する。

【柴胡】…消炎解熱作用があり、特に弛張熱・間欠熱・往来寒熱あるいは日晡潮熱によく適用する。また、月経痛・胸脇痛・腹痛・胸苦感などに対して鎮静しつつ、鎮痛作用を発揮する。

【杏仁】…外感病による燥咳に対して鎮咳すると共に、燥痰に対しては気道粘膜を潤すことにより祛痰する。麻黄との配合では鎮咳祛痰作用及び平喘作用が強化される。

【厚朴】…急性消化不良症などで炎症性産物が消化管に多量に貯留したり、あるいは下痢を来たしたりするとき、炎症性産物を排出し、過剰な消化管の緊張を解消して止瀉し、鎮痛する。また気道の平滑筋に対しても鎮痙して気道を拡張し、呼吸困難を緩解する。『薬性提要』には、「気を下して満を散らし、痰を消して食を化す」とある。

【甘草】…諸薬の調和と薬性の緩和というだけでなく、麻黄による胃に対する刺激性を軽減し、また麻黄による不快な動悸症状も軽減する。

本方は麻黄・蘇葉・柴胡が外感病解表薬になり、前二薬は辛温に、後者は辛涼に働くが、寒熱については丁度葛根湯（89頁）における麻黄・桂皮・葛根と同じ関係にある。柴胡はまた、鬱的な気分を鎮静する効果もあるが、むしろ本方では麻黄・厚朴で気管支平滑筋を弛緩し、陳皮・杏仁で白色粘稠痰を潤燥して喀出し易くするための薬である。

総じて、気管支喘息による気管支平滑筋の痙攣を抑制し、白色粘稠痰を溶解して喀出し易くする薬であるが、溶解痰の排出については要注意である。

適　応

感冒、気管支炎、喘息様気管支炎、慢性閉塞性肺疾患、心因性喘息、気管支喘息、小児喘息など。

論　考

❶本方は先ず、**『外台秘要方』第九巻** **欬嗽・久欬坐臥不得方**にあって、「備急、久欬奔喘し、坐臥するを得ず、並びに喉裏呀声《ガセイ》して、気絶するを療する方」として、麻黄・乾蘇葉・橘皮・柴胡・杏人が配合されて、「両剤を服すれば必ず差ゆ。甚だ効あり」と記載されている処方が原方である。

❷更に、**『勿誤薬室方函』巻上・神秘湯**には、上記と同様の条文及び薬味記載の後、「……或いは厚朴・甘草を加う。刪繁には生姜・石膏を加えて橘皮湯と名づく」との記載があり、五味の原方に厚朴・甘草を加味したのは浅田宗伯であり、これによって現在の処方構成が完成した。

❸尚、**『備急千金要方』巻第十七** **肺蔵・肺虚実第二**には、同じく橘皮湯として上記の『刪繁本草』指示と同じ処方で、「肺熱、気上りて欬し、息奔喘とするを治する橘皮湯方」とあって、橘皮・麻黄・乾紫蘇・柴胡・宿姜・杏人・石膏と指示されている。

更には、同じ処方が**『外台秘要方』第十巻** **肺痿肺気上気欬嗽・肺熱兼欬方**に、同一の条文と宿姜 ⇒ 母姜以外は同一薬味で収載されている。

❹一方、『千金方』巻第十七 肺蔵・積気第五には、「気上りて臥するを得ざるを治する神秘方」とあって、橘皮・生姜・紫蘇・人参・五味子と指示され、同名異方の神秘湯が掲載されている。

更には『外台秘要方』第十巻 肺痿肺気上気欬嗽・上気及気逆急牽縄不得臥方には、先の『千金方』と同一の処方が神秘方として引用されている。尚、何れも五味子の代りに桔梗とも注記されている。

❺『太平聖恵方』巻第四十二・治上気喘急諸方には、「上気して喘急し、睡臥するを得ざるを治するには、宜しく杏人散方を服すべし」とあって、杏人・甘草・紫蘇子・麻黄・天門冬・陳橘皮・五味子を散と為して姜棗煎服する。また同箇所には、「上気して喘急し、胸中満悶して咽喉利せざるを治する杏人散方」とあって、杏人・桂心・厚朴・人参・陳橘皮・甘草・麻黄・赤茯苓・胡麻・白前・半夏を散と為して鯉魚肉・生姜煎服する。

❻また、『聖済総録』巻第六十三・嘔吐門・乾嘔には、「乾嘔を治し、和胃順気する厚朴散方」とあって、厚朴・生姜・大棗・甘草と指示され、更には巻第八十八虚労門・虚労咳嗽には、「虚労の発熱・咳嗽を治する七味湯方」とあって、柴胡・厚朴・甘草・桂・麻黄・陳橘皮・半夏を生姜・棗で煎服する処方が掲載されている。

❼『三因極一病証方論』巻之十三・喘脈証治では、先の❹の注記を受けて、この神秘方の条文をそのまま引用し、「神秘湯　上気し、臥するを得ざるを治す」とあって、橘皮・桔梗・紫蘇・人参・五味子が指示され、ここでは生姜に代えて桔梗が加わっている。

❽『衛生宝鑑』巻十四 名方類集・養生積自除には、「神秘湯 病人、臥するを得ず、臥するときは喘し、水気逆行して上りて肺に乗じ、肺は水を得て浮かび、気をして通流せざらしめ、脈沈大なるを治す」とあって、白茯苓・木香・桑白皮・紫蘇葉・橘皮・人参を姜煎する。

❾『医方類聚』巻之一百・脾胃門二・簡易方には、「葉氏方中和湯　肺に風寒有りて痰壅がりて咳嗽するを治す」とあって、麻黄・杏仁・紫蘇子・桑白皮・赤茯苓・柴胡・陳皮・款冬花・細辛・甘草・馬兜鈴と指示されている。

❿『丹渓心法』巻二・喘十五には、「凡そ久喘の証、未だ発せざれば宜し

く正気を扶くるを主と為し、已に発すれば攻邪を用ゆるを主と為す」とあって、附方には「神秘湯　上気して喘急し、臥するを得ざるを治す」として、陳皮・桔梗・紫蘇・五味・人参と処方される。

⓫『赤水玄珠』巻五・治陰水腫之剤には、「神秘湯　水気上りて肺に乗じ、肺、水を得て浮かび、水腫にて臥せず、臥するときは喘するを治す」とあって、白茯苓・木香・桑白皮・紫蘇・陳皮・人参を姜煎するべく記載される。

以上、種々の類方が処方されて来たことが垣間見られる。

⓬さて、浅田宗伯による厚朴・甘草の加味については既に触れたが、元の**『外台秘要方』**の❶の処方に対して、**『勿誤薬室方函口訣』巻之下・神秘湯**には、「……又、神秘湯とあるが、原方にて、王碩・易簡方、楊仁斎・直指方、東垣・医学発明にも同方の方ありて、二・三味ずつの加減あれば此の方が尤も捷効あり。吾が門、厚朴を加うる者は易簡に一名降気湯の意に本づく也」とある。

実際、『易簡方』増損飲子治法三十首には、「降気湯　虚陽上攻し、気滞りて快からず、上盛下虚、膈壅して痰実し、咽乾きて利せず、咳嗽して中満し、喘急にして気粗く、臍腹膨脹し、満悶虚煩し、微しく渇して飲を引き、頭目昏眩・腰痛脚弱・四肢倦怠するを治す」とあって、前胡・厚朴・甘草・当帰・肉桂・陳皮・半夏に紫蘇子を加える処方が掲載されている。宗伯はこの処方から厚朴・甘草を採用したと云う。

しかし乍ら、実際には宗伯は、先の❻の『聖済総録』の七味湯を知らずに『易簡方』の降気湯から厚朴・甘草を採用したのであるが、七味湯の方が遙かに降気湯より現在の神秘湯に近いのは明白である。

⓭**『橘窓書影』巻之一**には、「外台橘皮湯　麻黄・紫蘇・橘皮・杏人・石膏各中・柴胡大、右六味、後世神秘湯と名づく。蓋し、删繁方主治の語に拠るなり。余、或いは石膏を去り、厚朴を加えて用ゆ。按ずるに、外台・備急の神秘方は橘皮・生姜・紫蘇・人参・五味子なり。又、喉声呀声・気絶の神秘湯は麻黄・乾蘇葉・橘皮・柴胡・杏人也。王碩・易簡方の神秘湯は橘皮・紫蘇・人参・五味子・桔梗なり。楊仁斎・直指方には此の方に檳榔・半夏・桑白皮・甘草・生姜を加えてあり。東垣・医学発明神秘湯には易簡

方中の五味・桔梗を去り、桑白・茯苓・生姜を加えてあり。即ち知る、歴代の良医、各々取捨して運用、効を奏せしことを」とあって、『勿誤薬室方函口訣』よりも委細に歴代の神秘湯を概観している。

また、**巻之四**には、「……女、幼少の時、哮喘の患あり。時々発動、喘鳴、臥を得ず。衆治効なし。余、外台神秘湯加厚朴・杏人を与え、発するときは麻黄甘草湯を与え、積年の患、大いに安んじ、……」とあるので、宗伯は神秘湯加味方を常薬とし、発作時は麻黄甘草湯を投薬していたことが分かる。ここでもまた別の工夫が実施されていたことを物語る。

⓮尚、麻黄甘草湯は『三因方』巻之十四・水腫証治脉例に、「気急、積むこと久しく差えず、遂に水腫と成るを治す。此くの如き者、衆く諸皮中に浮かび、以って水、面目・身体を攻め、腰より以上腫る。当に此の湯を以って汗を発すべし」とあって、麻黄・甘草二味が処方される。結局は『金匱要略』水気病脉証并治第十四の甘草麻黄湯と同一である。

⓯これについて、細野史郎先生は『漢方の臨牀』第３巻第１号・喘息の漢方的治療についてで、「一日、東洞が激しい喘息発作の人に麻杏甘石湯を与えたが、一・二日を経るも、寸効なく、転翁(東洞の門人・細野転翁)に代診を命ぜられて、彼はただ甘草麻黄湯を投じて容易に治し、東洞から『これこそ甘草麻黄湯の証だ。それを教えるために、お前をやったのだ』と云われた、という治験に、私はつよい興味をひかれ、急激な症状は、むしろ単方に近い薬方を選ぶべきことを悟ったのであった。……しかし一概に喘息と云っても、必ずしも麻黄剤のみがよく奏効するものではない。時には、反って発作を増悪させたり、或は、単なる甘草麻黄湯の類でも、ひどい胃腸障碍を起したりすることがあるもので、こんな場合、和田東郭が『鉄砲の丸は幕で受ける心掛けが大切だ』と云ったように、かような積極的な治療効果を強いる薬方よりも、茯苓杏仁甘草湯のような消化器系にも殆んど刺戟のない薬方で、漢方で云う気・血・水・食の毒を一時も早く尿利から去る作用の強いもので、その鎮静する機会を待つ方法も必要となる」と、実情について語られている。

⓰本多精一先生は**『漢方と漢薬』第三巻第十一号・八味丸料及神秘湯治**

験例で、「女子、五十三歳。……体格小、栄養極めて不良、皮下脂肪乏しく骨立す。皮色蒼白、皮膚弛緩、顔貌怜利、口唇は厚味薄く、舌は湿潤して苔なく、又口渇もなし。胸形は細長にして肋骨突出し、上下鎖骨窩は深く陥没す。唯、発作時には、胸脇苦満著明にして又、胸部に高調なる笛声音を聴く。……神秘湯加厚朴・甘草(即ち、本方)三日分投与。……第二日目朝……患者は今日は元気である。……第三日目朝……生気が随分と漲っている。……第四日目……まるで生れ変った如き健康さである。……余は最後に湯液の内服を続けることを力説して帰院した」という気管支喘息患者への処方例を報告されている。

⑰一方、高橋道史先生は**『漢方の臨床』第2巻第4号・紫蘇子湯と神秘湯及びその治験例**で、神秘湯に対して「……甘草は比較的大量を用いた事を大書せねばならない。なぜなら若し甘草を少量にすれば神秘湯としての効果が半減するからである。『古方薬議』には甘草の部に『味は甘平、毒を解し中を温め気を下し渇を止め経脈を通じ咽痛を治す。麻黄に伍して剛柔相済して以って内を安んじ、外を攘《はら》う功を立つ』とあり、よって甘草の大量にした理を知ることが出来ると思う」と解説される。

⑱矢数道明先生は**『漢方の臨牀』第17巻第5号・温知堂経験録(45)・〈小児喘息に神秘湯と小青竜湯〉**で、「神秘湯は呼吸困難が主で、咳嗽喀痰は少く、胸部所見、ギーメンも『ラ』音も少く、腹は軽い柴胡の証を示し、小青竜湯は呼吸困難と咳嗽と喀痰があり、胸部所見、ギーメンやラ音を聴取し、心下部全体が張っているのを目標として用いている。脈は後者の方が浮である」と概略を述べられている。

⑲本方は以前から呼吸困難を起こすことがあると言われ、**『漢方治療の方証吟味』気管支喘息(その二)——小青竜湯加杏仁石膏——**には、「大人に神秘湯をもっていって、かえって呼吸困難を起こし失敗したことがあります。ほかにもそんな報告をした人もありましたが、大人に神秘湯を用いるのは慎まねばならないときがあるように思います」と述べられている。その理由としては、麻黄と柴胡との組み合わせに難があると、武藤敏文先生は**『漢方の臨牀』第7巻第8号・神秘湯異変**で、自らの体験例を含めて述べ

られている。更にその際、小青竜湯(576 頁)に転方して軽快したとのことである。

一方、柴胡と麻黄の二味だけの処方も存在する。『聖済総録』巻第八十八虚労門・虚労潮熱には、「虚労の発熱にて肢体煩疼するを治する柴胡湯方」とあって、柴胡・麻黄二味を童子小便にて調理する。

⑳即ち、先に**解説**で触れたように、本方中の解表薬である麻黄・蘇葉・柴胡は、寒熱の点は葛根湯中の麻黄・桂皮・葛根に相当する。即ち、本方は外感病治療薬としての要素を有っている。更に麻黄は厚朴と協力して気管支平滑筋を拡張し、陳皮･杏仁によって燥痰を溶解し、喀出し易くするが、もしこの時、燥痰の粘稠度がドンドン低下する位に溶解すれば、確かに咳嗽と共に喀出し易くなるものの、気道空間は却って狭窄を来たしてしまう。丁度、燥痰に対する吸入療法が過ぎると、溶解した希薄痰で気道空間が閉塞気味となってチアノーゼを来たすようになり、このとき気管支拡張作用のある薬を吸入させると、途端に呼吸が楽になるようなものである。

本方では気管支拡張作用も有するが、祛痰溶解作用のある薬物が相対的に強く、従ってそれ以上に過剰に気管内に溶解希薄痰が貯留することになると考える。もし外感病であれば、麻黄・蘇葉・柴胡によって発汗・解熱するので、気道内の湿痰は制限を受ける。

従って、非発汗時は利水作用のある薬物、例えば蘇子・半夏・茯苓・石膏などを適宜加味することによって呼吸困難から免れることが可能となる。特に本方に於いては、本来は蘇葉よりも蘇子を処方する方がずっと有用である。

㉑また逆に言えば、本方のままでは気管支平滑筋の痙攣の強いタイプの気管支喘息で、且つ粘稠痰が容易に溶解し、希薄化し易いタイプには要注意である。

真武湯

出　典　『傷寒論』

主　効　利水、消化吸収改善、全身鼓舞。
機能を賦活して水分バランスを正す薬。

組　成

茯苓4～5　芍薬3　白朮3　生姜0.8～1.5
附子0.5～1

解　説

【茯苓】…組織内や消化管内に過剰な水分が偏在するとき、利水して過剰な水分を尿として排出させる他、脾胃の機能低下に対して補脾健胃し、消化管機能を回復させる。また、精神不穏症状に対して鎮静的に作用する。

【芍薬】…鎮痙作用の他に、全身を補血・補陰し、月経による疼痛・不快感にも有効である。更には発熱時の発汗などによる津液の喪失に対して陰液を保護する。しかし乍ら、本方中の他の薬味の性は全て平～温～熱薬であるのに対し、芍薬のみ性は微寒である。『傷寒論』弁少陰病脈証并治第十一の本方の方後には、「若し下利する者には芍薬を去りて…」とあるので、本方証で本方を処方して他の症状は改善されても下痢のみが続く場合は、本来は芍薬を去る必要がある。

【白朮】…茯苓と共に組織内や消化管内の過剰な水分を利水すると同時に、脾胃の機能低下を補うが、特に自汗に対しては止汗し、津液を留める他に、筋肉痛や関節痛に対しても利水して鎮痛する。

【生姜】…血液循環を改善して表にあっては温感を生み、裏にあっては虚寒による嘔吐や食欲不振に対して鎮嘔し、且つ食欲を増進し、消化吸収を促進する。

【附子】…代表的な熱薬で、全身機能が衰弱することによって寒冷または水滞を来たした種々の状態に適応となる。急性のショック状態にあっては循環不全に対し、強心作用を発揮して救逆し、慢性の全身衰弱状態にあっては組織の新陳代謝を活性化し、散寒して補陽する。また臓器や組織の機能低下によって過剰な水分貯留を来たしたときは、強心作用を発揮して補陽し、血液循環を改善して利水する。更には寒冷と水滞による痺痛に対しても知覚異常を改善して鎮痛する。『薬性提要』には、「大いに熱し、陽を回し、命門の火を補い、裏の寒湿を逐う」とある。

本方は主に茯苓・白朮で利水作用に働き、更に生姜も加わって消化管機能を回復しつつ、附子で散寒して循環を改善し、全身の機能を賦活するが、芍薬で陰液の保護に努めつつ、附子の大熱を和らげる。

総じて、体の水分バランスの喪失と共に全身機能低下があり、全身機能を賦活して水分バランスを正す薬であるが、多くは過剰水分（浮腫）を利尿によって除く。

適　応

感冒、インフルエンザ、気管支炎、肺炎、胸膜炎、肺結核、慢性胃炎、慢性胃腸炎、慢性消化不良症、慢性下痢症、慢性腹膜炎、慢性腎炎、ネフローゼ症候群、萎縮腎、高血圧症、動脈硬化症、振戦麻痺、運動失調症、脚弱症、眩暈症、メニエル症候群、脳血管障害後遺症、神経性心悸亢進症、慢性心不全、脚気衝心、低蛋白性浮腫、甲状腺機能低下症、下垂体機能低下症、水毒性肥満症、関節リウマチ、湿疹、蕁麻疹、老人性瘙痒症、遺尿、夜尿症、全身衰弱状態、プレショックなど。

論　考

❶本方の古名は玄武湯と言い、中医学では温陽利水湯と言う。原典宋改のとき、宋の宣祖の諱を避けて玄武を真武に改めたと云う。

❷本方の出典は、**『傷寒論』弁太陽病脉証并治中第六**に、「太陽病、汗を発し、汗出でて解せず、其の人仍発熱し、心下悸し、頭眩して身瞤動し、振振として地に擗《う》たんと欲する者、真武湯之を主る」とあり、茯苓・芍薬・生姜・白朮・附子と指示される。更に、**弁少陰病脉証并治第十一**に、「少陰病、二三日已まず、四五日に至りて腹痛し、小便利せず、四肢沈重・疼痛し、自ずから下利する者、此れ水気有りと為す。其の人或いは欬し、或いは小便利し、或いは下利し、或いは嘔する者、真武湯之を主る」とあることに拠る。

❸『注解傷寒論』巻第三・弁太陽病脉証并治中第六には、先の条文を注解して、「発汗して解せず、仍発熱するは邪気未だ解せざる也。心下悸し、頭眩して身瞤動し、振々として地に擗たんと欲する者、汗出でて亡陽すれば也。裏虚すれば悸と為し、上虚すれば眩と為し、経虚すれば身瞤じて振々と揺らぐと為すには真武湯を与えて之を主る。経を温め、陽を復せ」とある。

また、巻第六・弁少陰病脉証并治第十一には、後の条文を注解して、「少陰病二・三日は邪気猶浅く、四・五日に至りて邪気已に深し。腎は水を主る。腎の病、水を制すること能わず、水飲、停まれば水気と為す。腹痛する者、寒湿、内に甚だしき也。四肢沉重・疼痛するは寒湿、外に甚だしき也。小便利せず、自ずから下利する者、湿勝りて水穀別たざれば也。内経に曰く、湿勝るときは濡泄すと。真武湯を与えて陽気を益し、寒湿を散らせ」とある。

❹『千金翼方』巻第十傷寒下・少陰病状第二には、「少陰病、二・三日已まず、四・五日に至りて腹痛し、小便利せず、四肢沈重・疼痛して利するは、此れ水気有りと為す。其の人或いは欬し、或いは小便利せず、或いは下利し、或いは嘔するには玄武湯之を主る」とあって、薬味及び後条文は原典と同一であるが、後条文の最後には、「利止まず、便膿血の者、桃花湯に宜し」が添加されている。尚、条文自体を原典と比較して、或いはの文中、「或いは小便利せず」は最も大きな差異である。

❺『太平聖恵方』巻第八・傷寒三陰三陽応用湯散諸方には、玄武湯方として、赤茯苓・赤芍薬・附子・白朮を散と為し、姜棗煎服する用法が記載される。

また、巻第九・治傷寒三日候諸方には、「傷寒、病むこと三日、腹痛し、小便利せずして嘔する者の少陽病証に属するを治するには、宜しく赤茯苓散方を服すべし」とあって、赤茯苓・赤芍薬・白朮・附子・乾姜を散と為して姜煎するべく記載される。

孰れも真武湯と比べて、前者には大棗の調理が、後者には薬味に乾姜が加わっている点だけの相違であるが、後者は少陽病と記載されている。

❻『医塁元戎』巻九・少陰証には、仲景真武湯とあって五味が処方され、その後に、「易簡真武湯　傷寒、数日以後、発熱・腹痛、頭目昏沈、四肢沈

重・疼痛して大便自利し、小便或いは利し、或いは渋り、或いは嘔する者、皆宜しく之を服すべし。若し已に汗下を経て解せず、仍発熱する者、心下悸し、頭眩暈し、身瞤動し、振振として地に擗たんと欲する者、此れ、渴して後に飲水、中脘に停留するに由りて致す所にて、並びに宜しく之を服すべし」とあって、茯苓・芍薬・熟附・白朮を㕮咀して姜煎する。

尚、方後の加減法は『傷寒論』と同一内容が記載された後、「発熱して瀉する者、此れを服して未だ遏《や》まざれば、当に四逆湯を投ずべし。仍、震霊丹を服して之を用ゆれば手に応じて愈ゆ。此の薬、惟に陰証の傷寒のみならず服すべし。若し虚労の人、発熱して自利し、時に復た増寒するは皆宜しく服すべし。因りて取りて固真湯と名づく。増損するは亦前法の如し」とも追加されている。

❼**『祖剤』**では、少数の《素問》、《霊枢》、伊尹の処方等々を除き、残りの多くは仲景○○湯を祖剤とした後世の諸処方が列記されている。しかし乍ら、同書・巻之三・仲景真武湯だけが全祖剤七十四方中にあって、後世の諸方を引載することなく、単方として登載されているのは特異である。施沛は真武湯の性格を他に類を見ないものと判断したのであろうか。

❽**『医門法律』巻之二中寒門**には、「仲景、傷寒伝経の熱病を治するに、邪、太陽に在るの初め、便ち附子を用いて陽虚を治する九法有り」の一つとして、「其の一、誤りて汗するに因り、心悸・頭眩・身瞤動するを致し、奈何ともすべきこと無き者は、真武湯を用いて救法を為す。 其の証、汗を発して解せず、仍発熱・心下悸・頭眩して身瞤動し、振振と地に擗《たお》れんとす」に対して、「汗出づと雖も、熱退かざるときは邪未だ尽きずして正、已に大いに傷らる。況んや裏虚して悸を為し、上虚して眩を為し、経虚して瞤を為し、身振振と揺らぎ、往として亡陽の象に非ざること無く、真武の把関・坐鎮の法を行る所以也」とあって後、**同巻・中寒門諸方**には、「真武湯　太陽にて誤りて汗して解せず。悸・眩・瞤・振なる亡陽の証を治す。又、少陰の腹痛にて下利し、水気有るの証を治す」とあって、本方の五味が記載される。

❾**『百疢一貫』巻之上・水腫・鼓脹**には、「○水腫按じて久しく陥みてあ

るは虚腫也。真武などのゆく腫れは皆久しく陥むもの也。甘遂などのゆく腫れは按じても直ちに起くるもの也。是れ実腫也。又、中脘或いは少腹にくぼく、帯にてくくりてとりたる如く、くくれてあるは虚腫也。真武の類のゆく証也。凡そ水腫、心下に集まりてあるはむつかし。たとえ一旦治りても、又発するもの也」とある。

和田東郭は『導水瑣言』では、水腫を実腫、虚実間腫、虚腫に分けて論じているが、『導水瑣言』では真武湯は掲載されていない。

⑩恵美三白著**『医事談』**には、「小児、数日瀉利し、百薬応ぜず、荏苒として手足厥逆、死せんとする者、真武湯一貼与えて治す」との症例が記載される。

⑪**『傷寒論集成』巻之三・弁太陽病脈証并治中第二**には、「……若し其の人虚弱の者、汗出でて表証罷りて病仍解せず、発熱し、心下悸して頭眩し、身瞤動して地に仆れんと欲するは、此れ汗出づること多くして陽を亡くするを以っての故也。発熱有りと雖も、表解せざるの発熱に非ず、乃ち虚火炎上の発熱なり。後世、真寒仮熱と謂う所の者也。……」としているが、原典の条文の発熱は虚熱ではなく、弱いが実熱である。

本条文では、外感病を治療する途上で、先に全身機能が低下し、裏寒と水湿が合力し、プレショックに陥ったのが本態である。

また、**巻之八・弁少陰病脈証并治第七**には、原典の後の条文の後段部分について、「或下利の三字は当に或不下利の四字に作るべし。今、此の証、少陰病にして水気有り。故に附子を主と為し、以って少陰証を療す。芍薬は以って腹痛を止め、白朮・茯苓・生姜の三味は以って停水を利する也」ともある。

⑫一体ここで言う虚熱や真寒仮熱というのはどのような状態であろうか。

先に著者が桂枝湯（192 頁）の**論考㉑**で、山本巌先生の考按による正邪抗争、扶正祛邪の説明に触れたことがあるが、ここでもそれを引用する。元々水毒体質で正気のあまり強くない人に対して、中等度の強さの風寒邪が侵襲した場合を考える。最初に発汗解表を行ったものの、病邪＞正気のため、正気が疲弊しても未だ完全に駆邪できず、一部は未だ表に留まり乍ら、一部は裏に転属する。そして裏寒症状が強く、元々の水毒体質による湿と合力し、寒湿症状が強く出現するが、一方で表未だ罷らざる病邪のため軽い発熱症状を来たしていると考える。

それ故、裏の寒湿症状を温裏利水すれば、正気も回復し、今度はその回復した正気＞病邪となるので、表も清解することができるとの考えである。

従って、虚熱というのは表未だ罷らざる弱い病邪のことであり、真寒仮熱は全体の病状を表現したに過ぎない。

⓭**『腹証奇覧後編』上巻・真武湯之図**には、「○又云う、此の症にして腹底に寒冷を覚ゆる者大いにあり。附子の分量、或いは一倍、或いは二倍、三倍に加うるの多少、みな腹底の冷、或いは寒の現然たるか、暗然たるか、その厚薄浅深を以って附子の多少を考うべし。すべて附子を隊伍するの法、此の言を以ってかんがうべし」とある。著者自身は主薬が真武湯でなくとも、附子を加味する場合の腹診所見として、腹底の寒冷を指先に感じることは重要な判断材料としている。

⓮矢数道明先生は**『漢方と漢薬』第二巻第十一号・真武湯症に就て**で、「以上が余の体験談であり、真武湯正面の適応証であるが、本方の応用範囲は意外に広く、難治の患者に用いて奇効を見ること屢々である。特に雑病に於ては真武湯証として傷寒論に指示した文字に拘泥せず之を活用するときは、予想外の応用法を知ることが出来る」と、自己の体験例を基に述べられている。

⓯大塚敬節先生は**『漢方と漢薬』第三巻第二号・漢方医学に於ける熱と体温上昇との関係に就て——真武湯治験二例——**で、「……体温が上昇して悪寒する者は陽に発する病、即ち陽病で、体温の上昇を伴わずして悪寒する者は陰に発する病、即ち陰病であると云えば、それは正しい様であって、実際臨床上運用せんとする場合には屢々不都合を来すのである。なんとなれば吾人は、悪寒のある患者の体温を測定して、四十度若しくはそれ以上に昇っている場合でも猶且つ屢々陰病である者を目撃するが故である。かくて体温の上昇と漢方医学に於ける熱とは不可分離の関係にあるものではなく、場合によっては体温計に眩惑されて、却って治方を誤ることも亦

なきにしもあらずである。現に吾人は屢々この苦杯を嘗めつつある者である」と、体温計の高熱に対する考察を述べられている。

⑯大塚先生はまた、**『漢方と漢薬』第七巻第十一号・真武湯について**で、「……真武湯証の脈は沈弱のものが多いが、又浮大弱のものもあり、沈細のものもある。大体に於て数脈を呈することは稀れである。腹診するに、腹部軟弱にして胃内停水を証明するもの多く、又腹壁菲薄にして直腹筋を浅く触れるものもある。屢々臍上の動悸が亢進する。舌には特別の変化のない者が多い。淡墨色の舌や、一皮むけた様になって紅い色をした舌を呈するものもあるが、これは稀である。顔色は蒼く生気のない者が多いが、淡紅色に潮紅しているものもある。下痢は水様便のこともあり、また粘液を混ずることもあるが、裏急後重はない。下痢した後で、がっかり疲れるというのが、この方を用うる一つの目標となる。甘草瀉心湯の下痢は、下痢をした後が、さっぱりした気持になるが、真武湯の下痢は、力が抜けた様に疲れる。又真武湯証の患者は、手足の微冷を訴えることがある」と述べられている。

⑰また、同じく大塚先生は**『漢方の臨床』第2巻第5号・真武湯について**で、「一つの真武湯が、このように全く異なる症状のものに用いられるが、元来この薬方は少陰病の治剤であるから、後者（少陰病）が真武湯の正面の証であって、前者（太陽病）は変証である。従って前者のような例は往々にして、小柴胡湯証と誤られたり、調胃承気湯証にみえたり、白虎湯証と間違えられたりする。われわれが臨床家として、鑑別診断に苦心するのは、前者の場合である。……傷寒論の傷寒例の一節に『虚盛の治は、相背くこと千里で、吉凶の機は、応ずること影響の如く』甚しいのに、『陰陽虚実の交錯は、其候は至って微かな』ところにあると云ったのは、この間の消息をのべたものである」と、誠に考えさせられる一文である。

⑱**『傷寒論講義』弁太陽病脈証幷治中**によれば、原典の先の条文は「此の章に拠れば、本方は、内既に陰寒にして、外は仍お虚熱を現し、且つ水気激動して上に迫るの諸候有る者を治するの能有りと言う可きなり。此の証の心下悸し、頭眩するは、皆水気の上衝なり。是れ、苓桂朮甘湯証と相近

し。但、彼に在りては、気の上衝を主とす。故に頭眩は起つ時にあり。此れは身瞤動を主とす。故に頭眩は其の常時にあり。……」とある。

また、**弁少陰病脈証并治**には、原典の後の条文は「此の章に拠れば、陰寒既に盛んにして内に水気の停滞有り、其の水気時々動揺する者は、真武湯の主治なるを知り得可し」とあって、この少陰病の条文こそ本方の正証である。

⑲一方、先の⓫の後段部分の「或下利の三字は当に或不下利の四字に作るべし」とあるが、**『臨床応用傷寒論解説』少陰病篇**には「……私は不と下とが似ているので、『不利』とあったものを、伝写のさいに誤って『下利』としたのではないかと、考えている」と述べられている。

しかし、著者は不利ではなく、下利であると考える。原典・弁少陰病脉証并治第十一の本方条文の後半部分は「……其の人或いは欬し、或いは小便利し、或いは下利し、或いは嘔する者、真武湯之を主る」である。今、方後の加減法を見るに、「……若し欬する者、五味子半升・細辛一両・乾姜一両を加う。若し小便利する者、茯苓を去る。若し下利する者、芍薬を去りて乾姜二両を加う。若し嘔する者、附子を去りて生姜を加え、前に足して半斤と為す」とあり、この後条文は本文の或いはの内容と一対一対応でよく一致しているからである。個人差による症状発現の相違に対処したものである。

また、もしこの後半部分及び加減法が後人の改竄(宋改以前)に拠るものであったとしても、実際の臨床的事実とは符合しうる。

というのは、裏寒証による下痢に本方を処方して奏功することは勿論あるが、中には尚止まない場合もある。そのとき、エキス製剤であれば、人参湯(906 頁)や大建中湯(708 頁)を合方するか、更には附子末を加味するか等々の方法により漸く奏功することもある。同じ下利という表現でも程度は様々だからである。

⑳山本巌先生は**『東医雑録』(3)・五苓散と猪苓湯**で、真武湯の太陽病篇の太陽病の場合について、「これは身体に浮腫、水滞のある者の太陽病のとき、発汗療法を行って、汗を出しても治癒しない。なお発熱し、心悸亢進、

めまい、筋肉がピクピクしたり、ふらふらして擗れそうになるとき、真武湯で筋肉内や胃中の水を除くと治るのである。……したがって傷寒の治療を行わない現在は、上記の条文通りの患者はなく、下痢の患者、浮腫の患者、筋肉内の水腫による筋肉痛、神経痛に応用する」とも述べられている。

㉑著者は原典の方後の加減法の内、「若し下利する者には芍薬を去りて乾姜二両を加う」が、当初中々理解できなかった。何故ならば、芍薬は平滑筋の緊張を緩解して鎮痙・鎮痛するから、下利する場合に要薬と考えられ勝ちだからである。同様に、先の⑲の『臨床応用傷寒論解説』でも、下利でなくて不利ではないかと考察されている。

先ず、大略は急性の真武湯証と慢性の真武湯証とを分けて考えねばならない。前者は『傷寒論』の先の条文、後者は後の条文に相当する。前者は偶然的な発症要因を主とするが、後者は必然的な病状の上に偶然的な発症要因の加わったものである。また、加減法は後の条文後に記載されていることに意味がある。

後者の真武湯証は、第一義的に腎の病、即ち排尿障害のために小便不利となり易い。すると、体内に水滞が生じるが、実際に臨床的にも水滞は先ず四肢・軀幹の浮腫となって発症する。この状態は既に寒湿証であり、更に水滞が進展して多少は小便が自利することはあっても、多くの水滞が生体の防禦反応による代償機転によって、寒瀉となって排泄されると考える。従って、ここでは下利を止めてはいけないし、芍薬の性は微寒であるから、一層寒証を促進することになるので、芍薬を去り、乾姜で温陽することによって、腎機能の回復を図った処方であると考える。

清暑益気湯

出典　『内外傷弁惑論』、『医学六要』

主効　生津、健胃整腸、止痢、補気。

暑熱の発汗による脱水を補脾健胃すると共に下痢を治療する薬。

組成

人参3.5　蒼朮3.5　麦門冬3.5　陳皮3　甘草1　黄柏1
黄耆3　当帰3　［五味子1］

生脈散	人参　麦門冬　五味子
	白朮　陳皮　甘草　黄柏　黄耆　当帰

補中益気湯	黄耆　甘草　人参　陳皮　当帰　白朮	柴胡　升麻　［生姜］［大棗］
	麦門冬　五味子　黄柏	

解説

本方には生脈散がそっくり含まれている。生脈散は人参・麦門冬・五味子から成り、暑熱の発汗による脱水を比較的急いで治療する薬である。

【人参】…代表的な補気薬であり、脱水などに因って循環不全を来たし、口渇を伴うときのみならず、慢性の消化管機能低下などの虚弱状態に対しても処方され、更には内分泌系・神経系に対する興奮作用も齎す。『薬性提要』には、「大いに元気を補い、津液を生じ、精神を添え、血脈を通ず」とある。

【蒼朮】…原典では白朮で処方される。白朮は組織内や消化管内の過剰な水分を血管内に引き込み、循環動態を安定させ、過剰な水分に対しては利尿によって排出する。また自汗を止めて津液の喪失を防ぐが、本方ではむしろ、止瀉薬として処方されている。『薬性提要』には、「湿を燥かして脾を補い、小便を利し、泄瀉を止む」とある。一方、蒼朮は『薬性提要』に「胃を燥かし、汗を発し、湿を除き、鬱を散じ、痰水を逐う」とある如く、消化管や四肢・軀幹・筋肉などの水滞症状を燥湿し、下痢や軟便を改善する。但し、脾胃に対する補益性はあまりない。

【麦門冬】…慢性肺疾患で乾咳と微熱を呈するときには清熱・鎮咳するが、発熱性疾患による脱水があるときには清熱して津液の喪失を防ぐ。更にショックあるいはプレショック状態に陥ったときには強心作用も発揮する。

【五味子】…外感病・雑病に拘らず、寒証による多量の水様痰を来たす諸疾患に対し、消炎・鎮咳・祛痰する。また、発汗過多に陥るとき、これを収斂して脱汗を予防する。更にまた、慢性肝障害にも有効に作用する。

【陳皮】…元々は消化不良などで嘔気・嘔吐を来たすとき、本来の順方向性の蠕動運動を促進する一方で、粘稠な黄色痰を喀出するのを容易にする。しかし、陳皮にも下痢を未然に防ぐ作用が配慮されている。

【黄柏】…発熱性疾患による下痢などの湿熱に対し、燥湿して清熱するが、他の諸々の湿熱に対しても有効である。中でも下半身の症状に対して特に効果が大きい。

【黄耆】…補気薬として血液循環を改善して四肢の疼痛・運動麻痺・知覚異常を軽減するのみならず、全身の慢性衰弱状態に対して消化管機能を回復し、また全身の筋肉の緊張を高めると共に尿量を増加して消腫する。

【当帰】…婦人科の主薬で、月経の調整や疼痛に効果がある他、全身の血流を改善し、血液の滋養作用の低下を補い、血液の留滞を解除して本来の生理機能を回復する。

【甘草】…諸薬の調和と薬性の緩和の他に、脾胃が虚したときにこれを補益すると共に、本来は潤薬として働く。

本方は生脈散に、虚弱による下痢あるいは湿熱による下痢を止める薬として蒼朮・陳皮・黄柏が加味され、更に補気薬として黄耆が、補血薬として当帰が加味された薬である。

総じて、生脈散をマイルドにした薬であり、暑熱の発汗による脱水傾向があり、且つ元々脾胃が虚弱で下痢し易い人に処方する薬である。

適　応

疰夏病、熱中症、夏痩せ、夏期の食欲不振・下痢・全身倦怠感、急性肝炎、慢性肝炎、慢性膵炎、高齢者・虚弱者・大病後・乾咳者の補気など。

論 考

❶本方の出典は、**『医学六要』治法彙四巻・暑門・暑風卒倒**に、「古方清暑益気湯、原、長夏湿熱の気に感じて病む者の為に設く。内、二朮・沢瀉・黄柏有り。是れ滲湿清熱する也。知らざるべからず。夏月、病無くとも只宜しく補剤を服すべし。陽気尽く外に発するを以って体内虚すれば也。惟、生脈散に耆・朮・陳皮・沙黄柏を加え、煎湯すること妙。切に発泄を忌む」とあって、本方が近製清暑益気湯との方名で記載され、人参・白朮・麦門冬・五味子・陳皮・甘草・黄柏・黄耆・当帰身と指示され、最後に「人に随って姜棗を加減して煎ず」とある。更にその後は、「生脈散　津を生じて渇を止む。夏月摂生する者、少なしとすべからず」ともある。

❷ここで古方清暑益気湯というのは、**『内外傷弁惑論』**の清暑益気湯のことで、『医学六要』の先の記載の二丁後には、「東垣清暑益気湯　長夏の湿熱、人を蒸し、人之に感じて四肢困倦、精神短少、動作に懶《ものう》く、胸満ち気促り、肢節疼痛し、或いは気高くして喘し、身熱して煩し、心下膨悶、小便黄にして数、大便溏して頻り、或いは痢し、或いは渇し、飲食を思わず、自汗して体虚するを治す」とあって、本方の薬味に蒼朮・升麻・神麴・沢瀉・葛根・青皮を加えた薬味が記載されている。勿論元々は、東垣清暑益気湯から上記の薬味を去って本方が作られたのは言うまでもない。

また、実際の**『内外傷弁惑論』巻之一・暑傷胃気論・清暑益気湯**には、上記の他に更に多項目に亘る条文が記載されている。

❸無注本**『明医雑著』暑証**には、「人、労倦辛苦に遇いて、力を用ゆること過多ならば、即ち後方二・三服を服し、内傷発熱の病を生ずるを免る。此の方、補気を主とす。○解暑補気湯　黄芪・人参・甘草・五味子・麦門冬・陳皮・白朮」とあって、姜棗煎服する。解暑補気湯は近製清暑益気湯去黄柏・当帰である。但し、実際は年代的には逆で、解暑補気湯加黄柏・当帰で近製清暑益気湯と成ると表現した方が正確である。

また、暑病には、「注夏病は陰虚に属す。元気不足なり。補中益気湯に柴胡・升麻を去り、炒黄柏・白芍薬を加えて宜し。痰を挟む者には半夏・陳皮を加う」ともある。

❹『医学入門』四巻上・外感・暑癨痢・預防不独羨香茄には、「……蓋し脾虚する者、必ずしも暑労役に因らず、凉に乗ずるに及びて病を致す。春の末、夏の初めに遇う毎に、頭疼・脚軟・食少・体熱す。注夏病と名づく。宜しく補中益気湯に升・柴を去り、黄柏・芍薬・五味子・麦門冬を加う」とあるが、この加減方は結局、近製清暑益気湯加芍薬である。勿論、歴史的にはこの加減方去芍薬で近製清暑益気湯と成る。

❺『医方考』巻之一・暑門第四と巻之二・痢門第十一には、東垣の清暑益気湯が収載されている。後者には、「痢疾已に愈え、中気虚弱にて暑令尚在る者、此の方之を主る。○痢疾已に愈ゆるときは復た行血・理気の物を用いず、中気虚弱には理するに宜しく之を補うべし。参・芪・帰・朮・甘草、皆補虚也。暑令尚在り、法は宜しく之を清すべし。麦冬・五味、皆清薬也。黄柏・沢瀉、以って陰水を養うべし。升麻・乾葛、以って暑邪を散ずべし。青・陳・蒼・麯、以って滞気を消す」とある。即ち、暑門のみならず、痢門にも登載しているのは呉崑の卓見であろう。

❻梁文科輯、年希堯増輯『集験良方』巻三・暑症門には、「清暑益気湯　夏月の暑病、四肢困倦し、精神短少する疰夏の証を治す」とあるが、人参・当帰・白芍・熟地・白茯苓・麦冬・五味子・陳皮・黄柏・知母・生甘草に烏梅・炒米・棗を加えて煎服する指示があり、同名異方である。

❼『玄冶薬方口解』中暑四には、「二十歳の男、夏日旅行し、家に還りて過酒の後、発熱去来・不食・大便微泄し、脉滑数」の症例に、『内外傷弁惑論』の清暑益気湯が投薬されている。

❽また、『増広医方口訣集』上巻・清暑益気湯で、北山友松子は甚だ意義深く述べている。「愚案ずるに、東垣老人、夏月に於いて暑を治するに二方を並立して、倶に生脈散を以って増損す。一つは以って暑湿の脾元を傷るを治し、一つは以って暑熱の肺元を傷るを治す。其れ謂うべし、周く且つ備うと。奈何ぞ后人、只清暑益気を諳《そら》んじて参朮調中の用を悟らざる者、甚だ東垣の微意を失する也。然る所以の者、若し既に暑に傷れ、或いは復た湿に傷れ、或いは生冷に傷れて外熱内寒するときは、先ず其の内を治するに、中を温めて食を消す。次に其の外を治するに、暑を清しくして気を

補いて脾を理するを以って主と為すときは清暑益気湯の薬品可也。若し暑、元気を傷りて発熱して喘嗽・短気し、精神固まらず、以って脾胃、和を違い、飲食進まず、身重くして力無きを致すときは参朮調中湯の薬剤を用ゆべし、是れ也。此れ乃ち昔年の東垣の始創にして今日の不佞《フネイ》の申明也。言を知る者、鑑みよ、諸《これ》を」とある。少し前段には「参朮調中湯　熱を瀉し、気を補い、嗽を止め、喘を定め、脾胃を和らげ、飲食を進む」とあって、白朮・黄耆・桑白皮・甘草・人参・陳皮・地骨皮・青皮・麦冬・茯苓・五味子と指示され、これは『内外傷弁惑論』巻之一・暑傷胃気論・参朮調中湯から引用されたものである。

❾**『牛山方考』巻之下・補中益気湯**には、「一、夏月暑熱の症、発熱・煩悶し、或いは気高くして喘し、小便黄にして数、大便溏泄し、或いは咽乾・煩渇して飲食を思わず。此れ中暑の症、清暑益気湯に宜し」とあって、東垣方の十五味が掲載されていて、方後には「此の方は夏月湿熱の気に感ずる者、発熱・煩渇、大便溏泄するを治すること神の如し」とあり、続いて「一、張三錫の云く、古方の清暑益気湯は長夏の湿熱の気に感ずる者の為に之を設く。今、暑汗、其の表気を傷り、元気虚弱にして発熱する者に宜しからず。因りて新製を定む」とあって、近製方の九味去五味子を姜棗煎服する。また、「常に此の方を用いて暑熱の病、元気虚弱にして大便泄し、咳嗽する者に砂仁・白扁豆・五味・粳米を加えて其の効神の如し。東垣の清暑益気湯、張三錫の近製清暑益気湯共に名義、本方(補中益気湯)に類するを以って附後す」とあって、香月牛山は近製方から五味子を減去して主方とし、加味方に五味子他を指示していることが分かる。

❿本郷正豊著**『医道日用綱目』中暑付霍乱**には、「清暑益気湯　長夏の湿熱大いに行なわれ、人これに感じて手足困倦、心気短く、動作に懶く、身熱し、気高ぶり、心煩するを治す」とあって、古方清暑益気湯が指示される。但し、その直後には、「○気虚の人、暑に中てられ、食を挟み、湿を兼ぬるを治す。若し食と湿とを兼ねずんば、補中益気湯に升麻・柴胡を去り、五味子・麦門冬・黄柏をくわえて用ゆべし」とあり、この補中益気湯の加減方は近製清暑益気湯そのものである。

⓫また、『当壮庵家方口解』巻之四・清暑益気湯にも、『内外傷弁惑論』の処方が掲載されている。「〇此の剤は暑気の中春末より秋まで、諸医常に用ゆる薬也。予、用見るに薬味多き故、力十分に功なし。はっきりと熱をさまし、はっきりと補う薬にてはなし。大補の間、或いは瀉を用いて大補に移る前の薬と知るべし。〇春の末、夏秋の間、気草臥《くたび》れ、折々汗出でて熱有り、小便など赤く、食無味と云いて半起半臥する時は用いて功あり。〇夏秋の熱病の主とする意あり。是れは手ぬるき心得也。但、其の中に大柴胡湯の場を能く知りて、虚中に熱の残りたるに用ゆると云うことを知りては大功も得る薬也。〇暑気の中は湿熱、人に感ずることあり。故に男婦、或いは産後にても、虚中の湿熱あらば用いて功を得ることあり」とあり、「薬味多き故、力十分に功なし」と語っているにも拘らず、北尾春甫ですら『医学六要』の清暑益気湯を知らなかったのであろう。まして、岡本玄冶に於いては何をか言わんやである。

⓬**『医療手引草』上編坤・痘疹・見点之間見証用薬**には、「其の証は痘の全体淡白にて虚寒と見ゆる証に、存の外、其の人、狂躁して咽乾き、或いは痘淡白なりといえども、間に赤き点一・二粒も交わり出でて全体躁がしく、陰陽錯雑と見ゆるは、是れ痘毒は軽けれども、其の人の心火有余にて此の証あり。此の証には医学六要の近製清暑益気湯を用ゆべし」と、痘疹にも用いられていたのには少々驚く。

⓭**『観聚方要補』巻一・中暑**には、本方の条文として『内外傷弁惑論』方も『医学六要』方も同じく、「暑湿患を成し、体倦れて力乏しく、身熱心煩、小便数・大便溏、或いは渇し、或いは渇せず、少食にして自汗するを治す」とある。この条文の方が簡明で理解し易い。

要するに、暑熱のために起こる諸々の状態を治する処方で、疰夏病の薬であるが、脱汗時の急性期には効果が弱く、また本方自体はあまり寒熱に偏しないので、暑熱そのものを冷やす薬ではない。

⓮**『方彙口訣』復刻版上巻・中暑門　附　注夏病・霍乱・近製清暑益気湯**には、「……医王に味麦（五味子・麦門冬）加えたると同意ぞ。東垣の方は多味なれば、夫れを減じたの、兎角暑邪に打たれて元気の弱るの、老人や虚弱の

者や大病の後に好い。熱は翕々《ぽかぽか》と有りて身体の疲れたるに用ゆ。是れ用いんならんこと有り。全く火剋金を防ぐ為ぞ」とある。

⑮**『勿誤薬室方函口訣』巻之下・清暑益気湯**には、「此の方は注夏病の主剤也。虚弱の人、夏になれば羸痩して倦怠し、或いは泄利、或いは乏喘し、四肢煩熱する者を治す。此の方、東垣の創意にて多味に過ぎたり。即効を取るには近製の方を用ゆべし。老人などの持薬には此の方を宜しとす。余は近製方の条下に具す」とあって、東垣方は多味に過ぎるという。

一方、**同巻・清暑益気湯近製**には、「此の方は注夏病を主とす。医学入門に、春末夏初に遇う毎に頭疼・脚軟、食少なく体熱するは注夏病と名づけ、之を治するの方、補中益気湯去升・柴加黄柏・芍薬・五味子・麦門冬、即ち此の方の一類の薬なり。又、張三錫新定方には麦門・五味なく、升麻・姜・棗あり。何れも其の宜しきに従いて選用すべし。……然れども注夏病は大抵此の方を服せしめて、万葉集に拠りて鰻鱺を餌食とし、閨房を遠ざくれば秋冬に至って復する也」とも記載される。

⑯細野史郎先生は**『漢方の臨床』第2巻第8号・夏の治験**で、『内外傷弁惑論』と『医学六要』の清暑益気湯について、「この二種の清暑益気湯の運用についてもっと理解しやすく云うと、上述の夏まけの症状を呈しているものでも、特に、水分の排泄機能の衰えているものでは寧ろ内外傷弁の清暑益気湯が優れているように思える。だから体内に水分の瀦溜《チョリュウ》傾向の為にリウマチ性の疼痛などを加える様なもの、又、虚弱者、ことに老人などの肺結核の場合などにも意外の偉効を奏することも少なくない。又本方が鬱熱、疲労状態の治方であることから、一般に易疲労性の人に応用して、その疲労から救うばかりでなく、その来らんとする疲労をさえも、事前の服用によって未然に防ぐことさえ出来る……。しかし、近世の清暑益気湯は補中益気湯と云っても、升麻・柴胡が去られている点は、寧ろ、四君子湯の加味剤とさえ見ることが出来る処に、本方の特徴があるかに見える。即ち、浅田翁の口訣に『即効を得んとするときは近世の方優れり』と云う意味も肯かれる」と、うまく両処方の差による適応・効能を述べられている。

⑰**『症候による漢方治療の実際』疲労倦怠**では、「清暑益気湯　この方は

俗にいう“夏やみ”の薬で夏になると食が減じ、水っぽいものをほしがり、手足がだるく、足のうらがほてり、時に下痢したり、大便がゆるくなったりするものを目標として用いる。私は急性肝炎で、倦怠感が甚しく、食のすすまないものに、この方を用いて、著効を得たことがある」と記載される。また、**同書・処方集**には近製清暑益気湯の九味が登載されている。

⑱『医学六要』の近製清暑益気湯は、古方清暑益気湯から薬味を減去したものである。そこで、減去された薬味を含む文を『内外傷弁惑論』から抜粋すると、「蒼朮・白朮・沢瀉は滲湿して湿を除く」、「升麻・葛根は善く肌熱を解し、又風を以って湿に勝る」、「神麯・青皮は食を消し、気を快くす」ので、近製方は古方よりも除湿・解熱・消食作用が低下していることが分かる。但し、それにも拘らず、実際的効用としては先哲も近製方に軍配を挙げている。

⑲著者は高齢者で補気薬を処方したいとき、first choice は補中益気湯であっても、本方もよく処方する。補中益気湯去柴胡・升麻加麦門冬・五味子・黄柏で本方となる。補中益気湯は内傷にあっての外感病を治療する薬であり、柴胡・升麻は消炎・解熱・解毒の効能があるが、本方は麦門冬・五味子で発汗等によって喪失した津液を補い、乾咳にも対処し、黄柏で消炎・解熱・解毒する。尚、本方名に清暑と冠されていても、清暑にのみ特異な薬物は配合されていない。

要は一言でいえば、補中益気湯の補気作用と麦門冬湯の滋潤作用を併せ持ち、且つ元来の補中益気湯の清熱作用が形を変えて発揮されうる薬である。尚、高齢者では人参と甘草に対する配慮は必要である。

また著者はこのようなとき、よく附子末も加味する。ここでは吉益東洞の言う「水を逐うを主る」ではなく、全身の新陳代謝を活性化する目的である。

清上防風湯

出典　『古今医鑑』

主効　消炎、治風、敗膿、頭・顔面部～頸部。

上焦の病変を敗膿、消炎、止痛する薬。

組成

防風2.5　荊芥1　連翹2.5　山梔子2.5　黄連1　黄芩2.5
薄荷1　川芎2.5　白芷2.5　桔梗2.5　枳実1　甘草1

荊芥連翹湯	川芎　黄連　黄芩　山梔子　連翹　荊芥 防風　薄荷　枳実　桔梗　白芷　甘草
	当帰　芍薬　地黄　黄柏　柴胡

解説

本方は一貫堂方の荊芥連翹湯（185頁）から当帰・芍薬・地黄・黄柏・柴胡を去った処方である。但し、歴史的には全く逆であり、且つ直接に処方間の関連はない。

【防風】…緩和な祛風薬で、また祛湿作用もある。寒熱孰れの外感病にも適応するが、片頭痛にも用い、蕁麻疹、湿疹・皮膚炎群などでは止痒に欠かせない。

【荊芥】…頭・顔面部、特に扁桃や咽喉部の外感病風熱型の症状を緩解する他、皮疹を消散・止痒する。大抵、防風と共に配合する。

【連翹】…感冒などの熱性疾患の初期に用いて清熱解毒するのみならず、体表部の化膿性炎症に対しても清熱解毒する。

【山梔子】…黄連・黄芩などと共に清熱解毒作用を発揮しつつ、熱状に伴う煩躁・口渇・心煩・胸苦感などの不快症状を鎮静し、また皮膚表層の種々の炎症に対しても処方する。

【黄連】…代表的な清熱解毒薬で、発熱性の消化管の炎症に処方する。一般的に炎症性の高熱状態を緩解する他、「心火を瀉し、肝血を涼す」と云う如く鎮静効果も齎す。

【黄芩】…代表的な清熱薬で、急性炎症、特に気道炎症によく適応する他、発熱性の下痢を呈する炎症にも有効で、更に熱状に伴う不快症状を鎮静する。

【薄荷】…外感病風熱型に用いる他、頭・顔面部の腫痛を消炎し、特によく咽頭痛を緩解する。また、透疹作用を助ける効果もある。

【川芎】…代表的な理血薬であり、血管を拡張して血流を改善し、種々の原因による頭痛に対してよく奏効し、蕁麻疹、湿疹に対しては他薬の引経薬となりうる。特に川芎は上焦の病変に対してよく奏功する。

【白芷】…頭・顔面部の種々の炎症による疼痛に対し、発散して鎮痛し、祛風する。また、中枢神経興奮作用も認められる。

【桔梗】…気道炎症に対して、鎮咳・祛痰・排膿・鎮痛作用を発揮する。特に膿性痰や咽喉頭痛に対してよく適応する。また、引経薬とも成りうると考えられて来た。

【枳実】…原典では枳殻が処方されている。枳殻は一般的には消化管の蠕動運動を促進して腹部膨満感や痞塞感を除き、消化管内の炎症性産物や不消化便などを排除する他、祛風清熱作用及び止痒作用もある。枳実は枳殻の消化管に対する作用を強化して行気する。

【甘草】…ここでは生甘草で、種々の炎症に対し、消炎・鎮痛・解熱・祛痰すると共に、種々の薬味を調和して個々の刺激性を緩和する。

防風・荊芥・薄荷はよく止痒して皮疹を発散させ、また防風・荊芥・川芎・白芷は片頭痛によく奏効する。更に荊芥・防風・薄荷・桔梗・甘草及び清熱薬は咽喉頭部～扁桃部の炎症の要薬で、また防風・荊芥・連翹・黄芩は結膜炎など眼疾患にも用いる。枳実は体内に結実した種々の炎症による病理的硬結を消散させる。

総じて、荊芥連翹湯より補血作用が除かれ、また消炎作用も少し弱められた処方で、主として薬性は頭・顔面・咽喉などの炎症に向かわせる方剤である。

適　応

感冒、インフルエンザ、蓄膿症、慢性鼻炎、中耳炎、乳様突起炎、扁桃炎、歯齦炎、歯根膜炎、結膜炎、眼瞼炎、急性涙囊炎、尋常性痤瘡、毛囊炎、頭・顔面部の癤・疔、慢性頭・顔面部湿疹、酒皶鼻、顔面紅潮症、黒皮症など。

論　考

❶本方の出典は、従来『**万病回春**』とされる。**同書・巻之五・面病**には、「面に瘡を生ずるは上焦の火也。〇清上防風湯　上焦の火を清し、頭面に瘡癤、風熱の毒を生ずるを治す」とあって、防風・荊芥・連翹・梔子・黄連・黄芩・薄荷・川芎・白芷・桔梗・枳殻・甘草と指示され、後条文には「竹瀝一小鍾を入れて尤も妙」と清熱作用を強化する指示も記されている。

❷しかし乍ら、実は『**古今医鑑**』**巻之九・面病**に、「清上防風湯　上焦の火を清し、頭面の瘡癤、風熱の毒を治す」とあって、処方内容、記載順及び方後の指示も全く同一である。それ故、『万病回春』より早期の収載である。

尚、『古今医鑑』の先の記載の病証の項には、「難経に曰く、人の面独り能く寒に耐うるは何ぞや。蓋し人の頭は諸陽の会也。諸陰の脉は皆頸胸の中に至りて還る。独り諸陽の脉は皆上りて頭に至る故に面をして寒に耐えしむる也」とあって、諸々の陽経脈が集中しているので、顔面は外界に露出されていても耐寒性があるとの謂である。

❸『**寿世保元**』**巳集巻之六・面病**には、「〇一論ず。面に瘡を生ずる者は上焦の火也。 清上防風湯」とあって、先の十二味が処方され、竹瀝を入れて服す。

また、『**済世全書**』**巻之五巽集・面病**には、「清上防風湯　上焦の火を清して頭面に瘡を生じ、風毒腫痛を治す」とあって、同じく竹瀝の指示も記載される。

❹一方、本方の同名異方として、『御薬院方』巻之九治咽喉口歯門には、「清上防風散　上焦利せず、風熱攻衝し、気血鬱滞して牙歯悶痛し、齗肉虚腫し、鼻塞がり声重く、頭昏目眩するを治し、并びに皆之を治す」とあるが、薬味は防風・細辛・薄荷葉・川芎・独活・荊芥穂・天麻・甘草・白檀・白芷・片脳子を淡茶清で含漱する用法と、熱茶清で食後に服する用法とがある。尚、片脳子は竜脳のこと。

更には、『丹渓心法附余』巻之十二風熱門・牙歯 六十七 には、同一の処方が上清防風散との方名で登載されている。

❺尚、『万病回春』の本方記載の後には、外用療法が列挙されている。その中、多くの処方例に硫黄が配されているので、今日のイオウあるいはイオウ・カンフルの先駆例とも言えよう。従って、単に尋常性痤瘡のみならず、疥癬、白癬、黄癬等々にも適応となったはずである。尤も硫黄は既に『神農本草経』に中品として収載され、陶弘景撰『名医別録』中品　巻第二・石硫黄にも「疥虫を殺す」として収載されている。

❻**『一般用漢方処方の手引き』清上防風湯**では、「〔効能又は効果〕にきび」と記載されている。しかし乍ら、先の『古今医鑑』の清上防風湯の直前には、「連翹散　面に糓嘴瘡を生ずるを治す。俗に粉刺と名づく」とあって、連翹・川芎・白芷・黄連・苦参・荊芥・貝母・甘草・桑白皮・山梔子と指示される。糓嘴瘡、粉刺は孰れもにきびのことである。また、『万病回春』では清上防風湯の一つ後に、「面に粉刺を生ずる者は肺火也」とあって清肺散が指示されるが、これは連翹散と全くの異名同方である。

『古今医鑑』でも『万病回春』でも、にきびを主症とした処方が他に掲載されているにも拘らず、清上防風湯がにきびを効能として適応されているのは甚だ面白い。

❼**『新増愚按口訣』中巻・清上防風湯**には、「○予、之を用ゆる口訣に五つ有り。上実の頭痛・眩暈の者、之を用い、或いは痰火を帯ぶるは半夏・南星を加えて尤も好し。是れ一つ也。頭面の上熱、瘡を生ずれば本方を用い、或いは風眼・赤眼等には菊花を加えて之を用ゆ。是れ二つ也。或いは風熱に因りて耳痛して膿水出づるも亦之を用ゆ。是れ三つ也。或いは風熱・湿熱の歯痛・齦腫は生地黄を加えて之を用ゆ。是れ四つ也。或いは酒皻鼻、紅紫に腫るるは荊芥・薄荷・桔梗を去りて升麻・葛花・人参・紅花を加えて之を用ゆ。是れ五つ也」と、非常に詳細な解説・用法である。

❽**『増広医方口訣集』中巻・清上防風湯**には、「○医鑑を按ずるに、此の方、疑うらくは是れ通聖散加減の法也。風火炎上して頭面腫痛するに用いて治するは、通聖散に比すれば、其の薬穏やかにして其の効著し。然れども人壮んに気実し、邪盛んに、火熾んにして脈来たること躁実の者は、通聖散

に非ずんば効無し。通聖を用ゆるの法、宜しく酒を以って炒るべし。其の験、尤も神たり」とあって、本方が防風通聖散（1023頁）に胚胎するとの考按は『増広医方口訣集』に依拠する。

実際に、『黄帝素問宣明論方』巻之三・風論の防風通聖散去当帰・芍薬・大黄・麻黄・芒硝・石膏・滑石・白朮・生姜加黄連・枳殻・白芷で本方となる。

❾『牛山活套』巻之中・面病には、「面に瘡を生ずるは上焦の火也。清上防風湯回春面門、東垣の清上瀉火湯或いは白芷升麻湯の類を用ゆべし。面の瘡汁出づる者には荊防敗毒散、甚だしき者には防風通聖散を用ゆべし。方考本方の条に詳らかにす。考うべし」とあって、**『牛山方考』**には清上防風湯は記載されていないが、**同書・巻之中・防風通聖散**には、加減法の一つに「一．胆、熱を脳に移し、辛頞・鼻淵の症をなすに黄連・白芷を加え、薄荷を倍加して効有り」と記載される。清上防風湯は元々防風通聖散とは、防風・荊芥・連翹・山梔子・黄芩・薄荷・川芎・桔梗・甘草と共通しているが、黄連・白芷も加わり、結局は清上防風湯去枳殻の11味が共通することになる。

❿本方が曽て痘瘡に処方されたことは全く知られていない。

『青嚢瑣探』下巻・痘毒入眼㊤には、「痘毒、目に入るを治するの法、痘科の諸書に詳らかに之を載す。亦何ぞ贅せん。然れども予に一訣有り。凡そ痘、灌膿・収靨の時に当たりて、眼、一旦開きて復た閉づる者は必ず毒、眼を害する也。此の症、涙自ずから溢れ出づる者は明を失せず。若し乾枯して涙無き者は失明を致す。之を治するの法、外に宜しく柳蠹《リュウト》虫数個を以って擂《す》りて泥の如くし、絞りて汁を取り、頻りに眼内に灌ぐべし。別に白芥子散を以って足心に貼け、内に宜しく清上防風湯を服すべし。兼ねて望月砂散、兎糞丸を用いて、百発百中なり。累《しき》りに試みるに累りに験あり」と、痘毒入眼の治療にも用いられた。尚、柳蠹虫は柳に付く虫のこと、白芥子散は白芥子・阿膠を細末して米糊にて調え、望月砂散は谷精草・密蒙花・蟬退・望月砂を細末とし、兎糞丸は兎糞一味である。望月砂も兎糞のこと。何れも今日では処方することはないが、本方の歴史の一端を窺わせる。

⓫池田瑞仙（錦橋、独美）口授『池田先生治痘記聞』総論には、「痘は面を目的とす。面にては最も天庭を目的とする也。周身貫膿しても天庭貫膿せざれば死症也。周身貫膿せずとも天庭貫膿すれば生症也」とある。同じく、**『痘科弁要』巻十方選・雑方**には、「清上防風湯　偏身に痘痂悉く落ちて頭面の痂痕、肉中に陥入し、日久しく脱せず、或いは目翳半ば退くも未だ全くは愈えざる者を治す」とあって、本方の十二味が指示された後、竹瀝も指示されている。更に、「或いは目に病有る者、木賊・石決明を加う」とも添付されている。

但し、『青嚢瑣探』が『痘科弁要』より早期の成立ではあるが、実際は池田瑞仙の曽祖父・池田正直が戴曼公より治痘術を受け、それが子孫に伝来しているので瑞仙は鶴陵より早期から治痘に従事していた。瑞仙は痘科の専門医であった。

⓬同じく口授**『痘瘡治術伝撮要』**（内題**『池田先生治痘口訣』**）**巻之二・収靨**にも、本方が処方されている。「清上防風湯　家方　痘痂偏身に悉く落ちて、頭面独り肉中に陥入すること有りて久しく落ちざる者、又眼疾の者を治す」とあって、ここでは『古今医鑑』の十二味の内、枳殻を枳実に代え、方後の竹瀝の代わりに竹葉が指示されている。また、方後には「若し眼疾にて翳膜未だ退かざる者は、木賊・蒺藜子・石決明の類を加う」とある。

先の『痘科弁要』では、本方の十二味は全て原典通りの指示であったが、『痘瘡治術伝撮要』では、枳殻を枳実に代えている点は注目しなければならないし、眼疾に及ぶ場合には木賊・石決明に蒺藜子を加味している点も工夫の成果であろう。

⓭**『方彙口訣』復刻版下巻・面病門・清上防風湯**には、「此の方は上焦の風熱を凉すには常例の薬ぞ。故に頭面の出物に妙なり。風邪を発散し、腫物を追い出だすに大功あり」と簡潔に記載される。

⓮更に、**『梧竹楼方函口訣』巻之三・頭面類**には、清上屏風湯との方名で清上防風湯が登載されている。「此の方は上焦の火気により、頭面に瘡を生ずるを治する薬也。荊防にて一段ぬるし。防通にては強過ぐると云う場合に用ゆべし。此の症にて一段火毒強ければ酒製の防通をやるべし。仮令、

瘡癤は生ぜずとも逆上強く、毒気のある人には至って上せ、引き下げによき者也。頭瘡一通りに用ゆるは常席也」とあり、上焦頭面については、荊防敗毒散と防風通聖散の中間の薬力とのことである。

⑮以上の記載を受けて、**『一般用漢方処方の手引き』清上防風湯**には、「横膈膜より上部、とくに顔面に鬱滞した熱を発散清解さすもので、荊防敗毒散では軽きにすぎ、防風通聖散では強きに過ぎる場合に用いる。……」とあり、従って先の例は強く熱毒の邪を瀉す必要のあった例であり、膏梁の人が多い今日、防風通聖散の出番も多いはずである。

⑯**『勿誤薬室方函』巻上・清上防風湯**には、「頭面の瘡癤、風熱の毒を治す」とあって薬味記載の後、「石膏或いは大黄を加う」とあるので、桔梗石膏(145 頁)あるいは三黄瀉心湯(415 頁)の合方と同じになる。但し、本方十二味の内、枳殻に代えて枳実が処方されている。

更に、**『勿誤薬室方函口訣』巻之下・清上防風湯**には、「此の方は風熱、上焦のみに熾《さか》んに、頭面に瘡癤・毒腫等の症あれども、唯上焦計りのことにて中下二焦の分かさまで壅滞することなければ、下へ向けてすかす理はなき故、上焦を清解・発散する手段にて防風通聖散の如き硝・黄・滑石の類は用いぬ也。凡て上部の瘡腫に下剤を用ゆることは用捨すべし。東垣が身半以上天の気、身半以下地の気と云うことを唱え、上焦の分にあつまる邪は上焦の分にて発表・清解する理を発明せしは面白き窮理なり」とある。但し、著者は頭面瘡に防風通聖散でよく奏効することがあり、このような例は特殊な例とは思えない。

⑰阪本正夫先生は**『漢方の臨牀』第 6 巻第 2 号・皮膚疾患の漢方治験四例**で、全身の湿疹(苔蘚化)の症例を報告されている。「五十四才の男性農夫。十年前より原因不明の湿疹が全身に発生し、凡ゆる治療をうけたが軽快しないので来院す。十年に及ぶ湿疹ともなればいささか苔が生えて全く苔蘚化湿疹という西洋医学的病名も必要となって来る。肘、膝、項等身体の屈伸部は皮膚の肥厚が著しく象皮様を呈して顔面は人間の顔とは見られない全く気の毒な御面相をして診を需めらる。……診するに、頭部有髪部に瘡が多発し、顔面にも面疱が多く見られるのとのぼせ感が伴うので、清上防

風湯の証と見て投薬す。現在服薬二ヶ月に及び、頭部の瘡全く消失し、患者は喜んで服用して熱心となる。顔面も初診時に比し、見違える位綺麗になり、漢薬の偉効を患者は感謝している」とのことである。

⑱**『臨床応用漢方処方解説』清上防風湯**には、「〔加減〕面疱に用いるとき、薏苡仁5.0ぐらい加えるとよい。通じが少ないときは必ず大黄を0.5～2.0加える。便秘の傾向あるものにそのまま用いると、一時発散の効によって発疹が増悪したようになることがある」と注意を喚起されている。

⑲矢数道明先生は**『漢方の臨牀』第21巻第1号・温知堂経験録(76)・面疱と手掌角皮症に清上防風湯**で、「25才の女子、……低血圧といわれ、……顔面にニキビが多発するようになり、手の掌があれてザラザラとなり、皸裂を生ずるようになった。患者は全身倦怠を訴え、眼が疲れて困るという」症例に、当初は加味逍遙散加薏苡仁を投薬したが、「面疱は却って多くなったという。……発疹の状態が、赤色で実証のようになってきた」ので、清上防風湯加薏苡仁を投与後、「著しく好転し、二ヶ月服用して殆んど面疱は消失した」とのことである。ここでは先の『臨床応用漢方処方解説』の記載の如く、薏苡仁が加味されての治験である。

⑳本方は先に**解説**で述べたように、一貫堂の荊芥連翹湯去当帰・芍薬・地黄・黄柏・柴胡である。それ故、荊芥連翹湯より本方を検討すると、処方の性格が一層明瞭となる。

本方の本来の奏功部位は、柴胡の奏功する頸部～胸膈部より上焦であり、黄柏の奏功する下腹部よりずっと上焦であるため、両薬味を去る。次に当帰・芍薬・地黄は四物湯去川芎であるが、本方は温清飲(37頁)の**論考❶**でも述べたように、慢性の実熱状態が長期に亘って続き、血虚に陥ったものではないから四物湯は不要である。しかし、川芎は本方が対象とする奏功部位によく応じるので加味してある。このように考えれば、荊芥連翹湯から奏功部位を限定し、且つ実熱で、仮令慢性ではあっても、補法を要する程には正気が傷害されていない状態に対応しうる薬ということになる。

また、奏功部位は治風薬が多く配合されているので、肌表の比較的浅い部分が対象となる。

清心蓮子飲

出典 『太平恵民和剤局方』

主効 慢性、精神安定、補気、退熱、治淋。

慢性虚証に起こる不快排尿の治療薬。

組成

蓮肉4　茯苓4　黄耆2　人参3　麦門冬4　地骨皮2
黄芩3　甘草1.5～2　車前子3

解説

本方の構成と対応する病態は複雑である。

【蓮肉】…清心という程に煩躁・動悸・口渇・不眠・多夢などの虚煩・虚熱による諸症状を制して鎮静的に働く他、消化管に対しても補脾健胃し、止瀉に作用する。『薬性提要』には、「精気を濇《とどこお》らせ、腸胃を厚くし、脾泄・白濁を治す」とある。

【茯苓】…組織内や消化管内に過剰な水分が偏在するとき、利水して過剰な水分を尿として排出する他、脾胃の機能低下に対して補脾健胃し、また精神不穏症状に対して鎮静的に作用する。

【黄耆】…補気薬として血流を改善して四肢の疼痛・運動麻痺・知覚異常を軽減するのみならず、全身の慢性衰弱状態に対して消化管機能を回復し、全身の筋肉の緊張を高めると共に尿量を増加する。

【人参】…代表的な補気薬で、大いに元気を補う効能があり、急性のみならず慢性の消化管機能低下などの虚弱状態に対しても処方され、更には内分泌系・神経系に対する興奮作用も齎す。

【麦門冬】…慢性肺疾患で乾咳と微熱を呈するときには清熱・鎮咳するが、発熱性疾患による脱水があるときには清熱して津液の喪失を防ぐ。更にショックあるいはプレショック状態に陥ったときには弱い乍ら強心作用も発揮する。

【地骨皮】…主に慢性消耗性の肺疾患による虚熱に対して、陰分を補って虚熱を清する。『薬性提要』にも、「肺中の伏火を瀉し、血を涼し、虚熱を除く」とある。

【黄芩】…代表的な清熱薬で、急性炎症、特に気道炎症によく適応する他、発熱性の下痢を呈する炎症にも有効で、更に熱状に伴う不快症状を鎮静する。

【甘草】…諸薬の調和と薬性の緩和の他に、脾胃の補気薬としても処方される。

【車前子】…尿路系の炎症に対し、清熱しつつ利尿する他、尿量減少に対してはこれを増加させるように働く。『薬性提要』には、「水を行らして熱を瀉し、血を涼す」とある。更には、『重修政和経史証類備用本草』巻第六・滁《ジョ》州車前子に、「此の薬は水道を利するも気を動ぜず。水道利すれば清濁分かち、穀蔵自ずから止む」ともある。

蓮肉・茯苓・麦門冬・地骨皮・黄芩・車前子は鎮静し、あるいは虚熱を清し、特に麦門冬・地骨皮・黄芩は慢性の肺病変に対して消炎的に作用し、蓮肉・茯苓・黄芩・甘草は止瀉に働き、黄耆・人参は補脾健胃することにより大いに元気を補い、また人参・麦門冬・甘草は津液を保ち、茯苓・車前子により利尿を促進する。

総じて、元々慢性炎症、代謝異常、自律神経失調などがあり、そこに気質的傾向が加味されて身体に変調を来たし、多くは衰弱を来たすようになり、更に排尿に伴う不快感を来たすようになったときの薬である。

適 応

自律神経失調症、ノイローゼ、全般性不安障害、精神性心悸亢進症、多夢症、不眠症、精力減退、インポテンツ、遺精、滑精、遺尿、更年期障害、帯下、不正性器出血、膀胱神経症、慢性尿路感染症、腎・膀胱結核、神経性頻尿、無菌性膀胱炎、膀胱機能異常症、前立腺肥大症、慢性気管支炎、肺気腫、糖尿病、全身倦怠感、食思不振、口内炎、舌炎、慢性下痢症など。

論 考

❶本方の出典は、**『太平恵民和剤局方』巻之五・治痼冷 附 消渇**に、「清心蓮子飲　心中蓄積し、時に常に煩躁し、因りて思慮・労力して憂愁・抑鬱し、是れが小便白濁し、或いは沙膜有るを致し、夜夢に走泄して遺瀝・渋痛し、便赤くして血の如く、或いは酒色過度に因りて上盛に下虚し、心火

炎上して肺金剋を受け、口舌乾燥して漸く消渇を成し、睡臥安からず、四肢倦怠し、男子の五淋、婦人の帯下赤白、及び病後の気収斂せず、陽、外に浮きて五心煩熱するを治す。薬性温平にして冷ならず熱ならず、常に服すれば心を清しくし、神を養い、精を秘し、虚を補い、腸胃を滋潤し、気血を調順す」とあって、石蓮肉・白茯苓・黄耆・人参・麦門冬・地骨皮・黄芩・甘草・車前子と指示され、熱い煎液を水冷して空心に服用するべく記載される。本来の飲である。また、方後の条文の最後には、「発熱せば柴胡・薄荷を加えて煎ず」とある。尚、本方は宝慶新増方（1225 ～ 27 年）に属する。

❷『内経拾遺方論』巻之二・筋痿第四十八　主肝には、「清心蓮子飲《済世良方》　白淫」とだけあって、局方と同じく九味が記載されている。

尚、《済世良方》は河北北方学院編輯『中国古医籍書目提要』には八点掲載されていて、特定するのは困難であるが、『和剤局方』より後世であることは間違いない。

❸『医方考』巻之四・淋渋門 **第四十**にも清心蓮子飲が登載されている。「労淋の者、此の方之を主る。〇労に遇いて即発する者、名づけて労淋と曰う。此れ、体弱きを以っての故に労に任《た》えず、然れば五蔵各々労有り。労は動也。動きて陽を生ずる故に内熱せしむ。内熱、膀胱に移る故に淋閉せしむ。是の方なるや、石蓮肉、火を心に瀉し、麦門冬、熱を肺に清し、黄芩、火を肝に瀉し、地骨皮、熱を腎に退く。黄耆・人参・茯苓・甘草、火を脾に瀉す。皆、五臓の労熱を療する所以也。惟、車前子の滑は乃ち以って淋を治し、着を去ると爾云う」とある。黄耆・人参・茯苓・甘草の脾に対する除火を他の肝・心・肺・腎の除火と同一次元で論じているが、強引に五行に配当するような脾の除火ではなく、補気薬として捉えるべきであろう。

❹『万病回春』巻之四・濁証の本方条文は『和剤局方』と大差ないが、唯『和剤局方』で白濁だった字句はここでは赤濁と成っている。また薬味中、茯苓ではなく赤茯苓となっているので、一層消炎、利尿の作用が強まる。更に方後の条文には、「上盛下虚せば酒にて炒れる黄柏・知母各一銭を加う」とある。

❺抑々、心とは『黄帝内経素問』調経論篇第六十二に、「夫れ心は神を蔵し、肺は気を蔵し、肝は血を蔵し、脾は肉を蔵し、腎は志を蔵して此に形を成す」とあり、ここでは神、即ち高次の中枢神経系の活動機能をいう。それ故、心火が上盛すると、顔面紅潮・心煩・不眠・口渇・狂躁・譫語・鼻出血などを来たす。

❻さて、**『太平聖恵方』巻第二十七・治虚労渇諸方**には、「虚労にて口中苦くて渇し、骨節煩疼するを治するには、宜しく地骨皮散方を服すべし」とあって、地骨皮・麦門冬・甘草を散と為し、小麦一百粒を入れて煎服する用法が掲載されている。

❼また、**『聖済総録』巻第五十八消渇門・消渇煩躁**では、「消渇にて胸膈煩悶し、燥渇して飲水に度無きを治する人参飲方」とあって、人参・白茯苓・甘草・麦門冬と指示される。麦門冬は滋潤目的で、他の三味は補気目的であるが、『聖済総録』での収載は補気の内でも特に滋潤目的であることを意味する。

即ち、『太平聖恵方』の地骨皮散や『聖済総録』の人参飲は、消渇に対する本方の祖剤的役割を果たしていることになるだろう。

❽『仁斎直指附遺方論』巻十・漏濁・漏濁証治には、「蓮子六一湯、心熱にて赤濁するを治す」とあって、石蓮肉・甘草を灯心煎服するとの記載の後、「清心蓮子飲、心中客熱にて煩躁し、赤濁して肥脂あるを治す」とあって、石蓮肉・白茯苓・益智仁・遠志・麦門冬・人参・石菖蒲・車前子・白朮・沢瀉・甘草を灯心煎服する指示の後、「熱有らば薄荷を加う」とも記載される。即ち、本方の類方と言えよう。

一方、巻十六・諸淋・諸淋証治・附諸方には、「清心蓮子飲 和剤方 上盛下虚にて心火上炎し、口苦・咽乾して煩渇・微熱ありて小便赤渋し、或いは淋に成らんと欲するを治す。並びに皆之を治す」と、局方条文よりの抜粋の如く記載される。但し、最後には小字双行で「方は漏濁門を見よ」とあるが、先の巻十の清心蓮子飲は局方とは同名異方としか言い得ない。

❾**『丹渓心法』巻三・淋四十三**には、清心蓮子飲について、先の『仁斎直指附遺方論』巻十六・諸淋・諸淋証治・附諸方の清心蓮子飲と全く同一の

条文が記載されている。但し、歴史的には逆で、実は『丹渓心法』の該条文を見て、朱崇正が『仁斎直指附遺方論』に附遺したものである。但し、先の❽で指摘したように、同書の清心蓮子飲の薬味は局方清心蓮子飲と異なるが、『丹渓心法』では局方と全く同一である。

一方、**巻三・消渇四十六**では、「清心蓮子飲　渇して小便濁り、或いは渋るを治す」とあって、局方清心蓮子飲加柴胡として処方されている。柴胡の加味は局方後条文の「発熱せば柴胡・薄荷を加えて煎ず」に由来するものである。

❿『玉機微義』巻之九熱門 発熱附・清気之剤には、「清心蓮子飲、発熱して口乾き、小便白濁し、夜は安静に、昼は発熱するを治す」とあって、局方清心蓮子飲加柴胡の処方が掲載されている。後条文には、「按ずるに此れ、足の少陽・少陰、手足の太陰の薬也」とも記載される。

尚、朱丹渓は本書の成立より38年前に亡くなっている。『丹渓心法』の成立は本書より後世であっても、実際の処方例は本書に先んずる。

⓫一方、薛注本『明医雑著』巻之六・附方には、「清心蓮子飲　熱、気分に在りて煩躁して渇を作し、小便赤濁して淋瀝し、或いは陰虚火盛して口苦・咽乾し、煩渇して微熱ある者を治す」との条文の後、黄芩・麦門冬・地骨皮・車前子・柴胡・人参と、同名異方が指示されているが、方名の蓮子が配合されていないのは奇妙である。

⓬『薛氏医案』巻六十一・保嬰撮要八・白濁には、治験例としては記載されないが、『玉機微義』と全く同一の条文及び処方が記載されている。

⓭『医便』巻三・秋月諸症治例 附 には、「清心蓮子飲　遺精にて夢に泄らし、赤白濁あるを治す」とあって、黄連・生地黄・麦門冬・当帰・甘草・茯苓・遠志・酸棗仁・石蓮肉・人参と指示され、局方とは同名異方である。

⓮『外科正宗』巻之三・下疳論第三十六には、「清心蓮子飲　心経の蘊熱にて小便赤渋して玉茎腫痛し、或いは茎竅、疼きを作し、及び上盛下虚・心火炎上・口苦咽乾し、煩躁して渇を作すを治す。又、虚陽にて口乾き、小便白濁し、夜は安静に、昼は発熱する者を治す」とあって、石蓮肉・黄芪・黄芩・赤茯苓・人参・炙甘草・沢瀉・麦門冬・地骨皮と指示される。

即ち、局方清心蓮子飲とは車前子⇒沢瀉と変更されている。確かに消渇を対象とするならば沢瀉の方が有用であろう。

⑮**『医方集解』瀉火之剤**には、「蓮子清心飲　憂思・抑鬱して発熱・煩躁し、或いは酒食過度となり、火盛んにして金を尅し、口苦・咽乾して漸く消渇と成り、潰精して淋濁し、労に遇いて即発し、四肢倦怠・五心煩熱し、夜静かに昼甚だしく、及び女人の帯を崩すを治す」とあって、ここでも局方清心蓮子飲加柴胡が指示されている。尚、同書では蓮子清心飲と改名されて収載され、条文中の女人崩帯を治すとは、結局は固崩止帯することをいう。

⑯尚、『和剤局方』には、本方は巻之五のみでなく、もう一つ巻之八・治雑病にも収載されているが、ここには「治証并びに方は並びて痼冷類に見ゆ」とあるだけである。巻之五は宝慶新増方であるが、巻之八は紹興続添方（1131 ～ 62 年）だから、巻之八収載の方が早期であるのに、巻之五を重視している理由は何であるか、些か興味をそそられる。

また、ここまでの本方及び類方で、古典に於いては本方証は、心熱・消渇・淋濁がキーポイントとして収載され、特に『和剤局方』では消渇に重点を置いている。

⑰**『頓医抄』巻第十五・虚損**には、「清心蓮子飲　胸ほとおり、のんどかわき、思慮につかれ、小便しろく濁りて夜夢に精もれ、小便しはてて後なおしたたり、或いは小便しぶりあかき事、血のごとし。或いは酒をのみすごし、婬事度をすぎ、かみほとおり、しもうつけ冷え、口舌かわき、いぬる事やすからず。又男子の五種の淋病、女人の白血ながちを治す」とあって、石蓮肉・白茯苓・地骨皮・麦門冬・黄芩・人参・黄耆・車前子・甘草を本来の飲として服用するべく指示され、「熱甚だしき時は柴胡・薄荷をすこし加えてことにしるしあり」とも記載される。

⑱一方、本方の口訣として**『療治経験筆記』巻之一・**|**清心蓮子飲**|には、「此の方を諸病に広く用ゆる目的は、小便の余瀝する意あらば此の方を用ゆべし。余瀝とは小便の通じあしく、あとに遺意ありて一度にサッパリと通じしまわず、雨しずくのたるごとく小便のしまい際にポタリポタリと通

ずる意あるに用いて効ある方と心得べし。其の外、手心が熱く渇くことあらばそれは猶更のことなり」とあって、ここでは中国文献にみるような複雑な病状及び解釈の描記はない。

また、**巻之十・清心蓮子飲経験口訣**には、「此の方、労淋を治して効あること、名医方考にあり。労淋はとかく身に過ぎて働き、或いは力作にてもすると淋病が発こるを云う。予試むるに、なるほど効あり。△又此の方、諸病に小便余瀝を覚ゆる者に用いて効あるよし。烏巣先生の口訣也。……△又、清心蓮子飲を用ゆる症に灸治は多くは不相応なる者也。仮令灸治に宜しき症有れどもゆるすべからず。……その外、灸治に依りて病を重くしたる例あれども爰に略す。△又此の方、咽かわく意ありて、小便に余瀝の心を覚ゆるは、此の方の症備わることを待す。即ち、本方を用ゆべし。一も二もなく効を取るべし」とあって、灸治すべからずは田村玄仙の独自の見解である。尚、名医方考という書名は『医方考』の和刻本の見開きに刻されていた。

⑲多紀元堅著『雑病広要』巻第三十四・臟腑類・赤白濁・治方では、先の❽の『仁斎直指附遺方論』の清心蓮子飲に対し、「按ずるに、此れ《和剤》に本づく」として、❶の『和剤局方』条文の「便赤くして血の如く」までを引用し、「今、黄耆・地骨皮・黄芩を去り、益智・遠志・石菖蒲・白朮・沢瀉を加う」としている。原方より鎮静作用が強化されたことになる。

⑳更に、**『勿誤薬室方函口訣』巻之下・清心蓮子飲**には、「此の方は上焦の虚火亢まりて、下元之が為に守りを失し、気淋・白濁等の症をなす者を治す。又遺精の症、桂枝加竜蠣の類を用いて効なき者は上盛下虚に属す。此の方に宜し。若し心火熾《さか》んにして妄夢失精する者は竜胆瀉肝湯に宜し。一体此の方は脾胃を調和するを主とす。故に淋疾・下疳に因る者に非ず。又後世の五淋湯、八正散の之《ゆ》く処に比すれば、虚候の者に用ゆ。名医方考には労淋の治効を載す。加藤謙斎は小便余瀝を覚ゆる者に用ゆ。余、数年歴験するに、労動・力作して淋を発する者と疝家などにて小便は佳なり通ずれども、跡に残る心持ちありて了然たらざる者に効あり。又咽乾く意ありて小便余瀝の心を覚ゆるは猶更此の方の的当とす。正宗の主治は拠とするに足

らず」とあり、浅田宗伯が本方の主意を理解するに至った苦労が窺われる。

㉑矢数道明先生は**『漢方と漢薬』第六巻第三号・後世要方解説・清心蓮子飲**で、本方の応用として、「(一)腎臓結核の初期　尿混濁し、或いは血尿を出し、食慾減退、四肢倦怠、口渇等を訴えるものに用ゆ。脈腹共に虚弱なり。(二)慢性淋疾　淋疾慢性となり、体力稍衰え、尿洇濁し、下腹力なく、身体疲労し易く、少しく労働すれば忽ち悪化するものに用いてよし。(三)膀胱加答児　慢性のもの、又は神経衰弱に伴う膀胱炎によく用いらる。(四)腎盂炎　激症稍去り、或いは慢性に移行して、尿洇濁、発熱、食慾不振等のものによし。(五)帯下　白淫、白崩とて肥満せる婦人など、米のとぎ汁の如き帯下を月経の如く多量に下すものによし。(六)遺精。(七)神経衰弱　夢精、不眠、死人を夢みなどして尿濁のもの。(八)糖尿病　小便油の如く、口渇を訴え、四肢倦怠、虚羸を加えんとするものによし。(九)口舌生瘡　尿濁を兼ぬるものに梔子・連翹・遠志・酸棗仁・黄連を加えて用ゆ」と記載される。尚、**『漢方後世要方解説』清心蓮子飲**では、「(六)遺精——上盛下虚の遺精、桂枝加竜牡の効なきものに用いる」と追加されているが、これは直接的に⑳の『勿誤薬室方函口訣』からの引載であろう。

㉒山本巌先生は、**『東医雑録』(1)・再び五淋散について(2)——清心蓮子飲と気淋と濁症——**で、「余瀝だけならば、補中益気湯の方が、はるかに有効である。もし余瀝して、その人に寒があれば、ダンゼン補中益気湯加炮姜・附子であって、清心蓮子飲ではない。清心蓮子飲の余瀝とは『心熱があり、(そのために、尿量減少し、尿の濃度が高く)、尿色も濃くなり、濁証(混濁尿)を呈することもある。そしてその上に余瀝などの気淋の症に用いるのである』……要するに『気淋』とは、『膀胱機能の異常による、排尿障害のためおきた淋瀝である』……従って『淋証』といっても膀胱炎、尿道炎などは関係がない。そして本方(清心蓮子飲)は主に筋肉の弛緩、無力による気淋にのみ有効なのである」。また本方は、瀉心湯、導赤散と比較して、「心熱が比較的軽く、その上に気虚を兼ねている。従って気力、体力が弱い」場合に有効なのであると述べられている。更には、「心熱の強い場合は、蓮子心を用いるべきであるが、実際の臨床で、余瀝を目標とするときは、

蓮肉を用いてもよい場合が多いのである」とも記載される。

㉓以上の現在の本方の実際の効果的な用法は別にして、『和剤局方』の本方条文は非常に病状記載が多面的なので、一元的に病状理解が困難である。著者は可及的に病状の様態を、解釈による記述箇所を除いて考えてみたい。

先ず、煩躁、憂鬱、抑鬱などの精神症状が記され、次に小便白濁、夢精、排尿痛、濃縮尿を来たし、口乾、舌燥して消渇となるのが第一段階である。更に進行すると不眠、四肢倦怠を来たし、五淋、赤白帯下も伴い、五心煩熱を呈するに至る。

ここから逆に解釈を加えると、最後の五心煩熱は陰虚の代表的な症状であり、実際の陰虚には慢性難治性感染症（例えば、ここでは腎・膀胱結核など）も含めて治療されていたことを考えれば、先の感染症の進行と共に上盛下虚、心火炎上、肺金受剋などで表現される熱状はよく理解される。この場合、もし肺結核独自の症状が強く出現していれば、また別の解釈を受け、例えば『和剤局方』巻之四・痰飲 附 咳嗽 収載の大阿膠円、百部円等々が処方されたであろう。これらは後世の『十薬神書』に詳述されている。

それ故、本条文は腎・膀胱結核の進行と共に、種々の泌尿・生殖器症状と慢性の熱状による身体症状とそれに付随する精神症状の出現と解釈するのは、極く自然な病状進展経緯ではないだろうか。

清肺湯

出典 『明医雑著』、『万病回春』、一貫堂方

主効 慢性、消炎、清肺、祛痰溶解。

多量の中々切れない粘稠痰を喀く慢性肺疾患の薬。

組成

黄芩2　桔梗2　陳皮2　桑白皮2　貝母2　杏仁2
山梔子2　天門冬2　大棗2　竹茹2　茯苓3　当帰3
麦門冬3　五味子1　生姜1　甘草1

解説

【黄芩】…代表的な清熱薬で、急性炎症、特に気道炎症によく適応し、また熱状に伴う不快症状を鎮静する。また、発熱を伴う下痢にも奏功し、切迫流産で疼痛を伴うときにも処方される。

【桔梗】…鎮咳・祛痰して気道炎症を鎮め、また膿性痰を喀出させて消炎すると共に、炎症による咽喉頭痛にも奏功する。

【陳皮】…代表的な理気薬で、消化不良などのときに消化管の蠕動運動を正順的に推進する。また、粘稠な白痰が多いとき、化痰して鎮咳・祛痰する。

【桑白皮】…気道炎症による咳嗽が著しいとき、鎮咳して呼吸困難を鎮める。また、炎症性浮腫に対しては消炎し、利水する。『薬性提要』には、「肺火を瀉し、気を下して水を行らし、嗽を止む」とある。

【貝母】…上気道～肺の炎症による咳嗽及び粘稠な黄痰を呈するとき、清熱して鎮咳すると共に気道の分泌を抑制する。また、瘰癧等の硬結に対し、敗膿して消散する。貝母は『漢薬の臨床応用』には、川貝母と浙貝母の二種類が記載されているが、我が国では後者のユリ科アミガサユリを処方する。

【杏仁】…外感病による乾咳に対して鎮咳すると共に、燥痰に対しては気道を潤すことにより祛痰し、平喘する。また、腸管の蠕動不足や糞便の滋潤不足を改善して通便する。

【山梔子】…黄芩などと共に清熱・解毒作用を発揮しつつ、熱状に伴う不快症状を鎮静し、また皮膚表層の種々の炎症にも有用である。

【天門冬】…慢性肺疾患などで微熱が続き、粘稠痰が絡んで喀出し難いとき、清熱すると共に、粘稠痰を溶解して喀出を容易にして消炎し、清肺する。

【竹筎】…急性胃炎、感冒性胃炎などによる嘔吐・嘔気・口臭などの症状を抑制する。また、発熱を伴う気道炎症で熱痰を呈するとき、清熱して化痰する。『薬性提要』には、「上焦の煩熱を瀉し、血を涼す」とある。

【茯苓】…生体内の過剰な水分の偏在に対して利水して過剰水分を尿として排出させると同時に、眩暈・動悸などを治療する他、脾胃の機能低下に対して補脾健胃する。

【当帰】…婦人科の主薬で、月経の調整・疼痛に有効である他、全身の血流を改善して血による滋養作用の低下を補う。また、潤腸して通便すると共に、慢性化膿症に対して治癒を促進させる。

【麦門冬】…天門冬と同様、慢性肺疾患で乾咳と微熱を呈するときに、清熱・鎮咳すると共に、発熱性疾患による脱水に対しては清熱して津液の喪失を防ぎ、更に場合によっては強心作用も発揮する。

【五味子】…外感病・雑病に拘らず、寒証による多量の水様痰を来たすとき、消炎・鎮咳・祛痰する。一方、発汗過多に陥るとき、これを収斂して脱汗を予防する。

【甘草】…諸薬の調和と薬性の緩和の他に、処方の味を整える役割も果たしている。

【大棗・生姜】…大棗は、生姜の胃に対する刺激性を緩和する一方で、生姜は、大棗の甘味を和らげると共に、寒証による嘔吐・食欲不振に対して鎮嘔し、更に生姜・大棗は共に用いて食欲増進・消化吸収促進に働く。

以上の十六味中、黄芩・桔梗・桑白皮・貝母・杏仁・山梔子・天門冬・竹筎・麦門冬・五味子は気道炎症を消炎あるいは鎮咳・祛痰し、本方の主たる作用を発揮し、更に黄芩・山梔子・茯苓は鎮静的にも作用する。一方、桔梗は膿性痰を緩解しつつ排膿し、陳皮・竹筎は化痰する作用も強い。桑白皮・茯苓は浮腫に対する利水作用を有ち、麦門冬・天門冬・五味子・当帰は体を滋潤する作用があり、黄芩・陳皮・竹筎・茯苓・甘草・生姜・大棗は夫々異なった方法で消化管に作用する。

総じて、気道炎症に対して消炎あるいは鎮咳・祛痰する作用が主たる薬効であるが、急性期に作用する強い効力のある薬味のみを主とするのでなく、慢性期の多量の中々切れない粘稠痰を有する状態を適応とする。尚、滋養効果も認めうる。

適　応

肺炎、慢性気管支炎、肺気腫、気管支拡張症、気管支喘息、肺結核、老人性咳嗽、咽喉炎など。

論　考

❶本方の出典は、一般に**『万病回春』**とされている。**同書・巻之二・咳嗽**には、「痰嗽する者、嗽動すれば便ち痰声有り、痰出でて嗽止む。是れ也。嗽して痰多き者、是れ脾虚也。肺脹にて嗽する者、嗽するときには喘満・気急する也。喘急して眠るを得ざる者、治し難し。久嗽止まず、労怯と成り、若し久嗽・声唖し、或いは喉に瘡を生ずる者、是れ火、肺金を傷れば也。倶に之を治し難し。若し気血衰敗して声唖し、失音する者、亦治し難き也。已上の三条は倶に後方に宜し。清肺湯　一切の咳嗽、上焦の痰盛を治す」と記載され、黄芩・桔梗・茯苓・陳皮・貝母・桑白皮・当帰・天門冬・山梔・杏仁・麦門冬・五味子・甘草を姜棗煎服する。

❷しかし、『万病回春』には本方の十六味のうち、竹筎は記載されていない。唯、同記載の加減法の九つの条文には、他薬と共に度々竹瀝加味が登場するだけである。竹瀝は、『薬性提要』には「火を降し、痰を行らせ、燥を潤し、陰を益し、痰迷いて煩悶するを治す」とある。

❸さて、無注本**『明医雑著』咳嗽**には、「咳は声有りと謂い、肺気傷れて清からず。嗽は痰有りと謂い、脾湿動じて痰を生ず。咳嗽は肺気を傷りて脾湿を動ずるに因る也。病、本、六気五臓の殊を分かつと雖も、其の要は皆肺を主とす。蓋し肺は気を主りて声出だす也。治法は須く新久虚実を分かつべし。新病は風寒には之を散じ、火熱には之を清し、湿熱には之を瀉す。久病は便ち虚に属し、鬱に属す。気虚には気を補い、血虚には血を補い、鬱を兼ぬるときには鬱を開く。之を滋し、之を潤し、之を斂め、之を降す。則ち虚を治するの法也」とあって、「主方　杏仁五味子湯　杏仁・白

茯苓・橘紅・五味子・桔梗・甘草」と指示される。また、この後には十五条にも亘る加減法が列記されている。

❹この十五条の後条文は部分的乍ら、『万病回春』巻之二・咳嗽の各処の文に反映されているので、龔廷賢が杏仁五味子湯から独自の工夫によって清肺湯を創案したのは間違いなく、恰も『万病回春』の滋陰降火湯(438頁)が『明医雑著』の補陰瀉火湯から改変・創案されたのと同様である。

❺『扶寿精方』鼻門には、「洗肺散　鼻中に瘡を生ずるを治す」として、黄芩・半夏・天門冬・麦門冬・五味子・杏仁・甘草を姜煎するべく指示される。この処方は鼻中生瘡のみに有効とは思われない。

❻**『医便』巻三・冬月諸症治例**に、清肺飲子が記載されている。条文は先の❸の『明医雑著』の文を基に附広したものであり、更に処方は杏仁五味子湯加貝母を姜水煎服することになっていて、加減法も同様に多々引載されている。

❼一方、竹筎の加味については、先ず矢数道明先生は**『漢方の臨牀』第9巻第2号・清肺湯の運用について**で、「本方は一貫堂時代、森道伯先生が頻りに用いていたので、私も咳嗽を主証とした特定の条件の者に常用してきた」と述べられている。

そこで、**『漢方一貫堂医学』第五編　一貫堂医学による治験例・肺結核**に、清肺湯として竹筎を加味した処方が記載されている。処方内容は黄芩・桔梗・陳皮・桑白皮・貝母・杏仁・梔子・天門冬・大棗・竹筎各2.0・茯苓・当帰・麦門冬各3.0・五味子・生姜各1.5・甘草1.0である。更に治験例として、「清肺湯証の本証と診て、処方は清肺湯去五味・杏仁・貝母・桔梗、加芍薬・生地黄・紫苑・阿膠(清肺紅痰加減)を与えた」とある。

この加減方は、『万病回春』の本方の三番目の加減方に由来する。同箇所には、「痰火・咳嗽、面赤く身熱し、紅痰を咯き出すには、加芍薬・生地黄・紫菀・阿膠・竹瀝、去五味・杏仁・貝母・桔梗」と記されている。先の『漢方一貫堂医学』の記述と比較すると、竹瀝の有無が異なる。

この理由として、森道伯師が竹瀝の恒常的入手の困難のために竹筎を用い、更に師の経験上から竹筎を本方そのものに常時加味して処方していたことに拠る。そのために清肺紅痰加減と名付けた加減方に於いても、当初より竹瀝の配合の必要がなかった訳である。

以上によって、今日の清肺湯の出処が『明医雑著』、『万病回春』、一貫堂方と変遷して完成したことが明白となった。

❽『丹渓心法』巻二・咳嗽十六　附肺痿肺癰には、「人参清肺散　痰嗽して咽乾き、声出でざるを治す」とあって、人参・陳皮・半夏・桔梗・麦門冬・五味・茯苓・甘草・桑白皮・知母・地骨皮・枳殻・貝母・杏仁・款花・黄連を姜煎する。

即ち、人参清肺散は『万病回春』の清肺湯と十味まで共通した類方と言えよう。

❾尚、実は『万病回春』巻之二にはもう一つの清肺湯が収載されている。同巻・喘急に、「火喘は乍ち進み、乍ち退く。食を得るときには減じ、食を止むるときには喘する也。後方に宜し。清肺湯　火喘を治す」として、片黄芩・山梔子・枳実・桑白皮・陳皮・白茯苓・杏仁・蘇子・麦門冬・貝母・沈香・辰砂を姜煎し、竹瀝で調えて服す。

❿また、同じ清肺湯と命名された処方であっても、『万病回春』巻之四・失血には、「先ず痰を吐き、而して後に血を見わす者、是れ積熱也」とあって、清肺湯が掲載され、先の清肺紅痰加減去生姜・竹筎加烏梅の処方が示されている。

更には、同巻・失血には、「便血は大便に血を出だし、臓腑に湿熱を蘊積する也。清肺湯　大便下血、糞前糞後を問わず、并びに腸風下血を治す」とあって、温清飲加地楡・槐角・柏葉・阿膠の処方が示されている。

⓫『医方集解』除痰之剤には清肺飲が収載されている。「痰湿の気逆して欬嗽するを治す」とあって、杏仁・貝母・茯苓・桔梗・甘草・五味子・橘紅を姜煎する。即ち、この処方は『万病回春』の清肺湯去黄芩・桑白皮・山梔子・天門冬・大棗・当帰・麦門冬で、清肺湯から清熱・滋潤作用が緩和されたことになる。

方後には、「此れ、手太陰の薬で、肺を治する通剤也。杏仁は解肌散寒し、降気潤燥す。貝母は清火散結し、潤肺化痰す。五味は斂肺して嗽を寧んず。

茯苓は除湿して脾を理《おさ》む。橘紅は気を行《めぐ》らし、甘草は中を和す。桔梗は清肺利膈し、薬を載せて上に浮かす。而して又、能く壅を開きて発表する也」とあって、清肺湯を節略した処方と言えよう。

⓬『医宗金鑑』巻四十一・編輯雑病心法要訣・欬嗽総括・清肺湯には、「(註) 清肺湯、即ち麦冬・天冬・知母・貝母・甘草・橘紅・黄芩・桑皮也。痰有りて燥きて出で難きには栝蔞子を加え、痰多きには半夏を加え、喘には杏仁を加え、胸膈気不快には枳殻・桔梗を加え、久しきときには宜しく五味子を加えて斂むべし」とある。

結局、『医宗金鑑』清肺湯合杏仁五味子湯加山梔子・当帰・姜棗で『万病回春』の清肺湯と成る。

⓭さて、先の清肺紅痰加減について、この加減方に最初に注目したのは実は森道伯師ではなかった。

『衆方規矩』巻之中・咳嗽門に清肺湯が収載されているが、薬味は茯苓・陳皮・当帰・生地黄・芍薬・天門冬・麦門冬・黄芩・山梔子・紫菀・阿膠・桑白皮・甘草・烏梅とあり、姜煎することになっている。この処方は先の清肺紅痰加減去竹茹・大棗加烏梅である。尚、『万病回春』では方後の調理は姜棗であることは先の❶の通りである。

即ち、『衆方規矩』では、清肺湯は清肺紅痰加減去竹茹・大棗加烏梅を基準にし、その中、二番目の加減法に、「一切の咳嗽、上焦痰さかんなるに、及び久嗽止まずして労となるには五味子・杏仁・桔梗・竹瀝・姜汁を加えて、芍薬・生地黄・紫菀・阿膠を去る」とあって、『万病回春』の原方去貝母・大棗加烏梅・竹瀝・姜汁を挙げている。この加減方の方が原方に近いことは明白である。

一方、「按ずるに回春に云く、此の湯は先ず痰を吐きて後に血を見わすを治す。此れ積熱なり。滋陰降火湯は先ず血を吐きて後に痰を見わすを治す」との按語がある。

⓮**『医療手引草』上編坤・咳嗽**には、「清肺湯　肺熱の痰嗽、脉数、脾胃虚せざる者を治す」とあり、『万病回春』と同一の処方が指示され、「○痰嗽に三つ有り。痰火に因る者は瓜蔞枳実湯、湿痰に因る者は二陳湯、肺熱に

因る者は此の湯之を主る」とあって、ここでは清肺湯の適応は『万病回春』より限定されている。

⑮**『梧竹楼方函口訣』巻之二・咳嗽類**には、「清肺湯○肺の熱強くして咳の止まざるに用ゆ。半夏を用いず、茯苓・貝母を用いたるは潤燥の意也。か様に痰咳盛んなる者は後に嘔気の付く者也。或いは久しく愈えざるときは漸々に痩せづき、肺痿に類して難治となる者也。早く此の方抔を用いて咳を収むべし。予の経験に此の方に酸漿皮《サンショウヒ》を加えて用ゆ。尤も妙也。やはり肺火を清くする者と見ゆ」とある。酸漿《ほおずき》は利湿・除熱・清肺・治咳・化痰する。尚、本方の直後にも清肺湯が掲載されているが、これは同名異方で、同巻・諸血類に「清肺湯　肺の熱、咳嗽・痰血の者に用う」とある。

⑯**『勿誤薬室方函』巻上・清肺湯**には、「一切の咳嗽、上焦に痰盛んに、或いは久しく嗽止まず、或いは労怯、或いは久嗽・声唖、或いは喉に瘡を生ずる者、是れ火、肺金を傷る。并びに此の湯に宜し」とあって、桔梗・茯苓・橘皮・桑白・当帰・杏仁・梔子・黄芩・枳実・五味・貝母・甘草と指示される。即ち、『万病回春』の清肺湯去天門冬・麦門冬・生姜・大棗加枳実で、宗伯は独自の工夫をしていたことが窺われる。

⑰**『勿誤薬室方函口訣』巻之下・清肺湯**には、「此の方は痰火・咳嗽の薬なれども、虚火の方に属す。若し痰火純ら実にして脉滑数なる者は、龔氏は瓜蔞枳実湯を用ゆる也。肺熱ありて兎角せきの長引きたる者に宜し。故に小青竜加石膏湯などを用いて効なく、労嗽をなす者に用ゆ。方後の按に、久しく嗽止まず、労怯と成る者とあり、着眼すべし」とある。ここの清肺湯は⑭と同一であることは言うまでもない。

尚、先の『医療手引草』に引載された瓜蔞枳実湯は『万病回春』巻之二・痰飲に、瓜蔞・枳実・桔梗・茯苓・貝母・陳皮・片芩・山梔・当帰・砂仁・木香・甘草を姜煎し、竹瀝・姜汁で調えて服する指示がある。

⑱本方の口訣として、先の❼の『漢方の臨牀』で、矢数先生は、「私は気管支炎が長びき、慢性化して体力疲労の候があり、皮膚枯燥し、しかもなお胸部に僅かに熱が残り、せきこみひどく、胸部にギーメンをきき、乾いた痰がなかなか切れないというものに用いている」と述べられている。

そして、更に詳しく適応条件を解説され、「(1) 長びいた少陽病でやや虚状をおびたものである。慢性で疲労の傾向がある。(2) 咳きこみがひどく、力のある強いせきで、痰はなかなかきれにくい。(3) 痰は黄色のこともあるが、白いこともあり、濃い乾いた痰である。(4) 胸部に熱が残っているが、それほど激しい実熱ではない。(5) 脈はそれほど浮ならず、沈ならず、数ならずということが多い。(6) 腹証も特有なものはなく、胸脇苦満もそれほどでない。相当に腹力はあって決して虚弱ではないし、便秘の傾向があり、下痢のない方がよい。食欲もそれほど衰えない。(7) 皮膚の色は浅黒くて、稍々枯燥しているものが多い。(8) 聴診すると、諸所に乾いた粘稠の痰がからまったギーメンが聞こえ、或は小水泡音が混っている。(9) 肺結核で、水疱音が多く、咳嗽喀痰が多量で、熱も高く活動性のものにはあまり用いない方がよい」とある。

⑲確かに本方証はなかなか切れない粘稠痰であることが大事で、もし比較的漿液性のサラサラした痰の人に投与すれば、痰の量が増加して却って苦しくなることがある。

⑳矢数先生はまた、**『漢方の臨牀』第 10 巻第 2 号・心臓性喘息に清肺湯を用いた経験例**で、六十五歳女性に対し、「約三年前から心動悸と烈しい呼吸困難を訴え、咳嗽に悩まされてきた。喀痰はなかなか切れにくく、朝は濃い黄色の粘痰で、午後は白い痰が出る。せき込みが烈しくなるとお腹の皮が痛くなるほどで、そのようなときは顔にむくみが来る。三年来病名は心臓性喘息といわれ、呼吸困難の特にひどいときは、……。脈は沈んで力強く打っている。心臓は肥大し、心音は極めて弱く殆んど聞こえない位である。ひどい弁膜障害ではないが、とにかく心臓は弱っているように思われる。……そこで私は先ず肺気腫や慢性気管支炎をも兼ねたものとして、回春の清肺湯を与えることにしたのである。……本方を心臓性喘息に用いるのはこんどが初めである。私は清肺湯加柴胡(加竹筎)として与えてみたのである。……この薬を三日間服用して、四日目から非常に楽になったのを自覚した。痰の切れがよくなり、現在は咳嗽喀痰がほんの少しだけになった。烈しいせき込みなどは全くとれて了って、とても楽になって感謝に堪

えないことである。……清肺湯の新しい治験として追加した次第である」と結ばれている。

㉑著者は以前に、慢性肺気腫の86歳女性を在宅診療で担当した。35歳まで喫煙し、夫は1日30本の喫煙者であったが、5ヵ月前に肺癌で亡くした ばかり。初診時、$SpO_2$93％で呼気の延長を認め、喘鳴を伴う粘稠な黄色痰の絡んだ咳をしている。癌・結核・一般細菌を検査した後、清肺湯合半夏厚朴湯を処方した。半夏厚朴湯は清肺湯の潤性調和と気管支平滑筋弛緩の目的である。半年後、あまり痰が絡まなくなり、$SpO_2$96％。減量して続服。更に約1年半後、全く痰が絡まなくなり、$SpO_2$97～99％。そして約1年後、特別養護老人ホームに入所となり、当方の手を離れた。

著者が半夏厚朴湯（950頁）、特に半夏を加味した理由は、結局は痰の量と性状に因る。即ち、原方のまま用うるより半夏を加味する方が痰の量が多く、粘稠度が低い場合である。このとき、部分的には二陳湯（891頁）合方と全く同一になる。

川芎茶調散

出典 『太平恵民和剤局方』

主効 軽症～中等症、解表、止頭痛。外感病の頭痛専門薬。

組成

白芷 2　甘草 1.5　羌活 2　荊芥 2　川芎 3　防風 2
薄荷 2　細茶 1.5　[香附子 4]　[〈細辛〉]

解説

【白芷】…頭・顔面部の種々の炎症による疼痛に対し、発散して祛風し、鎮痛する。また中枢神経興奮作用も認められる。『薬性提要』には、「表を発し、風を祛《はら》い、湿を散じ、陽明の頭痛、牙痛、鼻淵を治す」とある。

【羌活】…外感病風寒型にあって、祛風して解表する他、関節や筋肉の腫脹、痺れ痛みなどに対して温めて鎮痛する。特に上半身によく奏効する。『薬性提要』には、「遊風を理め、湿に勝つ」とある。

【荊芥】…頭・顔面部、特に扁桃や咽喉部の外感病風熱型あるいは風寒型の症状を緩解する他、皮疹に使用して消散し、また蕁麻疹などに対して止痒する。

【川芎】…代表的な理血薬であり、血管を拡張して血流を改善し、種々の原因による頭痛に対してよく奏功し、蕁麻疹、湿疹に対しては他薬の引経薬となる。

【防風】…緩和な祛風薬で、また祛湿作用もある。寒熱何れの外感病にも適応するが、片頭痛にも用い、また止痒作用もある。作用は穏やかである。

【薄荷】…外感病風熱型に用いる他、頭・顔面部の腫痛を消炎し、特によく咽喉痛を緩解する。また、透疹作用を助ける効果もある。

【細茶】…頭がボーッとしてはっきりしないとき、中枢神経興奮作用によって清明にする他、消化を助け、口渇を癒すと共に利尿作用を発揮する。『薬性提要』には、「気を下して食を消し、神を清くして頭目を清す」とある。

【香附子】…気病の総司・女科の主帥と言われ、月経痛・月経不順によく用いられる他、感情の鬱滞異常を散じ、消化管機能を調整する。

【細辛】…外感病風寒症状の補助薬として処方する他、頭痛・関節痛などに対して祛風して止痛する他、稀薄な水様痰を化痰して鎮咳する。

【甘草】…諸薬の調和と薬性の緩和の他に、特に細辛が配合された場合は甘味を賦与する役割もある。

以上の中、白芷・羌活・荊芥・川芎・防風・薄荷・細辛は夫々寒熱の差はあっても、孰れもあまり偏せず、外感病による頭痛を止める薬となる。香附子は気鬱による頭痛に有効で、細辛は頭目昏重や頭冒感を清明にする。

総じて、あまり寒熱に偏しない外感病風熱型あるいは風寒型の頭痛の薬である。しかし、解表薬のオンパレードでもあるから、外感病の初期にも適応となる。

適　応

感冒、インフルエンザ、感冒性頭痛、筋緊張性頭痛、大後頭神経痛、三叉神経痛、常習性頭痛、片頭痛、急性鼻炎、副鼻腔炎、血の道症、鬱症、ノイローゼなど。

論　考

❶本方の薬味中、大抵は香附子と細辛とを同時に含まず、何方か一方のみを含むのであるが、後の⓬と⓯は例外である。

❷本方の出典は、**『太平恵民和剤局方』巻之二・傷寒　附　中暑**に、「川芎茶調散　丈夫・婦人、諸風上攻し、頭目昏重・偏正の頭疼、鼻塞がり声重く、傷風の壮熱にて肢体煩疼して肌肉蠕動し、膈熱の痰盛んとなり、婦人は血風攻疰し、太陽穴疼くを治す。但、是れ風気に感ぜば悉く皆之を治す」とあり、白芷・甘草・羌活・荊芥・川芎・細辛・防風・薄荷葉と記載される。

❸著者の常時引用している享保十七年橘親顕等校正による『増広太平恵民和剤局方』では、**組成**の薬味のうちで香附子・細茶を除いた処方が記載され、薬味の最後に小字双行にて、「○壱本に細辛なく、香附子炒り捌両有り、防風は蘆を去りて壱両に作る」と付記されて後、「茶清にて調下す。常に服すれば頭目を清す」とある。正保四年村上平楽寺版『重刊太平恵民和剤局方』では、そのような付記はなく、1985年人民衛生出版社刊『太平恵民和剤局方』では、薬味中の香附子の下に「(別本は細辛、蘆を去りて一両に作る)」

と小字注記した後、「茶清にて調下す。常に服すれば頭目を清す」とある。

孰れにしても版によって、細辛か香附子か何方かが配されていることになる。その意味では現在では香附子を配した処方の方が一般的であるが、細辛配合も時には念頭に置く必要もあるだろう。

❹一方、『和剤局方』巻之一・諸風　附　脚気には、「清神散　風壅を消し、痰涎を化し、頭昏目眩・心忪面熱・頭痛耳鳴・鼻塞声重・口眼瞤動・精神昏憒・肢体疼倦・頸項緊急・心膈煩悶・咽嗌《インエキ》不利を治す」とあって、薄荷・荊芥・羌活・防風・人参・檀香・細辛・甘草・石膏を沸湯にて点服するか、茶末を入れて点服する指示がある。即ち、川芎茶調散の内、七味まで既に含んでいる。

また、同箇所には、「川芎円　風壅を消し、痰涎を化し、咽膈を利し、頭目を清し、頭痛旋運・心忪煩熱・頸項緊急・肩背拘倦・肢体煩疼・皮膚瘙痒・脳昏目疼・鼻塞声重・面上遊風、状、虫行くが如きを治す」とあって、川芎・竜脳薄荷葉・桔梗・細辛・防風・甘草を茶清にて下すべく指示がある。ここで桔梗は他薬を上載する効能であろう。尚、竜脳薄荷葉は水蘇のこと。

❺実は川芎茶調散は**『和剤局方』巻之一・諸風　附　脚気**にも方名だけ収載され、「方は傷寒類を見よ」と小字双行注されている。但し、本方は何れも呉直閣増諸家名方（1131～62年）に属しているが、先の清神散と川芎円は原書五巻本（大観年間、1107～10年）に収載されていたので、恐らく川芎茶調散は先の二方他に胚胎し、薬味が取捨選択、増損加減されて成立したものであろう。即ち、元々は頭痛よりも頭風を含んだ治療薬であったことが推察される。

❻**『世医得効方』巻第十大方脉雑医科・頭痛**には、茶調散として局方の八味が記載された後、「葱白・茶にて調下す。葱を用いて涎に調えて両太陽穴に貼る。痛み甚だしきを除くに特効あり。又、朴消末少許を用いて吹きて鼻中に入るれば、立ちどころに愈ゆ。左痛むは右に吹き、右痛むは左に吹く」とあって、ここでは外用療法も記載されている。

❼**『丹渓心法』巻四・頭風六十六**には、茶調散として局方処方の八味が指

示され、茶清にて調下することになっている。また、続いての**頭眩六十七**には、「川芎茶調散　頭痛類を見よ」とあっても、頭痛六十八には登載されていない。即ち、本方が頭痛ではなく、頭風に掲載されていることが、朱丹渓の考える処方の性格を物語っていることになる。

❽本方は唐の孫思邈撰（旧題）**『銀海精微』巻下**にも、「川芎茶調散　諸風、頭目に上攻し、偏正の頭痛、熱頭風を治す」とあって、局方処方が指示され、「葱白茶調湯にて温服す」との指示がある。また、巻上には同名異方の川芎茶調散が登載されている。

❾**『万病回春』巻之五・頭痛・川芎茶調散**には、『和剤局方』と略同様の条文の後、細辛なく、香附子を配した処方が収載されている。思うに、細辛加味による湯剤の味の悪化を考慮すると共に、婦人の気鬱の頭痛にも適応を拡大したものであろう。

尚、『万病回春』の後条文には、「茶清にて調下す」の後に、「姜葱にて煎服するも亦可。〇一方、菊花一両・細辛五銭・僵蚕・蟬退各二銭半を加えて菊花茶調散と名づく」とある。

また、茶調する代わりに、今日我が国で薬味として処方している細茶のことであるが、通常の茶葉と本質的には全く変わりはない。唯、細茶とは高級な細かい製茶した葉のことをいう。それ故、著者は本方エキス製剤を服用するときには、必ず可及的上等なお茶で服用するよう指示している。

❿さて、『聖済総録』巻第一十六諸風門・風頭眩には、「風眩にて煩悶し、頭運転止まざるを治する六神散方」とあって、芎藭・羌活・防風・甘草・荊芥穂・鶏蘇を細散と為し、米飲の温水にて調下する。尚、鶏蘇は水蘇のことで、頭風目眩を治す効能がある。

また、巻第一十七諸風門・風頭旋には、「風頭旋にて眩運し、肩背拘急し、発熱・悪寒して肢節疼痛するを治する防風丸方」とあって、防風・甘草・羌活・独活・桔梗・芎藭・白芷を末と為し、煉蜜にて丸として荊芥湯にて嚼下する。

何れにしても、これらの処方は川芎茶調散の類方と表現しうるが、眩暈を主とした条文である。

⓫『是斎百一選方』巻之九・第十二門・頭目　頭痛　目疾　眼風　頭風　酒皶　粉刺　面薬　鼻痔　目睛傷には、「点頭散　偏正頭痛を治す」として、川芎・香附子を細末と為し、好茶清にて調下する。また、同じく「芎茶散　薄荷・菊花・甘草・川芎・防風」を細末と為し、食後に茶を沸かして点服するべく記載される。

⓬『魏氏家蔵方』巻第一・頭風頭痛には、「茶調散　神を清くす」とあって、川芎・甘草・香白芷・香附子・防風・細辛・縮砂仁・薄荷葉を細末と為し、食後に茶にて調下する。

⓭『衛生宝鑑』巻九名方類集・諸風門・頭痛門並治法方には、「太陽の頭痛にて悪風寒し、諸血虚の頭痛には川芎之を主る。少陽の頭痛にて脈弦細、寒熱するは柴胡之を主る。陽明の頭痛にて自汗し、発熱して悪寒せざるには白芷之を主る。諸気虚し、諸気血倶に虚する頭痛には黄芪之を主る。太陰の頭痛には必ず痰有り、体重く、或いは腹痛するは痰癖と為す。半夏之を主る。厥陰の頭痛・項痛、其の脈浮微緩なれば、太陽病に入らんと欲するを知る。必ず痰有るには呉茱萸之を主る。少陽の頭痛、手の三部の三陽経流行せず、足に寒気逆するは寒厥と為す。細辛之を主る」と総論が記載されている。

そして、その一つ後には、「川芎散　頭風、偏正の頭疼にて昏眩するを治するに妙なり」とあって、局方川芎茶調散去白芷加槐花・石膏・香附子・茵蔯・菊花を茶清にて調下すると記載され、最後に「動く風物を忌む」と、頭風に重点を置いている。

⓮『厳氏済生方』巻之八・頭痛論治には、「芎辛湯、風寒脳に在り、或いは邪湿に感じ、頭重・頭痛、眩暈にて倒れんとし、嘔吐定まらざるを治す」とあって、川芎・細辛・白朮・甘草を㕮咀し、生姜・茶芽にて水煎する用法が掲載される。

⓯**『師語録』巻上一・**|**頭痛　附　頭風**|**十五**には、「夫れ頭痛と云うは風寒暑におかされ、俄かに頭《かしら》痛むを頭痛と云う。又、天くもり、雨風或いは土用八専に頭重く、もうもうとして心《むね》悪くなり、頭痛み、或いは吐逆しつなどするは頭風と云う。どれにも川芎茶調散よし。……さるほどに、頭痛は持病にはなし。頭風は持病に在り」とある。更に、**巻下二・**|八十八|**川芎茶調**

散には、「一切の頭痛、頭風ともに治す」との条文の後に、香附子・薄荷・羌活・白芷・細辛・防風・川芎・荊芥・甘草と指示され、「こびんのとおり痛まば川芎を加え、巓頂痛まば藁本を加えよ」とも記載されている。即ち、ここでは川芎茶調散とは言うものの、茶で服用する指示はないことになる。尚、『師語録』の解説は大変分かり易い。

⑯古来、頭痛の部位あるいは原因により、先の『衛生宝鑑』のように色々と加減法が工夫されている。『医道日用綱目』加減の例には、「〇頭痛には川芎・白芷を加う。両の鬢痛むには柴胡・黄芩・川芎。額の正中《まんなか》痛むは升麻・葛根・石膏・白芷。頭項《くびすじ》の辺り痛むには川芎・羌活・蔓荊子。頭頂痛むには藁本・細辛を加う。眉の稜骨痛むには羌活・白芷・黄芩。左一方痛むには柴胡・生地黄・川芎。右一方痛むには黄耆・葛根・白芷をくわう。血虚の頭痛には当帰・川芎・地黄。気虚の頭痛には人参・黄耆・天麻。気鬱の頭痛には川芎・白芷・香附子。風痰の頭痛には荊芥・天南星。痰厥の頭痛には半夏・蒼朮・生姜。風熱の頭痛には荊芥・薄荷を加う。湿熱の頭痛には蒼朮・黄芩をくわう。頭風には、細辛・薄荷・荊芥・防風を加う」とある。

⑰『東郭先生夜話』には、「川芎は頭痛を治すと云うなり。然れどもあながち頭痛の薬と思うべからず。夫れ頭痛は肝気の上達するゆえなり。そこで彼の肝気の上達せんとする処をぎゅうとおすと上達する処のものが下へさがる也。故に頭痛がなおる。誠に川芎は頭痛によきと云うわけは此の如くにて、肝は木に属し、木の曲直を主るが川芎なり。

心胸の間、塞がりて甘草か芍薬でゆるまんのに半夏厚朴を小さく合し、是れに川芎を加えてやるに快くなおる也」と解説される。

⑱**『方読弁解』上部・頭**には、先の『衛生宝鑑』の川芎散が同一薬味と共に収載されていて、「主治に頭風の名あり。古方の書を考うるに唐代までの書には都て頭中のことを云うあり。後世の書とは指す所異なり。此の方、熱強き頭風に用いて効あり。方中、細辛、後世にも白芷と相併して頭上の病に用ゆることあり。槐花、痔症を治するの功有るとのみ思うべからず。斯くの如き頭痛の者に施す。茵蔯あるは熱をさます為也。又、頭痛、其の

熱軽き者には川芎茶調を佳とす」とあって、直後には川芎茶調散が掲載され、「一切の頭痛に用ゆ。川芎散に比すれば熱軽き者宜し」とある。

⑲**『梧竹楼方函口訣』巻之二・頭風類**には、「川芎茶調散　此れは邪気が入りて手強く頭痛のするを治する方也。勿論鼻塞がり声重しと云う外症のある者が正面也。それよりして転じて外邪の気はなくとも、唯風気にて上攻強く頭痛する者、婦人抔に多くある者也。此の方至って宜し。並びに右の症に目の赤く血ばしりて痛む者抔あり。菊花を加えてやるべし。甚だ効あり」とある。

⑳『臨床漢法医典』頭痛、扁頭痛、脳漏には、川芎茶調散加辛夷との許に、川芎・薄荷・前胡・荊芥・羗活・白芷・防風・甘草・香附子・辛夷として、先の❸の『和剤局方』に云う壱本処方加前胡・辛夷と処方されているものの、茶清で服用する旨の指示はない。

㉑山本巌先生は**『東医雑録』(3)・四物湯の変遷と展開**では、川芎茶調散に対して、「〔主治〕風寒感冒の頭痛を治す。〔解説〕悪寒を伴う発熱などのある感染症の頭痛に対し、防風・荊芥・白芷・細辛・羗活などの発汗薬にて発汗療法を行って、悪寒のする感染症の初期に用いる。頭痛に対し、川芎・白芷を主薬として、細辛・羗活・薄荷にカフェイン(細茶)を配合している」と、簡単に要領よく解説されている。

㉒著者の用例で、よく頭痛を訴える神経質な婦人に対して、他に少しでも感冒様の症状があれば本方エキス製剤5g/回、全く感冒様の症状がなければ呉茱萸湯(351頁)エキス製剤を同量服用指示し、常時手持ちとして服用回数も段々と減り、非常に喜ばれている例がある。

疎経活血湯

出典　『理傷続断方』、『丹渓心法』、『医学正伝』、『古今医鑑』

主効　止痛、利水、補血、駆瘀血、運動器。
慢性運動器の疼痛、痺れ等の治療薬。

組成

川芎2　当帰2　芍薬2.5　地黄2　羌活1.5　茯苓2
蒼朮2　桃仁2　牛膝1.5　防已1.5　陳皮1.5　白芷1
竜胆1.5　威霊仙1.5　防風1.5　甘草1　生姜0.5～1.5

四物湯	芍薬　当帰　地黄　川芎
	羌活　茯苓　蒼朮　桃仁　牛膝　防已　陳皮　白芷　竜胆　威霊仙　防風　甘草　生姜

解説

【四物湯】…芍薬・当帰・地黄・川芎は四物湯(473頁)であり、四物湯は血虚を補う基本薬である。

【羌活】…外感病風寒型にあって祛風して解表するが、関節や筋肉の腫脹、痺れ痛みなどに対して温めて鎮痛する。特に上半身によく奏効する。

【茯苓】…生体内の過剰な水分の偏在に対して、利水して過剰水分を尿として排出する他、脾胃の機能低下に対して補脾健胃する。

【蒼朮】…筋肉や関節及び消化管内の過剰水分を利湿する効果が強く、発汗や利尿によって湿を除く。また、滲出性の皮膚病変に対しても同様に燥湿する。

【桃仁】…代表的な駆瘀血薬の一つであり、月経痛・月経不順に対してのみならず、打撲・捻挫などの瘀血性疼痛にもよく奏功し、また含有する脂肪油による腸の蠕動刺激作用もある。

【牛膝】…主に腰～下肢部の種々の原因による疼痛を鎮め、諸薬の効果を下方に導く。また同部の痺れ痛みに対しても祛風湿して止痛する。『薬性提要』には、「肝腎を益し、筋骨を強くし、腰足痛を治し、諸薬を引きて下行させ、悪血を散ず」とある。

【防已】…原典では本来の漢防已であり、防已と比べて何れも筋肉や関節の風湿を除いて消炎・止痛するが、特に漢防已は利水作用が強い。通常我が国で用いる防已は清風藤で、消炎鎮痛作用が主である。

【陳皮】…代表的な理気薬で、急性胃炎や消化不良症などに対して消化管の蠕動運動を促進し、また粘稠な白痰が多いとき、化痰して鎮咳・祛痰する。

【白芷】…頭・顔面部の種々の炎症による疼痛に対し、発散して祛風し、鎮痛する。また、中枢神経興奮作用も認められる。特に種々の頭痛に欠かせない。

【竜胆】…代表的な清熱薬で、古来、厥陰肝経の実熱によく処方され、強い消炎解熱作用がある。また、少量を用いて苦味性健胃薬ともなる。『薬性提要』には、「肝胆の火を瀉し、下焦の湿熱を除く」とある。

【威霊仙】…筋肉や関節の冷えから来る疼痛に対しても、同じくまた四肢の痺れ痛みに対しても止痛する。また、魚の骨が咽喉部に刺さったとき（骨鯁）にも有効である。『薬性提要』には、「気を行らして風を祛り、五臓を宣疎する」とある。

【防風】…寒熱何れの外感病にも適し、緩和な祛風薬であって祛湿作用もあり、温めて筋肉や関節の風湿を除いて鎮痛し、知覚・運動麻痺を改善する。

【甘草】…諸薬の調和と薬性の緩和の他に、処方に甘味を賦与し、味を緩和する。

【生姜】…消化管を少し温補して止嘔すると共に、消化吸収促進に加担する。

以上の諸薬は比較的役割がはっきりしていて、本方の主たる作用は止痛作用と利湿作用であって、四物湯は主薬としての地位にはない。牛膝・威霊仙・桃仁・川芎・防已（清風藤）・羌活・防風・白芷・当帰・芍薬は種々の機序や程度で鎮痛に働き、蒼朮・牛膝・防風・茯苓は同様に利湿に働く。他に、陳皮・茯苓・生姜は消化管の機能を回復し、桃仁・当帰・川芎で陳旧性の瘀血に対応し、桃仁・防已（清風藤）・竜胆で関節などの実熱の炎症を鎮め、四物湯で補血する。

総じて、関節・筋肉・四肢などの疼痛・知覚異常を治療することを第一

とし、その原因として、あるいは長期に亘った際の結果として栄養障害や瘀血も含めて治療する薬である。

適　応

腰痛症、坐骨神経痛、大腿神経痛、筋・筋膜性腰痛症、腰部挫傷後遺症、変形性脊椎症、変形性膝関節症、多発性関節炎、痛風、偽痛風、関節リウマチ、下肢運動障害、全身筋肉痛、肩凝り症、寝違い、筋挫傷、外傷性頸部症候群、頸肩腕症候群、肩関節周囲炎、上腕神経痛、頸部挫傷後遺症、脳卒中後遺症、産後の血脚気など。

論　考

❶本来は本方名字の疎は疏でなければならない。疏の原義は流れが通じるの意で、疎はうといの意である。言うまでもなく本方は経を通じ、血を活かすことにある。尚、原典では踈を使っているが、これは疏の訛字である。

❷本方の出典は、従来『**万病回春**』とされるが、四物湯の出典を先ず念頭に置かなければならないことは言うまでもない。**同書・巻之五・痛風**に、「遍身走痛し、日は軽く夜は重きは是れ血虚也。疎経活血湯　遍身走痛して刺すが如く、左の足痛むこと尤も甚だしきを治す。左は血に属す。多くは酒色の損傷に因りて筋脈虚空にして風寒湿を被り、熱、内に感じ、熱、寒に包まるるときは、痛み、筋絡を傷る。是を以って昼軽く夜重し。宜しく以って経を踈(疏《とお》)し血を活かし湿を行らすべし。此れ、白虎歴節風に非ざる也」とあり、当帰・白芍・生地黄・蒼朮・牛膝・陳皮・桃仁・葳霊仙・川芎・漢防已・羌活・防風・白芷・竜胆草・茯苓・甘草を姜煎し、最後に「生冷湿物を忌む」とある。

方後の加減法として、「○痰有らば南星・半夏を加う。如し上身及び臂痛は薄桂を加う。如し下身并びに足疼くは木瓜・木通・塩炒の黄柏・薏苡を加う。如し気虚せば人参・白朮・亀板を加う。如し血虚せば四物湯を倍し、姜汁・酒を以って浸し炒り、紅花を加う」とあり、本方自体四物湯を祖剤としていることが分かる。

また、**同巻・腰痛**には、「日は軽く夜重きは瘀血也」と記載されるので、条文の上からは遍身走痛していなければ瘀血ということになるだろう。

❸さて、本方は更に『古今医鑑』にまで溯ることが可能である。**『古今医鑑』巻之十・痺痛**には、疎筋活血湯との方名の許に、『万病回春』の条文と比し、方名の違い通りに「筋絡を傷る」⇒「経絡を傷る」、「経を疏し」⇒「筋を疏し」となっている。それ故、元の方名は疎筋活血湯であった。而も雲林製と方名に小字注脚されているので、龔廷賢創製である。尚、『古今医鑑』では薬味は『万病回春』と全く同一で、**組成**や**解説**通りの薬味記載順であるが、方後の調理としての生姜は特に指示されていない。

一方、同書では痺痛の治法として、一般的に「大法は蒼朮・南星・川芎・白芷・当帰・黄芩・酒を用う。上に在る者は風に属し、羌活・桂枝・桔梗・威霊仙を加う。下に在る者は湿に属し、木通・牛膝・防已・黄柏を加う」とあるので、本方の上にも下にも奏功する意図が窺われる。

❹本方中、竜胆は実熱を瀉す寒性薬であり、その他の多くの薬味が温性薬なので正に寒中熱の症状を適応とすることが分かる。

❺さて、ここでの記載は「風に属し」、「桔梗」、「湿に属し」を除けば、尽く**『丹渓心法』巻四・痛風六十三　附肢節痛**よりの引用であり、同箇所の筆頭には「四肢・百節走痛するは是れ也。他方、之を白虎歴節風の証と謂う」とある。

また、同箇所には「又方　上中下の疼痛を治す」とあって、南星・蒼朮・黄柏・川芎・白芷・神麹・桃仁・威霊仙・羌活・防已・桂枝・紅花・草竜胆を麹糊にて丸としたり、「又方　酒の湿痰の痛風を治す」とあって、黄柏・威霊仙・蒼朮・羌活・甘草・陳皮・芍薬を煎じて姜汁にて調下する処方も記載されている。前者は南星・黄柏・神麹・桂枝・紅花以外、後者は黄柏以外は本方の配合薬である。尚、『医方集解』祛風之剤では、前者の処方を上中下通用痛風丸として、「此れ、痛風を治するの通剤也」と記載している。

❻しかし乍ら、本方の出典という意味では、『丹渓心法』に次いで『医学正伝』を挙げなければならない。**『医学正伝』巻之四・痛風** 古名痛痺 **三十七**に収載されている加味四物湯は「白虎歴節風の症を治す」とあって、本方去蒼朮・威霊仙・防已・羌活・防風・生姜の処方が指示されている。加減法には、「如し痛み上に在る者は風に属す。羌活・桂枝・威霊仙を加う。○下

に在る者は湿に属す。牛膝・防已・木通・黄柏を加う」とあるので、先の『丹渓心法』の記載に「風に属す」、「湿に属す」が新添されていることがよく分かる。『古今医鑑』ではこれらを採用し、更に先に見た「桔梗」が加味されている。それ故、本方も白虎歴節風に対して適応となりうるが、実熱を瀉す薬味が少ないので、炎症の強いときには用いるべきではなく、陳旧性・慢性の白虎歴節風にはよい。

❼さて、疎経活血湯は『万病回春』以降の『雲林神彀』、『魯府禁方』、『寿世保元』、『済世全書』には登載されていないのは何を物語るか、大いに興味の湧く所である。それに対して、我が国で『万病回春』の諸処方が重宝されたことは正に特異と言えよう。

❽**『衆方規矩』巻之下・痛風門**には疎経活血湯が登載されていて、主方及び加減法も同様に記載された後、「按ずるに痛風、血虚に属する者を治す。故に遍身走り痛んで日は軽く、夜は重し。〇懐姙の婦人、潮熱・咳嗽し、痰をはき、盗汗、肩・足注ぎ痛み、脉細数、滋陰降火湯効あらず。故に此の湯に牛膝・桃仁を去りて奇効を得たり。〇酒食に傷られ、邪、経絡の虚に乗じて痛風となる。此の湯を与えて安し。〇中風の人、周身或いは手足痛むに上・下の加味を用いて奇験を得」とある。ここで云う上・下の加味は原方の加減法の上身及び下身の二条を指す。これは後世に大きな影響を及ぼすことになった。

❾**『牛山活套』巻之上・痛風**には、「〇痛風の証、昼軽く夜重き者、多くは血虚也。是れ酒色過度の人、筋脉空虚にして風寒湿に感ずる也。疎経活血湯を用いよ。神効有り」とあり、**巻之中・痿躄**には、「〇痿症、湿熱に属する者には疎経活血湯、或いは独活寄生湯の類に加減して用ゆべし」、**同巻・鶴膝風**には、「〇風湿の邪勝ちて気血未だ虧けざる者は独活寄生湯、疎経活血湯に加減して用いよ」とある。

また、『牛山方考』巻之中・四物湯には、「一．痛風、気虚に属する症、遍身走痛して昼は軽く、夜は重き者、或いは酒色過多して筋脉空虚し、風湿に中てられて遍身・手足走痛して刺すが如くに、蒼朮・牛膝・陳皮・桃仁・威霊仙・竜胆・茯苓・防已・羌活・防風・白芷・甘草を加えて奇効あり。疎経活血湯と名付く。痰有るには南星・半夏を加う。気虚には人参・白朮を加えて奇効あり」と記載される。

⑩**『当壮庵家方口解』〈巻之四〉**には、「踈経活血湯　通風」とあって原典の十六味が指示され、「一．此の剤は龔氏の方ぞ。通風の如くして身痛症の酒食過度に因りて発するに吉しと有り。一．此の方を用ゆる意は血中に熱滞ありて手足痛み、已えざるに血中を清して潤すと云う意を得て用ゆるぞ。肝熱を瀉するに竜胆草あり。節に熱有るを和らぐる程に転筋抔に用いて見ることも有るべきぞ。活筋湯と有る処もあり」と記載される。通風は痛風であろうし、活筋湯は疎筋活血湯であろう。

⑪**『方彙口訣』復刻版下巻・痛風門　附　白虎歴節風・疎経活血湯**には、「此の症が痛風に似て一身処を易えて痛ませるなれども、左の足は格別に痛む。是が血分に関わる証据ぞ。原はと云うと酒色の不養生して筋脈の虚する処へ風寒湿を受け、寒湿より熱気を包みたるの也。全く血分のことなれば、昼は宜しく夜分は重きぞ。故に血分の湿熱を取り、経脈の行りを善くする此の症が痛風に似て居れども痛風とは別の病ぞ。深き処のこと也。本方は通用の妙方なれば後の加減を心得べきことぞ。亀板は亀の腹甲也。腎肝を補い、瘀血を追い、筋力を増す。故に久年の痛みに好い」とある。ここでは、本方の方後の加減法のことも注記している。

⑫**『梧竹楼方函口訣』巻之二・痛風類**に、「疎経活血湯　此れは平生酒肉を嗜む人、内に湿熱をかもし、其の上房室にて血脈虚損し、外、風寒・湿気に感じ、左足痛む者に用ゆ。此の症、痛風に似たれども痛風は関節の痛み也。此の症は関節に限らず、髀脛何れと処を定めざる也。是れも左とあれど、左右に限らず、上焦・臂痛もある也。世間酒色家にえてはある症なり」と、ここでは上下左右、何れでも可能という見解である。

⑬矢数道明先生は**『漢方と漢薬』第三巻第四号・疎経活血湯方に就て**で、「疎経活血湯処方構成の大眼目は、その方名の暗示するが如く、経を疎し、血を活かし、湿を行らす、の三条に尽きる。今この見地に立って私の最も屢々運用した同湯加木通・薏苡仁の……。この処方の分量を見ると活血の剤が量的に君位にあり、行湿の剤が数的には多い。私は本方証の標準を多

く青ぶくれのした婦人に置いて居るのであるが、その活血行湿の必要がこれによって首肯できると思う。若し瘀血多きには或は紅花を加え、或は他に駆瘀血剤を兼用する。又、本方証の患者は血燥による便閉を訴えるものが多い。大黄を加えるも差支ないと思う。……本方証は……血虚或は血滞による陳久諸症に応用して効果がある」と記載される。

⑭更に、矢数先生は**『漢方の臨牀』第21巻第10号・温知堂経験録（84）・右下肢（血栓症）の浮腫と痛みに疎経活血湯加味方**で、「腹証により瘀血による下肢静脈血栓症となし疎経活血湯加足疼加減方を与えた。……山田業広父子がよく用いた処方で、一貫堂でもよくこれを常用し奇効のあった処方である。業精は足の左右、夜昼の別に把らわれる必要なしといっているが、この症例でも右足の腫痛によく奏効している。……足疼加減は右処方に木瓜・木通・黄柏・薏苡各1.5を加えたものである」と、足疼加減についても記載されている。しかし乍ら、この足疼加減は実は『古今医鑑』や『万病回春』の加減法の中の一条そのものである。

⑮一方、**『漢方の臨牀』第7巻第7号・常陸紀行**中で、矢数格先生は長年足腰の立たない下半身麻痺の人に対して、「くすりは疎経活血湯で足疼加減というのを用いました。これは一貫堂では神経痛とかリウマチ、脳溢血による半身不随などに用いる、としてあります。……しかし、神経痛やリウマチの既往症があって、半身不随になったものには、特によく効きますね。……ですから、大柴胡湯とか防風通聖散というよりも、近ごろ、私はこの疎経活血湯などに使い方が移って来ました。疎経活血湯は血を活かすという、その名前どおりですね。これは、私が戦後、ここへ来てから使い始めた処方ですけど……」と話されている。

⑯従って、**『漢方一貫堂医学』第五編　一貫堂医学による治験例・脳溢血（右半身不随）**で、「これは臓毒証体質の防風通聖散の正証であるが、最初は疎経活血湯加減を服用して右半身不随の恢復をはかったが、……」と記載されている症例は、森道伯師ではなく、矢数格先生の治験例である。抑々、『森道伯先生伝』と比べて、『漢方一貫堂医学』に新たに追加記載された一貫堂医学による治験例は、恐らく殆どが矢数格先生の治験例であろ

うと思われる。『漢方一貫堂医学』が森道伯師の一貫堂解説ではなく、矢数格先生の一貫堂解説であると云われる所以である。

⑰大塚敬節先生は『**症候による漢方治療の実際**』**上下肢の疼痛・項部および肩の疼痛**で、疎経活血湯について、「その患者は平素から酒客であるが、数日前、夜を徹して呑んだところ、その翌日から左の腰から足にかけてひどく痛み、麻薬の注射によってやっと眠るが、注射がさめると唸るほどに痛むという。こんな日が 4、5 日つづき、患者は私に往診を乞うて来た。脈を診ると浮大して力があり、腹にもかなり力がある。疼痛は左の坐骨神経に沿って起り、腰から足のさきまでも痛む。……患者はこれ（疎経活血湯）を呑んだ晩から麻薬を必要としなくなった。そしてたった 5 日分の内服で、患部の末端に、知覚鈍麻を残すだけで疼痛は全く去った」という症例を記載されている。

⑱山本巌先生は『**東医雑録**』**(3)・四物湯の変遷と展開**で、「疎経活血湯 全身どこでも痛みが走り、刺すような痛みがある者に用いる。左側が強く、また夜間に強くなる傾向がある。また、運動麻痺、脳出血の後遺症に用いる。酒色といって元気で酒飲みの中風に用いることが多い」と、**当帰・川芎の漢方処方**では、「酒客の脳血管障碍の運動麻痺・疼痛に用いること最も多く、老化や体力の低下はあまりなく、瘀血を目標にすればよい」と述べられている。

⑲現実問題として、本方は整形外科領域で処方されることが最も多い。一言で表現すれば、運動器に於ける止痛と利水を主として、長期に亘る血虚や瘀血に対する薬である。

大黄甘草湯

出典　『金匱要略』

主効　瀉下。大腸の蠕動促進薬。

組成

大黄４　甘草１～２

解説

【大黄】…代表的な瀉下薬であるが、また腸管内の細菌の繁殖を抑制すると共に消炎解熱し、腸管内の腐敗した炎症性産物を排出して腹部の不快感を消退し、湿熱を清熱利湿する。即ち、瀉下作用と消炎作用の二面的効能があり、前者の作用を重視するときは大黄の加熱時間を短縮する必要がある。一方、打撲等の外力によって腹部平滑筋の蠕動運動が低下し、血流が留滞して生じた瘀血に対しては、血流を調整し、駆瘀血作用を発揮する。また、種々の黄疸に対して、胆汁の分泌を促進する効能がある他、大腸での腸内容物の移動を早めるため、尿素窒素の再吸収を防止するので、BUN低下作用もある。更には、従来、大黄は消化管の蠕動運動を活発にし、消化液の分泌も亢進することによって上衝の気を降するが故に、鎮静作用を発揮すると考えられて来たが、最近の研究で、大黄中のRGタンニンに向精神作用があり、大黄自身に安神薬的な面があることが発見された。『薬性提要』には、「腸胃を蕩滌し、燥結を下し、瘀熱を除き、陳を推して新を致す」とある。

【甘草】…屢々諸薬の調和と薬性の緩和の目的で処方されるが、本方では大黄の強い消化管蠕動運動亢進による瀉下作用のため、消化管の緊張性腹痛を来たすので、その予防として、消化管平滑筋の痙攣・緊張を緩解して腹痛を来たさないための配合である。

西洋医学的には便秘薬としてならば、大黄のみ処方するのであろうが、甘草も配しているところが漢方の漢方たる所以である。

総じて、大黄の瀉下作用と消炎作用を主とし、甘草で消化管の痙攣性腹

痛を予防するための薬で、多くは便秘薬としての効果が有用である。

適　応

常習性便秘、腸管麻痺、急性大腸炎、炎症性下痢症、急性虫垂炎、慢性腎不全など。

論　考

❶本方の出典は、**『金匱要略』嘔吐噦下利病脉証治第十七**に、「食し已みて即吐する者、大黄甘草湯之を主る。外台の方、又吐水を治す」とあり、大黄四両・甘草一両と指示される。

❷そこで、**『外台秘要方』巻第八 痰飲胃反噎鯁等・胃反**には、「又（必効）、胃反にて吐水及び吐食するを療する方」とあって、大黄四両・甘草二両と指示され、後条文には「如し可とするを得るときは両日を隔てて更に一剤を服す」と記載される。

❸『金匱要略』と『外台秘要方』に云う条文は病態を異にする。前書では食後直ぐ吐するのであり、後書では胃反により吐するからである。前書・嘔吐噦下利病脉証治第十七には、「朝に食すれば暮に吐し、暮に食すれば朝に吐し、宿穀化せず、名づけて胃反と曰う」とあり、即吐すと半日後吐すのは同一病態とは言えない。しかし乍ら、大黄甘草湯は何方の病態にも有効という。

❹**『金匱要略論註』巻十七・嘔吐噦下利病脉証治**には、原典条文に対して、「註して曰く、食し已みて即吐すとは、復た嘔する病には非ず。亦、胃弱にて消すこと能わざるにも非ず。乃ち胃、穀を容れずして食し已みて即出づる者也。明らかに是れ、物有りて胃を傷り、栄気閉じて納まらざる故に、大黄を以って栄分の已に閉づるの穀気を通じ、兼ねて甘草を以って其の胃を調うのみ。外台の吐水を治すとは、大黄、亦能く脾気の閉づるを開きて精を肺に散じ、水道を通調して下は膀胱に輸《めぐ》らしむる也」とあるが、ここでも直接に便通を得るという表現はない。

また、「病人、吐せんと欲する者、之を下すべからず」の条文に対して、「註して曰く、此れ上文の吐を論ずるに因りての故に之を推及す。病を治するの法は貴く、勢いに因りて道を利す。故に内経に曰く、上に在る者は之を越え、下に在る者は引きて之を竭くすと。言う心は病、上に吐せんと欲すれば、之を強いて下さしむべからずと。凡そ病は皆然り。故に曰く、病人、吐せんと欲する者、之を下すべからずと、是れ概言なり。止に反胃に非ず、反胃は其の中に在り」という。即ち、吐せんと欲するときは下すは不可といい、吐後は下すは可という。

❺『金匱要略直解』嘔吐噦下利病脉証治第十七で、原典条文について、「内経に曰く、諸逆衝上するは皆火に属すと。食已みて即吐するは必ず胃熱あり、上逆して食を容るること能わず。反胃と寒にて水飲を嘔すとは同じからず。故に是の湯を用いて以って胃熱を平らぐ。内経に曰く、陽蓄積すれば、病菀して陽気当に隔つべく、隔つ者は当に瀉すべしと。大黄の苦、以って之を瀉す。若し下脘に走りて留まらざれば、甘草の甘を用いて以って之を緩む。所謂高き者は之を抑え、病、上に在れば之を取りて下す也。王宇泰曰く、病人、吐せんと欲する者、之を下すべからずと。又、大黄甘草を用いて、食已みて即吐するを治するは何ぞや。曰く、吐せんと欲する者、其の病、上に在り、因りて之を越ゆれば可也。而して之に逆し、下さしむるときは必ず抑塞・憒乱して益々以って甚だし。故に之を禁ずれば、若しくは既に吐するを已めん。吐しても已まず、升有り降無きときは当に逆して之を折り、引きて下行せしむべし。大黄より速やかなるは無く、故に禁ぜざる也」と。

❻『編註金匱要略』巻十七・吐胃反には、原典条文を解説して、「此れ、偏に当に盛んなるべしの方也。木火の邪、腸胃の血分に結し、気反って胸膈に逆す。故を以って食し已みて即吐す。経に謂う、胃は血の生ずる所の病を主る。故に大黄を用い、以って血分の熱を破り、甘草以って胃気を調え、腸胃通じて食下さ俾むれば則ち吐せず。此の方、脾胃乾結する者、之に宜し。当に上の下すべからざるの条と反覆して互いに看るべし。始めて仲景の前後の意を得ん」とあり、「上の下すべからざるの条」は同書の二つ前の条文「病人、吐せんと欲する者、之を下すべからず」をいう。

❼『医宗金鑑』巻二十二・訂正仲景全書金匱要略註下之一・嘔吐噦下利病脈証并治第十七・大黄甘草湯には、「(註) 吐すとは物有りて声無きの謂也。

朝食して暮吐するは寒也。食し已みて即吐するは火也。以って寒の性は遅で、火の性は急也。故に大黄甘草湯を以って中を緩め、火を瀉す。火平らかなれば自ずから吐せざる也」と、ここでも便通には触れていない。

また、続いて「病人、吐せんと欲する者、之を下すべからず」の条文が解説される。「（註）病人、吐せんと欲するは上に越ゆるの勢い、方に盛んなり。故に之を下すべからず。若しくは病人、吐したる後は其の勢い衰う。その衰うるに因りて之を済す。故に已に吐すれば下すべきの法有る也」と。

❽さて、**『肘後百一方』巻之四・治卒胃反嘔啘方第三十**に、「人、胃反にて食を受けず、食し畢わりて輒ち吐出するを治する方」とあって、大黄四両・甘草二両が指示されている。

❾以上の条文及び註文では、今日の最も多い用法が便秘症であるので中々首肯し難い。

しかし乍ら、**『千金翼方』巻第十五補益・補五蔵第四**には、「脾気実し、其の人、口中淡く甘くして臥し、憒憒にて痛むこと常に処無く、及び嘔吐・反胃するを治し、並びに之を主る方」とあって、大黄陸両が処方される。更に後条文には、「又、食して即吐し、并びに大便通ぜざる者を主るには、甘草弐両を加えて煮て弐升半を取り、分かちて三服とす」とも記載される。即ち、ここには原典条文のみでなく、今日の一般用法である通便作用も記載されている。補益に掲載されていることも興味深いし、林億が宋改時、小字双行にて触れていないことは一つの異見を物語る。

また、巻第八婦人四・損傷第三には、「婦人の嫁ぎて痛むを治する単行方」として、大黄単味の好酒による振り出しが指示されていて、性交痛の治療薬としても記載されている。

❿『医方考』巻之五・癲狂門第四十九には、大黄一物湯とあって大黄単味を酒浸する用法が掲載される。「癲狂病の者、此の方之を主る。〇多く怒れば癲と為る。多く喜べば狂と為る。癲は精神守らず、言語錯乱・妄見妄言し、高みに登りて罵言する、是れ也。狂の始めて発するは、少しく臥し、少しく飢え、自ら賢とし、自ら貴とし、妄笑妄動して高みに登りて歌い、衣を棄てて走る、是れ也。癲病は邪の肝に併するを責め、狂病は邪の心に

併するを責むる也。此れ皆実証なり。瀉するに宜しくして補するに宜しからず。故に大黄を用いて以って之を瀉するは、其の苦寒を取る。物として降せざるは無し。以って実を瀉すべし。又、必ず数日の後、方に食を与うべし。但寧静なるを得るは便ち吉兆と為す。其の痩弱して食を減ずるを見るべからず。便ち、温薬を以って之を補い、及び飲食を以って之を飽きしむれば、病必ず再作す。之を戒めよ、之を戒めよ。緩やかに之に食を与え、方に体を得たりと為す。故に曰く、其の穀気を損するときは病愈え易し。然る所以の者、食は陰に入り、気を陽に長ずる故也」とあって、大黄の癲狂病への効能を説いている。

⑪**『医便』巻三・秋月諸症治例附**には、「二黄散一名陰陽黄附　発背・癰疽・疔瘡・悪節、一切の無名の腫毒、悪瘡の異症、焮熱・疼痛し、初起にて未だ潰えざる者を治するに之を服して妙なり」とあって、錦紋川大黄・大甘草節と指示され、後条文の最後には「如し甘草節無くんば終に効速やかならず」とも追記される。尚、甘草節は甘草の根あるいは根茎内の黒色の部分である。

⑫**『有林福田方』巻之十・癰疽悪腫門・癰疽治方**には、「大黄甘草湯　道済方云う、癰疽の腫毒は之を服せば内の其の毒を宣じ、熱をして自消せしむる方」とあって、大黄・甘草を末して煎服するべく指示される。方後には、「利下して腫れ消し、痛み減せば即服すること止むべし」とも記載される。『道済方』は芍薬甘草湯（509 頁）の**論考❽**で解説した。

⑬**『金匱要略註解』巻之十七・嘔吐噦下利病脉証治第十七**には、原典条文に対して、「此れ、下焦に湿熱有るの症なり。故に此の方之を主る」とだけ記載されている。

⑭**『餐英館療治雑話』巻之上・大黄甘草湯の訣**には、「……反胃の症、皆脾胃の虚より来たることなれども、津液燥き大便久しく燥結して通ぜざる症は、胃中鬱熱を生じて吐くことあり。この方を用いて便を通ずれば嘔吐止む。是れ所謂南薫を求めんと欲すれば、必ず先ず北窓を開けの理なり。然れども反胃は元脾胃の虚より来たる病なれば、此の方を用い大便一たび通ぜば薬方を転ずべし。但し標を治する薬なり。……」とある。

⑮この意味からすれば、最近、単純性イレウスのとき経鼻的にイレウス管を留置し、減圧の後に本方を注入するのは、上記の比喩で言えば、南窓と北窓との距離を短縮する効果があることになる。

⑯杉田玄白著『形影夜話』巻上には、当時の大黄の薬効発現についての考察が掲載されている。「和漢・阿蘭とても弓は引いて矢を発つものなり。鉄砲は火薬を用いて鉛丸を打出だすものなり。形は異なれども用をなす所は同じ事なり。薬も亦然り。一味の上にて云わば、大黄は下すものなり、麻黄は汗を発するものなり。阿蘭にても同じ事なり。然れども、漢土の医流は大黄を用ゆれば其の薬気が直ちに押し下すように思い、麻黄を用ゆれば麻黄が汗となりて出るように思いて病者に与うる様に見えたり。是れ、只何となく覚えし彼の場数の功と同意なり。阿蘭人の用うる意は左にあらず。大黄の性は苦酷にして腸胃中裏面の神経を侵襲刺棘す。神経、是れを厭い悪み、自ら攣急し、其の所の『キリール』より水液を搾出し、これをもって蕩滌駆逐するなり。故に下利の功を奏する事なり。……且つ専ら胆を扶くる薬なり。胆汁の性、常を変じたるを調和して復し治するの功あり。胆汁は元々飲食を消化し、其の化物を運施するの宮なり。若し此の汁調和せずして腸中に注ぐの常を失する時は、飲食尅化することを得ず、化物も運施の道を失す。故に諸部凝滞の病を生ず。此の物を与えて其の汁を調和し、宜を得せしむるときは、其の本性を逞しうするによって停滞の物化す。ここを以って蕩滌瀉下の功をも立つるなり」とある。

⑰**『類聚方広義』（下）・大黄甘草湯**にも「眼面痿黄」と、**『勿誤薬室方函口訣』巻之上・大黄甘草湯**にも「目黄赤」と記載されているので、胆汁分泌促進による黄疸治療にも有用性は認められていた。

尚、玄白は『形影夜話』巻上で、「良山・秀菴・東洋・東洞の四先生は近来の人物にて……」と、古方四大家を評価している。先の三氏の交流は、山脇東洋口授『東洋洛語』に詳しい。

⑱著者は大黄そのものの有つ瀉下作用と消炎作用に注目し、急性虫垂炎や感冒等の急性大腸炎あるいは炎症性下痢に対しても、多くは他の処方と合方して投与することがある。大抵は極期の炎症を消炎した後、瀉下する

ことになり、本方投与による消炎作用と瀉下作用の薬効発現に時間的ズレがあるように感じる。

これは昔、山本巌先生からお教え頂いたことであるが、確かに著者の印象としても大黄剤を投与して瀉下に至るまでに消炎効果の発現をみることがよくある。

⑲また、血清クレアチニン5～6mg/dl程度の人工透析導入間近の慢性腎不全患者に対して本方を投与し、やや下痢気味になる程度にコントロールすれば、透析導入時期を先に延ばすことが可能である。

⑳著者は本方を便秘治療の目的で単独で処方したことは殆どない。本方は今や西洋医学の治療薬の一つであるかのように、多くの下剤の中の一つとして位置付けられている意味合いも強い。

確かに本方を単なる下剤として処方する場合、分類的には合剤に区分されても大腸の蠕動促進作用に鎮痙作用を加味した薬であるのみであり、本方は調胃承気湯(775頁)、大承気湯(734頁)などと同類薬であり、潤腸湯(541頁)、麻子仁丸(1084頁)などとは自ずから区分される。

大黄牡丹皮湯

出典 『金匱要略』

主効 消炎解毒、駆瘀血、瀉下。消炎性且つ駆瘀血性の瀉下薬。

組成

大黄2　牡丹皮4　桃仁4　冬瓜子6　芒硝1.8～4

解説

【大黄】…代表的な瀉下薬であるが、大黄甘草湯(692頁)でも解説したように、腸管内の細菌の繁殖を抑制すると共に消炎解毒し、腸管内の腐敗した炎症性産物を排出して腹部の不快感を消退し、湿熱を清熱利湿する。即ち、瀉下作用と消炎作用の二面的効能がある。

【牡丹皮】…消炎性の駆瘀血薬であるが、実熱を解して血流を改善するのみでなく、虚熱に対してもこれを清し、代謝熱や慢性消耗性疾患の発熱に対して鎮静的に作用する。『薬性提要』には、「血を和して積血を破る」とある。

【桃仁】…代表的な駆瘀血薬の一つであり、月経痛・月経不順に対するのみならず、打撲・捻挫などの瘀血性疼痛にもよく奏効し、また含有する脂肪油による腸の蠕動刺激作用もある。『薬性提要』には、「血滞を破り、燥を潤す」とある。

【冬瓜子】…内臓の炎症及び化膿などに対して消炎しつつ、また排膿促進作用もあり、更には気道炎症による熱痰に対しては鎮咳祛痰的に作用する。

【芒硝】…大黄と同様に代表的な瀉下薬であるが、作用は大黄とは異なり、直接に腸管蠕動を強化する薬物ではなく、糞便を膨化する作用があり、機械的に間接的に腸管蠕動を亢進する。

以上、温熱薬は一つもなく、全ての薬味が消炎作用を発揮し、大黄・桃仁・芒硝は明らかな瀉下作用を有し、また大黄・牡丹皮・桃仁は駆瘀血作用を有する。

総じて、本方は消炎性且つ駆瘀血性の瀉下薬であり、原典に指示するような腸癰に対して最も用いられる処方である。

適 応

急性虫垂炎、盲腸周囲炎、憩室炎、骨盤腹膜炎、非特異性大腸炎、直腸炎、肛門周囲炎、内・外痔核、痔瘻、子宮附属器炎、バルトリン腺炎、子宮内膜炎、帯下、尿道炎、前立腺炎、睾丸炎、副睾丸炎、膀胱炎、腎盂腎炎、鼠径リンパ節炎、下肢皮下膿瘍、産褥熱、月経痛、月経困難症など。

論 考

❶原典での方名は大黄牡丹湯。

❷本方の出典は、**『金匱要略』瘡癰腸癰浸淫病脉証并治第十八**に、「腸癰は少腹腫れて痞え、之を按ずれば、即痛む。淋の如けれども小便自ずから調う。時時発熱し、自汗出でて復た悪寒し、其の脉遅緊なる者、膿未だ成らず。之を下すべし。当に血有るべし。脉洪数なる者、膿已に成る。下すべからざる也。大黄牡丹湯之を主る」とあり、大黄四両・牡丹一両・桃仁五十枚・瓜子半升・芒消三合と指示され、後条文には「膿有らば当に下すべし。如し膿無くんば当に血を下すべし」とある。

❸本方条文は意味が通じ難い。一体之を下すべしだから大黄牡丹皮湯を処方するのか、下すべからざるから大黄牡丹皮湯を処方するのか。このような書法はあまり類を見ない。

❹そこで、**『医宗金鑑』巻二十二・訂正仲景全書金匱要略註下之一・瘡癰腸癰浸淫病脈証并治第十八・大黄牡丹湯方**には、「（註）此れ、上条（薏苡附子敗醬散方条）を承け、詳らかに其の証を発し、以って其の治を明らぶる也。腸癰なる者、其の証は少腹腫れて硬く、之を按ずれば即痛む。癰、内に在るを知るべき也。溺するは時に淋の如けれども、尿色自ずから調う。腫れ、之を礙《さまた》ぐるを知るべき也。時時発熱し、汗出でて悪寒するは表病有るに似たれども、実は表病に非ざる也。其の脈遅緊なるときは、陰盛んに血未だ化せず、其の膿未だ成らずんば之を下すべし。大便に当に血有るべき也。若し其の脈洪数なるときは、陽盛んに血已に腐り、其の膿已に成れば下すべからざる也。之を下すに大黄牡丹湯を以ってし、瘀を消し、熱を瀉する也」とあり、下すべしで本方を処方することが分かる。

❺**『備急千金要方』巻第二十三 痔漏・腸癰第二 妬乳・乳癰附**には、「腸癰を治

する大黄牡丹湯方」とあって、大黄四両・牡丹三両・桃人五十枚・瓜子一升・芒消二両と指示され、方後には「当に膿血を下すべし」とある。最後には小字双行にて、「刪繁方は芒硝半合・瓜子五合を用い、劉涓子は消石三合を用いて云う、腸癰の病、少腹痞堅、或いは膀胱の左右に偏在し、其の色、或いは白く、堅大なること掌の如く、熱して小便調えんと欲し、時に白汗出で、其の脉遅堅なる者、未だ膿を成さず、之を下すべし。当に血有るべし。脉数ならば膿成り、復た下すべからずと。肘後は瓜子湯と名づく」と添えられ、次の処方の又方には腸癰湯（793 頁）も収載されている。

❻劉涓子撰『劉涓子鬼遺方』巻第三には、「腸癰を治する大黄湯」として、先の『千金方』の小字双行箇所と略同一文が登載されている。但し、薬味は大黄二両・牡丹三両・芥子半升・硝石三合・桃仁五十枚と指示され、後条文には「分かちて両服を為して膿下る。無き者、血を下して大いに良し」とも記載される。尚、芒硝・消石・朴消は古くから非常に混乱している。

❼『外科正宗』巻之三・腸癰論第三十三・腸癰主治方には、「大黄湯　腸癰、小腹堅硬、掌の如《ほど》にして熱し、之を按ずるときは痛み、肉色は故《もと》の如く、或いは焮赤して微しく腫れ、小便頻数、汗出でて増寒し、脉堅実にして力有り、日浅くして未だ膿を成さざる者を治す。宜しく之を服すべし」とあって、『劉涓子鬼遺方』と同一薬味で指示されている。但し、硝石に代えて朴硝が記載される。尚、腸癰主治方には大黄牡丹皮湯は収載されていない。

❽次に、急性虫垂炎に処方する場合を考える。一体、下すべしだから処方するのか、下すべからざるから処方するのか、実は孰れの場合も処方すると考える。

『張氏医通』巻七大小府門・腸癰には、本方を論じて「……下す法、桃核承気を用うるは言わずして喩《さと》るべし。脈洪数に至る者、膿已に成り、下すべからざる也。大黄牡丹湯之を主る。夫れ既に下すべからずと曰いて仍大黄を用うるは何ぞや。蓋し癰膿既に内に成り、下さざれば毒何れよりして泄せん。意を以って之に逆するに、概ね下すべからずと謂うに非ざる也。必ず排膿・破瘀の剤を得て、始めて合わせて宜しと為す。但、泛《あまね》く下す薬を用ゆるを戒むのみ」とあって、結局は膿既に成って後も大黄を処方することになり、急性虫垂炎の場合も適応しうる。

❾**『腹証奇覧』下冊・大黄牡丹湯之証**には、「図(図 12)の如く臍下に毒有って、之を按じて痛むもの、即ちこの証なり。所謂経閉・血塊の類、或いは乳岩・男女諸悪瘡を発し、腐爛するものの類に此の証多し。其の余、何病を問わず、臍下堅塊あり、之を按じて痛むものはみな此の証なり」とある。臍下の毒で、もし臍より排膿するのであれば、尿膜管膿瘍も考えないといけないだろう。

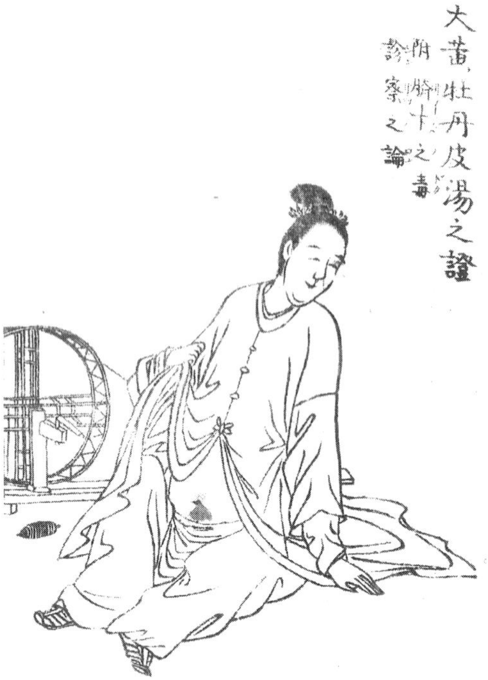

(図 12)『腹証奇覧』大黄牡丹皮湯之証

❿『叢桂亭医事小言』巻之七・叢桂亭蔵方・甲字湯には、先に桂枝茯苓丸加薏苡仁(272 頁)の**論考❽**でも述べたように、「腸癰には薏苡仁を加う。膿既に成る者は更に大黄を加う」とあり、ここでも先の『張氏医通』と同様に、膿既に成ってから大黄を処方することになる。

⓫**『瘍科方筌』癰疽**には、「大黄牡丹湯 千金　癰毒にて赤く腫れ、発熱・煩躁して二便難き者を治す」とあって、原典通りの薬味が掲載されている。また、**内癰**には「大黄牡丹湯　小腹に結腫し、及び腸癰・臀癰を治す。方中、或いは薏苡仁・虎杖根を加う」とあって後、小字双行にて「準縄に云う、此れ即ち破血の剤也。如し発熱・自汗・悪寒して小膿、痛みを作し、小便淋の如くして脉遅なる者に効有り。若し腹内満痛し、脉滑数、或いは膿已に下り、或いは后に堅く、時々下るには宜しく排膿散及び托裡の薬を

用うべし」とある。**黴毒　結毒**には、「大黄牡丹加薏苡虎杖湯　便毒愈えて後、核消えざる者を治す」とあり、更に、**痔疾　脱肛**には、「大黄牡丹皮湯　痔疾の熱症なる者、瘀血にて痛みを作す者を治す」ともある。尚、**臓毒**にも**臀癰**にも方名だけ記載されている。

⓬山本鹿洲著『**橘黄医談**』には、「一．腸癰に嘔吐の強きものあり。是れには加味二陳、加味瀉心など与えおけば落付きて膿血の下るに随い、吐も止むもの也。或いは大黄牡丹湯を兼用してよし。さて濃血は肛門より下るあり。前陰より下るあり。予め分かちがたし」、「一．半産後の腸癰、小腹満、或いは已に膿を下し、或いは未だ膿を下さざる症、心下痞・疼痛甚だしきもの、やはり大黄牡丹湯を連服してよきもの也。この際、心下へ拘る薬を与うれば手後れになりて多く不治の場所に趣くもの也。此の事、死生の分路にして大切なれば老婆心に子弟に告ぐ」等々、同書には大黄牡丹皮湯の数症例が掲載されている。

⓭『**古方括要**』には大黄牡丹皮湯が多々収載されている。**同書・巻之中・上部・走馬疳**には、「前症（歯茎潰爛し、牙歯動いて時々出血する者）、膿多き者を治す」、**耳病**には、「前症（耳孔より臭膿出でて語音聞こえがたき者）にして大便常に鞕く、或いは少腹按じて攣痛急迫する者に佳き也」、**眼病**には、「黒内障、身体実症のものを治す」、**下部・痔疾**には、「少腹腫痞して之を按せば痛み、膿血を下して下重甚だしき者を治す」、**淋症**には、「膿淋甚だしく、少腹を按じて痛む者を治す」とあり、更には**巻之下・婦人科・経閉帯下**には、「赤白帯下、少腹腫痞之を按じて痛み、臭気甚だしき者、子宮已に膿を成す。脉浮数なるもの、此の湯之を主る」、**乳癰**には、「已に膿を出だし腐潰止まず、大便鞕き者に宜し」、**外科・便毒**には、「口を開くといえども毒深く膿流れて臭気を減ぜず、甚だしき者に用ゆべし」、**木舌・重舌・舌疽**には、大黄牡丹皮加芎湯として、「鼻疳にして臍上に塊なく、臍下に塊あるものを治す」、**気腫結核**には、「結核にして遂に膿潰《つぶ》れ、久しく愈えざる者に佳き也」、**対口瘡**には、「俗に首切り疔と称す」と注した後、「膿潰えて痛み甚だしきものに佳き也」、**腸癰**には、「已に膿ある者、当に瀉すべし。或いは後重の症ある者に宜し」、**鶴膝風**には、「膝頭赤くはれて疼痛、夜に

至りて甚だしく、若しくは其の人、遺毒に因りて少腹腫痞するを治す」と、流石に古矢知白は種々様々な病状に応用していることがよく分かる。

⓮以上の原典条文及び注釈では、勿論虫垂炎の概念は存在しない。飽くまでも虫垂炎は西洋近代医学の知識に基づくものだからである。但し、原典条文にいう腸癰には、その一つとして虫垂炎と解釈しうる余地は充分存在する。従って、本方を虫垂炎（文献によっては盲腸炎）と明示して処方するようになったのは、西洋医学による医療制度が充分確立されてから以後のことである。落合泰三著『漢洋病名対照録』には、腸癰は掲載されていても未だEnteritis、腸炎としか記載されていない。管見によれば、和田啓十郎著**『医界之鉄椎』**を以って嚆矢とする。

同書・前編・第十八　実験治療例・盲腸炎には、体温39℃強の19歳の患者の症例が掲載されている。「……右下腹部頗る硬結して稍隆起し、疼痛甚だしくして殆ど手を触れしめず。其の尿色を問えば少しく白濁を帯ぶると。即ち、盲腸炎の症状既に備われる者なり。乃ち大黄牡丹皮湯を与う。服薬二日、下痢数行にして疼痛減じ、熱下降し、食欲増進して頗る佳快を告ぐ。余、稀粥を啜らしめ軟らかくして消化し易き食を取らしむ。七日にして殆んど癒ゆ」と。

⓯『臨床漢法医典』盲腸炎に於いても、「○本病には左方を連用すべし」とあって甲字湯加薏苡仁が指示され、更に「○攣痛甚だしきには左方を兼用す」とあって桂枝加芍薬湯加陳皮・木香が指示され、そして「○既に化膿した後には、……甲字湯加薏苡仁に大黄を加うべし」とあるので、ここでも原南陽と同意見である。

⓰また、**『皇漢医学』第参巻・大黄牡丹皮湯に関する師論註釈**では、「腸癰、即ち盲腸炎なるものは下腹部腫れ痞えて之を按圧すれば直ちに痛み、其の圧痛及び自発痛が淋疾の如く膀胱、尿道部に放散するも真の淋疾にあらざれば尿利に変化なく、時々発熱・自汗出づるに拘らず、反って悪寒するものにして、其の脈の遅緊なるものは未だ全く化膿せざるものなれば、本方を用いて之を瀉下すれば瘀血を下して治するものなれども、脈洪数なるものは既に全く化膿せるものなれば、此の方にて下すべからずとの義にして

下すべからざるものの、薏苡附子敗醤散、排膿湯、同湯の主治なるの意は言外にあるなり」という。そして、今日一般的な本方に対する考え方としてこれは受け入れられている。

しかし、本方後条文には、「膿有らば当に下すべし、如し膿無くんば当に血を下すべし」と記載され、孰れにしても血か膿かが肛門より排出されることになる。

⑰今日の一般的な腸癰に対する考え方として、『医界之鉄椎』を引き継いだ『皇漢医学』にも、「腸癰即ち盲腸炎なるもの……」とあるので、腸癰は急性虫垂炎に相当すると云う。果たして妥当だろうか。一体、急性虫垂炎で小便淋の如くにして自治することは有り得るのか。膿瘍を形成し、それがダグラス窩に流注することになれば、膀胱を刺激して小便淋の如くではあっても、実際は淋ではないという状態は有り得る。そうなれば、本方条文中の時時は時々の意ではなく、絶えずの意味でなければならないが、この状態で膿未だ成らずということは有り得ない。更には、孰れにしても急性虫垂炎が如何に化膿しても膿（目でみて解る膿）が下ることは有り得ない。

むしろ、先の『瘍科方筌』痔疾　脱肛や『古方括要』巻之中・下部・痔疾に云う如く、肛門周囲炎 ⇒ 膿瘍ならば膀胱刺激症状も有り得るし、排膿し、明らかに膿が下ることも、下血することも有り得る。それ故、一般的には内癰の一つである腸癰は急性虫垂炎を含んでいても、本方条文に言う腸癰はむしろ肛門周囲炎 ⇒ 膿瘍と理解した方が合理的ではないだろうか。

⑱本方は本来は原典に云う如く、頓服であって服用回数は指定されていない。それ故、下すべきときには下るまで投与し、そうでないときは本方の服用回数を減らしつつ、他の清熱解毒剤と合方投与すればよい。

結局、原典条文の後半部分について、**『和漢薬治療要解』盲腸周囲炎** **盲腸背炎・虫様突起炎**には、「大黄牡丹湯方中に大黄・芒硝の加味あるのを見ると、其の云う所、矛盾する様である。思うに後段の下すべからずと云うのは、絶対に下剤を禁ずるのでなくして、必適の場合ではないと云う様に読まるるのである、……」という如く、今日の実際の状況としては、理学的所見、血液検査データ、Echo 所見などを総合的に判断するだけでなく、手術体制の有無まで考慮に入れれば、思い切った対応も可能である。結果的には却って幸いすることもある。

⑲奥田謙蔵先生は**『漢方と漢薬』第四巻第四号・婦人病**で、「大黄牡丹皮湯　月経不順、或るは経閉に因する諸病にして、概ね桃核承気湯証に類似し、尿利は少く、若くは淋瀝し、凝結多くは右下腹部にありて、之を按ずれば痛劇しき等の者には、此の方を用うる。又証によりては、此の方に桃核承気湯を合し、更に薏苡仁を加えて用い、又は方中の大黄・芒消を去りて用うることもある」と解説されている。尚、本号は婦人病研究号と銘が打たれている。

⑳また、龍野一雄先生は**『漢方と漢薬』第十巻第十二号・虫様突起炎に於ける大黄牡丹湯の適応証**で、「急性期虫様突起炎に本方を用いること最も多し。発病若干時後、廻盲部に限局せる抵抗又は硬結ありて、筋性防禦、ラップ氏四角形を越えず、脈緊なるものは最適なり。中間期に入りたるものも亦本方を用うる機会多し。腫塊大なるもその割に筋性防禦強からず、広からず、脈緊にて余り数ならざるものに宜し。筋性防禦全く欠除せるものは桂枝加芍薬湯に宜しきことあり。注意を要す。若し強き瀉下に自信なく、或は瀉下により症状劇発の懼れあるときは、先ず腸癰湯を与えて経過を観察すべきものとす。慢性期、大なる硬結又は腫塊を残して急性症状消失せるものにて、便秘勝ちにして脈腹共に緊張よきものは、本方を以って瀉下すれば硬結・腫塊急速に縮することあるは常に経験する所なり。されど、何等抵抗も触知せざるか、若しくは著しく腹力軟弱のものには本方は用いず。手術後、手術抜糸後と雖も、同部の疼痛・硬結あるものに用い、奏効せる例あり」とある。尚、先生は後段に於いて、急性虫垂炎の適応時期については、汎発性腹膜炎に近い病状程、禁忌または不適応が高いと大要を示されている。

㉑最後に、ここで引用した明治時代以降の書籍の発兌と明治時代の漢方界にとっての大きな出来事を、主に矢数道明先生の纏められた『漢方の臨牀』第15巻第3号・明治百年漢方略史年表より年代順に挙げておく（**表15**）。『医界之鉄椎』は当時の医弊の一端を痛罵する快著であったことが窺われる。

（表 15）明治時代以降の書籍の発兌と明治時代の漢方界に於ける主な出来事

西洋医術採用許可令発布	明治元年
漢方六賢人会合（漢洋理論闘争時代突入）	明治 8 年
漢洋脚気相撲	明治 11 年
『漢洋病名対照録』	明治 16 年
医術開業試験規則及医師免許規則公布	明治 16 年
第一回日本医学会開催	明治 23 年
第一回帝国和漢医総会開催	明治 23 年
医師免許規則改正法案提出	明治 24 年
医師免許規則改正法案否決	明治 28 年
浅井国幹告墓文（漢医存続運動終焉）	明治 33 年
『医界之鉄椎』初版	明治 43 年
『医界之鉄椎』増補二版	大正 4 年
『臨床漢法医典』初版	大正 4 年
『和漢薬治療要解』初版	大正 6 年
『皇漢医学』第壱巻	昭和 2 年
『皇漢医学』第弐巻、第参巻	昭和 3 年

大建中湯

出典 『金匱要略』

主効 温裏祛寒。腹部が冷え痛んで膨満するのを治す薬。

組成

蜀椒 2　乾姜 5　人参 3　膠飴 10 ～ 20

解説

【蜀椒】…脾胃の実寒及び虚寒何れにも用い、寒証による腹痛・腹部膨満・蠕動低下・吃逆・流涎・悪心・嘔吐・下痢などに対して、温裏して消化管機能の回復を図る。また、腸内寄生虫に対して駆虫作用があるが、これは寒証の有無に拘らず作用する。『薬性提要』には、「寒を散じて火を補い、胃を煖めて虫を殺す」とある。

【乾姜】…蜀椒と共に代表的な温裏祛寒薬で、消化器系の症状としては蜀椒と同様の症状に対応しうるが、一方では咳嗽・多痰・呼吸困難などの呼吸器による寒証症状に対しても対応しうる。また、寒証による不正性器出血・子宮出血・過少月経・稀発月経に対しても処方しうる。『薬性提要』には、「胃の冷えを除きて陽を回す」とある。

【人参】…大補元気の効能があるが、ここでは消化管の寒証症状を来たしたときに、一方で蜀椒・乾姜で温裏しつつ、一方で人参で低下した消化管の機能を回復させて補脾健胃し、心下部の膨満感や痞塞感も治療する。また、中枢神経系に対して興奮的に作用し、寒証により沈滞した神経系を賦活する。

【膠飴】…元々非常に甘く、小建中湯（549 頁）に配合されると、補脾健胃・滋養強壮などと共に、今日の我が国では賦形剤的な役割も果たす。また平滑筋に対して鎮痙作用もあるが、本方では補脾健胃・滋養強壮・鎮痙などの目的というよりも、蜀椒・乾姜の辛味に対して、膠飴の甘味でもって服用し易くするための配合である。

以上、蜀椒・乾姜は温裏するための主薬であり、人参は実寒・虚寒等の寒証によって惹起された消化機能低下を回復し、前二者及び後者で温補しつつ、膠飴で蜀椒・乾姜の辛味に対して服用し易くするための配合である。

総じて、消化器系の実寒あるいは虚寒に対して、急性・慢性を問わず処方しうる薬である。

適応

急性胃腸炎、慢性胃炎、慢性腸炎、消化管無力症、内臓下垂症、鼓腸、麻痺性腸管、腸管癒着症、慢性腸狭窄症、腸閉塞症、開腹術後、癒着性腹膜炎、消化管機能異常症、過敏性腸症候群、回虫症、条中症、胆石症、膵炎、腎結石発作、尿管結石発作、腸管仙痛など。

論考

❶本方の出典は、**『金匱要略』腹満寒疝宿食病脉証第十**に、「心胸の中、大いに寒《ごご》え痛み、嘔して飲食すること能わず、腹中の寒上衝し、皮起き出でて頭足有るを見る。上下痛みて触れ近づくべからざるは大建中湯之を主る」とあり、蜀椒・乾姜・人参・膠飴と指示されることに拠る。

但し、後条文には、「一炊頃如りにして粥二升を飲むべし。後、更に服して当に一日、糜を食して之を温め覆う」とあって、桂枝湯（192頁）服用時と同様に、粥を歠って腹中を温めることを補助する。

❷**『医宗金鑑』巻二十・訂正仲景全書金匱要略註中之一・腹満寒疝宿食病脈証并治第十・大建中湯**には、「（註）心胸中の大寒痛とは、腹中、上は心胸に連なりて大いに痛むを謂う也。而して大寒痛と名づくは、厥逆、脈伏等有るを以っての大寒証の意也。嘔逆して飲食すること能わざるは、是れ寒甚だしく中に於いて拒格すれば也。上衝して皮起き出でて頭足を見るとは、是れ寒甚だしく外に於いて聚堅すれば也。上下痛みて触れ近づくべからずとは是れ内にして蔵府、外にして経絡の痛みの甚だしく、亦寒の甚だしきに由る也。之を主るに大建中湯を以ってす。蜀椒・乾姜は大いに寒邪を散じ、人参・膠飴は大いに中虚を建つ。服して後温覆す。微汗有らしむるときは寒去りて痛み止む。此れ心胸の寒に中たるを治する法也」とあって、特に最後の箇所は原典には記載されていないが、温覆する限りは微汗を発せしめる必要がある。

❸**『金匱要略浅註』腹満寒疝宿食病脉証治第十**には、原典の条文に対して、「此れは心胃、寒を受け、引きて下焦の陰気を動じ、上逆して痛み甚だしきを言う也。方中の姜・参・飴糖は中気を建立し、而して椒性は下行すれば温めて下焦の陽を起こし、以って上に瀰《み》ちたる陰に勝る也」と、ここでは原典に云う頭足等の現象ではなく、本質のみを解説している。

❹**『備急千金要方』巻第十六胃腑・痼冷積熱第八**には、「大建中湯、心脇の中、大いに寒え大いに痛み、嘔して飲食すること能わず、飲食咽に下れば自ずから偏に一面より下流し、声有りて決決然たるを知り、若しくは腹中の寒気上り衝き、皮に起き出でて頭足有るを見、上下して痛み、其の頭に触れ近づくべからざるを主る方」とあり、組成は原典と同一であるが、『千金方』には巻第十九腎蔵・補腎第八にも大建中湯が二通り記載されている。一つは組成が甘草・人参・半夏・生姜・蜀椒・飴糖であり、もう一つは飴糖・黄耆・遠志・当帰・沢瀉・芍薬・人参・竜骨・甘草・生姜・大棗である。

❺また、巻第十九腎蔵・補腎第八の先の大建中湯の後条文には、「裏急拘引せば芍薬・桂心各三両を加う。手足厥し、腰背冷ゆるは附子一枚を加う。労する者は黄耆一両を加う」とある。このうち、芍薬・桂心各三両を加えると、処方は中建中湯（本方合小建中湯）に近くなる。一方、後の大建中湯は『千金翼方』巻第十五補益・五蔵気虚第五にも同名で収載されているが、直後の小建中湯には「主る所、前方と同じ」ともあるので、結局は小建中湯と同じ方意となる。

❻**『療治経験筆記』巻之二・大建中湯**には、「△扨て此の方の条下に云う寒痛の寒の字、虚寒の寒の意にみるべからず。大建中湯の寒痛の寒は寒毒の寒也。……先ず虚寒の症はその人虚して寒冷の症を身にあらわすを云う。……寒毒と云うは……常の寒気とはちがい、寒気の中、一種の毒気凝結する寒気あり、世に旋風と云うあり。人、是れに中たれば必ず疵をうけるもの也。是れも常の風とはちがい、風の中に一種の毒気を凝結せるもの也。今寒毒と云うも此の一種也。人、此の寒毒に中たる時は大建中湯の条下に云う通りの寒痛の危症を発して苦しむ也。是れが仲景の大建中湯に云う処の寒痛也。通例の寒痛ならば専ら桂附を用いてその寒気を温散すべき

筈也。然るに去寒第一の桂附を用いず、蜀椒を用いたるにても寒毒たることを知るべし。蜀椒は寒邪を温散する能あるばかりにあらず、……蜀椒は悪毒の気を温散するの功能専らなる物なり」とあって、田村玄仙は寒を虚寒と寒毒に区分し、本方でなければ後者に対応し得ないと説いている。

❼『腹証奇覧後編』巻之上・大建中湯之図には、「頭足ある者の如き毒」と図解され、「図（**図 13**）の如く、腹の皮ムクムクと起こりて、頭足あるが如く、たとえば樹の枝を袋に包みて推してみるが如く、その病発する時は大いに寒痛、嘔して食すること能わず、上下いたむところ手を近づくべからず。或いは大便閉じ、或いは心胸、大寒上衝の者」とあり、続いて**同大建中湯之二図**には、「蛇鰻の如く腹中を游走して痛むの毒」と図解され、「図（**図 14**）の如く、時々蛇の如く、又鰻の如きもの、腹中を游走して頭かと思うと処にて痛み、尾かと覚う処にていたみ、其の患えしのぶべからず。諸薬も効なし。其の余の患うる所、人々にして異なり、都て此の方に非ざれば治せず。……その腹に三状あり。腹診を詳らかにして治療の効を奏すべし。又

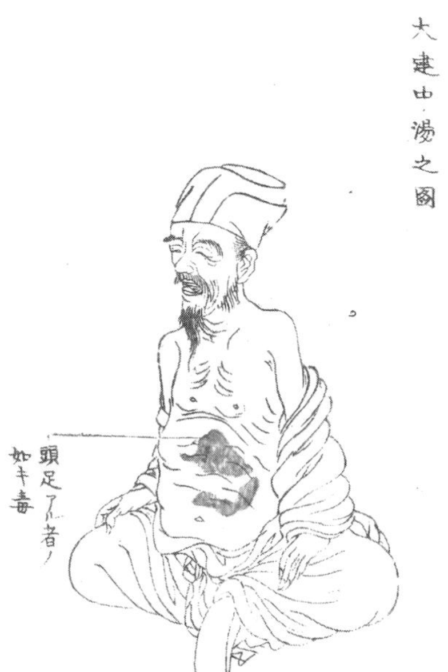

（図 13）『腹証奇覧後編』大建中湯之図

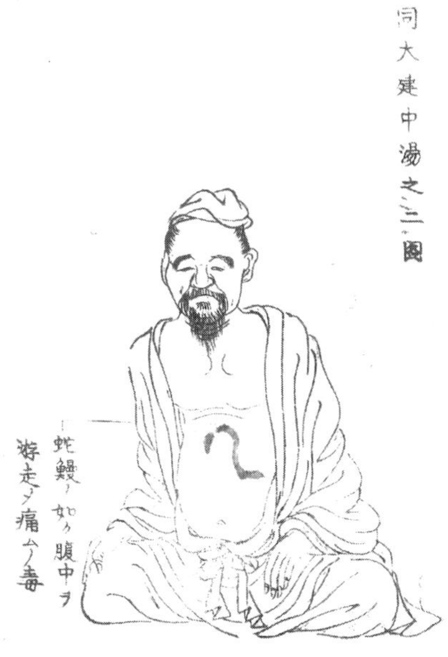

（図 14）『腹証奇覧後編』大建中湯之二図

云う、此の症、まま旁らに下瘀血湯の症をあらわすことあり。考うべし」ともあり、更には**同大建中湯之三図**には、「毒游走して波を揚ぐるが如きもの」と図解され、「図(**図 15**)の如く、或いは腹常に平穏にして、発する時は腹皮うごいて波の打ち来るが如き者。或いは腹つねに之を按して状なく、発する時は忽ち塊物游走し、上下往来して疼み、手をふれ近づくべからず。又云う、時として小さき嚢の如きもの、忽ち去りてなきが如く、又来たる時は痛みが忍びがたし。腹中に在るかと思えば、忽ち背に廻り、背に在るかと思えば、又腹中に来たる。この三図の腹診を詳らかにして、某々の病名にかかわらず、此の方を用いて治せざることなし」と、三通りの腹証が例示されている。これは原典に云うところの腸管の蠕動不穏状態が視点を異にして観察された結果と考えることもできるだろう。

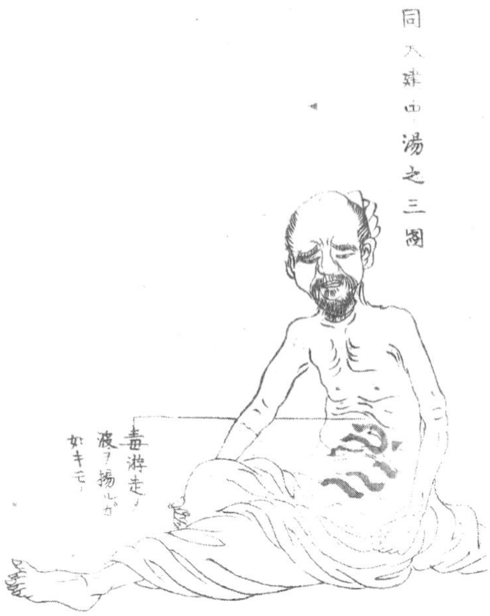

(図 15)『腹証奇覧後編』大建中湯之三図

❽さて、これらの何れの条文に於いても、腹部の寒痛甚だしく、嘔吐し、飲食不可、飲食後に消化管の中を有響性に流水音を発する様子などは、今日のイレウス状態によく符合する。それ故、今日イレウスに対して胃管あるいはイレウス管より本方を注入する治療法もよく行なわれている。

だが、ここで条文にいう「皮起き出でて頭足有るを見る」は、腹部の皮膚がモコモコと動く様を表現しているので、鼓腸を表現してはいるものの、腸管そのものが麻痺性になるイレウス状態を表現しているとは言い難い。

❾**『金匱要略校注』腹満寒疝宿食病脈証治第十・大建中湯方**には、「按語

前の第十条（附子粳米湯方条）と本条とは同じく脾胃虚寒有りて、均しく須く温中補虚すべし。但、前者の主証は『腹中雷鳴切痛』で、水湿、内に停まり、腸間を攻走し、寒凝気滞して致す所と為す。後者の主証は是れ『上衝皮起、出見有頭足、上下痛不可触近』で、中焦に寒盛んで、寒気攻衝し、凝聚、塊を成して然らしむと為す。前者は治するに附子粳米湯を以ってし、半夏の燥湿降逆を重用し、後者は治するに大建中湯を以ってし、乾姜の散寒を重用し、人参・膠飴、中を建つ」とある。最後の一文は本方中の蜀椒の特異性を考慮に入れていないが、蜀椒の存在こそ本方の特長である。

❿『三因極一病証方論』巻之十・労瘵治法には、「神授散 諸々の伝尸労気を治す。虫を殺す方なり。之を清源郡の王府に得」とあって、川椒二斤、擇びて子を去り、並びに口合する者は炒り、汗を出だす。一味が指示される。方後に「須く痺れて暈悶すること少頃なるべし」とあって後、「昔人、嘗て労を病む婦人と交る。婦人死して遂に疾を得。一異人に遇いて云く、労気、已に臓に入る。遂に此の方を与え、急に服せしむること二斤、其の病、当に去るべしと。其の言の如くにして之を服す。幾んど尽くすと、大便に一虫を出だす。状蛇の如し。此れより遂に安んじ、続けて人之を服して安済を獲ること有る者多し」と記載される。ここでは回虫が駆除されて栄養障害による全身疲弊が改善されたの意味であろう。

⓫『橘窓書影』巻之三には、「藤森弘庵、壮年の時、気鬱、労をなさんと欲す。諸医薬効なし。一老人教えて蜀椒を食せしむ。幾ばくもなくして病愈ゆ。余、此の説によりて蜀椒一味丸とし、用ゆ。屢々効あり。後、三因方を閲するに神授散と名づけて、諸々の伝尸・労気を治し、虫を殺すとあり。一老の教え、本づく所あり。本草を按ずるに、寒痺を除き、老血を去り、五蔵を利すの語ありて気鬱を治するの主治なきは惜しむべしとす。蓋し其の味辛温、開達を主とすること知るべし」と記載される。

確かに『漢薬の臨床応用』蜀椒にも、気鬱を治すとの用法は収載されていない。

⓬さて、原典の薬味記載では蜀椒二合、去汗とある。これに関して、荒木性次先生は**『古方薬嚢』蜀椒**で、「用法　山椒は汗を去って用う。汗を去ると

は焙烙の上にて軽く火に掛け気を発散せしむることなり。軽く行うべし。やけどさせては効を損ず。余り強くするべからず」とあって、適度な加熱操作を必要とする。

⓭細野史郎先生は**『漢方の臨床』第1巻第1号・山椒の臨床と薬理（一）**で、山椒の薬効を「㊀寒、鬱を散ずる。㊁脾胃を温め、心腹の冷痛を治し、蚘を安んず。㊂右腎、命門の火を補い、陰痿を治す」と纏められ、**同巻第2号・山椒の臨床と薬理（二）**で、「薬用量に於て、不揮発性成分は局所的には、知覚麻痺作用を呈し、遠達的には、内分泌諸臓器の機能を亢進し、胃腸の緊張を高める等、代謝機能を亢める作用があり、痙攣毒として殺虫作用あり、又、揮発性成分は腸管緊張を低下したり、其他、滑平筋を弛緩させる作用がある」と解説される。即ち、原典に云う去汗とは、❿をも考慮して揮発性成分を蒸散させるための操作である。

⓮大塚敬節先生は**『漢方の臨床』第2巻第3号・大建中湯について**で、「腸の蠕動不安は、大建中湯証に屢々みられるが、蠕動が腹壁を透して望見できるような場合でも、大建中湯を禁忌とすることがある。……だから、蠕動不安があるという一事で、大建中湯証ときめてはならない。これとは逆に、皮下脂肪の多い人では、蠕動を望見できないことがあり、また腸管にガスが充満している時は、腹部の緊満感だけを訴えて、蠕動を触知することができないこともある。……大建中湯証の腹は、軟弱無力で、臍部に拳をあてると、そのまま拳が腹壁に埋れたように沈み、脊柱に手がとどくのではないかと思われるほどのものがあるが、これとは反対に、前述のように、腹筋の緊張の甚しいものがあり、ともに、大建中湯の腹証として現われることがある。次に大切なことは、腹部に『寒』があるということである。この寒は、患者が自覚的に訴えることもあるが、このようなことは、比較的まれである。……大建中湯証では、……屢々便秘するが、大黄剤を用いると、反って腹痛、裏急後重が起って、下剤を禁忌とするものが多い。……大建中湯証の患者は、一般に冷え症で、殊に腹痛発作などの場合には、厥冷が甚しくなる。……体温の如何に拘る必要はないが、体温が上昇しても、裏に寒のあることを認めれば、用いてよい。盲腸周囲炎やドーグラス

氏窩膿瘍に、大建中湯証を呈するものがあり、この場合は、体温は多くは上昇する」と詳細に解説されている。

⑮藤平健先生は**『日本東洋医学会誌』第8巻1号・大建中湯による二、三の治験**で、「以上の4症例を通覧するのに、或は無苔の場合があり、或は厚い舌苔のある場合があり、舌苔も乾燥した場合と、しからざる場合とがある。腹状は或は膨満しておる場合があり、或は舟底状をなす場合があり、大便も秘するもの、下痢するものありで、まちまちであるが、自覚的には易疲労、腹部の無力感、他覚的には腹力の軟弱な点等は略々共通しており、且つ本方の主要投剤目標の一つである腸の蠕動亢進は、精密に問診すればほぼ必発であるという点等からして、本方証の診断は比較的に容易である。ただ、症例にもみる通り、脈、舌、腹等の部分部分の症状のみにこだわると、時として診断を誤ることがあるから、常に全般をみて判断を下すという注意は忘れてはならぬ事柄であると思う」と総括されている。

⑯大塚先生はまた、**『日本東洋医学会誌』第17巻第4号・大黄剤を禁忌とする常習便秘に中建中湯を用いた経験**で、「常習便秘の患者に、……緩和な下剤を用いても、不快な腹痛、裏急後重を訴えるものがある。これらの患者は虚証であって、大黄などの下剤を禁忌とするから、大黄の入らない薬方を用いて、快便を得るようにつとめなければならない。このために、私は中建中湯と命名した1つの処方を作って用いている。この中建中湯は、小建中湯合大建中湯から膠飴を去ったものである。膠飴は必ずしも除く必要はないが、これがなくても効をとるので、私はこれを入れないで用いている。……中建中湯には、生姜と乾姜とを併記すべきであるが、乾姜を入れて、生姜を去って用いている。……中建中湯は冷え症の患者で腹部にガスが充満して、腹満、腹痛を訴え、大便の快通しないものを目標として用い、殊に開腹術後に、このような症状を呈するものに有効である」と、中建中湯成立の経緯も理解しうる。

⑰山本巖先生は**『東医雑録』(1)・冷え症の治療とその周辺**で、大建中湯について、「内に寒が強く〔陰寒内盛〕、お腹の痛みが強い〔脘腹劇痛〕、嘔吐し、飲食出来ないときにお腹を温め〔温中散寒〕、体の虚を補い、嘔吐や痛

みを止める〔補虚、降逆、止痛〕働きがある。又蛔虫を除き、蛔虫症の腹痛にもよい。蜀椒と干姜で、お腹を温め、腹痛を止め、嘔吐を抑える。人参で体の働きをよくし元気をつける。飴は虚を補うというが蜀椒と干姜の強い刺激を緩和する働きがあり、これを加えると飲みやすい。冷えている者は、干姜や、蜀椒の強い辛味も割合によく服《の》んでくれるが量が多くなると飴を入れなければ服めたものではない」と解説される。

また、**同書(3)・甘草乾姜湯の展開**では大建中湯について、「①寒による腹痛。……腹痛は痛みに強弱の波がある波動性の痛みで、中空臓器の平滑筋の痙攣性の疼痛である。これを仙痛とよんでいる。慢性の患者は平素から冷え症で手足が冷たく寒冷の刺戟に遇うと痛み、また痛みが増強する。急性の場合は体質的に冷え症でなくても強い寒冷の作用を受けて発病する。私の経験では腹部を冷やすよりも下肢を冷やす場合が殆んどである。……大便は下痢しないことが多い。……②寒による心下部痛・胸痛・嘔吐。①の場合には人参はなくてもよい。……寒のため胸痺となり、心中(食道)に物が痞えた感じがし、胸満、胸痛に用いる。胸痛し飲食できない症である。胸痛といっても心臓や肺・肋膜等の疼痛ではなく、『むねやけ』や『むねこわり』と表現するように胃の痛みのことである」と、寒による胸部と腹部の夫々の症状について解説されている。

⓲著者は黄連解毒湯(74 頁)などの寒涼剤を処方するとき、その目的が消化管内の湿熱を治療する意図以外の、例えば急性感染症や種々の精神神経症状等々に処方するとき、消化管を冷やすことによって発症する色々の副作用を未然に防止する目的で、本方を少量加味することがある。丁度、黄連湯(67 頁)や半夏瀉心湯(958 頁)に乾姜が配合されているのと同一趣意である。

大柴胡湯

出典　『傷寒論』、『金匱要略』

主効　和解少陽、清熱消炎、瀉下陽明。

小柴胡湯より少陽症状強く、且つ陽明症状も兼ねるときの薬。

組成

柴胡6　黄芩3　芍薬3　半夏3～4　生姜1～2　枳実2
大棗3　［大黄1～2］

小柴胡湯	柴胡　黄芩　半夏　生姜　大棗	人参　甘草
小承気湯	枳実　大黄	厚朴
	芍薬	

解説

【柴胡】…消炎解熱作用があり、特に弛張熱・間欠熱・往来寒熱あるいは日晡潮熱によく適用する。また月経痛・胸脇痛・腹痛・胸苦感などに対して鎮静しつつ鎮痛作用を発揮すると共に、肝庇護作用もある。

【黄芩】…急性炎症時の発熱、特に気道炎症によく適用する他、熱発性の下痢を呈する炎症にも、あるいは切迫流産にも処方される。また、上逆・頭痛・顔面紅潮などの症状に対しては鎮静作用も発揮する。

【芍薬】…消化管などの痙攣性疼痛を鎮め、発汗などによる津液の喪失を抑制する。また、全身の補血薬、補陰薬としても用いられる。

【半夏】…代表的な制吐薬で、中枢性にも末梢性にも、また妊娠によるものにも処方される。更に半夏は呼吸器系や消化器系の痰症状に対しては必ず配合され、燥湿及び化痰作用が強い。

【生姜】…半夏の制吐作用を増強し、消化管の順方向性の蠕動運動を亢進して健胃すると共に、大棗の甘味を緩和する。

【大棗】…生姜の胃に対する刺激性を緩和する。大棗・生姜の両味は共に用いて食欲増進・消化吸収促進に働く。

【枳実】…消化管内の種々の原因による膨満感・痞塞感に対して胃腸蠕動を促進し、消化管内の炎症性産物や不消化便などを排除する。その他、体内に結実した種々の炎症性・化膿性などの病理的な硬結を消散させる。『薬性提要』には、「気を破りて痰を行らし、胸膈を利し、腸胃を寛む」とある。

【大黄】…代表的な瀉下薬であるが、腸管内の細菌の繁殖を抑制すると共に消炎解熱し、腸管内の腐敗した炎症性産物を排出して腹部の不快感を消退し、湿熱を清熱利湿する。即ち、瀉下作用と消炎作用の二面的効能がある他、種々の黄疸に対して胆汁の分泌を促進する効能もある。また、大黄自体に鎮静作用もあるので、黄芩と協力して上衝の気を降する作用もある。『薬性提要』には、「腸胃を蕩滌し、燥結を下し、瘀熱を除き、陳を推して新を致す」とある。

本方は小柴胡湯去人参・甘草加芍薬・枳実・大黄であり、小柴胡湯(558頁)から補剤的要薬を除き、瀉剤的要薬を加味したものと言える。即ち、枳実と大黄は夫々小腸性下剤、大腸性下剤ともなり、結熱を瀉する効能が得られる。

『医方集解』表裏之剤・大柴胡湯には、「昂按ずるに此れ(大柴胡湯)乃ち少陽陽明なり。故に小柴胡、小承気を加減して一方と為す。少陽は固より下すべからず。然るに陽明の腑証を兼ぬるときは当に下すべし。小承気湯、軽ければ大柴胡湯に宜し」とあって、本方は小柴胡湯と小承気湯の加減方である。

総じて、基本的に少陽病と陽明病の合病あるいは併病を治する処方であるが、原典では小柴胡湯よりも生姜の含有量が多いため、少陽病に於いても小柴胡湯証より消化管症状が重い場合に適応する。また雑病として肝鬱症状の強い場合にも適応となる。

適　応

感冒、インフルエンザ、腸チフス、丹毒、レプトスピラ病、マラリア、扁桃炎、扁桃周囲炎、咽喉炎、副鼻腔炎、中耳炎、耳下腺炎、耳鳴、難聴、結膜炎、虹彩炎、角膜炎、歯痛、口内炎、急性胃炎、慢性胃炎、胃・十二指腸潰瘍、急性胃腸炎、急性虫垂炎、大腸炎、便秘症、胆石症、胆道機能異常症、急性肝炎、慢性肝炎、脂肪肝、胆嚢炎、胆管炎、膵炎、急性胃粘膜病変、機能性ディスペプシア、気管支炎、肺炎、胸膜炎、肺結核、肺気腫、気管支喘息、気管支拡張症、心臓性喘息、腎炎、腎結石症、腎盂腎炎、ネフローゼ症候群、萎縮腎、高血圧症、動脈硬化症、脂質異常症、糖尿病、単純性肥満症、脳卒中後遺症、片麻痺、不全麻痺、肋間神経痛、頭痛、ノイローゼ、インポテンツ、不眠症、自律神経失調症、神経性心悸亢進症、癲癇、ヒステリー、鬱症、肩凝り症、腰痛症、坐骨神経痛、禿頭症、頭部粃糠疹、円形脱毛症、頭汗症、蕁麻疹、帯状疱疹、血の道症、月経困難症、月経不順、無月経、更年期障害、不妊症、産褥熱、脳卒中体質改善薬など。

論　考

❶本方は『傷寒論』、『金匱要略』の十数箇所に登載されている。『傷寒論』では大黄の入った処方と、入らない処方とがあるが、『金匱要略』では大黄の入っている処方のみである。

代表的な条文は、**『傷寒論』弁太陽病脉証并治中第六**に、「太陽病、経を過ぐること十余日、反って二たび三たび之を下し、後、四五日して柴胡の証仍在る者、先ず小柴胡を与う。嘔止まず、心下急、鬱鬱微煩なる者、未だ解せずと為す也。大柴胡湯を与えて之を下すときは即ち愈ゆ」とあって、柴胡半斤・黄芩三両・芍薬三両・半夏半斤・生姜五両・枳実四枚・大棗十二枚と指示された後、「一方に大黄二両を加う。若し加えずんば恐らくは大柴胡湯為らざらん」との一方があり、大黄の入った処方と大黄の入らない処方とが示されている。

また、**弁太陽病脉証并治下第七**に、「傷寒十余日、熱結して裏に在り、復た往来寒熱する者、大柴胡湯を与う。但、結胸にして大熱無き者、此れ水結、胸脇に在りと為す也。但頭に微汗出づる者、大陥胸湯之を主る」ともある。

❷一方、**『金匱要略』腹満寒疝宿食病脉証第十**には、「之を按じて心下満痛する者、此れを実と為す也。当に之を下すべし。大柴胡湯に宜し」とあることに拠る。

❸**『注解傷寒論』巻第三・弁太陽病脉証并治中第六**には、『傷寒論』の先の条文を解説して、「日数過ぐること多く、累《かさ》ねて攻下を経ても柴胡の証罷ら

ざる者、亦須く先ず小柴胡湯を与え、以って其の表を解すべし。経に曰く、凡そ柴胡湯の疾証にて之を下し、若し柴胡の証罷らざる者、復た柴胡を与うるとは是れ也。嘔止めば表裏和する也。若し嘔止まず、鬱々微煩する者、裏熱已に甚だしく胃中に結する也。大柴胡湯を与えて其の裏熱を下すときは愈ゆ」とある。

尚、**『傷寒論類方』柴胡湯類四・大柴胡湯**には、先の原典の後条文について、「此の方、本大黄二両有り。王叔和云う、若し大黄を加えずんば、恐らくは大柴胡為らざる也」と、王叔和の言である旨が記載される。

❹『傷寒論』の後の条文に対しては、**『注解傷寒論』巻第四・弁太陽病脉証并治下第七**に、「傷寒十余日にて熱結して裏に在りとは是れ、之を下すべき証にして、復た往来寒熱するは、正邪分かちて争い、未だ全くは斂結せずと為す。大柴胡湯を与えて之を下す。但、結胸して大熱無き者は熱結するに非ざる也。是れ水飲、胸脇に結す。之を水結胸と謂う。周身より汗出づる者、是れ水飲、外に散ずるときは愈ゆ。若し但、頭に微汗出でて余処に汗無きは是れ水飲、外に泄するを得ず、停畜して行らざる也。大陥胸湯を与えて以って其の水を遂う」とある。

❺一方、**『医宗金鑑』巻二十・訂正仲景全書金匱要略註中之一・腹満寒疝宿食病脈証并治第十**には、先の『金匱要略』の条文を解説して、「（按）之を按じて心下満痛するの下、当に有潮熱の三字有るべし。若し此の三字無きときは大柴胡湯を与うるに当たらず。是れ必ず伝写の遺なり。（註）之を按じて心下満痛し、潮熱有る者、此れ表裏倶に実すと為す。当に之を下すべし。宜しく大柴胡湯にて之を両解すべし。此の二つの治は皆実満を下すの法也」とある。文中の二つの治とは、『医宗金鑑』の同箇所の直前には厚朴七物湯が収載されていることに拠る。

❻**『肘後百一方』巻之二・治傷寒時気温病方第十三**には、「若し熱実し、汗を得るも解せず、腹満痛し、煩躁して譫語せんと欲する者有らば大柴胡湯方を服すべし」とあって、柴胡半斤・大黄二両・黄芩三両・芍薬二両・枳実十枚・半夏五両・生姜五両・大棗十二枚と指示し、後条文の最後には「当に微しく利すべし」とも追記される。

❼『太平聖恵方』巻第十一・治傷寒心悸諸方には、「傷寒二・三日、心中悸し、嘔吐止まず、心急に鬱鬱と微煩する者にて、尚未だ解せざるを治するには、大柴胡湯方を与うべし」とあって、柴胡・黄芩・赤芍薬・半夏・赤茯苓・枳実・檳榔・白朮を散と為し、姜棗煎服するべく記載される。

❽**『易簡方』増損飲子治法三十首・柴胡湯**には、方名こそ柴胡湯であるが、実際は小柴胡湯が掲載されている。その後段部分の「傷寒十余日、熱結して裏に在り、往来寒熱し、或いは心下急、鬱鬱微煩し、或いは口に白苔を生じ、大便通ぜず、或いは発熱して汗出で、或いは腹中満痛し、或いは日晡に発熱すること瘧の如く、或いは六・七日にして目中了了たらず、睛和せず、表裏の証無く、大便難く、身に微熱ある者は実也」は、大部分が『傷寒論』大柴胡湯の各条文を切れ切れに繋ぎ合わせた内容である。しかし唯一、「口に白苔を生じ、大便通ぜず」は、『傷寒論』弁陽明病脉証并治第八の「陽明病、脇下鞕満し、大便せずして嘔し、舌上白胎ある者は小柴胡湯を与うべし。上焦通ずるを得て、津液下るを得、胃気因りて和し、身は濈然と汗出でて解す」からの引用であろう。

そして、以上の断片的条文を纏めた直後に、「人参を去り、枳実半両・大黄一両を加えて大柴胡湯と名づく」とある。即ち、通常の大柴胡湯去芍薬加甘草を『易簡方』では大柴胡湯と命名していることになる。而も王碩は、『傷寒論』の各条文をそのまま切れ切れに引用しているので、芍薬と甘草との差をさほど重要視していないことが窺われる。

❾**『扶寿精方』傷寒続添**には、「傷寒五・六・七・八日、病伝わりて裏に入り、脈洪大実、発熱して渇を作し、煩躁して肚腹脹満し、譫言して悪熱し、而して悪寒せず、大便秘結するは、此れ内実の証なり。宜しく大柴胡湯を以って之を治すべし」とあるが、**組成**の八味から大棗を去って処方されている。

❿さて、大黄の加味について更に言及しておきたい。**『陰証略例』伊尹湯液論例**には、「海蔵曰く、皇甫先生云う、仲景、湯液を広めて十巻と為すと。文潞公云う、仲景、羣方の祖為りと。朱奉議云う、仲景の瀉心湯、古の湯液に比すれば黄芩少《な》く、後人、之を脱落すと。許学士亦云う、伊尹湯液論

は大柴胡湯八味、今、監本には大黄無く、只是れ七味、亦之を脱落すと為す也。是を以って知りぬ、仲景方は皆湯液也と」とあって、大柴胡湯は元の伊尹湯液論では八味であったと記載されている。

⓫**『頓医抄』巻第四傷寒上**には、「一．大柴胡湯　傷寒、汗出でて後、尚、内熱《ほとお》り、心《むね》の内塞りかたまり、心の下痛み、身口乾き、目明らかならず、大便滞り汗出でて後、瘧病の如くに夕に時を取りて発こり、及び脉沉をば内熱すと心得べし。此の薬極めてしるしあり」とあって、柴胡・黄芩・芍薬・半夏・枳実・生姜・大棗・大黄を㕮咀煎服し、方後には「利ゆるゆると下る事あらば服すべからず」とも指示されている。

⓬**『方意弁義』巻之六・大柴胡湯**には、「傷寒、内実し、大便難く、悪寒せずして反って悪熱するを治す」と、大綱が記載され、柴胡・黄芩・半夏・甘草・大黄・枳実と指示される。この処方は、先の『易簡方』の大柴胡湯では姜・棗が方後の調理となっている点に鑑みれば、正に『易簡方』の大柴胡湯と同一である。

尚、続いて「悪寒ならずして反って悪熱すとは、表症未だ除かれず、裏症亦急なる故なり。此の方、是れを主る。喩えば十の中、七分は裏、三分は表症と云う時、之を用う。人参を以って表へ張り出だすことなく、裏症の急なるを推し下す。是の場をこゆれば小承気湯、大承気湯を用ゆ。是の故に大柴胡湯を用ゆる場所に心をつくすべし」とも解説されている。

⓭**『養寿院医談』**には、「○或る人、八月中旬より外邪、九月下旬に至りて愈えず。大抵頭面、瘡を発し、絶食すること七日。先生曰く、是れ時毒也と。且つ大便不通十四・五日、少し譫語あり。大柴胡湯を用ゆ」、「○傷寒、外症退き、脉平に潮熱あり、大便閉づ。熱、胸膈の間より、屎を下すときは熱解すべし。大柴胡湯」等々と記載される。

⓮**『蕉窓方意解』巻之上・大柴胡湯**には、「即ち小柴胡湯の変方なれども、熱候ムシムシとつよくて柴胡症の中に胃実を兼ぬるの気味合い也。故に其のムシムシとしたる熱候を本論にも鬱々微煩とは説きおかれしこと也。即ち其のムシムシとしたる熱を出だす根本は心下、椀をうつぶせにしたる様なる形にて、痞鞕尤も甚だしきが為す所也。其の心下の姿をば本論には心

下急とあり。急とは急縮也。これに因りて柴胡、両脇をゆるめ、黄芩、胸中・心下をすかし、芍薬・大棗、心下を和らげ、半夏・生姜、胸中・胃口の停飲をさばき、大黄・枳実を以って胃中の熱便を瀉下すれば、外の六味夫々の効を奏してほどよく病勢ゆるまる也。故に本論にも嘔止まず、心下急、鬱々微煩する者、大柴胡湯を与えて之を下すときは則ち愈ゆとあり。嘔止まずとは心下の様子、小柴胡と相違あるゆえ、小柴胡を用ゆれども嘔止まずと云うこと也。故に本論にも四・五日柴胡症仍在る者は先ず小柴胡湯を与うとあり。大黄・枳実を用ゆるの趣意これを以って見るべし」と解説がある。

⑮しかし著者は、四・五日柴胡の症仍在る者に、先ず小柴胡湯を投与する必然性はなく、直ちに大柴胡湯を投与してもよい場合があると考える。却って人参の温補薬、甘草の平補薬は熱邪を留めてしまうであろう。しかしこの場合、条文通り当初に小柴胡湯を投与するべきか、あるいは直ちに大柴胡湯を投与してもよいかは結果論であることも多い。特に大柴胡湯のトリアスである「嘔止まず、心下急、鬱鬱微煩」の内、嘔止まざるときは小柴胡湯の必然性は高く、後の二つでは必然性は低いので、小柴胡湯の先行的投薬はその時の証に依存する。……という訳で、本条文は安全第一で行なったものと考える。

⑯**『百疢一貫』巻之下・痱　瘻癖**には、「中風偏枯の証、左の臍傍に塊ありて夫れに柄がつきて脇下にのぼりてある也。偏枯も是れよりなすとみゆ。是の物なきは難治也。死する也。是れあるものは十に八・九愈ゆる也。踏み込んで療治すべし。此れらの偏枯も疝よりなすとみゆ。大柴胡のゆく処也。効有るもの也。然れども偏枯は全く愈えて平生の如くにはなり難き者也。然れども大氐は治して用事もつとまる程にはなるもの也」とある。ここで、痱は脳卒中のことで、大柴胡湯は通常の処方である。ここでは左胸脇苦満及び左腹直筋拘攣を発症している場合は大柴胡湯が有用と明言している。

⑰**『成蹟録』巻之上**には、「一男子、飲食する毎に胸上に触掠することを覚う。心下結鞕、大便秘し易し。久しく治せざるを経て先生に請う。大柴

胡湯を飲ましめて愈ゆ」との症例が記載される。

⑱**『済春園方函口訣』内傷　飲食傷**には、「大柴胡湯　飲食傷の後、熱実し、便秘のもの。傷寒にて云えば調胃承気の場也」と、急性胃腸炎での適応を示している。

⑲**『為方絜矩』巻之四・大柴胡湯**には、「……本文のままにては大柴胡湯の主治具わらぬ様に思わるれば、熱結在裏、往来寒熱の句を挟みて少陽にして陽明を併するものの為に処する所の方なることを知らしむる也。……承気湯の地位までにも至らねば、大黄も其の半を減じて僅かに二両を用ゆと雖も、少陽病位にては下すことを禁ずるなれば、陽明胃実を併するものとたしかに見定めねば此の剤は用いられぬことなり」と注意を喚起している。

⑳**『遊相医話』**には、「余、壮年に陰痿を患いしことあり。大柴胡を用ゆる毎に、其の効神の如し。爾後、少壮の陰痿、心腹弦急の証に用ゆるに極めて験あり。これ肝火の上亢にて真の虚証に非ざればなり」と、ここでは腎虚に依らないインポテンツの一例と言えよう。

㉑**『皇漢医学』第弐巻・大柴胡湯に関する先輩の論説治験**には、「余の経験によれば、上腹角鈍角なるものは胸廓及び頸部短厚なれば、所謂卒中質に属するものにして大柴胡湯の腹証を見ること多く、其の鋭角なるものは胸廓扁平、頸部細長なれば、所謂労瘵質に属するものにして小柴胡湯の腹証を診すること多し。故に此の二体質あるものに大・小柴胡湯を用ゆれば能く是等の体質を改造（比較的）し、脳出血及び肺結核の発起を予防し得べし。是れ師の所謂上工は未病を治するの活手段なり」とあって、一貫堂の臓毒証体質と解毒証体質との対比を窺うことができる。尚、先の『蕉窓方意解』について、「余曰く、此の説完璧にあらざれども頗る佳なり。玩味すべし」と評している。

㉒尚、念のために「上工は未病を治す」という文に触れておきたい。この文は元々は『黄帝内経素問』四気調神大論篇第二の「是の故に聖人は已病を治せず、未病を治す。……」と、『黄帝内経霊枢』逆順篇第五十五の「……上工は未病を治して已病を治せず。……」より引用されていて、『金匱要略』臓腑経絡先後病脉証第一の文頭に掲載されている。

「問いて曰く、上工は未病を治すとは何ぞや。○師の曰く、夫れ未病を治する者、肝の病を見て肝、脾に伝うることを知りて当に先ず脾を実すべし。四季は脾、王すれば邪を受けず。即ち之を補うこと勿かれ」とあることに拠る。 ここで一般的には、五行相剋説によって木剋土だから肝木は脾土を侵しやすく、それ故に肝が病むとき、予防的に脾が病まないように対策を講じるのであると、予防の重要性を説いたものと理解されている。この文の解釈の上では、「知る」という語の意味が分水嶺である。ここで「知る」というのは、五行相剋説を熟知すること、心得ておくことだけをいうのでなく、心得た上で僅かな前兆を可及的早期に察知することをいう。今日の用語では、可及的な早期発見と迅速的な早期治療の意味である。即ち、先の文は「肝病が脾に伝わるか伝わらないかの程度の前兆を何よりも早く察知し、脾が本格的に病毒に侵されないうちに対策を講ずる」ことをいう。

㉓この「知る」という語は、他には例えば『金匱要略』五臓風寒積聚病脉証并治第十一・麻子仁丸方の後条文の最後の「知るを以って度と為す」という用法と同一である。ここでは「麻子仁丸の効果が発現しかけたら服薬を中止する」という意味で、「知る」というのは先の用例と同様、僅かな変化を感じ取るという意味である。

従って、「未病を治す」というのは、一般に臆断されているような予防医学的な用語ではなく、むしろ如何に前兆を早急に捉えるかという診断技術の巧緻に重点を置き、その上で早急の対策を講じることをいう。

㉔湯本一雄先生は父・求真翁の言説を語られている。『漢方と漢薬』第一巻第六号・求真医談（六）で、「喘息発作が激烈で今にも窒息せんとする様な呼吸困難のものに対し、葛根湯、大柴胡湯、桃核承気湯或は加石膏合方を与うれば発汗、又は瀉下に依りて呼吸困難は非常に軽快する。発作中のみならず、其の間歇時に於て連服すれば全治の域に達するのであって、全治せぬのは中途で服薬を中止する為である。稀に表証と毫も関係なく大柴胡湯、桃核承気湯、大黄牡丹皮湯合方にて全治するものもあるが、元来気管支喘息には実証が多いから大抵前方及び本方を与えて奏効するものである。併し此等の処方は別に喘息に限った訳でなく、癲癇でも半身不随でも、

或は脚気、腹膜炎、痔疾、盲腸炎でも、要するに其の証があって本方の服薬を持続すれば何れも全治するのである。之が病名に捉われず証に従って其の病を治する古方の妙である」と述べられている。

更に、同書・第二巻第一号・求真医談（九）では、「大柴胡湯、桃核承気湯、大黄牡丹皮湯合方の話のついでに少しく合方に就て述べて見る」として、先生独自の「然るに三方以上の合方を最も頻繁に使用するのは余であろうと思う。三方合方のみならず、場合によっては四方、稀には五方合方をも使用することがある」と、その理由を堂々と、また滔々と述べられていて、敬承するべきであろう。

㉕大塚敬節先生は**『漢方の臨床』第１巻第１号・大柴胡湯について**で、「〔腹証〕……最も定型的な大柴胡湯の腹証では、古人が鳩尾とよんだ部位、即ち俗にみずおちというところが硬くて膨隆し、圧を加えると痛みを覚えて、息詰まる感じがあり、それより左右の季肋下に沿って稍膨隆して抵抗があり、この部に圧痛を訴える。この圧痛は右側に現われることが多く、左側は抵抗を感じても圧痛のないものが多い。ところが肥満して皮下脂肪の多い患者の場合は、往々にしてこの抵抗が深部にあるために、見落すことがある。これとも反対に皮下脂肪の少い人が、故意に腹筋を緊張せしめている場合には、胸脇苦満でないものを胸脇苦満と見誤ることがある」と、豊富な経験から語られている。

大柴胡湯去大黄

出典 『傷寒論』

主効 和解少陽、清熱消炎。大柴胡湯よりも小柴胡湯に近い薬。

組成

柴胡6　黄芩3　芍薬3　半夏4　生姜1～2　枳実2
大棗3

大柴胡湯	柴胡　黄芩　芍薬　半夏　生姜 枳実　大棗	大黄

解説

言うまでもなく大柴胡湯（717頁）から大黄を去った処方であるが、元々の『傷寒論』では大黄の入らない処方と大黄の入った処方があり、本方は大黄の入らない大柴胡湯である。

大黄が入らないため、大柴胡湯に於いて期待された大黄による瀉下作用・消炎作用・細菌増殖抑制作用・胆汁分泌促進作用・鎮静作用などが除かれている。それ故、本方は小承気湯の加減方とは言い難いが、やはり小柴胡湯（558頁）の加減方では有り得る。

特に、**『傷寒論』弁太陽病脉証并治中第六**の条文に拠る「……柴胡の証仍在る者、先ず小柴胡湯を与う。嘔止まず、心下急、鬱鬱微煩なる者、未だ解せずと為す也。大柴胡湯を与えて之を下すときは則ち愈ゆ」は、特に下した後の壊病の対処であるから、少陽・陽明症状の軽重によって本来は一層加減されるべきである。

従って、先の条文における陽明症状が軽度なれば、大黄を除いて投与することも選択枝の一つである。

適応

大柴胡湯の適応証に於いて結熱を瀉下する必要のない場合。

論考

❶大柴胡湯去大黄は元々は『宋板傷寒論』の大柴胡湯そのものである。従

って、『傷寒論』の大柴胡湯の条文は全て本方の条文でもある。

❷**『古今名医方論』巻三・大柴胡湯**には、「熱結して内に在り、往来寒熱する者を治す」とあって、柴胡半斤・半夏半斤・黄芩三両・芍薬三両・枳実四枚・生姜五両・大棗十二枚と指示されている。原典では半夏半升と記載されているが、ここでの半夏半斤は升と斤との魯魚亥豕と解されたのかもしれない。

続いて、「柯韻伯曰く、此れ熱結して気分に在り、形有るに属さず。故に十余日にて復た能く往来寒熱する也。若し熱結して胃に在るときは蒸蒸として発熱し、復た寒有るを知らず。往来寒熱する故に生姜を倍し、柴胡を佐けて以って解表す。結熱、裏に在る故に参・甘の温補を去り、枳・芍を加えて、以って破結す。按ずるに大柴胡は是れ、半表半裏の気分の下薬にて并びに大便硬と大便せずとに言及せず。其の心下急、心下痞硬、是れ病、胃口に在りて胃中に在らず。結熱、裏に在りて、結熱の胃に在るを是とせず、且つ下利するときは地道已に通ず。仲景の大黄を用いざるの意暁然たり。若し下之の二字を以って妄りに大黄を加うるは亦謬ることあらざらんや。大・小柴胡、俱に是れ両角の表裏の剤にて、大柴胡は下すを主り、小柴胡は和するを主る。和するは定むる体無きが故に小柴胡は柴胡・甘草を除くの外、皆進退すべし。下すは定むる局有るが故に大柴胡には加減の法無き也」と、独特の論法の許で解説される。ここでは暁然と大黄加味を不要、否、妄挙とする。

❸一方、『外台秘要方』第一巻 傷寒上・崔氏方には、小前胡湯と共に、「又（崔氏）大前胡湯、傷寒にて八・九日解せず、心腹堅満し、身体疼痛して内外熱有り、煩嘔して安からざるを療する方。胡洽云う、張仲景に出づと」とあって、本方の柴胡を前胡に置換した処方が記載されている。ここでは大黄の加味は全く記されていない。

❹**『太平聖恵方』巻第八・傷寒三陰三陽応用湯散諸方・大柴胡湯方**には、特に条文も注文も記載されないが、柴胡・枳実・黄芩・赤芍薬・半夏を散と為して姜棗煎服する旨、処方されている。尚、次方の小柴胡湯方とは柴胡・黄芩・半夏及び姜棗共、配合量は同一である。

❺**『傷寒明理論』巻之四・大柴胡湯方**には、「……峻緩軽重の剤の如きに

至りては、又時に臨みて消息す。大満、大実堅に燥屎有らば、駛剤《シザイ》に非ずんば泄すること能わず。大・小承気湯の峻、堅満を泄する所以の者也。如し大堅満、邪熱甚だしくして須く攻下すべき者に至らざれば、又承気湯の投ずべきに非ず。必ずや軽緩の剤もて之を攻めん。大柴胡湯緩用して以って邪熱を逐う也。……是に知る、大柴胡は下剤の緩為ることを」とあって、峻緩軽重の剤は時に臨んで消息する要があるので、大黄を用いないことも有り得る。但し、「大黄は将軍の号有るを以って、而して功、蕩滌に専ら也」とあって、大黄加味については『傷寒論』と同一の立場にある。

❻**『三因極一病証方論』巻之四・傷寒証治**には、「大柴胡湯 証状の大略、大承気湯と同じなるを治す。軽きときは柴胡、重きときは承気」とあって、柴胡・黄芩・赤芍薬・半夏・枳実で姜棗煎服する指示がある。即ち、ここでいう大柴胡湯は本方の大柴胡湯去大黄であることが分かる。方後には「若し内熱裏実して身躰疼痛するは、是れ表証未だ解せず。服すべからず」ともあり、表証が残存するときは禁忌とされる。

また、**傷寒証治**の本文では、足の陽明胃経の傷寒の治方に大承気湯と大柴胡湯去大黄が指示され、足少陽胆経の傷寒の治方には小柴胡湯が指示されている。

❼『医方類聚』巻之五十四・傷寒門二十八・通真子傷寒括要・大柴胡湯証には、「此の方、大柴胡湯と比ぶれば、大黄・枳実无く、枳殻を用う。小柴胡湯と比ぶれば、甘草・人参无く、枳殻・芍薬多し。之を詳らかにして十一証を治するは、皆大柴胡湯の軽症、小柴胡湯の重症を治す。又、陰病の下すべき証を治するは、中度量にして自ずから其の宜しきを得。監本の大柴胡湯に縁れば、亦大黄无く、之有る莫かれ。況んや十一証を治する所、之を上の古方の大柴胡湯と比ぶれば同じからず、薬の故に異なるのみ」とあって、柴胡・枳殻・黄芩・赤芍薬・半夏と指示され、姜棗煎服する。ここでも大黄は指示されていない。また、枳実と枳殻の差を考慮しても、本方に於いても「大柴胡湯の軽症、小柴胡湯の重症」という表現は妥当である。

❽**『傷寒約編』巻之四・大柴胡湯証**には、「大柴胡湯　少陽の熱、胸中に結び、脈弦数なる者を治す」とあって、柴胡・白芍・黄芩・枳実・半夏・

生姜と指示される。更には、「熱、胸中に結び、少陽解せず、故に心下急、鬱鬱微煩にして嘔止まざる者、大柴胡証と為す。往来寒熱するに因る故に生姜を倍し、柴胡を佐け、以って解表す。結熱、裏に在る故に参・甘の補益を去り、枳・芍を加えて以って急を舒する也。後人、下之の二字に因りて、妄りに大黄を加う。要は条中並びに大便硬く無く、更に下利の証有るを知るときは妄りに大黄を用うるを得ず。胃気傷るるを以って也」とあって、後世の人が妄りに大黄を加えて来たことをむしろ戒告している。この立場に対しては、大柴胡湯の**論考⑩**の『陰証略例』の記載は対立的である。

❾『傷寒論』の大・小柴胡湯の薬味を改めて吟味する（**表 16**）。

（表 16）小柴胡湯と大柴胡湯去大黄の薬用量

小柴胡湯	柴胡	黄芩	人参	半夏	甘草	生姜	大棗
	半斤	三両	三両	半升	三両	三両	十二枚
大柴胡湯去大黄	柴胡	黄芩	枳実	半夏	芍薬	生姜	大棗
	半斤	三両	四枚	半升	三両	五両	十二枚

甘草と芍薬との差は、先の『易簡方』の大柴胡湯で芍薬の代りに甘草が配合されていても、同じく『傷寒論』の条文を適応としている点より大差とは認め難く、生姜三両と五両との差は**『類聚方広義』（上）・大柴胡湯**に云う「嘔の劇易に随いて、生姜亦多少有る也」に拠る。

が、最も大きな差は人参と枳実との差である。古方では人参は補剤としての用途はない点に鑑み、特に吉益東洞は竹節人参を処方していたので、それ故に**『薬徴』**より引用すれば、**同書・巻之上・人参**には、「主治は心下痞堅、痞鞕、支結也。旁治は不食、嘔吐、喜唾、心痛、腹痛、煩悸」とあり、一言で「主に心下結実の病を治する也」とある。また、**巻之下・枳実**には、「主治は結実の毒也。旁治は胸満、胸痺、腹満、腹痛」とあり、一言で「主に結実の毒を治する也」とある。

即ち、人参と枳実との差は、要するに「結実の病」と「結実の毒」とに収束してしまい、先の生姜三両と五両との差も、この「結実の病」と「結実の毒」による嘔の劇易の差に拠ることが分かる。従って、両者の距離は予想以上に近接することになる。

ということは、小柴胡湯と大柴胡湯去大黄との距離にも相当し、結論としては、本方と大柴胡湯との距離よりも、本方と竹節人参を配合した小柴胡湯との距離の方が近い。

⑩**『橘窓書影』巻之二**には、「男、年六十余、暴瀉を患い、吐利数十行。一医生、生姜瀉心湯を与え、吐利止みて後、舌上黒胎乾燥、心下急、時々嘔せんとし、食気更になく、四肢懈怠、煩熱・譫語す。余、余邪猶織んとし、大柴胡湯を与う。一夜便気を催し、忽ち黒血数合を下す。家人駭きて急を告ぐ。余診して曰く、胃熱、血激動す。恐らく速やかに解すべしと。加味犀角地黄湯即ち、本方加黄芩・山梔・大黄を与えて之を攻む。一日を経て下血止み、熱大いに解す。大柴胡湯去大黄を与えて全愈す」とあって、大柴胡湯去大黄は極期を過ぎた後の回復期に処方されていることが分かる。尚、小字に云う本方とは犀角地黄湯（犀角・地黄・芍薬・牡丹皮）をいう。

⑪龍野一雄先生は**『日本東洋医学会紀要』第一輯・傷寒論金匱要略要方解説・大柴胡湯**には、「第一主薬。柴胡——上部胸脇の実熱を去り利水する。枳実——気閉じ実する状態を押開く働きがある。心中痞鞕、心下満痛、心下急等を主治する。第二主薬。黄芩——上中部の実又は熱を瀉す。生姜——中部の気を開き、人参を助けて利水を図り、半夏を助けて水気上衝の嘔を治す。半夏——中部の停水を利し、気を開き、気上衝を治す。補助薬。芍薬——心下部の血を順らし緊張をゆるめる。大黄——心下の実を下すので、之がなければ大柴胡湯は構成されぬという意見には従い難い。柴胡剤で大黄が入るのは本方と柴胡加竜骨牡蠣湯だけだが、両方とも少量であって、内実を下す意味は薄く、むしろ補助的に気を順らすのである。瀉心湯の心下痞も同様である」とあって、必ずしも大柴胡湯に大黄を配合する必然性はないとの言明である。尚、柴胡・黄芩・生姜・半夏は原文に「小柴胡湯参照」とあり、小柴胡湯の解説から引載した。

⑫矢数道明先生は**『漢方の臨牀』第11巻第10号・温知堂経験録(9)・まえがき**で、「……痩せ型で、肋骨弓が鋭角をなし、蒼白い顔色の人で、単に胆石症で右肋骨弓下部に圧痛があるというだけで大柴胡湯を用い、それが、

とてもよく効いたのがある」との記載の後、**胆石症に大柴胡湯**では、「五十六歳の主婦。……肌は白く、筋肉はブワブワに軟弱となっている。……脈は沈んで力がある。舌苔はほんの少しで白く、腹は全体が軟かで、右季肋下部に抵抗があり、ひどい圧痛を訴え、明らかに胆嚢が触れていてさわると痛む。本にかいてあるような、緊張した筋骨型ではないし、心下部全体に充実した緊張というものはなく、やや虚状を呈してきている。……」症例に、大柴胡湯去大黄で排石しえたと述べられている。

また、**胆石症と結膜翼状片に大柴胡湯**では、「四十四歳の婦人、痩せ衰えて、顔色は蒼白、貧血性である。……本患者は痩せて貧血し、それほど充実した体格ではないのであるが、胆嚢部に硬結があり、所謂胸脇苦満の証が確かにあるのである。私は近頃このような一見虚弱者の如くみえる場合でも、胆石症で局部的には実邪があるとして、大柴胡湯去大黄を与えることが多い」とも述べられている。後の症例ではその後、「胆石は依然として同じであるという報告であった。石はあっても病状はないという病態である」とのことであった。

⑬『臨床応用漢方処方解説』大柴胡湯にも、「小柴胡湯に似ているが、甘草や人参の補剤を去り、気を開き筋緊張を緩める枳実と芍薬を加え、熱邪をもっぱら瀉下せんとしたものである。傷寒論の鬱々微煩には大黄はなく、金匱の心下満痛には大黄2.0がある。病状の軽重に従って大黄を去加するものである」とあって、本方の必要性が『傷寒明理論』と同一立場で説かれている。

⑭山本巌先生は**『東医雑録』(3)・小柴胡湯を語る**で、大柴胡湯について、「大柴胡湯で何よりも大切なのは枳実である。枳実と芍薬は枳実芍薬散で、柴胡・黄芩に小半夏湯と枳実芍薬散の合方とみることができる。熱病で嘔のあるとき、大黄や芒硝で下すと幽門や胃の緊張や蠕動が亢進して、嘔吐、悪心がさらに激しくなり、腹痛を伴うようになる。この病態を治すのが枳実芍薬散である。半夏・生姜にて悪心、嘔吐を制し、枳実で幽門を開いて、蠕動運動の律動を正しくし、逆蠕動をなくし、胃の内容を速かに腸に送り出す。芍薬は消化管の筋肉の痙攣を止め、腹痛を治す。以上の配慮をした

上で、大黄を加えて下すのである。……小柴胡湯の場合と異なり、上記の“心下急”と“嘔止まず”、“鬱々微煩”が主症状である。正書にも“心下痞鞕”“心下満痛”という言葉をあげて、胸脇苦満とは言っていない」と詳しく解説される。

⓯著者は雑病に大柴胡湯エキス製剤を処方するとき、雑病なれば大抵は便通は便秘傾向の人に対して配慮する位である。しかし、便秘の程度によっては本方だけでも快便を得ることもあるし、あるいはまた、大柴胡湯合本方という形で合方投与することもある。この場合、大黄を結果的に自由に加減しうるので、有用性が高い。

大承気湯

出典　『傷寒論』、『金匱要略』

主効　清熱解毒、瀉下。熱、堅、痞、満、実、燥を治す薬。

組成

大黄２　厚朴５　枳実２～３　芒硝0.9～1.3

解説

本方は配合量を除けば、小承気湯（大黄・厚朴・枳実）に芒硝を加味した処方である。

【大黄】…代表的な瀉下薬であるが、腸管内の細菌の繁殖を抑制すると共に、全身に発症する炎症を消炎解熱し、また腸管内の腐敗した炎症性産物を排出して腹部の不快感を消退し、湿熱を清熱利湿する。即ち、瀉下作用と消炎作用の二面的効能がある。『薬性提要』には、「腸胃を蕩滌し、燥結を下し、瘀熱を除き、陳を推して新を致す」とある。

【厚朴】…急性消化不良症などで炎症性産物が消化管に多量に貯留したり、あるいは下痢を来たしたりするとき、炎症性産物を排出し、過剰な消化管の緊張を寛解して止瀉し、鎮痛する。また気道の平滑筋に対しても鎮痙して気道を拡張し、呼吸困難を緩和する。

【枳実】…消化管内の種々の原因による膨満感・痞塞感に対して胃腸蠕動を促進し、消化管内の炎症性産物や不消化便を排除する。その他、体内に結実した種々の炎症性・化膿性などの病理的な硬結を消散させる。『薬性提要』には、「気を破りて痰を行らし、胸膈を利し、腸胃を寛む」とある。

【芒硝】…大黄と同様に代表的な瀉下薬であるが、作用は大黄と異なり、直接に腸管蠕動を強化する薬物ではなく、糞便を膨化する作用があり、機械的に間接的に腸管蠕動を亢進する。

古来、大黄は実を泄し、厚朴は痞を去り、枳実は満を泄し、芒硝は堅を軟くするとも言われる。

本来は陽明病の薬であるが、消化管への作用としては大黄・芒硝は下部消化管に対して蠕動促進的に働き、厚朴・枳実は上部消化管に対して蠕動促進的に働く。それ故、小承気湯は本方と比べて、陽明病ではあっても症状のさほど強くない場合に用いる。

総じて、本方は上部消化管、下部消化管共に蠕動を促進し、全身の裏熱及び堅（結）・痞・満・実・燥などの症状を瀉下することにより消退する薬である。

適応

感冒、インフルエンザ、麻疹、日本脳炎、流行性脳脊髄膜炎、急性消化不良症、急性胃腸炎、急性大腸炎、赤痢、腸閉塞症、胆囊炎、胆管炎、膵炎、胆道機能異常症、上部消化管機能異常症、下部消化管機能異常症、急性便秘症、破傷風、熱性痙攣、気管支喘息、心臓性喘息、脚気衝心、頭痛、片頭痛、歯痛、肩凝り、高血圧症、単純性肥満症、脂肪肝、脂質異常症、糖尿病など。

論考

❶本方は『傷寒論』、『金匱要略』の四十箇所ばかりに登載されている。『傷寒論』では桂枝湯（192 頁）に次いで多く登載され、『金匱要略』では最多の登載処方である。

❷本方の出典は、**『傷寒論』弁陽明病脉証并治第八**に、「陽明病、脉遅、汗出づと雖も悪寒せざる者、其の身必ず重く、短気し、腹満して喘す。潮熱ある者、此れ外解せんと欲す。裏を攻むべき也。手足濈《シュウ》然と汗出づる者、此れ大便已に鞕き也。大承気湯之を主る。若し汗多く、微しく発熱して悪寒する者、外未だ解せざる也。其の熱、潮せずんば、未だ承気湯を与うべからず。若し腹大満して通ぜざる者、小承気湯を与えて微しく胃気を和らぐべし。大いに泄下するに至らしむる勿かれ」とあって、大黄・厚朴・枳実・芒硝と指示され、後条文には「下すを得れば、余は服する勿かれ」とある。

この他、「陽明病、譫語して潮熱有り、反って食すること能わざる者、胃中に必ず燥屎五六枚有る也。能く食する者の若きは但鞕きのみ。宜しく大承気湯にて之を下すべし」、「二陽の併病、太陽の証罷りて、但潮熱を発し、手足漐漐《チュウチュウ》と汗出で、大便難くして譫語する者、之を下すときは愈ゆ。大承気湯に宜し」、「傷寒六七日、目中了了たらず、睛和せず、表裏の証無く、大便難く、身に微熱ある者、此れ実と為す也。急ぎ之を下せ。大承気湯に宜し」、「汗を発して解せず、腹満痛する者、急ぎ之を下せ。大承気湯に宜し」等々とある他、少陰病篇、発汗後病篇、不可下病篇、可下病篇、発汗吐下後病篇に登載される。

❸また、**『金匱要略』腹満寒仙宿食病脉証第十**には、「腹満減ぜず、減ずれども言うに足らざれば当に須く之を下すべし。大承気湯に宜し」、「脉数にして滑なる者、実也。此れ宿食有り。之を下せば愈ゆ。大承気湯に宜し」、「下利して飲食せざる者、宿食有れば也。当に之を下すべし。大承気湯に宜し」等々とある他、痙湿暍病篇、嘔吐噦下利病篇、婦人産後病篇に登載される。

❹**『注解傷寒論』巻第五・弁陽明病脉証并治第八・大承気湯方**には、『傷寒論』の最初の条文を注解して、「陽明病、脉遅にして、若し汗出づること多く、微しく発熱悪寒する者、表未だ解せざる也。若し脉遅にして汗出づと雖も、悪寒せざる者、表証罷る也。身重く短気し、腹満して喘し、潮熱有る者、熱、府に入れば也。四肢の諸陽の本に津液足りて熱、之を烝《む》すと為すときは周身汗出づ。津液足らずに熱、之を烝すと為せば、其の手足濈然として汗出づるが、知りぬ、大便已に鞕くなるを。大承気湯を与えて以って胃熱を下す。経に曰く、潮熱は実也。其の熱潮せずんば、是れ熱未だ実と成らざる故に、便ち大承気湯を与うべからず。腹に大満不通の急有りと雖も、亦大承気湯を与うべからず。小承気湯を与えて微しく胃気を和せ」とある。

また、続いての**小承気湯方**には、「大熱結実する者、大承気湯を与う。小熱微結する者、小承気湯を与う。熱大いに甚だしからざるを以っての故に、大承気湯に於いて芒硝を去る。又結して堅に至らざるを以っての故に、亦厚朴・枳実を減ずる也」とある。

❺**『傷寒尚論篇』巻第二・陽明経中篇** **凡そ外邪已に太陽を離れ、未だ少陽に接せず、之を正陽陽明と謂い、此の篇に列す** には、『傷寒論』の最初の条文に対して、「脉遅、汗出で、悪寒せず、身重・短気して腹満し、喘して潮熱すという八つの者、

乃ち陽明の外邪、解せんと欲し、以って裏を攻むべくして、大いに悞るを為さざるの候也。然るに解せんと欲すと曰い、攻むべしと曰うは小承気及び調胃承気を用うるの法に過ぎざるのみ。必ず手足濈然と汗出づるは方に胃実し、便鞕く、外邪尽く解するを験すべし。而して当に大承気にて急に下すの法に従うべき也。申酉戌の間、独り熱し、余時熱せざる者を潮熱と為す。若し汗多くして微しく発熱・悪寒せば、是れ陽明の証、尚太陽を兼ぬ。縦い、腹大満すれども、胃終いに実せず、只微しく胃気を和して以って権に従うべきのみ」と解説される。尚、申酉戌の間とは午後3～9時頃をいう。

❻**『金匱玉函経二註』巻之十・腹満寒疝宿食病脈証治第十**には、先の『金匱要略』の後の二つの条文について、「〔補註〕数は府に在りと為す。食、胃に積みて熱を為す。故に数を顕わす。遂に各部をして有余の象顕わしむ。乃ち滑を兼ぬ。苟くも急に下さずんば、其れ熱の為に津液を耗すること何ぞ限らんや」、「〔補註〕食を欲せずとは傷食・悪食を言う也。脾土受傷し、健やかに運ること能わず。豈に能く故を去りて新しく是れ謀らんや。蓋し、病を受けて未だ幾ばくならずして、利すること数にして旁流すと言うは、下利すと雖も積聚未だ消えざれば也。苟くも久利の後、中州は敗壊し、食すること能わずと致す者、即ち温補を欲し、尚、救い難きを恐るるに、豈に反って承気を用うべきや。読者、当に下利不欲食の句に著眼すべし。始めて知りぬ、下利は宿食の為にして、食を欲せざるも亦止《ただ》宿食に因るを」と解説している。ここでは原典条文の「下利不飲食」を「下利不欲食」としての解釈である。

❼本方は**『理傷続断方』医治整理補接次第口訣**にも、小承気湯との方名で収載されている。条文は無いが、方後には「右、治効は大成湯と同じ。力を比較すれば軽く、婦人・女子・小児に拘らず、皆之を服すべし」とある。大成湯は通導散（814頁）のことで、同書には「一名大承気湯」とあり、大成湯の方後には、「此れ乃ち専ら男子傷重く瘀血散らず、腹肚膨張し、大小便通ぜず、上は心腹を攻め、悶乱して死に至る者を治す。急ぎ此の薬を将って瘀血を通下した後、方に損薬を服すべし」とある。

即ち、本方は通導散の攻撃性を緩和したものと位置付けられている。

❽**『太平聖恵方』巻第八・傷寒三陰三陽応用湯散諸方**には、「大承気湯方　川大黄・厚朴・枳実・川芒消」を散と為し、水煎服するべく記載される。また、**巻第十三・治傷寒大便不通諸方**には、「傷寒未だ解せず、煩熱・口乾し、腹中に結燥有りて通ぜざるを治するには、宜しく大黄散方を服すべし」とあって、川大黄・枳実・川芒消・甘草・厚朴を散と為し、水煎服する。最後に「利するを得るを以って度と為す」とも記載される。

❾**『黄帝素問宣明論方』巻之六・傷寒門**には、「三一承気湯　傷寒・雑病にて内外傷る所、日数遠近ありて腹満して咽乾き、煩渇して譫妄し、心下之を按じて硬痛し、小便赤く渋り、大便結滞し、或いは湿熱、内に甚だしくして滑泄を為し、熱甚だしくして喘咳して悶乱し、驚悸・狂顚して、目疾・口瘡・舌腫・喉痺・癰瘍や陽明の胃熱の発斑、脉沉にて下すべき者、小児の熱極まり、風驚・潮搐し、煩喘して昏塞し、并びに斑疹黒陥し、小便通ぜず、腹満して死せんと欲し、或いは斑疹後の熱退かず、久しく痂を作さず、或いは斑紋・瘡癬を作して久しく已えざる者、怫熱、内に疹癖を成し、堅く積んで黄痩し、痛疾久しく新しく、卒暴に心痛し、風痰・酒膈・腸垢積滞し、久しく風熱を壅し、暴《あら》く酒食に傷れ、煩心・悶乱し、脉数沉実、或いは腎水の陰虚し、陽熱独り甚だしくして僵仆・卒中し、一切の暴音も語らずして畜熱、内に甚だしく、陽厥極まりて深く、脉反って沉細にして絶せんと欲し、或いは表の冲和の正気と邪熱と、之を裏に并するときは裏熱亢極し、陽極まりて陰に似て、反って寒戦を為し、脉微にして絶し、或いは風熱の燥甚だしく、下焦に客して大小便渋滞して通ぜざる者、或いは産婦の死胎下らず、及び両感の表裏の熱甚だしくして須く下すべき者を治す」とあって、大黄・芒硝・厚朴・枳実・甘草を姜煎する。三一承気湯は三乙承気湯とも書かれる。この長文の条文は結熱を攻下するに尽きよう。尚、三一承気湯は劉完素方として有名であるが、先の❽で『太平聖恵方』に既出していることが明白である。

❿**『医塁元戎』巻四・陽明証**には『傷寒論』の条文を引用して、「海蔵云く、調胃承気湯は実して満せざるを治す。即ち正陽陽明、是れ也。大承気湯は大満大実を治す。即ち太陽陽明、是れ也。小承気湯は実して微満を治

す。少陽陽明、是れ也。……」とあり、原典では大承気湯は小承気湯と比べて、厚朴と枳実の配合量が多い。**『薬徴』巻之下・厚朴**には、「主治は胸腹脹満也。旁治は腹痛」とあり、一言で「主に脹満を治する也」とある。枳実については、大柴胡湯去大黄（727 頁）の**論考❾**で『薬徴』より引用した。従って、大承気湯は小承気湯より脹満についても、結実の毒についても、重症病態に対する薬であることが分かる。だが、配合量については大承気湯は小承気湯と比べるよりも、厚朴三物湯と比べた方がよい。配合量では、厚朴三物湯加芒硝三合で大承気湯に成るからである。

⓫**『扶寿精方』傷寒 続添**には、大承気湯として四味が記載されているが、姜煎するべく指示される。方後には、「下すこと速やかならんと欲する者、大黄・芒硝を留めて、諸薬の煎熟を候いて、二味を入れて滚すること五～七沸にて取りて服す。其の下ること甚だ速やかなり」とあって、ここでは大黄のみならず、芒硝も沖服ではなく、後下する方法を採用している。

⓬**『摂生衆妙方』巻之七・大小便不通門**には、「大便不通方　大黄・皮硝・厚朴・枳実」として、大承気湯が掲載されている。

⓭**『証治準縄』巻四十一・傷寒・太陽病・解表雑方**には、「三一承気湯　傷寒にて大承気湯証の腹満・実痛、調胃承気湯証の譫語・下利、小承気湯証の内熱・不便を治するに、三乙承気湯合して一つと為す也。及び中風僵仆、風癇発作を治するに、並びに皆之に此の下剤を服する也」とあって、大黄・芒硝・厚朴・枳実・甘草を㕮咀して生姜煎服し、「利するを以って度と為す」と指示される。

⓮また、**『温疫論』巻之一・意を邪を逐うに注ぎ、結糞に拘ること勿かれ**には、「三承気湯を按ずるに、功用彷彿たり。熱邪裏に伝う。但上焦痞満する者、小承気湯に宜し。中に堅結有る者、芒硝を加えて堅を軟らかにして燥を潤す。病久しくして下すを失すれば、結糞無しと雖も、然れども粘膩の極臭の悪物多し。芒硝を得るときは大黄、蕩滌の能有り。設し痞満無く、惟宿結を存して瘀熱有る者、調胃承気湯之に宜し。三承気は攻効倶に大黄に在り。余は皆標を治するの品也。湯薬に耐えざる者、或いは嘔し、或いは畏る。当に細末と為して蜜丸とし、湯にて下すべし」ともある。

⑮それ故、とにかく本方は下すことにより病状の改善を図るのを最大の目的とすることがよく分かる。従って少陰病に於いても、**『傷寒論』弁少陰病脉証并治第十一**には、「少陰病、之を得て二三日、口燥咽乾する者、急ぎ之を下せ。大承気湯に宜し」、「少陰病、六七日にて腹脹りて大便せざる者、急ぎ之を下せ。大承気湯に宜し」となる。恐らくこの場合、一剤を服した後で下れば、直ぐ補剤を投与する必要があろう。

⑯孟文瑞輯**『春脚集』巻一・舌部**には、「舌巻　亦是れ、傷寒の見症にて足の厥陰肝経に係る。煩満・消渇し、譫妄の邪熱、臓に伝わるには宜しく之を下すべし。承気湯の如し」として、大承気湯が指示され、方後には「分両の軽重は人の壮弱を量りて、病の浅深は之を斟酌す。若し身に熱無く、四肢厥冷すること肘を過ぎ、膝を過ぐるは此れ直中と為す。真の寒病たり。宜しく少陰を温むべし。附子・乾姜等の薬の如し」と記載される。

⑰吉益東洞著**『建殊録』**には、「京師麩屋街の賈人某者、天行痢を患う。一医、之を瘳ゆ。度数頗る減ずと雖も、尚臭穢を下す。日に一再行。飲食に味無く、身体羸痩、四肢に力無し。其の年の月に至りて益々甚だし。衆医効無し。先生、之を診して、大承気湯を作りて之を飲ませ、数日にて全治す」と、著者も感染性下痢に大承気湯を処方することはあるが、心中不穏の時を過ごすことになる。

⑱**『古方便覧』(乾)・大承気湯**には、「○腹堅満し、若しくは下利臭穢、若しくは燥屎あるものを治す。○傷寒、大便通ぜず、腹堅満、譫語して狂の如くなるによし。又、白虎湯の証に似たれども、白虎は煩渇を主とし、承気は腹堅満を準拠とすべし。○痢疾に毒の浅深はあれども、先ず大承気を以って悪物を下すこと肝要なり。又、痢疾愈えて後に毎年其の時節に至りて発するものあり。これは毒の尽きざる故なり。此の方にて下すべし。○卒かに腹満して痛み、煩悶して口噤し、死せんとするによし。○小児の時より腹脹満して痛む持病によし。○食傷吐下せず、腹満して石の如くなるによし。○病人、瘧の状の如く、日晡に発熱して大便通ぜざるものによし」等々と、本方に対する効能が披瀝されている。

⑲中神琴渓口授**『生生堂雑記』**には、「今、大承気湯を行なうは胃実の国

へ大黄の賢大夫を正使とし、芒硝の賢大夫を副使として、枳実・厚朴を供《ぐ》奉《ぶ》として行なうなり。此の時に方《あ》たって大黄・芒硝の賢大夫の分量を減ずれば供奉となり、枳実・厚朴の分量を増すれば大夫となる。枳実・厚朴が大夫となりて胃実国へ行けば、大夫不肖なる故、専対すること能わず。其の時に至りて大黄・芒硝の賢者ありといえども、供奉となりて玄関の外に居る故に其の席に至ること能わず。竟に君命を辱むることあり。何にても賢者を主とするときは如何なる危うき場所にても命を致すと知るべきなり」と、少々婉曲な表現で四味の位置付けを語っている。

⑳**『類聚方解』大承気湯**には、先ず「裏より内攻する也」と掲げられた後、「水気迫りて熱実する者を治す。其の証に曰く、短気・腹満して喘すと。曰く、腹満痛と。曰く、喘冒して臥すること能わずと。曰く、腹脹して大便せず、胸満するは是れ水気迫るの証也と。曰く、潮熱して大便微しく鞕しと。曰く、燥屎と。曰く、直視譫語と。曰く、目中了了たらず、睛和せずと。曰く、口乾舌燥と。曰く、口噤するは是れ皆熱実の証也と」と記載される。

㉑**『時還読我書』巻下**には、「辻元崧庵の話に、曩年、一傷寒、胃家実にありて大承気を用ゆること三・四日にして大便通ぜず。因りてこれを藍渓府君に質せしに、本方に人参を加用せよとありしゆえ、言の如くにして用いたりしに、亟かに快下して愈えたり。此れ呉又可の所謂人参を加えて以って胃気を鼓舞するの理なり。妙というべし」とあって、ここでは大承気湯加人参の妙方が示されている。

㉒**『方伎雑誌』草本三**には、「婦、大疫にて治を乞う。余、大青竜湯を与え、汗を取らしめたれども、熱勢挫けず。追追進み、妄言・錯語、狂人の如し。因りて大承気湯を用う。其の夜半、大地震にて居宅も土庫もつぶれたり。家内、錯愕《おどろき》し、戸板に病人を載せ逃げ出でたり。……翌朝、余往きて診するに、風寒のさわりもなく、外に別証も見われず。因りて尚、大承気湯を与う。六・七日過ぎて精神たしかになり。……因りて大地震のことを話し聞かせければ、病人大いに驚きたり。……三十余日にて全快したり」と、安政元年（1854）十一月四日の安政東海地震と翌日の安政南海地

震に続いて発生した安政二年十月二日の江戸地震を背景とした症例である。

㉓一方、本方が『理傷続断方』に収載されていることについては、**『皇漢医学』第参巻・大承気湯に関する先輩の論説治験**にも引用されている。但し、湯本求真は大承気湯という方名の方を重視しているようで、「理傷続断方に曰く、大成湯は一に大承気湯と名づけ、……」以下、先に著者が引用した大成湯の後条文を引いている。更に、「大承気湯に甘草、陳皮、紅花、当帰、蘇木、木通を加う損薬は乃ち小承気湯」とあるが、ここでの大承気湯は四味の今日いう処方のことで、これに加味した処方は通導散であり、従ってここでいう損薬は小承気湯のことではない。

㉔和田正系先生は**『漢方と漢薬』第二巻第十一号・漢方治療室・大承気湯治験**で、葛根湯処方後の十九歳漁夫の体温四十度の傷寒症例に対して、「周知の如く大承気湯は強力なる下剤である。既に陽明に転じて、『独語し、鬼を見る状の如く、劇しき者の若きは、発するときは人を識らず、循衣摸床し、惕れて安からず、微しく喘して直視』する者は所謂『之を下せば愈ゆ』である。多量の下利有って下熱するわけである。勿論、此の時排尿も起こる。然し排尿のみで頓挫的に下熱したという治験は余り聞かない。又、大承気湯は実証の小便閉に用ゆる場合があって、大便が通ずると共に小便も通ずるのである。即ち大便の通利が何時も主であるのであるが、私の此の例では下利は勿論、便通少しも起らずして唯強烈なる利尿作用のみである。注射したモヒの関係があろうか。私にはどうも夫だけでは説明しにくいと思われる。兎に角かかる大患に於て大承気湯が強力な利尿作用を呈し、全く頓挫的に下熱して治癒に向った事だけは確実なる事実である。古方の妙、思議すべからずと云うか、洵に興味ある一例であると思う」とのことである。尚、モヒは狂暴状態に対して已むなく注射したとのことで、全経過中に二筒を使ったと報告されている。

㉕著者は消化器系の異常病変を改善する目的で、二陳湯（891 頁）、補中益気湯（1034 頁）、六君子湯（1129 頁）等々を処方する場合、時に少量の大承気湯を加味することがある。この場合、少量であることが大事であるし、何時までも加味しないことも大事である。

大防風湯

出典 『理傷続断方』、『是斎百一選方』

主効 補気、補血、祛寒、逐冷、下肢。

大病後等の下肢の衰弱と麻痺の薬。

組成

防風3　白朮3　杜仲3　当帰3　地黄3　芍薬3　黄耆3
羌活1.5　牛膝1.5　甘草1.5　人参1.5　附子0.5～1
川芎2　乾姜0.5～1　大棗1.5

四物湯	地黄　芍薬　当帰　川芎
附子人参湯	人参　白朮　乾姜　甘草　附子
	防風　杜仲　黄耆　羌活　牛膝　大棗

解説

四物湯合附子人参湯に防風・杜仲・黄耆・羌活・牛膝・大棗を加味した処方である。

【四物湯】（473頁）…血虚を補う基本薬である。

【附子人参湯】（998頁）…腹部の冷え症状の強いときか、あるいは冷え症状が全身にまで及ぶときの薬である。原典には乾姜ではなく、生姜が配合されている。但し、主効上は乾姜の方がよいが、『経験・漢方処方分量集』に拠る。

【防風】…関節や筋肉の腫脹・痺れ痛みなどに対して温めて鎮痛し、また祛湿して知覚・運動麻痺を改善する。更に、蕁麻疹、湿疹・皮膚炎群などによる瘙痒感に対しては発散的に作用する。

【杜仲】…全身機能の衰退による下肢の倦怠・冷感・痺れ痛みなどの寒湿で悪化する腰痛・下肢痛を温補して止痛すると共に、高血圧症に対しても一定の効果を発揮する。『薬性提要』には、「肝腎を補い、腰膝痛を治す」とある。

【羌活】…同様に風湿痺に用いられるが、防風よりも鎮痛効果は強い。また両者共、外感病風寒型に対しては発汗・解熱作用を発揮する。

【牛膝】…主に腰～下肢部の種々の原因による疼痛を鎮めて薬物の効果を下方に導く。また、同部の痺れ痛みに対しても祛風湿して止痛すると共に、高血圧症による頭痛・眩暈などの種々の症状に対しても、杜仲と配合すれば一層奏功する。『薬性提要』には、「肝腎を益し、筋骨を強くし、腰足痛を治し、諸薬を引きて下行させ、悪血を散ず」とある。

【黄耆】…補気薬として、血液循環を改善して四肢の疼痛・運動麻痺・知覚異常を軽減するのみならず、全身の慢性衰弱状態に対して消化管機能を回復し、また全身の筋肉の緊張を高めると共に、尿量を増加して消腫する。

【大棗】…消化管機能の回復を助け、また方剤の味に甘味を加えて薬性を緩和する。

防風・羌活・黄耆は祛風湿して知覚・運動麻痺を改善し、四物湯・黄耆・杜仲・牛膝で特に下肢の筋骨を強壮にし、附子人参湯・黄耆・大棗で消化管機能を温補して回復し、更に全身の機能衰弱も回復する。

総じて、外因・内因を問わず、全身の機能衰弱状態にあって、特に下肢の機能障害を補気・補血することによって改善する他、鶴膝風と表現される中枢性の知覚麻痺・運動麻痺にも適応となる。消炎作用は期待できない。

適　応

脳血管障害後遺症、脊髄損傷後遺症、脊髄小脳変性症、パーキンソン病、腰部脊柱管狭窄症、坐骨神経痛、大腿神経痛、腰椎椎間板ヘルニア、脊髄癆、非活動期の関節リウマチ、非リウマチ性骨関節炎、脚気様症候群、多発性ニューロパチー、大病後・大手術後・長期臥床後・産後下肢運動障害など。

論　考

❶本方の出典は従来『**太平恵民和剤局方**』とされる。『**和剤局方**』**巻之一・諸風　附　脚気**で、「風を祛り、気を順らし、血脈を活かし、筋骨を壮んにし、寒湿を除き、冷気を遂う。又、痢を患うの後、脚痛瘓弱《タンジャク》にして行履すること能わざるを治す。名づけて痢風と曰う。或いは両膝腫大して痛み、髀脛《ヒケイ》枯腊《コセキ》して但皮骨を存するのみにて、拘攣跧《セン》臥《ガ》して屈伸すること能わず。名づけて鶴膝風と曰う。之を服して気血流暢し、肌肉漸く生じて自然に行履

すること故《もと》の如し」と記載される。『和剤局方』では地黄は熟乾地黄で、乾姜の代わりに生姜となっているが、薬効上は乾姜の方がよいと思われる。

❷本方は、『和剤局方』の続添諸局経験秘方（1241～52年）に収載されている。それ故、実際の出典としては、『和剤局方』収載よりも半世紀程以前に、**『是斎百一選方』**に既に登載されている。

同書・巻之三・第四門中風　癱瘓　風痹　暗風　痛風　手麻　足弱　寒湿痺　臂腿骨痛　鶴膝風には、「風を祛り、気を順らし、血脉を活かし、筋骨を壮んにし、寒湿を除き、冷気を逐う。善法寺の僧如真師孫遂良は紹熙壬子の年（1192年）、痢を患うの後、足履瘓弱し、遂に鶴膝風と成る。両膝腫大して痛み、髀脛枯腊して但皮骨を存するのみ。拘攣跧臥し、屈伸すること能わず、人抱え持つを待ちて後起くること能う。此の如くして数月、分として廃人為らんと。淮東の趙徳は遠参議の甥なり。李廿七官人にして以って此の方を恵む。之を服して気血流暢し、肌肉漸く生じ、遂に良く行くこと能う。剤を終えずして平復すること故の如し。真の奇方也」とあって、防風・白朮・杜仲・川当帰・熟乾地黄・白芍薬・黄芪・羌活・牛膝・甘草・人参・附子・川芎を姜棗煎服する。

尚、最後に「前に又、人有りて云う、四物湯を煎じて四斤元を下し、遂良は既に安んじ、曾て服さざる也（四斤元は脚気往来して相搏ちて痛みを作すを治す）」とも追記され、四斤元は四斤丸が一般的と考えられるが、同定困難である。この追記では孫遂良は大防風湯を服する前に既に治癒していたので、大防風湯を服していないことになるが……。

組成は方後の調理も含めて『和剤局方』と全く同一である。というより実は全く同一の薬味を『和剤局方』が採録したのである。

あるいは、本条文中の記述よりすれば、本方の出典は趙徳方というべきか。

❸**『医学正伝』巻之一・中風一・大防風湯**には、先の『和剤局方』と略同一の条文と同一の薬味記載後に、小字双行として「愚按ずるに、此の方、帰・芎・芍薬・熟地を用いて以って血を補い、参・芪・白朮・甘草を用いて以って気を補い、羌活・防風を用いて風湿を散じ、以って関節を利し、牛膝・杜仲を用いて以って腰膝を補い、附子を用いて以って参・芪の気を行らし

て周身の脉絡に走らす。蓋し、気血両虚して風湿を挟みて痿躄と成りて行くこと能わざる者を治するの聖薬也。観《かんがみ》るに、其の痢後の風を治するを見るべし。然れども、以って不足の痿弱を治すべくして、以って有余の風痺を治すべからざる也」とある。即ち、正気不足の痿弱には適応となっても、邪気有余の風痺は不適応とのことである。

❹また、『備急千金要方』巻第八 諸風・諸風第二 風熱風寒附 には、「大防風湯、中風にて発熱、汗無く、肢節煩し、腹急痛して、大小便利せざるを治する方」として、防風・当帰・麻黄・白朮・甘草・黄芩・茯苓・乾地黄・附子・山茱萸と指示され、方後には、「大小便利せざるには、大黄・人参各十八銖・大棗三十枚・生姜三両を入れて煮て三升を取り、分かちて三服とす。深師は天門冬一両を加う」とあるが、同名異方ではあっても、原典の本方とは九味まで共通する。

❺**『薛氏医案』巻五・保嬰粋要・附方并註**には、「大防風湯　膝風にて腫れ痛み、已に潰え、未だ潰えざるを問わず治す」とあって、原典の十三味去白朮を姜煎する。更には、「三〜五剤を進めて更に六味地黄丸二・三服を服す」とも記載される。

❻本方は**『寿世保元』戊集巻之五・痿躄**に、『和剤局方』と同主旨の条文と共に記載されている。一方、同巻・脚気には、「一論ず。両膝腫痛し、脚脛枯細の者、鶴膝風と名づく也。或いは痢後謹まず、寒湿に感冒し、或いは水を渉り霜を履《ふ》みて以って両足痛痺を致すこと刀剔虎咬の状の如く、膝臏《シツヒン》腫大し、行動すること能わず」とあり、その治方として、補中益気湯去柴・升・陳皮、加附子・牛膝・杜仲・防風・羌活・川芎・白芍・熟地黄・萆薢・防已・生姜・棗子を煎服するとあるが、この処方は結局、大防風湯加萆薢・防已である。萆薢と防已の配合は消炎・解熱・鎮痛・利水の効を強化するものであるから、大防風湯の適応証よりも炎症程度の多少強い膝関節水腫が適応となる。ここでいう鶴膝風は、大防風湯の適応証としての鶴膝風よりも炎症の加味された鶴膝風であり、同じ鶴膝風という用語を使用してもその病態は異なりうるので要注意である。

ここでの記載より、痢後の鶴膝風に本方を処方する場合、本方の適応証に加えて両膝関節に多少の局所熱感・水腫・疼痛を来たしているならば、エキス製剤では大防風湯合防已黄耆湯（1015 頁）を処方する。この合方は、乾姜・生姜の相違を無視すれば大防風湯加防已となる。

❼**『外科正宗』巻之三・附骨疽第三十二・附骨疽主治方**には、「大防風湯　三陰の気不足し、風邪之に乗じ、両膝、痛みを作すを治す。久しくなれば膝愈々大にして、腿愈々細なり。因りて名づけて鶴膝風と曰う。乃ち敗症也。此の方に非ずんば治すること能わず。又、附骨疽の皮色変わらず、大腿通して腫れ、疼痛して奈《いか》んともする無く、及び痢後の脚痛、緩弱にして行くこと能わず、或いは腿膝腫痛するを治す」とあって、原典の十三味を姜煎する。

❽**『景岳全書』巻之五十三・古方八陣・補陣**には、「局方大防風湯九九　足の三陰虧損し、寒湿の外邪、虚に乗じて内侵し、鶴膝・附骨等の疽を患い、已に潰え、未だ潰えざるを問わず治するには、宜しく先ず此れを用ゆべし。及び痢後の脚膝耎らかにて痛み、動きて履くこと能わず、名づけて痢後風と曰うを治す。此の薬、風を祛り、気を順らし、血を活かし、筋骨を壮んにし、行履すること故の如くす」とあって、原典の十三味去当帰加官桂を水煎服し、「〇一方に当帰有りて、官桂無く、姜七片を加う」とも記載される。

❾**『医宗金鑑』巻三十九・編輯雑病心法要訣・脚気**には、「大防風湯　両膝腫大して疼痛し、髀脛枯細する鶴膝風には大なる防風に附・羌・牛・杜・十全大補に茯苓を減ず。（註）両膝腫大・疼痛し、膝上より髀膝下に至る。脛足枯細にて但皮骨のみ存し、両膝の状、鶴膝の如し。故に鶴膝風と名づくる也。大防風湯に宜し。即ち、防風・附子・羌活・牛膝・杜仲・人参・白朮・炙草・当帰・川芎・白芍・熟地・炙耆・肉桂也。此の病、若し之を痢疾病の後に得れば、名づけて痢風と曰う。亦此の方を用ゆ」とあるが、ここでの処方は原典の十三味加肉桂である。先の『景岳全書』と異なり、ここでは当帰と肉桂を両味共含んでいる。

❿徐大椿撰**『雑病証治』巻之六・痿躄・選方**には、「大防風湯　鶴膝風にて脈浮軟なる者を治す」とあって、原典の十三味去当帰加肉桂の十三味が指示され、「足の三陰の虧損、風邪、虚に乗じて襲いて経中に入り、故に両

膝腫大し、足脛逆冷して枯細となるは鶴膝風証と為す。附子、真陽の虚を補い、三陰の気を振るう。熟地、少陰の水を壮んにし、五臓の精を滋す。人参、元を扶けて気を補う。黄耆、衛を実して中を補う。羗活、経絡を通じて以って風を散ず。防風、風邪を散じて以って湿に勝つ。川芎、血海に入り、血中の滞気を行らす。肉桂、営血を煖め、経中の寒邪を散ず。白朮、脾を健やかにして湿を燥かす。炙草、胃を和らげ、中を緩む。淮膝、肝腎を補い、筋骨を壮んにす。杜仲、腎臓を補い、腰膝を強くす。白芍、陰を斂めて血を滋し、以って膝腫を除く也。水煎して温服し、三陰をして内充ならしむるときは真陽布護して風邪外解し、膝腫退かざるは無く、足脛温まらざるは無く、何ぞ鶴膝風の足患わんや。此れ、温補通経の剤にて足の三陰の虚の鶴膝風の証と為すの耑方《センポウ》たり」と記載される。尚、淮膝は淮牛膝のことである。

⓫**『不知医必要』巻一・鶴膝風列方**には、「大防風湯 熱補兼散　三陰虧損し、寒湿虚に乗じて内に侵し、鶴膝風・附骨疽等の症を患うを致す。初起の時に即ち先ず此の方を服し、又、痢後の脚膝耎らかくして痛むを治す。此の薬、風を祛り、気を順らし、血を活かし、筋骨を壮んにす」とあって、黄耆・白朮・防風・党参・羗活・杜仲・熟地・白芍・附子・牛膝・当帰・川芎・肉桂・炙甘に生姜を加えて煎ず。更には、「〇又、五積散、鶴膝風を治す。初起に発熱・頭痛を兼ぬる者、即ち宜しく之を服すべし。痢後に変じて成る者、亦宜し」とあって、五積散（316 頁）も鶴膝風に適応となる旨を記載している。尚、ここでの大防風湯は原典の十三味加肉桂を姜煎するという処方である。

一方、四処方の後には、「塗鶴膝方　病の初起なる者を治す」とあって、白芥子一味が外用指示される。「研り細末とし、姜葱汁を用いて調え、患処に塗る。約一時久《とど》め、即ち泡を起つ。泡乾き、皮脱すれば自ずから愈ゆ」とも記載される。塗鶴膝方は鶴膝風列方の中の一方ではあっても、今日でいう湿布薬である。

⓬**『衆方規矩』巻之上・中風門・大防風湯**には、「按ずるに痿躄を治するの聖薬なり。此の方は不足の症のなえたるを治して、有余の風痺に用ゆべ

からず。前方（大秦艽湯）に石膏あり。此の方に附子あり。当に心を二方に著くべし。〇腰たたず、身しびれ痛み、或いは痢のあとの鶴膝風にこれを用いてもっぱらに妙を得」とあり、痢後の鶴膝風という表現は、活動性関節リウマチや痛風発作、偽痛風発作などの炎症による膝関節の腫脹を明確に否定する。

⓭『玄治方考』巻之下・雑証三には、「大防風湯 風を去り、気を順らし、血を活かし、筋を壮んにす。及び一切の麻痺・痿軟、風湿の虚を挟むの候に之を服して神の如し。又、久病の瀉痢の後、脚弱・緩痛、行歩遂げざるを名づけて痢風と曰う。又、両足の痿弱或いは麻痺、或いは両膝の虚腫、或いは両膝の腫痛、脚脛枯腊を治す。名づけて鶴膝風と曰う」とあって、白朮・防風・熟地黄・当帰・黄耆・白芍薬・杜仲・羌活・人参・牛膝・川芎・附子・甘草を姜棗煎服する。結局、本来の原典通りの配合である。また、「〇若し小便滞れば杜仲を去る。〇熱なれば附子を去る」とも付記される。

⓮『増広医方口訣集』中巻・大防風湯には、「按ずるに、和剤の血を活かし、筋骨を壮んにするの下に、除寒湿逐冷気の六字有り。乃ち此の方を用うるの要言也。方書を修むる者、置きて載《しる》さず。未だ知らず、何ぞ臆見有るや」と、寒湿を除き、冷気を逐うは間違いのない要言であると言明している。

⓯『勿誤薬室方函』巻上には、「大防風湯 百一 鶴膝風にて両膝腫大して痛み、脛枯腊し、局方に云う、一切の麻痺・痿軟、風湿虚を挟む者を治す」とあって、地黄・当帰・芍薬・川芎・黄耆・防風・杜仲・蒼朮・附子・人参・独活・甘草・牛膝と指示される。これは原典の十三味去白朮・羌活加蒼朮・独活の十三味である。

⓰『橘窓書影』巻之三には、「男、歴節風を患い、痛み去るの後、腰脚力なく、肌肉削小し、起歩する能わず。咳嗽・短気して其の状、虚労に似たり。然れども脉微緩にして寒熱なし。余、処するに加味四物湯を以ってし、虎脛骨丸を兼用す。服すること半歳許りにして三年の沉痾全愈す」、「男、此れと症を同じくす。但年老、陽気乏しく、舌鏡面苔をなし、四肢厥冷す。故に大防風湯を主とし、虎脛骨丸を兼用して快復す」とあって、一方は加

味四物湯、他方は大防風湯を主剤とした症例である。尚、虎脛骨丸は虎脛骨・地黄・木瓜・牛膝・杜仲・附子である。

⑰山本巌先生は**『東医雑録』(3)・当帰・川芎の漢方処方**で、大防風湯の適応として「栄養失調による運動麻痺」と大綱を示され、「ⓐ痢風。一名痢後の鶴膝風という。昔赤痢という伝染病があって夏季に流行した。赤痢が治癒したとき、栄養失調になって足背・膝関節などに浮腫があり、大腿・下腿は痩せて細く骨と皮になり、あたかも鶴の脚の如き観を呈し、これを痢後の鶴膝風といった。又同時に重症では起立も歩行も出来なくて痿躄といった。栄養失調のための筋力の萎軟が主因である。栄養が恢復すれば治る。〔注意〕鶴膝風と名づけられるもののなかにRAによるものがある。関節に炎症のあるものには本方は向かない。書によると(痢後の)鶴膝風の主方と書かれているため、その前の痢後を忘れ、桂芍知母湯などを用いるべきRAの鶴膝風に有効だと思う者がいる。炎症でなく栄養失調であることを誤ってはならない。ⓑ脚気の麻痺。ⓒ大病後・産後・手術後体力の低下・栄養失調して、十全大補湯を用いる者で、四肢の筋力なく起立歩行が十分でないときに用いる」と、必要十分に述べられている。

⑱本方を関節リウマチに処方する場合、非活動期にあることが必要条件であるが、X腺検査での骨破壊像に依存して判断するだけでなく、臨床的に適応となるか否かの判断に困窮したときは、**『臨床応用漢方処方解説』大防風湯**には、「本方を服用して食欲衰え、または下痢する傾向のものには桂枝芍薬知母湯を試みるがよい」と明記されているのは大変心強い。

⑲従来、本方の適応症には鶴膝風という表現が充てられて来たが、『和剤局方』の条文は二つの異なった状態を表現している。一つは痢風という状態で、激しい痢疾に罹患し、全身衰弱甚だしく栄養失調に陥っていて、そのため恐らく低アルブミン血症によって浮腫を来たすと共に、下肢の機能低下も招来し、歩行困難となっている状態である。もう一つは鶴膝風という状態で、恐らく中枢性の運動麻痺により両膝関節の拘縮と下肢の筋肉群の萎縮を来たし、今日ではリハビリテーションの指示される状態であろう。痢風は全身の栄養回復が治療に直結するが、鶴膝風は単に栄養回復、筋骨

強壮だけの治療では必ずしも全てうまく行くとは限らない。特にここでいう鶴膝風は、大腿・下腿の筋肉群の萎縮により瘦削しているので、両膝が相対的に腫大しているように見えることからの命名が本旨であろう。あるいはまた、拘縮していた膝関節に屈伸運動を加えることによって偽痛風による疼痛を来たし、一時的に水腫も併発するようになった状態のことも言っているのかもしれない。何れにしても、発赤・腫脹・疼痛・熱感を来たす活動性の膝関節炎の状態では決してないので、活動性関節リウマチの膝関節所見に対する適応は本方の対象とはならない。

竹筎温胆湯

出典 『備急千金要方』、『三因極一病証方論』、『世医得効方』、『袖珍方』、『扶寿精方』

主効 稍慢性、清熱消炎、清肺、祛痰、不眠。

二陳湯を稍長期の気道炎症用に処方し直した薬。

組成

柴胡3　枳実2　半夏5　竹筎3　陳皮2　茯苓3　桔梗2
香附子2　甘草1　人参1　麦門冬3　黄連1　生姜1
[〈大棗〉]

二陳湯	半夏　陳皮　茯苓　甘草　生姜
	柴胡　枳実　竹筎　桔梗　香附子　人参　麦門冬　黄連　大棗

温胆湯	半夏　竹筎　枳実　陳皮　甘草　茯苓　生姜　大棗
	柴胡　桔梗　香附子　人参　麦門冬　黄連

解説

本方は『三因極一病証方論』の温胆湯（半夏・竹筎・枳実・橘皮・甘草・白茯苓・生姜・大棗）に柴胡・桔梗・黄連・人参・麦門冬・香附子を加味した処方である。また、本方には二陳湯（891頁）、小柴胡湯去黄芩、茯苓飲去白朮、六君子湯去白朮などが含まれる。

【二陳湯】…消化器系及び呼吸器系を始め、全身の湿痰を燥することを第一義とする薬である。『三因方』の温胆湯は二陳湯加竹筎・枳実・大棗であり、やはり二陳湯が含まれている。

【柴胡】…消炎解熱作用があり、特に弛張熱・間欠熱・往来寒熱あるいは日晡潮熱によく適用する。また、月経痛・胸脇痛・腹痛・胸苦感などに対して鎮静・鎮痛作用を発揮しつつ、肝庇護作用もある。

【枳実】…消化管内の種々の原因による膨満感・痞塞感に対して胃腸蠕動

を促進し、消化管内の炎症性産物や不消化便などを排除する。その他、体内に結実した種々の炎症性・化膿性などの病理的な硬結を消散させる。

【竹茹】…急性胃炎、感冒性胃炎などによる嘔吐・嘔気・口臭などの症状を抑制し、また発熱を伴う気道炎症で熱痰を呈するとき、清熱して化痰する。『薬性提要』には、「上焦の煩熱を瀉し、血を涼す」とある。

【桔梗】…鎮咳・祛痰して気道炎症を鎮め、また膿性痰を喀出させて消炎すると共に、炎症による咽喉頭痛にも奏功する。

【香附子】…気病の総司・女科の主帥と言われ、月経痛・月経不調によく用いられる他、感情の鬱滞異常を散じ、消化管機能を調整する。

【人参】…代表的な補気薬で、大いに元気を補う効能があり、急性のみならず慢性の消化管機能低下などの虚弱状態に対しても処方され、更には内分泌系・神経系に対する興奮作用も齎す。

【麦門冬】…慢性肺疾患で乾咳と微熱を呈するときには清熱・鎮咳するが、発熱性疾患による脱水があるときには清熱して津液の喪失を防ぐ。更にショックあるいはプレショック状態に陥ったときには強心作用も発揮する。

【黄連】…代表的な清熱解毒薬で、発熱性の消化管の炎症に処方する他、一般的に炎症性の高熱状態を緩解する。また「心火を瀉し、肝血を涼す」という如く、鎮静効果も齎す。

【生姜・大棗】…大棗は生姜の胃に対する刺激性を緩和し、生姜は大棗の甘味を和らげる。生姜・大棗共に用いて食欲増進・消化吸収促進に働く。

本方は二陳湯をベースとして、柴胡・竹茹・桔梗・麦門冬・黄連で主として呼吸器系炎症を清熱消炎し、更に鎮咳・祛痰する。また枳実・竹茹・香附子・人参・大棗は夫々異なった機序で消化器系に作用し、機能を回復して消化吸収を高め、元気を補う。更に、柴胡・香附子・黄連は鎮静作用も発揮する。但し、エキス製剤では大棗を含まない。

総じて、『三因方』の温胆湯は炎症の有無に拘らず、易驚性・多夢性・不眠性・気鬱性等の精神不隠状態に用いられるが、本方はむしろ稍長期の炎症、特に呼吸器系の炎症が残存していて、咳嗽・喀痰症状が止まず、そのため鎮咳祛痰作用をベースに、清熱消炎し、補気作用と鎮静作用も併せて

行ない、消化管に対しての機能低下も回復するように配慮された薬である。基本的には少陽病期が長引いたときの薬である。

適 応

感冒、インフルエンザ、気管支炎、肺炎、神経性咳嗽、感冒後症候群、亜急性胃腸炎、自律神経失調症、不眠症、多夢症、健忘症、心気症、精神不隠、パニック障害、心臓神経症、ノイローゼ、神経性心悸亢進症、鬱症、更年期障害など。

論 考

❶本方の出典は**『寿世保元』**とされる。実際、著者も前著では『寿世保元』を最終形が初めて掲載された書と誤って判断した。**同書・乙集巻之二・傷寒**には、「一論ず。傷寒日数過多にして其の熱退かず、夢味寧からず、心驚恍惚として、煩躁し、痰多し。竹筎温胆湯に宜し」とあって、柴胡・竹筎・桔梗・枳実・黄連・人参・麦門冬・陳皮・半夏・茯苓・香附・甘草を姜棗煎服する。

❷一方、本方の出典を**『万病回春』**としている本も多いが、**同書・巻之二・傷寒 附傷風**には、「○竹筎温胆湯　傷寒日数過多にして其の熱退かず、夢寐《ムビ》寧からず、心驚恍惚として煩躁し、痰多く、眠らざる者を治す」とあり、本方去麦門冬の竹筎温胆湯が記載されているだけである。それ故、薬味に於ける正確さという意味では、本方の出典は『万病回春』では有り得ない。

❸抑々、温胆湯の胆は、『黄帝内経素問』霊蘭秘典論篇第八に、「胆は中正の官、決断出づ」とあり、『巣氏諸病源候総論』巻之三虚労病諸候上・大病後不得眠候には、「大病の後、臓気尚虚し、栄衛未だ和せざる故に冷熱より生ず。陰気虚し、衛気独り陽に行《めぐ》り、陰に入らざる故に眠るを得ず。若し心煩して眠るを得ざる者、心熱也。若し但虚煩して眠るを得ざる者、胆冷也」とあって、胆の病理が解説される。

❹**『備急千金要方』巻第十二 胆腑・胆虚実第二 虚煩不得眠附**には、「大病の後、虚煩して眠るを得ざるを治す。此れ胆寒《ここ》ゆる故也。宜しく温胆湯方を服すべし」とあって、半夏・竹筎・枳実・橘皮・生姜・甘草が指示されていることに拠る。

❺但し、**『外台秘要方』第十七巻 虚労下・病後不得眠方**には、『千金方』と同一の条文と薬味が記載され、本方が『千金方』温胆湯ではなく、集験温胆湯との方名で収載されている。唯この記載だけをもって姚僧垣撰『集験方』を『千金方』の温胆湯の出典に充てるのは些か結論を急ぎ過ぎる。

❻さて、**『三因方』巻之十・驚悸証治**には、「温胆湯 心胆の虚怯、事に触れて驚き易く、或いは夢寐不祥、或いは異象に惑い、遂に心驚・胆慴《タンショウ》し、気鬱して涎を生じ、涎と気と搏ち、変じて諸証を生じ、或いは短気・悸乏し、或いは復た自汗、四肢浮腫、飲食味无く、心虚煩悶して坐臥するに安からざるを致すを治す」とあって、『三因方』の温胆湯は専ら精神的諸症状及びこれに随伴する症状を記載している。

尚、**解説**のように『三因方』の温胆湯では、『千金方』の温胆湯合二陳湯とも表現しうるが、本来の処方の流れは飽くまでも『集験方』、『千金方』に由来するものである。

❼次に、**『世医得効方』巻第九・虚煩**には、「温胆湯、大病後の虚煩して眠るを得ざるを治す。此れ、胆寒ゆる故也。此の薬、之を主る。又驚悸・自汗し、事に触れて驚き易きを治す」とあって、薬味は『三因方』の温胆湯加人参である。この条文は『千金方』からそっくりと、『三因方』から要約して夫々採用した上で、並べて記したものである。

❽その後、**『袖珍方』巻之一・傷寒**に、「加味温胆湯　秘方　心胆虚怯し、事に触れて驚き易く、夢寐不祥、異象に感じて惑い、遂に心驚・胆慴し、気鬱して涎を生じ、涎と気と搏ち、変じて諸証を生じ、或いは短気・悸乏し、或いは復た自汗、四肢浮腫、飲食味無きを致すを治す」とあって、薬味は『世医得効方』の温胆湯加柴胡・桔梗・香附子・麦門冬と指示されている。

この処方は後世の**『丹渓心法附余』巻之一・外感門上・傷寒四　新増　附冒寒温熱病**にそのまま引用されている。

❾しかし乍ら、**『扶寿精方』傷寒続添**に、「竹筎温胆湯　傷寒日数過多にして其の熱退かず、夢寐寧からず、心驚恍惚として、煩躁し、痰多きを治す」との条文の許に、柴胡・枳実・半夏・竹筎・陳皮・茯苓・桔梗・香附・甘

草・人参・麦門冬・黄連を姜棗煎服する記載を見出した。これは『寿世保元』の条文と比べて、昧⇒寐と変化しているだけで、配合薬味も全く同一である。

⑩著者は家蔵本の裘吉生原編『**珍本医書集成**』**第十一冊・方書類〔丙〕**に収載された『扶寿精方』を目睹したのであるが、同書・傷寒には小字で続添と付記されている。一体、続添とはどういうことか。『扶寿精方』には諸虚門から傷寒門を含めて雑方門まで二十九門が設けられ、その直後に「傷寒続添」として一項が設けられている。恐らく二十九門だけの『扶寿精方』が先に発刊され、重刊の際に新たに傷寒門とは別に「傷寒」が続添されたと考えるのが妥当であろう。初刊は嘉靖九年(1530)である。それ故、実際は続添された年代こそ問題となりうる。

⑪幸い杏雨書屋には、万暦元年(1573)重刊の『**扶寿精方**』が所蔵されている。それを閲覧すると、同書・傷寒には小字の続添という記載はないが、先の竹茹温胆湯はそのまま登載されている。従って、『万病回春』や『寿世保元』より明らかに早期の登載である。龔廷賢は『扶寿精方』を充分に承知して居り乍ら、『万病回春』で麦門冬を去って記載し、『寿世保元』で再び加味したことになる。以上の諸処方をここで一覧とする(**表 17**)。

(表 17) 主要文献にみる温胆湯の薬味構成

文献名	生薬名／方名	半夏	竹茹	枳実	橘皮	生姜	甘草	白茯苓	大棗	人参	柴胡	桔梗	香附子	麦門冬	黄連
(集験方)	温胆湯	○	○	○	○	○	○								
千金方	温胆湯	○	○	○	○	○	○								
三因方	温胆湯	○	○	○	○	○	○	○	○						
世医得効方	温胆湯	○	○	○	○	○	○	○	○	○					
袖珍方	加味温胆湯	○	○	○	○	○	○	○	○	○	○	○	○	○	
(丹渓心法附余)	加味温胆湯	○	○	○	○	○	○	○	○	○	○	○	○	○	
扶寿精方	竹茹温胆湯	○	○	○	○	○	○	○	○	○	○	○	○	○	○
万病回春	竹茹温胆湯	○	○	○	○	○	○	○	○	○	○	○	○		○
寿世保元	竹茹温胆湯	○	○	○	○	○	○	○	○	○	○	○	○	○	○

⑫尚、『**古今医鑑**』**巻之三・傷寒**には、「温胆湯　虚煩して眠るを得ざるを治す」とあって、陳皮・半夏・茯苓・枳実・竹茹・甘草、加酸棗仁が指示

され、生姜が方後の調理となっている。更に、「○如し心胆虚怯し、事に触れて驚き易きには、麦門冬・柴胡・人参・桔梗を加う」とも追記されている。ここでは酸棗仁を加える工夫が記載されているのみである。

⑬**『牛山方考』巻之中・二陳湯**には、「一．心胆虚怯する者、短気・悸乏し、或いは傷寒の後、一切の病後虚煩して眠ること能わざるの症に、酸棗仁・枳実・竹茹を加えて奇効あり。温胆湯と名付く。柴胡・莎草・人参・黄連・桔梗を加えて、竹茹温胆湯と名づく。一．痰、心竅に迷い、煩乱し、悲歌叫罵し、奔走して人を識らず、心自ずから安んぜず、神、舎を出でて空し。是れを痰躁・痰結の症と名付く。茯神を用い、枳実・山梔子・白朮・黄連各一匁・酸棗仁・竹茹各八分・人参六分・辰砂五分・烏梅四分・竹瀝・姜汁を加えて、加減温胆湯と名付く。此の方は治痰のみならず、狂・癲癇を治するの妙剤也。又、傷寒、熱退きて後、煩躁して眠るを得ざるを治するの妙剤也」と、温胆湯、竹茹温胆湯、加減温胆湯共に解説される。但し、ここの諸方には、全て酸棗仁が加味されている。

⑭**『療治経験筆記』巻之五・六・竹茹温胆湯**には、「△此の方の症は初発よりはなき症なり。とかく小柴胡以後にあるものなり。故に日数過多の四字を以って此の方を用ゆる目的の一つにするなり。△夢寐不寧と云うはとかく痰熱が胸につよきによってねぐるしくなりて、時々とんだ声を出そうなりてくるしがるなり。故に此の時は舌苔もよほどあり、息なども熱き息が出る也。故に夢寐不寧の症も此の方を用ゆる目的とはとることぞ。△心驚とは形には驚く風情なけれども、心の内には物に驚きやすく、ビクビクする気味を心驚と云う也。恍惚とはうっかりとして顔色があほうをみる様にみえるなり。此の恍惚のうちに時々としてうわごとをいう、是れが此の方を用ゆるかんじんの目的なり。……△煩躁とは煩は胸中熱苦しいを云う。躁は身をねたり起きたりしてもみあせるを躁と云う。此の方の症になぜ煩躁あると云うに、熱が胸中に集りて痰をむすゆえ、自然と胸熱してもちくるしくなるより煩も躁も有ることなり。これより不眠も恍惚も心驚も夢寐不寧もあることなり。故に煩躁のみわけ不案内なれば、此の方のつけそこないあることをまぬかれざるとしるべし。△此の方を用ゆるならば竹

筎を倍して用ゆべし。竹筎はよく痰熱をさるものなればなり。是れ大事の口伝なり」と詳細に語られている。

⑮**『蕉窓方意解』巻之上・竹筎温胆湯**には、「此の方、千金温胆、三因温胆は二方とも余り単剤にて力薄きゆえ、龔雲林深く考えて立方せられたること也。此の症、大抵前の温胆に髣髴すれども、熱気、前の温胆よりつよきことをよく心得べし。然れども熱病日数過多、種々の薬剤を用いて病症遷延したるものゆえ、外邪の残熱もあり、又肝部よりの熱気も過半する様子にて、第一、日数を経たるゆえ何となく元気薄く、攻撃剤などは用い難き様子にあるもの也。此の処をよく診し、覚えて用ゆべし。……寿世保元に麦門冬あり。余今これに従う。又按ずるに、此の如き方意を解すれば、竹葉石膏湯の症に混同する様に見ゆれども、此れは熱の位、彼に比すれば三分の一にて煩渇・身熱など大いに異同あり。よくよく此の異同の症を熟診して分かつべし。……〇又按ずるに、竹筎温胆湯に黄連一銭半を用ゆること、龔雲林深く工夫を用いたる処也。尋常の人にては柴胡・黄芩と組むべき処なるを黄連に代えたるは格別の趣意なること、深く味わい見るべし」との解説がある。今までの記載で龔雲林が深く考えたのではないことは明白である。

⑯一方、**『蕉窓雑話』初編**には、「……三因方に茯苓を加え、得効方には茯苓・人参を加え、龔雲林に至って六味を加えて竹筎温胆湯とせり」とあるので、これで見れば、和田東郭は『袖珍方』、『丹渓心法附余』の記載を知らなかったようである。一方、編末・附方には、「十一味温胆湯　回春竹筎温胆湯之なり　柴胡・香附子・人参・黄連・甘草・竹筎・桔梗・陳皮・半夏・茯苓・枳実　本方加姜棗」と収載されている。尚、ここでも龔雲林に至ってではなく、呉旻に至ってと訂正するべきである。勿論東郭が『扶寿精方』を知らなかったのは言うまでもない。

⑰**『済美堂方函』傷寒　温疫　感冒**には、「竹筎温胆湯　東郭先生、若年の頃、一病客有りて疫に患う。煩渇強く、故に白虎湯を作りて之に与う。則ち狂癇を発すること強く、之の湯を以って其の症を攻めんと欲して能わざる也。是に於いて一老医有り。其の術の及ばざるを見て、即ち竹筎温胆湯を調えて之に与う。則ち狂癇立ちどころに愈ゆ」と、和田東郭の若き頃

の経験を記載している。

また、**同書・痰飲　咳嗽　吼喘**には、「外台竹茹温胆湯　咳嗽して嘔有りて重きを嫌う者、之を服すべし」とあって、半夏・竹茹・茯苓・枳実・橘皮と指示され、「千金方の本方は茯苓無く生姜有りて、大病后の虚煩して眠るを得ざるを治す。此れ胆寒ゆれば也。宜しく此の湯を服すべし。○三因方の本方は生姜・甘草を加えて、外邪、心に中たりて解して后、胸中に飲を蓄え、或いは心下悸、或いは頭汗、或いは嘔噦、或いは食さず、或いは心に中たりて胆怯弱し、事に触れて驚き易く、寐ね難き者、之を主る」と解説されるが、ここでは処方薬に少し錯乱がある。

⑱『済春園方函口訣』感冒　傷寒　瘟疫には、「竹茹温胆湯　今、寿世の方に随いて麦門を加う。時疫は十四・五日位にて解するは舌也。然る処、十七日、十八日も過ぎて邪熱未だ除かれず、依然たるもの也。此の方を用ゆ。升陽散火に加地黄の場は邪の勢い盛ん也。竹茹温胆湯は升陽散火湯の少し向こう也。老人、時疫初起より舌黒胎、滋潤あるもの、表裏を論ぜず此の湯を与うべし」と、ここでは升陽散火湯と比較している。

⑲『梧竹楼方函口訣』巻之一・傷寒類には、「竹茹温胆湯　熱病後、胃実の症略解し、余熱、痰を挟み、兎角すると物驚きをして安眠すること能わず、或いは甚だしきときは託語を発する者、或いは咳嗽する者、皆痰火の所為也。此の方に宜し。此の症は両頬の紅になる者多し。矢張り痰火の所為と見ゆ。又雑症の平常、酒徒、又は痰持ち抔の一時必ず労し、夜眠られず、驚悸・咳嗽、脈滑・舌苔白く、或いは中央に黄を帯ぶる者、此れ等痰よりくる者也。此の方に宜し」と、具体的な適応が解説される。

⑳『方彙口訣』復刻版上巻・傷寒門には、「竹茹温胆湯　回　即ち、前の温胆湯に柴胡・香附子・人参・黄連・桔梗・麦門冬を加えたる方也。麦門冬を加えるが好い。名高き方にて夜中睡られん、胸へ気の滞ると云うが目的也。温胆湯の症にて枝葉迄も緩く療治せんとするには此の方が好い。強く功を取らんとするには温胆の本方が宜しきぞ。此の方は薬味は多けれども、兎角胸へ滞る気を行らし、癇症、肝気の不循りを弛める。痰と熱と気とを目的とす。常に用ゆるには寿世に従いて麦門を入れる。……夫れ故に兎角

夜分臥《ね》ても夢を見るの恐怖《おそろしく》して気の落着かんと云うに宜しきぞ。以上の二方共、傷寒の峠より先の処で用ゆる薬ぞ」と解説される。ここでも『万病回春』方よりも『寿世保元』方を推奨している。

㉑『勿誤薬室方函口訣』巻之上・竹筎温胆湯には、「此の方は竹葉石膏湯よりは稍実して胸膈に鬱熱あり、咳嗽・不眠の者に用ゆ。雑病にても婦人、胸中鬱熱ありて咳嗽甚だしき者に効あり。不眠のみに拘るべからず。又、千金温胆、三因温胆の二方に比すれば、其の力緊にして温胆、柴胡二湯の合方とも称すべき者也。且つ黄芩を伍せずして黄連を伍する者、龔氏格別の趣意なること深く味わうべし」とあるが、ここでも龔氏格別の趣意と誤っている。

㉒『橘窓書影』巻之二には、「胸膈鬱熱ありて咳嗽数日止まざる者、竹筎温胆湯を用いて効を得ること、田安の外臣・藤沢元誠の経験に出づ。余、亦徇用して屢々験あり」とあり、更には「幕府鍼医・吉田秀貞妻、年三十、傷寒数日解熱せず、脉虚数、舌上黄苔、食を欲せず、咳嗽甚だしく痰喘壅盛す。姫路加藤善庵、これを療して効なし。余、竹葉石膏湯を与うること二・三日、熱稍解し、舌上滋潤し、小便色減ず。因りて竹筎温胆湯を与え、痰退き咳安く、食大いに進み、日ならず全快す。是れより後、外感を得れば咳嗽必ず発す。小青竜湯を服し、発汗の後、竹筎温胆湯を服せざれば咳嗽止む能わずと云う」との症例が記載されている。

㉓矢数道明先生は**『漢方と漢薬』第五巻第十一号・後世要方解説・竹筎温胆湯**で、本方の応用として、「(一) 諸熱性病　経過中、熱去らず、胸中鬱熱、痰あって不眠・煩躁するもの。(二) 不眠症　痰、胸中に滞り、驚き易く不眠のもの。(三) 神経性心悸亢進　胸中鬱塞し、痰出で、不眠、驚き易く心悸亢進するもの。(四) アルコール中毒者の痰持ち、酒客顔色赤く、常に痰多く、不眠の症などあるものに用ゆ」と解説される。特に (四) は先生の御経験に依るものなのであろう。

㉔著者は急性～慢性の咳嗽、喀痰を多く訴える気道炎症では、急性期は参蘇飲(616 頁)、慢性期は清肺湯(668 頁)にあって、本方はその中間で、亜急性～慢性期に投与するのがよいと考えている。

治頭瘡一方

出典 本朝経験方

主効 消炎解毒、燥湿、止痒、頭・顔面部。
頭・顔面部の比較的早期の風湿熱による皮疹の薬。

組成

連翹3　蒼朮3　川芎3　防風2　忍冬2　荊芥1　甘草1
紅花1　大黄0.5

解説

【連翹】…体表部の化膿性炎症や初期の熱性疾患に対して清熱して消炎し、解毒する。忍冬と共に処方して一層清熱解毒する。『薬性提要』には、「諸経の血凝りて気聚まるを散じ、湿熱を瀉し、腫れを消して膿を排す」とある。

【蒼朮】…消化管や四肢・関節・筋肉などの水滞症状を利尿あるいは発汗によって燥湿し、下痢・軟便を改善する他、滲出性の皮膚病変に対しても同様に燥湿する。

【川芎】…代表的な理血薬であり、血管を拡張して血流を改善し、月経痛・筋肉痛・関節痛や種々の原因による頭痛に対して奏功するが、蕁麻疹や湿疹に対しては他薬の作用を補助する。

【防風】…代表的な祛風薬であり、外感病にもあるいは関節痛・筋肉痛・頭痛にも処方しえるが、蕁麻疹、湿疹・皮膚炎群などによる瘙痒感に対しては発散的に作用する。作用は穏やかである。

【忍冬】…皮膚の化膿性炎症や外感病風熱型、湿熱性下痢に対して、抗菌・消炎解熱して解表及び解毒する。**『一本堂薬選』上編・忍冬**には、「尿道を通利し、諸腫毒、黴瘡、疥癬、諸悪瘡の毒、淋疾」の効が記載されている。

【荊芥】…頭・顔面部、特に扁桃・咽喉部の外感病の症状を緩解する他、よく防風と共に用いて皮疹を止痒して消退させる。

【紅花】…月経痛・無月経などに用いる駆瘀血薬であり、狭心痛に対する冠状動脈拡張作用も齎す他、打僕・捻挫などの外傷性瘀血に対してもよく奏功し、眼科的風熱症状に対しても消炎的に作用する。一方、少量を常用することにより気血を補養することも可能である。『薬性提要』には、唯「瘀血を破り、血を活かす」とのみ記載されている。

【大黄】…代表的瀉下薬であるが、全身の炎症を消炎解毒し、また腸管内の腐敗物を排出して腹部の不快感を消退し、湿熱を清熱利湿する。この他、外傷性瘀血や解毒物などの病理的産物を体外へ排出するための経路として、大黄による瀉下作用は重要である。

【甘草】…ここでは本来、生で用い、炎症に対して清熱解毒する他、諸薬の調和と薬性の緩和で配合され、大黄による瀉下作用に対して腹痛を予防するのみならず、処方の味を調えるためにも配合されている。

本方は連翹・忍冬で皮膚の化膿性炎症や湿疹・皮膚炎群などを消炎し、蒼朮で滲出性病変を除湿し、防風・荊芥で特に皮疹の瘙痒感を消退する。川芎・大黄は応鐘散（芎黄散）で、頭・顔面部の病変一般によく処方される。紅花は血流の鬱滞を解除する他、気血を補養して皮膚病変の緩解に働く。

総じて、頭・顔面部の滲出性・瘙痒性・炎症性皮疹を治癒に導く薬である。概して難治性の長期に亘る皮疹に対するより、比較的発症後日数の短い皮疹が対象となる。

適　応

風・湿・熱の非慢性皮疹、湿疹・皮膚炎群、アトピー性皮膚炎、乳児胎毒、小児湿疹湿潤型、小児膿痂疹など。

論　考

❶本方の出典は不詳である。石原明先生は**『漢方の臨牀』第10巻第2号・先哲経験実用処方選集**で、「〇治頭瘡一方（本朝経験）　上部頭面の瘡、解毒の剤。連翹3.5・川芎・蒼朮各3・防風・忍冬各2・荊芥1.5・紅花・甘草・大黄各0.5、以上9味。（注）一名大芎黄湯ともいう。福井楓亭は紅花と蒼朮を去り黄芩を加う。実証にして便秘し発赤、丘疹、水疱、糜爛、結痂するを目標とし解毒を主とす。清熱を主とする時は清上防風湯に宜し。本方を運用するも効なきは本朝経験の土骨皮湯を試むべし」と述べられ、この解説は『勿誤薬室方函口訣』よりも詳細である。

❷**『勿誤薬室方函』巻上**には、「治頭瘡一方　一名大芎黄湯　忍冬・紅花・連

翹・蒼朮・荊芥・防風・川芎・大黄・甘草、右九味、福井家方には黄芩有り、紅花・蒼朮無し」と記載されている。浅田宗伯の書式からすれば、元は大芎黄湯として某書に収載されていた処方を採用するに当たり、新たに自ら治頭瘡一方と改名したのであり、これは本方掲載丁の前丁に、「治打撲一方 香川」と記載されていることでも明白である。

❸『勿誤薬室方函口訣』巻之上には、「治頭瘡一方　此の方は頭瘡のみならず、凡て上部頭面の発瘡に用ゆ。清上防風湯は清熱を主とし、此の方は解毒を主とするなり」とあり、『勿誤薬室方函』での記載と併せて、先哲経験実用処方選集の内容へと発展して行く。

❹尚、先の❶の土骨皮湯については、『勿誤薬室方函』巻上に、「土骨皮湯　本朝経験　頭瘡を治す」とあって、土骨皮・紅花・甘草・柴胡・莪朮と指示されている。

❺『方読弁解』上部・頭には頭瘡験方 和方家方 が記載されている。出典については「和方家方」と記載された後、組成は荊芥・忍冬・連翹・黄芩・防風・川芎・大黄・甘草で、「膿多き者には蒼朮を加う」との加味方にも及んでいる。更に「此の方尋常の頭瘡に用ゆ可し。小児の頭瘡にも佳也。小児門に見えたり。後世、敗毒散を用ゆる所に此の方を与う。熱つよき者は防通散可なりとす。此の方、膿多き者に蒼朮を加う。張子和の説に、凡て頭瘡或いは腫物ある所は水気集まると見えて、多くは下利を用ゆることあり。今、其の説に従わず、蒼朮を用ゆるは水気を燥かさんが為也。平胃散に倍する蒼朮も胃中の湿を燥かすことを主とす。又頭瘡実症の者に牽牛子を用いて能く効を奏すること有り。或るひと云う、頭瘡熱なき者にしのべたけ一銭、軽粉二銭二味細末、胡麻油に和し、患上に傅《つ》けて妙なりと。未だ試みず」とある。また、**同書・下部中・小児初生雑病**には、梅花散 和方として、ここでは「紅花は血熱を解し」と解説された後、治小児頭痛方との方名で頭瘡験方が収載されている。そこでは、「此の方、上部頭門に載する処の頭瘡験方也。世医、敗毒散を用ゆる所に此の方を用ゆ。小児頭瘡ある者、亦用ゆべし。詳らかに上部頭門に見えたり」とある。

一方、同書・上部・頭の頭瘡験方の直前には防風通聖散（1023頁）が収載されている。方後の条文には、「頭面瘡を生じ、熱有りて大便秘する者に此の方を酒製にして用ゆ可し。世医、敗毒散を用ゆる症にして熱強き者に可也。参考す可し。其の余、小瘡・癩風等の症に用ゆべし。主治に詳載す。……」とあって、ここでは頭面瘡に対する防風通聖散の応用にも触れている。実際、頭瘡験方の八味の内、七味までが防風通聖散と共通薬味であることは特記する必要がある。

著者も清上防風湯（651 頁）の**論考⓰**で防風通聖散に触れている。

❻頭瘡験方は本方去蒼朮・紅花加黄芩であるが、加味法には蒼朮の意義がよく述べられている。

結局、頭瘡験方は『万病回春』巻之八・癰疽の荊防敗毒散（防風・荊芥・羌活・独活・柴胡・前胡・薄荷・連翹・桔梗・枳殻・川芎・茯苓・金銀花・甘草）に、同箇所の加減法の「大便通ぜずんば、大黄・芒硝を加う。熱甚だしく痛み急ならば、黄芩・黄連を加う」を加味した処方から薬味を簡略化したものであろう。但し、金銀花は忍冬花とも言い、一般的に忍冬は金銀花より効力は弱いが、略同様の薬効である。また、最後に「瘡、上に在れば食後に服し、瘡、下に在れば食前に服す」とも記載されている。

❼さて、浅田宗伯記載の大芎黄湯の起源を検討するべく、諸書を検索する。『医方類聚』巻之二十三・諸風門十一・抜粋方・破傷風証には、「芎黄湯　川芎・黄芩・甘草」に引き続いて、「大芎黄湯　川芎・羌活・黄芩・大黄」と記載されているのみで、宗伯の云う大芎黄湯とは同名異方である。

❽『仁斎直指附遺方論』巻三・附破傷風・破傷風方論には、先の『医方類聚』の芎黄湯、大芎黄湯を記載しているのみである。

❾更には、『張氏医通』巻十四・破傷風門には、「芎黄湯　破傷風にて便秘・溺赤きを治す」とあって、川芎・黄芩・甘草・葱白・香豉と指示された後、「大芎黄湯　芎黄湯去甘草、加酒大黄三銭・羌活銭半」とあるが、基本的には『抜粋方』の四味を祖剤とするものである。

❿『日記中揀方』巻之中・破傷風三十には、「▲大芎黄湯○風邪裏に在るに、此の薬を以って疎導すべし。○川芎・羌活・黄芩・大黄」とあって、四味は不変である。

⓫『牛山方考』巻之中・四物湯には、「一．破傷風の症とて金瘡の疵口より風、経絡に入り、或いは腫物など洗いて其の瘡より風入りて筋脉拘急し、寒熱甚だしく搐搦を発し、痓病に変ずる者あり。邪、表にある時は熟地黄をば去りて羌活・防風・藁本・地楡・細辛・甘草を加えて奇効あり。羌活防風湯と名付く。又破傷風の邪、表に入る者には地黄を去りて羌活・黄芩・大黄を加えて奇効あり、大芎黄湯と名付く」とあり、ここでの大芎黄湯は当帰・川芎・白芍薬・羌活・黄芩・大黄となり、基本的には『抜粋方』の四味の加味方である。

⓬『療治経験筆記』巻之二・大芎黄湯には、「……川芎・羌活・黄芩・大黄各二銭……△予按ずるに此の方、大承気湯より方の組みたて柔らかにして用いよき方也。然れども大承気湯を用ゆる意を失わず、方中に世の周く用ゆる処の芎黄散もあり、症によりて大承気湯にかえ用ゆべし」と、先の破傷風処方として述べられているのみである。

⓭三角了察著『清慎堂親験方略』瘡癧　打撲には、「荊防芎黄湯　和方　大人・小児の頭面項の瘡毒を治するに至って妙也」とあって、荊芥・防風・川芎・大黄・連翹・桔梗・白芷・甘草と指示され、本方とは六味まで共通する。また、黴毒には、「花氏解毒湯　花井氏方　一切の黴毒の骨痛なる者を治するに尤も験効あり」とあって、荊芥・防風・忍冬・木通・大黄・川芎・甘草・土骨皮 今、甘草を去り、萆薢を加う」とあり、此の方も六味まで共通する。

⓮劉国正主編**『日本歴代名医秘方』六．皮膚科類・5．頭瘡**には、「大芎黄湯〔組成〕忍冬・紅花・連翹・蒼朮・荊芥・防風・川芎・大黄・甘草。〔主治〕治頭瘡。〔出処〕竹中氏伝」とあり、一つの処方を措いて、「治頭瘡一方〔組成〕忍冬・黄芩・連翹・荊芥・防風・川芎・大黄・甘草。〔主治〕頭瘡。〔出処〕福井家方」と登載される。

⓯そこで、著者は竹中通菴著『古今養性録』、竹中南峯著『済美堂方函』、『済美堂常用法方録』、竹中霞城著『済春園方函口訣』等々を検索したが、大芎黄湯は検索し得なかった。僅かに『済美堂方函』頭痛　附　眩暈　消渇には、「芎黄湯　頭目眩暈する者、或いは寒症にて頭痛する者を治す」とあって、川芎・大黄・荊芥・防風と記載されるのみである。従って、目下の

所はやはり本朝経験方としか表現し得ない。

⑯また、『証治摘要』巻下・方輿所載後世方にも、「芎黄湯　芎・大黄・荊芥・防風、右四味」とあり、此方の芎黄湯の方が我が国では一般的であった。従って、目下は浅田宗伯の云う大芎黄湯の出処は不明のままである。

⑰高橋道史先生は**『漢方の臨牀』第6巻第12号・彪**で、頭瘡と題した六十六才女性の例を挙げられている。「前頭部から後頭部まで僅かに両側を残して脂漏性の湿疹でその滲出物が堆積して恰も鉄甲か鉄鍋でも被ったようになっている。自己治療をしていたらしく一面ベットリとしていて頭部の中心部の毛髪は有るか無きか殆んど判明しない。その堆積を圧すると脂漏性の膿汁が排出される。これが嗅気鼻を突くのである。掻痒感甚だしく手拭の上から掻くためか被った手拭は分泌物でにじんでいる。この湿疹は頭部のみで他の部位には少しも存在しない。……薬方は治頭瘡一方（浅田方函）服薬後十日で頭瘡の膿汁の分泌液は減少し周囲は幾分乾燥して来た。……一ヶ月後の九月八日には前頭部の瘡は殆んど剥離して禿部を見るようになった……。十月十日には全部の瘡は脱離し頭部の大部分には少々の頭髪と共に禿部を現すようになった……」とのことである。

⑱大塚敬節先生は**『漢方の臨牀』第17巻第6号・修琴堂経験録（六）・幼児の湿疹に治頭瘡一方（大芎黄湯）**で、「治頭瘡一方は、乳幼児の湿疹に用いて、時々奇効がある。患者は5歳の男児。生れてまもなくから湿疹ができ、いろいろの治療をしたがよくならないといって父親がつれて来院した。湿疹は主として上肢から頸部、下肢の膝関節の内面にある。かぜを引きやすく、鼻がつまり、声がよくかれる。それに時々衂血が出る。食欲には非常にむらがあって一定しない。水をよくのむ。大便は一日一行。治頭瘡一方を与える。二週間服用して来院した時は、皮膚がなめらかになり、湿疹もよほど軽快していた。ひきつづき四週間の服薬で、あとかたもなく湿疹は消失した」という症例である。

⑲大塚先生はまた、**『漢方の臨牀』第17巻第9号・修琴堂経験録（九）・治頭瘡一方の加減方**で、「湿疹でも、治頭瘡一方は特に乳幼児の俗に胎毒とよばれた種類のものによく効く。この方は、連翹・蒼朮・川芎・防風・忍冬・

荊芥・甘草・紅花・大黄の九味からできているが、私は、この中の大黄を去ったり、石膏を加えたり、地黄を加えたりして用いる。大黄は毎日大便の出ている場合でも、少量を入れておいた方がよい。瀉下というよりは消炎誘導がねらいである。しかし時には一日 0.1 の大黄でも、ひどく下痢するものがあり、このさいはこれをのぞき黄柏の少量を加えることもあるが、幼児は苦味を嫌うので、その点で注意を要する。ひどくかゆがったり、水をよく呑むものには石膏を加える。煩渇が目標である。幼児でも 5.0 を用いる。患部がひどく乾燥して、かゆみの他に、無茶苦茶にかくために疼痛を訴えるものには、地黄を加えるとよい。地黄と石膏とを加えてよいこともある。地黄には滋潤と刺激を緩和する効があるので、そのつもりで加える。また幼児の湿疹には、同時に気管支喘息を併発するものが多く、湿疹がよくなりかけると喘息がひどくなったり、喘息がよくなると湿疹が出てくるものもあり、両者が同時にあらわれているものもある」と、色々と工夫を凝らされていて、大変参考になる。

⑳著者は本方を小児湿疹湿潤型に用いる他は、アトピー性皮膚炎の頭・顔面部の病変が主たる場合に処方する。大抵は長期に亘って慢性化している局面よりも、比較的新鮮な皮疹によく奏功する。基本的には急性、湿潤性でやはり炎症性であり、そのため桔梗石膏（145 頁）、黄連解毒湯（74 頁）、薏苡仁、……等々はよく合方する。

治打撲一方

出典 香川修庵経験方

主効 外傷性、鎮痛、駆瘀血。外傷性瘀血を鎮痛し、消退する薬。

組成

川骨３　樸樕３　川芎３　桂皮３　大黄１　丁子１
甘草1.5　［〈桜皮〉］

解説

【川骨】…打撲・捻挫・金瘡のとき、あるいは産前・産後のときなどに非生理的血液を活血・破血して駆瘀血し、血流を促進して虚を補い、気力を益し、腸胃の機能を回復する。**『一本堂薬選』中編・萍蓬根**には、「瘀血を破り、新血を導き、打撲傷損、黴毒痼結、産後瘀血の諸疾」の効が記載されている。

【樸樕】…打撲・捻挫などによる瘀血を去って鎮痛し、癰疔を解毒し、皮疹を消退させる。**『一本堂薬選』中編・樸樕**には、「瘀血を破り、黴瘡結毒、諸悪瘡結毒、撲損宿滞瘀血」の効が記載されている。

【川芎】…代表的な理血薬であり、血管を拡張して血流を改善し、月経痛・筋肉痛・関節痛や種々の原因による頭痛に対して奏効するが、蕁麻疹や湿疹に対しては引経薬として他薬の作用を補助する。

【桂皮】…血管を拡張して血液循環を促進する。表にあっては皮膚温を上昇して発汗に作用し、四肢の筋肉痛・関節痛に対しては止痛を図る。一方、裏にあっては寒冷による内臓機能の低下を回復する。

【大黄】…代表的な瀉下薬であるが、全身の炎症を消炎解熱し、また腸管内の腐敗物を排出して腹部の不快感を消退し、湿熱を清熱利湿する。この他、大黄は打撲・捻挫による瘀血に対し、腸管蠕動亢進によって腹腔内の血流を促進させ、駆瘀血を図る他、非生理的血液の対外への排出経路として瀉下は重要である。

【丁子】…消化管の冷えによる嘔気・嘔吐・膨満感・痞塞感・下痢・便秘などの機能異常があるとき、消化管を温裏祛寒して機能を回復する。ここでは大黄による副作用としての腹部の冷えを防止する目的である。『薬性提要』には、「胃を煖めて腎を補い、胃冷・嘔噦・泄利を治す」とある。

【甘草】…諸薬の調和と薬性の緩和のために投与されるが、ここでは大黄による腸管蠕動促進による瀉下に対して、腹痛を予防する目的で加えられている。

【桜皮】…原典では加味されず、樸樕の代わりに指示されることもある。桜皮は元々我が国の民間薬として食中毒治療薬であったが、癰疽の解毒にも用い、また打撲などによる瘀血を散じ、更には緩和な鎮咳祛痰薬としても処方しうる。桜皮は排膿作用が強く、樸樕は瘀血を破る作用が強いので樸樕を用いる方がよい。

以上の諸薬の配合は、川骨・樸樕・大黄・桜皮などによって打撲・捻挫などの外傷性瘀血を駆瘀血し、更に川骨・川芎・桂皮・大黄などによって血流を促進して先の作用を強めると共に、川骨・樸樕・川芎・桜皮などで鎮痛作用を発揮し、大黄によって瘀血を瀉下して排出しつつ、丁子・甘草で大黄の副作用を除くようにも配慮された薬である。

総じて、打撲・捻挫・骨折・挫傷などによる外傷性瘀血を可及的早期に散じるため、血流改善及び瀉下を図ると共に、鎮痛効果も考慮された薬である。

適　応

打撲、捻挫、脱臼、骨折、挫傷、打撲・捻挫などの後遺症、術後出血後遺症、頭部外傷後遺症など。

論　考

❶十味敗毒湯（532 頁）と同様、樸樕と桜皮を併記しているのは何方かを用いるの意。但し、樸樕を用いる方がよい。

❷本方の出典は**『一本堂医事説約』打撲**に、唯、「一方　日久しき者は附（附子）を加う」とあり、萍蓬・樸樕・川芎・桂枝中・大黄小・丁香・甘草少と指示されているだけである。それ故、治打撲一方という方名は香川修庵の命名ではない。尚、同書の頭註には、「一本に苹（川骨）無し」ともある。これは同書が刊行されるとき、以前の多くの古写本を校勘した際に、一部

の写本には川骨を配しない記述があったことによるものであろう。

❸**『一本堂雑話』打撲**には、「打撲、墜馬は時に臨みて早く治するがよし。茯苓・萍蓬大・川芎・桂枝中・丁香五枚、或いは樸樕を加えて亦良き也。大便結するものは大黄を加う。もしはやく治せず、時々再発するもの、此の方を用ゆべし。世間に打撲に早速酒を飲ましむる、亦可也。但、酒のみ用ゆるはあしし。雞卵酒にして用ゆべし。又、治方　萍蓬根大・樸樕大・川芎・桂枝中・大黄中・甘草少」と記載される。

また、**同書・樸樕**には、「結毒のこじけたるときに用ゆべし。已に痼疾となりて骨うずきなどに用ゆ」とも解説される。

❹香川修庵の著書については、『一本堂医事説約』は延享元年(1744)序と記載される。『一本堂雑話』は写本で成書年は不詳であるが、本文中の前後の二つの処方の変遷で、前者は茯苓を配していて、樸樕・大黄は単に加味薬であった点、後者では未だ附子に触れていない点などから、恐らく1744年より早期の作と思われる。

ここで『一本堂雑話』の二処方と『一本堂医事説約』の一処方とを、薬味の変遷と分量とを**(表 18)**に記載する。

(表 18)『一本堂雑話』処方と『一本堂医事説約』処方の薬味変遷と分量

	茯苓	萍蓬	川芎	桂枝	丁香	樸樕	大黄	甘草	附子
雑話	大	大	中	中	五枚	或	或		
		大	中	中		大	中	少	
説約		中	中	中	少	中	小	少	或

これで見ると、治打撲一方への修庵の処方構成への経緯を窺い知ることが可能となる。流れからすれば、治打撲一方でも萍蓬・樸樕大だったかもしれない。上梓する際、「大」が誤って脱落した可能性も有り得よう。

❺**『勿誤薬室方函』巻上**には、「治打撲一方　香川　萍蓬・樸樕・川芎・桂枝・大黄・丁香・甘草、右七味、日久しき者には附子を加う」とのみ記載されている。

❻**『勿誤薬室方函口訣』巻之上**には、「治打撲一方　此の方は能く打撲、筋骨疼痛を治す。萍蓬、一名川骨、血分を和す。樸樕、骨疼くを去る故に

二味を以って主薬とす。本邦血分の薬多く、川骨を主とする者亦此の意なり。日を経て愈えざる者、附子を加うるは此の品能く温経するが故也」とある。

❼確かに川骨が駆瘀血薬として処方されるのは我が国独自の用法である。**『本草綱目』第十九巻・草之八水草類・萍蓬草**には、「根……［主治］煮食にして虚を補い、気力を益す。久しく食すれば饑えず、腸胃を厚くす(蔵器)」とあって、駆瘀血薬とは無縁の記述である。

『和漢三才図会』巻第九十七水草藻類・苔類・萍蓬草には、『本草綱目』の記載を引用した後、「倭方に多く用う。金瘡・折傷、産前・産後の薬の中に入りて以って破血・止血の要薬と為す。然るに本草に其の功を言わざるは何ぞ耶。近頃、白花或いは紅花の者を出だす。人以って珍と為し、茶会の花に用うるのみ」と効能が記載される。

また、実際に川骨は我が国の伝統的な婦人薬によく配合されている。例えば、塩竈《しおがま》蚕紅《さふらん》華湯、命の母、千葉実母散、喜谷《きだに》実母散、……等々。孰れも今日でも販売され、一定の愛用家がいる。

❽『養寿院方函』には、「療打撲筋骨痛或麻痺方第百廿五、佐井定策方　萍蓬・当帰・芎藭・桂枝・木香・黄連・大黄・甘草」を酒水等分にして煎服すると記載される。

❾『療治経験筆記』巻之一・［打撲秘方］には、「△内薬には接骨木・何首烏・当帰・木通・赤芍薬・白芷・大茴香・烏薬・枳殻・甘草、右十味、常の如く調合して酒と水とを半分ずつ入れてせんじるなり。水は二合半、二合にせんじとるべし。二ばん無用なり。薬の目方は接骨木を大にして余の薬は各等分、甘草は少しにすべし。接骨木は俗に云うニワトコなり。……△右うちみの方は至って効ある薬なり。是れ迄の経験、何十人という数をしらず」と記載されるが、同じく打撲処方であっても、治打撲一方とは甘草以外は全く共通薬味はなく、而も夫々に著験あるとは甚だ興味深い。尚、「水は二合半」の傍註には、「一本、二合入りて一合にせんじ」と記載されている。

❿『餐英館療治雑話』巻之下・散瘀煎の訣には、「此の方(萍蓬根・当帰・

川芎・木香・桂枝・黄連・甘草）、山脇家の方なり。方名なし。余、仮に名づく。落馬・墜車、一切打撲の証、とかく古今の方書に芎・帰にて活血し、桃仁・紅花の類にて瘀血を散じ、或いは烏薬・香附の類に、芎・帰・桃仁抔を組合せ、気を順行せしめて、血も亦随いて順行せしむる手段なり。其の理は面白けれども、其の効は莁蓬根の愈《まさ》れるに如かず。とかく打撲は莁蓬根のことと知るべし。打撲ならば、理屈なしに此の方を用ゆべし。血暈に用ゆ。又、血暈擺薬《ハイヤク》の竜王湯も妙なり。仮令古人の方を用ゆるとも莁蓬根一味、決して欠くべからず」とある。ここでは莁蓬根（川骨の別名）の薬能をよく解説している。尚、目黒道琢が引用した山脇家の方は先の❽と思われるが、大黄が配合されている。

⓫多紀元簡編『救急選方』下巻・金瘡顛撲門には、「順血散本朝経験　一切の金瘡・撲損、及び産後の血暈を療す」として、当帰・芎藭・芍薬・蒲黄・沢瀉・枳殻・人参・大黄・沈香・茯苓・甘草・接骨木を沸湯にて擺《ふる》いて服用するとも掲載される。

⓬『続名家方選』雑集方には、「治打撲金瘡即験奇方」として、川骨・白朮・肉桂・黄連・大黄・桂心・当帰・黄芩・木香・人参・川芎・芍薬・良姜・甘草と指示され、方後には「右十四味、調和して香色に炒り、百滾湯に漬けて用う。再三擺いて用う。筋絡切断する者の若きは檳榔子・丁子三分の一を加う」とある。

この処方の大黄・芍薬・良姜を除いた十一味は、正に山田の振薬＝安栄湯であり、女神散（898頁）の原方である。また、方後の二味の加味薬は、山田定怡著『山田流金瘡之事』内薬振薬の加減法の記載そのものである。

即ち、治打撲一方の七味の内、上記の加味薬を含めると六味まで共通することが分かる。従って、本方は元々は戦国時代に発展した我が国独自の金瘡治療薬の伝統を継承した処方であることが明白である。

⓭二宮彦可著『中国接骨図説』湯液部には、「斂血剤　金刃傷に因りて経脈を動じ、卒かに暈して死せんと欲する者を治す。故に産後の血暈、及び打撲にて経脈を動ずる者、皆之を主る」とあって、莁蓬・桂枝・木香・当帰・黄芩・白朮・黄連・甘草・川芎・丁子・地黄・檳榔・茯苓・大黄・人

参の十五味を振り出して頓服するべく指示される。斂血剤には、先の❹の（**表 18**）の樸樕・附子以外は全て配合されている。本書は長崎の吉原杏隠の正骨の術経験を記録したものであり、吉原杏隠が香川修庵の著を参考にしていたことを窺わせる。

⓮『臨床漢法医典』打撲に云う「楊柏散　楊梅皮末・黄柏末、右等分に混和し醋にて溶き、局部に塗布す」という用法は、一般的な外用療法である。

⓯**『漢方の臨牀』第 10 巻第 2 号・先哲経験実用処方選集・治打撲一方**で、石原明先生は「打撲後痛む者。……（注）戦国時代金創医の伝を修庵が刪定せる方にして、打撲後日を経て筋骨疼痛するに効あり、応ぜざれば附子を加う。樸樕を桜皮に代うるも可」と述べられ、来歴の由来が簡単によく分かる。

⓰**『漢方治療の方証吟味』打撲後の顔のしこりと陥没——麻杏薏甘湯——**で、「打撲の療法は、今日の日本の漢方人の常識では、桂枝茯苓丸と相場が決まっているようですね。浅田流の後世方では、治打撲一方（香川）を飲ませ、患部には楊柏散を食醋（二〜三倍に水で薄めた方がよい）で練って貼布します。もし打撲が古いものだと治打撲一方加附子というようにしてやると、いつのまにか硬結は跡形もなく取れてきます」と解説される。尚、ここで云う楊柏散は基本的には先の『臨床漢法医典』の処方と同一である。

⓱山本巌先生は**『東医雑録』(1)・治打撲一方に就いて**で、附子加味については「受傷後古い者は、附子を加えるとよい。入れなくても有効であるが、入れた方が早くよくなる。この場合の附子は、古来より古い瘀血を動かすといわれている。私はその意味で使用している。附子には温裏の作用があり、陰証や中寒などに用いるが、打撲の場合には寒を目標にして附子を使うのではない。……」とその意義を説明されている。また、更に「治打撲一方には、桂枝・川芎・丁香・木香など脳に充血をおこさせる薬物が多いため、脳内出血、頭部挫傷の時、受傷直後は注意を要すと考えている。黄連・大黄を多く加入して、川芎・桂枝・丁香などは控えるべきである」と注意を喚起されている。

⓲患者は 61 歳の女性。平成 17 年から便秘症で麻子仁丸（1084 頁）1.25 〜

5g で治療中。比較的少量で奏効する人である。偶々平成 20 年 9 月、右肩凝りと疼痛及び右半身不快感を訴える。聞けば交通事故で、平成 15 年外傷性頸部症候群、右肩打撲、右Ⅴ指中手骨骨折を受傷し、現在も尚、鍼、マッサージ、整体治療を受けているとのこと。同日、治打撲一方 5g、炮附子末 3g を 14 日分処方。1ヵ月後に、実は丸々 14 日分を服用して疼痛、不快感等々は全く消失したと。その後は季節的寒冷に比例するかの如く症状が出現したので、治打撲一方はそのまま、炮附子末を 3g ⇒ 6g ⇒ 8g と増量し、翌年 2 月末の厳寒にも拘らず、もう全く症状を訴えなくなった。それ以後は、従来通り麻子仁丸のみを処方しているが、附子は単に古い瘀血を動かすだけでなく、寒冷時にはやはりよく温経する効用も認められる。

調胃承気湯

出典 『傷寒論』

主効 瀉下、糞便軟潤。大黄甘草湯より清熱・瀉下を強めた薬。

組成

大黄2　甘草1　芒硝0.5

大黄甘草湯	大黄　甘草
	芒硝

解説

本方は大黄甘草湯加芒硝とも解釈できる。

【大黄甘草湯】(692頁)…大黄の瀉下作用と消炎作用を主とし、甘草で消化管の痙攣性腹痛を予防する薬で、多くは便秘薬として有用である。

【芒硝】…大黄と同様に代表的な瀉下薬であり、炎症を瀉下する寒性薬であるが、作用は大黄とは異なり、直接に腸管蠕動を強化する薬物ではなく、糞便を膨化する作用があり、機械的に間接的に腸管蠕動を亢進する。芒硝の主成分・含水硫酸ナトリウム（⇒**論考㉕**）は塩類下剤に分類され、水に溶け易いにも拘らず腸管からの吸収は殆どなく、腸内で水分を保持し、腸内容物を膨張させ、その機械的刺激によって腸の蠕動運動が促進される。また、芒硝は子宮の収縮を促進する作用もある。『薬性提要』には、「燥を潤して堅を軟らかくし、腸胃の実熱を蕩滌す」とあるが、同じく玄明粉は「熱を瀉して、堅を軟らかくし、燥を潤して結を破り、腫を消して目を明らかにす」とある。

従って、便秘に処方する場合、大黄で腸管蠕動を促進し、芒硝で糞便を軟潤するので、兎糞状便に適している。

総じて、大黄甘草湯の効果を強化したもの、及び大承気湯(734頁)**の効果を緩和したものであり、大黄甘草湯よりも大腸の蠕動を一層促進し、清熱する薬である。大抵の慢性便秘には続けて処方しない方がよい。**

適　応

感冒、インフルエンザ、麻疹、赤痢、日本脳炎、流行性脳脊髄膜炎、癤、癰、急性消化不良症、急性胃腸炎、急性大腸炎、腸閉塞症、術後腸管麻痺、急性胆嚢炎、急性便秘症、頭痛、片頭痛、歯痛、口内炎、口角炎、歯齦炎、肩凝り症、高血圧症、糖尿病、不明熱、消化管検査・手術等の前処置など。

論　考

❶本方の出典は、**『傷寒論』**の二十箇所程に記載されていることに拠る。**弁太陽病脉証并治上第五**に、「……若し胃気和せず、譫語する者、少し調胃承気湯を与う。……」とあり、大黄・甘草・芒消と指示され、先の「……」は芍薬甘草湯（509 頁）の出典記載の箇所で記述した所である。

また、**弁太陽病脉証并治中第六**には、「汗を発して後、悪寒する者、虚するが故也。悪寒せず、但熱する者、実也。当に胃気を和すべし。調胃承気湯を与う」とあって、芒消・甘草・大黄と指示され、また、「傷寒十三日、経を過ぎて譫語する者、熱有るを以って也。当に湯を以って之を下すべし。若し小便利する者、大便当に鞕かるべし。而して反って下利し、脉調和する者は知りぬ、医、丸薬を以って之を下すは其の治に非ざることを。若し自ずから下利する者、脉当に微にして厥すべし。今反って和する者、此れ内実と為す也。調胃承気湯之を主る」とある。

更には、**弁陽明病脉証并治第八**に、「陽明病、吐さず、下さず、心煩する者、調胃承気湯を与うべし」、「太陽病三日、汗を発して解せず、蒸蒸として発熱する者、胃に属する也。調胃承気湯之を主る」などとある。後の三つ目と五つ目の条文は孰れも宜しとか与うとかの条件的指示ではなく、主るの絶対的指示のものを記した。

❷**『此事難知』巻之二・陽明証**には、「調胃承気湯　実して満せず、満せざる者は腹状、仰瓦の如く、腹中転じて失気し、燥屎有りて大便せずして譫語する者を治す」と記載された後、大黄・甘草・芒硝が指示される。夫々の薬味は詳細に小字双行で注脚されていて、大黄は「酒浸す。邪気、高きに居れば酒に非ずんば至らず。譬えば、物の高き巓に在りて人跡の及ばざる所なるときは射て、以って之を取るが如し。故に酒を用ゆ。只大黄生な

る者を用ゆれば苦く、泄するに峻にて必ず下すときは高きの分の邪熱を遺す也。是以って愈えて後、或いは目赤く、或いは喉痺、或いは頭腫れ、或いは膈上に熱疾生ず」と、甘草は「炙す。経に云く、甘きを以って之を緩むと」、芒硝には「辛きを以って之を潤す。又曰く、鹹きを以って之を耎らかにすと」と解説される。尚、仰瓦とは瓦の一種で平瓦のこと。

その後、「已上の三法、差《たが》うべからざる也。若し差う所有るときは無形の者、遺ること有り。仮令えば調胃承気湯の証に大承気を用いて之を下すときは愈えて後、元気復さず。其の気薬を以って之を犯せば也。大承気の証に調胃承気を用いて之を下すときは愈えて後、神痴にして清からず。其の気薬を以って之を無くすれば也。小承気の証に若し芒硝を用いて之を下すときは、或いは下利して止まず、変じて虚と成る。三承気、豈に差うべけんや」と、相互の誤用にも及んで解説している。尚、已上の三法とは、言うまでもなく、大・小・調胃承気湯のことである。

❸大承気湯の**論考⑩**で引用した**『医塁元戎』巻四・陽明証**の記載をもう一度記すと、「海蔵云く、調胃承気湯は実して満せざるを治す。即ち正陽陽明、是れ也。大承気湯は大満大実を治す。即ち太陽陽明、是れ也。小承気湯は実して微満を治す。少陽陽明、是れ也。……」とあり、本方は実して満せざるを主ることになる。

❹**『傷寒尚論篇』巻之二・陽明経中篇**には、先の最後の条文を解説して、「蒸蒸とは熱勢、内より外に騰り達すること、蒸炊するが如し。然り、胃実の験也。其の熱、蒸蒸たるは勢い必ず其の汗濈濈たり。妙なる哉、形容せるや、惟、熱、胃に在る故に承気を用いて、以って其の胃を調う。胃調うるときは病、渙然として除かる」と。

❺また、**『傷寒一百十三方発明』陽明上篇・調胃承気湯**には、「論して曰く、此れ、大小承気に比すれば、独り甘草有りて枳•朴無きを異と為すのみ。仲景、此の湯を用うるに凡そ七つ見えたり。或いは吐下に因りて津乾き、或いは煩満に因りて気熱するは、総て胃中燥熱して和せざるが為にして、大実痛の者の比に非ず。故に其の速やかに下さんことを欲せずして枳・朴を去り、鬲を恋いて津を生ずるを欲し、特に甘草を加えて以って之を調和す。

故に調胃と曰う。然れども胃、既に熱結す。須く硝・黄、之を開くべきに至るときは、其の気壅ぎて接せざること知るべし。承は順也。其の気を順にして之に接する也。故に亦承気と曰う」と、調胃と承気の説明を述べている。

❻『太平聖恵方』巻第十一・治陽毒傷寒諸方には、「陽毒にて傷寒煩熱し、大便通ぜざるを治する方」として、川大黄・川芒硝を擣いて水煎服し、最後に「如し人の行くこと五〜七里にて再服し、当に悪物を利し下すべし」とあって、ここでは去甘草なので、奏効時の不快症状をも顧慮せずに処方されたものであろう。

❼『素問病機気宜保命集』巻中・熱論第十四には、当帰承気湯として調胃承気湯加当帰を姜棗水煎する指示があり、「陽狂い奔走し、罵詈して親疎を避けざるが若きは、此れ陽有余、陰不足なり。大黄・芒硝は胃中の実を去る。当帰は血を補い陰を益す。甘草は中を緩む。生姜・棗を加うるは胃は土に属す。此れ引きて胃中に至る也。……」とあり、当帰を加える独自の工夫が見られる。

❽**『衛生宝鑑』巻十三名方類集・瘡腫門**には、羅天益が淳祐六年（1246）、多くの疔瘡者を治療した経験談の後、「破棺丹　瘡腫、一切の風熱を治す」として、調胃承気湯の三味が丸剤として処方されている。大黄は半生半熟であり、方名が特異である。

❾**『玉機微義』巻之十五瘡瘍門・辛涼攻裏之剤**には、「破棺丹　諸々の熱腫、一切の風熱瘡証にて発熱・多汗・大渇・便閉・譫語の結陽の証を治す」とあって、同じく調胃承気湯の三味が指示され、最後に、「按ずるに此れ、仲景の正陽陽明経の薬也」と記載される。

❿また、**『奇効良方』巻之五十四瘡瘍門附論・瘡科通治方**にも、破棺丹が『玉機微義』と全く同一の条文で収載され、同じく調胃承気湯が丸剤として処方される。

尚、蛇足ながら、同門の後段には日本国伝治疔瘡塗方として、巴豆・半夏・附子・蜣螂《キョウロウ》を末と為して瘡上に外用する処方が掲載される。蜣螂は糞虫のこと。我が国から伝えた処方であろう。

⓫『丹渓心法』巻五・帯下九十には、「戴人玉燭散　経候通ぜず、腹張り或いは痛むを治す」とあって、当帰・芍薬・川芎・熟地黄・芒硝・大黄・甘草が指示され、姜煎する。即ち、四物湯合調胃承気湯である。

⓬**『医学綱目』巻之十九 心小腸部 癰疽所発部分名状不同・疔瘡**には、先ず「疔瘡、皆四肢に生じ、黄疱を発し、中は或いは紫黒、必ず先ず癢く後に痛み、先ず寒く後に熱する也」と主意が語られる。そして、破棺丹が『衛生宝鑑』と同一の条文で収載され、同じく調胃承気湯の三味が指示される。

⓭『医方考』巻之五・鼻疾門第六十三には、「大朴散　大黄・朴硝。鼻赤きこと榴の如き者、此の二物を将って末と為し、酒にて調えて之に付す。○鼻赤き者は熱也。所以に赤は血也。大黄の寒、能く熱を瀉し、朴硝の鹹、能く血を破る。是の証なるや、酒に酖る者、而して後に之有り。若し其の酒を絶たずして徒に其の薬を用うるは、薪を拖《ひ》いて火を救うことなり。何ぞ事を益さん」とある。尚、朴硝については後述する。

また、巻之六・疥瘡門第六十七には、先の戴人玉燭散を受け、熟地黄 ⇒ 生地黄、芍薬 ⇒ 赤芍薬と薬味が変更されて玉燭散として掲載されている。尚、ここでは芒硝ではなく、朴硝として指示されている。「疥瘡、痛みを作す者、此の方之を主る。○諸痛は実に属し、実は瀉すべし。故に朴硝・大黄を用いて其の実を瀉し、生地・赤芍、其の血を涼し、川芎・当帰、其の栄を和し、甘草、其の衛を調う。是の方、攻下の剤為り。必ず形気、病気両《ふた》つ乍ら実する者、始めて之を用うべし。……」とある。

⓮**『医方集解』攻裏之剤・調胃承気湯**には、「邪、表に有れば、身熱し汗出でて悪寒す。邪已に裏に入るときは表証罷る。故に悪寒せず、身熱し、汗出でて反って悪熱する也。汗多ければ、津を亡くし、熱又裏に入る。故に口渇・便閟す。水以って火を制すること無く、内に燥屎有り。故に、妄見・妄言して譫語す。吐した後解せず、腹脹満する者は熱、胃に入れば也。然れども満して痛まざるは宜しく急に下すべからず。少し調胃を与えて之を和せ」と説明がある。

⓯**『養寿院医談』**には、「或人、傷寒を患いて噦甚だし。調胃承気を与えて愈ゆる也。后、石膏剤を与えて安し。痢疾にて噦する者、多くは死す」

と記載される。ここでいう噦はしゃっくりのことである。もし噦が嘔吐・嘔気の意味ならば、調胃承気湯で益々悪化するであろう。

⑯**『医療手引草』上編乾・傷寒附感冒**には、「調胃承気湯　邪、中焦に在るときは燥・実・堅の三証ある者を治す」と大綱が示された後、「○此の方、痞閉して急に迫り結するものによし。○中消渇は能く食して痩せ、自汗、大便硬く、小便数なり。此の湯を用いてよし。○腹痛常に熱ありて痛む者は、此れ積熱なり。此の湯によろし。……」とある。

⑰**『類聚方』調胃承気湯**には、方後に「右三味、㕮咀し、水三升を以って、……」と記載されているが、**『読類聚方』調胃承気湯条**には、「按ずるに、㕮咀の二字、当に之を刪るべし。若し㕮咀するならば右三味と謂うべからざる也。芒硝は如何にして㕮咀を得るや」と、中々鋭い指摘である。

⑱**『類聚方解』調胃承気湯**には、「内病也。熱実して心に迫る者を治す。其の証に曰く、譫語と。曰く、蒸々と発熱す。是れ熱実の証也と。曰く、心煩と。曰く、鬱々微煩す。是れ心に迫る也。其の劇しき者、大便溏し、或いは下利し、或いは腹微満し、或いは脹満す。是以って血気、心に迫りて腹中の水、消化する能わずと」と解説される。

⑲**『古方漫筆』巻之上・調胃承気湯**には、「傷寒、表証やんで内実し、蒸々として発熱し、あるいは心煩し、胃気和せず大便通ぜずして譫語する者を治す」とあって、方後には、「○家法、老人の便秘、口舌乾、腹満不食、舌胎有るに用ゆ。最も験あり。小児宿食、腹中堅く便難、嘔吐し、食鬱によって驚を発するを治す。芒硝、時に臨みて消息す」とあって、芒硝は加減することが指摘されている。

⑳『時還読我書』巻上には、「一男子年四十余。外邪を得て失下の故に十数日解せず。治を余に乞う。診するに熱、猶劇しく不治の諸候あらわれしかど、已むを得ず。調胃承気二貼を用いしに、凝血を下すこと五行、一日を隔てて夥しく脱血して死したり」と、元々の失下が原因なのであろう。

㉑**『古方括要』巻之中・中部・呃逆**には、「調胃承気湯　発熱、大便せず、呃逆して実症のものに宜し」とあって、芒硝・甘草・大黄と指示され、**下部・大便閉**には、「調胃承気湯　大便通ぜず、少腹急迫する者を治す」と二

箇所に収載されている。

㉒**『皇漢医学』第参巻・調胃承気湯の腹証**には、「腹満なくして吐後、腹脹満するが如きは例外なり、腹底に臍を中心とし、其の上下左右に凝結ありて抵抗を覚え、且つ圧痛あるものは即ち本方の腹証なり」と簡単に記される。

㉓先の❶の三番目の条文について、**『傷寒論講義』弁太陽病脈証并治中・調胃承気湯**には、小字にて「此の章の構文、又三段より成る。傷寒、十三日解せずより、当に湯を以て之を下す可しに至るまでは一段、是れ調胃承気湯の治例なり。若し小便利する者より、其の治に非ざる也に至るまでは又一段、此れ誤治の変証なり。若し自下利する者以下、調胃承気湯之を主るに至るまでは又一段、此れ即ち調胃承気湯証なり。此の章、初に於て、調胃承気湯を以て之を下せば、此の禍あることなかりしならん」とあり、続いて「此の章に拠れば、本方は、胃気を潤和し、内実を下し、内実に因って起れる讝語及び爾余の諸証を治するの能有りと言う可きなり」とあり、この故に本方は調胃承気湯というとのことである。

㉔劔持久著**『傷寒論考述』第五章　傷寒論治療の実際・薬湯に対する見解・調胃承気湯について**で、「漢法の下剤は、単に悪食や便秘の場合だけ用いるものではありません。……それならば、調胃承気湯は現実にいかなる証状であるかです。それが風邪あるいは他の熱性病であるにしろ、発病の初期である表証の時を過ぎると、ある者は、しとしとと発汗します。発汗したら熱が下がるかと思うと、依然として下らず、かえって上ってくる者もあります。あるいは、いかに発汗薬を服用しても、少しも汗は出ず、熱も下がらない者もあります。これは病邪がすでに体表にはなく、体内に侵入したことを表明しているのであります。この証状では、浴びるほど発汗薬を用いても少しも効かず、毒になっても薬にはなりません。この内部に侵入した病邪を排出するのが、下剤か中和剤かであります。この時に、病邪が完全に内部に侵入している場合に用いる薬が調胃承気湯を始めとする、承気湯系の薬であります。これらの薬が証に合った場合は、一・二回の下利とともに、熱およびその苦しみは忘れるがごとく治るのであります」と、一般的な経過に対しての適応を解説されている。

㉕さて、芒硝については従来は含水硫酸ナトリウムとされて来たが、**『原色和漢薬図鑑』（下）・芒硝**には、「しかし、近年正倉院薬物の研究により、保存されている芒消は1200年を経過した今日でもなお結晶の原形を保っており、もしこれが含水硫酸ナトリウム $Na_2SO_4 \cdot 10H_2O$ なれば当然原形がくずれ、白色粉状の風化消となっているはずであり、この点に着目し、古来の芒消は瀉利塩即ち結晶硫酸マグネシウムであることが証明された。芒消の芒は穎《のぎ》のことで、朴消の塊の表面に抽出晶出しているさまが、麦や稲の穎に似ているので芒消と名づけられ、馬牙消は四角柱状の巨晶が馬の臼歯の形に似ているからで、共に結晶硫酸マグネシウム $MgSO_4 \cdot 7H_2O$ である。李時珍の誤認により江戸期に輸入された芒消は古来本草の芒消でなく、朴消であり、当時これを「灰様芒消」（このものは風化消 $Na_2SO_4 \cdot 2H_2O$）と呼んでいる。それ故『傷寒論』、『金匱要略』等に収載された処方中の芒消は「瀉利塩」を用うべきである」と指摘されている。更に基源については「今日では古方の芒消に『日本薬局方』の乾燥硫酸ナトリウムを用いているが、これは朴消に充てて用うべきである」とも解説されている。

尚、先の⑬で、呉崑は李時珍と同時代の人であり、従って大朴散の朴硝は当時の芒硝と見做されていたことになる。

また、**『漢方保険診療指針』漢方生薬解説**でも芒硝には含水硫酸ナトリウムを基源としているので、今日の漢方エキス製剤メーカーでは孰れも硫酸マグネシウムは処方されていない。

㉖『医塁元戎』に満せずとあり、『医方集解』には満とある。一体何方なのかと考えてしまうが、本方は承気湯類の中で最も軽い薬であり、満、実、結などに拘泥せず、主効に述べたように、大黄甘草湯より清熱、瀉下作用を強化した薬であると理解している方がよい。

㉗本方は原典の二つ目の後条文に云う如く、本来は頓服用である。それ故、多くの慢性便秘症に何時までもダラダラ処方するべきではない。芒硝の寒性による副作用に充分注意するべきである。

釣藤散

出典 『普済本事方』

主効 鎮静、治内風、降圧、祛湿痰。

全身の湿痰に絡む中枢神経系の失調を改善する薬。

組成

釣藤鈎3　陳皮3　半夏3　麦門冬3　茯苓3　人参2～3
菊花2～3　防風2～3　甘草1　石膏3～5　生姜1

二陳湯	半夏　陳皮　茯苓　甘草　生姜
	釣藤鈎　麦門冬　人参　菊花　防風　石膏

解説

本方の中、半夏・陳皮・茯苓・甘草・生姜は二陳湯(891頁)である。

【二陳湯】…消化器系及び呼吸器系を始め、全身の湿痰を燥することを第一義とする薬である。

【釣藤鈎】…代表的な熄風薬の一つで、熱性痙攣に対して鎮静的に作用する。また、高血圧症に付随する眩暈・浮動感・頭痛などに対し、血圧を下降すると共に随伴症状を鎮静して熄風する。『薬性提要』には、「心熱を除き、肝気を平らげ、風を去り、驚を定む」とある。

【麦門冬】…発熱疾患などで脱水があるときは、清熱すると共に、強心作用を発揮し、ショックあるいはプレショック症状に対しては生津作用を発揮する。ここでは、麦門冬は二陳湯によって化痰された津液を必要な陰液として保持する役目を果たす。

【人参】…代表的な補気薬として慢性の消化管機能低下などの虚弱状態に対して処方され、更には内分泌系・神経系に対して興奮的に調節し、脱水などによる循環不全を生津することにより改善する。

【菊花】…原典では甘菊花である。甘菊花は加齢や体力消耗などによって新陳代謝に異常を生じ、視力減退・浮動感・眩暈・耳鳴・頭痛などの症状を来たした状態に対して、鎮静・鎮痛・降圧などの作用を発揮する。また、明目作用を有する。『薬性提要』には、「火を制して熱を除き、目血を養い、翳膜を去り、頭目眩暈を治す」とある。

【防風】…代表的な祛風薬で、外感病にもあるいは関節痛・筋肉痛・頭痛などにも処方し得る。特に浮動感・眩暈・耳鳴・不随意痙攣などを伴う頭痛・片頭痛に奏効する。

【石膏】…代表的な清熱薬であるが、本方では実熱を瀉す目的ではなく、煩渇・耳鳴・眩暈・頭痛などの諸症状に対して、口渇を愈して煩躁感を除くなどの鎮静作用が期待される。しかし、取り分け本方にあっては、釣藤鈎による上逆・顔面紅潮などの副作用を防止する意義も大きい。

以上の中、釣藤鈎・菊花・防風・石膏は動脈硬化症、高血圧症、自律神経失調症などによる中枢神経系の失調症状を軽快し、石膏で釣藤鈎の副作用を防止し、二陳湯は慢性病に付随し、更に症状の悪化に働く湿痰を化し、化した湿痰を麦門冬で必要な陰液として保持しつつ、湿痰を生じることになった慢性の消化管機能低下を人参で補虚する薬である。

それ故、構成薬味は大きく二つに区分される。釣藤鈎・菊花・防風・石膏による鎮静・鎮痙・鎮痛作用と、それ以外の薬味による湿痰の生成・変化・処理に関する作用とである。原典では茯神も配合されているので、本来は一層前者の作用を強化することになる。

総じて、中枢神経系の失調症状とその背景に絡む湿痰の生成や処理を改善する薬である。

適　応

動脈硬化症、高血圧症、高血圧性脳症、自律神経失調症、慢性脳循環不全症、老人性鬱病、アルツハイマー病、本態性振戦、パーキンソン病、老年期デメンチア、ノイローゼ、耳鳴、不眠症、頭痛、片頭痛、筋緊張性頭痛、眩暈症、メニエル症候群、肩凝り症、更年期障害など。

論　考

❶本方の出典は、**『普済本事方』巻第二・頭痛頭暈方**に、「肝厥の頭暈を治し、頭目を清する釣藤散」として、釣藤・陳皮・半夏・麦門冬・茯苓・茯神・人参・甘菊花・防風・甘草・石膏を麁末と為し、姜煎するべく登載さ

れている。本来は中枢神経系の失調による諸症状を鎮静・鎮痙・鎮痛する薬であるから、原典には茯神も配合されている。茯神は茯苓よりも中枢神経を鎮静する安神薬である。それ故、原処方は現在の処方よりも一層安神作用は強かった。『薬性提要』にも、「茯神　功は茯苓と同じくし、魂を安んじ、神を養う」とある。

❷一方、原典では釣藤散の次の処方で、「腎気不足にて気逆して上行し、頭痛忍ぶべからざるを治す。之を腎厥と謂う。其の脉之を挙ぐれば弦、之を按ずれば石堅。玉真円に宜し」とあって、硫黄・石膏・半夏・硝石を細末と為し、姜湯か米飲にて下すべく記載される。即ち、これら二方に於いて、肝厥頭暈と腎厥頭痛とは明瞭に区分されている。

❸そして更に後段には、「素問に云う、頭痛・巓疾は下虚・上実す。過は足の少陰・巨陽に在り、甚だしきときは腎に入る。徇蒙・招揺、目瞑・耳聾は下実・上虚す。過は足の少陽・厥陰に在り、甚だしきときは肝に入ると。下虚は腎虚也。故に腎厥するときは頭痛す。上虚は肝虚也。故に肝虚するときは頭暈す。徇蒙は物を以って其の首を蒙うが如く、招揺は定まらず。目眩・耳聾は皆暈の状也。故に肝厥は頭暈し、腎厥は巓痛す。同じからず。此くの如くして肝厥を治するは釣藤散、前に在り」とあって、改めて肝厥頭暈と腎厥頭痛とは病理を異にすると解説している。尚、「頭痛・巓疾は……肝に入ると」までは、『黄帝内経素問』五臟生成篇第十より引用している。

❹**『婦人大全良方』巻之四・婦人虚風頭目眩暈及心眩方論第四**には、同一の条文と薬味で釣藤散が指示され、小字双行として、先の❸と同一文が引載されている。

❺一方、**『永類鈐《ケン》方』巻之十一・頭痛**には、「釣藤散 頭目を清し、肝厥の頭暈を治す」とあり、条文と薬味は『普済本事方』をそのまま引き継いでいるが、**巻之二・雑病頭痛**では要点記述式に、「脉 尺細弱、病 腎虚、証 耳鳴、面黒、小便多し、治……本事釣藤散、専ら肝虚の頭暈を治す。……」とも記載されている。しかし、ここでは病 腎虚とし乍らも、治 では肝虚の釣藤散を挙げていることが、矛盾といえば矛盾であろう。

❻『普済方』巻四十七頭門・風頭眩論には、「素問には諸風の眩掉は皆肝に属すと。則ち知りぬ、肝風上攻すれば眩暈を致す。所謂眩暈は眼花して屋転し、起くれば眩倒す、是れ也。此に由りて之を観れば、六淫の外感、七情の内傷は皆能く疾を致す。当に外証と脈とを以って之を別つべし。……夫れ風頭眩する者、頭と目と相連なる也。血気虚し、風邪脳に入るに由りて眩し、目系に引く故也。……」と大綱が示され、**方**には一処方として、「釣藤散　出本事方　肝厥の頭暈を治し、頭目を清くす」とあって、原典と全く同一の順で薬味が掲載されている。

❼『玉機微義』巻之三十五頭眩門・頭眩は肝虚に属するを論ずには、「按ずるに許学士が云く、上虚は肝虚也。故に肝虚するときは頭暈す。徇蒙は物を以って其の首を蒙うが如し。招揺は定まらず。目瞑・耳聾は皆、暈の状也。故に肝厥の頭暈は、治するに釣藤散に宜し」と論じている。

更には、**同門・雑方**には、「本事釣藤散、肝厥の頭暈を治し、頭目を清す」との後に、薬味が掲載される。

そして、その後に頭眩一般に対して、他の処方も含めて、「按ずるに、前の許学士が論ずる所、是れに近くして此の方の用薬、其の義未だ詳らかならず。謹んで按ずるに、頭暈の諸方の用薬は倶に未だ切当ならず。直指の香橘飲の説、尤も理に背くと為す。大抵外邪の感は、理は宜しく表を解すべし。但、其の風寒暑湿に随いて以って治す。痰涎内蓄の者は必ず当に痰を清するを先と為すべし。気虚の者は宜しく気を補うべし。東垣が法の如し。血虚の者は宜しく血を補うべし。四物増損の類の如し。若し腎虚して気降らざる者は、又当に陰を益して腎を補うべし。若し専ら前の薬を執らば、豈に能く其の肯綮に中たらんや」とある。ここでは少なくとも、釣藤散に対しては好意的見解を表明していると共に、釣藤散の適応範囲にも言及している。

❽『薛氏医案』巻二十八・婦人良方・婦人虚風頭目眩暈方論第四には、先の❹の小字双行文、即ち❸に対して、「……窃かに謂う、前症の肝虚の頭暈には釣藤散を用い、腎虚の頭暈には六味丸、頭暈して痰を吐すには養正丹、応ぜずんば八味丸、血虚には四物、参苓白朮、応ぜずんば当帰補血湯、気

虚には四君、帰芪、応ぜずんば益気湯、……」と大旨が記載され、「鈎藤散　肝厥の頭暈を治す」とあって、薬味も姜煎も同様である。

❾一方、同書・巻五十六・保嬰撮要三・慢驚には、「釣藤散　吐利し、脾胃の気虚し、風を生ずるを治す」とあって、釣藤鈎・蟬殼・天麻・防風・蝎尾・人参・麝香・麻黄・僵蚕・甘草・川芎とあり、驚風には、「蟬蛻鈎藤飲　肚疼き、驚啼するを治す」とあって、鈎藤鈎・天麻・茯苓・白芍薬・川芎・甘草・蟬蛻を灯心水煎する。

また、天鈎内鈎には、「釣藤飲　小児の臟寒え、夜啼き、陰極まりて躁を発するを治するには此の方之を主る」とあって、釣藤・茯神・茯苓・川芎・当帰・木香・甘草・芍薬を姜棗水煎する。この処方はむしろ抑肝散（1111頁）に近いと言えよう。茯神はともかく、木香・芍薬を去って柴胡・白朮を加えると抑肝散と成る。但し、釣藤飲は寒、抑肝散は熱である。

❿**『方読弁解』上部・頭**には、「釣藤散　本事　主治に肝厥頭眩と云えり。肝厥は上衝ありて忿恚し易きの状、癇瘂の如きを云う。旦《あした》頭暈する者、此の方を用ゆ。此等の症、世医、抑肝散を用うる者ありと雖も、此の方を以って的当とすべし。又通じて癇症に用ゆ」とあって、ここでは朝方の頭暈が既に指摘されている。

⓫不著撰人**『方鑑』**には、「鈎藤散　本事　肝厥の頭痛、或いは上逆甚だしく、或いは目に白膜を生ずる者を治す」とあって、釣藤・陳皮・半夏・麦門・茯苓・人参・菊花・防風・石膏・甘草と指示される。

⓬**『梧竹楼方函口訣』巻之二・頭風類 附頭痛**には、「釣藤散本〇此れは肝厥頭暈と云いて素稟《ソヒン》、肝木の気亢ぶる人の目眩・頭暈を治する方、又転じて頭痛に用う。其の症、左のこめかみの処より目の魚尾の処へ引き付けて痛む者によくきく也。暈も痛も同様の理也。何れ肝気の厥逆よりくる病を治する也。甘菊は堅田の菊という者にて、小輪純黄色にして花びら皆くだになりたる者故、くだ菊とも云う。浸し物にして食用にもする故、料理菊とも云う。江州堅田の名産也。此れを真の甘菊とす。此の品を撰びて用うべし。尋常薬店にてひさぐ者は大宰山野の自然生の菊に類せる。至って小輪の細花の者を甘菊花と云いて偽りひさぐ。此れは苦薏という者なり。啻に

効無きのみならず、毒あり。薬用とすべからず。吟味してつかうべし」と、文章の半分以上を甘菊の品定に充てている。

⑬**『勿誤薬室方函口訣』巻之下・釣藤散**には、「此の方は俗に所謂癇症の人、気逆甚だしく頭痛・眩暈し、或いは肩背強急、眼目赤く心気鬱塞する者を治す。……」とある。

⑭細野史郎・坂口弘・内炭精一各先生は**『日本東洋医学会誌』第8巻第3号・高血圧症の東洋医学的治療（続報）**で、釣藤散について、「前述の如く愁訴の多い患者に用いられているが、特に頭痛が多く85.7％に達し、頭重も50％で平均値より遙かに多い。次いで肩こり、眩暈が71.4％、さらに便秘、不眠、夜間尿、手足冷、心下痞、動悸、耳鳴、ノボセ感、怒り易い、食欲不振等いずれも平均値より多い値を示す。頭痛は種々あるが、特に早期覚醒時或は休息時にあらわれる脳動脈硬化性の頭痛が多い。頭痛と共に易怒性、のぼせ、耳鳴、不眠、眩暈等の神経症状が強く、また心下痞、食欲不振の消化器症状が見られることも興味深い。……自覚的に、頭痛を第1とし、第2に眩暈及び肩こりがある。他覚的には特異的な症状は見出し難い」と、他の防風通聖散（1023頁）、大柴胡湯（717頁）、真武湯（634頁）、柴胡加竜骨牡蠣湯（368頁）、九味檳榔湯加呉茱萸茯苓（176頁）、当帰芍薬散（867頁）、四物湯（473頁）等々との比較の上で検討されている。

⑮**『症候による漢方治療の実際』頭痛・顔面痛**には、「釣藤散　この処方を用いる頭痛は、あまりはげしいものでなく、頭重である。老人などで、早朝眼がさめた時に頭が痛み、起きて動いていると、いつの間にか頭痛を忘れるというものによくきく。これはおそらく脳動脈の硬化があるための頭痛と思われる。それで頭痛がとれたのちにも長期にわたって服用をつづけた方がよい。……この処方を用いる目標に早朝時の頭痛があるが、早朝の頭痛でなくとも、のぼせる、肩がこる、めまいがする、耳が鳴る、眼球が充血する、または眼がかゆかったり、眼がくしゃくしゃしたりする、つまらぬことに腹がたつ、とり越し苦労をして気分がうっとおしい、からだが宙に浮いたようで足がかるく、ふらつくなどの症状があって頭痛するものに用いる。腹部は軟弱で、腹筋はあまり強く緊張していないことが多い。

老人に多くみられるが、若い人でも皮膚が枯燥して光沢の少ないという点を応用上の参考とする」と、非常に委しく解説されている。

⑯**『臨床応用漢方処方解説』釣藤散**には、「むかしいわゆる癇症といった神経質のもので、気の上衝がひどく、頭痛・眩暈・肩背拘急・眼球結膜が充血し、神経症となって常に鬱陶しいものに用いる。朝方頭痛するということを目標とすることもあるが必ずしも決定的なものではない」とあって、ここでは有名な朝方頭痛の口訣をさほど重視しないという立場である。

⑰大塚敬節先生は**『漢方の臨牀』第17巻第1号・修琴堂経験録〈1〉・頭痛と釣藤散**で、「六十一歳主婦で、体格は中肉、中背で、血色はあまりよくない。……脈は沈小、腹部は軟弱無力で、どこにも抵抗をふれない。臍部の動悸もない。主訴は、頭痛と右の耳鳴で、肩こりがあり、右の肩胛関節周囲炎がある。……脳動脈の硬化があるだろうと考えられ、釣藤散を与える。……服薬二・三日で、半年以上毎日悩まされた頭痛が消失。耳鳴も大半はなくなった」という症例で、先生は釣藤散への応用を細野先生の経験に教えられたと語られている。

⑱**『漢方治療の方証吟味』耳鳴り――柴胡竜骨牡蠣湯――**で、「実は私にも耳鳴りがあります。それは五十歳近くなった頃から、ときどき自覚するようになりました。多分動脈硬化が目立ちはじめた頃からなのでしょう。患者さんで耳鳴りの漢方治療の研究を深めていくことは容易ではありませんので、この私の耳鳴りを大切に残して、あれこれの薬方を試験しつづけています。たとえば『本事方』の釣藤散を一〜二週間も使いますと必ず軽快していきます。たくさんの人に試みましたが、耳鳴りが良くなったと喜ばれました。年を取った人では長い期間用いないと駄目ですが、それでも効きますよ。また耳鳴りに加味逍遙散が効いたり、柴胡竜骨牡蠣湯が効いたり、苓桂朮甘湯が効いたりするとも言われますが、私はこの『本事方』の釣藤散ほど効くとは思いません。よく効いた例では簡単に治るものも少なくありません」とのことである。

⑲広瀬滋之先生他は**『日本東洋医学会誌』第28巻第4号・釣藤散の臨床**で、「年齢は40歳以降に多く、体型別による有効率の差異はみられない。

疾患としては本態性高血圧症、更年期自律神経失調症、メニエール症候群、眼科疾患、外傷性頸部症候群等の頸部から上部の諸症状を呈する疾患があげられる。主症状として頭痛、肩こり、めまい、眼症状、のぼせ、睡眠障害、耳鳴等があり、頭痛の特徴として、後頭部に限局する痛み、あるいは後頭部から側頭部を経て眼やこめかみにかけての痛みがあり、又起床時に痛み、しばらくして軽減する痛みも本方の特徴としてあげられる。肩こりは、肩から頸部、耳の後ろにかけてこりつめる。眼症状として、痛み、疲れ、充血等があるが、痛み、充血には効果がある。血圧に対する効果は収縮期血圧が変動しやすく、神経症状が強く現われている時期で、短期間なら効果があるが、長期間にわたって観察するとうすくなる。拡張期血圧に対する効果はあまり期待できない。本方の有効な性格は神経的傾向が強く、イライラと怒りが内在するタイプと思われる。脈証は特に大きな特徴は認めない」と、大変詳細に報告されている。

⑳**『薬局製剤漢方 194 方の使い方』釣藤散**には、「皮膚は乾燥気味でカサカサし、顔面はのぼせて紅味があるが艶がない、というのを共通の目標としてよい。それに肩から上に筋肉のこりがあり、神経興奮があるのに発散できないためにイライラしたり沈うつになったりの症状が加われば、釣藤散の証となる。換言すれば、老人の癇症で、のぼせ症の人が、動脈硬化のために後頭部から天頂にかけて頭痛する場合が適応症となる」との口訣がある。

㉑以前に山本巌先生から、「釣藤散エキス製剤はあまり降圧には効かないから、釣藤鈎末を加えて投薬するとよい」とお教え頂いたことがある。**『漢薬の臨床応用』釣藤鈎**にも、「古人は経験的に、釣藤鈎を長く煎じると効力がなくなるので、後から入れて1～2回沸騰させるにとどめるべきであるとしている。最近の実験でも、釣藤鈎を20分以上煮沸すると降圧作用が低下することが明らかになり、後から入れることに科学的根拠があることを示している」と、釣藤鈎の長時間煎用を不可としている。

即ち、現在のエキス製剤の製法では、釣藤散はあまり降圧作用に有効ではないことを表わしている。

㉒著者は**『高齢者の漢方治療』高齢者の特徴を捉えた漢方治療・高齢者の証**で、「著者自身の自験によれば、釣藤鈎末を少量服用すると、間もなく顔面の紅潮、熱感、火照りを生じるので、密かに釣藤鈎にはカルシウム拮抗剤様の作用があるのでは？と考えている。そして、この不快症状に対して、配合されている石膏が副作用をも抑制していると考える」と述べた。ということになれば、釣藤鈎の性が微寒とされていることも、検討し直す必要があろう。

㉓そこで、改めて本方の高血圧症に対する適応について考えてみたい。言うまでもなく、原典の本方条文及び指示では釣藤鈎の後煎は記述されていない。

西洋医学的には高血圧によって頭重、頭痛、眩暈、浮動感、肩凝り、上逆、耳鳴、動悸、息切れ、不眠、…等々の症状が惹起されると一般に考えられているが、高血圧を発症しうる先天的素因と後天的環境要因（社会的・個人的生活環境）の全ての結集である一個体の状況が一症状としての現在の高血圧を発症させているのである。決して高血圧だけによって、それらの諸症状が惹起されているのではない。即ち、高血圧は結果であって原因ではない。それ故、本来はその結集である一個体の状況そのものに作用する薬の必要性こそ求められる。

尚、上記の諸症状は、高血圧に随伴する自覚症状であると言われることもあるが、それは高血圧に着目した視点から眺めた自覚症状であり、上記の諸症状に対する他覚的所見として測定し易いからという面もある。むしろ、これらの自覚症状は高血圧と共に惹起して来た、いわば高血圧症候群とでも表現した方が妥当と思われる。そして、これは概ね動脈硬化性変化をよく反映している。

一方、高血圧そのものが頭痛、浮動感等々の直接原因となることがあるのも、また事実である。

このように考えれば、その一個体の状況である高血圧症候群に作用する薬と、高血圧そのものに作用する薬とを区別しなければならない。前者に作用する薬の一つとして本方が挙げられ、後者に作用する薬は先の釣藤鈎末あるいは一般の降圧剤である。それ故、釣藤散は現在の一個体の状況に作用する薬として、湿痰の化成・消退にも寄与する。

従って、エキス製剤釣藤散加生薬釣藤鈎末はその両者に対応しうる薬ということになる。

実際には、もし明白な高血圧を認めれば、一時的には、場合によっては永続的に降圧剤の併用も止むを得ないし、社会的生活環境の回避は困難であっても、個人的生活環境の改善は充分対応可能であろう。

著者は以上のように考えて日常診療に当たっている。

腸癰湯

出典 『集験方』、『備急千金要方』

主効 消炎解毒、駆瘀血。

大黄牡丹皮湯より瀉下を弱め、利水を強めた薬。

組成

薏苡仁 9　牡丹皮 4　桃仁 5　冬瓜子 6

大黄牡丹皮湯	牡丹皮　桃仁　冬瓜子	大黄　芒硝
	薏苡仁	

解説

本方は大黄牡丹皮湯（699 頁）の加減方であり、大黄牡丹皮湯去大黄・芒硝加薏苡仁である。大黄牡丹皮湯は消炎性且つ駆瘀血性の瀉下薬であり、腸癰に対して処方される薬である。

【薏苡仁】…関節内水腫や組織の浮腫に対して利水作用を発揮し、同時に関節・筋肉・四肢などの痺痛に対しても効を奏する。また、内癰・外癰に拘らずに処方して消炎し、排膿作用を齎す。更には穀物として食して栄養を補って消化吸収し、止瀉する。一方、治疣作用、美肌作用もあり、非常に多用途である。

【牡丹皮】…消炎性の駆瘀血薬であるが、実熱を解して血流を改善するのみならず、虚熱に対してもこれを清し、代謝熱や慢性消耗性疾患の発熱に対して鎮静的に作用する。

【桃仁】…代表的な駆瘀血薬の一つであり、月経痛・月経不順に対してのみならず、打撲・捻挫などの瘀血性疼痛にもよく奏効し、また含有する脂肪油による腸の蠕動刺激作用によって排便を促進する。

【冬瓜子】…内臓の炎症や化膿などに対して消炎しつつ、また排膿促進作用もあり、更には気道炎症による熱痰に対しては鎮咳祛痰的に作用する。『薬性提要』には、「熱を瀉して脾を益し、二便を利し、水腫を消す」とある。

以上、温熱薬は一つもなく、全ての薬味が消炎作用を発揮し、また薏苡仁・冬瓜子は排膿促進的にも働く。その他、瀉下作用は桃仁のみであり、利水作用は薏苡仁のみであり、牡丹皮・桃仁は駆瘀血作用を有する。

総じて、消炎性・排膿促進性且つ駆瘀血性で、弱い瀉下作用及び弱い利水作用を発揮する薬である。

適　応

大黄牡丹皮湯の適応証の軽度のもの。

論　考

❶本方の出典は、北周の姚僧垣撰『**集験方**』を先ず挙げなければならない。しかし、既に亡佚してしまっているので、先ず輯校本より引用すると、高文鋳輯校『**集験方**』**巻第四・治肺痿、肺癰及腸癰方**に、「腸癰を治する湯方」として記載されている。

❷一方、『**備急千金要方**』**巻之第二十三** **痔漏・腸癰第二**には、「腸癰を治する大黄牡丹湯方」に続いて、「腸癰を治する湯方」として、牡丹・甘草・敗醤・生姜・茯苓・薏苡人・桔梗・麦門冬・丹参・芍薬・生地黄が記載されているが、又方として薏苡仁・牡丹皮・桃仁・瓜瓣人が記載されている。そして、方後の小字双行で、「姚氏は桃人を用いず、李人を用う。崔氏には芒硝二両有りて云う、腹中疠痛し、煩毒安からず、或いは脹満して飲食を思わず、小便渋る。此の病多くは是れ腸癰なり。人多く識らず。婦人産後虚熱の者、多くは斯の病と成る。縦《たと》い癰疽に非ずとも、疑うらくは是れ便ち此の薬を服して他損無き也」とあって、本方は『千金方』にも一方の腸癰湯として採用されていることが分かる。というよりも、事実は『千金方』に収載されていたから、本方が『集験方』に既に収載されていたことが判明したのである。尚、瓜瓣人は冬瓜子のこと。

また、産後の虚熱の多くが腸癰というのは、本方や大黄牡丹皮湯が婦人科的諸疾患に適用となることを示唆している。

尚、山田業広著『九折堂読書記千金方』巻下・巻第二十三痔漏・腸癰第二には、「姚氏不用桃人用李人」に対して、「諸本には『李人』を『杏人』に作る」と解説されている。

❸先の『千金方』の小字双行での李人であるが、『**本草綱目**』**第二十九巻・**

果之一五果類・李には、「核仁……主治 僵《キョウ》仆《フ》の蹉《カ》折《セツ》による瘀血の骨痛別録……女人の少腹腫満を治し、小腸を利し、水気を下し、浮腫を除く甄権……」ともあるので、桃仁の代りに処方することは充分可能である。

尚、先の小字双行箇所の少し後には、「又方　瓜子三升擣《つ》きて末とし、水三升を以って煮て一升五合を取り、分ちて三服とす」ともあるので、腸癰に対しては瓜子は単独でも対応し得ることになる。

❹従って、本方は『集験方』に於いて、薏苡仁・牡丹皮・李仁・冬瓜子と処方されていたが、その上に立って『千金方』では薏苡仁・牡丹皮・桃仁・冬瓜子と改変されたことになる。

❺さて、今まで本方の『集験方』から『千金方』への変遷について述べたが、もう一つの経路として『金匱要略』を挙げなければならない。

同書・肺痿肺癰欬嗽上気病脉証治第七に、「千金葦茎湯、欬して微熱有りて煩満し、胸中甲錯するを治す。是れを肺癰と為す」との許に、葦茎・薏苡仁・桃仁・瓜瓣と指示され、方後には「再び服せば当に膿の如くなるを吐すべし」とある。更に、もう一方は瘡癰腸癰浸淫病脉証并治第十八の大黄牡丹湯である。

即ち、千金葦茎湯去葦茎合大黄牡丹皮湯去大黄・芒硝は正に腸癰湯だからである。

❻そこで、**『医心方』巻第十五・治腸癰方第十二**には、「集験方、腸癰を治する湯方」とあって、薏苡人・牡丹皮・桃人・冬瓜人と指示されている。

何と『医心方』では、既に『集験方』に於いて、『千金方』の四味が処方されていたと記している。『集験方』は我が国の大宝律令の医疾令で既に指定されていた書であるから、当然のこと乍ら既に伝来していて、実際、藤原佐世著『日本国見在書目録』卅七　医方家には、「集験方十二姚僧垣撰」と記載されている。同書は寛平年間（889～898年）の成立である。従って、約90年後の成立の『医心方』の著者・丹波康頼は直接目睹していたはずである。即ち、『千金方』の小字双行に云う「姚氏は桃人を用いず、李人を用う」は『集験方』に別本が存在したことを窺わせる。姚僧垣の原方が何れであったかは不明と言わざるを得ないが、これは『金匱要略』から直接に処方を改変し、既に今日の腸癰湯が『集験方』に於いて成立していたことを窺わせるに充分足り得る。

❼**『聖済総録』巻第一百二十九癰疽門・腸癰**には、「腸癰を治するに、少腹堅く腫れ、大きさ掌の如くして熱し、之を按じて痛み、其の上の色、或いは赤、或いは白にて小便稠《こ》くて数、汗出でて憎寒し、其の脉遅緊なる者、未だ膿を成さず、如し脉数なるときは膿已に成る」と大旨が記載されて、「腸癰を治する大黄牡丹湯方」と、大黄牡丹皮湯が掲載された後、「腸癰を治する薏苡仁湯方」とあって、腸癰湯が薏苡仁湯との方名で収載されている。

❽また、**『全生指迷方』巻四・婦人科**には、「瓜子湯　腸頭、針を以って刺すが如きが穀道に連なり、又痔痛むに因りて小便淋の如き状にて時に寒く時に熱し、此れ、産時に力気を用いて腸間に併せるに由り、亦陰虚して邪熱乗じて客し、腸間に留聚するに因りて、熱結して恐らくは腸癰と成るを治す。袁当時大方云う、崔左丞屢々用いて効有りと」とあって、同じく腸癰湯が指示されている。

❾**『三因極一病証方論』巻之十五・腸癰証治**には、大黄牡丹湯に続いて、「薏苡仁湯 腸癰にて腹中㽲痛し、煩毒安からず、或いは脹満して食さず、小便渋るを治す。婦人産後の虚熱、多くは此の病有り、縦い癰に非ずとも、但疑うらくは是れ便ち服すべし。就《たと》い差互有れども亦害無し」とあって、薏苡仁・牡丹皮・桃仁・瓜瓣仁が指示される。

一方、同書・巻之十三・肺癰証治には、「葦葉湯 肺癰を治す」とあって、薏苡仁・瓜瓣仁・桃仁を剉散し、葦葉一握りを入れて煎服する。方後には「或いは膿血を吐すとも怪しむ勿かれ」とも記載される。薏苡仁湯とは四味の中、三味まで共通であり、先の千金葦茎湯とも同一事情である。従って、本方も肺癰に対して適応になり得る。

❿**『世医得効方』巻第十九瘡腫科・腸癰**には、牡丹湯（大黄牡丹皮湯のこと）に続いて、薏苡湯が『三因方』の条文と略同一で収載され、薬味も同様である。

⓫一方、『外科発揮』巻四・腸癰には、薏苡仁湯と瓜子仁湯とが掲載されている。前者は「腸癰にて腹中㽲痛し、或いは脹満して食さず、小便渋るを

治す。婦人産後、多くは此の病有り。縦《たと》い癰に非ざれども之を服して尤も効あり」とあり、後者は「産後悪露尽きず、或いは経後の瘀血、痛みを作し、或いは腸胃停滞して瘀血、痛みを作し、或いは癰を作して患うを治す。并びに効あり」とある。しかし、配合薬は薏苡仁・桃仁・牡丹皮・瓜蔞仁で、夫々の分量が異なるのみである。ここでは大黄牡丹皮湯ですら、大黄湯として朴硝・大黄・牡丹皮・瓜蔞仁・桃仁と、冬瓜子ではなく、瓜蔞仁と指示されている。

⓬同じく『外科正宗』には冬瓜子を瓜蔞子に置き換えた処方が記載されている。同書・巻之三・腸癰論第三十三には、「瓜蔞子湯　産後悪露尽きず、或いは経後の瘀血、腸胃に停滞して痛みを作すを治す。縦い是れ癰に非ざれども之を服して亦効あり」とあって、薏苡仁・桃仁・牡丹皮・瓜蔞仁が指示されている。その次の処方では、「薏苡仁湯　腸癰にて腹中疼痛し、或いは脹満して食さず、小便渋滞するを治す。婦人産後、多く此の病有り。縦い癰に非ざれども之を服して尤も効あり」とあって、瓜蔞子湯加白芍の処方が指示されている。

⓭この芍薬加味の処方は、浅田宗伯によって瓜蔞仁を冬瓜子に再び置き換えられ、腸癰湯加芍薬として浅田流ではよく用いられている。

⓮**『張氏医通』巻十四・腸癰門**には、「薏苡瓜瓣湯千金　腸癰を治す」とあって、薏苡仁・牡丹皮・桃仁・瓜瓣と指示され、以下『千金方』の小字双行と略同一で記載される。

⓯『師語録』巻上二・癰疽附諸瘡には、「……亦、腸癰とてほがみひきつり、小便渋り、腹脹りなんどし、或いは臍より膿出で、或いは大便に膿血出づる也。薏苡仁湯を用いよ」とある。ほがみは小腹のこと。また、同書・巻下一・薏苡仁湯には、「一切の腸癰を治す。婦人産後に此の病有り。いまだ癰と見定めず共、服すべし」とあって、薏苡仁・栝蔞根・牡丹皮・桃仁を煎服するべく記載される。ここでは栝楼根が指示されている。

⓰**『百疢一貫』巻之下・瘰癧　肺痿　肺癰　腸癰**には、「○大黄牡丹湯の瓜子、諸説ありと云えども瓜蔞実、今試むるに之に過ぐるものなし。冬瓜子・甜瓜子とする説あれども、至ってぬるき也。瓜蔞仁よりは実よし。そ

のまま用ゆべし。経閉などにも然り。外台に芥子に作る。山脇も是れに従う。おかしき也。奇効良方に瓜呂仁にしてあり、是れ也」とある。和田東郭は現在の腸癰湯の冬瓜子よりも瓜蔞仁、更には瓜蔞実を至上とする。

⑰尚、現在は瓜蔞実と瓜蔞仁は栝楼の種子で同一物を指すが、『本草綱目』第十八巻上・草之七蔓草類・栝楼・実［修治］には、小字双行にて「時珍曰く、栝楼、古方には全て用ゆ。後世乃ち子と瓤《うりわた》とを分けて各々用ゆ」とあり、『漢薬の臨床応用』栝楼仁には、〔附〕栝楼皮と〔附〕全栝楼も掲載されているので、東郭は栝楼実＝全栝楼を用いていたことが分かる。

⑱**『観聚方要補』巻六・肺癰　腸癰　胃脘癰**には、「腸癰湯千金　薏苡仁・牡丹皮・桃仁・瓜瓣仁、右水煎す。崔氏には芒硝二両有り。○正宗は瓜瓣を瓜蔞仁に代え、芍薬を加えて薏苡仁湯と名づく。腸癰にて腹中㽲痛し、或いは脹満して食さず、小便渋滞するを治す。婦人の産後には多く此の病有り、縦い癰に非ずとも、之を服して尤も効あり」と、本方の来歴についても解説している。

⑲『校正方輿輗』巻之六・腸癰には、「瓜子仁湯 薛己外科枢要　産後悪露、或いは経行して瘀血、痛みを作し、或いは腸癰と作すを治す」とあって、薏苡仁・桃仁・牡丹皮・瓜蔞仁と指示される。また、「○此の方、千金第廿三巻に腸癰湯と名づけ、……」とあるが、瓜蔞仁と瓜子仁は異なる。以下、『千金方』の小字双行箇所の引載の後、「○此の方、腸癰軽症に用うべし。又婦人産後、悪露停滞して腸癰となる者などに殊に良方なり。薬、平和なりと雖も、痛みを和することは却って厲剤に超えたり」とも解説される。

⑳以上、度々登場した冬瓜子、瓜子、冬瓜仁、瓜瓣、瓜瓣仁は孰れも同一薬味で、内癰の要薬としては薏苡仁と同様である。一方、薛己や和田東郭は冬瓜子よりも瓜蔞仁の方が有用としている。

㉑**『方彙続貂』瘍科・腸癰**には、「腸癰は手を触るること能わず」とあって、「腸癰湯千金腸癰にて腹中㽲痛し、煩して安からざる者を治す」とあって、薏苡・牡丹・瓜子・桃仁を水煎する。

㉒『症候による漢方治療の実際』帯下・腸癰湯には、「千金方の腸癰湯は、薏苡仁・桃仁・牡丹皮・括呂仁の4味からできているが、これで帯下の治

ることがある。これを用いる目標は、大黄牡丹皮湯の腹証と同じく、下腹部に抵抗圧痛を証明し、或いはこの部に腫状のものをふれる場合で、便秘の傾向のないものである。もしも便秘の状があるなら、大黄牡丹皮湯加薏苡仁とする」とのことである。また、同じく薏苡附子敗醤散には、「……腸癰湯にも、この方にも薏苡仁が入っている。湯本求真先生は、帯下の患者には、いつも薏苡仁を入れられた。例えば、大柴胡湯合桂枝茯苓丸加薏苡仁とか、小柴胡湯合当帰芍薬散加薏苡仁とかいう風である」と解説される。ここでは腸癰湯として括呂仁が指示されているが、**『漢方診療の実際』**改訂版や**『経験・漢方処方分量集』**では、薏苡仁・瓜子・牡丹・桃仁と記載される。恐らく錯誤であろう。

㉓矢数道明先生は**『漢方の臨牀』第22巻第10号・温知堂経験録(93)・ひどい面疱に腸癰湯加芍薬**と、また**第25巻第7号・温知堂経験録(112)・掌蹠膿疱症に腸癰湯加芍薬と紫雲膏**と、何れも桂枝で悪化し、腸癰湯加芍薬で治癒に向かった症例を報告されている。

㉔著者は昔、漢方に入門したての頃、何れの書で学んだかはもう記憶にないが、急性虫垂炎の患者にOpe前では大黄牡丹皮湯を、Ope後では腸癰湯をワンパターンに処方したことがあった。Ope前の場合はOpeになるかならないかはケースバイケースだったのを覚えているが、Ope後はそのような投与方法でも特に問題はなく、うまく行くのが当然という感触だった。

猪苓湯

出典　『傷寒論』、『金匱要略』

主効　利尿、止瀉、消炎。尿路と消化管の湿熱の薬で尿量増加薬。

組成

猪苓３　茯苓３　沢瀉３　阿膠３　滑石３

解説

【猪苓】…全身の水腫に対して、特に炎症を随伴する場合に明らかな利尿作用を呈すると共に、湿熱性の下痢に対しては止瀉作用を発揮する。『薬性提要』には、「膀胱を利して水を行らす。茯苓と同じくして補わず」とある。

【茯苓】…消化管内及び組織内に過剰に偏在する湿痰に対して、偏在を矯正し、過剰水分を利尿によって排除し、且つ脾胃の補益作用も発揮する。またこのような偏在の矯正によって眩暈・動悸なども治療する。

【沢瀉】…猪苓と同様に全身の水腫に対して、炎症を随伴する場合でも明らかな利尿作用を発揮すると共に、湿熱性の下痢に対しても止瀉作用を呈する。更には腎の虚熱を清する他、軽度の血糖降下作用がある。『薬性提要』には、「膀胱に入りて小便を利し、湿熱を除く」とある。

【阿膠】…卵巣－子宮機能調節のための止血薬であるのみならず、種々の用途による止血薬でもあり、更に血虚の症状に対しては補血しつつ、煩熱・胸苦感などの虚熱も清する作用がある。

【滑石】…尿路系の病変に対して、炎症を鎮めて利尿作用を発揮すると共に、結石に対してもこれを排出するように働く。また湿熱性の下痢に対しては止瀉するように作用する。『薬性提要』には、「熱を瀉して竅を利し、小便を通ず」とある。

以上、阿膠以外は全て尿量増加的及び止瀉的に作用する。その中、猪苓・沢瀉・滑石は尿量増加作用に消炎作用も加味し、一方、茯苓は消化管の機能低下を補う作用もある。阿膠はここでは補血よりも、止血と除煩の目的で配合されている。

総じて、本方の作用は大きく二つに分けられる。一つは尿路系の炎症を鎮めて尿量を増加する作用と、もう一つは湿熱性の下痢を止瀉して消化管機能を正常化する作用とである。

適 応

膀胱炎、尿道炎、前立線肥大症、前立線炎、腎炎、腎盂腎炎、尿管結石、腎結石、血尿、カテーテル留置による尿路炎、神経因性膀胱、心因性頻尿、ネフローゼ症候群、急性大腸炎、急性胃腸炎、非特異性大腸炎、直腸炎、水瀉性下痢、消化不良性下痢、出血性下痢、煩熱性不眠症など。

論 考

❶本方の出典は、**『傷寒論』弁陽明病脉証并治第八**に、「若し脉浮にして発熱し、渇して水を飲まんと欲して、小便利せざる者、猪苓湯之を主る」とあって、猪苓・茯苓・沢瀉・阿膠・滑石と指示され、更に**弁少陰病脉証并治第十一**には、「少陰病、下痢六七日、欬して嘔し、渇し、心煩して眠るを得ざる者、猪苓湯之を主る」とあることに拠る。前者は尿路系、後者は消化器系の条文である。尚、先の条文は**『金匱要略』消渇小便利淋病脉証并治第十三**にも記載されている。

❷先の条文の直後には、「陽明病、汗出づること多くして渇する者、猪苓湯を与うべからず。汗多くして胃中燥き、猪苓湯復た其の小便を利するを以っての故也」とあって、孰れにしても小便不利のとき、その原因が脱水による場合は猪苓湯を投与することを禁じている。現代医学的には態々条文を作るまでもないことであろう。

❸また**『金匱要略』嘔吐噦下利病脉証治第十七**には、猪苓散として猪苓・茯苓・白朮の処方があるが、どちらかと言えば五苓散（335 頁）、更には四苓湯（482 頁）に近い。『傷寒論』にも猪苓散という方名は記載されているが、これは五苓散のことである。

❹**『注解傷寒論』巻第五・弁陽明病脉証并治第八**には、先の条文に対して、「此れ、下して後、客熱下焦に客する者也。邪気表より裏に入り、下焦に客すれば、三焦倶に熱を帯ぶる也。脉浮にして発熱する者、上焦の熱也。渇して水を飲まんと欲する者、中焦の熱也。小便利せざる者、邪、下焦に客

して津液、下に通ずるを得ざる也。猪苓湯を与えて小便を利し、以って下焦の熱を瀉する也」と解説している。

一方、**巻第六・弁少陰病脉証并治第十一**には、後の条文に対して、「下利して渇せざる者、裏寒也。経に曰く、自利して渇せざる者、太陰に属す。其の臓寒《こご》ゆるを以っての故也と。此れ、下利して嘔し、渇するは知りぬ、裏寒に非ざることを。心煩して眠るを得ざるは知りぬ、恊熱也と。猪苓湯を与えて小便を滲泄し、水穀を分別す。経に曰く、復た止まざるは当に其の小便を利すべしと。此れ、之を謂うか」とも解説される。

❺『金匱要略心典』消渇小便不利淋病脉証治第十三には、『金匱要略』の条文に対し、「此れと前の五苓散と病証同じくして薬は異なる。五苓散、陽を行らして之を化し、熱初めて入る者之に宜し。猪苓湯、陰を行らして之を化し、熱入ること久しくして陰傷る者之に宜しき也」とある。ここで云う五苓散の原典条文は「脉浮にして小便利せず、微熱にて消渇する者、宜しく小便を利し、汗を発すべし。五苓散之を主る」である。

尚、『金匱要略心典』では、『金匱要略』消渇小便利淋病脉証并治第十三の小便利を小便不利に作っている。

❻『太平聖恵方』巻第十七・治熱病煩渇諸方には、「熱病にて発熱して煩渇し、小便利せざるを治するには宜しく猪苓散方を服すべし」とあって、猪苓・赤茯苓・木通・滑石・沢瀉を散と為して煎服するべく指示される。この処方は猪苓湯去阿膠加木通である。

❼『世医得効方』巻八大方脉雑医科・諸淋・通治には、「透膈散、諸淋を治す」とあって滑石一味が処方され、夫々の淋に対する服用方法の違いを述べた後、「猪苓湯、五淋を治す」と、同じく簡単な条文でその適応を述べていると共に、原典の五味が指示される。

❽『丹渓心法附余』巻之十一火門・淋五十五には、「葉氏治血淋方 簡易方 阿膠・木猪苓・赤茯苓・滑石・沢瀉・車前子」とあって、方後には「五更時に服す」とも記載され、理血の剤の一つとして収載されている。即ち、この処方は猪苓湯加車前子である。

❾『寿世保元』戊集巻之五・諸淋には、補遺として「一つ血淋を治す」

として、猪苓湯加車前子を水煎するべく掲載される。

⑩『温疫論』上巻・小便には、「若し腸胃に邪無く、独り小便急数にて、或いは白膏、馬の如きものが遺るは其の治は膀胱に在り。猪苓湯に宜し」とあって、「猪苓湯　邪、気分を干す者之に宜し」とあり、猪苓・沢瀉・滑石・甘草・木通・車前を灯心煎服する。ここで馬の如きとはその大きさをいうのであろう。尚、続いて「桃仁湯　邪、血分を干す者之に宜し」とあって、桃仁・丹皮・当帰・赤芍・阿膠・滑石を水煎服することになっている。

⑪**『養寿院医談』**には、「又曰く、猪苓湯は清熱利水の剤也。淋疾にて腹中熱なきを覚うに用いて効あり。痘瘡にて渇して陰嚢腫れて水晶の如きに効あり」と記載される。

⑫**『金匱要略方論襯註』巻之中・痰飲欬嗽病篇**には、「若し脉浮にて発熱し、渇して飲水を欲し、小便利せざる者、猪苓湯之を主る。若し下利・嘔して渇して欬し、心煩して眠るを得ざる者、亦猪苓湯之を主る。此れ已に陽明少陰に在る者也。此れ皆熱煩の水也。本より水有る者也。而して其の水は亦、皆深く拠ること無くして浅き根の者也。……」とあり、これに先立って、「何ぞ熱煩の水と謂うや。曰く、此の水、邪熱の為に鬱せられて煩悶見わるるの状なる者也」と説明され、猪苓湯と共に五苓散もここに掲載されている。

⑬さて、**『類聚方解』**には、「猪苓湯　病、内に在る也」との大旨の後、「血気、心に迫り、水滞行らず、津液、内に竭く者を治す。其の証に曰く、心煩して眠るを得ず、此れ血気、心に迫れば也と。曰く、下痢と。曰く、咳して嘔すと。曰く、小便利せず、発熱すと雖も、汗出でざるは此れ水滞也と。曰く、渇して水を飲まんと欲するは此れ津液、内に竭くれば也。此くの如きの症は血気循らず、小便利せざる故に、能く淋瀝を治する也と。白虎湯に曰く、渇して水を飲まんと欲するを治すとは、何を以ってか之を別かつや。白虎の症、気伏して暢びず、或いは悪寒し、或いは厥し、或いは遺尿する也。猪苓の症、気急にして伏さず、或いは発熱し、或いは嘔して渇し、或いは小便利せず、此れ其の別也。五苓散症、発熱して小便利せず。其の別如何。五苓散は汗出でて、或いは水を吐し、水が外に行る也。猪苓

湯は汗出でず、或いは下利し、或いは咳して嘔し、水滞して行らず、此れ其の別也」と。

尚、次の処方としては猪苓散が収載されていて、「猪苓散　病、内に在る也」は猪苓湯と同一であるが、「水走りて気急にして津液竭きざる者を治す。其の症に曰く、嘔吐後に水を思う者、水去るを以って気急なれば也。渇せざる者、血迫らず、津液未だ竭きざる故に沢瀉無き也。猪苓有りて沢瀉無きときは水を思うも渇せず、沢瀉有りて猪苓無きときは渇して水を思わず。此れ其の別也」とも解説される。

⑭**『古方便覧』（乾）・猪苓湯**には、「〇発熱、小便利せず、或いは淋瀝、又は渇きて水を飲まんと欲するものを治す。〇淋病に芎黄散を兼用し、或いは蟹霜《かにのくろやき》一味の末を酒にて服す。若し久しく愈えざるには、七宝丸一・二分ずつ毎日兼用すべし。〇下利しぶりはら、或いは膿血を下すによし」と、ここでも淋に対する用法が主になっている。

⑮**『導水瑣言』実腫治法并方**には、「〇満身洪腫、其の腫れ、手を以って按すにしっかりと力ありて其の跡忽ちに起脹し、腫脹極めて甚だしけれども曾て呼吸に礙《さえぎ》らす気息、平常の如くなる者、猪苓湯の症也。又一種、腫れの勢い、前の如くして腰以下満腫すれども、臂肩胸背少しも腫れなく呼吸平常の如くなる者、是れ亦猪苓湯を用ゆべし。渇の有無を問わず、必ず此の湯を用いて先ず下を疏すべし。大いに奇験あり。然れども此の二症、虚腫に紛れやすし。能々三候六診を審らかにして其の実腫たることを弁ずべし」とある。東郭は実腫、虚実間腫及び虚腫の内、実腫で呼吸が正常の満腫には本方の適応と説いている。

⑯**『済美堂方函』傷寒　温疫　感冒**には、「猪苓湯　若し脉浮にして発熱し、渇して水を飲まんと欲し、小便利せざる者」と、原典を引用した後、「小便利せず、若しくは淋瀝し、若しくは渇して水を飲まんと欲する者。〇按ずるに疫後、熱解して小便膠濁し、或いは閉塞して通じ難き者。〇葉氏血淋方は車前子を加う」と記載され、最後の一文は先の『丹渓心法附余』からの引載であろう。

⑰『時還読我書』巻下には、「宝暦の末年、東都に大疫あり。其の症、自

汗・壮熱・煩渇、小便頻数・淋痛・短少、大便或いは秘し、或いは溏し、甚だしき者は頭眩・嘔逆・譫語・脈浮緩なり。類案に風湿と名づけ、傷寒にあらずとて五苓散を主とせるに従いて、五苓散を煎湯となし与えて人を救うこと多し。若し脈に根なく、舌胎なく乾燥するは附子を加えて愈ゆ。又、症同じくして小水遠く、脈緊数なる者は五苓散は効なく、猪苓湯にて効を得たり。此の症、その後も多くあり、大抵脈を以って標的とせり」と、五苓散との目標の差をも語っている。

⑱また、**『類聚方広義』（上）・猪苓湯**には、「淋疾点滴して通ぜず、陰頭腫痛し、少腹膨満して痛みを為す者を治す。…」とあるので、これも下焦の客熱であろう。尚、蛇足になるが、ここでいう点滴はもちろん排尿滴々たる様を表現している。

⑲**『証治摘要』巻上・淋**には、「恵美氏方書、淋門に猪苓湯加附子有り。此の方、冷淋に定めて効有り。淋疾を按ずるに、小便赤渋し、茎中痛む者は猪苓湯を用い、或いは車前子・大黄を加う。膿を出だす者は猪苓加消石湯、血淋には猪苓湯加浮石、或いは承気丸を兼用す。愈えざる者は黄連解毒湯を用う。或いは腹候に因りて桃核承気湯を兼用す。世に所謂黴毒より来たる膿淋の者には加味六物解毒湯或いは大黄牡丹湯を用い、兼ねて軽粉丸を用う」と、猪苓湯に附子を配合する変方は特異である。

⑳一方、**『勿誤薬室方函口訣』巻之上・猪苓湯**には、先の『注解傷寒論』の「水穀を分別す」を受けて、「此の方は下焦の蓄熱利尿の専剤とす。若し上焦に邪あり、或いは表熱あれば、五苓散の証とす。凡そ利尿の品は津液の泌別を主とす。故に二方倶に能く下利を治す。但其の位異なるのみ。此の方下焦を主とする故、淋疾或いは尿血を治す。其の他水腫実に属する者及び下部水気有りて呼吸常の如くなる者に用いて能く功を奏す」とある。

津液の泌別とは闌門を通って水液（尿）は膀胱に、滓穢（屎）は大腸にに送られると考えられたことをいう。闌門はバウヒン弁に相当する辺りに存在すると考えられていた。

㉑**『傷寒論梗概』陽明病篇・陽明病篇に於ける兼挟の候を有する諸症の薬方**では、「猪苓湯　これは邪熱が下焦に鬱積し、胃中に乾き、渇して水を

飲まんと欲し、小便は不利で、脈は浮にて、発熱し、汗無き等の証に対する薬方であって、主として下焦の鬱邪を去り、内を滋潤し、小便を利し、熱を除く等の能を有する」とあるが、**少陰病篇・少陰病篇に於ける兼証ある諸証の薬方**では、「猪苓湯　これは下痢に因りて内熱を生じ、下焦の水邪が動揺して上に迫り、血分は枯燥し、為に心気は安和ならず、欬して嘔し渇し、心煩して眠ることを得ない等の証に対する薬方であって、主として内熱及び水邪を去り、血分を滋潤し、心気を安和にする等の能を有する。これも亦陽に転じたものである」と解説される。後段では、下痢に対して水邪を去るという表現は誤解を招き易い。

㉒小川幸男・木下利夫両先生は**『日本東洋医学会誌』第7巻1号・猪苓湯による術後乏尿の治験について**で、「手術後乏尿乃至無尿病には本剤の適応とする場合が多いと考えられ、現代医学的治療とともに試むべき優秀な治療剤であろう」と述べられている。

㉓『傷寒論』の先の条文は、手術直後などのように脱水状態が一定期間続いた後、輸液量を増加させても直ちに尿量増加に繋がらず、却ってCVPの増加のみに終始することが時にある。このような状況のとき、ラシックスを少量静注投与することにより尿量が忽ち著増し、以後順調な経過をみることがあるが、正にこの状態のことを述べている。

㉔山本巖先生は**『東医雑録』(3)・五苓散と猪苓湯――四苓散の展開――**で、「……出典は《傷寒論》であり、もと熱病の方剤である。……猪苓湯は、悪熱し、発汗しているものに用いる。……渇して水を飲まんと欲して、小便は出ない。これは体内に水分が不足している状態である。水の不足なら水を飲めばよいはずである。しかし、五苓散の病態と同じように、いくら水を飲んでも消化管から血中に吸収されないため、茯苓と滑石でもって消化管内の水を血中に吸収させるのである。五苓散を用いる者は、熱病初期のため、まだ体内の脱水があっても熱毒（中毒症）にはなっていない（傷津）。だから茯苓と朮で水を消化管から血中に吸収すればよい。猪苓湯の病態は、脱水のみならず、悪熱し、発汗し、脱水にプラス中毒症（消化不良性中毒症のように）すなわち燥と熱毒のため舌質も紅から絳になる（傷陰）。茯苓と

滑石で消化管内の水を血中に吸収すると同時に、滑石でその熱を制し、熱毒を治すのである。血中は水で潤い、熱が下がり、口渇も咽燥もよくなる。五苓散は“傷津”、猪苓湯は“傷陰”と考えて鑑別をすればよい。滑石は利尿作用があり、消化管(ことに腸管)の水を取るのは強いが、血中の水を利尿する作用も強いため、脱水しない配慮として阿膠を加えている」と、相変わらず大変明瞭に解説されている。

㉕猪苓湯といえば尿路系の薬という認識が一般に強いが、『傷寒論』には止瀉剤としても収載されていることは案外知られていない。もっと見直されて然るべきであろう。

しかし、元々便秘気味の人には便秘を促進させることはあまり気付かれていない。

著者が在宅診療している73歳男性の例を挙げる。患者は蜘蛛膜下出血後遺症があり、また右腎結石で、泌尿器科にも通院しているが、平成21年8月より同科にて猪苓湯を処方されている。元々便秘気味で定期的に市販の緩下剤を服用していたところ、猪苓湯服用後、明らかに硬便となっている。

猪苓湯合四物湯

出典 『傷寒論』、『金匱要略』、『理傷続断方』、『内科秘録』

主効 利尿、止瀉、消炎、止血。猪苓湯の止血作用を強化した薬。

組成

猪苓3　茯苓3　沢瀉3　阿膠3　滑石3　地黄3　芍薬3　当帰3　川芎3

猪苓湯	猪苓　茯苓　沢瀉　阿膠　滑石
四物湯	地黄　芍薬　当帰　川芎

解説

本方は正に方名通り、猪苓湯（800頁）に四物湯（473頁）を合方したものである。

【猪苓湯】…尿路と消化管の湿熱の薬で、尿量増加薬でもあり、止瀉薬でもある。

【四物湯】…一般的に血虚を主治し、更に出血・瘀血を傍治する薬であるが、ここではむしろ芎帰膠艾湯（159頁）の減方としての役割を果たしている。即ち、止血薬としての効用である。

それ故、本方は猪苓湯合芎帰膠艾湯去甘草・艾葉とも考えられる。これは即ち、芎帰膠艾湯証で尿量増加的及び止瀉的に作用し、更に尿路炎症に対しても消炎的に作用する意味を有っている。元々は尿の異常に対して投与されたものであろうが、消化器系に対しても止瀉的、止血的に作用する。

また、本方は多味剤の五淋散（328頁）と、茯苓・沢瀉・滑石・当帰・芍薬・地黄と六味まで共通するので、両処方共に同類薬に属することが分かる。

総じて、猪苓湯の止血作用を強化した薬である。

適応

膀胱炎、尿道炎、前立腺炎、腎炎、血尿、ネフローゼ症候群、泌尿器科的手術後、急性大腸炎、血性水瀉性下痢、出血性下痢など。

論考

❶『太平恵民和剤局方指南総論』巻下・論婦人諸疾には、産後諸症に対して、「……産後煩渇して冷を飲まんと欲する者、皆去血過多にて陰気衰少し、客陽之に乗ずるに因りて、当に其の内を助くべくして四物湯を与うべし。毎服烏梅両個を加えて同じく煎ず。渇止まずんば五苓散を与え、熟湯にて調服す」と、四物湯加烏梅を処方し、その上で五苓散を処方する旨が記載される。

❷その後、**『金匱鈎玄』巻第二・小便不禁**には、「熱に属し、虚に属す。戴云く、小便不禁は出でて覚えず。赤なるは熱有り、白なるは気虚と為す也。熱には五苓散加解毒散、虚には五苓散加四物湯」とあって、常時合方としての五苓散加四物湯の記載は見出し得た。

❸また、**『丹渓心法』巻二・溺血二十三**には、「溺血、痛む者を淋と為し、痛まざる者を溺血と為す。溺血、先ず生料五苓散加四物湯を与う。若し服して効あらずんば、其の人、素より色に於いて病む者にして此れは虚に属す。五苓散和膠艾湯に宜し。……大抵小便出血するときは小腸の気秘す。気秘するときは小便難く、甚だしく痛む者、之を淋と謂い、痛まざる者、之を溺血と謂う。……」ともあって、五苓散合芎帰膠艾湯の記載がある。五苓散合芎帰膠艾湯は結局、本方去滑石加白朮・桂皮・艾葉・甘草である。

即ち、本方に於いても素より虚する者に対しては、合四物湯よりも合芎帰膠艾湯にした方がよいと思われる。

❹**『証治要訣』巻四・小便血**には、「痛む者を血淋と為し、痛まざる者を尿血と為す。血淋は別に後の大小腑門の淋閉の証に見る。尿血には先ず生料五苓散を与えて四物湯に和す。若し薬を服して効あらずんば、其の人、素より色を病む者、此れ虚証に属す。宜しく五苓散に膠艾湯を和し、鹿茸円を呑むべし。……」とある。

また、**同書・巻十二・婦人門・赤白帯**には、「下截の血は小腹之を主る。血虚するに因りて虚熱、小腸に陥入し、小便渋痛するを致し、色白くして泔の如く、或いは沙粒を成すこと有り。皆、淋と作して治するに冷剤を用ゆべからず。宜しく四物湯、五苓飲各半貼を以って和し煎ずべし」ともある。

何れにしても、事実上は五苓散合四物湯や五苓散合芎帰膠艾湯が指示されていることになる。

❺武之望撰、汪淇箋釈『済陰綱目』巻之一調経門・調経通用諸方には、四物湯の加減法に於いて、「若し妊娠の傷寒にて小便利せず、太陽の本病には茯苓六合に宜し。四物湯四両・茯苓・沢瀉各半両」とあるが、頭注には「合四苓」とも記載されている。即ち、頭注に従えば、四物湯合四苓湯で処方されたことになる。

❻一方、我が国の書でも、**『衆方規矩』巻之下・補益通用・四物湯**には、方後の加減法の内、「○溺血には五苓散を合す。……○小便秘渋せば沢瀉・木通を加う」とあって、四物湯合五苓散はここでも登載されている。

❼『一本堂医事説約』諸血門・溺血には、先ず猪苓湯と家方解毒剤が指示された後、最後には「凡そ、阿膠・艾葉・地黄・芍薬・当帰・川芎・升麻・知母・黄芩・白朮・草果・山梔子の類、宜しく擇び用うべし」とあり、四物湯又は芎帰膠艾湯はここでも既に指示されているが、未だ合方の意は無い。

❽しかし、『医療手引草』上編坤・諸血には、「○溺血には古方家、傷寒論の猪苓湯を用ゆるなり。又、甚だ実熱の者には大承気湯加当帰、これらは農夫などに間々にあることなり。大抵溺血の剤は清腸湯を用ゆるなり。其の外、日久しきに至りては加味逍遙散、益気湯、四物湯、六味丸加牛膝等の方にて効なきに、古方家、猪苓湯か又は大承気湯にて即功あることあり。虚実を考え用ゆべし」とあり、ここでは四物湯から猪苓湯への変薬が示唆されている。尚、清腸湯は当帰・生地黄・山梔・黄連・芍薬・黄柏・瞿麦・赤茯苓・木通・萹蓄・知母・麦門冬・甘草・烏梅を灯心水煎する。

❾また、『百疢一貫』巻之下・大小便閉 淋疾・遺尿 に、「○淋にも非ずして尿血するもの、間々あるもの也。大事なきもの也。治法、下血と粗同じ。黄連解毒などを用ゆる也。若し淋瀝するときは猪苓湯を用ゆ。然れども血淋などにても黄連解毒湯効有る者也。右の黄連解毒、何れも加大黄を用ゆる也。猪苓湯は緩也。黄連解毒は急也。……又、尿血に乱髪を霜となし用いたることあり。今是れを猪苓湯にて送下するに効有りと云々」ともある。結局、猪苓湯加乱髪霜は本方と同一目的である。

❿『東郭医談』には、「一男子、下血、大・小便通ぜず、腹満して死せんと欲す。医、四物加梔・柏の方を与う。腹満、尚甚だしき故に病人きばって小便せんと欲する処、忽ち肛門より穀粒の如き者二つを突出す。其の後、小便二合程通じて腹満少々快し。是れに猪苓湯に大黄を加えて小便段々通じて快し」との症例が記載されている。これは四物湯加味方での治療に加えて、猪苓湯加大黄で奏効している例である。

⓫**『観聚方要補』巻五・吐衂二便血**には、「五苓散合四物湯 準縄 溲血を治す。其の人、素より色に於いて病む者、此れ虚証に属す。更に膠・艾を加う」とあり、多紀元簡は『証治準縄』出処としているが、先の『金匱鈎玄』の方が早期の収載である。

⓬『叢桂亭医事小言』巻之三・淋には、「……久来の血淋には猪苓湯も用ゆ。連綿としたるは腎気丸を兼用すべし」とあって、ここでは猪苓湯合八味地黄丸が指示されている。

⓭更には、『証治摘要』巻上・諸失血には、「猪苓湯　尿血重き者を治するに黄連解毒湯を兼用す。尿血は痛み無く、血淋は痛み有り。治方は一つ也」との記載に続いて、「芎帰膠艾湯　香川氏は吐血・衂血・尿血に之を用う」とも記載される。

⓮そして、**『内科秘録』巻之十・白濁** 漩濁・漏濁・便濁 に於いて、「白濁は小便白濁の省略にて単に濁とも云い、又濁証とも云う。虚弱の人及び老衰の者に多し。膀胱病にして尿血に相類す。……白濁は皆虚証に属する者なり。其の証、小便白濁にして米泔《こめとぎみず》の如く、又頻数になり、之を溲器に溜むるときは須臾に桶面に凝結して膜を結び、玲瓏として石花菜《ところてん》の如く、又粘膠にして断じ易からず、……或いは少腹及び茎中の痛むもあり、或いは腰痛、或いは少腹急痛し、久しく愈えざるときは少腹拘攣・身体羸瘦して遂に不起に至る者あり。……治法、其の因は異なれども、尿血・遺精・久淋・消渇等の治法を撰用すべし。多年歴験するに八味地黄丸にて治したる者多し。数々血を交え下す者には猪苓四物合方を与うべし。……」とある。

また、**同巻・尿血** 溲尿・漩尿 には、「尿血は血淋に疑似《まぎらわ》しき者にて世医漫《みだ》りに血淋と為して明弁せず。然れども其の因自ずから異なり。尿血は膀胱病にして血淋は尿道病なり。其の証も尿血は痛みなくして血出づること多く、血淋は渋痛甚だしうして血出づること少なし。得《とく》と明察して誤認《みちがえ》すべからず。此の証初発は鮮血の出づること或いは一合、或いは二・三合、或いは小便に混じ、或いは小便の前後に血のみ出でて、或いは膀胱の中に凝滞し、或いは尿道に壅塞して小便閉になることあり。困窘努力するときは、ポンと音のする程に凝血を射出することあり。或いは楕円《いびつ》、或いは扁長《ほそながく》になり、之を撮むに粘膠にして断じ易からず、老人に多くして壮年に寡なし。……十五・六日或いは二・三十日にして、一旦全快すれども必ず再発する者なり。或いは毎年発し、或いは隔年に発するも有り、後には毎月発するようになりて自然と羸痩し、少腹拘急・腰髖掣痛・両脚攣急等の諸証竝《なら》び起こる者なり。……治法、猪苓四物の合方にて一旦は治する者なれども全治する者尠《すく》なし。鮮血多く出でて止まざるときは芎帰膠艾湯、凝血の数々出づる者は犀角地黄湯に宜し。……此の証、疼痛なきを常とすれども稀には茎中渋痛・小便頻数にして淋の如き者あり。……」とあって、場合によっては四物湯を合方するよりも、芎帰膠艾湯を用いた方がよい場合が示唆されている。

白濁にしても、尿血にしても虚弱の人及び老衰の者に多い訳だから、やはり猪苓湯合芎帰膠艾湯を first choice にした方が都合がよい。但し、消化器に対する配慮は必要である。

⓯念のために触れておけば、ここでいう白濁や尿血は、飽くまでも肉眼で見てそれと分かる程度のことである。今日的感覚で言えば、即入院精査の段階である。

⓰大塚敬節先生は『**症候による漢方治療の実際**』**排尿異常**で、四物湯合猪苓湯に関して、「私はこの方を腎膀胱の結核に用いる。これで、血尿、排尿痛、尿意頻数などがとれるばかりでなく、尿の性質もよくなる。これと結核の化学療法を併用すると、特に経過を短縮せしめることができる。……私がこの処方を腎膀胱結核に用いるようになったのは、亡友小出寿氏の経験にヒントを得てからである」と述べられている。

また、**出血**で、猪苓湯、猪苓湯合四物湯に対しては、「膀胱や尿道からの出血で、排尿痛、尿意頻数などがあればこの方を用いる。腎膀胱結核からの出血に私は猪苓湯合四物湯を好んで用いる」とも述べられている。

著者は血尿に対しては生田七末もよく処方する。この場合、ベースに処方している漢方薬は特に変更することなく、大抵併用している。その他、敢えて言うまでもないことだが、検尿精査及び一般的諸検査によって特定の疾患を除外するように努めている。

⑰長浜善夫先生は**『漢方大医典』腎・膀胱結核**で、「〔猪苓湯〕膀胱の症状が著明なもの、血尿のあるものに一般に用いる。四物湯と合わせた処方にして用いた方がよい」とあるので、本方での四物湯合方は猪苓湯の阿膠の止血・除煩作用の内、止血作用を強化したものであることが分かる。

⑱**『漢方診療医典』腎盂炎**には、「〔猪苓湯〕尿意頻数、排尿痛、口渇のあるものを目標とする。また猪苓湯合四物湯としてもちいてよい場合がある。ややこじれたものには、後者がよい」とある。

また、**尿路結核（腎膀胱結核）**には、「〔四物湯合猪苓湯〕腎膀胱の結核で、衰弱のはなはだしくないもの、胃腸障害のないものにもちいる。尿意頻数や排尿時の疼痛が軽快するばかりでなく、尿の性状もよくなる。また腎臓摘出後に、なお膀胱障害が残存しているものにもよく効く」ともある。

⑲大塚敬節先生は**『漢方の臨牀』第17巻第11号・修琴堂経験録(11)・尿路の腫瘍に四物湯合猪苓湯と桂枝茯苓丸料**で、「患者は二十九歳の男子。一ヶ月あまり前に、小便をした後から血が出るようになり、某病院に入院して、しらべてもらったが、原因がよくわからなかった。そこで別の病院で診てもらったところ、膀胱に腫瘍があると診断せられた。そこで四物湯合猪苓湯を十四日分投与。その後、膀胱鏡でしらべてもらったところ、腫瘍はなくなっていると云われたという」との症例を報告されている。尚、桂枝茯苓丸料は後日、また別の病状で処方したとのことである。

通導散

出典 『理傷続断方』

主効 駆瘀血、清熱解毒、瀉下、瘀血証体質改善薬。
瀉下性且つ利尿性の駆瘀血薬。

組成

大黄3　芒硝1.8～2　甘草2　陳皮2　紅花2　当帰3
蘇木2　木通2　枳実3　厚朴2

大承気湯	大黄　厚朴　枳実　芒硝
	甘草　陳皮　紅花　当帰　蘇木　木通

解説

原典では大承気湯去枳実加枳殻・甘草・陳皮・紅花・当帰・蘇木・木通である。

【大承気湯】（734頁）…上部消化管や下部消化管の蠕動運動を促進し、全身の裏熱及び堅（結）・痞・満・実・燥などの症状を瀉下することにより消退する薬である。尚、原典や『万病回春』で配合されている枳殻は、一般に消化管の蠕動運動を促進して腹部の膨満感・痞塞感を除くが、枳実と比べて、作用を全体に緩和したものである。エキス製剤では全て枳実として配合される。

【陳皮】…元々は消化不良などで嘔気・嘔吐を来たすとき、本来の順方向性の蠕動運動を促進する一方で、粘稠な黄痰を喀出する状態のときは祛痰を容易にする作用もある。ここでは打撲・捻挫などによる腹満感・食欲低下などに対して配慮されている。

【紅花】…月経痛・無月経などに用いる駆瘀血薬であり、狭心痛に対する冠状動脈拡張作用も齎す他、打撲・捻挫などの外傷性瘀血に対してもよく奏効し、眼科的風熱症状に対しても消炎的に作用する。『薬性提要』には、「瘀血を破りて血を活かす」とある。

【当帰】…婦人科の主薬であるのみならず、血流の停滞を解除して気血の循行を改善する。本方では多くの寒涼薬による腹部の冷えを多少とも防禦しつつ、慢性化膿症に対しては治癒を促進する。

【蘇木】…打撲・捻挫などによる内出血や組織の挫滅などによる腫脹・疼痛に対し、血流を改善して外傷性瘀血を吸収し、組織の修復を図る。また、種々の原因による出血に対しては止血的に作用する他、中枢神経に対しては鎮静的・催眠的に作用する。『薬性提要』には、「血を行らして瘀を去り、表を解す」とある。

【木通】…一般的浮腫及び打撲・捻挫などによる腫脹に対して利尿して消腫する他、尿路系の炎症に対しては抗菌作用を発揮して利尿する。『薬性提要』には、「湿熱を導き、小便を通じ、関節を利す」とある。

【甘草】…諸薬の調和と薬性の緩和のために投与されるが、ここでは大承気湯による腸管蠕動促進による瀉下に対して、腹痛を予防する目的で加えられている。尚、『黄帝素問宣明論方』巻六・傷寒方には、大承気湯加甘草が三一承気湯との方名で記載されているが、実際は『太平聖恵方』を出自とすることは大承気湯の**論考❽**で既述した。

『森道伯先生伝』及び『漢方一貫堂医学』では、大承気湯 ⇒ 加味承気湯（大承気湯加当帰・紅花・甘草）⇒ 通導散という順で処方解説が展開されているが、「一貫堂方」では通常、枳殻・枳実を両味処方するためである。即ち、加味承気湯は大承気湯に瘀血を有する場合で、比較的弱い駆瘀血剤であるが、本方は加味承気湯に更に加蘇木・木通・陳皮と考え、強い駆瘀血剤となる。「一貫堂方」以外では、本方に枳実と枳殻を両方処方するものは見当たらず、一般には何れかを配するだけである。

総じて、打撲・捻挫などによる外傷性瘀血を原因とした急性症状・慢性症状共に、瀉下・利尿により駆瘀血を図る薬であり、外傷に因らない瘀血に対しても奏効する。

適　応

打撲、捻挫、外傷性頸部症候群、挫滅症候群、血の道症、更年期障害、ヒステリー、月経困難症、月経不順、早期閉経、産後調理、産後ノイローゼ、産後諸症状の改善、子宮内膜症、骨盤腹膜炎、附属器炎、帯下、不正

性器出血、痔疾、下肢静脈瘤、開腹術後、婦人科的手術後、高血圧症、動脈硬化症、頭痛、片頭痛、肩凝り症、眩暈症、耳鳴症、鼻出血、酒皶鼻、脳血管障害後遺症、片麻痺、外傷性後遺症、自律神経失調症、習慣性便秘、単純性肥満症、喘息非発作時、胃・十二指腸潰瘍、血尿、腰痛、坐骨神経痛、バセドウ病、中風予防、瘀血証体質改善薬など。

論　考

❶本方は通導散という方名で通用しているが、後述するように、元来は大成湯という方名である。

❷本方は一貫堂の頻用処方の一つであり、**『森道伯先生伝』**及び**『漢方一貫堂医学』**では、本方は**『万病回春』**折傷門出典とある。

そこで、**同書・巻之八・折傷**には、「折傷は多く瘀血凝滞有る也。宜しく先ず童便・黄酒各一鐘を用いて和して温服すべし。最も能く瘀を散じ、滞を消して効あり。○通導散　跌撲傷損極めて重く、大小便通ぜず、乃ち瘀血散らず、肚腹膨脹し、心腹に上攻し、悶乱して死に至る者を治す。先ず此の薬を服して死血・瘀血を打ち下し、然る後に方に損を補う薬を服すべし。酒飲用ゆべからず。愈々《いよいよ》通ぜず。亦、人の虚実を量りて用ゆ」とあって、先に**組成**で記した処方去枳実加枳殻が記載されている。枳実は配されていない。

❸一般には本方の出典は、通導散という方名と共に『万病回春』であるとされている。

しかし、『万病回春』の 30 年後に発刊された**『外科正宗』巻之四・跌撲第六十三**には、「大成湯　跌撲傷損、或いは高きより墜下し、以って瘀血、臟腑に流入し、昏沉醒めずして大小便秘するを致し、及び木杖の後、瘀血内攻し、肚腹膨脹し、結胸して食さず、悪心・乾嘔し、大便燥結する者を治するに並びに之を服せ」とあって、方後には、「服して後、二時に行らずんば、渣再煎して服す。服するに臨みて蜜三匙を入るるも亦妙なり」ともある。更に**杖瘡第六十五**にも、「大成湯　杖後、瘀血内攻し、肚腹膨脹し、悪心・便秘する者を治するに之を服せ」とあって、孰れも通導散が指示されている。

しかし、『外科正宗』の処方名は大成湯となっている。この方名は、しかし乍ら陳実功が通導散から勝手に変更したものではない。むしろ、通導散という方名に勝手に変更したのは龔廷賢の方である。

❹というのは、**『理傷続断方』医治整理補接次第口訣**には、「〔大成湯〕一名大承気湯　傷損極めて重く、大小便通ぜざる者に応じて、方に此れを服す。木通を加えて煎ずべし。如し未だ通ぜずんば、朴硝を加う。大小便通ずるを俟《ま》ちて、方に損薬を服すべし。損薬は酒煎を用ゆべからず。愈々通ぜざるなり。然れば、亦須く人の肥弱を量りて用ゆべし。孕婦・小児の如きは服する莫かれ」とあって、大黄・川芒硝・甘草・陳皮・紅花・当帰・蘇木・木通・枳殻・厚朴の十味が記載された後の後条文には、「……此れ乃ち専ら男子の傷重く瘀血散らず、腹肚膨脹し、大小便通ぜず、心腹を上攻し、悶乱して死に至る者を治す。急ぎ此の薬を将《もち》いて瘀血を通じ下した後、方に損薬を服すべし」とある。

❺ここで注意して見れば、『万病回春』の条文は『理傷続断方』の条文を継承したような文面となっているのに気付くはずである。それ故、本方の出典は唐の時代にまで溯及することになる。

❻『類編朱氏集験医方』巻之十婦人門・調経には、「紅花散　婦人・女子の経脉通ぜざるを治す。血膈の如き者、二十服にて効あり」とあって、好紅花・蘇枋木・当帰が指示される。これは即ち、通導散の主要駆瘀血薬だけを処方したものである。尚、血膈とは血が膈に鬱滞する病態をいう。

❼また、大成湯は**『永類鈐方』巻之二十二・傷折風損　上輩彭氏家伝　郡氏介父家伝・束縛敷貼換薬**に、「凡そ損じて大小便通ぜずんば、未だ便ち損薬を服すべからず。蓋し薬熱くして酒を加うれば渋秘愈ゆ。甚だしくば、患人の虚実を看、実なる者は大承気湯に木通を加えて下し、尚未だ通ぜずんば芒硝を加えよ」とあり、この文は『理傷続断方』よりの引用であり、彭氏家伝は同書・序によれば、彭氏が藺道人から伝授を受けたことを明言している。

❽尚、本方についても『万病回春』よりも早く『古今医鑑』に収載されている。**『古今医鑑』巻之十六・折傷**には、先の『万病回春』の条文と比し、「死

血・瘀血」⇒「瘀血」となっている他、「酒飲用ゆべからず。愈々通ぜず。亦、人の虚実を量りて用ゆ」が記載されていない程度の差である。

❾**『簡明医彀』巻之四・傷損　附　金瘡　杖瘡　竹木刺　湯火**には、「経に曰く、墜堕する所有りて、悪血内に留まり、腹中脹満して前後を得ざるには、先ず利薬を飲ませて之を導け。落馬・跌磕《テツカイ》の如く、高きより墜堕して打撲傷損して内肭《ドツ》・挫折し、杖瘡腫焮して大いに痛み、破損して出血せざるには、先ず宜しく主方にて瘀血を行らし去るべし。……」とあって、主方には大黄・枳殻・当帰尾・厚朴・陳皮・甘草梢・紅花・蘇木・木通が指示されている。これは通導散去芒硝である。

一方、方後の加減法には、「通ぜざれば芒硝を加え、已に通ずれば大黄を去る。瘀血下らざれば桃仁・肉桂・黒丑・劉寄奴・土牛膝の類を加う。軽き者で瘀血無く、及び去血多く、或いは老・幼には、枳殻・蘇木・芒硝等を減らし、玄胡索・赤芍・丹皮・沢蘭・骨砕補の類を加う。……」とあり、芒硝は大便不通ならば加味されることになる。この加減法は有用である。

更には、本文後段には、「簡便方　墜打して痛く腫るるには、帰尾・大黄等分、末と為し、毎三銭酒にて下す」ともあり、これは四物湯(473頁)の**論考❾**で記載した用法と同一である。

❿一方、**『瘍科方筌』打撲　杖瘡**には、「大成湯　打撲損傷を治す」とあって、橘皮・当帰・木通・紅花・厚朴・枳実・大黄・芒硝・甘草・蘇木が指示されている。尚、本方記載の四方後には、桃仁承気湯(823頁)も同一の条文で掲載されている。ここでは枳殻ではなく、枳実で処方されている。

⓫尚、本方が実際は**『皇漢医学』第参巻・大承気湯に関する先輩の論説治験**に於いても引用されていることは、既に大承気湯の**論考㉓**に於いて述べた通りである。

⓬**『森道伯先生伝』通導散症**には、

「1. 望診

通導散症の望診は割合に価値がある。通導散は強烈な駆瘀血作用を有する故、通導散症の者は相当多量の瘀血を保有するものと思わねばならぬ。故に望診にてそれと識知され得るのである。

イ．先ず患者は肥満しているものが、此症を呈する事が多い。婦人に於て不妊症の者で瘀血溜滞の為め非常に肥満している患者がある。脂肪過多症或は卵巣機能障害と診断されて、肥満している者は明らかに瘀血保有者で此症が多い。併し痩せているものでも通導散を投与する事が割合に屢々ある故に、肥満は通導散症の絶対の条件とはならない。此の識別は顔色に依って決定せられる。

ロ．瘀血を有する故に肥瘦に関らず顔面は赫ら顔を呈するものが大部分で、此方が斯くの如き実症のものに効果的であるのは、通導散が激烈な駆瘀血剤である故である。通導散は比較的生理的血液破壊作用がある(主として蘇木の作用)から虚弱なものには用いられない。併し瘀血溜滞の結果新血生成機関が阻害されて却って貧血症状を呈し、蒼白に近き顔貌を呈するものに此の通導散を投与して瘀血駆除と共に新血生じて顔面遽に輝き出す事がある。(此際長期の連用を忌む)

ハ．次に爪を見ると肥満せる赫ら顔の者は、苺の如き色彩を帯び又暗赤色のものがある等鮮明な指端を有していない。之に反して貧血しているものは爪色が黄白色となっている。

斯様に体質の肥瘦、顔色の赫蒼、爪色の赤黄白、等の如く相反する両様の場合に通導散を運用する事とはなっているが、主として肥満せる赫ら顔の爪の色の暗赤色の者に用う可き処方と思えばよい。而して以上の望診は次の脉診、特に腹診と相俟って決定されるのである。

2. 脉診

脉は原則として細実である。即ち瘀血溜滞、血行不充分の結果斯かる脉状を呈するものと見る可きである。

3. 腹診

イ．腹症は通導散が大承気湯を根幹としている関係上、大承気湯症の腹症と大差はない。図示(**図 16**)の如く心下より腹直筋に相当して二筋の強い拘攣を触知出来る。当帰芍薬散症、桂枝茯苓湯症、桃核承気湯症等は主として左側に腹直筋の拘攣を認むるが(瘀血は左側に存在する病理に因り)通導散症は更に右側に於ても比較的強い拘攣を見る。而して上部に於て特に此の拘攣は強い様である。それは通導散条下に『死血、心腹に上攻す』と誌せる如く、瘀血上衝を意味するものである。経絡上より論ずれば瘀血が足陽明胃経に侵入せる場合を指すのである。

ロ．又通導散の腹症に別個のものがある。此の場合は上記の腹直筋の拘攣が現出する事なく、腹内一円に瘀血の蓄積されたもので腹部膨満の状を呈している。

ハ．通導散は打撲傷に際して生じた瘀血（往昔刑罰の手段として杖傷が多かった）が血熱を有して腹部より心臓部に上攻し、大小便不通となって悶乱して死する場合に用いたものであるから、心下に急迫症状を呈すると同時に、臍下膨満の徴を来たす。通常通導散を運用する際に於ても臍下膨満の傾向がある。

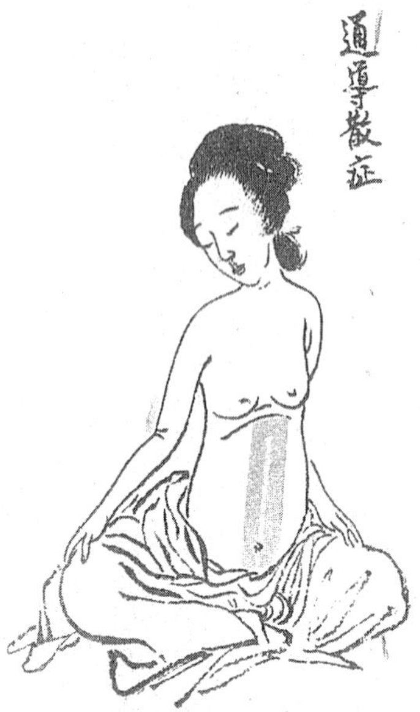

（図 16）通導散腹症図
『森道伯先生伝』より転写

4. 主訴

一般瘀血を有する者の特有徴候を訴える。即ち特に頭痛、頭重、眩暈、上逆、耳鳴、肩凝、動悸、便秘等が主要なるものである」と記載される。

⑬『皇漢医学処方千載集』病症別処方の部・うちみ　外傷　丹毒には、「〇大成湯（跌撲、うちみ）　陳皮・当帰・蘇木・木通・紅花・厚朴・甘草各 4.0・枳殻・芒硝各 8.0・大黄 12.0、以上煎じ蜜を加えて温服す。蘇木は瘀を去り、黄連は火を降し、白朮は中を和するにより右三味、童便を用いて酒を入れて煎じて服するもよし。又、鶏鳴散という処方あり。即ち、大黄 1.8・桃仁 4.0・当帰 10.0、右、酒にて煎じて五更鶏鳴時に服すれば悪血を下す。従って、瘀血凝滞、痛み甚だしきによし」と、ここでは大成湯として掲載されている。

⑭伊藤良先生は**『漢方の臨牀』第18巻第2号・尿管結石に通導散**で、「尿路の結石症は、腎実質内のある種のものを除いて烈しい疼痛を来す急性症として発症することが多い。漢方治療としては周知のように猪苓湯を中心に、桃核承気湯その他が運用される。筆者も猪苓湯で尿石の疼痛を幾度か治療して好成績を挙げている。小腹急結を認めれば勿論であるが、認めなくても桃核承気湯も亦適応が多い。時に激しい症状と二便の不通、即ち『大小便通ぜず、乃ち瘀血散ぜずして、肚腹膨脹して心腹に上攻し悶乱死に至らんとす』を目標に通導散を用いて著効を得ることも稀ではない。これは中島随象先生の御教示である。

五十四歳、男子、……急に下腹部に激痛を感じ、……肉眼的血尿を認めた。以後尿閉となり、小腹満痛は次第に全腹に及ぶようになった。左腰痛もあり、疼痛は尿路に放散するのみならず、心の絞扼感をも招来するようになったので、救急車で市民病院泌尿科に担送された。空床がなく鎮痛剤の注射を受けただけで来院した。……赫顔、皮膚も赤黒い。苦悶の為前屈位をとり、声を出すことも出来ない。脈は細実、……紅舌、黄苔乾いている。……通導散を投与する。大黄・芒硝は夫々6.0とする。このときが午後五時であったが、……翌朝迄に六回の大便と、その都度快尿あり、……午後九時頃、急に疼痛が去り快眠を得た。翌日昼頃に……尿器に音を立てて例の石が排出された」という症例報告と共に、通導散の適応例を解説されている。

⑮山本巌先生は**『THE KAMPO』Vol.2　No.2・活血化瘀剤その1——座談会——**で、「もともと通導散というのは、『折傷』の主方ですが、『万病回春』の退血止痛飲などとともに百たたきの薬としてつかわれたんです。昔、杖刑といってむちで百回たたく刑があったでしょう。……百たたきされた後にフラフラ病になるんですが、それを治すために使ったんです。打撲に通導散をやると治るんですね。みみず腫れが治っても、後で体がいうことをきかないんです。百遍もむちでたたかれたらしばらく熱が出ますね。吸収熱などといって、皮膚が破れて悪寒・発熱・頭痛という熱病のような症状がでる。そんなときに、通導散とか退血止痛飲を使うんです。その後で

フラフラ病になって仕事もできない。目まいがしたりして、それを治療するためにも使った処方です。たたかれて中で内出血して、それによっておきた神経症のようなものですね。そういうところが、産後の状態に似ているんじゃないかと思うんです。産後の古血が残っているというのと同じような状態になるという発想を、昔の人がしたんじゃないでしょうか。本当のことは分かりませんけれど。一貫堂の森道伯先生も、通導散を打撲だけでなく一般の駆瘀血剤として多用しています。……通導散では蘇木が主です。われわれは通導散加桃仁牡丹皮というのをつくってあるんです。たいてい、桃仁・牡丹皮を加えております」と話されている。

⓰著者も以前、交通事故による全身打撲で救急搬入された老女に対し、頭部CT及び単純X線検査で特に所見はないが、全身著しく腫脹を来たし、まともに開眼もできない位の患者に、直ちに入院当初より通導散エキス製剤を多量に投与し、非常に悪臭の強い大便を排出しつつ、事無きを得た症例を経験している。

⓱最後に一言。本方は元来の大成湯ではなく、通導散として今日通用している。『衆方規矩』には収載されていないが、『刪補古今方彙』及び『重訂古今方彙』には採録されていて、龔廷賢の我が国・江戸時代に於ける重視と共に、通導散という方名が流伝していた。更には、森道伯師による一貫堂処方としての重用が通導散という方名を一層決定的なものとした。

しかし、先の『理傷続断方』は洪武二十八年(1395)、印書家謝安達が『仙伝外科集験方』、『秘伝外科方』と共に合刊印行したので、洪武版本と称される。その後、正統年間にも弘治年間にも刊行されているので、先の『永類鈐方』が『理傷続断方』の一部しか採録していなかったのに比べて、既に洪武年間にはその全容が公知されていた。従って、通導散ではなく、元来は大成湯である。

桃核承気湯

出典　『傷寒論』

主効　駆瘀血、瀉下。瀉下性の駆瘀血薬。

組成

桃仁5　大黄3　桂皮4　甘草1.5　芒硝0.9～2

調胃承気湯	大黄　甘草　芒硝	
	桃仁　桂皮	
大黄牡丹皮湯	大黄　桃仁　芒硝	牡丹皮　冬瓜子
	桂皮　甘草	

解説

本方は調胃承気湯加桃仁・桂皮であり、また大黄牡丹湯去牡丹皮・冬瓜子加桂皮・甘草でもある。

【調胃承気湯】（775 頁）…大黄甘草湯（692 頁）より清熱・瀉下作用を強化した薬である。大黄は消炎・瀉下・駆瘀血作用があり、更に芒硝が加味されて消炎・瀉下作用が強化されるが、甘草によって腸管の痙攣性疼痛を予防する。

【桃仁】…代表的な駆瘀血薬の一つであり、月経痛・月経不順に対するのみならず、打撲・捻挫などの瘀血性疼痛にもよく奏効し、また含有する脂肪油による腸管の蠕動刺激作用もある。『薬性提要』には、「血滞を破り、燥を潤す」とある。

【桂皮】…血管を拡張して血液循環を促進する。表にあっては皮膚温を上昇して発汗に作用し、四肢の筋肉痛・関節痛に対しては止痛を図り、裏にあっては寒冷による内臓機能の低下を回復する。本方では、遺残した外証に対応すると共に、瘀血を早く吸収して血流を促進し、寒涼剤による腹部の冷えを緩和する効果も認められる。

エキス製剤の駆瘀血剤のうち、後世方では通導散（814 頁）、古方では本方が最も攻撃性が強い薬である。

総じて、消炎・瀉下・駆瘀血効果を図る薬であるが、消炎性は大黄牡丹皮湯(699頁)より弱く、瀉下性は桂枝茯苓丸(264頁)より遙かに強く、利水性は弱い。また通導散よりも駆瘀血性は少し弱く、利水性も弱い。そのため、一般的には瀉下性の駆瘀血薬と規定し得る。

適　応

月経痛、無月経、月経不順、月経困難症、機能性子宮出血、血の道症、更年期障害、卵巣欠落症候群、骨盤内鬱血症候群、子宮筋腫、子宮内膜炎、附属器炎、流産後、婦人科的手術後、不妊症、悪露残留、死胎、ヒステリー、ノイローゼ、躁状態、高血圧症、動脈硬化症、痔疾、下肢静脈瘤、頭痛、肩凝り症、眩暈症、不眠症、健忘症、耳鳴症、鼻出血、結膜充血、球結膜下出血、眼底出血、歯齦出血、血尿、歯痛、歯槽膿漏、自律神経失調症、習慣性便秘、脳脊髄膜炎、丹毒、急性大腸炎、出血性下痢症、湿疹・皮膚炎群、蕁麻疹、単純性肥満症、バセドウ病、喘息非発作時、腰痛、坐骨神経痛、打撲、捻挫、腱鞘炎、外傷性頸部症候群など。

論　考

❶本方の出典は、**『傷寒論』弁太陽病脉証并治中第六**に、「太陽病解せず、熱、膀胱に結すれば其の人狂の如し。血自ずから下り、下る者は愈ゆ。其の外、解せざる者、尚未だ攻むべからず。当に先ず其の外を解すべし。外解し已みて但少腹急結する者、乃ち之を攻むべし。桃核承気湯に宜し。後に云く、外を解するは桂枝湯に宜し」とあって、桃仁・大黄・桂枝・甘草・芒消が指示され、後条文の最後には「当に微しく利すべし」と記載される。

❷**『傷寒尚論篇』巻之一・太陽経上篇・桃核承気湯**には、原典条文を解説して、「邪熱、血を搏ちて膀胱に結す。膀胱は太陽寒水の経也。水、熱邪を得れば必ず沸騰して上りて心火を侮る。故に其の人、狂するが如しと。心、未だ狂せずと雖も、狂するに似たること有るを見わす也。血自ずから下る者、邪熱留まらざる故に愈ゆ。若し少腹急結するときは、膀胱の血蓄えて行らず。先ず外を解して乃ち攻むべし。其の攻法も亦自ずから同じからず。必ず桃仁を用いて承気に増入して以って血所に達し、仍桂枝を加えて外邪を分解す。正に余邪、少しも未だ解せざること有らば、其の血以って留恋して

下さざるを得んことを恐るるのみ。桃仁承気湯中に桂枝を用いて外を解するが如きは、大柴胡湯中に柴胡を用いて外を解するに相倣う。益々太陽の経に随うの熱、桂枝に非ざれば解せざることを見わすのみ」と記載される。

❸**『太平聖恵方』巻第十一・治傷寒心狂熱諸方**には、「傷寒病解せず、熱結して膀胱に在る者を治す。其の人、必ず狂するが如し。血自ずから下る者は愈ゆ。外未だ解せざれば、下すべからざるに由り、先ず其の外を解す。解し已みて、但小腹結する者、之を下すべし。宜しく桃人承気湯方を服すべし」とあって、桃人・川大黄・桂心・甘草・川芒硝と指示され、方後には「生姜半分を入れて煎じ、六分に至りて滓を去り、時候を計らず温服す。当に微しく利有れば、便ち愈ゆべし」と記載される。

❹**『傷寒総病論』巻第二・可下証 血証附・桃仁承気湯**には、先の原典条文を受けて、「悪寒せざれば外解すと為す」とあり、更には「桃仁承気湯、又産後悪露下らず、喘脹して死せんと欲するを治す。之を服して十差ゆること十」ともある。ここでは既に産後の薬として処方される。

❺『聖済総録』巻第一百五十一・婦人血気門・婦人月水不利には、「婦人、月水利せず、臍腹撮痛するを治する桃仁湯方」とあって、桃仁・乾姜・芍薬・当帰・芒硝・呉茱萸・大黄・甘草・桂を水煎し、「血快ければ即止む」とも記載される。この処方は桃核承気湯をそっくり含んでいる。

❻**『傷寒直格方』巻中・瘀血下証**には、「桃核承気湯　太陽病解せずして、経を循りて熱結して膀胱に在る者、其の人狂の如し。血自ずから下る者は愈ゆ。表解せざる者は先ず桂枝湯を以って表を解し已みて、但小腹急結する者、乃ち以って之を下す。或るひと言う、少腹は誤り也。臍上は腹と為し、腹の下は小腹と為し、小腹の両旁は之を少腹と謂う。凡そ下は皆小腹に作る也」とある。我が国ではとかく小腹と少腹とが混同して用いられるが、劉完素の説明のように、臍下の正中下腹部は小腹、両側下腹部は少腹である。

❼**『外科発揮』巻八・杖瘡 附墜馬并破傷風及犬蛇虫傷**には、「一男子墜馬し、腹痛むを作す。桃仁承気湯加蘇木、紅花を以って之を下して頓に愈ゆ。更に四物湯加天花粉、柴胡二剤を以って愈ゆ」とあり、本方加蘇木・紅花は一層通導散に近くなる。

❽『医方考』巻之三・虚損労瘵門 第十八 には、桃仁丸として桃仁一味が指示され、「骨蒸日久しき者、此の方之を主る。○骨蒸日久しきときは絡に留血有り。其の瘀を去らずんば諸薬効かず。外台の此の方、桃仁独味を以って丸と為す。留瘀を消する所以也。亦是れ、人の見に超たり」とあって、桃仁一味の処方を掲載している。

❾**『一本堂雑話』**には、「崩漏　帯下　濁証　此れみな同因なり。瘀血からなるなり。それにつれてそこにゆくほどなものが皆わるうなって出る。その出ること多きときは崩漏と云う。少なきときは帯下と云う。帯下とはおびのしたの病と云うことなり。久しければながちと云う。白く変すればしら血と云う。治方、桃仁承気湯に宜し」と簡単に解説される。

❿**『医療手引草』上編坤・水腫・桃核承気湯**には、「中焦畜血の証に用うるなり。脉数にして咽渇き、小便頻数にて腹かたく塊の如くなるものあるは畜血の証なり。それで、故なくして湯水を好むは腫物の催しと知るべし」とあるが、瘀血塊の形成については原典条文に拠る。

⓫**『傷寒論弁正』巻陽上・中・桃核承気湯方**には、「……蓋し熱之《ゆ》きて血を逐い、下して膀胱に蓄うるときは必ず少腹急結し、小便自利す。乃ち今血自ずから下りて愈ゆる者を謂わずして、其の愈えざる者を謂う也。是に於いて桃核承気湯を与えて之を下すときは其の血下りて愈ゆ。故に曰く、下る者は愈ゆと。此れ乃ち服後の例也」とあって、原典の「血自ずから下り、下る者は愈ゆ」の説明である。この解釈にも一理ある。

⓬**『腹証奇覧』上冊・桃軍円之証二図**には、「図(**図 17**)の如く、形ありて、これを按して痛むもの、即ちこの証なり。世にいわゆる男女積聚なるもの、あるいは労瘵・鬱証と号するものにも、間々この証あり。是れ血証なるが故に、あるいは吐血・衄血・下血・痔疾・脱肛・淋瀝・経水不調等の患いあるものなり」、及び「又一証、此の図(**図 18**)の如く、紐を結びたるが如きもの、これを按してすなわち痛む。亦桃軍丸の証なり。始めに云う腹症と異なり、其の腹やわらかにして知れがたし。心を沈めて探り求むべし」とも記載される。尚、**同書・下冊・上冊分量考**には、「桃軍円の方　大黄・桃仁・桂枝・甘草・芒硝・蕎麦。右末となし、練蜜に和して丹となす。此の

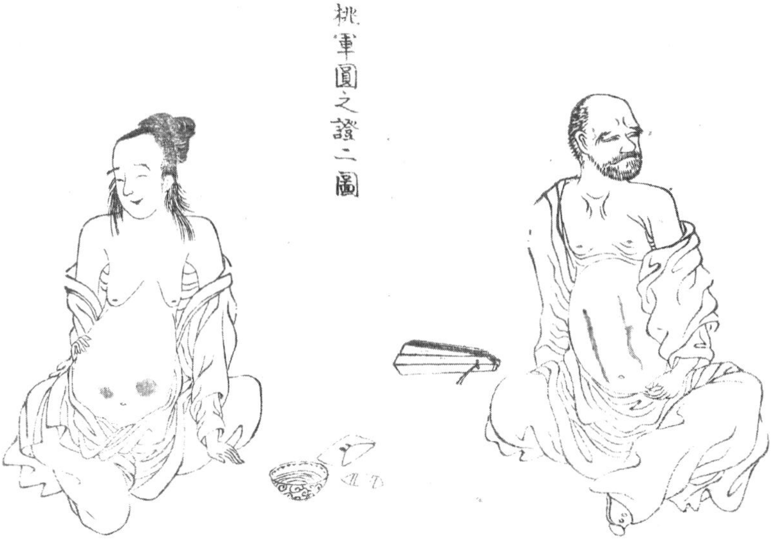
桃軍圓之證二圖

（左図 17、右図 18）『腹証奇覧』上冊・桃軍円之証二図

方は傷寒論に云う桃仁承気湯也。此の如くにして其の効ある故に丹とするなり」とも記載され、稲葉文礼は本方の丹剤としての有用性を強調している。

⑬『**生生堂治験**』**巻下**には、「〔瘀熱発黄〕醍醐村に道士有り、戒善と名づく。其の妻、年四十可。総身に黄を発す。故を以って医者、妄りに黄疸と名づく。先生之を案じて其の臍下に至るまで則ち痛み堪えずと言う。桃仁承気湯を与えて十余日にて全く已ゆ」と云う症例が記載される。

⑭それ故、『**腹証奇覧後編**』**巻之下**には、**桃核承気湯小腹急結之図**（図 19）として掲載されるが、処方について

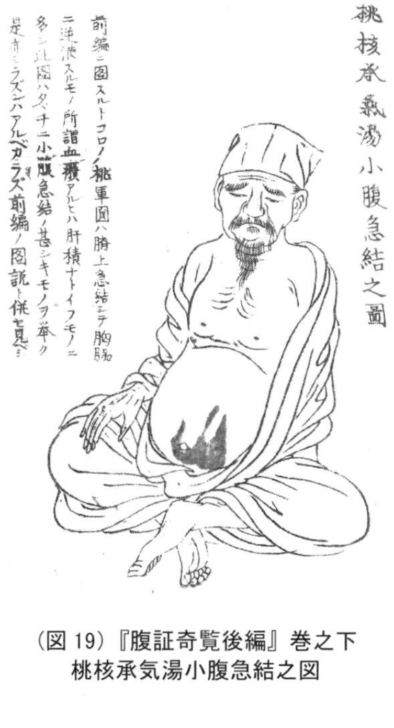
桃核承氣湯小腹急結之圖
前編ニ図スルトコロノ桃軍圓ハ臍上急結ニテ胸脇ニ迫涕スルモノ所謂血積アルヒハ肝積ナトイフモノニ多シ此圖ハタヾチニ小腹急結ノ甚シキモノヲ挙ク是亦ニラズンハアルベカラズ前編ノ圖説ト併セ見ベシ

（図 19）『腹証奇覧後編』巻之下
桃核承気湯小腹急結之図

は桃軍円にも及び、「……前編の桃軍円は本剤承気にして、大黄・芒硝、君たるを以って服すること難しとせず。故に之を略す。最も効あり。則ち桃軍円の略方　大黄・芒硝・桃仁・桂枝・蕎麦。右五味、細末となし、蜜を以ってねる。此の方、永久に用いざれば疣痾《ジンア》を治すること能わず。故に丹となす」とも記載される。

⑮**『成蹟録』巻之上**には、「一男子、悪寒身熱し、汗出でて後に卒かに腹痛を発す。臍の傍ら殊に甚だし。少陰より胸下に至りて拘急し、二便通ぜず。食すれば吐し、舌上白胎あり。劇しければ痛み、胸中に至り、刀にて割くが如く、頭汗流出す。先生与うるに桃仁承気湯を以ってして、諸証全く愈ゆ」と記載される。

⑯『時還読我書』巻上には、「先兄の曰く、月信痛に桃核承気湯加附子を用いて効を得たり。此の方は喩氏寓意草の傷寒後腰痛にこれを用いたりと」と云う。月信痛は月経痛のこと。

⑰**『古方括要』**には桃核承気湯が非常に多彩な用途で各処に掲載されている。**巻之上・雑病門**には、**痢疾・健忘・発狂・風疹**に、少腹急結・大便不通・蓄血・狂・実症などを主症とし、**巻之中・上部・走馬疳**には、「歯茎潰爛し、牙歯動いて時々出血する者に宜し。方中、加石膏、最も効あり」、**耳病**には、「牙歯より耳に伝えて疼痛甚だしきもの、或いは耳のほとり赤く腫るる者に宜し」、**眼病**には、「内障眼、瞳子緊縮して人を見ず。少腹に塊有りて大便難、或いは腰脚攣痛する者、此れ先天の遺毒より発するものにして少腹、血熱に依りて霊液乾涸するの徴なり」、**牙歯痛**には、「歯痛、湯を含むときは其の痛み劇しく発する者に宜し」とある。また、**中部**には、**腹痛・溺血・痔疾・大便閉・淋症・腰痛・痛風**に、巻之上・雑病門と同一の主症で掲載される。

更に、**巻之下・婦人科・堕胎症**には、「始め胎動より子癇に及ぶ者を治す」、**産後**には、「前症（桂枝茯苓丸症）にして痛み止まず、実症の者に宜し」及び「血暈・逆血の症の如く、口鼻より悪血を吐出し、其の臭気近づくべからざるものに宜し」、更には「胞衣下らざるもの、手術を施すといえども、五・六月にして小産のものは臍帯細くして遂に切断し、手術に及ばず、当に衝心せんと欲す。速やかに此の湯を以って下すべし。忽《ゆるが》せにすべからず」とあり、**経閉**には、「経閉して少腹急結するものを治す」及び「赤白帯下、少腹急結して痛み、大便通ぜざる者に宜し」とある。一方、**小児科・痘**にも適応となり、**外科**には、**瘻中毒　瘿瘤　血瘤・瘰癧・便毒・四肢節痛・気腫結核・打撲・牛馬蹄傷・痳瘡**等々、多岐に亘る適応が記載される。

⑱**『済春園方函口訣』感冒　傷寒　瘟疫**には、「桃仁承気湯　傷寒論の桃核承気は瘀血、小腹に結ぼれて下らざるものに用ゆ。故に桂枝を用ゆ。破血の効を奏せんが為也。此の桃仁承気は瘀血自ら下る者に用ゆ。故、去桂加当・芍・牡は自分を滋養せんが為也。然れども瘟疫論中には下らざるものにも用ゆとす。是れ誤り也。桂枝に破血の効ありて、桃仁に破血の効なきことを知らざる也。桃仁は潤血の効也。桃仁潤血、杏人潤気のことは道三切紙にもあり」と、大変興味深い事が記載される。

先ず、『温疫論』上巻・畜血には、「桃仁承気湯　大黄・芒硝・桃仁・当帰・芍薬・丹皮」と指示されていて、桃仁承気湯は桃核承気湯と異名同方のことが多いが、異方のこともある一例である。

また、曲直瀬道三著『切紙』上・二十四剤・潤燥之二剤には、「杏人は気秘を潤し、桃仁は血秘を潤す」と記載される。

⑲本方は古方の跌撲傷損の薬で、**『類聚方広義』（下）・桃核承気湯**には、「会陰打撲は速やかに瘀滞を駆逐し、血熱を洗滌せずんば、瘀血凝滞し、焮熱・腫脹し、必ず小便不通と為す也。若し尿道焮閉し、陰茎腫痛甚だしきに至れば、道尿管を用ゆること能わず。徒らに立ちて其の死を視るのみ。故に若し斯の症に遭えば、二便の利不利を問わず、早く此の方を用い、以って瘀滞を駆《か》り、熱閉を解するときは凝腫・溺閉に至らず。是れ最上の乗法と為す。且つ打処に直ちに鈹針を以って軽々と乱刺して放血し、佳と為す」とあり、通導散と同様の用途を見出しうる。

⑳**『遊相医話』**には、「……妻四十余、不食十余月、大熱・大渇、多く冷水を喫す。但舌に胎なく、精神・言語常に異なることなし。小腹、大塊ありて妊娠の如し。之を按すに痛苦を覚う。前医、傷寒となし、柴胡、白虎の類を連進するに寸効なし。余、亦前証と同じきにより桃核承気を用ゆるこ

と五貼、其の夜、敗血三・四塊を前陰より下し、諸証平らかに、爾後陸続悪露を下すこと半月許りにして全く愈ゆ」とあり、前証も血塊の症例である。

㉑服部方行輯、浅田宗伯校**『雑病補亡論』弁小児初生脉証并治法**には、「凡そ胎毒の諸証、之を治しても愈えざる者、宜しく和血・通経すべし。桃核承気湯之を主る」と、**弁小児瘡疹脉証并治法**には、「初熱の時、頭面合して赤色となり、臙脂を塗るが如き者、急ぎ之を下せ。桃核承気湯に宜し。或いは眼中紅赤し、唇口紫黒にして皮膚裂くるが如き者、或いは遍身の皮肉、塊と成り、其の色紅赤或いは紫赤なる者、或いは音声出でず、出づれば鴉声の如き者、亦皆之を主る」と、小児の胎毒と痘瘡に処方されている。

㉒**『橘窓書影』巻四**には、「按ずるに、……妻、傷寒後発狂。殆ど此の婦人と同証（妄語・妄行・喜笑節なく、殆ど狂の如し）にして虚候なし。故に桃核承気湯を与え、大勢解するの後、安神養血湯を用いて一旦愈えたる後、復た再発と云う。婦人、儘此の証を患う。宜しく其の治法を講究すべし」と、浅田宗伯も手を焼いているのがよく分かる。

㉓**『皇漢医学』第参巻・桃核承気湯の腹証**には、「師は熱膀胱に結すと曰い、又少腹急結と称すれども、余が多年の経験によれば、此の急結の膀胱部位に存すること殆ど稀有にして下行結腸部に位するを常とす。即ち、此の部分を其の横径に沿い腹底に向いて指頭を以って擦過的に強く按圧して堅結物を触知し、病者急痛を訴うるときは之を以って少腹急結ありと為すべし。……」とあって、少腹急結の意味がよく分かる。また、少腹を小腹と解する方がいいとの説明もなされることがあるが、この実際の症候部位からはやはり少腹の方がよい。

㉔吉原浅吉先生は**『漢方と漢薬』第三巻第十二号・桃核承気湯と蟯虫**で、骨と皮ばかりの羸痩の56歳の寡婦の症例を報告されている。概略は以下の通り。

42歳で閉経し、其の後何時とはなく、左臍部辺りに塊が生じ、それが心臓に連なっているように感じたという。心臓が悪いのは瘀血が心臓に送られ、悪い汚血に酔うためであるとし、そこに蟯虫が湧くとした。そこで、桃核承気湯を用いて瘀血を下せば蟯虫も湧かなくなるとの考えの許で1週間処方し、頻回多量に瀉下した後、新たな嘔吐に対しては小柴胡湯を合方して更に1週間処方した。それのみで、以後は追々と肥えて、全く別人のように変貌し、蟯虫も湧かなくなったという症例である。吉原先生は蟯虫症は瘀血という土壌の上に発症したものと判断されたようだ。

㉕大塚敬節先生は『**東亜医学**』**第十五号・眼科方函**で、「桃核承気湯　経水不調、上衝甚しく、眼中厚膜を生じ、或は赤脈怒起、瞼胞赤爛、或は齲歯疼痛、小腹急結の者を治す。又打撲傷眼を治す。又男婦に拘らず、血症の眼疾を治す。故に此方は結膜・角膜の諸疾患にて充血・疼痛甚しく、大便秘し、小腹急結する者に効あるのみならず、虹彩炎、毛様体炎、鞏膜炎等にも運用す。また月経閉止期の婦人の眼疾に此方を用うることあり」と、眼科的観点より詳細に解説される。

㉖大塚先生はまた、『漢方診療の実際』腹診法で、「先ず初めに病人を仰臥させ、両足を伸べ、手は身体の両脇に伸べるか、軽く胸で組合せ、腹に力を入れないように、ゆったりとした気持で診察をうけさせる。……そこで私は初め足を伸展させて腹診し、次に膝関節をかがめて腹筋を弛緩させておいて、再び腹診することにしている」と述べられている。

㉗しかし、著者はその後、もう一度膝伸展位に戻して腹診すると、当初の左臍傍の圧痛点が消失してしまうことが少なからず有り、『漢方の臨床』第47巻第12号で、「瘀血圧痛点判定のための再按腹の意義」と題して投稿した。また、胸脇苦満についても瘀血圧痛点と同様に、充分に腹診した後の再度の胸脇苦満判定に於いては消失していることを経験する。

尚、東洋医学的腹診は膝伸展位で、西洋医学的には膝屈曲位で行なうという固定観念は一種の迷信である。著者が学生のときに学んだ沖中重雄・高橋忠雄・大島研三著『内科診断学』腹部の触診には、「背臥位で、枕を用い、膝を十分に曲げた姿勢がもっともこの触診に適する（しかし下腹部の診察のときは、膝はかえって伸ばしていた方がよい）」ともあるからである。

従って、瘀血圧痛点とは、①再度の膝伸展位での按腹時に、尚認め得る場合か、②受診時、膝伸展位での按腹毎に認めうる場合か、孰れかとするのが妥当と考えられる。単回按腹時のみの判定は誤認を生じ易い。

当帰湯

出典　『小品方』

主効　慢性、温裏祛寒、血流促進、鎮痙。

慢性虚寒証に慢性痙攣性疼痛を来たすときの薬。

組成

当帰5　乾姜1.5　甘草1　芍薬3　厚朴3　黄耆1.5
蜀椒1.5　半夏5　人参3　［桂皮3］

大建中湯	蜀椒　乾姜　人参	膠飴
	当帰　甘草　芍薬　厚朴　黄耆　半夏　桂皮	

解説

本方には大建中湯去膠飴がそっくり配合されている。

【大建中湯】（708頁）…腹部が冷え痛んで膨満するのを治す薬である。

【当帰】…婦人科の主薬で、月経の調整や疼痛に効果がある他、血流の停滞を解除して気血の循行を改善し、血液の滋養作用の低下を補い、生理機能を回復する。『薬性提要』には、「血を補いて燥を潤し、内寒を散ず」とある。

【芍薬】…平滑筋や骨格筋に対する鎮痙作用の他に、循環血液及び津液の調整に当たり、発汗などに対して収陰作用を主る。『薬性提要』には、「血脈を和らげ、陰気を収め、中を緩めて痛みを止む」とある。

【厚朴】…急性消化不良症などで炎症性産物が消化管に多量に貯留したり、下痢を来たしたりするとき、過剰な消化管の緊張を解除して鎮痛する他、気道平滑筋に対しても鎮痙して気管支を拡張する。

【黄耆】…補気薬として、血液循環を改善して四肢の疼痛・運動麻痺・知覚異常を軽減するのみならず、全身の慢性衰弱状態に対して消化管機能を回復し、筋力を強化し、尿量を増加して消腫する。

【半夏】…代表的な制吐薬であり、種々の原因による嘔吐に対して効果を発揮する。また呼吸器にあっては喀痰の貯留に対して鎮咳祛痰し、更に頭痛に対しても鎮静的に作用する。

【甘草】…諸薬の調和と薬性の緩和の目的で配合されるが、特に本方では乾姜・蜀椒の辛味を甘味によって緩和すると共に、消化管機能を補う。

【桂皮】…血管を拡張して血液循環を促進し、表にあっては皮膚温を上昇して発汗に作用し、四肢の筋肉痛・関節痛にあっては止痛を図り、裏にあっては寒冷による内臓機能の低下を回復する。

本方は圧倒的に温熱薬が多く、大建中湯に帰耆建中湯を合方し、半夏・厚朴を加味したような方意であり、実際、本方の構成もそれに極めて近い。

総じて、温熱作用・気血循行促進作用・鎮痙作用を主とした効能があるが、何方かと言えば、対急性用ではなく、慢性の虚寒証が持続して平滑筋・骨格筋の痙攣性疼痛をも来たすようになった状態が適応となる。急性期に対しては、証によって大建中湯や芍薬甘草湯（509頁）**、桂枝加芍薬湯**（222頁）**、芍薬甘草附子湯**（516頁）**、あるいは桂皮末単味などの投与を考えた方がよいと思われる。**

適　応

慢性胃腸炎、消化管無力症、内臓下垂症、脾彎曲部症候群、腸管癒着症、慢性腸狭窄症、癒着性腹膜炎、消化管機能異常症、過敏性腸症候群、胃・十二指腸潰瘍、慢性膵炎、尿管結石、慢性腰痛症、脊椎カリエス、坐骨神経痛、肋間神経痛、胸・腰椎圧迫骨折後、慢性クランプ、慢性筋肉痛、慢性化膿性炎症、慢性骨髄炎、冠攣縮性狭心症非発作時など。

論　考

❶当帰湯という方名は同名異方が多いので、千金当帰湯と呼称されることが多い。

❷本方は従来、**『備急千金要方』巻第十三 心蔵・心腹痛第六**に、「心腹絞痛し、諸々の虚冷の気満ちて痛むを治する当帰湯方」とあり、当帰・芍薬・厚朴・半夏・桂心・甘草・黄耆・人参・乾姜・蜀椒と指示されているのが出典と考えられて来た。唯、後条文の最後に小字双行で、「小品方に云う、大いに冷ゆれば附子一枚を加う」と附子の加味方が示されているが、これは元々の宋改を経る以前の『千金方』に既に記載されていたものかどうか

については何とも言えない。

❸また、同巻・心腹痛第六には、「久寒の宿疾、胸腹中痛みて短気し、下痢を滞らすを治する当帰湯方」とあって、当帰・桂心・乾姜・附子と指示されるが、最後に小字双行にて「范汪には附子無く、甘草二両を用いて云う、虚冷激しく、痛み甚だしき者には黄耆・芍薬各二両を加う」と追記される。即ち、范汪方に云う当帰・桂心・乾姜・甘草・黄耆・芍薬は正に本方当帰湯の構成薬味である。

更に同処には、「卒かに心痛して中悪するを治する方」として、桂心捌両が指示されて記載される。

❹一方、同じ心腹痛でも、巻第三婦人方中・心腹痛第四には、「当帰湯、婦人寒疝、虚労不足、若しくは産後の腹中絞痛するを治する方」とあって、薬味は当帰・生姜・芍薬・羊肉の処方で、最後には小字双行で、「金匱要略、胡洽には芍薬を用いずして小羊肉湯と名づく」とあるが、『金匱要略』腹満寒疝宿食病脉証第十には、「寒疝、腹中痛み、及び脇痛、裏急する者、当帰生姜羊肉湯之を主る」とあって、薬味は先の通り当帰・生姜・羊肉の処方が示されている。

また、同巻・中風第三心虚驚悸附に、「蜀椒湯、産後の心痛、此れ大いに寒冷の為す所を治する方」とあって、蜀椒・芍薬・当帰・半夏・甘草・桂心・人参・茯苓・蜜・生姜汁と指示され、「冷食を禁勿す」とも記載される。

更には、『千金翼方』巻第六婦人二・心痛第五には、先の蜀椒湯が同一薬味で指示されている。蜀椒湯は本方去厚朴・黄耆・乾姜加茯苓・蜜・生姜汁であるから、本方も産後の心痛に有効であることが分かる。

❺『千金方』の先の巻第十三心藏・心腹痛第六には、○○当帰湯も含めて同名異方が九処方も収載されている。

その中、他に『小品方』に言及している処方としては、「寒冷にて腹中痛むを治する当帰湯」とあって、当帰・呉茱萸・甘草・人参・桂心・生姜・半夏・小麦が指示され、後条文には「亦、産後の虚冷を治す」ともあり、小字双行にて「小品は呉茱萸湯と名づく」と記載されている。

❻さて、本方は**『外台秘要方』巻第七心痛心腹痛及寒疝・心腹痛及脹満痛方**

にも、「小品当帰湯、心腹絞痛、諸々の虚冷の気満つるを療する方」とあって、本方と全く同じ処方が記され、最後に小字双行注にて「古今録験、千金は同じ」とも記載される。

❼以上より、本方は『千金方』、『外台秘要方』以前に既に『小品方』に収載されていたことが明らかであろう。

陳延之撰**『小品方』第一巻・治心腹脹満冷痛諸方**には、「当帰湯、心腹絞痛し、諸々の虚冷の気満つるを主る方」とあって、当帰・乾姜・甘草・芍薬・厚朴・黄耆・蜀椒・半夏・桂心・人参と指示され、薬味記載後の後条文には、「大いに冷ゆる者、附子一枚を加う」とある。それ故、本来は千金当帰湯というより『外台秘要方』に云う如く、小品当帰湯との呼称の方が適当である。

先の❺の当帰湯は、『小品方』の本方記載に引き続いて「寒冷の腹痛を治する茱萸湯方」とあって、異名同方として確かに『小品方』に収載されている。また、❹の当帰生姜羊肉湯は、更に一つおいて収載され、薬味は当帰・乾姜・芍薬・羊肉の四味である。方名にも拘らず、乾姜が指示されている。

❽『聖済総録』巻第四十三心蔵門・心中寒には、「心中寒にて腹痛するを治する当帰湯方」とあるが、当帰・桂・甘草・乾姜を棗煎する用法が掲載される。

❾『鶏峰普済方』巻第十一・心 心痛附 には、先の❹の蜀椒湯去茯苓が蜀椒湯として登載される。この処方も本方と七味まで共通する。

❿また、『普済方』巻二百四十八・癩疝門・寒疝心腹痛 附論 ・方には、「当帰湯　寒疝の心痛及び諸虚冷気にて満悶するを治す」とあって、当帰・乾姜・甘草・黄耆・人参・川椒・半夏・青橘皮・附子・厚朴・桂心を姜煎する処方が掲載される。この処方は本方去芍薬加青橘皮・附子・生姜であり、寒痛に対してはこの処方が一層効果的と思われる。

⓫『奇効良方』巻之二十六心痛門附論には、「七気湯　七情の気鬱結し、心腹㽱痛して忍ぶべからざるを治す」とあって、半夏・人参・肉桂・甘草を姜煎する用法が記載される。

⓬『医心方』巻第六・治心腹痛方第五には、「医門方、卒かに心腹痛むを療する方」とあって、厚朴・桂心が指示され、「僧深方、悪気ありて心腹痛みて死せんとするを治する方」とあり、芍薬・甘草・桂心・当帰と指示され、更には「耆婆方、人、心腹絞り痛みて止まざるを治する方」として、生姜・桂心・甘草・人参が指示される。また、先の❸の桂心一味の処方は、同巻・治心痛方第三に、「范汪方、卒かに心痛するを治する一物桂心散方」として温酒にて服することになっている。尚、耆婆方は古代印度の名医で釈迦の弟子でもあった耆婆の名を仮託した方であろう。

⓭**『方読弁解』中部中ノ一・心腹胸痛**には、「小品当帰湯　外　心腹絞痛、諸症冷気満つるを療する方」として、本方の十味去半夏・人参が指示され、「熱なく虚冷に因りて心腹しめよせる如く、痛みある者に用ゆ。寒疝腹痛の暴《にわ》かに痛む者とは異なる也。又、千金の当帰湯あり。胸脇に引痛するものを主る。絞は引きしめるが如く、痛むを云う。又、疞痛あり。愐《メン》々として痛みあり。混ずべからず。疞痛は綿々として其の痛み絶えざるを云う。悁《エン》々は惟しくしくとして痛むを云うあり」と解説される。ここでいう『外台秘要方』の当帰湯とは、即ち本方のことであるが、半夏・人参を去っている理由は不明である。

一方、先に云う千金の当帰湯は、『方読弁解』では直後に掲載されていて、「当帰湯　千金　冷気、脇下に従来し、脇に衝きて痛み、胸背悶ゆる者を療する方」として、当帰・芍薬・呉茱・桂枝・人参・大黄・甘草・茯苓・枳実・乾姜と指示され、「冷気に因りて胸脇引痛し、無熱の者に此の方を用ゆ可し。局方雞舌散の主治に大抵相似たり。又、小品当帰湯の症に相類して、彼は心腹絞痛、虚に因るものに用ゆ。此の方は胸脇に引痛する者を目的とすべし」とある。

この処方は『千金方』巻第十三心藏・心腹痛第六に、「冷気、脇下に往来し、胸膈に衝きて痛み、脇背に引きて悶ゆるを治する当帰湯方」とあり、また『外台秘要方』巻第七心痛心腹痛及寒疝・腹痛方に、茯苓・枳実無く、「張文仲当帰大黄湯、冷気、腰背肋下に牽引し、腹内痛むを療する方」として掲載されている。

⑭**『叢桂亭医事小言』巻之七・叢桂亭蔵方・当帰湯**には、「当帰湯　胸痺・心痛、并びに陳旧の腹痛を療す。旁ら澼嚢病を治す」との条文の後に本方の十味が記載され、更に「旧腹痛、食を得れば劇しく、吐すれば快く、噯気・呑酸、辛臭、鼻を衝く者は旋覆花代赭石湯、附子粳米湯の治する所にして、験無き者、此の湯を用ゆ。凡そ胸痛・心痛、背に徹するは危証と為す。若し真心痛なれば、手近づくべからず。朝に発して夕に死す。最も危症と為す。而して緩急軽重有り。其の急なるは難治と為す。人皆識る所也。其の緩きは治すべし。凡そ其の痛み、背に徹し、只起坐して臥すること能わず、或いは俄かに餓えて食を得て、痛み稍薄く、甘味を得て益々快く是れ建中湯の主る所なり、或いは胸、麻するが如く痺するが如く、懸痛する者は并びに之を主る。旧腹痛、寒疝に属する者、極めて多し。烏頭赤石脂丸を兼用す。嘈雑する者、工家《コウシ》散を兼用す。仙験有り」とあって、本方の適応証としては単一の病態というよりも、胸部～上腹部の慢性あるいは再発性の寒痛で背部に放散することが多い。従って、真心痛＝心筋梗塞や狭心症に処方されるよりも、実際の用例としては肋間神経痛に処方することの方がずっと多い。或いは胸郭周囲に発症したヘルペス後神経痛にも適応と成り得る。

⑮**『療治経験筆記』巻之九・徹背心痛奇方**には、「千金当帰湯、心痛し、背に徹して痛む者を治す。当帰・黄耆・甘草・人参・厚朴・半夏・山椒・白芍・乾姜・川芎、右十味、水煎服す」とあって、ここでは千金当帰湯去桂枝加川芎を田村玄仙は千金当帰湯と定めている。但し、この処方を含めた前後の二十五方は『叢桂亭医事小言』巻之七・叢桂亭蔵方その他から引載または改変したものであり、玄仙自身が「右瘀血甲字湯より爰に至る迄は水戸・原玄璵先生の秘方ともなり。尤も尊信して経験怠ることなかれ」と告白している。そして、ここには九味檳榔湯（176 頁）も含まれていることは既に解説した。

⑯**『内科秘録』巻之七・心痛**には、「……心痛は心臓病にして即ち真の心痛なり。胃脘痛は胃病にして即ち胃心痛、蓋し痺痛の尤も甚だしき者なり。胸痺は胸脇病にして即ち諸筋諸膜の急痛するなり」と総論が解説され、千金当帰湯はその何れの場合にも適応する機会があると記載される。そして、

心痛・胃脘痛・胸痺応用方の一つとして、千金当帰湯が『千金方』の条文及び薬味通りに十味で記載される。勿論、師・原南陽の先の⓮の影響下に主張されたものである。

⓱**『勿誤薬室方函』巻上**には、「当帰湯千金心腹絞痛、諸虚冷気満痛するを治す。南陽曰く、胸痺・心痛、幷びに陳旧の腹痛を療し、旁ら澼囊病を治すと」とあって、十味が指示され、「右十味、寒疝には附子を加う。小品方に云う、大いに冷ゆれば附子一枚を加えて良しと」とも記載される。但し、当然のこと乍ら、浅田宗伯は直接に『小品方』を目睹したのではないことは確実である。

⓲**『勿誤薬室方函口訣』巻之上・当帰湯**には、「此の方は心腹冷気絞痛、肩背へ徹して痛む者を治す。津田玄仙は此の方より枳縮二陳湯が効有りと言えども、枳縮二陳湯は胸膈に停痰ありて肩背へこり痛む者に宜し。此の方は腹中に拘急ありて痛み、それより肩背へ徹して強痛する者に宜し。方位の分別混ずべからず」とあって、本方は上腹部の拘急から肩背へ放散する場合に適応となると解説されている。

⓳**『橘窓書影』巻四**には、「……妻、産後気血衰弱、身体枯槁、起臥安からず、数月を歴たり。余、八珍湯を与え、気血稍旺すと雖も、胸中虚痞、心下より背脊にかけて痛みを発し、甚だしき時は両脚攣急す。因りて千金当帰湯加附子を与え、脚痛攣急甚だしき時は芍薬甘草湯加羚羊を兼用し、諸症漸く安し。後、但腹裏拘急、腰脚痿軟して歩行すること能わず。千金大建中湯を与え、鹿角霜を兼服して全愈す」と、ここでは当帰湯加附子が処方されている。尚、千金大建中湯は『勿誤薬室方函』には二方掲載され、一方は黄耆・人参・当帰・桂枝・大棗・半夏・生姜・芍薬・附子・甘草であり、もう一方は膠飴・黄耆・遠志・当帰・沢瀉・芍薬・人参・竜骨・甘草・生姜・大棗である。ここでは前者の処方であろう。

⓴高橋道史先生は**『漢方の臨牀』第6巻第2号・腹痛と千金当帰湯**で、「このような患者は一般に体質は虚弱で元気がなく、顔色に血気がなく、疲労し易く、皮膚も稍々貧血勝ちで艶がない、食欲も芳しくない。脈は多くの場合弱く或は微細である。心腹は通常膨満というほどでもないが稍々弛緩

し抵抗がなく、又圧痛もそれ程ではない。しかし一たび疼痛が起れば胃部は拘急して胸部に放散し、更に肩背に徹し人によっては冷汗淋漓、顔面蒼白、激痛にて苦悶に堪えられない時もある」と解説されている。

㉑**『症候による漢方治療の実際』胸痛**には、「当帰湯　この方は真正の狭心症ではなく、仮性狭心症ともいうべき胸背痛に用いる。千金方の主治には“心腹、絞痛、諸虚、冷気、満痛を治す”とあり、原南陽は“真心痛（狭心症や心筋梗塞症にあたる）ではないかと思わるるようで、日々痛みなやむものは当帰湯がよい。赤石脂丸を兼用することもある”とあり、津田玄仙も赤石脂丸の兼用を推奨して、その効神の如しといっている。また浅田宗伯は“この方は腹中に拘急があって痛み、それより肩背へ徹して強痛するものによい”とのべている。私の経験では、血色のすぐれない冷え症の患者で、腹部にガスが充満し、ことに上腹部に甚しく、そのために胸部が圧迫せられる傾向のものによく効く。肋間神経痛と云われ、或いは狭心症と云われ、はっきりした病名もつかず、胸背の痛みが慢性化したものに、この方を用いて著効を得ることがある」と総合的に解説される。

㉒大塚先生はまた、**『漢方の臨牀』第17巻第10号・修琴堂経験録(10)・胸背痛に当帰湯二例**で、「七十四歳婦人で、……主訴は十年前から夕方になると起こる胸背痛である。胸は主として左胸部がいたみ、その時は左の背も痛む。それが一・二ヶ月つづくと、いつともなく治り、また起こる。これを繰り返している。なお二十年前より時々吐くくせがある。冷えるということはない。むしろ足に煩熱がある。大便一日一行。……思うに寒冷と煩熱とは反対の症状のようにみえるけれども、冬は寒冷を訴え、夏は煩熱を訴えるものもある。さて七日分を試用してみた。時々胸背がいたむが軽快したという。次の二週間で、疼痛を全く忘れ、……」という症例である。

㉓『小品方』は昭和59年、北里研究所附属東洋医学総合研究所によって、前田育徳会尊経閣文庫蔵の古鈔巻子本の中からその残巻が発見された。その労を多としたい。

㉔在宅診療中の75歳女性の症例を挙げる。狭心症があり、変形性膝関節症のため歩行不能で、リスモダンR®、シグマート®、コメリアン®、バソ

レーターテープ®等々を処方中である。某日、左側胸部痛で自らニトロペン®を２回舌下しても無効とのことで診察した。重症感はなく、深呼吸が稍困難で、胸椎棘突起叩打痛はないが、左肋骨に沿っての叩打痛を認め、左肋間神経痛と診断した。また、背部皮膚の冷汗が強い。患者さんは以前にも冷飲後の排尿不快を度々訴えたことがあり、温湯を飲用するように勧めて不快感も消失したことがあった。今回も背部冷寒に対する患者さんの自覚は全く無し。そこで、当帰湯を処方したところ、発汗して治ったとのことであった。以後暫く続服するように指示したが、再発していない。

当帰飲子

出典 『理傷続断方』、『厳氏済生方』

主効 止痒、補血、皮脂分泌促進。
皮膚の萎縮による瘙痒感を治す薬。

組成

当帰5　芍薬3　川芎3　地黄4　蒺藜子3　防風3
荊芥1.5　何首烏2　黄耆1.5　甘草1

四物湯	当帰　芍薬　川芎　地黄
	蒺藜子　防風　荊芥　何首烏　黄耆　甘草

解説

本方は四物湯加蒺藜子・防風・荊芥・何首烏・黄耆・甘草である。

【四物湯】（473頁）…血虚の基本薬であるが、本方では単に血虚を補うだけでなく、『厳氏済生方』でも熟地黄でなく、生地黄が処方されているように、陰虚による虚熱を清し、皮膚瘙痒感を血熱・血燥と捉えて対応している。

【蒺藜子】…高血圧症による頭痛・眩暈・浮動感などを鎮静して降圧し、慢性湿疹や皮膚瘙痒症などによる瘙痒性皮疹に対して、祛風して止痒する他、充血・瘙痒・流涙などの眼科的外感病風熱型に対しても奏効する。『薬性提要』には、「肝腎を補い、精を益して目を明らかにす」とある。

【防風】…代表的な祛風薬であり、外感病にもあるいは関節痛・筋肉痛・頭痛にも処方し得るが、蕁麻疹、湿疹・皮膚炎群などによる瘙痒感に対しては発散的に作用する。

【荊芥】…頭・顔面部、特に扁桃や咽喉部の外感病の症状を緩解する他、よく防風と共に用いて皮疹を止痒して消退する。

【何首烏】…高血圧症、動脈硬化症などで眩暈・浮動感・視力減退・腰脚部倦怠感・動悸・息切れなどの生理的加齢による諸症状を強壮・滋陰すると共に、老人性皮膚瘙痒症などの血虚・血燥による瘙痒感に対しては止痒的に作用する。『薬性提要』には、「精を添えて髄を益し、血を養いて風を祛る」とある。

【黄耆】…補気薬として、血液循環を改善して四肢の疼痛・運動麻痺・知覚異常を軽減するのみならず、全身の慢性衰弱状態に対して消化管機能を回復し、筋力を強化し、尿量を増加して消腫する。

【甘草】…諸薬の調和と薬性の緩和の目的で配合される他、脾胃を益気して体内の水分を保持する役割もある。

以上、本方の薬味は血気虚を補う薬と止痒する薬とに二分され、四物湯・何首烏・黄耆・甘草で補血作用と補気作用を齎し、皮膚の栄養のみならず、全身の機能を高めるべく配合されている。一方、地黄・蒺藜子・防風・荊芥・何首烏は孰れも皮膚の瘙痒感を止める作用がある。

総じて、主として加齢による皮膚の萎縮・菲薄・乾燥・落屑、及び皮脂腺の分泌低下などによって瘙痒感を生じる場合に、当該の皮膚及び全身を滋養強壮すると共に止痒する薬である。

適　応

皮膚瘙痒症、老人性乾皮症、皮脂欠乏性皮膚炎、慢性湿疹など。

論　考

❶出典に係る『理傷続断方』は、言うまでもなく四物湯の原典である。

❷本方の出典は、**『厳氏済生方』巻之六・瘡疥論治**に、「当帰飲子、心血凝滞し、内に風熱を蘊み、皮膚に発見し、遍身の瘡疥、或いは腫れ、或いは痒く、或いは膿水浸淫《シンイン》し、或いは赤疹・𤷍瘰《ハイライ》を発するを治す」とあって、当帰・白芍薬・川芎・生地黄・白蒺藜・防風・荊芥穂・何首烏・黄耆・甘草と指示され、姜煎温服する。また、最後に「時候に拘らず」とも記載される。

❸**『世医得効方』巻第十九瘡腫科・諸瘡**には、方名は当帰飲として『厳氏済生方』と略同一の条文と全く同一の薬味と姜煎指示で掲載されているが、最後には「時を以って温服するにあらず」とあるので、方名は当帰飲子の方が妥当である。

❹**『名方類証医書大全』巻十九・瘡疥・瘡疹**には、「当帰飲子 心血凝滞し、内に風熱を蘊み、皮膚に発見して遍身の瘡疥、或いは腫れ、或いは痒く、

或いは膿水浸淫するを治す」とあって、原典の十味が指示されて姜煎する。尚、ここでは原典で記載された赤疹・痞瘟を発するの文が削除されているのは一つの見解を示すものであろう。

❺**『奇効良方』巻之五十四瘡瘍門附論・瘡科通治方**には、「当帰飲子　瘡疥・風癬の湿毒か燥痒かを治す」とあって、原典の十味が指示され、「食遠に服す。或いは末と為すも亦可」とも記載される。

❻**『丹渓心法』巻四・諸瘡痛八十四　附天泡瘡　凍瘡・附方**には、「当帰飲子　瘡疥・風癬の湿毒、燥痒瘡を治す」とあり、本方の十味を水煎し、或いは末と為して服用するが、ここでは本方を湿にも燥にも対応しうると捉えている点に問題がある。

❼**『薛氏医案』巻四十八・婦人良方・瘡瘍門・婦人血風瘡論第六・附方薬**には、「当帰飲　血熱の癮疹、痒痛し、膿水淋漓《リンリ》として発熱する等の症を治す」として、本方の十味が指示され、**婦人赤白遊風方論第七**には、「当帰飲　風熱の赤白遊風、痒みを作し、瘙破を作して膿水淋漓等の症を治す」として掲載される。

❽**『医学入門』七巻上・外科用薬賦・瘡疥**に、「○当帰飲、当帰・白芍・川芎・生地・防風・荊芥・蒺藜各々一銭・何首烏・黄芪・甘草各々五分、姜煎して服す。遍身疥癬、或いは腫れ、或いは痒く、或いは膿水侵淫し、或いは赤疹・痦瘰《カイライ》を発すること、皆心血凝滞して内に風熱を蘊みて発する所を治す」と掲載される。

❾**『済世全書』巻之八・疥瘡**には、「当帰飲子　瘡疥・風癬の湿毒、燥痒等の瘡を治す」とあって、本方の十味を水煎または末として服用するも可としている。

❿また、**『外科正宗』巻之四・疥瘡論第七十八**には、消風散（592頁）に続いて、「当帰飲子　血燥きて皮膚痒みを作し、及び風熱の瘡疥掻痒し、或いは疼痛を作すを治す」とあって、ここには膿水浸淫、脂水ジトジト、膿水淋漓等々の語句は見られない。今迄の❷～❾の諸書の内、『外科正宗』の条文は比較的順当であるが、それでも風熱による血燥と解釈するのであれば疑義無しとはしない。

⓫或いは**『景岳全書』巻六十四・外科鈐古方**には、本方が当帰飲との方名で、「風湿・血熱の癮疹痒痛し、膿水淋漓して瘡疥発熱するなどの証を治す」とある。

⓬一方、『太平聖恵方』巻第六十九・治婦人風瘙痒諸方には、「婦人血風にて皮膚瘙痒して心神煩悶し、及び血遊風定まらざるを治するには、並びに宜しく此の何首烏散方を服すべし」とあって、何首烏・防風・白蒺藜・枳殻・天麻・胡麻・白僵蚕・茺蔚子・蔓荊子を散と為して茵蔯湯を煎じて調下する。

⓭『太平恵民和剤局方指南総論』巻下・論婦人諸疾には、「血風攻注して五心煩熱し、遍身瘙痒、或いは癮疹を生じ、或いは赤腫を発するには、……四物湯加荊芥煎……」とあり、先の⓬と共に、後の『厳氏済生方』に影響を与えたものと思われるが、確証はない。

⓮また、『儒門事親』巻之十一治法雑論・論火熱二門には、「吐後、切に通解丸一服を用い、次に人参黄耆散、当帰飲子、加減小柴胡湯を服し、擇びて之を用う」、「先ず通解丸を用いて瀉すること三・二行、次に当帰飲子を服すべし」、「凡そ虚を補うに多くは陽剤を以ってす。是以って知りぬ、陽勝ちて陰虧くる也と。性熱の薬を用いて之を補うべからず。空心に加減八物丸、当帰飲子、減桂五苓散を服すべし」とあるが、ここで云う当帰飲子の組成は不明である。

⓯一方、**『増広医方口訣集』中巻・当帰飲**には、北山友松子が消風散との実地上の差を誤治として述べている。「○余、播州の一婦を治す。年半百、皮膚皴《シュン》揭、手戸乾燥し、身体痒みを作す。一医、血風と作して治するに消風散を用ゆ。其の痒きこと弥々甚だし。或いは生育多きを以って、因りて虚と作して治するに八珍湯を用ゆ。其の痒きこと亦甚だしく、反って熱悶を加う。予に請いて之を治す。其の脈を診るに浮にして数。時、九月に当たる。予が曰く、此れ乃ち時気の燥症也。遂に此の方を与えて少し桂枝を加え、三服にして痒み止み、二十余貼にして肌膚始めて潤う。后、補中益気湯を用いて、升麻を去りて麦門・五味を加えて功を収む」とある。手戸は手掌のこと。時気の燥症とは旧暦九月、即ち新暦 10 ～ 11 月のことなの

で、現在の高齢者による季節性乾燥性皮疹である。

⑯しかし一方で、下段の**『新増愚按口訣』中巻**の同箇所には、「当帰飲血熱の癮疹痒痛し、或いは膿水淋漓して発熱等の証を治す」とあって、「○愚按ずるに、……夫れ血虚・血熱の人、外邪を感じ、表気鬱滞して行らず、血熱積蘊す。而して散ぜざるときは発して癮疹痒痛と成り、潰えて膿水淋漓と成り、或いは遍身に霞片疙瘩《ギットウ》或いは班爛紫暈、恰も癩瘍の如く、或いは紫癜・白癜及び癬疥・瘡癘等、大概表気調わず、客熱鬱積して栄血凝濁するが故也。衛を調え、熱を去り、栄を行らし、血を涼しうするときは、其の証除くべし。此の方之に当たる」とあり、友松子の見解より後退したものであった。

⑰**『当壮庵家方口解』巻之四**には、「○当帰飲　医学入門五痔門」とあって、本方の十味が指示され、生姜煎服が指示された後、僅かに「○臍下或いは身痒きに用いて効あり」と記載されるのみである。これで見れば、北尾春甫は当帰飲子の使用にあまり精通していなかったのではないかと思われる。

尚、『医学入門』五巻上・小児門・五疳には、当帰飲子は収載されていない。

⑱**『方読弁解』下部下・疥癬**には、「当帰飲子　正　血燥きて皮膚に痒みを作し、及び風熱の瘡疥瘙痒し、或いは疼痛を作すを治する方」とあって、本方の十味が指示され、方後には「小瘡、膿気ありて血燥する者に用ゆ。俗に是れをこせひぜんと名づく。正宗の消風散は小膿ありて燥くことなく、湿ある者に宜し」と解説される。尚、こせひぜんは瘡皮癬と書く。また、福井楓亭は本方を『外科正宗』から引載しているので、条文も『外科正宗』の通りとなっている。

⑲また、**『餐英館療治雑話』巻之下・済生当帰飲の訣**には、「瘡疥其の他一切無名の腫物、半年一年の久しきをへて愈えざる者、虚症にて此の方の応ずる症多し。瘡疥の類、気血虚すと其の形平塌《トウ》にして尖らず、且つ脂水ジトジトと出でて燥かず、或いは燥くかと思えば、又ジトジトと出でたり、痒み甚だしき者此の方を用うべし。形平塌にして尖らず、ジトジトと脂水出でて乾きかぬるを標準とすべし。勿論脉も緊盛又は数疾なる者は毒未だ尽きざるなり。毒気尽きざる者に用うれば耆も方中にある故、皮膚を閉じ

て毒洩るることを得ず、内陥して水腫をなす。慎むべし。敗毒散、浮草散などを用いて愈えず、纏綿《テンメン》年をへて治せぬ症、并びに虚人・老人に此の方の応ずる証多し。熱に属する痒みと、虚に属する痒みとの模様に心を用うべし」とある。

⑳以上、何れの条文、解説においても、膿水浸淫とか脂水ジトジトとか膿水淋漓などを呈する状態は、搔爬によってなどの語句がなく、自然の症状経過によるものであろうから、本方の適応とはならない。恐らく皮疹の滲出液の漏出を衛気の虚と捉え、補気・補血して止痒を図るとの意と思われるが、今日このような患者はアトピー性皮膚炎によく見られ、本方の投与はこのようなアトピー性皮膚炎の場合、慎重にならざるを得ない。

㉑**『梧竹楼方函口訣』巻之三・疥瘡類**には、「当帰飲子　此の方は血燥に因りて一身皮膚の痒き者に用ゆ。痒みを搔けば其の跡へバラバラと細かき物出でて、強いてかけば血或いはたわ汁出でて痛む也。総べて血燥のことなれば兎角膚につやなく、がさつく者也。男女に拘わらねども別して老婦抔に多き者也。又俗に云うこせひぜんと称して疥瘡の一種、出物の細小にして膿をもたず、月を経、年を越えて直らぬ者に良し。又転じて大麻風にも主的の薬を用いて此の方を持薬に使うべし」とある。文中のたわ汁は腫物などから出る滲出液のことで、こせひぜんは⑱で登場した。大麻風は癘風のこと。

また、次の樺皮飲散では当帰飲子と比較して解説している。「樺皮散　此れも肺経に熱をもち、一身皮膚痒くして堪えず、此れを搔けばはらりと細かき出物を吹出し、夜痒くして寝ねらぬ者に用ゆ。当帰飲子は血燥に発表を目的とす。此の方は表の風熱を発散するを目当てとす。当帰飲子の方、たわ病の位、一等重し」と。ここの当帰飲子の用法は、先ず第一に血燥による一身皮膚の痒き者という適応を挙げていることは妥当である。

㉒老人の血燥による皮疹を搔爬し過ぎることによって滲出液の流出を見ることはあっても、この場合は脂水ジトジトとは明らかに様相を異にする。それ故、**『勿誤薬室方函口訣』巻之上・当帰飲子**には「此の方は老人血燥よりして瘡疥を生ずる者に用ゆ。若し血熱あれば温清飲に宜し。又、此の方

を服して効なきもの、四物湯に荊芥・浮萍を加え、長服せしめて効あり」は正しい適応証を指示している。

㉓**『橘窓書影』巻四**には、「余、老人の頑癬を治する数十人、其の痒痛甚だしく、熱なき者は当帰飲子、或いは十補加荊芥を用い、血燥甚だしく、熱ある者、温清飲を用ゆ。水気有って実する者は東洋の赤小豆湯を用い、虚する者は済生の赤小豆湯加附子、及び真武湯加反鼻を用いて多く効を奏す。但、腎嚢風の内攻に至りては諸薬験なく、多く死地に陥る。蓋し其の血分の毒、深重を以って也。恐れずんばあるべからず」と、当帰飲子は痒痛甚だしく、熱なき者と適応が示される。

㉔**『漢方後世要方解説』潤燥の剤・当帰飲子**にも、「此の方は四物湯が原方で、血燥を治し、他薬を加味して風熱を治する剤である。血燥によって皮膚枯燥し、風熱によって皮膚に種々の変化を生じ、発疹瘙痒を訴えるものに用いられる。老人・虚人等にて皮膚枯燥し、分泌物少なくして瘙痒を主訴とするものに用いてよく奏効する」とあって、皮膚瘙痒症、痒疹、その他の皮膚病に応用される。

㉕**『症候による漢方治療の実際』瘙痒・発疹・変色のある皮膚**には、「当帰飲子　この方は消風散や温清飲とは逆で、熱状がなく、虚証で、老人や虚弱な人に用いられる。この場合の発疹には、灼熱感がなく、皮膚面よりの隆起も少ない。……当帰飲子の証は発疹が小さいこと、永く治らないこと、発疹のさきが鋭らずに扁平であること、滲出液がじとじとと出て乾かない。乾くかと思うとまたじとじとと出て、かゆみが強い。老人やからだの弱い人にみられることが多い。脈に力があって、速いような場合は用いない。……老人の乾癬には当帰飲子がよくきくが、壮年のものの乾癬には当帰飲子よりも温清飲の効くものが多い」と述べられている。

㉖**『臨床応用漢方処方解説』当帰飲子**で、矢数道明先生は「消風散と当帰飲子の区別は、与えてみて初めて知られることがよくある」と述べられ、非常に現実的な一言である。

㉗**『東医雑録』(2)・消風散・当帰飲子について**には、当帰飲子について、「……乾燥性皮疹ならびに、表皮が乾燥して鱗屑があり、瘙痒があり、湿潤

せず、発赤腫脹のない、慢性表在性の皮疹の治療に応用するものである。……本方は乾燥性の皮膚疾患の治療に用いる代表的薬方である。方意の基本は四物湯加何首烏にて萎縮せる皮膚を復し、黄耆を加えその機能を補い、荊芥・防風の祛風薬を加えて、瘙痒を止め、なお中枢性の鎮静・鎮痛薬である蒺藜子を加えて止痒作用を強めている。従って皮疹は、乾燥及び萎縮せる病変で瘙痒は強いが、湿潤・発赤・充血・炎症・浸潤・肥厚などをしめさないものである」と結ばれている。

㉘山本巌先生はまた、**『中医処方解説』当帰飲子・運用の実際**で、「主に老人性皮膚瘙痒症に用いる。……ただし、老人性皮膚瘙痒症でも、冬季湿疹といわれるような湿疹化した状況に対しては効果が弱い。また、軽度の発赤・充血には効くが、発赤が強いときや皮疹が平坦ではなくて丘疹傾向を呈し、充血・発赤・腫脹をともなうときには効果がない。消風散エキスや温清飲エキスを合方しなければならない。肥厚・苔癬化・表皮突起の延長・角質増殖・錯角化などにも効果はない。湿潤・浮腫・分泌が多いものに用いると悪化する。したがって、Vidal 苔癬・痒疹・固定性じんましんには効かない」と述べられている。

㉙**『餐英館療治雑話解説』当帰飲子**で、「当帰・芍薬・地黄・川芎、即ち四物湯に何首烏を加えることにより、皮膚を潤す。黄耆は皮膚の機能を亢める。皮膚の乾燥、表皮の萎縮は漢方では血虚とみる。即ち皮膚を養うべき血が足りない（血虚）ために、皮脂の分泌が少なく、皮膚がカサカサし、痒みを生ずる。痒みのことを漢方では風と解釈して、この場合は血虚生風という。血が少なく皮膚を養えないため、乾皮症となり、痒みを生ずる。……ということである。だから、血を養う四物湯を基本にさらに何首烏を加え、黄耆で皮膚の機能をよくし、蒺藜・防風・荊芥の止痒薬を配合した方剤をつくって用いる。老人性皮膚瘙痒症の代表方剤である。痒みの強いときは、蟬退・夜交藤など止痒薬類を配合してもよい。貨幣状湿疹のように、発赤、びらんなどの炎症が加わったときは、黄連解毒湯などの合方が必要である。単なる老人性の皮膚萎縮、乾皮症なら四物湯、八味丸の類でもよい。これ等に止痒薬を加えたものが当帰飲子である」と、初心者にも

分かり易いように解説されている。

㉚当帰飲子は原典の『厳氏済生方』の条文上の不備によって、後世長く誤解を拭えなかった。原典条文によってその処方の本来の適応法を再確認するのは著者の基本姿勢であるが、その点で本方に対する原典の価値は、薬味構成以外は必ずしも重視されない。しかし乍ら、条文を厳守する方向で処方が変遷して行くのではなく、処方は固定化したままで適応を厳正に選択して来たことによって、当時の処方は再認識された方意を賦与され、今日に至っている。

㉛本方は今日では当帰飲子として通用しているが、歴史上は当帰飲との方名もよく使用された。一体に飲とは煎剤を冷服することを意味し、飲子とは時に拘らずに冷服することを云う。しかし、必ずしも用法が遵守されている訳ではない。

当帰建中湯

出典 『金匱要略』

主効 裏、虚労、和血、鎮痙。血証が原因となる虚労の薬。

組成

当帰4　桂皮4　芍薬5　生姜1　甘草2　大棗4　［〈膠飴〉］

	当帰
小建中湯	桂皮　芍薬　生姜　甘草　大棗　膠飴

解説

膠飴を含めて考えなければ、本方は桂枝加芍薬湯加当帰であり、膠飴を含めて考えると、小建中湯加当帰である。

【桂枝加芍薬湯】（222頁）…腹痛・腹満を温補・鎮痛すると共に、消化管の蠕動運動を正常化する薬である。裏虚の程度は軽い。

【小建中湯】（549頁）…虚労を治癒し、虚弱体質を改善する薬である。

【当帰】…婦人科の主薬で、月経の調整や疼痛に効果がある他、打撲・捻挫・虚寒・瘀血などによる血流の停滞を解除して気血の循行を改善し、血液の滋養作用の低下を補い、動悸・健忘・精神不穏・眩暈・耳鳴りなどの症状を鎮静して緩解すると共に、燥便に対して潤腸する。『薬性提要』には、「血を補いて燥を潤し、気を行らし、内寒を散ず」とある。

小建中湯は全般的な虚労、特に消化管の虚を補い、虚弱体質を改善する薬であるが、ここでは当帰の補血・駆瘀血・調経の作用が加味されているので、特に産後に拘らず、血証が原因となるような虚労・全身衰弱状態・栄養不良状態が適応となる。

総じて、血証が原因となる虚労を治療する薬である。

適応

産後衰弱、月経困難症、月経痛、月経不順、不正性器出血、腰痛症、坐骨神経痛、腰椎圧迫骨折後神経痛、脊椎カリエス、腎結石、遊走腎、痔核、難治性潰瘍、骨盤腹膜炎、慢性虫垂炎、慢性腹膜炎など。

論　考

❶原典での方名は内補当帰建中湯。

❷本方の出典は、**『金匱要略』婦人産後病脉証治第二十一**に、「千金の内補当帰建中湯、婦人産後の虚羸不足、腹中刺痛して止まず、吸吸として少気し、或いは少腹の中、急なるに苦しみ、摩痛、腰背に引き、食飲すること能わざるを治す。産後一月、日に四・五剤を服するを得て善しと為す。人をして強壮せしめて宜し」とあり、当帰・桂枝・芍薬・生姜・甘草・大棗と指示され、後条文には、「若し大虚なれば飴糖六両を加う。湯成りて之を内れ、火上に煖《あたた》め、飴をして消さしむ。若し血去ること過多にして崩傷内衄止まずんば、地黄六両・阿膠二両を加え、合わせて八味とし、湯成りて阿膠を内る。若し当帰無くんば芎藭を以って之に代え、若し生姜無くんば乾姜を以って之に代う」とあることに拠る。

❸**『金匱要略浅註』婦人産後病脉証治第二十一・千金内補当帰建中湯**には、原典条文を注釈して、「徐忠可云く、産後の虚羸不足は先ず陰虚に因り、後に陽虚を并す。補陰するときは寒凝し、補陽するときは気壅す。後天は中気を以って主と為す。故に、治法も亦建中より出づ。但、当帰を加うるは、即ち内に偏する故に曰く、内補当帰建中湯と。謂う心は、腹中刺痛して止まずは血少なければ也と、吸吸として少気するは陽弱ければ也と。故に桂枝・生姜・当帰の辛温を将って、其の栄衛の気を行らすを以ってし、甘草・白芍にて其の脾陰の血を養うを以ってして、飴糖・大棗を以って中気を峻補するときは、元気自ずから復す。而して羸者は豊かになり、痛む者は止む也。然も桂枝は陰陽内外に於いて通ぜざる所無く、尤も妙なるは当帰を得て善く陰分に入り、帯下の疾を治す。故に又、少腹急にして、摩痛、腰背に引き、飲食すること能わざる者を主る。蓋し帯下病去り、而して中気自ずから強くなる也。曰く、産後一月、日に四・五剤を服するを得て善しと為すと。謂う心は、宜しく急ぎ此に於いて之を調うべしと。庶わくは後時の歎無からんことを。然るに薬味和平にして、以って疾を治すべし、以って補を調うべし。故に又曰く、人をして強壮ならしめて宜しと。其れ云う、大虚には飴糖を加え、虚極むるを以ってしては支撑《シトウ》すべきこと

無し。惟《ただ》大いに甘きは補脾を専らとし、脾は五臓六腑の母為り。止《ただ》此の一条にて以って其の生路を得るべき也。其れ去血過多、崩傷内衄には乾地黄・阿膠を加う。其の傷る所は原《もと》陰に偏するを以っての故に、特《ただ》多く陰薬を加う。産後には必ず宜しく地黄・阿膠を用ゆべきに非ざる也」と、『金匱要略論註』からそっくり引用している。

❹言うまでもなく本方は、散逸して『備急千金要方』に収載されていた佚文を宋時代に校訂した際、補遺として再収録したものである。それ故著者は、原典の後条文は元々の『傷寒雑病論』の文章を、孫思邈が加筆して成った文章ではないかと考える。

というのは、**『千金方』巻第三 婦人方中・心腹痛第四・内補当帰建中湯**には原典と略同様の条文、薬味量及び後条文が記載されているが、直後には内補芎藭湯が記載されている。「内補芎藭湯、婦人産後虚羸し、及び崩傷過多にて虚竭《キョケツ》し、腹中絞り痛むを治する方」とあって、芎藭・乾地黄・芍薬・桂心・甘草・乾姜・大棗の処方が記されている。確かにここでは、本方の後条文で記された当帰の代わりに芎藭が指示され、地黄が入り、生姜の代わりに乾姜が指示されている。

更に後条文には、「……若し寒有りて苦《はなは》だ微しく下れば、附子三両を加う。婦人、虚羸して気少なく、傷るること絶《はなは》だしく、腹中拘急して痛み、崩傷虚竭して面目、色無く、及び唾に血を吐することを治するに甚だ良し」とあって、この詳細な後条文と比較すれば、本方原典の後条文も『千金方』で加筆された文章ではないかと考えるからである。

❺また更に四条後には、「産後腹中弦の如く、堅く当たりて痛み、聊頼《リョウライ》無きを治する方」とあって、当帰末と蜜の煎服が指示されているが、『婦人大全良方』巻之二十・産後児枕心腹刺痛方論第七には、「独聖散　産後腹痛を療す」とあって、当帰末一味の煎服が指示されている。

❻一方、**『千金翼方』巻第六婦人二・虚損第七**には、内補当帰建中湯ではなく、当帰建中湯として収載されている。

条文は『金匱要略』、『千金方』と略同であるが、条文の最後に「人をして強壮、内補せしむる方」とあり、直後には内補芎藭湯が掲載されている。

❼**『永類鈐方』巻第十五済陰門・月候不調**には、「当帰建中湯　婦人、一切の血気不足、虚損羸乏するを治す」とあって、当帰・肉桂・甘草・白芍を㕮咀し、姜棗煎服するべく指示されている。

❽『世医得効方』巻第三大方脉雑医科・腹痛には、「〔虚証〕当帰建中湯、労傷の虚羸にて腹痛し、吸吸として少気し、小腹拘急して腰背に連なり、時に自汗出で、飲食を思わざるを治す」とあって、当帰・桂心・揚芍薬・黄耆を剉散して姜棗煎服する指示がある。ここでは甘草がなく、黄耆を加えている。尚、揚芍薬は現在の浙江省（抗白芍）、安徽省（亳《ハク》白芍）など、当時の揚州産の白芍のことであり、品質は高い。

❾**『薛氏医案』巻四十三・婦人良方・産後虚極生風方論第五・附治験**には、「当帰建中湯　産後に腹痛・拘急し、痛み腰背に連なり、自汗して食すること少なきを治す」とあって、当帰・桂心・白芍薬・甘草を姜棗水煎し、飴糖を入れて服し、「如し未だ応ぜずんば之を加えよ」とあり、飴糖の更なる加入も指示されている。

❿盧之頤撰**『痎瘧論疏』**には、「……兼ねて腎家の形証を見わす者、即ち舎りて腎募に属すと為す也。先ず桂枝加当帰芍薬湯に宜し。次に……」とあって、**附方・腎瘧二方**には、「桂枝加当帰芍薬湯　桂枝六銭・芍薬一両・甘草四銭・生姜六銭・大棗四枚・当帰一両」とあり、最後に「未だ発せずに、将に発せんに、発した後に、各々一服す」とも指示され、本方が桂枝加当帰芍薬湯との別名で腎瘧に処方された。

⓫徐大椿撰**『女科指要』巻之五産後門・中風　発痓　瘛瘲　拘攣　不語　癲狂　驚悸　恍惚　虚煩　乾渇　自汗　盗汗**には、「当帰建中湯　産後の発痓にて脈弦濇虚浮なる者を治す」とあって、当帰・桂枝・白芍・炙草・大棗・生姜と指示され、「産後に血去ること過多にして筋脈を栄養すること能わず、更に寒邪を挟みて角弓反張し、昏して人を知らず、之を発痓と謂う。当帰、血を養い、以って経脈を栄えしめ、桂枝、経を温め、以って寒邪を散じ、白芍、営を歛め、血脈を和し、炙草、中を緩め、胃気を益し、大棗、中を緩め、脾を益し、生姜、胃を温め、寒を散ずる也。水煎して温服し、経血をして内充たしむるときは寒邪自ずから散じて神明、旨を得、

筋脈柔和にして何ぞ角弓反張し、昏して人を知らざるの発痙と為すこと有らんや」とある。

また、巻之一経候門・鼻衄には、「建中湯　傷寒の鼻衄にて脈緊数なる者を治す」とあって、白芍・桂枝・当帰・炙草・大棗・煨姜と指示され、巻之五産後門・心痛胸痛附　脇痛季肋附　腹痛　少腹痛　小腹痛には、「内補建中湯　両脇疼痛し、脈弦緊濇なる者を治す」とあって、当帰・赤芍・肉桂・炙草・砂糖と指示され、更に同処には、「当帰建中湯　血虚にて寒を感じて腹痛し、脈浮弦細なる者を治す」とあって、当帰・桂枝・白芍・炙草・大棗・煨姜・砂糖と指示されている。

このようにして、『女科指要』には本方の類方及び同名異方且つ類方が多々登載されている。

⑫一方、**『一本堂医事説約』婦人科**に当帰建中湯は収載されている。経閉血塊には、「婦人血枯にて経閉し、或いは腹痛する者、或いは逆経にて吐血して止まざるに、人参・黄芩・草果を加う」とあり、産後小産の治は本産に同じには、「或いは人参を加う」とあって後、原典の条文および後条文が略そのまま引用されている。

⑬**『養寿院医談』**には、「〇三十余男子、三年前疳瘡を患う。腫物より多く膿血を出だし、羸痩、脉少なし。数々嘔の気味あり。当帰建中湯を用いて甚だ快飲す。是れ血虚の症也」という症例が記載されている。

⑭**『成蹟録』巻之上**には、「一男子、二十余歳、腰脚攣急して微しく痛み、上衝して耳鳴す。年を経て治せず。先生、当帰建中湯を用い、兼ぬるに応鐘散を以ってして愈ゆ」と云う症例が掲載されている。

⑮『済美堂方函』疝　脇胸　腹　諸痛には、「……攣急する者に、小建中湯加当帰・鬱金能く応ずる也」、「当帰建中加鬱金湯　腹中拘急して脚攣急する者。即ち当帰建中湯内に鬱金を加う」と、本方の加味方が収載される。

⑯また、**『金匱玉函要略方論輯義』第五・婦人産後病脈証治第二十一・千金内補当帰建中湯**には、「[沉] 産後の体、病無しと雖も、血海必ず虚す。若し中気充実なれば気血虚すと雖も、能く恢復し易し。或いは後天に血生ずるも、血海に充つること能わざるときは虚羸不足を見わす。但血海虚すれ

ば而して経絡の虚は是れ言うを待たず。気血利せざるに因りて瘀するときは、腹中刺痛して止まず。衝任督帯の内虚するときは少腹の中急にして摩痛し、腰背に引く。……」とあって、当帰湯(832頁)証が肩背に引くように疼痛が放散するのに対し、本方証は腰背に引く疼痛が挙げられている。尚、衝任督帯は何れも奇経八脈に属する。

⑰本方は『**古方括要**』には、数箇所に登載されている。**巻之中・上部・舌病**には、「木舌虚損、煩して眠ることを得ざる者を治す」、**下部・大便血**には、小建中湯加当帰として「久しく下血して面色唇舌紅沢を失し、或いは眉梁骨より天庭に至りて頭痛し、或いは耳蟬声を聞くが如き者を治す」、**痔疾**には、「小建中湯　積年の痔出血し、口唇淡白にして虚に至る者、方中加当帰、最も佳也」とある。また、**淋症**には、「膿血淋瀝し、盗汗出でて大虚に及ぶものを治す」、**赤白濁尿**には、「小便赤濁の者、或いは攣急、四肢に及ぶものによろし」とあって、**痛風**には、「節痛み、腫れ起きて屈伸すること能わざる者に宜し」ともある。

更に**巻之下・外科・瘰癧**には、「瘰癧、大抵始めは此の方を投ずべし」とあり、**金瘡**には、「傷口出血して頭痛を発するものに佳なり」とあって、『古方括要』では婦人科には処方されていない。

⑱『**梧竹楼方函口訣**』**巻之三・婦人類**には、「内補当帰建中湯○此れは婦人産後血虚労損して腹痛する者に用ゆ。其の痛みと云う者は、勿論腹裏拘急して引っぱり痛む也。産後の血虚には多くある症也。此の方を用うれば中を和し、血を補い、手際に痛み止む者也」と、適応が平明に語られている。

⑲『**橘窓書影**』**巻之二**には、「……妹年二十余、臍下動悸あり。任脉通り拘急し、時々心下に衝逆し、発するときは背反張、人事不省、四肢厥冷、呼吸絶するが如し。数医、療して験なし。余、診して曰く、奔豚なりと。苓桂甘棗湯を与う。服する数旬、病十の七を減ず。但腹中常に拘急、或いは手足に牽きて拘攣す。因りて当帰建中湯を兼用す。数月にして全治す」と記載される。

⑳『**皇漢医学**』**第壱巻・当帰建中湯方腹証**には、「本方は桂枝加芍薬湯或いは小建中湯に、貧血性瘀血を治する当帰を加えしものなれば、腹証上に

於いては亦同じく直腹筋攣急するも、左側殊に甚だしく臍下部（殊に左腸骨窩部）に軟弱なる瘀血塊あり。一般に貧血して虚状を呈す」と、腹証が解説される。

㉑龍野一雄先生は『**日本東洋医学会紀要**』**第一輯・傷寒論金匱要略要方解説**で、「当帰建中湯　（証）血虚諸症。……分娩により出血し血虚する一方、下腹部が脱力するから下虚に陥る。下が虚すと気上衝するが、その程度は軽く少気に止まる。腹中刺痛は桂枝加芍薬湯の時に腹痛、小建中湯の腹中痛に比して、血虚のため一段と劇しいことを示す。少腹拘急即ち下腹部がつれる感じは下血虚によって起こる。本方は裏、殊に下が中心で、表には症状は現われない。（指示）血虚症状、就中腹痛或は腰に引き痛むもの、或は出血を主訴とするものが多い。脈は虚して弱・濇等を呈し、腹壁は軟らかく時に下腹部のつれる感じ、同部腹筋緊張を認める。出血は子宮出血、尿出血、痔出血等で、衂などの上部出血は本方ではない」と解説される。

㉒山本巌先生は『**東医雑録**』**(2)・脱肛・脱出性痔核の漢方治療**で、当帰建中湯を解説されている。「本方は、産後の腹痛を治療する目的で組まれた方剤である。子宮や腸管の痙攣性疼痛を除くのが目的で『芍薬』と『甘草』を主薬とし、『大棗』を配合している。『当帰』は子宮筋の痙攣をゆるめて痛みを止める作用があるので、月経痛などに常用的に配合され、婦人の聖薬といわれる。『桂枝』も内臓の平滑筋の痙攣を緩める効があるため、よく腹痛の緩解に用いられる。『芍薬』はその性質が寒であるため熱性の腹痛にはよいが、冷え症の下痢や腹痛に使用する時には、普通、温性の薬物を配合しなければならない。『当帰』や『桂枝』はその性質が温である。だから『当帰』や『桂枝』の配合にはその意味もある。従って、冷え症の痙攣性内痔核の脱出並びに痙攣性脱肛に、この方剤を使用すればよい。古くから先輩が、本法を脱肛や痔核に応用したのは《金匱要略》の主治には述べていないから、おそらくは経験にもとづくものと思われる」と、痔核治療を通して当帰建中湯の効用を解説されている。

㉓結局、本方は血証を原因とした虚労が適応であるが、黄耆建中湯(52頁)は気虚で表裏共の大虚労が適応となる。華岡青洲は帰耆建中湯として

小建中湯に気と血を補う薬として、当帰と黄耆を加味した処方を用いて慢性化膿症を治療した。これは結局、当帰建中湯合黄耆建中湯と解釈しうるが、黄耆建中湯の**論考❹**でも述べたように、帰耆建中湯は既に甄権撰『古今録験方』に収載されていた。

当帰四逆加呉茱萸生姜湯

出典 『傷寒論』

主効 温陽、血流促進、鎮痛、四肢・腹部。

四肢の知覚異常・血流障害及び腹部の冷寒を加温して治療する薬。

組成

当帰3　芍薬3　甘草2　木通3　桂皮3　細辛2　生姜1　呉茱萸2　大棗5

当帰四逆湯	当帰　芍薬　甘草　木通　桂皮　細辛　大棗
	呉茱萸　生姜

桂枝湯	桂皮　芍薬　甘草　生姜　大棗
	当帰　木通　細辛　呉茱萸

解説

本方は当帰四逆湯に呉茱萸・生姜を加味したものであるが、また桂枝湯（192頁）に当帰・木通・細辛・呉茱萸を加味したものとも解釈しうる。

【桂枝湯】…軽い風邪薬で、本来は太陽病中風の薬であって、皮膚表在血管の循環を促進し、弱い風寒邪を駆除する効能があるが、外感病に罹患していない場合に用いても、四肢の痺痛・冷痛・血流障害を緩解する作用がある。

【当帰】…婦人科の主薬で、月経の調整や疼痛に効果がある他、打撲・捻挫・虚寒・瘀血などによる血流の停滞を解除して気血の循行を改善し、中枢神経系の様々な不快症状を鎮静する効果もある。

【木通】…一般的浮腫及び打撲・捻挫などによる腫脹に対して利尿して消腫する他、尿路系の炎症に対しては抗菌作用を発揮して利尿する。『薬性提要』には、「湿熱を導き、小便を通じ、関節を利す」とある。

【細辛】…桂皮の補助として外感病の風寒症状に投与して解表する他、多量の鼻汁・水様痰を生じ、咳嗽止まないときに温陽して鎮咳し、分泌を止める。また単独で外用し、齲歯や口内炎に対して局所麻酔作用も発揮する。『薬性提要』には、「風邪を散じ、水気を行らし、少陰の頭痛を治す」とある。

【呉茱萸】…熱薬で、脾胃の冷寒に由来する諸症状に用いる。即ち乾嘔・嘔吐に対して止嘔し、胃液の分泌亢進による停水を解除し、冷えによる胃腸の蠕動運動を順方向性に回復して正常化する。その他、冷寒によることが明らかな上気・頭痛などの諸症状にも適応となる。

当帰四逆湯自体が、桂枝湯の加減方であり、桂枝湯去生姜加当帰・木通・細辛である。当帰・桂皮・細辛で肌表の血管を拡張し、血流を改善して皮膚温を上昇し、木通で肌表部の水滞を駆逐するが、芍薬で陰分を保護するべく配慮されている。更に呉茱萸・生姜で冷寒による腹部消化管の諸症状を温補によって消退するだけでなく、結果的に四肢の痺痛・冷痛など知覚異常及び血流障害を一層改善する効果も齎す。

総じて、当帰四逆湯で四肢の痺痛・冷痛などの知覚異常及び血流障害によるチアノーゼやレイノー症候を改善するが、呉茱萸・生姜が加味された本方に於いては腹部加温と共に、一層前記障害の軽快に奏する薬である。

適　応

凍傷、凍瘡、レイノー症候群、バージャー病、四肢閉塞性動脈硬化症、糖尿病性壊疽、反射性細小動脈攣縮症、術後あるいは骨折後創部痛、腰痛、頭痛、坐骨神経痛、三叉神経痛、大後頭神経痛、冷房病、冷蔵庫病、冷え症性嘔吐・下痢症、慢性膀胱炎、骨盤腹膜炎、慢性癒着性腹膜炎、月経痛、月経不順、過少月経、稀発月経など。

論　考

❶本方の出典は、**『傷寒論』弁厥陰病脉証并治中第十二**に、「手足厥寒し、脉細にして絶えんと欲する者、当帰四逆湯之を主る」の条文に続いて、「若し其の人、内に久寒有る者、当帰四逆加呉茱萸生姜湯に宜し」とあって、当帰・芍薬・甘草・通草・桂枝・細辛・生姜・呉茱萸・大棗を水と清酒で煎服する。従って、原典では木通ではなく通草とある。

❷**『傷寒論条弁』巻之五・弁厥陰病脈証并治第八・当帰四逆湯方**には、「寒は逆と同じ。本、陽気内に陥する也。細かなるときは虚と為し、陰血不足する也。当帰・芍薬、血を養いて陰を収む。通草・細辛、脈を行らして閉を通ず。桂枝の辛甘、陽を助けて表を固む。甘草・大棗、脾を健やかにして以って胃を和す。夫れ心は血を主る。当帰、其の心を補いて芍薬、以って之を収む。肝は血を納む。甘草、其の肝を緩めて細辛、以って之を潤す。脾は血を統ぶ。大棗、其の脾を益して甘草、以って之を和す。然れども血は気に随いて行り、桂枝、陽を衛り、気固まるときは血和する也」とあって後、**当帰四逆加呉茱萸生姜湯方**には、「久寒は宿昔、素より常に蔵府に沈寒有るを謂う也。呉茱萸、蔵を温めて以って寒を散ずる也。生姜は棗を佐け、以って陰陽を和す」とあり、本方の適応証は比較的明瞭である。

❸一方、**『集註傷寒論』巻第六・弁厥陰病脉証并治第十二・当帰四逆湯**には、「手足厥寒する者、陽気、外に虚して四末を温めず、脉細にして絶えんと欲する者、陰血、内に弱くして、脉行利せず。当帰四逆湯を与えて陽を助け、陰を生ずる也」とあり、更に薬味記載後には、「内経に曰く、脉は血の腑也。諸血は皆心に属す。脉を通ずる者は必ず先ず心を補い、血を益し、若しくは先ず心に入ると。当帰の苦、以って心血を助く。心、苦だ緩なれば、急ぎ酸を食して以って之を収む。芍薬の酸、以って心気を収む。肝、苦だ急なれば、急ぎ甘を食して以って之を緩む。大棗・甘草・通草の甘、以って陰血を緩む」とあって後、**当帰四逆加呉茱萸生姜湯**には、「茱萸の辛温、以って久寒を散ず。生姜の辛温、以って陽気を行らす」とある。

❹本方は条文上、先の当帰四逆湯の用法と比較して、単に呉茱萸・生姜が加味されただけではない。当帰四逆湯は水八升をもって煎じるが、本方は水六升・清酒六升（一方に水・酒各四升）をもって煎じるだけでなく、当帰四逆湯は日に三服するが、本方は日に五服することになっている。即ち、薬味上の差以上に、本方の方が加温するという意図に対して効果的であるよう配慮されている。

❺**『備急千金要方』巻第二十 膀胱腑・霍乱第六**には、「吐利止みて身体の痛み休まざる者、当に消息して和解すべし。其の外は桂枝湯を以って小しく

之を和す」という条文に一つ置いた後、「四逆湯、寒すること多く、手足厥冷して脉絶するを主る方」とあって、ここで云う四逆湯は正に本方のことである。その後条文には、「旧方は棗三十枚を用ゆ。今、霍乱の病法、多くは痞するを以っての故に之を除く。如し棗を退かば葛根二両を入れて佳し。霍乱して四逆せば、半夏一合・附子小なる者一枚を加う。悪寒せば、乃ち大附子を与う」とある。但し、ここで云う四逆湯自体には大棗二十五枚が配合されるが、更にここで云う旧方とは張仲景の原方の意か。現伝の『傷寒論』及び『金匱玉函経』には大棗二十五枚と指示されるが、……。

❻**『千金翼方』巻第十五補益・五蔵気虚第五**には、「手足厥寒し、脉之が為に細絶、其の人寒有る者を治する当帰茱萸四逆湯方」とあって、原典の薬味量と比較して細辛三両 ⇒ 弐両 以外は同一である。

❼さて、木通の基源に対しては、**『漢薬の臨床応用』**には、「アケビ科木通、ウマノスズクサ科木通などの木質茎を乾燥したもの」とあり、通草の基源については「ウコギ科脱木の茎の髄を乾燥したもの」とあって、今日では両者はいずれも利尿作用では共通していても、基源は全く異なる。尚、ウマノスズクサ科木通は関木通、木通馬兜鈴とも称し、我が国では使用禁止である。

❽しかし、**『本草綱目』第十八巻下・草之七蔓草類**には、「通草本経中品 釈名 木通 士良…… 時珍曰く 細細孔有り、両頭皆通ず。故に通草と名づく。即ち今謂う所の木通也。今の通草は乃ち古の通脱木也。…… 集解 …… 頌曰く ……即ち陳士良が本草に謂う所の桴棪子也。其の枝、今の人之を木通と謂いて、俗間に謂う所の通草は乃ち通脱木也。古方に用うる所の通草は皆今の木通、其の通脱木用うる者の有ること稀なり。……」とあるので、元々通草が五代の陳士良撰『食性本草』によって改名されたものであることが分かる。

❾**『医療手引草』続編巻二・傷寒**には当帰四逆湯及び本方が登載されている。「……手足厥寒、脉細、絶えんと欲すといえば、陰寒の症のようにきこゆれども、そうでない。伝経の陽邪流れて厥陰営血の分に入るなり。其の人、素より虚寒するゆえ、陽邪といえども熱を発することあたわず。そ

れで脉細、絶えんと欲するなり。陰気、内に衰え、脈を鼓動することあたわず、肌表の陽も虚するゆえに桂枝湯を用いて其の中外を和し、当帰を加えて以って厥陰肝経の営血を和し、通草を用いて太陽の本を通ず。太陽の本とは膀胱の府、小便を通ずるなり。細辛を以って少陽の源を清す。畢竟厥陰の症、伝経の熱邪、其の人虚するゆえに熱を発せず、却って手足厥冷し、陰寒の症のようにまぎるる病に用ゆる薬なり。元来陰寒の四逆を治する薬にはあらず。それで手足厥寒すといえども乾姜・附子をば用いざるなり。其れで本論に云う久寒あるものには当帰四逆加呉茱萸生姜湯に宜しと云々。久寒といえば本より寒邪をたくわえてある症なれば、熱薬を用いねば叶わぬなり。されどもさしあたって病が伝経の熱症なるほどに乾姜・附子は用いられず。故に呉茱萸・生姜を加味して此の如く名づくるなり」と詳論されている。

⑩『餐英館療治雑話』巻之上・当帰四逆加呉茱萸生姜湯の訣には、「吐血の症、出血の后、四肢厥冷すれども附子も用い難し。又独参湯を用ゆる程の虚にも非ず。唯手足微冷して心下痞するを標的とすべし」とあって、附子を用い難いような証を呈する厥逆に本方が投与可能であることが述べられている。

この場合、附子が投与困難であるというのは、吐血を熱証と捉え、四肢厥冷はあっても本態は真熱仮寒なので、附子は処方できないとの意味であろう。そのようなときにも本方は処方しうるとの解説である。

⑪『百疢一貫』巻之上・痢　泄瀉には、「凡て痢は熱の劇しきを忌む也。痢の瀉はげしく白頭翁湯などにて止まぬものは仕方なきもの也。石膏などにても止まぬもの也。反って害をなすことあり。又一種、腸滑の証とて下りつづくれて腸胃のしまりを失いし者あり。此の症は毒はつきてありても下利するもの也。此の症、臍下微痛を目当てとして赤石脂禹余糧湯之を主る。桃花湯、此れには効なし。赤石脂禹余糧湯の処也。而して如神丸は五更瀉にも用ゆる也。先生は当帰四逆加呉茱萸生姜湯を用ゆ」とあって、難治下痢の適応に及んでいる。

⑫『腹証奇覧翼』初編下冊・当帰四逆加呉茱萸生姜湯には、「久寒は水毒

の寒をなしたるものなり。乃ち下焦の虚寒・疝毒・宿飲の類、胃口にあつまり、陽気を抑塞して、飲食剋化の利を妨ぐるもの、是れなり。此の証、但久寒とのみ言いて、其の証を詳らかにせざるを以って、或いは吐利を指すの説あれども、今、余が試験するところを以ってするに、或いは宿飲中焦に滞りて、吐酸・呑酸等の証を成すもの、或いは冷気衝逆して心下にせまり、胸脇を攻め、乾嘔し、涎沫を吐するもの、或いは腹痛、或いは吐利、或いは転筋、婦人の積冷血滞・経水短少・腹中拘攣、時に心下・脇下に迫り、肩背強急・頭項重痛の類、概するに久寒の致すところなり。其の脈証を審らかにして、外、手足寒く、脈細なるものを得ば、本方を用いて効あらずということなし。一に吐利の証のみにあらざるなり。……」と、久寒の意味を詳しく解説している。

⑬『成蹟録』巻之上には、「一男子、悪寒身熱し、四肢惰《だる》く痛み、恍惚として夢の如く、微しく渇し微しく嘔し、胸脇攣急して胸下に引きて痛み、咳嗽痰血す。先生之に当帰四逆加呉茱萸生姜湯を与え、黄連解毒散を兼用して諸証悉く治す」と掲載される。但し、ここで云う黄連解毒散は三物黄芩湯（424頁）の**論考⑬**で解説したように、三黄瀉心湯加山梔子の散剤化処方である。

⑭『済美堂方函』傷寒　温疫　感冒には、「当帰四逆加呉茱萸生姜湯　其の人、内に久寒あるが若き者。〇按ずるに疝気、撞きて両脇に上りて刺痛する者、之を服すべからず。或いは腰痛する者には亦佳き也」と記載される。

⑮『梧竹楼方函口訣』巻之一・傷寒類には、「当帰四逆湯　当帰四逆加呉茱萸生姜湯……〇寒疝家の兎角夜に入ると腹痛して瀉下すること五更瀉に類する者に用いて効あり。尤も加呉茱萸・生姜の方を用ゆ」とあって、五更瀉の類に効ありと言う。

⑯『類聚方広義』（下）拾遺方・当帰四逆湯には、「疝家、発熱悪寒し、脇腹攣痛・腰脚拘急して手足寒え、小便不利の者を治す。消塊丸を兼用す。婦人、血気痛み、腰腹拘攣する者を治す。経水不調・腹中攣急・四肢酸痛し、或いは一身に習習と虫行くが如く、日《ひる》頭痛する者を治す。久寒とは宿飲を謂う也」とあり、続いて**当帰四逆加呉茱萸生姜湯**には、「当帰四逆湯症にし

て胸満して嘔し、吐し、腹痛劇しき者を治す。産婦、悪露綿延と止まず、身熱・頭痛・腹中冷痛し、嘔して微しく利し、腰脚酸麻し、或いは微しく腫るる者を治す」と、『腹証奇覧翼』と同様、詳しく解説されている。ここでは、腹中冷痛のみならず、身熱・頭痛にも適応となることを示している。

⑰大塚敬節先生は**『日本東洋医学会誌』第14巻第2号・当帰四逆湯と当帰四逆加呉茱萸生姜湯の臨床経験**で、「当帰四逆湯と当帰四逆加呉茱萸生姜湯は、古人が疝とよんだ病気の中で、次に掲げるような症候のものに用いられる。その効力の発現は、発病後、日の浅いものは、速効があり、数年を経たものは、全治までに数カ月から、2、3年を必要とする。

1）慢性に経過する疼痛を主訴とし、寒冷によって、その症状が増悪する。2）疼痛は腹痛を主とし、殊に下腹部にみられることが多く、腰痛、背痛、頭痛、四肢痛を伴うものがある。3）疼痛の本態を近代医学的の検索によって明確にしがたいことが多く、神経性のものと診断せられる傾向がある。4）腹診上では、下腹部で、左右または右、或いは左のいずれかの部位に、圧痛を訴えるものが多かった。しかしこの部に強い抵抗をふれることはなかった。また腹部軟弱なものと腹直筋の拘急しているものとあって、その腹状は一定していないが、虚証であって、寒性であることはすべての症例に共通である。5）疼痛は、つれる、つっぱるという状態のものが多く、痛む箇処が1箇処であることは珍しく、多くはあちこちで痛む傾向がある。6）肝経の変動によって起こると考えられる症状が多く、殊に生殖器、泌尿器方面の障害を訴えるものが多かった」と、詳細に観察した結果を述べられている。

⑱**『傷寒論講義』弁厥陰病脈証并治・当帰四逆加呉茱萸生姜湯**には、「内とは外に対するの辞にして、腹中の謂。即ち手足厥寒に対して言う。久寒とは、久しきに亘れる寒飲を指す。是れ即ち平素より蓄うる所の水邪を謂う也。今、内に久寒有る者、若し当帰四逆湯証を現わすときは、更に其の久寒動揺し、或いは満悶、嘔吐等の証を現わす可し。依りて本方中に呉茱萸・生姜を加味し、以って其の久寒を除かざるを得ず。之を当帰四逆加呉茱萸生姜湯の治と為す。……」とある。要するに、当帰四逆湯は四肢の寒

冷を温陽する薬であるが、呉茱萸・生姜が加味されて、裏中の寒冷のみならず、満悶・嘔吐にも対処しうるようになった薬である。

⑲大塚先生はまた、**『漢方の臨牀』第12巻第7号・出題と回答(6)**で、本方に対して、「私は呉茱萸を入れるのは症状が上に出てくる場合で、呉茱萸というのは上へ上がってくるものを下へ引き下げるのだという考えで用いています。ですから、当帰四逆湯を使うような患者で、肩がうんとこるとか、頭痛がするというように、上にものがのぼってくるという状態のあるときに呉茱萸を入れるのです。内に旧寒ありと言っても、初診のときはそんなことはわからんからね。足の方が冷えたから上の方へのぼせるとか、動悸、頭痛がするというように首から上の方に症状が出てきた場合に呉茱萸が使えるという風に考えております。呉茱萸というのは渇飲が上にあがるのを下へ下げるのだからね。呉茱萸湯なんかもそうですからね。そんなつもりで私は呉茱萸を使っております。呉茱萸を使って食欲のうんと出る人がかなりありますね。呉茱萸湯の人はひじょうにご飯がおいしく食べられるという人がよくあります。とにかく、呉茱萸のあの苦味というのは胃につかえたのをさばくような、押し下げるような働きがあるのではないでしょうかねえ。浅田宗伯が言っていますね、甘いもので押し下げるのと、苦いものでひらくやつと両方あるということを……。だから人参湯のように甘いやつで食欲のうんと進むものと、黄連・呉茱萸のような苦いやつで進むのと両方ありますね。呉茱萸と黄連で作った左金丸という丸薬があるがあれはいいですね。あれをのむと胸がすくんですね。胃がわるくて、頭痛がしたりするのにはこの左金丸がよく効きます。丸薬にしておけばのみにくくないからこの左金丸は作らせておくといいと思います」と、主に呉茱萸の有用性を強調されている。

⑳山本巖先生は**『東医雑録』(3)・当帰・川芎の漢方処方**で、当帰四逆湯・当帰四逆加呉茱萸生姜湯について、「本方は《傷寒論》の厥陰病篇に記載されている方剤である。厥陰病というのは、傷寒という急性熱病の経過中に起きたショック症状で、急性末梢循環不全のため、血圧低下し、四肢冷感(四肢厥冷)の状態である。非常に重篤で、例えば疫痢様症状のようなもの

である。高熱で体温は高いが、四肢の末端から中心に向って冷えがさかのぼってくる。この冷えは他覚症状で自覚はしない。四逆湯類で治療する。本方はこの真の厥陰病に用いるのではない。動脈機能障碍のように手足の血行障碍や寒冷の作用を受けて手足が冷たくなり、他覚的にも自覚的にも冷たい。脈も触れにくく細いのである。けっして傷寒のような熱病ではない。厥冷と厥寒の区別をするために記載したのである」と解説される。確かに死に直結する重篤なショック状態を呈するとき、他覚的には体の冷寒を触知しても、患者自身は煩熱感を訴えることがある。一方で、厥寒は自・他覚的な四肢の冷寒である。従って、本方は真の厥陰病との対比上、厥陰病篇に置かれたもので、同様の事情に拠って、四逆散（455 頁）は少陰病篇に置かれている。

当帰芍薬散

出典　安期先生方？、『金匱要略』

主効　和血、利水、鎮痙。利水性且つ和血性の駆瘀血薬。

組成

当帰3　芍薬4～6　茯苓4　白朮4　沢瀉4～5　川芎3

四物湯	当帰　芍薬　川芎	地黄
四苓湯	茯苓　白朮　沢瀉	猪苓

解説

本方は歴史的には逆行するが、四物湯去地黄に四苓湯去猪苓を合方した処方である。

【当帰】…婦人科の主薬で、月経の調整や疼痛に効果がある他、打撲・捻挫・虚寒・瘀血などによる血流の停滞を解除して気血の循行を改善し、中枢神経系の様々な不快症状を鎮静する効果もある。子宮筋に対しては、在胎すれば弛緩的に、排胎すれば収縮的に働く。

【芍薬】…平滑筋や骨格筋に対する鎮痙作用の他に、循環血液及び津液の調整に当たり、発汗などに対して収陰作用を主る。本方では川芎の薬性を緩和する意味もある。

【茯苓】…組織内及び消化管内に過剰に偏在する湿痰に対して偏在を矯正し、過剰水分を利尿によって排除すると共に、同時にこの偏在の矯正により眩暈・動悸などを治療し、脾胃の補益作用も発揮する。『薬性提要』には、「脾を益して湿を除き、心を寧んじて水を行らす」とある。

【白朮】…消化機能低下や吸収能低下による消化管内及び組織内の過剰水分に対して、補脾健胃することによって止瀉し、過剰水分の偏在を矯正して利尿するだけでなく、虚証の自汗に対して止汗する。『薬性提要』には、「湿を燥かして脾を補い、小便を利し、泄瀉を止む」とある。

【沢瀉】…全身の水腫に対して、炎症を随伴する場合でも明らかな利尿作用を発揮すると共に、湿熱性の下痢に対しても止瀉作用を呈する。更には腎の虚熱を清する他、軽度の血糖降下作用がある。

【川芎】…代表的な理血薬であり、血管を拡張して血流を改善し、月経痛・筋肉痛・関節痛及び四肢の痺痛や種々の原因による頭痛に対しても用いられ、更に蕁麻疹や湿疹に対しても補助的に作用する。『薬性提要』には、「血を補いて燥を潤し、気を行らせ、風湿、頭に在るを治す」とある。

本方は芎帰湯(当帰・川芎)で血管を拡張し、血流を促進して月経痛などの婦人科的諸症状を緩解するが、芍薬が加味されて一層補血・鎮痛的に作用し、且つ川芎の副作用による上気を抑制する効果もある。また、茯苓・白朮・沢瀉で過剰に偏在した湿痰を矯正して利尿するが、芍薬で陰分の保護にも努めている。

総じて、駆瘀血作用はそれ程強いものでなく、むしろ和血的であり、一方、利水作用は強いが収陰に対しても配慮されている薬である。

適応

月経痛、月経不順、稀発月経、過少月経、無月経、月経困難症、不正性器出血、帯下、子宮内膜症、子宮筋腫、子宮附属器炎、骨盤腹膜炎、婦人不定愁訴症候群、血の道症、冷え症、更年期障害、流産、習慣性流産、不妊症、妊娠浮腫、妊娠中毒症、妊娠腎、妊娠咳嗽、切迫流産、自律神経失調症、低血圧症、起立性失神発作、メニエル症候群、特発性浮腫、脚気浮腫、腎炎、ネフローゼ症候群、心不全、心臓性喘息、胸水、腹水、肝硬変、慢性下痢症、胃下垂、消化管無力症、慢性胃腸炎、神経性胃腸炎、ノイローゼ、ヒステリー、気鬱症、神経性食思不振、無力体質、眩暈症、耳鳴症、不眠症、神経性心悸亢進症、肩凝り症、筋クランプ、夜尿症、神経痛、筋肉痛、坐骨神経痛、大腿神経痛、動脈硬化症、慢性脳循環不全症、老年期デメンチアなど。

論考

❶本方の出典は、**『金匱要略』婦人妊娠病脉証并治第二十**に、「婦人懐妊し、腹中㽲痛《キュウツウ》せば当帰芍薬散之を主る」とあり、当帰・芍薬・茯苓・白朮・沢瀉・芎藭を酒に和して服す。更に**婦人雑病脉証并治第二十二**に、「婦人腹中の諸疾痛むには当帰芍薬散之を主る」とあることに拠る。孰れも原典の

条文は簡略過ぎる位なので、後世種々の状況に処方してその適応証が一層明確になっている。

❷魏荔彤撰**『金匱要略方論本義』婦人妊娠病脉証并治第二十**には、原典の先の条文に対して、「按 再び婦人妊娠のこと有り。腹中㽲痛して血気虚して阻つるは、上条に言う所の如くして証初めて見わるる者也。主るに当帰芍薬散を以ってす。帰・芍以って血を生じ、芎藭を以って血を行らせ、茯苓・沢瀉にて湿を滲して便を利し、白朮にて中を固めて気を補う。方に膠艾湯と義を同じうす。酒を以って和して乾姜に代え、経を温めて気を補うに非ざるは無く、阻滞の血を行らしむる也。血流通すれば痛み作こらず、胎斯くして安んず」とある。「以酒和代乾姜」とは『金匱要略』の前条の芎帰膠艾湯方の小字脚注の「一方に乾姜一両を加う」を意味する。

また、**婦人雑病脉証併治第二十二**には、原典の後の条文に対して、「按 再び婦人諸病有りて、血気凝聚して痛み作こる。当帰芍薬散を以って之を主る。新血を生ずるの中に宿血を寓行させるの義、此を以って主と為す。而して証に随いて加易す。亦拘泥すべからずして之を鑿《サク》言《ゲン》す」と解説される。

❸先の条文について、**『金匱要略心典』婦人妊娠病脈証治第二十**には、「按ずるに、説文には㽲音は絞、腹中急也。乃ち血不足にして水反って之を侵す也。血不足にして水侵すときは、胎、其の養う所を失して反って其の害する所を得。腹中能く㽲痛無きや。芎・帰・芍薬、血の虚を益し、苓・朮・沢瀉、水の気を除く。趙氏曰く、此れ、脾土に木邪の客する所と為すに因りて、穀気挙がらず、湿気下流し、陰血に搏ちて痛む。故に芍薬を用うること他薬より数倍多く、以って肝木を瀉すと。亦通ずるなり」とある。

後の条文については、**婦人雑病脈証并治第二十二**に、「婦人は血を以って主と為し、而して血は中気を以って主と為す。中気とは土気也。土燥かば物を生ぜず、土湿るも亦物を生ぜず。芎・帰・芍薬、其の血を滋し、苓・朮・沢瀉、其の湿を治す。湿を燥かして宜しきを得て、土は能く物を生じ、疾痛並びて蠲《のぞ》く」と、何れも五行説に則っての説明である。

❹**『三因極一病証方論』巻之十七・腹痛下利治法**には、「当帰芍薬散 妊娠にて腹中絞痛して心下急満し、及び産後の血暈にて内虚し、気乏しく崩

中・久痢するを治す。常に服すれば、血脉を通暢して癰瘍を生ぜず、痰を消し、胃を養い、目を明らべ、津を益す」とあって、薬味記載後に、「元和紀用経に云う、本《もと》六気経緯円。能く風を祛り、労を補い、真陽を養い、邪熱を退け、中を緩うし、神志を安和し、容色を潤沢し、邪寒・温瘴・時疫を散ず。安期先生、李少君に賜う久餌の薬なり。後、仲景、増減して婦人の懐妊腹痛の本方と為す」とあって、本方は元々、六気経緯円という方名であったが、薬味組成は同一であっても張仲景が各薬味量を変更したことが分かる。そして、「芍薬四両・沢瀉・茯苓・川芎各一両・当帰・白朮各二両を用いて、赤蜜を以って丸と為して服すべし」とも記載される。

そうなれば本方の出典は安期先生方とでも言うべきか。尚、『元和紀用経』は唐の王冰撰で、**『三因方』巻之十八・虚渇証治**には、六気経緯円として登載されている。

❺実際に王冰撰**『元和紀用経』**には、「六気経緯丸、風を祛り、労を補い、五蔵を強くし、気を益し、煩を除き、真陽を養い、邪熱を退け、血脈を通順し、壅を宣《とお》し、積を破り、寒熱を除き、瘅を温め、心腹の堅脹を風《うご》かし、痛みを止め、中を緩くし、神志を安和し、容色を潤沢にし、腰痛を止め、寒邪・時疫を散ず。婦人懐姙にて腹中㽲痛し、冷気にて心下急満し、産後の血暈にて内虚・気乏し、崩中・久痢に常に服すれば、血脈通暢し、癰瘍を生ぜず、痰を消し、胃を養い、目を明らべて津を益す」との条文が記載される。その後、薬味の六味が記され、方後には「此の方、本《もと》安期生、李少君に賜う久餌の薬也。後、仲景、増減して女人の懐姙の腹痛に之を用うと為す。大いに験あり」と、既に本方の広汎な用法が記載されている。

❻更には、張杲撰『医説』巻一には、劉向撰『列仙伝』からの引用として「安期先生は瑯琊《ロウヤ》郷の人也。薬を海辺にて売る時、人、之を千歳公と謂う。李少君、太山にて薬を採るとき病困し、殆ど死せんとして安期に遇う。安期、之に神楼散を与う。一銭匕を服して遂に愈ゆ。秦の始皇、之を聞きて召見し、共に語ること三日三夜にして金璧数千万を賜う。阜郷の亭を出づるとき、皆之を置きて去る」とある。

即ち安期は秦の始皇帝の時代の人であり、ここで云う神楼散が取りも直さず当帰芍薬散の原名であるが、如何にして六気経緯丸に改名されたか、先の記載の信頼性と共に疑義無しとはしない。但し、これだけの資料で『元和紀用経』の詳細な記述に発展したとは到底考えられず、恐らく当時にあっては、今日亡佚の資料が未だ残存していたものと思われる。

❼ここで、『元和紀用経』、『金匱要略』、エキス製剤の夫々の処方量を比較してみると、(表 19)のようになる。

これで見ると、元々芍薬が最大量だったことがよく分かる。

(表 19)『元和紀用経』、『金匱要略』、エキス製剤における当帰芍薬散処方量の比較

	芍薬	当帰	白朮	茯苓	沢瀉	川芎
元和紀用経(両)	8	4	4	2	2	2
金匱要略(両)	16	3	4	4	8	8 又は 3
エキス製剤(g)	4 ～ 6	3	4	4	4 ～ 5	3

❽尚、本方は**『太平恵民和剤局方』巻之九・婦人諸疾　附　産図**にも収載されているが、条文及び後条文は先の『三因方』の条文と全く同一である。本方は『和剤局方』の続添諸局経験秘方(1241 ～ 52 年)に属するため、『三因方』の成立年の方が約 70 年早期であり、『和剤局方』はこれから引用したものであることが分かる。

❾また、**『婦人大全良方』巻之十二・妊娠心腹痛方論第十二**にも、『三因方』からの引用文として収載されているが、ここでは「心下急満」⇒「心下急痛」、「産後血暈」⇒「療産後血暈」、「癰瘍」⇒「癰瘤」等々と改変されている。更には『三因方』を介して、『元和紀用経』をも引用している。

❿一方、**『厳氏済生方』巻之九婦人論・校正時賢胎前十八論治**には、「当帰芍薬湯、妊娠にて腹中㽲痛し、下痢して心下急満するを治す」とあって、本方の六味が指示され、細末と為して温酒または米飲で調服することになっている。即ち、当帰芍薬湯とはあってもやはり散と同様の用法である。

⓫ここで、先の**解説**で触れた芎帰湯について述べたい。『婦人大全良方』巻之二・通用方序論第五には、「仏手散　産前・産後の腹痛、体熱・頭痛及び諸疾を治す。纔《わず》かに産了して未だ別物を進めず、即ち先ず此の薬を服す。能く諸疾を除き、敗血を逐い、新血を生ず」とあって、ここでは川芎二両・

川当帰三両が指示され、末と為して水酒煎服する。

更に、「一方は芎帰湯と名づく。祇《ただ》是れ此の二味等分にして㕮咀し、水煎す。専ら失血、胎に傷られての去血、産後去血、崩中去血、金瘡去血、抜牙して去血止まず、及び一切の去血過多なるを治す。心煩して眩暈し、悶絶して人事を省みず、頭重く目暗く、頭を挙ぐれば倒れんと欲するは悉く能く之を治す。若し産後眩暈すれば、宜しく芍薬を加えて之を服すべし」とある。芎帰湯は、『聖済総録』巻第一百五十五妊娠門・妊娠腹痛では、「妊娠腹痛忍ぶべからざるを治し、安胎・止痛する芎藭散方」とあって、芎藭・当帰各一両を散と為し、温酒にて調下する。

即ち、『婦人大全良方』では、芎帰湯と仏手散とでは、㕮咀と細末の外に、薬味量が同一か不同かの差もあることになる。

⑫梶原性全著**『婦人頓医抄』巻第四・妊める者の心腹痛む方論第十一**には、「当帰芍薬散 妊める物の腹中絞痛し、心下つり痛み、及び産後血上りて目眩き、及び崩中、若しくは久しく痢病せる人に与うべし。常に服すれば血脈を通暢し、癰腫を病まず、痰を消し、胃を養い、目を明らかにし、津を増す」と記載される。

⑬**『百疢一貫』巻之上・産前後**には、「○当帰芍薬散は散とあれども、湯にしても効ある也。此の方、妊娠中のみならず、平常の人の腹痛にも効あり。然れども、小建中湯の拘急の如く、拘急劇しからずして此の方の往く処、偶々あり。妊娠中の腹痛はいつでも此の方也。爾らざるは芍薬散也。当帰建中湯の平人の痛みに、妊娠ならば芍薬散ゆく也。芎帰膠艾湯にも腹痛あれども、彼れは血を見るを主とす。腹痛を客とする也。当帰芍薬散、妊娠中下利して腹痛あるものにも用ゆる也。帯下にて久しく下利して腹痛し、男子の疝にて下るものと同じようなる処へ佳也」とあり、ここでは当帰建中湯（850 頁）他との比較を述べている。

また、**同巻・諸失血 血塊**には、「○一男子常に脱肛を患う。或いは時に糸の如く血とび出でて下る後、卒倒す。其の後、つづきて腹痛むもの、先生、当帰芍薬散を投ず。徐々に愈ゆ。当帰芍薬散の用場は当き建中湯の腹の如くにて大腹へかからず、少腹に拘攣の気味あり。痛みは真の拘攣より反って甚だしき也。此の痛みは全く瘀血の腹痛と見えたり。此の方を用ゆれば、素よりある腹の塊などのゆるみぐあいを見ては必ず血分に係るのこととみえたり。右の証、拘攣と云うとは違いありて、塊ゆえに痛みをなす也。当帰芍薬散は必竟塊をゆるめる方也」とあって、瘀血塊による腹痛を述べている。

⑭**『腹証奇覧後編』巻之上・当帰芍薬散之図**には、「図（図 20）の如く、臍傍に拘攣するものあり。指頭にささえ、之を按して痛み、腰背に徹する者、或いは心下悸し、或いは小腹強痛、或いは冒して渴し、小便不利の者、此の方の正証なり。男女老若をとわず、何の病をとわず、此の方を用いて病患治せざることなし。然れども毒の浅深厚薄に因りて敢えて瞑眩せざる者あり。又、その毒厚深にして瞑眩甚だしく、若しくは腹痛忍ぶべからざる者あり。或いは志気冒《うっとり》して楽しまざる者間々あり。必ずしも驚くべからず。ますます服薬をかさね進めて可なり」とあるが、瞑眩甚だしくて腹痛忍ぶべからざるに、服薬を更に進めるのは大変勇気が要るだろう。

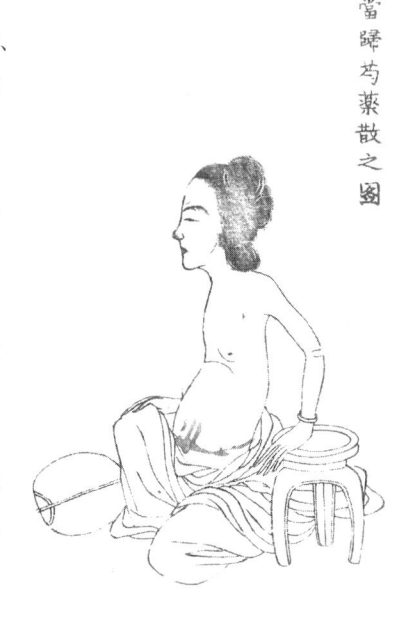

（図 20）当帰芍薬散之図

⑮**『類聚方解』**には、「当帰芍薬散　裏痛也。 腹中に血滞し、気急なる者を治す。其の証に曰く、腹中㽲痛と。此れ、血滞して気急なれば也。当帰建中湯と其の証同じと雖も、在る所少し異なる。当帰建中湯は下より迫る故に脚攣急、或いは腰に引きて痛むの証なり。此の方は腹より起こりて胸背に迫る。故に胸背強ばり痛みて攣急・腰痛するの証無し。此れ其の別也」と解説される。

⑯**『成蹟録』巻之上**には、「一男子、腹痛すること七年、胸下攣急し、胸

背に上迫す。治を先生に請う。当帰芍薬散を与えて十五・六貼を服し、黒血を下して愈ゆ」、また「一婦人、日に食すること三十余次、食する毎に一・二口に過ぎず、脚以下は不遂、既に二年所《ばかり》胸下攣急し、時に心下に迫る。先生与うるに当帰芍薬散を以ってして愈ゆ」とあって、吉益南涯は男性にも本方をよく処方しているのが特徴である。

⑰**『金匱要略精義』婦人雑病**には、原典の先の条文に対して、「㽲は窮也。是れ、血滞りて気急にして循らず、水亦滞る者なり。故に此の方の治する所なるは、之を按じて裡急に、或いは血塊に動有りて痛み、或いは肩背強ばり凝る者也」とある。更に後の条文に対しては、「是れ血、凝血し、気急にして行らず、水亦滞る者にて、之を按じて裡急、或いは動有り」と解説される。

⑱本方については、**『皇漢医学』第参巻・当帰芍薬散に関する先輩の論説治験**に、「余曰く、本邦に於いて此の方を用いしは南涯氏を以って殆んど空前絶後と為す。余の之を用ゆるに至りしも亦氏の治験の賜なり」とあって、南涯に負う所大なるを力説している。

⑲大塚敬節先生は、**『漢方と漢薬』第二巻第九号・当帰芍薬散の運用に就て**で、本方の適応証について、「男女老若の如何を問わず、血色の勝れないこと、貧血の傾向があり、或いは皮膚が土色であること、腰脚が冷え易いこと、冷えると頭が重く（殊に後頭部）、何か物をかぶっている様で、天気の悪いときなどは、それが特に著しいこと、冷えると小便頻数になること、時に眩暈や耳鳴りがあり、肩が凝ったり動悸がしたりする。また筋肉が一体に軟弱であること、疲労し易いこと、胃内停水を証明するが、食欲には変化の少ないこと、下腹部が拘急し、それが腰部にまで波及し、或いは心下部までも連なること、そして以上の諸症状が寒冷に遭えば、増悪すること等は、当帰芍薬散を用うる予の案であるが、腹痛のある時は、眩暈や頭冒を訴えることは少なく、頭重や肩凝りを訴えるときは、腹痛を伴わない場合が多い」と、経験豊富な例から以上のように述べられている。そして最後に、「吉益東洞が遂に一生、此の方を用いずして世を去り、吉益南涯が盛んに此の方を活用したということは、二者の人と為りを知っている者に

とっては、興味深いことである」と結ばれている。

⑳龍野一雄先生は**『日本東洋医学会紀要』第一輯・傷寒論金匱要略要方解説**で、「当帰芍薬散……（指示）主訴は貧血、腹痛が多い。それに伴う全身倦怠感、足冷え、月経不順・困難、眩暈、頭重、耳鳴、肩凝、腰痛、心悸亢進等の場合もある。体質は貧血性で筋肉の緊張弱く、痩せ型、脉も軟、又は弱で、沈に傾いている。腹壁は一般に軟らかく、下腹部の抵抗圧痛は不定、心下部に拍水音を証すことが多い。腹痛は下腹深部に起こり、冷痛の感があり、押さえるか温めると多少楽になり、その程度は鈍痛が多いが、時にはかなり激しいこともある。小便は近く、多量のことが多い。時には浮腫を認めることがある」とあって、一般に当帰芍薬散証の症候・体格・体質が解説されている。

㉑竹内達先生は**『漢方の臨床』第2巻第2号・当帰芍薬散に就いて**で、「前述の如く本方は主として下腹痛を主訴とするが、虚性、貧血性、冷え性の人で其の訴えは色々と多く、諸種の神経症状があり、疲労性、頭重、頭痛、眩暈、耳鳴、不眠、肩凝りがあり、時に強度の肩凝りを主訴とすることもある。患者は血色悪く生気なく肌に艶がなく浮腫性で眼の周囲が黒ずんで見える者が多い。即ち皮下に水気多く血液の循環も悪く肌は弛緩して居るので病名として神経質、神経衰弱、ヒステリー、更年期症状、卵巣機能不全、子宮発育不全、慢性腎炎、胃腸アトニー、胃及び子宮下垂及び痙攣等で既往症として腎疾患を有する者が多い。亦月経障碍を主とする者も多く月経不順、月経困難、月経過多、月経過少、帯下、子宮出血、循環障碍によるものとして痔、凍傷、脳貧血、亦虚性浮腫では諸種の腎疾患がある。……以上、本方証は之を要するに、血滞り是れが為に水亦滞り、色々の症状を起こす者と考えることが出来る……」と、色々の面から本方証について解説されている。

㉒山本巌先生は**『東医雑録』(1)・当帰芍薬散は下痢か便秘か？**で、「痩せて水気少なく乾燥して、大便の秘結する場合、血虚なら四物湯、陰虚なら六味丸。それより少し水気がある妊婦には当帰散。水気の多い下痢気味の者には当帰芍薬散を用いるのである。所が、『胃腸が弱く、悪心、嘔吐、下

痢気味の人は……』この場合は気虚なら六君子湯、陽虚（寒がある）ならば真武湯を用いるべきもので、当帰芍薬ではない。……それにもかかわらず当帰芍薬散を使用しなければならないこともある。そのときは、茯苓・沢瀉・朮を増やしたり、当帰を加減したり、帰身を用いて酒につけて炙ったりして用い、散料とし、エキスを用いて安中散や人参湯を合方するなど配慮しなければならない」と、証に対する実際の加減法についても言及される。

当帰芍薬散加附子

出典 『金匱要略』、『古方括要』

主効 和血、利水、鎮痙、祛寒。

当帰芍薬散より利水性を強めて温陽する薬。

組成

当帰 3　芍薬 6　茯苓 4.5　白朮 4.5　沢瀉 3.5　川芎 3
附子 1

当帰芍薬散	当帰　芍薬　茯苓　白朮　沢瀉　川芎
	附子

解説

本方は言うまでもなく当帰芍薬散（867 頁）に附子を加味したものである。

【当帰芍薬散】…利水性且つ和血性の駆瘀血薬であって、『金匱要略』では婦人の妊娠中あるいは雑病の腹痛に用いられる処方である。

【附子】…代表的な熱薬で、全身機能が衰弱することによって寒冷または水滞を来たした種々の状態に適応となる。急性のショック状態にあっては、循環不全に対して強心作用を発揮して救逆し、慢性の全身の衰弱状態に対しては組織の新陳代謝を活性化し、散寒して補陽する。また、臓器や組織の機能低下によって過剰な水分貯留を来たしたときは、強心作用を発揮して補陽し、血液循環を改善して利水する。更には寒冷と水滞による痺痛に対しても知覚異常を改善して鎮痛する。『薬性提要』には、「大いに熱し、陽を回し、命門の火を補い、裏の寒湿を逐う」とある。

それ故、本方は当帰芍薬散の有つ利水性を一層強化すると共に、全身機能低下による寒冷または水滞を駆逐して回陽する効能がある。

総じて、当帰芍薬散より利水性を強化して温陽する薬である。

適応

当帰芍薬散の適応症の中、非妊娠時に於いて寒冷または水滞の強い場合。

論　考

❶本方は当帰芍薬加附子湯とも称される。

❷**『類聚方広義』（下）・未試十八方・当帰芍薬散**には、「妊娠・産后の下痢・腹痛、小便不利、腰脚麻痺し力無く、或いは眼目赤痛する者、若しくは下利止まず、悪寒する者には附子を加う。若し下利せず、大便秘する者には大黄を加う」とある。但し、『類聚方広義』に於いては当帰芍薬散自体、未試十八方に分類されていて、これは『類聚方』でも不試方十八方に分類されていたのを継承したものである。従って、当帰芍薬散加附子は尾台榕堂が何れかの文献から引載したものか、あるいは独自に考按したものであろう。何れにしても『類聚方広義』の脱稿時点では未試方だったのであろう。

❸『金匱要略』婦人妊娠病脉証并治第二十には、当帰芍薬散条の二条前に、「婦人懐娠して六七月、脉弦にして発熱し、其の胎愈々脹り、腹痛して悪寒する者、少腹扇の如し。然る所以の者は子蔵開くが故也。当に附子湯を以って其の蔵を温むべし」とあり、附子湯は『傷寒論』弁少陰病脉証并治第十一に、「少陰病、之を得て一二日、口中和し、其の背悪寒する者、当に之を灸すべし。附子湯之を主る」とあって、附子・茯苓・人参・白朮・芍薬と指示される。先の『金匱要略』の条文の最後には、小字双行で「方は未だ見ず」と注記されている。しかし、両者が元来『傷寒雑病論』からの分離独立した古典とすれば、同一人が別々の処方を同一名に充てることは古典での実例は多々あれども、ここでは考え難い。よって、両者の附子湯は同一と考えるのが自然であろう。すると、妊娠中の証によっては附子を処方することもあることになる。

❹一方、**『鶏峰普済方』巻第十六婦人**に於いても、「附子当帰元、血臓虚冷を治す」として、当帰・芍薬・附子・白朮を米飲にて下す処方が指示されている。この処方は当帰芍薬散加附子去川芎・茯苓・沢瀉とも表現し得よう。

❺また、『類聚方広義』（下）・附子湯には、先の附子湯の条文に対して、「桉ずるに、扇とは扉也。正字通に曰く、戸開闔《カイコウ》し、猶、鳥の羽の翕張《キュウチョウ》するがごとし。故に戸に従い、羽に従う。今、之を験すに、妊婦六・七月の間、

少腹の時時縮張して痛みを為す者、発熱悪寒し、小便不利のこと多く、附子湯、当帰芍薬散を撰用するときは、小便快利して脹痛速やかに差ゆ」とある。

榕堂は附子湯条文には、当帰芍薬散の適応する場合も多いと考えて、「附子湯、当帰芍薬散を撰用する」と述べている。即ち、両処方は近似した方意にあると判断していることになり、これによって先の当帰芍薬散条に云う加附子の微意も理解しうる。

❻尚、雉間子炳標註『類聚方集覧』では当帰芍薬散は既試方に分類されているが、附子の加味については全く記載されていない。

❼さて、**『古方括要』巻之下・外科・鶴膝風**には、「当帰芍薬散加附子　膝頭腫大にして疼痛し、其の人常に疝あり、少腹攣急するによろし」とあって、ここで初めて本方が処方されるが、本方は元々は婦人妊娠とは全く無関係の適応であることが分かる。

❽その他にも『古方括要』には、当帰芍薬散及びその加味方が掲載されている。

先ず、当帰芍薬散としては巻之中・上部・舌病に、「重舌なる者、舌下腫脹し、紫色の筋をあらわすを治す」、走馬疳には、「前症（大黄牡丹湯）の軽症にして膿血少なく、其の人虚損するによろし。又頤骨中腐敗する者あり。是れ即ち流注なり。此れ亦此の方の主治する所也」、耳病には、「耳孔より臭膿出でて語音聞こえがたき者に宜し。方中加猪苓各等分、散と為して食後に酒服す。日に三服」、眼病には、「流行眼、時に痒く、時に痛み、膿涙を出だし、頭痛する者に宜し。面部及び眼瞼浮腫するもの、猪苓を加えて佳也」、牙歯痛には、「牙歯痛、湯水ともに含み、寒温の度を過ぐるとき劇しく発する者を治す」とあり、下部・淋症には、「膿血淋瀝し、盗汗出でて大虚に及ぶものを治す」とある。

また、巻之下・婦人科・堕胎症には、「五・六月より七・八月に至りて孕む毎に堕胎する者に宜し。人参湯煉丹を兼用すべし。月満ちて安免すること疑いなし」、小児科・痘には、「痘痒く、或いは渇するものに宜し」とあるが、後条文には「或いは湯と為しても亦可也」と記載される。

❾次に、方名自体が当帰芍薬散加味方であるものとして、巻之中・上部・眼病に、「当帰芍薬散加猪苓　瀾眼痒きを発するものに宜し」とあり、巻之下・婦人科・堕胎症には、「当帰芍薬散加猪苓湯　子腫の者、妊より七・八月に至り、面目虚浮するを治す」、外科・疥癬には、「当帰芍薬散加大黄　瘡大にして痛み多く、膿出づるものに宜し」、嚢腫には、「当帰芍薬散加石膏桔梗　嚢腫れ疼痛し、軽症にして小便赤渋する者に宜し」とあって、古矢知白は多彩な適応を記載している。

❿**『証治摘要』巻上・口舌**には、「当帰芍薬散加麦門五味子湯　口舌に皮無きが如き状の者。如し応ぜずんば附子を加う」ともある。

また、**巻下・癰疽**には、「……若し腐肉去り難く、只稀き膿出で、穢気薫蒸し、漸漸と腐敗して深く陥り、脈微弱にして身体羸痩し、微しく悪寒する者は右の加減帰芍散料加附子。……」ともある。尚、加減帰芍散料とは当帰芍薬散料去沢瀉加参耆湯のことである。

同じく**弁附子瞑眩与中毒**では、「……然れば附子の症候や如何。答えて曰く、仲景云う、熱無く悪寒する者、又、真武湯証に曰く、腹痛下利と。附子湯証に曰く、口中和すと。是れに由りて之を考うるに、無熱悪寒、大便滑或いは溏、口中和する者、以って附子の準的と為すべし。凡そ大便秘結する者には之を用うるに中たらず。只、冷秘の症には附子を用いて大便快通す。是れ、冬節の薄衣の人、或いは婦人月事の時、一身氷冷し、少腹痛む者、多く此の症有り」とあって、当帰芍薬散証にあっても、附子を加味することに違和感はない。

⓫坂井梅軒原本、中村謙作訳述**『鍼術秘要』巻之下・鶴膝風針及方剤・傷寒論金匱中の治方**に、「当帰芍薬散頭痛門に出だす膝頭腫大にして疼痛し、其の人常に少腹攣急する者、方内に附子を加う」とあって、『古方括要』から引載したものであろう。

⓬**『橘窓書影』巻之二**には、「当帰芍薬散加麦門五味子、口舌、皮無きが如き状の者を治し、如し応ぜずんば附子を加うるが如き、皆南涯翁の経験にして余、遵用して毎々効を奏す」とあるので、先の『証治摘要』巻上・口舌の記載は吉益南涯に依拠するものであろう。

⑬さて、当帰芍薬散の**論考⑱**でも触れたように、『皇漢医学』第参巻・当帰芍薬散に関する先輩の論説治験には、「余曰く、本邦に於いて此の方を用いしは南涯氏を以って殆んど空前絶後と為す。余の之を用ゆるに至りしも亦氏の治験の賜なり」とあるが、著者の調査では南涯は当帰芍薬散加附子そのものは処方していないようである。

また、同箇所には❷の『類聚方広義』の条文に対して、「余曰く、下利止まず悪寒する者と雖も軽々附子を加うべからず」とあって、湯本求真は本方を処方することに反対している。

⑭しかし乍ら、**『漢方と漢薬』第四巻第五号・薬方問答――真武湯に就いて――**で、湯本求真は「何を目標として用いられますか」の質問に対して、「真武湯と雖も矢張り傷寒論の条文に随うより他に目的とすべきものがある訳ではない。余は余り本方を使用せずして、本方を包含する小柴胡湯、当帰芍薬散加附子合方、桃核承気湯去硝黄、大建中湯を用ゆる場合が却って多い。而して他医が真武湯を用いて奏効はかばかしからざる後を承けて治を加うる時、右合方を用いて効を得ることが屢々である」と、ここでは先の⑬と対立する内容である。9年間に氏の方針が変遷したのであろう。

⑮山田光胤先生は**『漢方の臨牀』第20巻第1号・筍庵治験・経験録**で、長年の身体痛に当芍散加附子の31才女子の症例を挙げられている。「十年ぐらい前から左半身が全体的に痛む。それは、頭頂から足の先迄、左上肢の諸関節を含めて痛み、三月から九月迄の間が特に具合がわるい。そのため、ここ二年間で5kg痩せたという。……現在、第二子を妊娠中で、今月出産予定とのこと。中肉中背で手足が冷え、舌は白くて湿っている。脈小。臨月なので腹部は大きく、腹証は不明である。冷え症なので、当帰芍薬散加附子0.5を与えた。初診の数日後、無事に女児を分娩、……一ヶ月後に、再来。再診の折、改めて腹診したところでは、腹部軟弱、心下部に振水音をみとめた。薬方は、前方を続けることにした。二ヶ月半服用したところ、十年来の痛みは殆んどなくなり、時折関節が軽く痛むていどになった。……この年は、患者にとって具合のわるい季節を、大したこともなく過ぎ、夏に至って廃薬した。通算十四ヶ月服薬したわけである」と報告されている。

⑯小倉重成先生は**『漢方の臨牀』第21巻第10号・漢方研究室・風邪3題(再録)**で、「風邪のひきたてで、発熱、悪寒、咳嗽、項背痛、脈緊、無汗となると青白い果物顔ではあるが、表実証であろう。慢性病で青白い果物顔だと、小児では小建中湯、乃至は加附子。青年では柴胡桂枝乾姜湯や四逆散料。中年では当芎散加附子。老年では四逆湯などの証を呈する事が多い」と解説されている。

⑰しかし、妊娠中に附子を投与することについて、『重修政和経史証類備用本草』巻第十・草部下品之上に収載されている附子、烏頭、天雄、側子には、何れも「堕胎」の効能が記載されている。

また、村山林益著、戸田旭山刪補『中条《なかじょう》流産科全書』上巻・産前　附　臨蓐　后産・傷寒を煩う事　付　懐妊の薬品の事の中に、烏頭・附子は何れも取り挙げられ、更に『漢薬の臨床応用』附子にも、「妊婦には禁忌である」と記されている。

それ故、本方は非妊娠時の当帰芍薬散証に於いて、寒冷や水滞が強い場合に処方されるべきであろう。

⑱山本巖先生は**『東医雑録』(3)・当帰・川芎の漢方処方**で、当帰芍薬散の加減法として、「①妊娠には香蘇散を合方し、悪阻に小半夏加茯苓湯を合方する。②手足が冷たいときは附子を加える。③胃の冷えで、悪心・嘔吐のあるときは呉茱萸・生姜・半夏を加え、下腹部の冷えで腰痛、下痢には乾姜・蜀椒を加える。湯本求真はほとんど大建中湯を合方して使用した。④内部の停水で心悸亢進、めまい、立ちくらみのあるときは桂枝・甘草を加える。苓桂朮甘湯の合方となり、乾姜を加えると苓姜朮甘湯の合方ともなる」と、加減方の一例として当帰芍薬散加附子を解説されている。

⑲尚、山本先生は当帰芍薬散の**論考㉒**で、当帰芍薬散の下痢と便秘について解説されたが、❷の尾台榕堂の云う「若しくは下利止まず、悪寒する者には附子を加う」や「若し下利せず、大便秘する者には大黄を加う」は、症状としての下痢や便秘の対応法の一つになるだろう。

二朮湯

出典 『太平恵民和剤局方』、『丹渓心法』

主効 鎮痛、祛湿痰、上半身。

主に上半身の湿痰による筋肉痛・関節痛などの薬。

組成

蒼朮 3　半夏 4　天南星 2.5　白朮 2.5　黄芩 2.5
香附子 2.5　陳皮 2.5　茯苓 2.5　威霊仙 2.5　甘草 1
和羌活 2.5　生姜 1

二陳湯	半夏　陳皮　茯苓　甘草　生姜
	白朮　天南星　香附子　黄芩　威霊仙 和羌活　蒼朮

解説

本方は二陳湯加白朮・天南星・香附子・黄芩・威霊仙・羌活・蒼朮である。

【二陳湯】(891 頁)…消化器系及び呼吸器系を始め、全身の湿痰を燥することを第一義とする薬である。

【蒼朮】…代表的な祛湿薬であり、筋肉や関節及び消化管内の過剰水分を利湿する作用が強く、発汗や利尿によって除湿する。また滲出性の皮膚病変に対しても同様に燥湿する。『薬性提要』には、「胃を燥かして汗を発し、湿を除きて鬱を散じ、痰水を逐う」とある。

【天南星】…脳卒中、癲癇など中枢神経系の病変によって痙攣を来たしたり、眩暈・嘔吐・浮動感を来たしたりするとき、鎮痙すると共に鎮静する。また四肢麻痺・半身不随のみならず、末梢性の四肢運動障害に対しても四肢の湿痰を除いて通経する。『薬性提要』には、「性は燥で湿に勝ち、風痰を祛り、結を破りて血を散ず」とある。

【白朮】…消化機能低下や吸収能低下による消化管内及び組織内の過剰水分に対し、補脾健胃することによって止瀉し、過剰水分の偏在を矯正して利尿するだけではなく、虚証の自汗に対しては止汗する。

【黄芩】…急性炎症時の発熱、特に気道炎症によく適用する他、発熱性の下痢あるいは切迫流産にも処方され、また上逆・頭痛・顔面紅潮などの症状に対しては鎮静作用を発揮する。

【香附子】…気病の総司・女科の主帥と言われ、月経痛・月経不順によく用いられる他、感情の鬱滞異常を散じ、消化管機能を調整する。

【威霊仙】…筋肉や関節の冷えから来る疼痛に対しても、同じくまた四肢の痺れ痛みに対しても止痛する。『薬性提要』には、「気を行らして風を祛り、五臓を宣疎する」とある。

【羌活】…外感病風寒型にあって発汗解熱して祛風するが、関節や筋肉の腫脹、痺れ痛みなどに対して温めて鎮痛する。特に上半身によく奏効し、風湿による顔面神経麻痺にも有効である。但し、エキス製剤では和羌活が処方されている。和羌活は十味敗毒湯(532 頁)で解説した。

本方は二陳湯加味方であり、その他に蒼朮・白朮・和羌活で祛湿し、更に白朮で湿痰の生成障害を治療し、天南星で鎮静しつつ祛痰を強め、香附子で痰の生成障害を治療する。更に威霊仙・和羌活は鎮痛薬となり、黄芩は急性発熱時による炎症性の腫脹を軽減するが、本方は関節リウマチなどによる強い熱感を呈する状態は適応とはならない。また逆に、本方は決して補益を要する程に慢性化した時期に処方する薬でもない。

総じて、上肢及び主に上半身の筋肉・関節の湿痰を除くと共に鎮痛する薬である。更に熱証の強いときには清熱薬を配して処方し、慢性化したものには補益薬を配して処方する。

適　応

四十腕、五十肩、肩関節周囲炎、腱板損傷、陳旧性肩部打撲・捻挫後疼痛、頸肩腕症候群、外傷性頸部症候群、同後遺症、肩凝り症、上肢関節痛・筋肉痛・神経痛など。

論　考

❶本方は蒼朮と白朮とを含むので、龔廷賢によって二朮湯と命名された。

❷本方の出典は、一般に『**万病回春**』とされている。先ず、**同書・巻之五・臂痛**には、「臂痛は湿痰、経絡に横行するに因りて也。○二朮湯　痰飲

にて双臂痛む者を治す。又、手臂痛むを治す。是れ上焦の湿痰、経絡の中に横行して痛みを為せば也」とあって、蒼朮・白朮・南星・陳皮・茯苓・香附・酒芩・羌活・葳霊仙・甘草・半夏を生姜煎服するべく記載される。

❸但し、本方は二陳湯加味方であり、先ず二陳湯の出典が考慮されなければならないが、二陳湯については次項で論考する。二陳湯は最終的に『太平恵民和剤局方』を出典とすることは言うまでもない。

❹実は**『丹渓心法』巻四・痛風六十三　附肢節痛**には、「○四肢百節、走痛するは是れ也。他方、之を白虎歴節風証と謂う。大率は痰、風熱、風湿、血虚有り。……湿に因る者、蒼朮・白朮の類、佐するに竹瀝を以ってす。痰に因る者、二陳湯加酒炒黄芩・羌活・蒼朮。……上に在る者、羌活・威霊仙・桂枝を加う。下に在る者、牛膝・防已・木通・黄柏を加う。……痛風を治するに薄き桂の味淡なる者を取り、独り此れ、能く手臂に横行し、南星・蒼朮等の薬を領して痛む処に至る」と総論が記載された後、「臂痛方　蒼朮・半夏・南星・白朮・酒芩・香附・陳皮・茯苓・威霊仙・甘草、別本には羌活一銭を加う」とあり、㕮咀して姜煎する指示がある。この別本による処方は、後世の『万病回春』の処方と全く同一であり、二朮湯そのものが『丹渓心法』出典であることを物語っている。

尚、薄き桂は桂の枝条の軽薄なるもので、『本草衍義補遺』桂には、「又一種、柳桂なるもの有り。乃ち桂の嫩小の枝条也。尤も宜しく上焦を治する薬に入れて用ゆべき也」とあるものの、では何故本方には配合されていないのであろうか。

❺また、当然のこと乍ら、全く同じ記載が**『丹渓心法附余』巻四・痛風十三　附肢節痛　肩背痛**にも、臂痛方として同一薬味と調理で記載されている。

❻**『金匱鈎玄』巻第二・痛風**には、「治臂痛　半夏・陳皮・茯苓・蒼朮・酒芩・威霊仙・白朮・甘草・南星・香附」と記載される。ここには羌活と生姜調理が記載されていない。

❼また、高賓校正**『丹渓治法心要』巻四・臂痛第四十九**には、「是れ上焦の湿、経絡に横行するには、二陳湯を用いて治し、蒼朮・香附・威霊仙・酒芩・南星・白朮を加え、右生姜煎服す。一方は当帰・羌活を加えて活絡

湯と名づく。左に在るは風湿に属す。柴胡・芎・帰・羗・独・半夏・蒼朮・香附・甘草。右に在るは湿痰に属す。南星・蒼朮の類」とあって、本方去羗活の処方が記載されている。

更に、**同巻・痛風第五十 癘附**には、「風熱、風湿、血虚、有痰。大法は蒼朮・南星・芎・帰・白芷・酒芩を用ゆ。上に在る者は羗活・威霊仙・桂枝を加え、下に在る者は牛膝・防已・木通・黄柏を加う。……」ともあるので、本方の構成は上焦向きの処方であることも分かる。

❽『医学正伝』巻之四・痛風 古名痛痺 三十七には、「○大法は蒼朮・南星・川芎・白芷・当帰・酒芩を用ゆ。上に在る者は羗活・桂枝・桔梗・威霊仙を加え、下に在る者は牛膝・防已・木通・黄柏を加う」とあって、ここでは「上に在る者」に桔梗も加えて記載されている。また、本方去羗活の処方が「○手臂痛は是れ上焦の湿痰、経絡の中に横行して痛みを作せば也」との条文の許で記載され、続いて「加味二陳湯、臂痛を治す。本方に酒芩・羗活・威霊仙を加え、姜水を入れ煎じて食後に温服す」との処方も示されている。

❾また、**『済世全書』巻之五巽集・臂痛**には、「臂痛湯　痰、双臂を攻めて痛むを治す。又、手臂痛むを治す。是れ上焦の湿痰、経絡の中に横行して痛みを作せば也」と、先の『万病回春』の条文と同一である。但し、薬味は蒼朮・南星・半夏・白朮・黄芩・香附・白茯苓・陳皮・威霊仙・甘草、加羗活を姜煎する指示となっている。

ここでは「加羗活」とあって、他の薬味との扱いの違いを明示している。その点では、『万病回春』に於いては羗活も他薬と同等に記載し、**『寿世保元』戊集巻之五・臂痛**でも同様である。龔廷賢は第七作目に到って思う所があったのであろうか。

❿一方、『伝信適用方』巻上・治痰嗽には、「導痰湯、痰厥の頭昏暈するを治す。清虚皇甫坦伝」とあって、半夏・天南星・枳実・橘紅・赤茯苓を麁末と為して姜煎する。

⓫『厳氏済生方』巻之二・痰飲論治には、「導痰湯、一切の痰厥にて頭目旋運し、或いは痰飲留積して散らず、胸膈痞塞し、脇肋脹満して頭痛・吐逆し、喘急・痰嗽して涕唾稠粘し、坐臥安からず、飲食思うべからざるを

治す」とあって、半夏・天南星・橘紅・枳実・赤茯苓・甘草を生姜煎服する。

⓬『丹渓心法』巻二・痰十三には、導痰湯に他薬が充てられているが、方名無く、南星・橘紅・赤茯苓・枳殻・甘草・半夏を姜煎するべく指示される。また、同じく「湿痰を治す」として、蒼朮・白朮・香附・白芍を丸剤とする用法も記載される。これらの処方は二陳湯とはまた別の本方への流れを想起させよう。

⓭一方、『万病回春』巻之五・脚気には、同じ二朮という方名であっても別処方が収載され、「二朮散　脚気痛を治す」とあって、蒼朮・白朮・牛膝の三味を黄酒にて煎服する。

⓮**『牛山活套』巻之上・肩臂痛**には、「○肩臂痛は多くは痰に属する也。二朮湯 回春臂痛 を用うべし。或いは二陳湯に蒼朮・木瓜・薏苡仁・枳実・釣藤鈎を加えて用うべし。奇々妙々」とある。

⓯『医療手引草』別録下・和漢経験方・肩背痛には、「肩背痛《かたひじ》むを治す。二陳湯に葳霊仙を加え、或いは羗活を加うるもよし」とあって、この経験方は二朮湯を取捨したものである。

⓰本方の適応症は、一言で表現してよく五十肩と言われる。しかし、以上の各条文は全て臂痛に対する処方との記述であった。一体、臂痛とはどの部分をいうのか。

『方彙口訣』復刻版下巻・臂痛門には、「偖て此の臂痛は俗に云うヒジの痛み也。一体が肩より肘《ひじり》までを臑《かいな》と云い、肘より腕《うでくび》まで一尺の処を臂《ひじ》と云う。又俗にウデと云う。故に此の臂痛の中には臑痛のことも兼ねて有る也」とあるので、臂痛＝上肢痛の意味であり、五十肩のみでなく、前腕・肘・上腕・肩の何れにも適用しうることが分かる。また、その後に「二朮湯……此の方は痰で手や臂《うで》の痛むに好い。故に痰を取り、気滞を行らす」と記載される。

⓱しかし、**『梧竹楼方函口訣』巻之二・痛風類**には、「臂痛方○此れは後世にて云う半夏黄芩湯のことにて、上焦の痛風を治する主方也。其の原因は痰より来たる者にて、肩の付け根より手臂の痛む者に用ゆる主方也。余程熱の有る者もあり、此の方に宜し。熱のなき者にて只臂痛する者には舒経湯の方よろし。此れは一種熱の強き方に宜し。全体は痛風故、外風湿の気

を挟むには非ざれども、先ず専ら痰を主として組みたる者也。此の筋にくる者は初起、表症は絶えてなき也。熱は矢張り痰の着く所と見ゆ。婦人の年五十計りの者に、五十そら手と云うて手臂の痛む者あり。北山友松子は此の方に姜黄を加えて用いられたり。覚えて置くべし」とある。

⑱先に、半夏黄芩湯と記載されていたが、実は許浚等撰**『東医宝鑑』外形篇・巻之四・手・痰飲多為臂痛**に、「半夏芩朮湯、痰飲の臂痛にて挙ぐること能わざるを治す」とあって、本方去羌活の処方が示されている。この処方は**『医学正伝』巻之四・痛風** **古名痛痺** **三十七**に、「手臂痛は是れ上焦の湿痰、経絡の中に横行して痛みを作せば也」とあって、『丹渓心法』の臂痛方の別本の小字箇所を除いた処方が記載されていることに拠る。従って、半夏黄芩湯ではなく、半夏芩朮湯である。

⑲また、舒経湯も『東医宝鑑』同篇・同巻・手・肩臂病因に、「気血、経絡に凝滞し、臂痛して挙がらざるを治す」と収載されるが、『婦人大全良方』巻之三・婦人臂痛方論第七に、「臂痛を治す。又、五痺湯と名づく。亦、腰下の疾を治す」とあって、片子姜黄・甘草・羌活・白朮・海桐皮・当帰・赤芍薬と指示される。更に方後には、「如し腰以下の疾には空心に服し、腰以上の疾には食後に服す」とも記載される。また、先に登場した北山友松子の姜黄を加える用法は、ここに由来すると思われる。しかし、この処方も先の『医学正伝』の同箇所に舒筋湯、一名通気飲子として登載され、姜煎して沈香を加えて温服するべく指示がある。

⑳大塚敬節先生は**『漢方の臨牀』第10巻第3号・漢方の診療を語る――座談会――**で、「それから、これは私が発見したというとおかしいですが、五十肩の人でいろいろやって効かなかったのにこのごろ二朮湯というのをやってじつによく効くことを経験しました。つまり白朮と蒼朮で二朮湯というわけです。これで一・二週間で痛みがとれて、一ヶ月かからないうちに治ってしまった例がかなりあるのです。これは『古今方彙』の最初に出ているんですが、痰飲にて両臂および手の臂痛むものを治す、というのです。処方は白朮・天南星・陳皮・茯苓・香附子・黄芩・威霊仙・羌活・甘草・半夏・蒼朮・生姜なのです。……(附子は)入っていません。内容の一

つ一つをみてもそんなに効くように思われませんが五十肩にはとてもよく効きます。一度お試しになってみるといいですよ。いままで五十肩に用いた処方としてはこの二朮湯が一番効くように思います。……手が上へあがらないという五十肩など、いまの二朮湯数日分で手があがるようになりますよ。……二朮湯はその点胃にさわらないからいいですよ」とのことで、五十肩への適応は大塚先生に拠るものである。

㉑阪本正夫先生は**『漢方の臨牀』第11巻第9号・二朮湯の追試例について**で、先の大塚先生の発表に鑑みて、「六十二歳の労働者（男）に就労させながら用いた例」として、「この患者は五十才頃より春秋の季節の変り目に左肩胛関節の神経痛様疼痛を訴えて来て温泉療法、針灸、マッサージ療法を受けて来た。その度に仕事を休んで経済的にも相当の負担があったが、今回漢方薬の治療を需めて来たので証は全く無視して二朮湯を用いて見た。体格は筋骨質で前の例の様に水毒の兆候は見られない。本年三月四日、初診以来二ヶ月間に亘って投薬し、略々疼痛を訴えないので廃薬している。この例は仕事を休むことなく服薬させたが、患者の言では疼痛の程度が服薬以前に比べて確かに軽くなって仕事（材木運搬）に支障ないそうである。この患者にも金箔療法を併用したが金箔が著効を奏したものとも思われない。二朮湯服薬によって陳旧な患部が次第に正常化したものと判断される」とのことである。確かに、本方は水毒の人を先ず適応とするから、筋肉の緊張は弱いはずである。それにも拘らずよく奏効したのは興味深い。或いは全体的に筋骨質であっても、局所的な水毒、即ち肩甲部の水分偏在があったのかもしれないが委細不明である。

㉒**『漢方診療医典』五十肩（肩関節周囲炎）**には、「二朮湯　この処方は、万病回春に出ていて、もとは朱丹渓から出ているという。古今方彙をみると、臂痛のところに『痰飲にて双臂の痛む者及び手臂の痛む者を治す』とある。数年前、60才あまりの男子の五十肩に葛根湯を用いたところ、食欲がなくなり、反って痛むという。この人は、平素から胃腸が弱く、大便は軟らかいのに快通しないという症状があった。そこで二朮湯を用いたところ、五十肩の痛みが急速によくなり、食欲も出て、大便が快通するように

なった。この処方を用いる目標は、痰飲による疼痛であり、痰飲は水毒を意味するから、患者は水毒性体質で、筋肉の緊張がわるい」と述べられ、また同様症の頸腕症候群にも用いると解説される。

㉓『漢方治療の方証吟味』鼠径部の突張り――もし、これがヘルニアだったら――で、「浅田の『方函』に十味剉散の主治は『臂《ひじ》の痛み』とありますが、これについて、より実証の人では、葛根湯加蒼朮附子を私は好んで用いますし、臂の痛みの一つの治療方法だと思います。一層よく効くように思います。なかでも、コリコリに凝って肩を覆う肌膚が腫れぼったく感じられるものには特によく効きますよ。ところが二朮湯はどんな体質にも効くとは言えませんが、体質にぴったりと合致すると実に感激的に効くことがあるものです。その体質というのは、ブクブク太った人、水毒のあるような、いわゆる痰飲の多い人です。私はそのように考えています。二朮湯は、大塚先生が見つけて用いられた掘り出しものとも言えますが、著効があったと発表されたことから注意をひいた薬方です」と、水毒のある人に著効すると解説される。

㉔『薬局製剤漢方194方の使い方』二朮湯には、「水毒性の体質で外観ブクブクし、筋肉にしまりなく、胃中停水があり、胃のあたりにゴボゴボといった音をあらわすような人が目標になる」とある。

㉕『高齢者の漢方治療』肩関節痛・二朮湯には、「本方の構成薬味のうち、黄芩以外は全て平性～温性であり、全体として温性薬である。即ち、急性期の熱感・疼痛を発している時期には不適で、慢性期の水毒によってさほど冷えの強くない状態が対象である。水毒による痺れ痛みであるから、重だるい感を伴うこともある。うまく適中すれば、今迄諸種の治療薬でも奏効しなかったにも拘らず、驚くほどである」と記載している。

㉖言うまでもなく五十肩は肩関節周囲炎であり、屢々後頸部や患側上肢に放散痛を来たすと共に、肩関節運動時痛と可動域制限を齎す。

それ故、著者は急性期を過ぎれば、よく葛根加朮附湯（103頁）と合方投与する。場合によっては本方に附子を加味して処方することもある。このときの附子は治打撲一方（768頁）に附子を加味するのと同じ主旨である。

二陳湯

出典 『金匱要略』、『備急千金要方』、『聖済総録』、『太平恵民和剤局方』

主効 健胃、祛湿痰、全身。一切全身の湿痰を燥する薬。

組成

半夏5　陳皮4　茯苓5　甘草1　[生姜1]

小半夏加茯苓湯	半夏　茯苓　生姜
	陳皮　甘草

解説

本方は小半夏加茯苓湯(585頁)に陳皮・甘草を加味した処方である。

【小半夏加茯苓湯】…胃内停水が過剰にあって嘔吐が頻々と起こるとき、一方で制吐すると共に、もう一方で胃内の過剰な偏在水分を利水して排除する薬である。

【陳皮】…代表的な理気薬で、『本草綱目』には「陳久の者を須いて良しと為す」とあり、この故に陳皮という。上腹部膨満感・食欲不振・嘔気・嘔吐などの症状に、陳皮は上部消化管の蠕動運動を促進する。また、粘稠な白い痰が多く、咳嗽・呼吸困難を来たすとき、化痰して燥湿し、鎮咳祛痰する。全てよく中を調えて燥し、滞を導く。

【甘草】…諸薬の調和と薬性の緩和のために配されるのみならず、消化不良症などによって脾胃が虚したとき、これを補益する。但し、本来的には甘草は潤薬であり、他薬の燥湿作用に対し、本方ではあまり多量には配合されない。

即ち、半夏・陳皮・茯苓は共に体内の湿痰を燥する作用があり、一方で甘草は体内を潤す作用の他に、生姜と共に用いて消化管の機能を補助する作用がある。

総じて、消化器系及び呼吸器系を始め、全身の湿痰を燥することを第一義とする薬である。

適応

小半夏加茯苓湯の適応証の他、感冒、気管支炎、喘息様気管支炎、気管支拡張症、肺気腫、軽度の気管支喘息など。

論考

❶二陳湯という方名は、**『医方集解』除痰之剤・二陳湯**には、「姜は能く半夏の毒を制し、陳皮・半夏は其の陳久なるを貴ぶときは燥散の患無し。故に二陳と名づく」と解説される。

❷本方の出典は、**『太平恵民和剤局方』巻之四・痰飲　附　欬嗽**に、「二陳湯　痰飲、患を為し、或いは嘔吐・悪心、或いは頭眩・心悸、或いは中脘快からず、或いは発して寒熱を為し、或いは生冷を食するに因りて脾胃和せざるを治す」とあって、半夏・橘紅・白茯苓・甘草を㕮咀と為し、生姜・烏梅を用いて煎服する。即ち、原典では陳皮でなくて橘紅が指示され、更に烏梅も配合されている。烏梅は『薬性提要』では、「腸を濇らせ肺を斂め、津を生じ、虫を殺す」とあるので、消化器系と呼吸器系とに作用しうることが明白である。尚、本方は紹興続添方（1131 ～ 62 年）に属する。

本条文では特に、呼吸器系の痰飲には触れていないため、我が国でも多くは本方が脾胃の痰飲を化す薬と理解されている。

❸しかし、同じく巻之四には、橘皮半夏湯も収載され、「肺胃虚弱にて好みて酸冷を食し、寒痰停積し、嘔逆・悪心して涎唾稠粘し、或いは積吐して粥薬下らず、手足逆冷して目眩し、身重きを治す。又傷寒・時気にて吐せんと欲して吐せず、嘔せんと欲して嘔せず、昏憒・悶乱し、或いは飲酒過多にして、中寒停飲し、喉中涎声して乾噦止まざるを治す」とあって、処方は陳皮・半夏を生姜煎服する。

この処方は即ち、本方去茯苓・甘草であり、この条文より呼吸器系の病変に対しても適応となることが理解されうる。それ故、本方に於いても消化器系のみならず、呼吸器系湿痰に対して適応となりうる。

❹尚、この処方は『**備急千金要方**』に既に収載されている。**同書・巻第十八 大腸腑・痰飲第六**に、「心腹虚冷にて遊なる痰気上りて胸脇満ち、食下らず、嘔逆して胸中冷ゆるを病む者、小半夏湯之を主る方」とあって、半夏・

生姜・橘皮が指示されている。方後には、「若し心中急に、及び心痛するには、桂心四両を内る。若し腹満痛すれば当帰三両を内る。羸弱及び老人には尤も宜しく之を服すべし。一方には人参二両を用う。仲景には橘皮・人参無し」とあって、仲景の方は正に小半夏湯である。しかし乍ら、何れにしても**『金匱要略』痰飲欬嗽病脉証并治第十二**の小半夏湯や小半夏加茯苓湯は、本方形成に必要欠くべからざる処方である。

❺さて、二陳湯は古来多くの処方中に含有されて活用されて来た。例えば、『千金方』巻第十六胃腑・反胃第四には、「胃反にて吐逆し、食を消せず、吐止まざるを治する方」とあって、二陳湯加人参・沢瀉・桂心・黄耆・大黄・麦門冬が、『外台秘要方』第十巻肺痿肺気上気欬嗽・欬逆上気嘔吐方には、「深師、上気して煩悶・嘔逆し、飲食を得ざるを療する厚朴湯方」とあって、二陳湯加厚朴・人参・桂心・枳実が処方されている。

❻更に後世には、『太平聖恵方』巻第四十二・治上気胸満諸方に、「上気して胸心満塞し、食下らざるを治するには、宜しく半夏散方を服すべし」として、二陳湯加前胡・紫蘇子・桂心・大棗が、『聖済総録』巻第四十五・脾臓門・脾胃気虚弱嘔吐不下食には、「脾胃虚冷にて嘔逆して心を醋し、冷癖にて翻胃し、酒に中たりて後、食するを得ず、面色萎黄となるを治する人参湯方」とあって、二陳湯加人参・白朮・桂・厚朴が処方されている。

尚、以上の二陳湯加味方では、茯苓の代りに赤茯苓や白茯苓も、また陳皮の代りに橘皮や陳橘皮も実際上指示されている。

❼そして、**『聖済総録』巻第二十五・傷寒門・傷寒心悸**には、「傷寒にて嘔噦し、心下悸動し、胸膈に滞水有り、往往頭眩するを治する茯苓半夏湯方」とあって、赤茯苓・半夏・陳橘皮を姜煎する用法が記載される。この処方は正に二陳湯去甘草であり、本方の成立上では重要な一過程である。

❽**『伝信適用方』巻上・治痰嗽**には、先の二朮湯(883頁)で引載した導痰湯の五方後に、「小半夏飲、痰嗽を治するに甚だ効あり」とあって、半夏・白茯苓・陳皮・甘草を姜煎温服するべく指示される。即ち、ここでは既に『和剤局方』の橘紅を陳皮とし、また烏梅は指示されていない。

❾**『医壘元戎』巻八・太陰証**には、「海臓橘皮茯苓生姜湯　咳逆を治し、酒毒を

解し、嘔吐を止む。陳皮・炙草・生姜・茯苓。一法は葛根・神麹・半夏を加えて㕮咀して煎服す」や「半夏茯苓陳皮湯 飲を消し、嘔を止め、中を和し、気を順らす。茯苓・半夏・陳皮・生姜」等々と記載された後、易簡二陳湯とあって、『和剤局方』と同一の条文が引用された後、陳皮・半夏・茯苓・甘草を㕮咀して姜・烏梅を加えて煎服するべく指示され、方後には多くの加減法や指南が記載される。指南の一例では、「如し妊婦の悪阻に古方は茯苓半夏湯を用ゆ。服する者、病反って増劇するには此の薬を用ゆるに若かず。極めて神験有り」とある。

⑩『医方考』巻之二・痰門第十五・二陳湯には、「湿痰、患を為せば此の方之を主る」とあるが、ここでは生姜そのものは指示されていない。続いて、「○湿痰は痰の原、湿より生ずる也。水飲、胃に入らば湿化するに非ずということ無し。脾弱にして尅制すること能わざれば膈間に停まり、中下二焦の気、薫蒸して稠粘す。稀きときは飲と曰い、稠きときは痰と曰う。痰は湿より生ず。故に湿痰と曰う也。……脾を益するときは土、以って湿を制するに足る。気を利するときは痰、留滞すること能う無し。脾を益するは其の本を治し、気を利するは其の標を治する也。又曰く、痰有りて渴するには半夏宜しきに非ず。宜しく半夏の燥を去りて貝母・栝蔞の潤に易うべしと。余曰く、尤も訣有り。渴して飲水を喜ぶ者、宜しく之に易うべし。渴して飲水すること能わざる者、渴すと雖も猶半夏に宜しき也。此れ、湿を本と為し、熱を標と為す。……気弱きときは人参・白朮を加えて六君子湯と名づく」と、ここでは渴という自覚症状よりも湿痰という他覚所見の方が根源であると言う。また、標よりも本の方が大事であることにも通ずる。

⑪一方、**『万病回春』巻之二・痰飲**にも二陳湯は収載され、「痰は湿に属す。乃ち津液の化する所也。○二陳湯　一切の痰飲、化して百病と為るを治す。此の薬之を主る」とあり、ここでは橘紅ではなく陳皮が指示され、また烏梅は指示されず、生姜煎服する。

この条文は簡明にして理解し易いので、これ以後の諸書に引用され、今日でもよく唱えられる。本書もこれに倣う。また同書には本条文の後多くの加減法が記され、その中で烏梅は酒痰に対して加味されているに過ぎない。

⑫**『寿世保元』丙集三巻・痰飲・二陳湯**には、「一．湿痰盛んなる者は身軟にして重し。蒼朮・白朮を加う。……一．寒痰、胸中に痞塞すれば半夏を倍加し、甚だしき者は麻黄・細辛・烏頭の類を加う。痰厥の頭痛にも亦半夏を加う。……一．凡そ人の身、上中下に塊有るは是れ痰也。其の平日好みて何物を食するかを問うて、吐下して後に方に薬を用ゆ。一．凡そ人の頭面・頸頬・身中に結核有りて、痛まず、紅からず、膿を作さざる者は皆痰注也。宜しく処に随いて薬を用いて之を消すべし。一．凡そ痰の物為るや、到らざる処無く、気に随いて昇降するが為の故也」とあり、古来多くの難症が痰と関係があると考えられて来た。それ故、一切の痰飲を除く薬として本方の適用範囲は広く、また種々の処方中に組み込まれていることは既に見て来た所である。

⑬**『女科指要』巻之三胎前・中風**には、「二陳湯　孕婦の痰病類風にて脈滑なる者を治す」とあって、方後には「妊娠にて痰涎、内に滞り、経絡、通暢すること能わず、故に肢臂挙がらず、宛《あたか》も風の如き状にて胎孕之に因りて安からず。半夏、化痰・燥湿し、以って経隧を通じ、茯苓、滲湿・和脾し、以って節を清治し、陳皮、利気・和中し、炙草、緩中・益胃し、姜汁、以って散痰・行経する也。水煎沖服して、脾胃をして調和せしむるときは痰涎自ずから化して経絡通暢し、上気因りて和せば、何ぞ肢臂挙がらず、胎孕安からざるの患有らんや」と、妊娠中の痰飲治療を解説している。

⑭さて、『本草綱目』巻三十・果之二山果類・橘・黄橘皮には、「弘景曰く、橘皮、気大いに勝るを療するに、東橘を以って好しと為す。西江は如かず。陳久なる者を須いて良しと為す。好古曰く、橘皮は色紅にして日久しき者を以って佳しと為す。故に紅皮、陳皮と曰う。白を去る者は橘紅と曰う也」とあって、陳皮と橘紅との関係がよく分かる。

⑮また、『古方薬嚢』橘皮には、「品考　たちばなの果皮、又はみかんの果皮なり」とあるが、18年後出版の『新古方薬嚢』下巻・橘皮には、「品考　みかんの果皮なり。みかんの実は皮の表面の色紅く、中の食する所は黄色にして味甘く酸く、皮の味は辛にして微かに苦を含む、之れ本草に記する橘皮の条件に合致す。故にみかんの皮を橘皮にあてはめるなり。市場

にて唐の橘皮と称する品は蜜柑の皮に似て甚だ薄手なり。色黄褐色、芳香あり、味微かに辛く内に苦味あり。和産の蜜柑の皮は厚手にして色沢・芳香倶に前者に似たり。之も亦微かに辛味ありて内に苦を含む。本草綱目李時珍の説には、橘皮は外面のキメが細かく色紅くして薄く、皮の内面に白い筋が多く、味は苦辛であるのが本物だと云って居る。故に本邦産にてもそれに近きものならば良いと云うことになるべし」と解説される。従って、今日では陳皮には温州蜜柑の果皮が充てられる。

⑯更には、**『衆方規矩』巻之中・痰症門・二陳湯**に於いても、今まで引用して来た諸書と事情は同じであり、ここでは『万病回春』よりも更に多くの加減法が記されている。その中で烏梅は酒痰のみならず、痰瀉に対しても加味するべく指示されている。

⑰**『方意弁義』巻之二・二陳湯**には、「痰飲の主方也」と大義を示した後、「……半夏を以って中焦脾胃に満つる湿をかわかし、茯苓にて上焦・中焦にたまりうかめる水湿を引き去りて燥かす。甘草は陳皮にて脾胃の湿をさり、半夏にて燥かし、茯苓にて湿を抜きされば、中焦かわきすぎてあしき故に、甘草を用いて津液をたもたするなり」とあり、先程の『聖済総録』の茯苓半夏湯と二陳湯との方意の差もよく理解しうる。即ち、茯苓半夏湯の方が重症の痰飲を適応とすることとなる。

⑱**『餐英館療治雑話』巻之下**の冒頭には、**二陳湯の訣**が記載されている。そこでは、「此の方は諸痰飲を治するの総司なり。故に諸方書にこの方の変方多し。枳縮二陳湯、導痰湯、順気和中湯のるい、枚挙すべからず。痰は血の化したる瘀濁にて、或いは痞をなし、或いは痛みをなし、或いは頭痛をなし、或いは眩暈をなし、或いは嘔吐をなし、或いは麻痺不仁をなし、或いは麻木痛みをなし、或いは寒熱をなし、或いは背心一点氷の如く冷えを覚え、或いは背より人のおす様に覚え、或いは呑酸嘈雑をなし、或いは奇怪を夢み、或いは腹内より煙の如く気の上るを覚え、或いは頭面急に熱し、或いは怔忡驚悸をなし、その他百般の怪症を見わし、変化究まりなし。みなこの方を加減すべし。……」とあって、症状発現の多様性を述べている。

⑲矢数道明先生は**『漢方と漢薬』第五巻第十号・後世要方解説**で、二陳湯

の応用を挙げられている。「単方を用ゆる場合よりも加減すること多し。（一）気鬱　胸膈不快を覚ゆるものに、香附子・川芎・蒼朮を加えて用ゆ。（二）感冒　頭痛、発熱、悪寒、咳嗽、噴嚔するものに、羌活・防風・川芎・白芷・升麻・葛根を加え用ゆ。（三）食傷　山査・麦芽・神麹・枳実・青皮を加えて用ゆ。（四）咽喉痛　桔梗・荊芥・薄荷を加え用ゆ。（五）酒客病　木通・葛根を加え用ゆ。（六）脳溢血　大率多くは痰あり。（七）頭痛、嘔吐、肩背強直等にて痰に原因するもの」と、加味薬を含めて解説される。

⑳山本巌先生は『**東医雑録**』**(3)・二陳湯の展開**で、『療治経験筆記』巻之一から引載され、《経験筆記》の留飲の証として、「1. 身体重満、2. 老肌肉肥盛、3. 麻痺不仁、4. 水腫脹満、5. 留飲胸痛、6. 留飲健忘、7. 中風狂気、8. 手足走痛、9. 手足痿弱、10. 肥人癱腫、11. 留飲急肥、12. 心悸驚鼻鳴、13. 卒中風、14. 予防中風方」を引載され、「以上の如く、私は《『万病回春』》などの痰より、津田玄仙の実証的な記述を読んで、臨床を通じて、痰飲の治療を手に入れることができたのである。だからといって、上記を読めばそれで直ちにその通り治るというものではなく、誤りもある。それからが術の部に入るのである。試行錯誤をくり返しながら、努力して自らのものとなる。それにはまだ月日が必要である」という大変奥深い言辞である。尚、以上の留飲の主方は九味半夏湯＝二陳湯加柴胡・升麻・猪苓・沢瀉である。

㉑本方は確かに多くの処方の中に含まれている。医療用エキス製剤の内では、本方をそっくり含む方剤は、五積散(316 頁)、参蘇飲(616 頁)、竹筎温胆湯(752 頁)、釣藤散(783 頁)、二朮湯(883 頁)、六君子湯(1129 頁）である。本方の五味のうちの四味を含む方剤は、胃苓湯(9 頁)、芎帰調血飲(167 頁)、柴朴湯(402 頁)、柴苓湯(408 頁)、清肺湯（668 頁)、疎経活血湯(684 頁)、半夏白朮天麻湯(967 頁)、茯苓飲合半夏厚朴湯(991 頁)、抑肝散加陳皮半夏(1122 頁）である。

女神散

出典 山田定怡方（山田の振薬）、浅田家方

主効 和血、鎮静、解鬱、更年期。

興奮性を鎮静する脾胃調整性且つ和血性の駆瘀血薬。

組成

当帰3　川芎3　桂皮2　蒼朮3　木香1　黄芩2　黄連1
人参2　甘草1　香附子3　檳榔子2　丁子1　〈大黄〉

	当帰　川芎　桂皮　蒼朮　木香　人参　甘草　香附子　檳榔子　丁子
三黄瀉心湯	黄芩　黄連　大黄

解説

本方には三黄瀉心湯（415頁）が含まれるが、主治的ではないものの、本方では【三黄瀉心湯】の実熱を解して瀉下し、鎮静する効能も期待されている。但し、エキス製剤では大黄は配合されていない。

【当帰】…婦人科の主薬で、月経の調整や疼痛に効果がある他、血流の停滞を解除して気血の循行を改善し、慢性の化膿性疾患にも対応すると共に中枢神経系の様々な不快症状を鎮静する。また燥便を潤腸する。

【川芎】…代表的な理血薬であり、血管を拡張して血流を改善し、月経痛・筋肉痛・関節痛及び四肢の痺痛や種々の原因による頭痛に対しても用いられる。また子宮筋に対しても調整作用がある。

【桂皮】…血管を拡張して血液循環を促進し、表にあっては皮膚温を上昇して発汗に作用し、四肢の筋肉痛・関節痛にあっては止痛を図り、裏にあっては寒冷による内臓機能低下を回復する。

【蒼朮】…原典では白朮で処方されている。白朮は消化機能低下や吸収能低下による消化管内及び組織内の過剰水分に対し、補脾健胃することによって止瀉し、過剰水分の偏在を矯正して利尿するだけでなく、虚証の自汗に対しても止汗する。但し、エキス製剤では蒼朮で処方されている。蒼朮

は脾胃に対する補益性はあまりないが、祛湿する効能は強い。

【木香】…消化不良や下痢などで腹部膨満・腹痛・裏急後重などを来たすとき、消化管の蠕動運動を正常化して止痛すると共に、止瀉作用を発揮して消化機能を回復するが、本方では檳榔子・大黄による不快な副作用を軽減する目的で加味されている。

【人参】…代表的な補気薬として慢性の消化管機能低下などの虚弱状態に対して処方され、更には内分泌系・神経系に対して興奮的に調整する。

【香附子】…気病の総司・女科の主帥と言われ、月経痛・月経不順によく用いられる他、感情の鬱滞異常を散じ、消化管機能を調整する。『薬性提要』には、「一切の気を主り、鬱を開く」とある。

【檳榔子】…駆虫薬でもあるが、消化管内の炎症に対して、消炎しつつ炎症性産物・消化不良性残渣などを排出促進するが、一方では過剰に蓄積した病的水滞に対して水瀉性下痢を引き起こすことによって水分を排泄する逐水作用を発揮する。『薬性提要』には、「胸中の気を瀉し、水を行らして脹を破り、堅を攻めて虫を殺す」とある。

【丁子】…消化不良や消化管内の炎症に対して、特に上部消化管の寒冷による諸症状に対して順方向性の蠕動運動を促進して止嘔する。本方では檳榔子の副作用軽減の目的で加味されている。『薬性提要』には、「胃を煖めて腎を補い、胃冷、嘔噦、泄利を治す」とある。

【甘草】…諸薬の調和と薬性の緩和の目的で加味されるが、本方ではやはり檳榔子・大黄の副作用軽減のため配合されている。

本方では、当帰・川芎・桂皮で血流を改善し、子宮－卵巣機能を調整し、香附子も気病の鬱滞を散じると共に、子宮－卵巣機能を調整する。また、蒼朮・人参・香附子で消化管機能の異常を様々な効能で改善する。檳榔子や三黄瀉心湯は上焦の充血火旺を鎮静して下焦に導くと共に、木香・甘草・丁子で檳榔子・大黄の副作用を除く。

総じて、躁的、興奮的症状を来たす子宮－卵巣機能を改善する和血的駆瘀血薬であるが、二次的に消化管機能低下を来たしていることが想定され、それに対する配慮も為されている。

適　応

月経痛、月経不順、月経困難症、血の道症、更年期障害、不正性器出血、婦人不定愁訴症候群、ノイローゼ、全般性不安障害、ヒステリー、産褥神経障害、気鬱症、神経性食思不振、自律神経失調症、神経性胃腸炎、消化管機能異常症、動脈硬化症、高血圧症、腰痛症、坐骨神経痛、大腿神経痛、肩凝り症、頭痛、頭重感、上衝感、眩暈症、耳鳴症、不眠症、冷え症など。

論　考

❶女神散は山田の振薬加減方以外の何物でもない。

❷本方の出典について、**『勿誤薬室方函』巻上・女神散**には、（浅田）家方と出典が明記された後、「血症上衝して眩暈するを治す。及び産前後の通治の剤なり」とあって、当帰・川芎・桂枝・白朮・木香・黄芩・黄連・人参・甘草・莎草（香附子）・大黄・檳榔・丁香と指示され、方後に、「右十三味、本方中、白朮・莎草を去り、萍蓬根（川骨）・芍薬・地黄・沉香・細辛を加え、清心湯と名づく」とある。

❸更に、**『勿誤薬室方函口訣』巻之上・女神散**には、「此の方は元安栄湯と名づけて軍中七気を治する方也。余家、婦人血症に用いて特験あるを以って今の名とす。世に称する実母散、婦王湯、清心湯皆一類の薬なり」とあって、軍中七気は戦地にある兵卒の郷愁と恐怖から来る鬱症状のことであり、同書には香蘇散（301 頁）にも同様の適応証が記載されている。

❹宗伯は安栄湯に触れているが、安栄湯は吉益半咲斎著**『換骨抄』**に、「振薬安栄湯、手負い、血の道に極上無双の薬也」とあって、人参・当帰・肉桂・川芎・桂心・黄芩・黄連・白朮・木香・川骨・国老（甘草）と指示され、振出して 3 ～ 5 回位使用可能という。また、同書の別本には、方後に「若し眩暈すれば香附子を加え、莕菜《コウサイ》（ここでは川骨のこと）を倍す」とも記載される。

❺しかし、実は**『長井流金瘡撲損療治』**に収載される**『山田流金瘡之事』**には、「血留め、気付け、付け薬、三色に用う」として一方が指示された後、「内薬ふり薬」として方名も無く、先の安栄湯の十一味が指示され、「右、かけ合わせて炙り、一分絹袋に入りて温湯以ってふり出だして与うる也。一包入り、五・六度もふり出だし与えて、かす多く有る時、又炙りて煎ず

る也」とあり、直後に六条の加減法が掲載されている。尚、先にいう三色とは生・炒・黒焼のことで、炒は炒黄であり、黒焼は炒炭である。

その内、一条は「筋きれたらば檳榔子・丁子加えて一日の中に三服与うる也。四日共用ゆれば筋ゆきちがいて必ず悪しき也」、二条には「大便結するは大黄・巴豆加えて与うる也」とある。更にその後には、「金瘡内薬平朝散と云う」処方に、原方の十一味加丁香・檳榔子・香附子・厚朴・大黄・熟地・白茯苓去黄芩の十七味が記載され、振出しとその後の煎服が指示されている。尚、『山田流金瘡之事』は無記名であるが、元は濃州人・山田定怡著になるものであろう。

❻一方、香月牛山著『**婦人寿草**』**第二十六　産月に入りて蓄えおくべき薬剤**に、「○松永弾正の振薬という方あり。是れ、産前後の妙剤なり。安栄湯あるいは長栄湯とも名づく。又は山田の振薬ともいう。此の方は医流其の家々の秘方ありて加減・製法さまざま口伝多し。此の薬剤、もと金瘡を療する方にして松永氏軍中にたくわえ、手負いをすくいたる方也。○竜王湯、一名は赤井薬ともいう。此の方、山田の振薬のごとく産前後の妙剤なり。とりわき産後に用ゆる事多し。……此の方、赤井悪右衛門陣中にたくわえて、手負い・金瘡をすくいたる方也。産後は血脱して手負いと多くは同じければ、山田の振薬、赤井薬共に産後一切の急症を療するなり。……」等々と記載される。但し、赤井悪右衛門著『金瘡秘伝』には、「内薬のこと」として「調血湯　此の薬にて先ず血を調うる也。当帰・川芎・芍薬・地黄・人参・防風・白芷・黄芩・黄耆・桂心・杏仁・大黄・木香・甘草。右煎服す」と指示されているのみである。

❼松永弾正と赤井悪右衛門の没年は夫々天正五年(1577)、天正六年であり、『換骨抄』には天正十三年(1585)曲直瀬玄朔序が付されているので、弾正や悪右衛門の生前には『換骨抄』は未だ存在していなかった。抑々、書名の換骨は換骨奪胎の意であり、それ自体の独自性の意義は稀薄である。一方、『**善記流 金瘡秘書**』には「当帰黄芩湯　濃州山田振薬也」とあって、山田の振薬の原方そのものがまた異なった方名で登載されている。

❽更には、和州鷹城石川氏秘書『**金夷秘録**』には、「山田振薬の方　木香・

人参・肉桂・大黄・莽蓬・当帰・黄連・黄芩・白朮・檳榔・丁子・甘草」とあるが、大黄・檳榔・丁子は先の『山田流金瘡之事』の内薬ふり薬の方後の加減法に由来する。また、この処方には肉桂があって、桂心が配合されていないから、明らかに安栄湯よりも後世である。『金夷秘録』には、その後に安栄湯が原方のままで収載されているに過ぎない。

❾後世になって、三宅意安著『**延寿和方彙函**』には、「田辺屋振出薬　打撲・折傷の疼痛・血脱、或いは産後の血暈・児枕痛、悪露上攻し、胞衣下らざるを治す」とあって、「人参・川芎・地黄・莽蓬・良姜・肉桂・黄芩・丁子・当帰・桂枝・甘草、右十一味、粗末と為し、沸湯に振りて之を服す。或いは曰く、産前后には甘草・桂枝を去りて、血暈を治するに尤も効あり」とあって後、「伝えて曰く、斯の方、知らず何人の製するかと。古老の口伝に曰く、古昔、洛陽に山田定怡なる者有り。此の薬を販う。故に世人、山田の振薬と称するは是れ也。今、大坂の江戸堀にて発売する所の田辺屋薬は亦此の方也」とあって、山田定怡が振薬を販売した経緯を語っているが、山田の振薬の原方から大きく変化し、原方去黄連・白朮・木香加地黄・良姜・丁子となっている。

❿以上によって、女神散の原方は安栄湯ではなく、山田の振薬とするのが妥当である。実際、山田の振薬の原方に以上の加減法の内で巴豆を除いた三味を加え、更にここでの『換骨抄』別本に拠る香附子をも加えて、そこから川骨を去ると女神散となる。即ち、宗伯の工夫は以上の諸薬を整理したに過ぎず、山田の振薬の貢献こそ大である。決して独自の浅田宗伯家方ではない。

⓫実際、『勿誤薬室方函』の女神散の薬味記載順（当帰・川芎・桂枝・白朮・木香・黄芩・黄連・人参・甘草・莎草・大黄・檳榔・丁香）は忌みじくもその来歴を物語っている。当帰から甘草は山田の振薬の原方去川骨、莎草は『換骨抄』の加減法、大黄から丁香は山田の振薬の加減法を意味するからである。勿論、宗伯は上記の事情は承知していたはずである。

⓬山田の振薬は今日的表現をすれば、先発医薬品であり、安栄湯は後発品である。次の⓭の佐伯理一郎著『日本女科史』での年代推定から逆算す

ればも山田の振薬は門外秘から衆目に晒される期間を考慮して、室町時代の1500年前後の立方と推考する。

⓭さて、ここで血の道について概説しておきたい。管見によれば、血の道の最も古い記録は、南北朝時代の延文二年(1357)成書、応永二年(1395)伝写に拠る『金瘡療治鈔』である。「若し疵をあつくして洗い、若しくは湯をもあびつれば、そりと云う病に成りてあままちをする也。血の道定まらざる時、熱の物、湯をあぶべからず」とか、「痛手負いぬる人は血の道たがいて、ひたそりにそることあり。大事なり」とある。何れも破傷風は重傷の金瘡によって血の道が定まらないときや違うとき、即ち止血し得ないときや止血しない内に湯で洗ったりするときに発症するとの当時の見解である。

その後、室町時代の金瘡書には血の通り道の意味で多々登場し、不著撰人『金瘡秘伝』には止血目的で「血の道は父と母とのためなれば血の道止めよ脉の神」という呪文まで登場する。そして更に、「産後も腹の疵に同じことなり。此の時は大黄を半分ひかえて吉し。但、後の物おりて以後は常のごとく」とあって、金瘡と産後の出血も同一病態との認識から金瘡医が金瘡薬を以って女科医を併施したのみならず、処方薬もそのまま転用された。

また、西玄哲著『金瘡撲損療治』には、先の呪文が「血の道は父と母との血の道よ血の道止めよ血の道の母」と、少し変形して記載されている。

半井瑞策？著**『半井家産前産後秘書』中巻**には、「産後、手負い、一切の血の道、血塊に用ゆ」として、山田の振薬加檳榔子・丁子・大黄・熟地黄・茯苓が指示されている。尚、本書は『日本女科史』には、「足利の末より豊臣の頃迄に成りたるものの如し」と年代推定されている。

⓮また、四物湯(473頁)が『三位法眼家伝秘方』には、出産に際しての薬として、「四物湯、女人の血の道の惣薬」とあり、一般的臨産薬としての用途が記載され、血の道の薬が同時に婦人の惣薬として、産前後以外にも有用であると認識されて行く。

その後、江戸幕府の安定と共に金瘡術は無用化し、血の道に金瘡の意味が稀薄化して行く反面、江戸時代から婦人特有の気鬱・気《き》病《やまい》へと展開して行くことになる。

以上、拙著『師語録―曲直瀬道三流医学の概要』―『師語録』の成立について― 7. 血の道で記述している。結局のところ、血の道は金瘡 ⇒ 産後の出血 ⇒ 女人の血症 ⇒ 女人の気病へと変遷して今日に至る。従って、山田の振薬は金瘡に処方され、女神散は女人の血症と気病に適応となる。

⑮現在の我が国で実際に発売されている女神散類似の婦人薬を、宗田一監修**『日本の伝統薬』**から調べると、当帰・川芎・桂皮・甘草は全ての婦人薬に含まれ、次いで木香・黄連・芍薬、更に香附子・茯苓などの含有一致性が高く、檳榔子・大黄・丁子・蒼朮がそれに次ぐ。このように見て来ると、本方中の殆どの薬味が我が国の代表的婦人薬の構成薬味となっていて、本方が我が国で創意工夫された代表的処方であることがよく分かる。

⑯本方はよく言われるように、更年期以後の婦人の上衝、耳鳴り、眩暈、頭痛、頭重、上逆、肩凝り、動悸、不眠、冷え症などの自覚症状を主として投与されることが多く、他覚的にはあまり特徴はない。

⑰矢数道明先生は**『漢方の臨牀』第 5 巻第 5 号・血の道症の意義と漢方療法**で、五十六歳主婦の症例を提示されている。「患者は一見放心状態で自分で容態を訴えることが出来ないらしく附添の夫が代って語った。一年前から気持が悪いといってふさぎ込み、それまでは非常な働き手で一刻もジッとしていない性質であったが、箒一本手にしなくなって黙りこくって終った。子供は七人あり、三十六歳のときお産後に恰度現在と同じようになって永年ブラブラと床についていたことがあった。主訴は頭が重く、のぼせてめまいがし、肩が凝って時々さむけがしたり熱くなったり、手足が倦く重くなり、何とも気分が悪いといって、一室にとじこもってふさぎ込んでしまう。……何となく鬱病のような様子にもみえるので診察しながら患者にいろいろきいてみると応答は普通である。じっくり肥った赤ら顔の頑健そのものという体格である。脈は沈んで力があり、腹は心下部が堅く、臍上水分の辺に動悸が亢ぶっている。……主治の如く、上衝、頭重、眩暈が主訴であるので女神散を与えた。……はかばかしくはないが好んで服薬を続けた。以来漸次快方に向ったといって薬だけ取りに来て三ヶ月の後、近頃やっと普通になり、自分から炊事や針仕事をするようになったといって喜んでい

た。都合四ヶ月で廃薬し、もう治りましたといって来た」と報告されている。

⑱**『症候による漢方治療の実際』のぼせ（逆上）**には、「女神散・加味逍遙散　血の道症、更年期障害などの患者には、下肢が冷えて、顔がのぼせるというものがある。このような患者で、のぼせの症状が強く、動悸、めまい、不眠、便秘などがあれば、女神散がよい。またのぼせはさほどひどくはないが、肩こり、頭痛、めまい、不安感などのあるものには、加味逍遙散がよい」とある。

⑲**『漢方診療医典』女神散**には、「本方は気をめぐらし、気を降し、うつを散じ、血熱をさますというもので、更年期における精神安定剤の役目を果たすものである。上衝と眩暈を目標とし、更年期障害や血の道症で虚実半ばし、また産前産後に起こった自律神経症候群の中で、のぼせとめまいを主訴とするものに用いる。脈も腹もそれほど虚してはいない。……以上の目標に従って本方はいわゆる血の道症、更年期障害、産前産後の諸神経症に応用される」と解説される。

⑳また、**『薬局製剤漢方 194 方の使い方』女神散**には、「加味逍遙散の適応は愁訴がとりとめもなく多いこと、そしてその愁訴が変化していく。これに反し女神散の適応は愁訴が固定しているので区別できる」と、何れも加味逍遙散との対比に於いての口訣を述べている。尚、同書には留意点として、「使用上の注意に『妊娠または妊娠していると思われる婦人』は使用前に医師又は薬剤師に相談するよう指示されて、要注意のように誤解され易いが、本方の主目的は『産前産後の神経症』だから心配のないことである。したがって、この項は削除されることが望まれる」と記載される。

現在の医療用漢方エキス製剤中、メーカー間の効能・効果の記載上の差異はあっても、妊娠や産前と明示しているのは、四物湯、小半夏加茯苓湯（585頁）、当帰芍薬散（867 頁）、当帰芍薬散加附子（877 頁）と女神散だけである。

㉑著者の独自の用法として、婦人の高血圧症で更年期前後から発症して来る場合があり、このとき本方は比較的よく奏効する。ただ大抵は三黄瀉心湯、黄連解毒湯（74 頁）を少量加味する必要がある。両者の選択は便通の程度をみて判断するだけでよい。

人参湯

出　典　『傷寒論』、『金匱要略』

主　効　温裏、止瀉、補気。

急性期には腹部の冷えの改善を第一義とする薬。

組　成

人参３　乾姜３　甘草３　白朮３

解　説

【人参】…代表的な補気薬で、その効能の第一は大補元気である。副腎皮質機能や性機能を亢進させ、中枢神経系を興奮させる。また強心作用や中心静脈圧維持作用により、種々の原因によるプレショックやショックを改善すると共に、抗利尿作用により生津する。また脾胃の気虚・気滞に対しては補脾健胃する。更に一般の気虚状態に対しても消化吸収を促進し、新陳代謝を亢進させて生理機能を賦活させて散寒し、活力を回復する。正に漢方薬におけるステロイド的存在である。本方では乾姜による温裏祛寒後は主薬として補脾健胃し、更に乾姜による胃の刺激性も緩和する。

【乾姜】…代表的な温裏祛寒薬で、急性期には本方では主薬となり、特に消化管の虚寒症状に対してこれを温中散寒する。但し、外来寒邪の侵襲による実寒証に対しては最もよく効力を発揮するが、正気の虚による寒証に対しては乾姜自体の胃に対する刺激性のため、処方にあっては要注意である。

【甘草】…ここでは乾姜による上記の副作用予防のために加味される他、甘草自体も脾胃の気虚に対し、健脾益気し、消化吸収を高める作用が期待される。

【白朮】…消化管内の異常な水分貯留に対し、これを燥湿して利水する他、消化管自体の機能低下に対しては補脾健胃する。また正気の虚に由来する盗汗・自汗に対しては、これを止汗する。

本方は四君子湯（464頁）とは乾姜⇔茯苓の一味違いであり、また苓姜朮甘湯（1166頁）とは人参⇔茯苓の一味違いであるが、温裏という意味では、本方中の人参は乾姜の熱性を先ず脾胃に作用させるような働きがあり、この意味ではむしろ大建中湯（708 頁）との類似性の方が意義深いのではないかと考える。

総じて、急性期には乾姜が主薬で脾胃を温中散寒するのを第一義とし、それに伴って消化管機能や全身機能を賦活するのを第二義とするが、その後あるいは外来寒邪がない場合にも第二の作用は有意義である。

適　応

急性胃炎、急性胃腸炎、慢性胃炎、急性消化不良症、急性下痢症、冷蔵庫病、胃・十二指腸潰瘍、胃切除後症候群、機能性ディスペプシア、鉄欠乏性貧血、回虫症、肋間神経痛、自家中毒症、夜尿症、妊娠悪阻、出血性内痔核、大病後、手術後など。

論　考

❶『傷寒論』では方名は理中丸とある。

❷本方の出典は、**『傷寒論』弁霍乱病脉証并治第十三**に、「霍乱、頭痛・発熱し、身疼痛す。熱多くて水を飲まんと欲する者、五苓散之を主る。寒多くて水を用いざる者、理中丸之を主る」とあり、人参・乾姜・甘草炙・白朮各三両を蜜丸として服用し、方後には理中湯としての用法も記載されている。それ故、湯としての出典を『金匱要略』のみに限定するのは誤解である。更に方後には、「若し臍上築する者、腎気の動也。朮を去りて桂四両を加う。吐すること多き者、朮を去り、生姜三両を加う。下ること多き者、還《ま》た朮を用う。悸する者、茯苓二両を加う。渇して水を得んと欲する者、朮を加え、前に足して四両半と成す。腹中痛む者、人参を加え、前に足して四両半と成す。寒する者、乾姜を加え、前に足して四両半と成す。腹満する者、朮を去りて附子一枚を加う。湯を服して後、食頃如《ばか》りに熱粥一升許りを飲めば、微しく自ずから温む。衣被を発掲する勿かれ」と記載される。

❸更には、**弁陰陽易差後労復病脉証并治第十四**には、「大病差えて後、喜睡、久しく了了たらず、胸上寒有れば、当に丸薬を以って之を温むべし。理中丸に宜し」とある。

❹**『金匱要略』胸痺心痛短気病脉証治第九**には、「胸痺し、心中痞し、留

気結ぼれて胸に在り、胸満ち脇下に逆して心を槍くは、枳実薤白桂枝湯之を主る。人参湯も亦之を主る」とあり、人参湯方として、人参・甘草・乾姜・白朮各三両と指示される。『傷寒論』と異なり、甘草炙とは記載されていない。一方、この二方は方意の上でかなりの差があるはずである。それにも拘らず、事実上、一方を用いて効無くばもう一方を用いるのは、病態の把握の稚拙さという点で当時としては止むを得ない。今日でも狭心痛が心窩部に来たとき、消化器症状と見紛うことは時にある。精々**『叢桂亭医事小言』巻之三・心痛**に云う「方意大いに異なり。緩急の所にて二方を分けて用ゆべし」と言うのが関の山であろうか。

❺一方、**『傷寒論』弁太陽病脉証并治下第七**には、「傷寒、湯薬を服するも下利止まず、心下痞鞕するは瀉心湯を服して已む。復た他薬を以って之を下し、利止まざるに、医、理中を以って之に与うるに利、益々甚だし。理中は中焦を理む。此の利は下焦に在り。……」と、ここでは奏効しない例を挙げている。否、誤治と言った方が適切かもしれない。

❻**『注解傷寒論』巻第四・弁太陽病脉証并治下第七**には、上記の❺の誤治例に対して、「傷寒、湯薬を服して下した後、利止まずして心下痞鞕する者、気虚して客気上逆すれば也。瀉心湯を与えて之を攻むるときは痞已む。医、復た他薬を以って之を下し、又其の裏を虚して利止まざるを致す也。理中丸は脾胃虚寒、下利する者、之を服して愈ゆ。此では、下焦虚するを以っての故に、之を与えて其の利、益々甚だし。聖済経に曰う、滑するときは気脱す。其の収めんと欲するや、腸を開きて洞泄し、便溺遺失するが如きには、渋剤たる所以に之を収む。此の利、下焦約せざるに由る。……」とあり、対象が中焦と下焦との違いを改めて注解している。

また、**巻第七之八・弁霍乱病脉証并治第十三**には、最初の条文に対して、「頭痛・発熱するときは邪、風寒より中焦に来たりて寒熱相半ばの分と為す。邪、稍高き者、陽分に居るときは熱と為し、熱多く飲水せんと欲する者、五苓散を与え、以って之を散ず。邪、稍下る者、陰分に居るときは寒と為し、寒多く水を用いざる者、理中丸を与えて、之を温む」とあり、五苓散との相違を注解している。

同巻・弁陰陽易差後労復病脉証并治第十四には、二番目の条文に対して、「汗後、陽気不足して胃中虚寒すれば、津液を内れず。故に喜々唾し、了了たらず。理中丸を与えて、以って其の胃を温む」とあり、ここでも中焦の虚寒による治剤であることが注解される。

❼一方、**『金匱要略心典』胸痺寒疝宿食病脉証治第九**には、「心中の痞気、気痺して痞と成る也。脇下逆して心を搶き、気逆して降せず、将に中の害為らんとする也。是れ、宜しく急ぎ其の痞結の気を通ずるか、否《しから》ずんば速やかに其の不振の陽を復すべし。蓋し邪の実を去れば、即ち以って正を安んず。陽の虚を養えば、即ち以って陰を逐う。是に其の病の久暫と気の虚実とを審らかにして、之を決するに在り」とあり、枳実薤白桂枝湯と人参湯との適応の差は病の久暫と気の虚実にあると言う。

❽尚、**『金匱要略浅註』胸痺心痛短気病脉証并治第九**には、先の尤怡の言を引用しているが、人参湯方として桂枝人参湯(257 頁)を掲載し、方後にも「……桂枝を内れて更に煮て……」と指示しているのは特異である。

❾**『肘後百一方』巻之二・治卒霍乱諸急方第十二**には、「崔氏云う、理中丸方」とあって、甘草三両・乾姜・人参・白朮各一両を蜜丸として服するべく指示され、続いて「四順湯、吐下して腹痛し、嘔して手足冷えて止まざるを治す」とあって、乾姜・甘草・人参・附子各二両が指示される。この処方は即ち、『傷寒論』弁霍乱病脉証并治第十三の方後の加減法の内、「腹満する者、朮を去りて附子一枚を加う」という指示を四順湯と命名したものである。

❿**『備急千金要方』巻第三婦人方中・虚損第一**には、「亦、産訖われば四順理中丸方を服すべし」とあって、甘草二両・人参・白朮・乾姜各一両を蜜丸にして服し、方後には「新しく蔵虚生ずれば、此の所以に蔵気を養う也」とある。

また、**巻第二十膀胱腑・霍乱第六**には、「治中湯、霍乱にて吐下し、脹満して食消えず、心腹痛むを主る方」とあって、人参・乾姜・白朮・甘草各三両を㕮咀して煎服する。

更には、**巻第二十四解毒并雑治・解五石毒第三**には、「食を失すること発すれば宜しく葱白豉湯を服すべし。飲酒過酔にて発すれば亦宜しく葱白豉湯方を服すべし」とあって、葱白・豉・乾姜・甘草を㕮咀煎服後、「湯を服して解せずんば宜しく理中湯方を服すべし」とあって、人参・甘草・白朮各三両・乾姜二両を㕮咀して煎服するべく記載される。

⓫**『外台秘要方』巻第六 霍乱及嘔吐・霍乱吐痢方**には、「崔氏理中丸、三焦通ぜず、嘔吐して食さず、并びに霍乱にて吐逆・下痢するを療し、及び痢するを得ざるをも悉く之を主る方」とあって後、**同巻・霍乱臍上築方**には、「仲景、霍乱にて臍上築する者を論じて腎気動ずる也と。先ず気を療するには理中湯去朮加桂とす。凡そ方に朮を加うる者、内虚するを以って也。桂を加うる者は恐らくは奔豚を作さんとする也。理中湯方」とあって、後条文は先の❷の原典と略同である。前者と後者の薬味量は、前者の乾姜と後者の人参が夫々二両ずつの他は全て三両である。尤も前者の乾姜は、一方では三両とも記載される。

⓬**『旅舎備要方』霍乱**には、「丸方　中暑の霍乱吐瀉にて米穀化せず、臍腹疼痛して滑瀉の色白く、脚転筋して手足冷え、脾胃虚冷、飲食を思わず、腹脹りて快からず、及び胸痺・心痛、并びに傷寒の陰経、病を受けて熱壮んならず、大便清穀、脉虚弱となりて暈《めまい》し、及び婦人の新産にて内虚するを治す」とあって、人参・白朮・乾姜・甘草炙、各一両と指示されている。

⓭**『小児薬証直訣』巻上・傷風自利**には、「脾臓虚怯すれば也。当に脾を補うには益黄散。発散には大青膏之を主る。未だ差えずんば調中円之を主る。下証有らば大黄円にて之を下し、下した後に温驚円を服す」とあり、**胃冷虚**には、「面㿠白色にて痩弱し、腹痛にて食を思わざるには当に脾を補うべし。益黄散之を主る。若し下利する者には調中湯之を主る」とあって、**巻下**には、特に条文も無くて「調中湯　人参去蘆・白朮・乾姜炮、各三両・甘草炙、減半」を細末と為して円となし、食前に温水にて送下するべく指示される。

⓮また、**『閻氏小児方論』治小児吐瀉**には、「凡そ小児の吐瀉、当に之を温補すべし。余、毎に理中円を用いて以って其の中を温め、五苓散を以って其の逆を導き五苓散は最も小児吐を治す、連ねて数服を与え、兼ねて異功散等の温薬を用いて之を調理し、往往便ち愈ゆ」とあって、「理中円　吐利して渇

せず、米穀化せず、手足厥冷なるを治す」との条文の許に、人参去蘆・白朮・乾姜炮・甘草炙、各一両を蜜丸にして服する。

⑮ **『薛氏医案』巻四・女科撮要・附方并註**には、「人参理中湯　脾胃虚寒にて嘔吐・泄瀉し、飲食思うこと少なく、肚腹膨張するを治す」とあって、人参・白朮・乾姜・甘草を姜棗煎服するべく指示され、「若し肝木、脾土を尅して致すには宜しく柴胡・芍薬を加うべく、若し命門の火衰えて患うには宜しく八味丸を兼ぬべし」とある。尚、直後には「異功散、即ち煎湯加陳皮」と記載されるので、ここでは異功散は人参湯加陳皮ということになってしまうので、これは明確な錯誤である。同じく附方并註の他処には、「六君子湯、即ち異功散加半夏」と記載されているからである。

⑯ **『寿世保元』乙集巻之二・中寒**に、「一論ず。五臓の中寒は口噤みて失音し、四肢強直し、胃脘停痰を兼ね、冷気刺痛す。又臓毒にて下寒《ここ》え、泄利・腹脹して大便或いは黄、或いは白、或いは毒黒、或いは清穀有るを治す。此の方(理中湯)に宜し」とあり、この条文は本邦の『衆方規矩』、『古今方彙』などにそのまま転載されている。尚、『万病回春』では原典通りの四味であるが、『寿世保元』では生姜・大棗を方後の調理として指示している。

⑰人参の効能については、**『十薬神書』**にも、「丙字号(頭註には独参湯とある)　労証を治す。血を止めて後、此の薬を服して之を補う」とあり、㕮咀し、棗煎服する。言うまでもなく『十薬神書』は肺結核の治療書であるから、喀血後の貧血の治療に独参湯が奏効することを述べている。

⑱月湖撰**『類証弁異全九集』巻之二・日用薬味三十七種・人参**には、「五蔵を補い、精神魂魄を安んじ、驚悸を定め、霍乱吐逆を主り、元気を益し、脾胃を壮んにす」とある。

⑲吉益東洞は**『薬徴』巻之上・人参**で、「主治は心下痞堅・痞鞕・支結也。旁治は不食・嘔吐・喜唾・心痛・腹痛・煩悸」とし、「精を養うは穀肉果菜を以ってし、人参が元気を養うは未だ嘗て之を言うこと有らず。此れに由りて之を観るに、其の元気を養うと言うは、後世の説也。従うべからず」という。それ故、「人参湯証曰く、心中痞と。又曰く、喜唾久しく了了たらずと」と成るが、東洞は人参の諸作用の中、大補元気を認めない。抑々、

東洞は人参として竹節人参を処方していた。

東洞のいう人参湯証の心中痞は実寒証に伴う諸症状の一つであり、このとき乾姜で散寒することが第一義的となるが、もし虚寒証が前面に出ているような場合であれば、むしろ人参のもつ補脾健胃作用が主体とならねばならない。各症状は常にその時の病気に全て一様に出現するものではないからである。

この点を間違うと、一部の本にあるように人参湯の人参は竹節人参の方がよいという暴論に走ってしまうことになる。

⑳**『古方便覧』（乾）・人参湯**には、「○心下痞鞕して吐下し、小便不利、或いは急痛し、或いは胸中痺するものを治す。心下痞鞕とは心下《みぞおち》に薄き板などを按すがごときものの、べったりとかたまりたるを痞鞕と知るべし。○積聚《つかえ》にて或いは痛み、或いは食すすまず、又は胸膈の急痛するによし。○諸病、急に心下へさしこみて息だわしきによし」等々と解説される。

㉑原典の先の❷の条文に対して、**『金匱要略精義』痓湿暍霍乱病**には、「本、理中丸に作るは非也。今後古名の此の人参湯とす。血気逆して水、循らざる者を治する也。五苓散は血気発散して熱多き者、順也。人参湯は血気凝滞して寒多き者、逆也。此の二方、但水血の順逆の別有るのみ也」と掲載される。勿論、元々は『傷寒論』の条文であるにも拘らず、『金匱要略精義』で条文を解説しているのが特異である。

㉒**『叢桂亭医事小言』巻之七・叢桂亭蔵方・乙字湯**（82頁）で既述したように、方後に「腸風下血、久服して効無き者は理中湯に宜し」とあり、乙字湯が寒性薬であるのに対し、理中湯の温性薬を指示している。但し、ここでいう乙字湯は原南陽の原方のことである。

㉓**『古訓医伝』巻十四・風寒熱病方緯篇第一・弁霍乱病脉証并治法第一**には、『傷寒論』の最初の条文に対して、「この条は霍乱の陰分虚脱の症の中に、少しく陽分へ渉る証と、又同じ病状にして、陽分に似て陰虚の証との両岐を示すなり。然れども陽分に渉りたりとて、陽実の証にあらず、但胃中の陽気外攻して、内津液のめぐらざる証なれば、陽分中の脱証なり。……故に裏水も気も倶に表位に滞りて、頭痛・発熱・身疼痛の病状をあらわせり。

……五苓散は津液外出だし、胃気上行して渇をあらわす証、理中丸は津液と胃中の陽気と共に脱して、熱湯を好む者なり。……さて理中丸にして用うるよりは、人参湯にして用うる方、大いに宜し」とあり、先の加減法の内では、「方後に朮を去るとあるは大いにあしし。朮を去りては本方の主意に違えり、下皆これに倣うべし」とあって、常に白朮を配合するべきとの謂である。

㉔大塚敬節先生は**『漢方と漢薬』第五巻第二号・人参湯に就て(二)**で、人参湯証として十一箇条を挙げられている。「一．顔色が蒼いこと。血色が悪くて生気のない人が多い。……二．唾液が稀薄で口内に溜る傾向がある。……三．小便自利を訴える者が多い。……人参湯証では下痢をしていても、小便自利の傾向があり、浮腫があっても小便自利の症状のある者が多い。又足が冷えると小便が近くなる……四．手足の厥冷を訴える者が多い。……五．目眩を訴える者が多い。六．心下痞鞕、心胸痛、胸満等の症状がある。腹診するに、腹部が一体に膨満して軟弱で胃内停水を証明するものと、腹壁が菲薄で堅く、直腹筋を板の如く触れるものとある。……十一．脈は遅緩、或は遅弱のものと弦細のものとが多い」とのことである。途中、浮腫、出血、嘔吐、身体疼痛等々は省略したが、著者は痔出血で寒証の人には乙字湯は用い難く、人参湯を処方することがある。

㉕大塚先生はまた、**『東亜医学』第十九号・修琴堂治験・溜飲**で、「十五才の少女、二・三日前より嘔吐があり、口内に稀薄な唾液が溜り、胸が何となく気持がわるくて不快で堪らないとて診を乞う。色の白い痩型の体質で、脈は微弱である。手足が冷え易く、夜は仲々ねむれないという。大便は一日一行。胃内停水を証明する。人参湯十日分を投与する。此方を服してから、嘔吐も止み、他の症状も軽快したが、全身に浮腫が出たとて来院する。よって乾姜を去って生姜とし、之に茯苓を加え、四君子湯として与えるに、浮腫も去り、そのままよくなる。〔按〕人参湯を与えて浮腫の来る患者が屢々ある。殊に乾姜の量の多い時に然りである。これは注意を要する」とあって、今日では先ず甘草による偽アルドステロン症を考える状況だったのであろう。**『経験・漢方処方分量集』**には、人参湯と四君子湯では甘草が

夫々 3.0、1.0 である。

㉖山田光胤先生は『**漢方の臨牀**』**第 15 巻第 8 号・人参湯合真武湯の応用**で、「本方の応用は、主として胃腸疾患である。それらの病名は一様ではないが、漢方では陰虚証といい、現代医学では無力性体質という範疇に属す患者である。したがって、殆んどの場合、胃下垂ないし内臓下垂を伴うものである。なおまた、これらの胃腸疾患に、更に副次的に伴って起る、神経症や血の道のような疾患に対しても、精神・神経症状をよく鎮静させることができる」と記載されている。

㉗先の『金匱要略』での用法に準じる著者の症例の概略を挙げる。68 歳男性、不整脈（不完全右脚ブロック、心房細動）の患者で、循環器の専門医から抗不整脈剤（タンボコール®、シベノール®）を処方されていても、尚持続する不整脈に対して、その患者に中焦虚寒が認められたことから人参湯を処方したところ、抗不整脈剤を必要としなくなった実例を、著者自身経験している。即ち、西洋医学には無い着眼点であるが、局所的な病変より全身的な偏向を重視する観点が必要なことを物語るケースであろう。

㉘本方エキス製剤を服用していて時に浮腫が来ることがあるが、慢性症状に用いているのであれば、四君子湯に変方するか、あるいは五苓散（335 頁）を少量加味するとよい。

人参養栄湯

出典　『金匱要略』、『備急千金要方』、『聖済総録』、『三因極一病証方論』

主効　大補元気、鎮咳祛痰、精神安定。

慢性呼吸器疾患用の十全大補湯。

組成

黄耆 1.5　当帰 4　桂皮 2.5　甘草 1　陳皮 2　白朮 4
人参 3　芍薬 2　地黄 4　五味子 1　茯苓 4　遠志 2
［〈生姜〉］　［〈大棗〉］

<table>
<tr><td>桂枝加黄耆湯</td><td rowspan="2">桂皮</td><td>芍薬　黄耆</td><td>生姜
大棗</td><td rowspan="3">甘草</td></tr>
<tr><td>苓桂朮甘湯</td><td rowspan="2">茯苓　白朮</td><td></td></tr>
<tr><td>四君子湯</td><td>人参</td><td>生姜
大棗</td></tr>
<tr><td></td><td colspan="4">当帰　陳皮　地黄　五味子　遠志</td></tr>
</table>

<table>
<tr><td>十全大補湯</td><td>茯苓　白朮　人参　地黄　芍薬
甘草　黄耆　桂皮　当帰　［〈生姜〉］
［〈大棗〉］</td><td>川芎</td></tr>
<tr><td></td><td colspan="2">陳皮　五味子　遠志</td></tr>
</table>

解説

本方には桂枝加黄耆湯（203 頁）、四君子湯（464 頁）、苓桂朮甘湯（1175 頁）がそっくり含まれ、更に十全大補湯去川芎、六君子湯去半夏、茯苓飲去枳実なども含まれている。桂枝加黄耆湯は、肌表を強くし、また腎性浮腫を治す薬であり、四君子湯は気虚の基本薬であり、苓桂朮甘湯は上焦の水分の偏在を正す薬である。但し、処方上は桂枝加黄耆湯を含むと表現し得ても、本方の実際的効用上は黄耆建中湯（52 頁）を含み、遠くこの処方より変遷して来たと表現した方が妥当である。

本方は正しく十全大補湯去川芎加陳皮・五味子・遠志である。但し、歴史的には十全大補湯（523 頁）とは無関係に成立した。

【十全大補湯】…気血両虚を補う基本薬で、八珍湯より一層補気・補血する薬である。川芎が除かれていることにより、頭・顔面部の充血感・上気・熱感・上衝・火照りや、また精神的興奮などを伴う場合にも、また出血を伴う場合にも比較的容易に処方しうる。

【陳皮】…代表的な理気薬で、上腹部膨満感・食欲不振・嘔気・嘔吐などの症状に際して上部消化管の蠕動運動を正順的に促進する。また、粘稠な白痰が多く、咳嗽・呼吸困難を来たすとき、化痰して燥湿し、鎮咳祛痰する。全てよく中を調えて燥し、滞を導く。『薬性提要』には、「中を調えて膈を快くし、滞を導きて痰を消し、気を理めて湿を燥かす」とある。

【五味子】…外感病・雑病に拘らず、寒証による多量の水様痰を来たすとき、消炎・鎮咳・祛痰する。一方、発汗過多に陥るとき、これを収斂して脱汗を予防する。『薬性提要』には、「肺を斂めて腎を滋し、津を生じて嗽を寧んじ、精を濇らせて瀉を住《や》む」とある。

【遠志】…虚弱時の不眠・動悸などの不穏症状の精神安定に用いる他、気管支の分泌粘液を軽度排出を促進させることによって祛痰に働く。『薬性提要』には、「心腎を補い、志を強め、智を益し、善忘・驚悸・迷惑を治す」とある。

十全大補湯との違いは、まず陳皮・五味子・遠志共に、粘稠な白痰あるいは水様痰を呈するとき、鎮咳祛痰するように働くので、呼吸器系の病変で十全大補湯を処方したいときに適応する。更に遠志の配合は、病後などの精神不安定な状態に処方して安定を図りつつ、十全大補湯で気血両虚を補うべく配慮されている。川芎が配合されていないため、出血を伴う手術後の時期や上焦部の虚熱を伴う場合にも処方し得、呼吸器疾患（例えば肺結核）による喀血の場合にも投与可能である。

総じて、十全大補湯より鎮咳祛痰・安神を強めた薬で、出血性疾患、上焦部の虚熱の場合にも処方し得る。

適 応

十全大補湯の適応証、慢性呼吸器疾患、不眠症、精神不穏、出血（喀血）後の体力低下、月経過多症など。

論考

❶本方の出典は一般には**『太平恵民和剤局方』**とされている。**『和剤局方』巻之五・治痼冷 附 消渇**には、「人参養栄湯　積労虚損、四肢沈滞、骨肉酸疼、吸吸として少気し、行動喘啜、小腹拘急、腰背強痛、心虚驚悸、咽乾き唇燥き、飲食味無く、陽陰衰弱、悲憂惨戚、多臥少起し、久しき者は積年、急なる者は百日にして漸く痩削に至り、五蔵の気竭きて振復すべきこと難きを治す。又、肺と大腸と倶に虚し、咳嗽・下利、喘乏少気、嘔吐・痰涎を治す」とあって、白芍薬・当帰・桂心・甘草・陳橘皮・人参・白朮・黄耆・熟地黄・五味子・茯苓・遠志を剉散して生姜・棗子を入れて煎服する。方後の条文には、「便精潰泄せば竜骨一両を加え、咳嗽せば阿膠を加えて甚だ妙なり」とある。

❷しかし、『和剤局方』に於ける本方の収載は、淳祐新添方に属する。淳祐年間は 1241 ～ 52 年であり、『和剤局方』の原書五巻本には含まれていなかったことになる。それ故、歴史的には**『三因極一病証方論』**に記載された方が約七十年程早い。

『三因方』巻之十三・虚損証治・養栄湯に、上記と殆ど同様の条文内容で記載されている。僅かに、小腹 ⇒ 小便、陽陰 ⇒ 陰陽となり、黄芪・当帰・桂心・甘草・橘皮・白朮・人参・白芍薬・熟地黄・五味子・茯苓・遠志を剉散して姜棗煎服し、方後の条文も同じく記載されているのが元々の『三因方』である。 尚、元々の方名は養栄湯であった。

❸さて、養栄湯が元々は『三因方』の虚損証治に収載されていたのであるが、『和剤局方』に至って、治痼冷 附 消渇に掲載されるようになったため、元々の適応を錯誤することになったかもしれない。何故ならば、後世へは養栄湯ではなく、人参養栄湯として伝わり、それだけ『和剤局方』の影響力が大であった証左でもあろう。

❹抑々、『三因方』巻之十三・虚損証治には十九方が収載されているが、その内で十一方までが『和剤局方』巻之五と全く共通である。但し、巻之五には補虚損 附 骨蒸と先の治痼冷 附 消渇とが設けられている。尚、十一方の内、十方までは多味剤である。

以下、表にして一覧すれば次の通りである（**表 20**）。

（表 20）『和剤局方』と『三因方』にみる処方の採入状況

『和剤局方』巻之五	採入	『三因方』巻之十三・虚損証治
補虚損　附　骨蒸		
原書五巻本		
兎絲子円 大山蕷円	➡ ➡	兎絲子円 大山芋円
淳祐新添方		
（楽令建中湯）	⬅	（増損楽令湯）
続添諸局経験秘方		
威喜円 竜歯鎮心円 羊肉円 茯蓉大補円 十四友円	⬅ ⬅ ⬅ ⬅ ⬅	威喜丸 遠志丸 羊肉円 大補円 十四友丸
治痼冷　附　消渇		
淳祐新添方		
人参養栄湯 参香散	⬅ ⬅	養栄湯 参香散
続添諸局経験秘方		
十補円 正元散	⬅ ⬅	十補丸 正元散

これで見れば、『三因方』が『和剤局方』から採用した処方は二処方のみで他の九処方は全て『和剤局方』が『三因方』から採用したことになる。尚、増損楽令湯去附子・熟地黄・遠志で楽令建中湯となるが、むしろ『和剤局方』では、元々の『備急千金要方』巻第十九腎蔵・補腎第八の楽令黄耆湯に戻したと考えるべきであろう。

以上の点より、元々の養栄湯を人参養栄湯と改名し、方意を変更したのは『和剤局方』の編撰者達である。

❺さて、**『千金方』巻第三 婦人方中・虚損第一**には、「内補黄耆湯、婦人の七傷にて身体疼痛・小腹急満・面目黄黒し、食飲すること能わず、並びに諸々の虚乏不足にて少気・心悸して安からざるを主る方」とあって、黄耆・当帰・芍薬・乾地黄・半夏・茯苓・人参・桂心・遠志・麦門冬・甘草・五味

子・白朮・沢瀉・乾姜・大棗を㕮咀煎服する。この処方は方後の調理も含めると、養栄湯去陳皮・生姜加半夏・麦門冬・沢瀉・乾姜となり、十二味まで共通する。

❻更には、**『聖済総録』巻第九十二・虚労門・虚労小便余瀝**には、「虚労にて胸中客熱し、目視𥇍𥇍《コウコウ》と、恍惚として発熱し、臥するに安きを得ず、少腹拘急・小便余瀝、事に臨みて陽弱く、陰下は湿して痒く、小便白濁するを治する平補湯方」とあって、黄耆・芍薬・甘草・人参・桂・当帰を姜棗煎服する用法が掲載される。平補湯は人参養栄湯にも、十全大補湯にも展開しうる祖剤的処方と言えよう。

❼そして、**同書・巻第九十三・骨蒸伝尸門・伝尸骨蒸**には、「伝尸骨蒸を治するには先ず麝香散を服し、虫を取りて後、次に補五蔵茯神湯方を服す」とあって、茯神・人参・遠志・甘草・当帰・陳橘皮・竜歯・熟乾地黄・五味子・麦門冬・桂・黄耆を姜棗煎服する用法が掲載される。伝尸骨蒸とは肺結核末期の熱状をいう。従って、当時から伝染性疾患として承知されていたことになる。

補五蔵茯神湯は茯苓と茯神を同一とすれば、養栄湯去白朮・芍薬加竜歯・麦門冬であり、両処方は類方と言えよう。従って、補五蔵茯神湯が肺結核を適応とするのであるから、養栄湯も元々は肺結核の治療薬であったことが分かる。尚、竜歯は竜骨と略同効である。

❽**解説**で述べた黄耆建中湯は**『金匱要略』血痺虚労病脉証并治第六**に、「虚労、裏急、諸々の不足には黄耆建中湯之を主る」と登載される。黄耆建中湯は広く虚労に用いられ、後世の虚労諸方への祖剤とも位置付けられる。

ここまでの諸書の通覧で、『金匱要略』に発した黄耆建中湯が『千金方』に至って多面的な虚損の適応となり、『聖済総録』にて伝尸骨蒸にも適応を拡大し、『三因方』に於いて養栄湯として今日の呼吸器疾患を主とした多彩な虚損に用いられるようになったことがよく分かる。

❾しかし乍ら、**『易簡方』増損飲子治法三十首・逍遙散**には、「或いは下血過多に因りて、発して寒熱を為すには当に当帰・地黄の類を用ゆべし」とあり、その当該処方の一つとして養栄湯が登載されているだけである。

⑩**『薛氏医案』巻一・内科摘要・各症方薬**には、「人参養栄湯　脾肺倶に虚し、発熱・悪寒、四肢倦怠・肌肉消痩し、面黄にて短気し、食少なく瀉を作し、若しくは気血虚して変じて諸症を見わし、名状すること能う莫《な》きを治す。其の病を論ずること勿《な》く、其の脉を論ずること勿く、但、此の湯を用ゆれば其の病悉く退く」とある。この条文は後世よく引用され、『古今方彙』にも『方読弁解』にも引き継がれている。

⑪**『医方考』巻之三・虚損労瘵門第十八・人参養栄湯**には、「脉極まる者、忽忽として喜《よ》く忘れ、顔色少なく、眉髪堕落す。此の方之を主る。○脉は血の府、脉極まるとは血脉空虚の極まり也。此れ、失血に由りて致す所なり。心は血脉を主る。脉極まるときは、血以って心を養うこと無し。故に忽忽として喜く忘れしむ。栄血有余なるときは人をして顔色を悦沢ならしめ、栄血不足なるときは人をして色夭《わか》くして顔色少なからしむる也。眉髪は血の養う所なり。栄血不足なる故に眉髪をして堕落せしむ。……」と、後世一般の大要が解説される。

⑫また、**『万病回春』巻之三・発熱**には、「血虚、汗有りて潮熱の者には人参養栄湯　労を積み虚損し、四肢倦怠・肌肉消痩して顔色少なく、汲汲として短気し、飲食味無きを治する也」とある。原典と『内科摘要』を参考にした文である。

⑬**『外科正宗』巻之一・潰瘍主治方十九**には、「人参養栄湯　潰瘍にて発熱・悪寒、或いは四肢倦怠し、肌肉消痩・面色痿黄、吸吸として短気し、飲食味無く、収斂すること能わず、或いは気血、原より不足して収斂すること能わず、若しくは大瘡愈えて後、多く之を服すれば他症に変ぜず」とあって、本掲の十二味を姜棗煎服するべく記載される。

⑭**『医方集解』理血之剤・人参養栄湯**には、「脾肺の気虚して栄血不足し、驚悸健忘・寝汗発熱し、食少なく味無く、身倦く肌痩せ、色枯れて気短く、毛髪脱落し、小便赤渋するを治す。……亦、発汗過多にて身振るいて脈揺れ、筋惕肉瞤するを治す。……故に能く諸病を統治して、其の要は養栄に帰する也」とあって、元々の肺結核の治病薬からここでは気血の養栄に重点が置かれるようになる。

⑮**『医宗金鑑』巻二十六・刪補名医方論巻一・人参養栄湯**には、「脾肺倶に虚し、発熱悪寒・肢体痩倦して食少なく瀉を作す等の証を治す。若し気血虚して変じて諸証を見わさば、其の病、其の脈を論ぜず、但此の湯を用ゆれば諸証悉く退く」とあって、本方の十二味を姜棗煎服する。その後、「（集註）柯琴曰く、古人、気虚を治するに四君子を以ってし、血虚を治するに四物を以ってし、気血倶に虚すれば、八珍を以ってし、更に黄耆・肉桂を加えて十全大補と名づく。宜なるかな、挙ぐるに万、当たるに万なるや。而して之を用いて効を獲らざる者有り。蓋し補気にして行気の品を用いざるときは気虚の甚だしき者、幾ど気以って運動すること無く、補血にして仍行血の物を用うるときは血虚の甚だしき者、更に血以って流行すること無からん。故に陳皮を加えて、以って行気して補気すれば悉く効を得。其れ川芎の行血の味を去るを用いて補血すれば因りて以って其の功を奏す。此れ善く治する者、祇一つ加え、一つ減ずるは便ち能く転旋造化の機也。然るに気は召して至るべく、血は虧け易くして成り難し。苟も其の血脈の主を求むるを以ってしても之を養うこと有らざるときは栄気、終に帰するに足らず。故に人参を倍して君と為して、佐するに遠志の苦を以ってす。先ず心に入り、以って神を安んじて志を定め、甘温の品をして始めて化して血と為すを得さしめ、以って生身に奉ず。又、心の苦緩には必ず五味子の酸を得て、以って収斂・神明し、栄をして脈中を行りて四蔵に流れしむるは之を名づけて養栄と曰う。必ずしも十全の名に仍らずして、効を収むること此くの如き者有り」と、非常に含蓄に富む解説である。

補気と行気を同時に行なう必要性と、補血と行血を同時に行う弊害性を説き、四君子湯よりも異功散を基とし、四物湯よりも四物湯去川芎とする理由を解説している。また、人参・遠志・五味子の必要欠くべからざる用を説き、十全大補湯との相違を強調しているように見受けられる。

⑯**『衆方規矩』巻之下・補益通用・人参養栄湯**には、「大病の後、正気疲れ、心神恍惚し、面色悪しく、喜《この》んで忘れ、喜んで臥す者を治す」とあり、更に「按ずるに、気血虚して諸症に変ずる者には症を問わず、脉を論ぜず、但此の湯を用いて諸症悉く退く。其の効《しるし》甚だ多し。此れ薛立斎の論ぜるな

り」とも解説がある。

⑰我が国では**『療治経験筆記』**の解説が有名である。**同書・巻之三・毛髪枯槁不食**には、「△人参養栄湯を諸病に用ゆる目的は、第一、毛髪堕落、第二、顔色無沢、第三、忽々健忘、第四、只淡不食、第五、心悸不眠、第六、周身枯渋、第七、爪枯筋涸、以上を人参養栄湯目的の八症と云うなり。……黄耆建中湯は仲景の方也。人参養栄湯、十全大補湯、帰脾湯の類は皆後人、仲景の黄耆建中湯に倣うてくみたる変方也。……人参養栄湯は津液の枯竭を目的にとるべし。十全大補湯は気血の虚寒を目的にとるべし。帰脾湯は心脾の血虚を目的にとるべし。是れ、三方の区別也。△すべて気血を調補する諸方の役割、左の如く心得べし。四物湯は血虚の方、四君子湯は気虚の方、八物湯は気血両虚の方、十全大補湯は気血の両虚に寒を兼ねたる方、帰脾湯は心脾両虚の方、人参養栄湯は津液枯竭の方。かくのごとく心得て用ゆべし。此の心得を以って諸病に臨むときはあたらずと雖も遠からず」と、中々心強い表現である。尚、人参養栄湯目的の七症と云うべきであろう。

⑱**『方読弁解』中部 中ノ二・労瘵**には、「人参養栄湯　局方　脾肺倶に虚し、発熱・悪寒、四肢倦怠・肌肉消痩し、面黄にて短気し、食少なく瀉を作し、若しくは気血虚して変じて諸症を見わし、名状すること能う莫きを治する方。或るひと曰く、梅瘡家の頭痛、或いは羸して差えざること久しき者、此れを与えて験あり。茯苓方鈐を見よ」とあり、方後には「此の方、虚労、熱ありて咳し、下利ある者を目的とし用ゆべし。局方の人参煮散も虚労の下利に用ゆ。然れども、彼は此の方に比すれば少しく実症の者に佳なり。参考し用ゆべし。此の方中、芍薬を君とす。真武湯の芍薬に同じ。水気を逐う。遠志、虚を補う。或いは健忘等に用ゆ」とあり、直前の人参煮散には、「……局方の人参養栄湯に参考して用ゆべし。彼は虚労、熱ありて下利し、咳ある者を補う。……」とある。

即ち、ここでは肺結核から腸結核に陥った状態をも対象とする旨、記載される。

⑲**『痘科弁要』巻十方選・弁麻疹首尾用法**には、人参養栄湯が二方掲載さ

れている。一方は「面色青皖白にて疹子已に出で、色白く栄血不足する者を治す」として、人参・当帰・紅花・赤芍・甘草と指示され、他方は「疹已に収まりて後、気血虚耗し、余熱退かざる者を治す」として、人参・麦門冬・五味子・生地黄・帰身・知母・白芍・陳皮・甘草と指示されている。孰れも本方とは同名異方である。

⑳**『済春園方函口訣』感冒　傷寒　瘟疫**には、「人参養栄湯　邪を棄て、栄血・津液をすくう也。舌に胎無くして乾燥する也。此の症に附子を加えても用ゆ。これみな十日以去の方也。升陽散火湯、参附養栄との間位の方也」とあり、**虚労**には、「人参養栄湯　養栄は血で養う也。大抵前方の症（十全大補湯　諸虚百損を目的とす）にして下利止まざるものを目的とす」とも記載される。

㉑一方、**『瘍科方筌』痔疾　脱肛**には、「人参養栄湯　局方　痔漏を治する専剤」とあって、本方そのものが指示され、その直後には、「大黄牡丹皮湯　痔疾の熱症なる者、瘀血の痛みを作す者を治す」ともある。ここでは華岡青洲の独自の用法が記載される。

㉒矢数道明先生は**『漢方と漢薬』第六巻第三号・後世要方解説・人参養栄湯**で、本方の応用として、「（一）肺結核　津液涸れて、皮膚枯燥し、発熱著しからず、自汗・盗汗なく腹力甚だしく虚弱ならざるものによし。（二）肋膜炎、腹膜炎　慢性のものにて皮膚枯燥し、便稍々硬きものによし。下利するものは注意を要す。（三）遺精　津液枯燥して本方証を呈するものには竜骨を加える。（四）産後の衰弱　産後の肥立ち悪しきものによし。（五）腫瘍の壊症　悪液質の傾向あるものに用ゆ。（六）病後衰弱　諸熱性病後、衰弱甚だしきものによし。即ち大熱解して後、毛髪枯れ、健忘などあるものに良し」と記載される。

㉓本方は十全大補湯に呼吸器科用の薬物が加味されているので、肺結核に処方する場合でも、消炎的・抗菌的ではなく、気血の虚に対して体力補強を目的とし、且つ喀痰に対する配慮もなされ、更に喀血する場合にも処方し得るようになっている。

排膿散及湯

出　典　『金匱要略』、『東洞先生投剤証録』

主　効　急性、消炎、排膿。

急性化膿性炎症の全期間に亘って処方し得る薬。

組　成

枳実２～３　芍薬３　桔梗４　甘草３　生姜0.5～１　大棗３

桔梗湯	桔梗　甘草
	枳実　芍薬　生姜　大棗

解　説

本方は排膿散（枳実・芍薬・桔梗）と排膿湯（甘草・桔梗・生姜・大棗）とを合方したものであり、共通の薬味は桔梗である。本方は桔梗湯加枳実・芍薬・生姜・大棗と考えてもよい。

【桔梗湯】（140 頁）…気道炎症に対して、鎮痛・排膿・祛痰する薬である。

【枳実】…消化管内の種々の原因による膨満感・痞塞感に対して、胃腸蠕動を促進して消化管内の炎症性産物や不消化便などを排除する。その他、体内に結実した種々の炎症性・化膿性などの病理的硬結を消散させる。

【芍薬】…ここでは赤芍がよく、平滑筋及び骨格筋の異常緊張を緩解して鎮痛する他、発赤・腫脹・疼痛などの炎症部位の血流鬱滞に対しては瘀血を去って血流を改善すると共に、抗菌・消炎する。

【生姜】…胃液分泌を亢進すると共に、一方では止嘔して順方向性の蠕動運動を促進する。

【大棗】…その甘味で以って生姜の刺激性を緩和し、その甘味による腹部の痞えは生姜で防止する。大棗・生姜の併用によって食欲を改善して消化機能を高める。しかし、本方では桔梗の胃粘膜刺激に対して予防的に投与されている。『傷寒論』及び『金匱要略』の桔梗湯は桔梗一両・甘草二両であるが、『金匱要略』の排膿湯は甘草は同じ二両であっても、桔梗は三両配合されている。従って、その分だけ胃に対する刺激性は強くなるので、生姜・大棗で胃粘膜障害を予防する。

本方は枳実・赤芍・桔梗・生甘草共、夫々単独では炎症性・化膿性病変に対して効果はさほど強いものではないが、排膿散あるいは排膿散及湯として処方されると、単独処方より遙かに強い効果を齎すとして有名である。

総じて、排膿散と排膿湯との処方時期を両処方合方により相互に補完することになるので、結局、急性化膿性炎症の極く初期〜極期〜後期〜終期に亘って、消炎排膿的に作用する。

適 応

癤、癰、面疔、毛嚢炎、感染性粉瘤、蜂窩織炎、皮下膿瘍、波及性リンパ管炎、化膿性リンパ節炎、扁桃炎、扁桃周囲膿瘍、歯齦炎、歯周炎、歯槽膿漏、副鼻腔炎、蓄膿症、外耳炎、中耳炎、気管支炎、肺炎、肺膿瘍、麦粒腫、乳腺炎、肛門周囲炎、痔瘻、直腸炎、虚血性大腸炎、急性虫垂炎、骨盤腹膜炎、ダグラス窩膿瘍、悪露残留など。

論 考

❶本方は元々、排膿散及び排膿湯として**『金匱要略』瘡癰腸癰浸淫病脉証并治第十八**に、大黄牡丹皮湯（699頁）のような条文もなく、排膿散に続いて排膿湯が記載されているだけである。『金匱要略』では前者は枳実・芍薬・桔梗を散と為し、雞子黄一枚と揉和し、後者は甘草・桔梗・生姜・大棗を煎服するべく指示されているので、本来は排膿散及湯でも雞子黄を含むのであるが、省略されることが多い。

❷**『金匱要略論註』巻十八・瘡癰腸癰浸淫病脉証并治**には、「排膿散方　註して曰く、鶏子黄・芍薬は以って陰気を和し、枳実は桔梗を合して以って周身の気を通達するときは、膿自ずから行る也。人は知る、枳実は能く内気を下すと。豈に桔梗を合するときは能く周身の気を利して排膿するを知らんや」とある。

直後には又、「排膿湯方　註して曰く、甘桔は以って肺気を開提し、姜棗は以って中・上焦の栄衛を和す。内気をして通利せしむれば、膿凝らざる也。已上の両方は、乃ち瘡癰の散ずること能わざる者の為の概治の方にして、独り腸癰・腫癰の為だけに設くるにあらざる也」とある。

❸**『金匱要略方論本義』瘡癰腸癰浸淫病脉証并治第十八**には、排膿散方として、「按 排膿散一方は瘡癰、将に成らんとし、未だ成らざるの治理の法と為す也。枳実、君と為し、用は瘀を開き、滞を破るに在り。佐するに芍薬を以ってし、血を涼しくし、熱を息《や》む。桔梗は気を降して胸を寛め、済するに雞子黄を以ってす。陰を滋し、火邪の毒を消す。火、内に鬱すれば応に苦寒を遠ざくべし。而して又、善く開解調済の用を具うる誠の良法也」とあり、続いて排膿湯方として、「按 排膿湯一方は尤も緩治すと為す。蓋し上部の胸喉の間に、瘡癰と成らんと欲するの機有らば、即ち当に急服すべき也。甘草・桔梗は即ち桔梗湯、已に肺癰病中に用ゆるを見ゆ。加うるに生姜・大棗を以って胃気を固むるを以ってす。正盛んにして邪火斯くして易く解散を為す也。瘡癰未だ成らざれば之を服するときは開解すべく、已に成れば之を服するときは膿血を吐すべくして愈ゆ」と詳細に解説されている。

❹**『金匱要略浅註』瘡癰腸癰浸淫病脉証并治巻十八・排膿散方**には、方後に「枳実は陽明の金気を得て以って風を制し、少陰の水気を稟《う》けて以って熱を清す。又、芍薬を合して以って血を通じ、桔梗を合して以って気を利す。而して尤も雞子黄の養心・和脾を頼みて、有情の物を取り、火土の臓陰を助け、以って排膿・化毒の本と為る也」とあり、同じく**排膿湯方**には、方後に「此れ、亦気血を行らし、営衛を和する剤なり」とある。

❺**『類聚方』排膿湯**には、「為則按ずるに、粘痰或いは膿血有りて急迫する者、之を主る」とあり、**排膿散**には、「為則按ずるに、瘡癰有りて胸腹拘満する者、之を主る」とある。ここで排膿湯は胸部病変に、排膿散は胸腹部病変に奏効するとの考按は後世継承されて行く。

❻さて、**『東洞先生投剤証録』**には「排膿散及湯合方」とあって、応鐘散が兼用され、「年二十余、旧年右耳下腫脹し、春に至り潰膿して少しく減ずと雖も、未だ治を為さずと云う」という症例に処方されている。言うまでもなく、この記載は今日いう排膿散及湯の処方例の濫觴である。

ここでは、排膿散及湯合方とあって、わざわざ合方と指定している位であるから、排膿散及湯は元々は単に排膿散及び排膿湯を省略して書き記したものである。

❼また、**『薬徴』巻之上・桔梗**には、「主治は濁唾腫膿也。旁治は咽喉痛」とあり、同じく**弁誤**には、「排膿湯及散は金匱の腸癰部に載在す。……」との記述も見られ、これも単に排膿湯及び排膿散を省略しただけの意味であり、ここでは合方の意味は全くない。

それ故、元々は両処方を簡便に続けて書き記しただけのものに過ぎず、東洞は排膿散及湯という今日見られるような一つの処方として命名したのでは決してない。

❽『古方便覧』（坤）には、「排膿湯……○膿血ある腫物、癰の類、膿を催するものを治す。腫毒には伯州散を兼用し、時々梅肉散にて下すべし」、「排膿散……○腫物を発して痛み劇しく、若しくは胸腹拘満し、或いは腸癰ありて便膿血するものを治す。○一切の腫毒久しく愈えず、膿血出づるものによし。伯州散を兼用し、時々梅肉散にて攻むべし」と記載されるが、勿論ここでは二方合方は全く触れられていない。

❾また、『類聚方集覧』には、排膿散及湯について触れた記載はない。同書・（下）・排膿湯には、「東洞子曰く、粘痰或いは膿血有りて急迫の者之を主る。按ずるに、排膿散排膿湯の二方は排膿の字、以って其の主治を知るに足れり。故に其の症を略するか。又桔梗湯の下の欬して胸満し振寒するの条は、即ち排膿湯の症なり。之を用いて大いに桔梗湯に勝る」とあるのみで、この桔梗湯の条文は、『金匱要略』肺痿肺癰欬嗽上気病脉証治第七を出処とする。

ここでも、もし東洞が排膿散及湯として処方していたのであれば、必ず雉間子炳も註していたと思われる。

❿**『古訓医伝』巻十九・風寒熱病方緯篇第六・弁瘡癰腸癰浸淫病脉証并治法第十九**には、「○病、金瘡、王不留行散之を主る。……さて坊本には、この篇に排膿散、排膿湯の二方ありて、病状なし。散滅したる者ならんか。按ずるに、排膿湯は肺癰篇の桔梗湯に生姜・大棗を加えたる方にして、咽喉・胸中を主とすれば、丸で肺癰の薬なり。又排膿散も常に用いて水血の甚だしく凝りて、咽喉・胸中にある癰膿を治したること数人なり。故に肺

癰篇に移したり」とある。

そこで、**同書・巻十六・風寒熱病方緯篇第三・弁肺痿肺癰肺脹欬嗽病脉証并治法第八**には、「○欬して胸満、振寒して脉数、咽乾くも渇せず、時に濁唾腥臭なるを出だし、久々にして膿を吐くこと米粥の如き者、肺癰と為す。桔梗湯、并びに排膿散、排膿湯之を主る。……さて排膿湯、排膿散ともに、この肺癰に用いて大いに功を得たり。坊本には奥の瘡癰腸癰の篇に有りて病状はなかりしを、今ここに挙げて肺癰の方なることを知らしむ。排膿散は腸癰にもかかるべき処あれども、先ず肺癰に用いて功あれば、ここに出だして腸癰の処には略したり。其の意を知るべし。余、数人治したる内に、一病人年五十八、肺癰を患いて三十日計りを経たり。日日膿血を吐すること七・八合、或いは一升ばかり。諸医、不治をことわりて退く。余に請いて診せしむ。……薬は排膿両方合して、日に与うること五貼、凡そ半月余り用いしに膿血も少し減じ、振寒も間々遠くになりたれども、ただ上逆甚だしく、胸中煩満に熱を帯びたり。それより葦茎湯を合方にして用いしに、気力、日に復して振寒粗やみ、病人大いに楽になりたり。……」とあって、宇津木昆台も排膿散及湯の形で処方していることが明白である。

⓫『古方括要』には、排膿散と排膿湯二方の書式が一定せずに登載されている。同書・巻之中・中部・肺痿肺脹肺癰には、「排膿散　肺癰虚症の者、兼用す。……排膿湯　前症にして気逆する者に宜し」とあり、巻之下・婦人科・乳癰には、「排膿湯　腐潰して虚損の者に宜し。排膿散　前症の者に宜し」、外科・便毒には、「排膿湯及散　已に鍼して膿を発し、後、虚弱のものに宜し。又白州散を兼用するも可なり」、腸癰には、「排膿湯　排膿散　二方倶に虚症の者に用ゆべし」、臀癰には、「排膿湯及散　二方倶に臀癰・潰膿の者に佳き也」、附骨疽には、「排膿湯及散　右二方症は膿成り、鍼を用いて後、更に膿成る者、渇を発する也。早く外家に託すべし。若し破らざるときは骨肉の間、一身悉く膿をなし、遂に流注して二便共に膿水を出だす者は死候也。其の膿、骨肉の間にあるを以って外家に非ざれば弁知しがたし。鍼の時遅くして内家の罪をまねくこと勿かれ」等々と記載される。

但し、ここでも明白なように、「排膿湯及散　二方倶に……」とあり、古矢知白自身も排膿散及湯として一つの処方ではなく、『薬徴』と同様、両処方を簡便に続けて記載したに過ぎない。

⑫**『金匱要略精義』瘡癰腸癰浸淫病**には、「排膿散　腸癰にて腹中に痛み有る者、又便毒にて痛楚の腹中に迫る者を治す」とあり、直後には「排膿湯　肺癰・発背癰の者、此の湯に兼ねて伯州散を用いて数々経験す」とあって、ここで排膿散と排膿湯の適応は先の『類聚方』よりも、前者は一層腹部に、後者は一層胸部に重点が置かれる。

⑬さて、**『類聚方広義』(下)・排膿湯**に(**排膿散**にも同様に)、「東洞先生、排膿湯、排膿散を合して排膿散及湯と名づく。諸々の瘡瘍を療する方なり。用は排膿散標に詳し」とあることによって、尾台榕堂は吉益東洞が命名したものと考察した。しかし、『東洞先生投剤証録』ではそのようには命名していない。それを榕堂は東洞が命名したと錯覚したのである。この意味ではむしろ命名者は尾台榕堂であると言えよう。

但し、言うまでもないことであるが、単なる命名者であるより実際の処方例の考案者の方が貢献度が大きいことことは、柴陥湯(360頁)、柴朴湯(402頁)、治打撲一方(768頁)、……等々の場合と同様である。

⑭**『勿誤薬室方函』巻上**には、「排膿散料　金匱　枳実・芍薬・桔梗・鶏子黄、右四味、排膿湯と合して一方と為す」とある。但し、同書には排膿湯は掲載されていない。

⑮**『雑病補亡論』弁小児瘡疹脉証幷治法**には、「痘頂平塌にて根脚紅を欠き、郛郭《フカク》妖紅として漿色白に過ぎ、未だ黄膿に化せず、粘痰舌に纏い、声音嗄啞し、咽痛にて稀粥を啜ること能わざる者、排膿散之を主る」とある。一方、一丁後には「痘、将に灌膿せんとする時、煩熱して渇し、喰喘《ソウゼン》を発する者、排膿加枳実芍薬湯に宜し」とある。ここでいう排膿加枳実芍薬湯は、もし排膿が排膿散であるならば、排膿散には枳実・芍薬を含んでいるから、このような処方は奇妙である。即ち、排膿は排膿湯でなければならない。すると、排膿加枳実芍薬湯は取りも直さず排膿散及湯と同一処方になる。

また、更に一丁後には、「痘痛む者は実と為し、癢《かゆ》き者は虚と為す。皮灰白にて皮薄く、漿清くて癢みを作す者は死す。色赤紫にて乾いて紅く、毒内攻して痒みを作す者は死す。痘痛み甚だしき者は芍薬甘草湯之を主る。若し内に膿堅凝して痛みて煩する者は排膿散之を主る」とも掲載される。

⑯龍野一雄先生は『漢方と漢薬』第十巻第十二号・排膿散の証で、「排膿散と排膿湯を比較すると、散は浸潤強きもの、深証、時に腹部にかかるに対し、湯は潰瘍排膿期を主とし、浅証、概して胸部にかかるものを治すのである」と述べられている。

⑰更には、『漢方入門講座』上巻・排膿散に、両者の適応区分として、**（表21）**のように掲げられている。

（表21）『漢方入門講座』に掲げられる排膿散と排膿湯の適応区分

排膿散	○患部及び性質が閉鎖性である ○浸潤熱感が強く排膿し難い ○皮下や奥深い隠れた所に膿がたまっている ○陰虚
排膿湯	○患部及び性質が開放性である ○周囲の浸潤熱感は強くなく排膿している ○気道や体表など外気に触れる外へ膿が出ている ○陽虚

更に「漢方は陰陽の医学で陰陽の過不足、不調和によって病が起るというのが根本的な考え方である。化膿症は熱気によって陰血の流通が妨げられ血凝って膿瘍になると考えられている。その際に生理的な陽気が充実しておれば陰血の滞りも解消するが若し陽気も虚せば病が起るに至る。腫脹は気が集ったもの、膿は血が滞って化したものと考えられている。それ故治療の方針は陽気を補いめぐらすことと、陰血を補い病に打克つことにある。処方の構成を顧るとそういう方針によって組まれていることが知られる」との解説もある。

⑱山本巌先生は**『東医雑録』(2)・癰の漢方治療〈一〉**で、「◇排膿散及湯

吉益東洞は、この両者を合わせて、諸瘡癰に排膿を目的に使用した。散は口が開かず、浸潤が硬いとき、湯は口が開いているときに用いる、と区別するよりも、合方して、散及湯とする方が便利である。……炎症や発熱には、排膿散、排膿湯では効かない。柴胡・黄芩などの消炎解毒と、半夏

のような鎮咳止嘔の薬物を加えた……方がよく用いられる。またこれらの方中に、枳実や芍薬、または生姜・大棗のいずれかを除いた形で合方されている。従って、基本方剤で実際には兼用、合方、または複合方剤の中に加えられて処方を構成している。……」と、排膿散及湯は複合方剤中の一員との位置付けで解説されている。

⑲排膿湯は極く初期の発赤、局所熱感を来たす時期と後期の排膿促進に用い、排膿散は極期前期の熟膿し掛けつつある時期と、極期後期の排膿開始後の硬結のある時期に処方する。しかし、排膿散及湯として処方すれば、全期間を通じて投与できる。本方を処方したいとき、全身症状があれば、発表、瀉下などの全身治療を優先する。従って、局所的症状が主たるときに本方は最も適している。

⑳よく表層の化膿症に何時までも抗生剤をダラダラと投与し続けると、化膿は略終息しても硬結のみ顕著に残っている場合がある。このようなとき、硬結を消散させるのにも本方は適している。抑々、抗生剤は排膿が速やかに開始され、極期を過ぎ、排膿促進の時期に至れば投与を中止し、後は本方を処方するのが理に適っている。あるいは、当初より抗生剤と併用し、排膿が本格化すれば抗生剤のみ投与を中止する。――昔、山本巖先生からお教え頂いた内容である。

麦門冬湯

出典　『金匱要略』

主効　鎮咳祛痰、生津。主治は鎮咳祛痰薬で、傍治は生津薬。

組成

麦門冬 10　半夏 5　人参 2　甘草 2　粳米 5　大棗 3

解説

【麦門冬】…慢性肺疾患などで乾咳と微熱を呈するときに、清熱・鎮咳すると共に、発熱性疾患による脱水に対しては清熱して津液の喪失を防ぎ、更に場合によっては強心作用をも発揮する。『薬性提要』には、「心を清くして肺を潤し、煩を除きて嗽を止む」とある。

【半夏】…代表的な制吐薬で、中枢性にも末梢性にも、また妊娠に因るものにも処方される。一方、半夏は呼吸器系や消化器系の痰症状に対しては必ず配合され、燥湿及び化痰作用が強い。『薬性提要』には、「湿痰を燥かし、水飲を利し、逆気を下し、嘔吐を止む」とある。

【人参】…代表的な補気薬で大いに元気を補う効能があり、急性のみならず慢性の消化管機能低下などの虚弱状態に対しても処方され、更に内分泌系・神経系に対する興奮作用も齎す。一方、人参は種々の脱水時に処方されるように生津作用もあり、乾咳に対して気道粘膜を滋潤する。

【甘草】…ここでは薬性の緩和、薬効の調整のためよりも、少量粘稠痰、黄色痰を呈するとき、気道粘膜を滋潤して痰を喀出し易いようにして消炎・鎮咳・祛痰する。

【粳米】…滋養物として体を栄養すると共に消化管機能を補う他、煩渇を除き、気道粘膜を滋潤して粘稠痰を消炎・鎮咳・祛痰する。『薬性提要』には、「中を和らげて中を補う」とある。

【大棗】…消化管機能低下時に補気薬として働いて津液を増し、潤燥する作用もある。

本方の薬味中、麦門冬と半夏が主に本方の適応証を決定している。麦門冬以下、人参・甘草・粳米・大棗は全て体を生津する作用があり、同時に気道粘膜も滋潤し、粘稠痰を溶解して、易喀出性とする。一方、半夏は燥湿性鎮咳薬としての役割を果たすので、本方は両方向的性格を有する処方となっている。

総じて、喀痰滋潤性且つ鎮咳性に作用するので、決して水様痰の多い状態には用いられない。但し、処方全体としては滋潤性に傾くので、体全体を生津する作用もある。

適　応

感冒、咽喉炎、遷延性嗄声、百日咳、急性・慢性気管支炎、喘息非発作時、肺結核、肺気腫、気管支拡張症、遷延性咳嗽、妊娠中の咳嗽、乾燥性角結膜炎、唾液分泌減少症、シェーグレン症候群、老人性乾燥性皮膚炎など。

論　考

❶本方の出典は、**『金匱要略』肺痿肺癰欬嗽上気病脉証治第七**に、「大逆上気、咽喉利せず、逆を止め、気を下すには、麦門冬湯之を主る」とあり、麦門冬・半夏・人参・甘草・粳米・大棗と指示されることに拠る。「大逆上気、咽喉利せず」は症状で、「逆を止め、気を下す」は治法である。

❷また、**『備急千金要方』巻第十八 大腸腑・咳嗽第五**には、「大逆上気、咽喉利せず、逆を止め、気を下す麦門冬湯方」とあって、原典には麦門冬七升、『千金方』には麦門冬汁三升が指示されている。

この点、道蔵本の系統を引く万治二年翻刻本**『千金方』巻之五十七・咳嗽第五**には、「麦門冬湯、気を下し、逆を止め、大逆上気、咽喉利せざるを治する方」とあって、書誌学にはともかくとしても意味の上では理解し易い。尚、ここでは麦門冬汁二升が指示されている。

❸服用方法は何れも日に三度、夜に一度と指示があるので、本来は眠前にも服用した方がよい。

実際、遷延性咳嗽などでは、夜就眠のため布団に入ってから咳嗽を来たすことがよくあるので、この点を配慮したものであろうか。実際、著者は就眠時服用量は他よりも多い目として処方することがよくある。

❹**『編註金匱要略』巻七・肺脹**には、原典の条文に対して大逆上気を火逆

上気と改変し、「此れ陰火の上逆也。真陰の虚陰火、上逆して金を刑し、火逆して上気を為す。咽喉利せずんば、惟当に水の主を壮んにし、以って陽光を鎮むべきを、逆を止め、気を下すと曰う。故に麦冬・人参・甘・米・大棗を用いて後天の胃気を滋培し、以って肺金を生ず。即ち、陰水を生じて火邪を降す。惟、半夏を以って痰を滌《あら》い、逆を下す。余、窃かに擬るに肺痿の主方と為す也」とあり、一般的には肺痿は肺結核を意味するので、本方が肺結核の主方為らんとの旨趣であるが、後の湯本求真の云う⓬と対比的である。尚、肺脹は一般的に気管支喘息、肺癰は肺化膿症を指す。

❺**『医宗金鑑』巻十九・訂正仲景全書金匱要略註上之二・肺痿肺癰欬嗽上気病脈証并治第七**には、原典条文に対して、「（按）大逆上気の大の字は、当に是れ火の字にして、文義・病薬、始めて属《つ》くべし。必ず是れ伝写の譌たり。（註）欬して上気し、咽喉に水雞の声有りて連連たる者、是れ寒飲上逆すれば也。今欬して上気し、咽喉に水雞の声無くして利せざる者、是れ火気上逆すれば也。利せざる者とは、咽喉に物有るが若くに相礙《さまた》げられ、利するに爽やかならざるを謂う也。之を主るに麦門冬湯を以ってして、其の火逆を止め、其の上気を下す也。……（集註）周揚俊曰く、喩昌云うに、此れ胃中の津液枯燥し、虚火上炎するの証なり。麦冬湯は乃ち本を治するの良法也。夫れ降火の薬を用いて火反って升り、寒涼の薬を用いて熱転《うた》た熾んなる者、惟に無益なるのみならず、反って之を害す。凡そ病は胃気有るときは生き、胃気無きときは死す。胃気とは肺の母気也。本草に知母の名有るは、肺が其の清涼を藉り、清涼が肺の母為るを知ると謂えば也。貝母の名有るは、肺が其の豁痰を藉り、豁痰が肺の母為るを実すと謂えば也。然るに屢々火逆上気、咽喉不利の証に施して屢々応ぜず。不称と名づく。孰《たれ》か知らんや、仲景の此の妙法が麦冬・人参・甘草・粳米の大補中気・大生津液の隊中に於いて、半夏の辛温一味を増入し、其の咽を利し、気を下すのは半夏の功に非ずして、実に半夏の功を善く用い、古今未だ有らざるの奇を擅《ほしいまま》とするに有るを」とあり、最後の文に於いて半夏の功ではなく、半夏を用いた功を称えるのは最大級の賛辞であろう。

❻一方、『聖済総録』巻第九十三骨蒸伝尸門・骨蒸煩渇には、「骨蒸にて唇

乾き口燥くを治し、渇を止むる麦門冬湯方」とあって、麦門冬・甘草・半夏を粗く擣いた後、生姜・棗・竹葉・粳米にて調理して煎服する用法が指示される。『金匱要略』方と比して、人参を去って竹葉・生姜の入った処方である。

❼**『金匱要略註解』巻之七・肺痿肺癰欬嗽上気病脉証治第七・麦門冬湯**には、原典の大逆上気を火逆上気と解して条文そのものを改変してある。これは先の『編註金匱要略』と同様の主旨であるが、一方で歴史的には『金匱要略註解』の方が同主旨の『医宗金鑑』より半世紀弱早期である。

また、「此れ寒邪去りて後、胃中の津液竭きて火、上逆して咽喉利せざる故に、半夏を用いて以って大いに気を下し、咽を利す。麦門冬・人参・粳米・大棗・甘草を用ゆるは皆肺胃を潤し、元気を補い、火を降し、津液を生ず。火上逆する者、元気衰弱すれば也。此の方、元気を補うを以って本と為す。然れども徒に元気を補いて気を降さざるときは、則ち功無し。半夏を用いて気を下すは仲景の旨至れるか」とあり、生津と共に下気が必要であり、その意図の許に組まれたとの解説である。

❽**『類聚方』**には、麦門冬湯は**不試方十八方**に分類され、「為則按ずるに、当に心下痞証有るべし」と記載される。一方、**『類聚方広義』（下）**にも、麦門冬湯は**未試十八方**に分類され、「消渇・身熱にて咽喉利せざる者を治するには、天瓜粉を加う。大便燥結し、腹微しく満する者は調胃承気湯を兼用す。久咳の労嗽にて喘満・短気し、咽喉利せず、時に悪心・嘔吐する者を治す」とある。要は両人共、本方を処方したことがなくて論じているのである。

❾『東郭先生夜話』には、「麦門冬は生津潤燥の功あり。人参のゆく所の手前の処へ行きて、是れ津液をうるおす故に痰を治す脾肺の妙薬なり」と語っている。

❿**『台州先生医話』**には、「麦門冬湯は甘き薬也。甘は火を下すの意。虚労の格別下利なども無く、咳つよく、枯燥などせしに地黄など加え用ゆ。又感冒の咳など、小青竜の類を用い過ぎたるに芍を加え用ゆべし」と、麦門冬湯加地黄、麦門冬湯加芍薬について解説している。

⓫**『勿誤薬室方函口訣』巻之上・麦門冬湯**には、「……金匱に大逆上気と

計りありては、漫然なれども、蓋し肺痿にても頓嗽にても労嗽にても妊娠咳逆にても、大逆上気の意味ある処へ用うれば大いに効ある故、此の四字簡古にて深旨ありと見ゆ。小児の久咳には此の方に石膏を加えて妙験あり。……又、老人津液枯槁し、食物咽につまり、膈症に似たる者に用ゆ。又、大病後、薬を飲むことを嫌い、咽に喘気有りて竹葉石膏湯の如く虚煩なき者に用ゆ。皆、咽喉不利の余旨なり」とあり、原典条文の大逆上気が主意で咳嗽は必ずしも必要なものではないことになる。大逆上気は古来諸説の多い所である。これで見れば、浅田宗伯は大逆上気を火逆上気に変更する必要を認めなかったようである。

⑫**『皇漢医学』第弐巻・麦門冬湯に関する先輩の論説治験**で、「余は肺結核の枯瘦骨立、咳嗽頻発し喀痰咽喉に粘着して喀出し難く、呼吸浅表、心力減衰、熱発、不食、微渇等あるものに本方を用いて奇効を得たること屢々なるも、未だ嘗て其の死を救いしことあらざれば、……」に続いて、氏は**『漢方と漢薬』第二巻第六号(肺結核研究号)・肺結核及肋膜炎の漢方的治療法**で、「本病末期のものに竹葉石膏湯、麦門冬湯を用いて効を得たことがあるが、此の二湯の証を現わす様になっては最早御仕舞いで、一時的効果と病者苦痛の緩解とを以て満足するより仕方がない。此の場合でも勿論瘀血を介在して居るが、本(瘀血)を治せんとしては反って病者を苦悩せしむるのみで何の手柄にもならぬから、本を捨てて標を治する意で駆瘀血剤を合用せぬが賢明である」と告白している。

⑬また、大塚敬節先生は同じく**麦門冬湯に就て**で、「大逆は火逆の誤りだという説が相当に有力である。而もその説くところは一応尤もらしく聞こえる。しかし乍ら火逆の証が、果たして喩氏法律や張氏医通に主張するが如き、虚火上炎の意味を有するであろうか。嘗ては、金匱要略と共に一部の書であったと云われている傷寒論、太陽病中編に、脉浮なるは、よろしく汗をもって解すべし、火を用いて之を灸すれば、邪従って出づるところなく、火に因って盛んとなり、病、腰より以下必ず重くして痺す、火逆と名づくるなり。とあって、火逆とは、灸とか、焼針とか、その他の方法をもって、熱を身体の外面より応用した結果、惹起される病的症状を指すの

であって、火が上逆するという意味はない。大の字と火の字とが似ているから、伝写の誤りだとする説は、如何にも尤もらしいが、ここでは矢張り大逆のままでよくはあるまいか。……さて然らば大逆上気とは如何なる状を云うのであるか。この解釈に就ては、色々と穿鑿した説があるが、予は『大いに気逆して上逆す。故に大逆上気と云う』とある吉益南涯（金匱要略釈義）の説に従う者である」と解説される。

⑭室賀昭三先生は**『漢方の臨牀』第25巻第11・12合併号（創刊25周年記念号）・麦門冬湯について**で、「このように呼吸器系の疾患に使用され、『大逆上気』を引き下げ、乾燥した気道に潤を与えるという用途の外に、生脈散的に人参や地黄・五味子と配合されて元気をふるいおこさせるような使われ方とか、時に地黄とともに糖尿病に使用されるような全身的な滋潤作用もあり、補中治湿湯、導水茯苓湯のような沢瀉などと組合わされて利水剤としての使われ方があるかと思えば、高枕無憂散のような『心胆去怯、昼夜不睡』にも使われる。このようにいろいろな使われ方は他にもいろいろあるとは思うけれど、興味深く感ぜられる」と、多面的な滋潤作用を有する方剤としても解説されている。

⑮山本巖先生は**『東医雑録』（2）・咳と痰の漢方（後編）**で麦門冬湯について、「嘔吐やゲップは胃気の上逆である。胃気は下らねばならない。胃気は下るのが順である。胃気が上がるのは逆である。同じように吸気も下に降らねばならない。息を吸うとき、咳が込み上げて吸気が下にさがって行かないのは気が順でなく逆している。気逆の甚だしいのが大逆上気である。体水分の不足で体が干燥し、咽も気道も乾燥し、咽が乾いてイライラし咳が頻発し痰は粘稠で量は少ない。水分不足即ち陰虚で、虚火が上逆して、気が下らず咳が出ると考えた。体水分の不足を胃の陰虚という。胃は水を受納し、水源地のように考えているのである。ラクダは胃に水を貯えているという。体を潤し、体内に水分を保ち、体の虚熱を除くために、麦門冬を多量に加える。更に人参・粳米・甘草・大棗で体の脱水を防ぐ。半夏は局所性及び中枢性の咳嗽反射を抑制する。粘稠な痰を溶解して吸収する働きがある。そのために、鎮咳祛痰の薬物として本方に配合されている。し

かし、性が温で、体を燥かすため、麦門冬・粳米・人参・甘草等の潤燥の薬物を配伍してその副作用を制するのである。若し熱があり、口渇がひどく、発汗が多ければ、石膏・竹葉等を加える。血痰があれば、黄連・地黄・阿膠など止血薬を加える。百合固金湯では、貝母を用い百合と桔梗を併せて祛痰を主にしている。鎮咳作用は弱く咳が強いときには杏仁などを加えなければならない。麦門冬湯は、大逆上気といわれるように咳が強く、薬の性質が燥であるにもかかわらず半夏を鎮咳に用いている」と、鎮咳に重点を置いて解説されている。

⑯また、山本先生は**『中医処方解説』麦門冬湯・運用の実際**で、「麦門冬湯は『咳止め』すなわち鎮咳祛痰剤の一種と考えて用いればよい。本方は、鎮咳の半夏が主薬で、溶解性祛痰薬の麦門冬・人参(党参)・粳米・炙甘草を配合したものである。中国では、肺胃の陰虚に対する補益剤に分類し、滋潤性の麦門冬を主薬とし、人参(党参)・粳米・炙甘草で滋潤性を高め、気道を潤して咳を止めると考え、溶解性祛痰の作用を主として鎮咳の半夏の作用を従とみている(半夏は乾燥性である)。中国の北方は空気が乾燥しており、痩せて津液の少ないもの（陰虚）が乾燥によって発病することもあるが、日本は湿度が高いのでこのようなことは少ないと考えられる。それゆえ、中国のように滋陰益気の処方と考えるのもひとつの見方であるが、とくにこだわる必要はない。目標とする症候は、痰が少量で切れにくく、咽が乾燥して刺激感があり、咳が連続してこみあげ、甚だしければ顔が真赤になるものである。ただし、以下のような点に配慮が必要である。

1）痩せて枯れて水気の少ないものに適し、老人によくみられる。小児や肥満体（水太り）に使うことは少ない。

2）痰が多いものには適さない。服用すると痰がますます多くなる。

3）消炎の効果が弱いので、炎症がつよいときには適さない。この場合には、本方に消炎作用のある淡竹葉・石膏を加えた竹葉石膏湯を用いるとよい。また、抗生物質や消炎解熱剤を併用し、本方を単に鎮咳祛痰剤とするのもよい。

4）以前は肺結核によく使用し、喀血・血痰には止血の効果をもつ黄連・

生地黄・阿膠などを、咳のため嗄声となったときには桔梗・玄参などを加えて用いた」と解説されている。

⓱著者はそれ故、本方を「咳止め」として処方するが、一方ではシェーグレン症候群の乾燥症状にも、麦門冬湯に加味して処方することがある。この場合、大逆上気があれば誠に好都合であるが、ない場合にも処方する。この用法は、上記の「咳止め」とは病態が異なり、滋潤薬を主とした考えであろう。

⓲一般に喘息発作時の漢方薬としては、小青竜湯(576 頁)、麻杏甘石湯(1064 頁)、神秘湯(627 頁) ……等々の麻黄剤が処方される。

確かに西洋医学的にも麻黄中のエフェドリンのβ_2受容体刺激作用により、気管支平滑筋の緊張を鎮痙することによって軽快しうるので、一層この麻黄剤の発作時投与は支持される。また同時にこれら処方中の粘稠痰を溶解して喀出させる効果は、単なるエフェドリンを投与する以上の効用として重要である。いわば、一剤でもって気管支拡張作用と粘稠痰溶解・喀出作用を兼備していることになる。

しかし、著者の経験に依れば、喘息の発作に至る症状悪化過程は多様で、必ずしも麻黄剤で抑制しうるとは限らない。タイプによっては麦門冬湯を多い目に頻回服用した方がずっとよい場合が実際にある。麦門冬湯には気管支拡張作用はないから、恐らくこのタイプの人は喘息発作に至る過程で粘稠痰の溶解・喀出がより大きな比重を占めているか、あるいは併用している西洋薬によって気管支拡張作用にはよく奏効しても、粘稠痰の溶解・喀出に於いては他薬より麦門冬湯が優っていることを示すのかもしれない。

何れにしても、タイプによっては喘息発作に至る症状悪化過程で、本方だけの投与がよく奏効し、夜間の救急病院を受診する回数が激減した症例を実際経験しているので、本方の適応証者を選別しておく必要もある。

但し、本方は喘息発作状態にまで至ってしまうと発作緩解には必ずしも有効でなく、その前段階位で頻回に、また多い目に服用させる必要がある。しかも麻黄剤を含め、気管支拡張作用のある薬と併用しても効果が減弱することはない。

八味地黄丸（八味丸）

出典　『金匱要略』

主効　補腎、祛寒、全身鼓舞。腎虚を温補する薬。

組成

地黄 5～8　山茱萸 3～4　山薬 3～4　沢瀉 3　茯苓 3
牡丹皮 2.5～3　桂皮 1　附子 0.5～1

六味丸	地黄　山茱萸　山薬　沢瀉　茯苓　牡丹皮
	桂皮　附子

解説

歴史的には全く逆でも、組成上は六味丸（1185 頁）に桂皮・附子を加味した処方であり、**【六味丸】**は腎精不足を補い、虚熱を清する薬である。

【桂皮】…血管を拡張して血流を促進し、体温を上昇する。皮膚にあっては表在血行を高めて発汗解熱し、四肢にあっては筋肉・組織の水滞を伴う痺痛を解除し、腹中にあっては冷痛を止める。また消化管の冷えによる機能低下を散寒することによって機能を回復する。

【附子】…代表的な大熱薬で、沈滞した全身の機能衰退を鼓舞する。ショックに対しては全身の循環機能を改善し、不全心に対しては強心作用を発揮し、水滞・寒冷に対しては循環改善により利水して散寒すると共に、四肢の痛み・痺れなどの知覚異常に対してもこれを改善する。

本方は六味丸の効能に、血液循環の促進と全身機能の改善を加味したものであるから、腎精不足を補うのみでなく、腎気を補い、虚寒症状があれば、これを温陽する効果も含んでいる。また、地黄・山薬・沢瀉には血糖降下作用が認められる。

総じて、欠乏した体内の津液を潤わせて滋養強壮し、衰弱した生理機能的側面を鼓舞しつつ、下痢に対する予防と、利尿作用の加味された薬である。腎虚（腎の機能面及び陰液面の不足）を補う薬とも表現しうる。

適　応

慢性鬱血性心不全、慢性腎炎、萎縮腎、慢性尿路感染症、膀胱括約筋麻痺、前立腺肥大症、動脈硬化症、高血圧症、肺気腫、糖尿病、尿崩症、脚気様症候群、慢性腰痛症、骨粗鬆症、坐骨神経痛、大腿神経痛、変形性脊椎症、下肢運動麻痺、下肢知覚障害、自律神経失調症、ノイローゼ、老年期デメンチア、老人性健忘症、インポテンツ、遺精、精力減退、無力性便秘症、小児夜尿症、不妊症、白色帯下、難聴、耳鳴、老人性白内障、調節障害、老人性瘙痒症、慢性湿疹など。

論　考

❶原典での方名は崔氏八味丸、八味腎気丸、腎気丸等々と記される。

❷本方の出典は**『金匱要略』**であり、原典には五箇所に条文共々記載がある。**同書・中風歴節病脉証并治第五**の附方に、「崔氏八味丸、脚気上り入りて少腹不仁なるを治す」とあって、乾地黄・山茱萸・薯蕷・沢瀉・茯苓・牡丹皮・桂枝・附子を蜜丸とし、酒にて下すべく指示される。**血痺虚労病脉証并治第六**には、「虚労の腰痛、少腹拘急し、小便不利なる者、八味腎気丸之を主る」。**痰飲欬嗽病脉証并治第十二**に、「夫れ短気にして微飲有らば、当に小便より之を去るべし。苓桂朮甘湯之を主る。腎気丸も亦之を主る」。**消渇小便利淋病脉証并治第十三**に、「男子、消渇にて小便反って多く、飲むこと一斗を以って、小便すること一斗なるは腎気丸之を主る」。**婦人雑病脉証并治第二十二**には、「問いて曰く、婦人の病、飲食故《もと》の如くにして煩熱して臥するを得ず。而して反って倚息《イソク》するは何ぞや。○師の曰く、此れ転胞と名づく。溺するを得ざれば也。胞系了戻するを以っての故に此の病を致す。但、小便を利すれば則ち愈ゆ。宜しく腎気丸にて之を主るべし」とあって、先の中風歴節病脉証并治第五と同様に処方される。

❸**『金匱要略心典』中風歴節病脉証并治第五・崔氏八味丸**には、「腎の脉、足より起こりて腹に入る。腎気治せざれば、湿寒の気、経に随いて上りて入り、少腹に聚まり、之が為に不仁す。是れ、駆湿散寒の剤の治すべき所の者に非ずして、須く腎気丸を以って腎中の気を補い、以って生陽化湿の用と為すべき也」と、原典の最初の条文を解説している。

❹**『金匱要略浅註』婦人雑病脉証并治第二十二・腎気丸方**には、「此れ、転胞証と為す。胞系了戻して溺を得ざる者、其の方を出だして治する也。了戻は繚戻と同じ。胞系繚戻して順ならずして、胞之が為に転ずと言う。胞転ずるときは溺を得ざる也。治するに此の方を以ってす。腎を補うときは気化す。気化するときは水行りて愈ゆ。然し、転胞の病は亦此れに尽きず。或いは中焦に脾虚すれば、精を散じて胞に帰すること能わず。及び上焦に肺虚すれば、下りて胞に輸布すること能わず。或いは胎重くて其の胞を圧す。或いは溺を忍びて房に入る。皆能く此れを致す。当に其の所因を求めて之を治すべし」とあって、転胞の病の様々な局面を踏まえて解説している。

❺**『肘後百一方』巻之四・治虚損羸痩不堪労動方第二十三**には、「又、建中腎瀝湯法に諸丸方有り」として、本方の八味が指示され、「此れを是れ張仲景の八味腎気丸方にて、虚労不足、大いに飲水に傷られ、腰痛、小腹急、小便不利を療す。又、長服するには即ち附子を去りて五味子を加え、大風冷を治す」と掲載される。

❻**『備急千金要方』巻十九腎蔵・補腎第八**には、「八味腎気丸、虚労不足、大いに渇して飲水を欲し、腰痛、小腹拘急、小便不利を治する方」とあって、本方の八味が記載され、方後には小字双行で、「仲景云う、常服するには附子を去り、五味子を加うと。姚公云う、五味子三両・蓯蓉四両を加うと。張文仲云う、五味子・蓯蓉各四両と。肘後方に云う、地黄四両・附子・沢瀉各一両、余は各二両と」とも記載される。尚、本方掲載の前後には、他に腎気丸と命名された処方が四方登載され、何れも略同効の同名異方である。また、本方去附子加五味子を仲景方としているのは、或いは今日既に亡佚した資料に拠るものか。

❼**『太平聖恵方』巻第九十八・地黄円**には、「腎蔵を暖め、虚損を補い、顔色を益し、筋骨を壮んにする地黄円方」とあって、熟乾地黄・沢瀉・白茯苓・牡丹・桂心・附子・山茱萸・薯蕷を蜜丸として温酒で服用する。ここでは乾地黄ではなく、熟地黄が用いられている。尚、本方の後に同名異方が三方、類名異方（地黄煎円）が二方掲載されている。

一般的には八味丸には乾地黄が、六味丸には熟地黄が文献上は処方され、その適不適が論じられるが、既に『太平聖恵方』に於いて熟地黄が用いられていた。

❽**『聖済総録』巻第五十八・消渇門・消渇**には、「渇定まりて後、熱薬を服すべからず。唯宜しく八味丸を服すべし。仍、更に宜しく五味子を用いて附子に代うべし」とあって、先の『千金方』の小字双行注に云う八味丸去附子加五味子が指示されている。

また、**巻第五十九・消渇門・虚熱渇**には、「蔵虚して舌本燥き、渇して飲むこと已まざるを治する地黄丸方」とあって、ここでは八味丸そのものが指示されている。尚、孰れも地黄は熟地黄である。

❾陳直撰**『寿親養老新書』巻一・夏時摂養第十・夏時用薬諸方**には、「夏月に胃を平らかにし、老人の元蔵虚弱、腑気順ならざるを補い、筋骨を壮んにし、顔容を益し、精髄を固むる八仙丸」とあって、本方の八味が指示され、官桂のみを焙らず、他薬は焙って末と為して後に蜜丸とし、温酒か塩湯にて下すべく指示される。

❿**『薛氏医案』巻六十二・保嬰撮要九・胃気虚寒**には、「命門の火衰えて土を生ずること能わざる者、八味丸を用いて之を補う。稟賦として胃気不足するには亦此の丸を用ゆ。蓋し下焦の真陽充ちて盛んなるときは、上りて脾元自ずから能く水穀を温蒸するを生ず」とあって、「八味地黄丸、即ち六味地黄丸加肉桂・附子各一両。稟賦として命門の火衰えて土を生ずること能わず、以って脾土虚寒に至り、或いは飲食思うこと少なく、及び食して化せず、腹臍疼痛し、夜に漩溺すること多きを治す。内経に、火の源を益し、以って陰翳を消すと謂うは正に此の薬也」ともあり、ここでは老人のみでなく、小児にも本方が適応となりうる場合を示している。

⓫また、**『寿世保元』**から幾つかの条文を蒐集すると、**同書・丁集巻之四・補益**には、「房に入ること大いに甚だしく宗筋縦弛《ショウシ》し、発して陰痿と為る」、「下元の冷憊《レイハイ》、心火の上炎、渇して水を飲まんと欲して摂養すること能わず、多く痰唾を吐す」、「命門の火衰えて土を生ずること能わず、以って脾胃の虚寒を致し、流注・鶴膝等の症を患い、消潰収斂すること能わず」、

「飲食少思し、或いは食して化せず、或いは臍腹疼痛し、夜漩溺すること多し」、「火の源を益し、以って陰翳を消す」などとある。これらは多くは先哲の医書からの引用である。

更に六味丸との対比においては、「一論ず。六味地黄丸は専ら左尺の腎水を補うの薬なり。八味丸は既に左尺の腎水を補いて右腎の相火を兼補するの薬なり。少年、水虧火旺ならば、宜しく六味丸を服すべし。老年、水火倶に虧《か》くは宜しく八味丸を服すべし。況んや老人の腎臓、真水既に虚し、邪水之に乗じて湿熱を為す。以って腰痛、足痿、痰唾、消渇、小便不禁、淋閉等の症を作す。桂附の温散に非ずんば、能く之を治する者たらんや」とあり、両処方の差がよく理解できる。

⑫**『養寿院医談』**には、「〇男子、淋疾にて小水渋り、且つ疼まざるには八味腎気丸」とあり、また「〇疝積にて小便不通することあり。外より附け薬可也。臍下不仁するは脚気の症、八味丸水煎して服す」ともある。

⑬近藤隆昌著**『藤氏医談』巻下・脚気**には、「八味腎気丸　仲景云う、（原典条文の二～五条目）と。八味丸を按ずるに、補腎の剤にして精を益し、元を強くするの方也。而るに後世、以って小便通利の剤と為す者有り。是れ、遽かに仲景主治の言を読みて、而して其の旨趣の所在を察するに審らかならざる者也。蓋し仲景の八味丸を製するは、本《もと》補腎の為に設く。而して其の小便を利すと云うは、直ちに小便を利するに非ずして、腎経をして強く矯《た》むれば也。腎経強く矯むるときは小便自利す。故に、小便を利すと云うのみ。如し夫れ消渇病にて小便反って多く、飲むこと一斗を以って、小便すること一斗なる者も亦八味丸を用ゆ。是を以って之を観れば、小便を利するに非ずして、腎経をして強く矯めしむるは明らかなり。是れ、仲景の真意也。而るに其れ、之を用いて腫満を治するは、通利の功有る者に似たるは何ぞや。蓋し腎は水を主る。腎虚するときは水液を宣通すること能わず。水液、小腸より伝わらずんば水気擁溢して腫満を致す所以也。是に於いてをや、八味丸を用ゆるは、腎を補いて小便自ずから通じ、腫満自ずから消ゆ。是れ、仲景の方、千古に妙なる所以也。夫れ通利の剤は以って脚気を治するに足るときは、五苓散可とするのみ。何ぞ必ずしも八味丸を待

たんや。故に八味丸の通利の功有る者、不利の本を治する者なれば也。学者其れ、諸《これ》を審らかにせよ」とあり、八味丸は単に利水剤ではなく、補腎剤であることを強調している。

また、原典の最初の条文に対しては、「八味丸を按ずるに、脚気を治す。是れ、崔氏の発明する所也。是の方、仲景の製する所にして、未だ脚気の治に言及せず。而して崔氏よりして初めて之を発す。実に仲景の言外の意を得と謂うべし。知りぬ、夫れ脚気は腎虚為りと。又知りぬ、八味丸は補腎の剤為りと。則ち脚気の治は他に藉ること莫きのみ」と。ここでは崔治悌をも称えている。

尚、『藤氏医談』では、文中解説している各処方の内、八味地黄丸は極立って長文で解説されているのが特異である。

⑭『導水瑣言』虚腫治法并方には、「〇其の腫状、脉状、大抵前症（壮原湯方症）の如くにして腰脚解㑊して力すくなく、或いは臍下不仁する者、八味丸料を用ゆべし」とあって、本方の八味を水煎服用する。

⑮『腹証奇覧後編』巻之下・八味丸之図には、小字にて「小腹不仁若しくは拘急。凡そ不仁は其の処、我が身のごとく覚えざるものを云い、又按すに皮薄く綿絮の如く濡弱なるもの、亦不仁」とあって後、「図(**図21**)の如く、臍下不仁、或いは小腹不仁して小便不利の者、又一症、手足煩熱し、腰痛、小腹拘急し、小便不利の者、又一症、不仁するにあらずして、小腹拘急の者、又臍の四辺、堅大にして盤の如く、之を按して陰茎・陰門に徹し痛む者、痳病・血症の者にこの症多し」とあって、本方の八味が記載された後、「余、此の方を

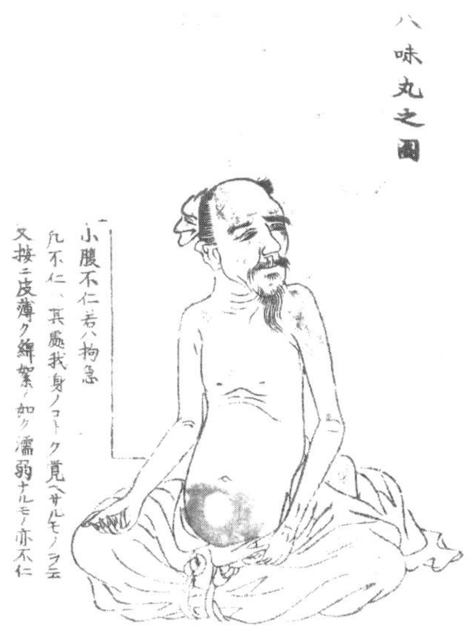

(図 21) 八味丸之図

用い知りて云う。臍下及び小腹不仁と云う者、指頭にて按ずるにズブリと凹み力なく、その人、心ぼそく便《たよ》りなくおぼう。不仁なること知るべし。且つ小便不利、或いは腹底に暗然として少しの冷気を覚う。心を沈めて之を察すべし。もし其の冷気なくして、附子の症あらんと疑うときは、背を見るべし。必ず手の裏《ひら》ほどの冷気あらば、附子の症と知るべし。又、この症にして或いは悸し、或いは手足冷ゆるもの、みなこれ八味丸の正症なり」と、小腹不仁の解説が詳しい。著者も腹診するときは、ここで云うように、腹底に冷気を覚えるかどうかを常に診断する。

⑯『済春園方函口訣』内傷　飲食傷には、「八味腎気丸　是れも陰血、先に虚するものの症の方」と簡単に解説している。

⑰『蘭軒医談』には、「腎気丸を欬嗽に用ゆるは手際ものなり。見貫いた上で無ければ用い難し。若し誤り用ゆるときは性命にかかる。適中すれば神効あり。寒因と見とめること肝要なり。千金に半夏を加え、医通に沉香を加う。共に撰用すべし。方書に附子を去り、五味子を加えたる方あれど、面白からず。畢竟附子を去るならば、八味には及ばぬことあり。自余の滋潤剤選用すべし。これは唯桂附を以って水寒を治する妙とす」と、本方去附子加五味子を批判している。従って、暗に先の❻に云う仲景方ではないと主張するのであろうか。

⑱『橘窓書影』巻三には、「……父年六十余、気息短乏・微喘あり。小腹力なく腰脚沉重、歩するを得ず。医、痰喘として駆痰滌飲の剤を投じて愈えず。余に診を乞う。余曰く、微飲ありと雖も、下焦虚寒す。逐滌の宜しき所に非ず。因りて八味丸料を与う。久服して短気ゆるみ、其の人、閑歩を得たり」と、下焦虚寒として本治した症例である。

⑲さて、原典条文を外見上の症状・症候だけを頼みとして本方証を理解しようすれば、**『漢方と漢薬』第四巻第九号・八味丸に就て**で大塚敬節先生が述べられているように、「或る場合には少腹拘急を標的として用い、或る場合には一見之に反すると考えられ易い少腹不仁を目標とし、又或る場合は小便不利に用い、或る場合は小便自利に用ゆる等その証は頗る複雑多岐であって摑み処がない様に思われる」と結論付けざるを得ない。一体、正

反対の状態をもって証を形成するなどということは、病理学的には説明し得ても、果たして妥当な方法なのだろうか。

むしろ、ここは原典の腎気丸という方名の意味を考えて理解した方がよいように思われる。基本的には、先天の腎が個体の生命活動、生殖活動を支配し、尿排泄を管理する。その他の機能は二義的なものと考えれば、本方は大まかには先天の腎の機能的且つ物質的不足を補うことになる。このように考えれば、先の適応証は殆ど、加齢による病変＋泌尿生殖器科的病変に尽きると言えよう。

⑳大塚先生はまた、**『生薬治療』第十一巻第八・九合併号・八味腎気丸による疲労の予防及び回復に就ての知見**で、「……腎気の虚衰による疲労に用いて効がある。……一般に八味丸証の患者は皮膚の色浅黒く筋肉のしまりのよいものが多い。従って皮膚にしまりのない所謂水ぶとりのものの内臓下垂症のもの及び所謂労瘵質のものに用うることは殆んどないと考えていい。若し誤ってかかる体質のものに与うれば下痢、腹痛、悪心、食慾不振等の副作用を付《あた》えることが多い。……八味丸は消化器系統は強健であって、泌尿器、生殖器系統に機能的、若しくは器質的に弱点又は故障があって惹起される諸患に用いられる場合が多いであろうことに気付かれたであろう」と、この他にも一般的な腎気の虚衰について多々説明されている。

㉑小倉重成先生は**『日本東洋医学会誌』第 7 巻 3 号・八味丸と胃腸症状**で、「かかる実験例より、八味丸は一味一味の薬剤にとらわれる事なく、八味丸としての証を確実に把握すれば、客証である胃腸症状も共に好転するものの様に考えられる。……八味丸の客証を論ずるに当り、主証の小腹不仁を目標にする限り、客証は自ら治する事を痛感する次第である。……故に胃腸症状や心下痞の如き客証にとらわれる事なく小腹不仁を目標として、八味丸を用いれば客証は自ら去るものである事を認めた」とのことである。

先の⑳では、八味丸証は消化器系統は強健とあり、逆に㉑では同証で胃腸症状の合併する事は少なくないとの立場で、両論が一見対立的である点は興味深い。昭和 19 年と 32 年の差でもあろうか。

㉒山本巌先生は**『東医雑録』(3)・腎と八味丸と六味丸**で、「皮膚が老化す

れば、知覚機能も衰える。皮膚の老化は、腎精虚のあらわれであるが、その結果生じた知覚の鈍化は腎気虚である。老人の入浴したあとのお湯はあつい。それはテレビの音を大きくするのと同じで知覚の鈍化である。舌の萎縮は、腎精虚であるが、味覚の鈍化は、腎の気虚である。眼の水晶体の硬化や白内障は腎精虚であるが、視力の減退は腎気虚である。骨の萎縮老化や変形、筋肉の硬化、神経の萎縮老化は腎精虚であるが、歩行や脚力の衰え、体の動作に機敏性が失われ、運動機能の退化や、神経反射の減弱により、動作がスローになり、関節の可動範囲が次第に狭くなる。これら機能面の衰えを腎の気虚という。物質的、形態的面の虚が、腎精の虚で、その機能面での虚が腎の気虚である。まとめて腎虚という。……六味丸に熟地黄、八味丸に干地黄を用いている。……私はむしろ、六味丸に干地黄、八味丸に熟地黄を用いる方が理に適うと思う。干地黄は滋陰の働きの他に、熱即ち虚熱を除くからである。熟地黄にはこの清熱の働きがない。陰虚による火旺で虚火の強い場合に用いる六味丸には干地黄が似あう。陽虚による虚熱に清熱はいらない。従って八味丸は熟地黄を用いるべきである。しかるに、書には反対である。その理由は、『金匱』の時代は熟地黄がなかったと思う。又桂枝も肉桂の方がよい。……」と正論を述べられている。

㉓宋改による原典では、桂皮ではなく、桂枝として記載されている。今日の我が国では、エキス製剤には殆どは日局ケイヒが用いられているが、このケイは樹皮である。一方、江蘇新医学院編『**中薬大辞典**』によれば、現代中国では肉桂はケイ樹皮で、桂枝はその若い枝のことであり、また桂皮はそれらと基源植物が事なり、天竺桂などの樹皮である。しかし、今日の我が国で肉桂と言えば、ニッケイの根皮をいう。

以上のように、同一用語でも日中間では薬剤材を異にしている。

しかし、中国でいう桂枝は性は温で、肉桂は性は大熱である。即ち、同一植物であっても、桂枝と肉桂はその効能が異なり、前者は気味が薄く、四肢や表位の風寒邪に抗し、後者は濃厚な味で下焦や裏位の患者に抗する。

『傷寒論』、『金匱要略』にいう桂枝は、当時の古代の人の五感による観察を起点とした類推・経験の累積からは、恐らく日局ケイヒに近いものではなかったのかと思われる。一方では今日、桂枝尖が桂枝として処方される場合もあるが、桂枝尖は無味無香に近く、薬効が存するとは思われない。それ故、古典にいう桂枝には日局ケイヒを充て、更に古典にいう肉桂は少なくとも日局ケイヒよりも更に濃厚な味で、温裏散寒の効能の強い良品であったのではないかと推考する。

それ故、著者は日局ケイヒを少量加味して桂枝に充て、少し多い目に処方して肉桂に充てている。

本方は実際上の効能からは桂枝ではなく、古典にいう肉桂の方が合目的的であり、実際上も肉桂でよく処方される。それ故、本方は桂皮末を少し多い目に配合すれば、附桂八味丸の代用となりうるのではないかと考える。即ち、本方中の桂枝 ⇒ 肉桂に対応しているつもりである。尚、その場合には附子末も追加することが多い。

要は如何に既存のエキス製剤を工夫して活用するかである。

㉔著者はエキス製剤を処方する限りで、桂附を減量して投与したい場合、本方合六味丸を処方する。夫々 1/2 量ずつの分量にすれば、桂附の量も半減しうるからである。 勿論配合割合は自由に選択しうる。逆に、桂附を増量したいときは、桂皮末、附子末を加味する。

半夏厚朴湯

出典　『金匱要略』

主効　止嘔健胃、鎮痙、利水、解鬱。
上部消化管及び気道の痰飲に因る諸症状と鬱状の薬。

組成

半夏6　厚朴3　茯苓5　生姜1～1.5　蘇葉2～3

小半夏加茯苓湯	半夏　茯苓　生姜
	厚朴　蘇葉

解説

本方は小半夏加茯苓湯加厚朴・蘇葉である。

【小半夏加茯苓湯】（585頁）…止嘔して胃内停水を利水する薬である。

【厚朴】…急性消化不良症などで炎症性産物が消化管に大量に貯留したり、あるいは下痢を来たしたりするとき、炎症性産物を排出し、過剰な消化管の緊張を寛解して止瀉し、鎮痛する。また気道の平滑筋に対しても鎮痙して呼吸困難を緩解する。『薬性提要』には、「気を下して満を散じ、痰を消して食を化す」とある。

【蘇葉】…外感病に対して、生姜と共に軽度の発汗作用を表わして解表する他、脾胃の機能を順方向性に促進し、消化吸収を高める。また蘇葉は妊娠悪阻による嘔気にも効力を発揮する他、魚貝類に因る中毒にも有効である。『薬性提要』には、「汗を発して気を利し、血を和す」とある。

痰飲が気道にあって咳嗽・喀痰・呼吸困難などを齎すとき、半夏・厚朴・茯苓で燥湿化痰して気管支平滑筋の痙攣を緩解し、気道を滑らかにする。蘇葉は通常分量では特に気道には作用しない。一方、痰飲が胃にあって嘔気・嘔吐・上腹部膨満感などを発症するとき、全ての薬味が痰飲を燥湿化痰して消化管の本来の順方向性の機能を促進するように作用する。更には梅核気などの機能的不快症状や一般的な鬱的神経症状に対しても効を奏する。

総じて、上部消化管由来の諸症状を消化管の正常機能を促進することにより緩解すると共に、呼吸器症状も緩解し、梅核気他の種々の鬱的症状に対しても効果を発揮する薬である。

適　応

小半夏加茯苓湯の適応証の他、咽頭炎、喉頭炎、食道アカラジア、機能性ディスペプシア、気管支炎、気管支喘息、声帯浮腫、嗄声、咽喉頭異常感症、ノイローゼ、ヒステリー、鬱病、血の道症、陰嚢水腫など。

論　考

❶半夏厚朴湯は七気湯、大七気湯、四七湯、厚朴半夏湯等々と別称される。

❷本方の出典は、**『金匱要略』婦人雑病脉証并治第二十二**に、「婦人、咽中に炙臠《シャレン》有るが如くなるは半夏厚朴湯之を主る」とあり、半夏・厚朴・茯苓・生姜・乾蘇葉と指示される。咽中炙臠は梅核気ともヒステリー球とも表現されている。実際、咽の奥に不快な肉片が付着しているようで、吐出しようにも嚥下しようにも埒の明かない症状をいう。巷間に炙臠はシャランと読んでいるが、炙臠は肉片の意味だからシャレンと読むべきである。

尚、原典には小字双行で、「千金には胸満して心下堅、咽中怗怗《チョウチョウ》と炙肉有るが如く、之を吐けども出でず、之を呑めども下らずに作る」と注記される。また、本方も麦門冬湯(932 頁)と同様に「日に三度、夜は一度服す」と、夜間にも服用が指示されている。

❸**『金匱要略方論本義』婦人雑病脉証併治第二十二**には、原典条文に対して、「按経血未だ去らず、外感の風寒の邪を受け、伝えて熱邪に変ずるに及び、病仍血分に帰す。前の四条は其の義を尽くす。縦い未だ備わらざること有れども、亦類して挙って之を推すべし。而して婦人の雑病に続いて明らむべし。婦人、咽中に炙臠有るが如き者、腥を食するの気、上衝すれば也。必ず胃虚寒にして飲食停まる。飲食停まりて内熱生ず。内熱生じて腥臭作こる。胃を清くして脾を理め、気を調えて熱を散ず。而して病愈ゆ。之を主るに半夏厚朴湯を以ってするは此の義也。証は男子に似同するも、陰血・虚熱は此れを得るに易し。微しく同じからざる也」と、咽中炙臠以外の症状と治法、及び男子との差について解説している。

❹**『医宗金鑑』巻二十三・訂正仲景全書金匱要略註下之二・婦人雑病脈証并治第二十二**には、原典条文に対して、「（註）咽中に炙臠有るが如しとは、咽中に痰涎有りて炙肉と同じ如しと謂う。之を咯けども出でず、之を嚥めども下らざるは、即ち今の梅核気病也。此の病、七情の鬱気より得、涎を凝らして生ず。故に半夏・厚朴・生姜を用いて、辛以って結を散じ、苦以って逆を降す。茯苓は半夏を佐け、以って飲を利し、涎を行らす。紫蘇は芳香にて以って鬱気を宣通し、気をして舒《の》ばしめて涎去れば、病自ずと愈ゆ。此の証、男子も亦有り、独り婦人のみならざる也。（集註）尤怡曰く、然るに痰結の気、咽溢の間を阻塞す。千金謂う所の咽中帖帖《チョウチョウ》と炙肉有るが如く、之を呑めども下らず、之を吐けども出でざるは、是れ也」とある。尚、原典の小字双行注に云う怗怗は、『千金方』では次の❺に云うように帖帖に作っていて、ここでもそれを採用している。意味は同一である。

❺**『備急千金要方』巻第三 婦人方中・雑治第八**には、「婦人、胸満して心下堅、咽中帖帖と炙臠有るが如く、之を吐けども出でず、之を咽めども下らざるを治する半夏厚朴湯方」とあって、原典と同じく五味が指示されるが、方後に「一方では蘇葉・生姜無し」とも記載される。この一方に従えば、半夏・厚朴・茯苓だけでも咽中炙臠に適応することになる。

❻**『三因極一病証方論』巻之八・七気証治**には、七気湯（半夏・人参・桂心・甘草を姜棗煎服）に続いて、「大七気湯 喜怒節せず、憂思兼ね、并びに多く悲恐を生じ、或いは時に振驚して蔵気平らかならざるを致し、増寒・発熱して心腹脹満し、傍ら両脇に衝き、上に咽喉を塞ぎ、炙臠の如きもの有り、吐嚥すれども下らず、皆七気の生ずる所を治す」とあって、半夏厚朴湯がここでは大七気湯と改名されて指示されている。

❼次に、**『易簡方』増損飲子治法三十首**には、「四七湯　喜怒悲思憂恐驚の気、結びて痰涎と成るを治す。状《かたち》破絮の如く、或いは梅核の如く、咽喉の間に在り、咯けども出でず、咽《の》めども下らず、此れ、七気の為す所也。或いは中脘痞満し、気、舒快せず、或いは痰涎壅盛して、上気・喘急し、或いは痰飲、中節にあるに因りて嘔逆・悪心し、并びに宜しく之を服すべし」とあって、半夏・茯苓・厚朴・紫蘇葉を姜棗煎服する指示がある。

尚、後条文には、「若し思慮過度に因りて陰陽分かたず、清濁相干し、小便白濁すれば、此の薬を用いて青州白丸子を下して最も切当為り。婦人の情性執著にて寛解すること能わず、多くは七気の傷る所を被り、遂に気、胸臆に塡むを致し、或いは梅核、上に咽喉を塞ぐが如し。甚だしくは胸悶して絶せんと欲し、産婦尤も此の証多ければ、宜しく此の剤を服すべし。間々香附子を以って薬とすれば、久服して効を取る。切に紫蘇、気を耗らすと謂うべからず、且つ新産の血気倶に虚するには、多服することを肯ぜずと謂う。之を用いて効験あり、具さに述ぶべからず。婦人の悪阻に尤も宜しく之を服すべし。間々紅丸子を以って尤も効あり。

一名は厚朴半夏湯。一名は大七気湯。局方に七気湯有り、半夏五両・人参・官桂・甘草各一両を用いて白水煎服す。大いに七気并びに心腹絞痛を治す。然るに薬味太だ甜く、恐らく未だ必ずしも止疼・順気すること能わず、当に感応丸方中に于いて之を求むべし。

一方として、七情の傷る所、中脘快からず、気升降せず、腹脇脹満するを治するには、香附子炒りて半斤・橘紅六両・甘草一両を用いて煎服して尤も快し。切に其の耗気を謂うべからず。此の薬、大いに能く資血・養気す。芎帰湯中、亦之を言う」とあって、甚だ詳細に解説される。尚、青州白丸子は『太平恵民和剤局方』巻之一に、更には紅丸子、七気湯、感応丸は巻之三に掲載されている。実際、著者は本方を処方したいとき、時に生薬香附子末も併用することがある。

❽**『婦人大全良方』巻之六衆疾門・婦人風痰方論第十五**には、大半夏湯(小半夏加茯苓湯のこと)に続いて、四七湯が掲載されるが、条文及び後条文は尽く先の『易簡方』を転載したものである。

❾また、**『和剤局方』巻之四・痰飲 附 欬嗽**も四七湯と掲載されているが、先の『易簡方』の条文と比べて、咽めども ⇒ 嚥めどもと漢字一字の違いだけで、他は全く同一であり、処方の指示も同一である。尚、『和剤局方』では四七湯は続添諸局経験秘方(1241 ～ 52 年)に属する。

❿**『仁斎直指附遺方論』巻五・諸気 附 梅核気・積聚・癥瘕・痞塊・諸気証治**には、「三因七気湯、証治、前の如し。熱有る者、此れを用ゆべし」とあって、

半夏・茯苓・厚樸・紫蘇葉を姜棗煎服するべく記載される。しかし乍ら、『三因方』の七気湯は先の❻で触れたように、元々は『和剤局方』巻之三の原書五巻本（大観年間、1107 〜 10 年）に同名で登載され、半夏厚朴湯とは別方である。

⓫**『類編朱氏集験医方』巻之四・脾胃門** 附 嘔吐 翻胃 虚腫**・嘔吐**にも四七湯が掲載されるが、条文及び後条文はやはり先の『易簡方』を節録したものである。

⓬『普済方』巻三百二十一婦人諸疾門・小便不通 附論 には、「四七湯 瑞草堂方に出づ 婦人・女子、小便順ならず、甚だしき者は陰戸疼痛するを治す」とあって、半夏・厚朴・赤茯苓・紫蘇葉・甘草・香附子を姜煎し、琥珀末一銭を加えて調服することになっている。

⓭四七湯という方名の義は、**『医学入門』首巻上・釈方**に、紫蘇葉・厚朴・茯苓・半夏の「四薬能く七情気結の痰を治す」と解説がある。実際、『易簡方』では上記の四味を、方後の調理として姜七片、棗一枚で煎じて服するように記載されている。それ故、姜棗の扱いは補助的である。

⓮**『頓医抄』巻第十諸気上**には、「大七気湯　上の七気（喜怒憂思悲恐驚）甚だしくして五蔵の気平らかならず、憎寒発熱、心腹ふくれみち、両傍の脇の下、いきさしつき痛み、喉塞がり、喉にあぶりやきたる肉の香りありて、はかんとすれどもいでず、のまんとすれどもくだらず、皆七気のなす所也。此の薬みなこれを治す」とあって、半夏・白茯苓・厚朴・紫蘇を姜煎するべく指示される。また、ここでは大七気湯の出処は『三因方』と記載される。

また、**巻第十二諸気下**には、同じく大七気湯が先の❻の『三因方』の大七気湯の条文を引用している。そして、「此の薬、こと更女人のもの切々に重いなげきて此の病付きたるにも好し」と追加されている。

⓯**『類聚方解』半夏厚朴湯**には、「裏病也。咽中に痰飲有りて気循らざる者を治す。其の証に曰く、炙臠有るが如しとは此れ痰飲有れば也と」とあって、痰飲が本態であると解説される。

⓰一方、**『蕉窓方意解』巻之下・半夏厚朴湯**の次には、「理気湯 家方 即ち

半夏厚朴湯に蘇子を以って蘇葉に代え、橘皮・枳実・桔梗・連翹を加うるもの也。……」とあり、更に次の項目では、「寛中湯 家方 是れ亦半夏厚朴湯に蘇子を以って蘇葉に代え、甘草乾姜湯を合したるもの也。……」ともあるので、和田東郭は蘇葉 ⇒ 蘇子の工夫を行なっていたことが分かる。

但し、参蘇飲(616 頁)の**論考⑯**でも述べたように、『医学天正記』巻之上・咳嗽十五には、参蘇飲の蘇葉 ⇒ 蘇子とした治験例が載っている。

⑰『経方弁』附録 金匱要略諸方弁には、「半夏厚朴湯 按ずるに此の方、気と飲との相結するの証を治す。故に之の水気の病を運用し、而して奇効有り。水気篇には病者、水に苦しみ、面目・身体皆腫れ、小便利せざるも、之を脈して水を言わず、反って胸中痛み、気、咽に上衝して状、炙肉の如きには当に微しく欬喘すべしと言う。此れと本条とは相発す。又、按ずるに此の小半夏加茯苓湯に厚朴・蘇葉を加うるは、若し唯気にして飲を兼ねずんば恐らくは本方の的する所に非ざらん。攷うるに、後の蘇子降気湯、分心気飲等は此の方に胚胎すと」と、流石に山田業広の指摘は鋭い。

⑱『勿誤薬室方函口訣』巻之上・半夏厚朴湯には、「此の方、局方四七湯と名づく。気剤の権輿なり。故に梅核気を治するのみならず、諸気疾に活用してよし。金匱千金に据《よ》りて婦人のみに用うるは非也。蓋し婦人は気鬱多き者故、血病も気より生ずる者多し。……血病に気を理する、亦一手段なり。……凡て腹形あしく水血二毒の痼滞する者には皆此の方にて奇効ありと云う。宜しく試むべし」とある。それ故、著者は先に述べたように、本方エキス製剤にも香附子末をよく加味して処方する。尚、浅田宗伯は局方四七湯と記載している位であるから、四七湯の方名の出自は『易簡方』であることを知らなかったのであろうか、或いは後世への影響力という点で局方と記載したのであろうか。

⑲『皇漢医学』第弐巻・半夏厚朴湯に関する先輩の論説治験で、「余曰く、生姜は欠くべからざる要薬にして已むを得ず之を加うるにあらず」と、生姜が他の四味と同等に必要な構成であると述べている。

更に、**同巻・半夏厚朴湯方・頭註**には、「原方には紫蘇葉を用い、其の量僅かに 2.5 に過ぎざるも、余は常に紫蘇子 12.0 を用ゆ。何となれば葉は性味損じ易く、貯蔵に耐えざるのみならず、其の量少なれば著効あらざればなり」とあって、蘇葉の精油成分が揮散し易いことを述べている。蘇子を配合すれば、喘息に対しても一層有効となるであろう。

⑳大塚敬節先生は、**『漢方と漢薬』第五巻第六号・半夏厚朴湯に就て**で、「半夏厚朴湯証の患者は所謂働盛りの男女に多い。即ち三十歳より四十歳位の人が一番多く罹る。これは……七情の気を乱す様な境遇、即ち激烈な生存競争裡に生活している人が多いからであろう。患者の体質には一定の型はない様に思われる。……但し、胃内停水を証明し得る人は可成り多く、心下痞満・心下痞硬を訴える者は多い。脈も一定していない。……但し、大体に於て緊張の弱い脈を呈することが多い。舌は湿潤している者が多い。苔は全くないか、あっても薄い白苔の程度である。……大便は大抵一日一行、若しくは一日二行のものが多く、便秘する者は稀れである。……咽中炙臠と云う症状は必発のものでなく、全然これを訴えない者もある。……次に目眩は本方証の患者に頻発するが、その他、頭重、気分が重く晴々としない、何となく不安である、身体中処を定めず動悸がする等の症状は重要な目標である。……患者が頗る用意周到であると云うことも亦本方証を認定する上の参考資料である」と解説されている。これらの総合的観察もいよいよ困窮したときには役に立つ。

㉑龍野一雄先生は**『漢方の臨牀』第12巻第7号・ノドの異常感**で、「漢方でもごく普通に使う半夏厚朴湯を使ってきかないと手をあげてしまう人があるが、それではいけない。その先に手があるのだ。半夏厚朴湯の主証はいかにも咽中炙臠で、ノドの異常感である。それと共に冷え性、胃部振水音、軽度の腹満、不眠、動悸、めまい、むくみ、脈沈弱などの症状が組合わさって起こることが多い。このうち貧血と脈とは絶対のもので、これに反してほてるとか、のぼせるとか、顔が赤いとか、脈が浮、緊張が強いなどのものは本方の証ではない。胃部の振水音、腹満、神経症状はあればなおさらよいが、無いから本方の証ではないということにはならない。胸脇苦満その他ここに挙げた特徴的な症状以外のものがあれば本方の適応証ではなく、他の処方の適応証になる」と解説される。

㉒龍野先生はまた、**『漢方の臨牀』第14巻第4号・用薬に関する二三の原則（一）（古典医学方法論の内）**で、「半夏は小半夏湯、小半夏加茯苓湯のように二回分十両で最大量を使っているのは肺の気逆の劇しいもの、その他小柴胡湯、各種瀉心湯、苓甘姜味辛夏湯など大量に半夏を用いたものが嘔、上気、欬などの気逆を治している。半夏厚朴湯は四回分十両で咽中炙臠、麦門冬湯も同量で咽喉不利、半夏散及湯の咽中痛、半夏苦酒湯の咽中傷などはみな咽中の気痞を治している。……このように用量は薬効を左右するほど重要な意味がある。……半夏に例をとってもわかるように、同じ薬が気逆と気痞のように全く反対の作用をすることがあるので、結局生薬の作用は一方的ではなく、調節的と考えるべきであろう。……半夏は気痞にも気逆にも使う。半夏の本来の作用は補気で、気の現われ方が気痞でも気逆でも治療的には補気だが、現象的に見れば気痞と気逆のように反対の症状になっている」と、相変わらず非常に論理的に明解な表現で解説されている。

㉓平成24年1月から2月に掛けて、グループホームに入所する著者の十数人の患者の多くが感染性胃腸炎に罹患した。著者は下痢を発症した患者にはビオフェルミン® 6～9錠分3後を、嘔吐には半夏厚朴湯 7.5g分3前を冷服させ、また症状によっては両方を服用させ乍ら、粥食と多い目の梅干を主とした易消化性の食物を提供して対応した。途中からノロウィルスが原因と判明したが、大抵は2～3日間の服薬で安定した。一方、著者の非担当患者は近医病院を受診して抗生物質を処方され、却って症状が安定するまで、その倍位の日数を要したが、この間、著者は抗生物質を全く処方しなかった。勿論、輸液を施すことも全く無かった。

半夏瀉心湯

出典 『傷寒論』、『金匱要略』

主効 急性、消炎、止嘔、止瀉。

嘔気・嘔吐に下痢を伴う消化管炎の薬。

組成

半夏5～6　黄芩2.5～3　乾姜2.5～3　人参2.5～3
甘草2.5～3　黄連1　大棗2.5～3

黄連湯	半夏　乾姜　人参　甘草　黄連　大棗	桂皮
	黄芩	

小柴胡湯	半夏　黄芩　人参　甘草　大棗	柴胡　生姜
	黄連　乾姜	

解説

本方はエキス製剤の範囲では、黄連湯(67頁)や小柴胡湯(558頁)との類似性は大きく、黄連湯去桂皮加黄芩であり、小柴胡湯去柴胡・生姜加黄連・乾姜である。黄連湯は悪心・嘔気の強い上部消化管炎の薬であり、小柴胡湯は少陽病傷寒または中風にあって、清熱・健胃・鎮静・鎮咳・肝庇護に奏効する薬である。

【半夏】…代表的な制吐薬で、中枢性にも末梢性にも、また妊娠に因るものにも処方される。更に半夏は呼吸器系や消化器系の痰症状に対しては必ず配合され、燥湿及び化湿作用が強い。『薬性提要』には、「湿痰を燥かし、水飲を利し、逆気を下し、嘔吐を止む」とある。

【黄芩】…急性炎症時の発熱、特に気道炎症に適用する他、発熱性の下痢あるいは切迫流産にも処方される。また、上逆・頭痛・顔面紅潮などの症状に対しては鎮静作用も発揮する。『薬性提要』には、「中焦の実火を瀉し、湿熱を除く」とある。

【乾姜】…代表的な温裏祛寒薬で、寒証による腹痛・腹部膨満感・吃逆・下痢、咳嗽・水様痰・呼吸困難などの消化器系及び呼吸器系などの寒証症状に対する他、冷えによる不正性器出血や過少月経及び月経痛にも対応する。

【人参】…大補元気の効能があるが、本方では消化管の機能障害による上腹部痞塞感・食欲低下・口苦感などに対して機能回復すると共に、感染症などで解表薬・清熱薬が処方されるとき、正気を補う目的で併用される。

【甘草】…諸薬の調和と薬性の緩和の他、種々の毒物に対する解毒作用も有し、消化管機能低下を補い、また平滑筋の痙攣性疼痛を緩解する。

【黄連】…代表的な清熱薬で、発熱を伴う嘔吐・吐血・下痢・下血などの消化管炎に対応する他、一般の炎症性高熱状態の緩解にも奏功するのみならず、鎮静作用も認めうる。

【大棗】…消化管機能低下時に補気薬として働いて消化吸収を促すが、甘草と共に方剤の味を調える効果もある。

本方は消化器系に作用する薬物の内、半夏・乾姜・人参は温～熱性に、黄芩・黄連は涼～寒性に作用するので、比較的寒熱に偏しない方剤と成っている。それ故、雑病の場合に胃薬としても処方しうるが、本来は黄芩・黄連で消化管の急性炎症を抑制して止瀉し、半夏で止嘔するのを第一義とするが、乾姜で黄芩・黄連による冷えを防ぎ、人参で心下の痞塞感を消退する。

総じて、嘔気・嘔吐と軟便または下痢を伴う消化管炎に処方する薬であるが、寒熱に偏する場合は原方のままでは対応し辛い。

適応

急性胃炎、慢性胃炎、感冒性胃炎、感染性胃腸炎、急性大腸炎、虚血性大腸炎、胃・十二指腸潰瘍、胃下垂症、急性消化不良症、機能性ディスペプシア、口内炎、口角炎、二日酔い、妊娠性嘔吐、吃逆、逆流性食道炎など。

論考

❶本方の出典は、**『傷寒論』弁太陽病脉証并治下第七**に、「傷寒五六日、嘔して発熱する者、柴胡湯の証具わる。而して他薬を以って之を下して柴胡の証仍在る者、復た柴胡湯を与う。此れ已に之を下すと雖も、逆と為さず。必ず蒸蒸として振るい、却って発熱し汗出でて解す。若し心下満して鞕痛

する者、此れ結胸と為す也。大陥胸湯之を主る。但満して痛まざる者、此れ痞と為す。柴胡之を与うるに中たらず。半夏瀉心湯に宜し」とあり、半夏・黄芩・乾姜・人参・甘草・黄連・大棗と指示されることに拠る。また、**『金匱要略』嘔吐噦下利病脉証治第十七**に、「嘔して腸鳴し、心下痞うる者、半夏瀉心湯之を主る」とあることに拠る。

前者は心下痞を云い、後者は更に嘔吐と腸雑音の亢進も備わると云う。また、前者は「宜し」と、後者は「主る」との違いも検討しなければならない。思うに、前者は「柴胡之を与うるに中たらず」という中での否定的選択を指し、後者は積極的選択によるものだからであろう。

❷**『傷寒一百十三方発明』太陽経中篇**には、「半夏瀉心湯　論じて曰く、此れ、即ち生姜瀉心湯にて生姜を去りて半夏を君とする也。蓋し、五・六日嘔して発熱する証は少陽に似て、但発熱するのみにて往来の寒熱に非ず。且つ太陽も亦嘔有り。実に識弁し難き故に、柴胡を服して解せず、遷延して未だ罷らず。設し誤下して結胸と成るは、即ち是れ、太陽の陽邪が内に入ることになり、当に大陥胸を用ゆべし。今誤下して痞と成るは、乃ち是れ、太陽の陰邪が飲を搏つ故に、半夏瀉心湯を用ゆ。独り生姜を去るは、其の辛散が津液を引きて上に奔《はし》るを悪みて也。半夏を君とするは、瀉心の諸方、原より以って飲を滌《すす》ぐに用ゆ。此れ、証が嘔に起こるに因る故、之を推して君と為すのみ」とある。ここでは原典に忠実に誤下後の痞を適応とするのみである。

❸**『金匱要解直解』嘔吐噦下利病脉証治第十七**には、『金匱要略』の条文に対して、「嘔して腸鳴り、心下痞するは此れ邪熱、虚に乗じて心下に客し、故に黄芩・黄連を用いて以って心熱を泄し、痞を除き、半夏・乾姜以って逆を散じ、嘔を止む。内経に曰く、脾胃虚するときは腸鳴ると。又曰く、中気不足すれば、腸之が為に甚だ鳴ると。人参・大棗・甘草の用は中を補いて腸胃を和するを以ってす」と、ここでは黄芩・黄連が主薬との謂であろう。

❹また、**『金匱要略心典』嘔吐噦下利病脉証治第十七・半夏瀉心湯**には、「邪気、虚に乗じて心下に陥入し、中気は痞す。中気既に痞すれば、升降

常を失す。是に于いて、陽は独り上逆して嘔し、陰は独り下走して腸鳴す。是れ、三焦倶に病むと雖も、中気は上下の枢為る故に、必ずしも其の上下を治せずして、但其の中を治す。黄連・黄芩の苦は以って降陽し、半夏・乾姜の辛は以って升陰し、陰升れば陽降し、痞は将に自解せんとす。人参・甘草は中気を補養し、以為えらく陰陽を交えて上下を通ずるの用也」とある。

❺ここで、本方と類方である甘草瀉心湯、生姜瀉心湯との原典の薬味配合を（**表 22**）に纏めて比較する。

即ち、半夏瀉心湯新加生姜、減乾姜で生姜瀉心湯、半夏瀉心湯加甘草で甘草瀉心湯に成る。

（表 22）原典にみる半夏瀉心湯・甘草瀉心湯・生姜瀉心湯の薬味配合

	生姜	半夏	黄芩	乾姜	人参	甘草	黄連	大棗
半夏瀉心湯		半升	三両	三両	三両	三両	一両	十二枚
生姜瀉心湯	四両	半升	三両	一両	三両	三両	一両	十二枚
甘草瀉心湯		半升	三両	三両	三両	四両	一両	十二枚

❻**『備急千金要方』巻第十傷寒下・傷寒不発汗変成狐惑病第四**には、「瀉心湯、兼ねて下痢止まず、腹中愊堅にて嘔吐して腸鳴する者を治する方」とあって、本方の七味が原典と全く同じく処方され、方後には小字双行にて、「仲景、半夏瀉心と名づく。要略は甘草瀉心を用ゆるにあり」と記載される。

尚、甘草瀉心湯、生姜瀉心湯は同書・巻第九傷寒上・発汗吐下後第九に掲載される。

❼**『太平聖恵方』巻第十三・治傷寒結胸諸方**には、「傷寒三・四日、臥すること能わず、但起くるを発し、胸中に熱結びて煩悶し、脉洪大なる者を治するには、宜しく半夏湯方を服すべし」とあって、半夏・黄芩各三分・乾姜半両・赤茯苓・人参各三分・甘草半両・黄連一分を散と為し、棗二枚にて水煎服用する。この処方は半夏瀉心湯加赤茯苓である。

同巻・治傷寒百合病諸方には、「傷寒百合病、下利止まず、心中愊堅して嘔するを治するには、宜しく半夏散方を服すべし」とあって、半夏・黄芩各一両・百合二両・乾姜半両・黄連・甘草・人参各一両を散と為して棗三枚姜半分煎服する。この処方は半夏瀉心湯加百合・甘草・生姜であり、甘草瀉心湯加百合・生姜と言えよう。

同巻・治傷寒狐惑病諸方には、「傷寒、発汗を経ざる後、狐惑と成り、下痢し、腹中愊堅して乾嘔・腸鳴するを治するには、宜しく半夏散方を服すべし」とあって、半夏一両・黄芩・人参・乾姜・黄連各三分・甘草半両を散と為し、生姜半分にて煎服するが、条文には狐惑とあっても、やはり半夏瀉心湯加減と表現しうる。

❽一方、**『金匱要略註解』嘔吐噦下利病脉証治第十七・半夏瀉心湯方**には、「瀉心とは心下の邪を瀉する也。半夏は以って痰を除き、痞を下す。邪、心下に湊まれば、心火鬱逆す。故に黄芩・黄連、火鬱を除き、乾姜以って腸胃を温め、大腸鳴る者、止《ただ》人参・大棗・甘草の甘にて和して元気を補うときは、気、妄りに逆上せずして嘔自ずから止む」と明解である。

❾**『牛山方考』巻之上・小柴胡湯**には、「一．傷寒痞硬あって嘔して発熱するもの、柴胡を与うる症具わるを、誤って他薬を以って之を下す。故に心下満して痛まず、痞悶する者に柴胡を去り、乾姜・黄連を加えて半夏瀉心湯と名付く。奇効あり」と掲載される。ここでは、小柴胡湯の生姜はそのままでも問題としないとの対処である。

❿『傷寒論』の条文では、半夏瀉心湯証と診断する過程で、鞕痛の有無を診るときだけ腹診する要があるが、『金匱要略』の条文では腹診の要を認めない。また、以上の後世の釈文に於いても心下痞については特に深く追求されていない。

『類聚方』半夏瀉心湯には、「為則按ずるに、心下痞は当に心下痞鞕に作るべし」と述べ、鞕を診断するためには腹診を要し、我が国での腹診の発展と共に本方証が心下痞なのかとの論議が展開して行ったものと思われる。

江戸時代の古方派は「傷寒論に還れ」と叫んでいても、腹診を踏まえた上での、正に日本流の傷寒論解釈であったことになる。

⓫**『建殊録』**に、「予州今治の林光寺の主僧・某上人、積年痳疾を患う。先生之を診す。心下痞硬、腹中雷鳴あり。為に半夏瀉心湯及び三黄丸を之に飲ましむ。三十日所《ばか》りにて諸証全く退く」と掲載される。結局は黄芩・黄

連を増量した半夏瀉心湯加大黄を処方したことに成る。

⓬本方や大柴胡湯（717 頁）、小柴胡湯では、原典の指示で「滓を去りて再煎す」となっている。これについて、山田正珍著**『傷寒考』**には、「大小柴胡、半夏瀉心、生姜瀉心、甘草瀉心、旋覆代赭の諸方、皆滓を去りて再煎す。昔人未だ其の義を分暁せず。按ずるに、以上の諸湯、皆嘔噫等の証有り。嘔家は溷《コン》濁の物を欲せず。強いて之を与うれば必ず吐す。故に半ば煮て滓を去り、再煎して以って投ず。其の気全うして溷濁たらざるに取る。和羹調鼎の手段と謂うべし」とあるが、現在は半夏は『漢薬の臨床応用』では、「生半夏・高温処理していない抽出液には催吐作用があり、古人が“生半夏は人をして吐せしむ”といっているのと一致する。ただし、生半夏粉末を高温処理すると催吐成分が消失して制吐作用が残る」と記述されているので、特に「滓を去りて再煎する」必要はない。

⓭**『療治経験筆記』巻之二・半夏瀉心湯**には、「此の方を用ゆる目的は心下痞鞕に嘔瀉を兼ぬるものに用ゆるなり。△心下痞鞕とは痞はつかえるなり。鞕はかたき也。胸か底かたくこだわりて手を以ってその痞の処を推せば痛む。是れが痞鞕なり。此の痞鞕、嘔と瀉の二つがあれば半夏瀉心湯正面の症也。……今、半夏瀉心湯の症を主症、客症をわける時は心下の痞鞕は主症なり、嘔と瀉の二つは客症なり。痞鞕と云う亭主が有るゆえ嘔瀉と云う客人も生ずるなり。然ればその亭主の痞鞕をだに治するときは客人の嘔瀉は治せざれども自然と治することなり。……」とあって、心下痞鞕があれば、嘔と瀉は二つ揃わなくとも有効であるとの解説である。

心下痞あるいは心下痞鞕＝消化管の炎症そのものという意味ならば、この解説は正しい解釈である。

また、続いて**生姜瀉心湯**には、「此の方の目的は半夏瀉心湯の症にして、乾噫食臭・雷鳴下利と此の二つあれば生姜瀉心湯正面の症なりと知るべし」とあり、更に**甘草瀉心湯**には、「此の方を用ゆる目的は心下痞鞕して下利最もつよきものを目的として用ゆべし。△半夏瀉心湯、生姜瀉心湯の二方は痞鞕に嘔のつよきを治し、此の方は痞鞕に下利のつよきを治す。是れ、そのわかれなり」とも解説される。

⑭**『餐英館療治雑話』巻之上・半夏瀉心湯の訣**には、「心下痞して大便下利する者、此の方必ず効あり。若し心下痞えても便秘する者は此の方効なし。……此の方と生姜瀉心湯とは心下痞えて下利するを標的とすべし。……」とある。

⑮龍野一雄先生は**『日本東洋医学会紀要』第一輯・傷寒論金匱要略要方解説・半夏瀉心湯**で、「構成　本方は小柴胡湯の柴胡の代りに黄連、生姜の代りに乾姜が入っている。従って構成並びに方意は小柴胡湯を基本にして変方したものと見なすことが出来るが、本方では主薬の位置が変ってくる」とし、「主薬　第一生薬——黄芩・黄連。ともに心下の実を瀉すが、黄芩は心下から上、又は表にかかり、血熱・血煩を治し、黄連は心下から下方にかかり、動的な煩躁症状を治す。両者は協力して心下の気痞を瀉し、上下に及ぶ動揺症状を治す。第二主薬——半夏・乾姜。ともに気を順らせ停水をさばき、心下の水が気上衝につれて動き嘔するのを治す。補助薬——人参・甘草・大棗」とあり、「類証鑑別　生姜瀉心湯——此の方は水気動揺の症状強く、心下は痞ばかりでなく痞鞕し、噯気などの留飲症状が著明である。甘草瀉心湯——気動症状が強く心下痞鞕し、心煩が加わる」と解説される。

また、**生姜瀉心湯**には、「構成　本方は半夏瀉心湯の乾姜を減量し生姜を加えたもので、生姜と乾姜が組合わされているのは本方だけである。蓋し乾姜は温めて水を逐い、生姜は気剤をかねて動水を行らす」とし、「類証鑑別　半夏瀉心湯——本方は症状が強く且つ動揺性である」とある。**甘草瀉心湯**には、「構成　本方は半夏瀉心湯の甘草を増量したもので、甘草の補裏虚、緩和作用が主になっている」とし、「類証鑑別　半夏瀉心湯——心下痞・嘔・腸鳴は共通するが、本方はその程度が強く、且つ心煩がある。裏虚に着眼して区別することもある」とも解説される。

⑯矢数道明先生は**『日本東洋医学会誌』第5巻2号・半夏瀉心湯に就いて**で、総括私見として、「(1) 半夏瀉心湯は心下痞鞕、腹中雷鳴を主証とし、嘔吐下利を客証とすることが本方の正証である。然し (2) 心下痞鞕のみでなく、心下痞満及び心下痞を呈する場合にも用いてよいことがある。(3)

必ずしも正証通り、腹中雷鳴や嘔吐・下利等全部揃わなくともよい。(4) 痛み（心下部又は腹痛）を伴うものにも用いられる。(5) 人参湯や六君子湯などの適応する如く思われる虚証の、冷え症で腹部の軟らかいものにも用いてよい場合がある。(6) いずれの場合でも心下に熱邪と水邪が停滞し瓦斯を生じて心下痞を訴えることは必須条件である。(7) 以上の各条は甘草瀉心湯、生姜瀉心湯の瀉心三方各々の場合にも云い得られるものと思われる」と纏められている。

⑰和田正系先生は**『漢方の臨床』第1巻第4号・半夏瀉心湯治験（三）**で、「旧陸軍将官、六十九歳、体格は頗る良い。尤も一年半以上の消化障碍で栄養は最近良くないのであるが、元来筋骨逞しく身長高く典型的なる軍人である。……その下痢は一日に大体一回位で回数は少ない訳であるが、水様便と軟便との混合である。……舌苔は無い。食欲は相当にある。……心下は特に抵抗・圧痛無し。臍下はやや膨隆して軽く按ずると累々とした鳩卵大の軟らかい塊状物を多数触れることが出来る。強く圧しても疼痛は訴えない。腹鳴は可なり起こるが腹痛はない。時に嘔気の起こることあり。殊に食後に起こり易いという。便は水様に軟便を混じ、殊に瓦斯が多いという。腹内何となく違和を感じ、毎日不快に暮らして居るとのことである。この患者に対しては半夏瀉心湯を連続して全治せしむるを得た。……服薬三ヶ月にして全治を認めた」との症例を報告されている。

⑱山本巌先生は**『餐英館療治雑話解説』半夏瀉心湯の訣**で、先の『餐英館療治雑話』に対し、「この訣、必ずしも正しからず。慢性胃炎で便秘していても効あり、ただし、便秘は治らないが……。又、胃炎に腸炎を合併して下痢、腸鳴のものに用いてもよい」と解説される。

⑲著者は一般的な胃薬という範疇を漢方薬に当て嵌めると、六君子湯か本方かが最も相応しいと考える。特に入院患者が胃薬を希望していると外来診察中に看護職員から電話連絡を受けたとき、院内処方の胃薬を指示するような感覚で処方し得る。その場合、夫々の適応状態は、概ね六君子湯は普段から胃が弱い場合で、本方は普段は特変ないが、一寸胃の調子が悪いという場合である。従って入院患者に臨時で処方するならば多くは本方

の場合であろう。

⑳著者は本方を感冒性胃腸炎に最もよく処方する。嘔気・嘔吐の強いときは、半夏厚朴湯(950 頁)を食前に、本方を食後に指示し、孰れも冷服させる。また、著者は本方に黄連解毒湯(74 頁)か人参湯(906 頁)を合方することもよくある。前者は黄芩・黄連の寒性を強め、後者は乾姜の熱性を強めるためである。更に、初期にあって熱症状が強くて便がすっきり出ないときには、三黄瀉心湯(415 頁)を合方することもある。即ち、半夏瀉心湯加大黄である。

半夏白朮天麻湯

出典　『脾胃論』

主効　消化吸収改善、祛湿痰、治内風、止頭痛。

脾胃の失調による湿痰が中枢神経系に及んだときの薬。

組成

黄柏 1　天麻 2　茯苓 3　黄耆 1.5　沢瀉 1.5　人参 1.5
白朮 3　半夏 3　麦芽 2　陳皮 3　（乾姜 1）（蒼朮 3）
（神麴 2）［生姜 0.5 ～ 0.65］

二陳湯	半夏　陳皮　茯苓　生姜	甘草
人参湯	人参　白朮　乾姜	甘草
	黄柏　天麻　黄耆　沢瀉　麦芽　（蒼朮）（神麴）	

解説

本方には二陳湯去甘草、人参湯去甘草が含まれている。

【二陳湯】（891 頁）…全身の消化器系及び呼吸器系を始めとする湿痰を燥することを第一義とする薬である。

【人参湯】（906 頁）…急性期には腹部の冷えの改善を第一義とする薬であるが、ここでは消化管機能の改善を主目的とする。

【黄柏】…黄連・黄芩と並んで代表的な清熱薬であり、同時に燥湿作用も強い。特に下痢・黄疸・帯下・湿疹・尿道炎などの種々の湿熱に対して有効である。また、打撲などの外用湿布薬としても用いられる。

【天麻】…釣藤鈎と同様に代表的な熄風薬で、高血圧症、動脈硬化症、脳卒中後遺症、発作性眩暈症などによる頭痛・ふらつき・浮動感・眩暈・翳み目・耳鳴りなどの症状を鎮静する他、片頭痛や湿による四肢の痺証、筋の線維性攣縮にも有効である。『薬性提要』には、「痰気を疏し、諸風眩掉を治す」とある。

【黄耆】…補気薬として血液循環を改善して四肢の疼痛・運動麻痺・知覚異

常を軽減するのみならず、全身の慢性衰弱状態を改善する。

【沢瀉】…全身の水腫に対して、炎症を随伴する場合でも明らかな利尿作用を発揮すると共に、湿熱性の下痢に対しては止瀉作用を奮す。

【麦芽】…一般的健胃や消化不良改善などに処方し、消化吸収・食欲増進に奏効する。麦芽には Amylase が含まれているが、煎じると多くは熱により失活してしまうので、酵素活性を期待するならば、本来は生麦芽を沖服するべきであろう。尚、退乳にも処方するが、この目的では大麦そのものでもよい。『薬性提要』では、「胃を開き、気を行らし、一切の米麪食積を化す」とある。

【蒼朮】…消化管や四肢の関節・筋肉の水滞症状を利尿あるいは発汗によって燥湿し、下痢・軟便を改善する他、滲出性皮膚炎に対しても燥湿する。

【神麴】…麦芽と同様、消化酵素を含んでいるので、一般的健胃や消化不良改善に処方しうる。神麴も酵素活性を考えるならば、煎じることなく服用するべきである。『薬性提要』には、「胃を開き、水穀を化し、積滞を消す」とある。

以上の薬味中、燥湿化痰に作用する薬味が最も多く、黄柏・茯苓・沢瀉・白朮・半夏・陳皮・蒼朮を配している。その中、黄柏・沢瀉は清熱作用を有するが、乾姜の祛寒作用もあるので、あまり寒熱に偏しない。中枢性には天麻の熄風作用、半夏の鎮静作用が配されている。また、麦芽・神麴・生姜によって消化吸収・健胃に作用し、黄耆・人参がこれを助けて補気作用を発揮する。従って、燥湿化痰することを第一義とし、中枢性にも消炎的にも、消化吸収促進的及び食欲増進的に作用する。

総じて、消化・吸収機能低下によって湿痰を来たし、それが中枢神経系の諸症状の元となっているときに、標本共に治療する薬である。

適　応

メニエル症候群、良性発作性眩暈症、起立性低血圧症、自律神経失調症、常習性頭痛、片頭痛、脳動脈硬化症、脳卒中後遺症、慢性胃腸炎、消化管無力症、胃下垂症、更年期障害、血の道症など。

論考

❶本方の出典は、李東垣撰『**脾胃論**』**巻之三・調理脾胃治験**に、「范天騋の内、素より脾胃の証有り。時に煩躁を顕わし、胸中利せず、大便通ぜず。初冬外に出でて晩帰る。寒気の為に怫鬱し、悶乱大いに作《お》こる。火伸ぶるを得ざる故也。医、熱有らんことを疑いて、治するに疎風丸を以ってして大便行れども病減ぜず。又、薬力小なるを疑いて復た加うること七～八十丸に至りて、下すこと両行。前証仍減ぜず、復た吐逆を添えて食停むる能わず。痰唾稠黏し、湧出して止まず。眼黒・頭旋し、悪心・煩悶す。気短く促《せま》り、上喘し、力無く言うを欲せず。心神顚倒し、兀兀《ゴツゴツ》として止まず。目敢えて開かず、風雲の中に在るが如し。頭苦だ痛みて裂くるが如し。身重きこと山の如し。四肢厥冷し、安臥するを得ず。予、前証を謂うに、乃ち胃の気已に損じ、復た下すこと両次なるときは重ねて其の胃を虚し、痰厥して頭痛作こる。半夏白朮天麻湯を製して之を主りて愈ゆ」とあって、黄柏・乾姜・天麻・蒼朮・白茯苓・黄耆・沢瀉・人参・白朮・炒麴・半夏・大麦蘖麪《ゲツメン》・橘皮の十三味を㕮咀煎服する。原典では生姜は配合されていない。

❷更に、本方の後条文には、「此れ頭痛苦しむこと甚だしきは、之を足の太陰痰厥の頭痛と謂う。半夏に非ざれば療すること能わず。眼黒・頭旋、風虚内に作こるは天麻に非ざれば除くこと能わず。其の苗を定風草と為す。独り風の為に動ぜられざれば也。黄耆の甘温は火を瀉し、元気を補う。人参の甘温は火を瀉し、中を補い、気を益す。二朮は倶に甘苦温甘にして湿を除き、中を補い、気を益す。沢・苓は小便を利し、湿を導く。橘皮の苦温は気を益し、中を調え、陽を升らす。麴は食を消し、胃中の滞気を蕩《うご》かす。大麦蘖麪は中を寛くし、胃の気を助く。乾姜の辛熱は以って中寒を滌《すす》ぐ。黄柏の苦大寒は酒洗して以って冬天の火少なく、在泉の躁を発するを主る也」とある。大麦蘖麪は粉にした麦芽のことである。尚、標題の調理脾胃治験の後には副標題として、「治法、用薬は若し升降浮沈を明らかにせざれば、差ゆるも立ちどころに反って損するの論」と記載される。

❸先の本条文と合わせて「脾胃之証」、「痰唾稠粘」、「眼黒頭旋」、「心神顚倒」、「痰厥頭痛」等々の語はそのままで本方の証を構成する。中でも出

現した諸症状の背景に潜む「素より脾胃の証有り」は最も基本になる素因的証であり、本方は標本両治の面を有する。

❹『内外傷弁惑論』巻之一・弁頭痛には、「内証の頭痛は時として作こることあり、時として止むことあり。外証の頭痛は常常に之有り。直ちに須く伝えて裏に入り、実に方に罷るべし。此れ又、内外証の同じからざる者也」とあるが、未だ本方は創案されていない。『内外傷弁惑論』は『脾胃論』より 18 年前に成書しているからである。

一方、**『蘭室秘蔵』巻中・頭痛門**には、『脾胃論』と同一条文・薬味・後条文で本方が掲載されている。そして最後に、「食前の一服にして愈ゆ」と断言している。

❺一方、李東垣原撰、羅天益編**『東垣試効方』巻第五・頭痛門・半夏白朮天麻湯**には、先の『脾胃論』条文の「范天駷の内、……」の前に、「丁未十月中」と付加されているので、初の治験記載が淳祐七（丁未）年（1247）と分かる。また、ここでは本方の適応する頭痛が「病名、痰厥頭痛と曰う」とも記載される。そして最後に、「再服して愈ゆ」とあるので、ここでは二服で治癒すると、少し後退して表現している。

❻**『衛生宝鑑』巻九 名方類集・諸風門・頭痛門並治法方**には、半夏白朮天麻湯が半夏茯苓天麻湯として収載されている。「半夏茯苓天麻湯　痰厥の頭痛にて頭旋・眼黒、煩悶・悪心し、気短く促り、言語・心神顚倒し、目敢えて開かず、風雲の中に在るが如く、頭痛むこと裂くるが如く、身重きこと山の如く、四肢厥冷するを治す」とあって、原典と同一薬味が掲載されている。

❼**『普済方』巻二十三・脾臓門・方**には、「製半夏天麻白朮湯　済生抜萃方に出づ」とあって、以下は原典の条文と略同で引載され、ここでは原典の十三味去茯苓が指示されている。しかし、方後の同様の条文中には、茯苓の効能も記載されているので、これは脱誤したものであろう。尚、『済生抜粋』は杜思敬編になる叢書合刻本で、『脾胃論』も収録されている。

❽『奇効良方』巻之二十五・眩暈門附論・眩暈通治方には、半夏白朮天麻湯の方名で、『衛生宝鑑』の条文と略同で記載され、半夏・白朮・天麻・茯

苓・橘皮・蒼朮・人参・神麴・麦蘗・黄耆・沢瀉・乾姜・草果を姜煎するべく指示される。即ち、この処方は原典の十三味処方から黄柏を去り、草果を加えて姜煎している。原方より一層温化した処方と言えよう。

❾また、**『扶寿精方』頭痛門 附眩暈**には、同じく半夏白朮天麻湯が白朮半夏天麻湯として収載されている。ここでは「痰厥の頭痛を治するには、都て一服を作りて尤も妙たり。……食前の一服にして愈ゆ」と、原典と同じく十三味で指示され、ここでは『**蘭室秘蔵**』の食前の一服奏効が継承されている。

❿**『古今医鑑』巻之九・頭痛**には、本方が白朮半夏天麻湯と変名され、先の『衛生宝鑑』と略同条文が記載された後、「此れ、乃ち胃の気虚損し、停痰して致す也」とあって、薬味は原典と同じ十三味が指示され、生姜水煎するべく指示される。

⓫**『仁術便覧』巻一・頭痛**には、「［半夏白朮天麻湯］脾胃の症にて已に踈風丸にて下すこと二・三次を経、原証瘳えず、増するに吐逆を以ってし、痰唾稠粘して眼黒頭旋し、目は敢えて開かず、頭の苦痛は裂くるが如く、四肢厥冷し、安臥すること得ざるを治す。此れ、気虚の頭痛也。又、痰にて眩暈を作こして気虚を夾む者を治し、兼ねて痰厥の頭痛を治す」とあり、原典の十三味を姜水煎服するべく指示される。

尚、前半の文は**『丹渓心法』巻四・頭痛六十八・半夏白朮天麻湯**よりの引用であるが、気虚の頭痛との表現は張洁の独自の解釈に基づくものである。

⓬**『医方集解』除痰之剤**には、半夏白朮天麻湯が半夏天麻白朮湯として収載されている。「痰厥とは、湿痰厥逆して上る也。痰逆するときは上実す。故に頭痛し、目眩し、眼前に黒色を見さしむる也。東垣曰く、太陰の頭痛は必ず痰有る也。少陰の頭痛は足寒く気逆する也。太陰・少陰二経は頭に上らずと雖も、然れども痰と気と逆し、膈中に壅し、頭上の気は暢ぶるを得ずして痛みを為せば也」と解説される。

⓭程国彭撰『医学心悟』巻三・頭痛には、「痰厥の頭痛は胸膈に痰多く、動ずるときは眩暈す。半夏白朮天麻湯之を主る」とあるが、「半夏白朮天麻湯　半夏・白朮・天麻・陳皮・茯苓・甘草・生姜・大棗・蔓荊子、水煎服

す。虚する者は人参を加う」とあって、概ね二陳湯加白朮・天麻・蔓荊子である。即ち、原方より脾胃虚弱に対する配慮を欠除した処方と言えよう。

⑭岡本玄冶著**『日用功方』巻之四・頭痛六**には、十三天の名で半夏白朮天麻湯が掲載されている。「此の方は六君子より出でたる方也。痰厥頭痛を治する方也。……一．畢竟、気草臥れて眩暈する人には必ず此の方を用ゆるぞ。一．厥冷には乾姜などある故ぞ。……一．目まい心なくとも気虚して痰つかえ、食つかえたがり、或いは時々怔忡など有るに吉きぞ。畢竟、気虚兼ねたる痰証に用ゆるぞ。一．補中益気などつかわれぬに用ゆるぞ。……一．此の方の病症と積聚の病症と似たものぞ。是れは腹に積有るか無きかと問うべし。……」等々と、あまり他書では見ない事柄が綴られている。尚、歴史的には今日一般にいう六君子湯(1129頁)の方が後世の出処である。

⑮**『当壮庵家方口解』〈巻之四〉**には、「一．半夏白朮天麻湯　頭痛・心虚・痰鬱……一．痰有りて頭痛するに、湿痰ならば此の剤を用ゆべし。外邪ある頭痛には無効ぞ。……」とあって、ここでは明確に外感病には不適と言明している。

⑯**『医道日用綱目』頭痛・半夏白朮天麻湯**には、今まで度々出て来た条文に加えて、「……外邪の頭痛及び気血虚するものには用ゆることなかれ」との禁止症が記載されている。

しかし、気血虚というより血虚の頭痛には用いられないという主旨に改めるべきであろう。更に外邪の頭痛に不可というのは、本方には解表薬が配合されていないからに過ぎない。

⑰**『餐英館療治雑話』巻之下・半夏白朮天麻湯の訣**には、「……腹虚にして心下痞し、上盛に下虚し、或いは痰気あり、とかく上ずりになり、足冷・眩暈するを標的とす。頭痛せば弥々佳なり。男女共にしかと癇症とも決せず、心下痞して気舒びず、時に頭痛・眩暈し、逆上するもの皆効あり。足冷を標的とすべし。故に脾胃論にも四肢厥冷、安臥を得ざる者を治すと見えたり。亦老人・虚人の頭痛・眩暈、此の方の応ずる症多し。癇症は男子より婦人に多し」と、解説は簡にして要と言えよう。

⑱また、**『療治経験筆記』巻之五・六・半夏白朮天麻湯**には、「食後、胸熱悶し、手足倦怠して頭重く、睡眠せんと欲するを治す。神効あり」とあって、この食後の倦怠感、睡眠傾向は今日でもよく用いられる口訣である。

⑲**『梧竹楼方函口訣』巻之二・頭風類**には、「半夏白朮天麻湯　脾胃 ○此れは痰厥頭痛とて眉稜骨より天庭・百会の当たりへかけて痛み甚だしく、僅かに身を動かし、首を動かせば目眩甚だしく、主治中に所謂眼黒・頭旋、目不敢開、如在風雲中と云うを目当てとす。風寒感冒一通りの頭痛は、大率太陽の頭痛にて、米かみの当たりがおもに痛むなり。分弁すべし。偖《さ》て此の症、むかつき甚だしく、多く淡水を吐し、或いは痰唾稠粘、何れ悪心煩悶、主治に謂う所一つも違う所なき者、世に多くあり。△大率風呂の上り場抔にて起こる者にて、甚だしき者暫く暈倒する位の者あり。此の症を名づけて痰厥頭暈、痰厥頭痛抔と云う。○其の原由を尋ぬるに、皆心下痰飲（之が其の痰飲の為す所）の起こり原由を尋ぬれば、皆脾胃不和、飲食停滞する所より痰も起こる也。痰飲発動するよりして頭痛となり、眼黒・頭旋、嘔吐・煩悶等の症も起こる也。此れ等、其の本原の停滞を消導するが為に、方中に神麹・麦芽等の薬品を組合わせたる者也。其の本を治すれば痰も収まり、頭痛も一切の諸症も止むと云う手段也。此の症、世に多くありて動もすれば人の治を誤る者也。心得て用ゆべし」と、非常に微に入り細を穿っての解説を展開している。

⑳**『方彙口訣』復刻版下巻・頭痛門**には、「半夏白朮天麻湯 脾……偖て、此の方は痰厥頭痛が目的なり。平生常用の薬にて其の容体は目旋《めまい》して胸悪く、身体《からだ》は風雲の中に在る如く、頭は裂けるが如し。手足は冷える。是れが癇症の人に善く有ることぞ。此の症を善く覚えるが好い」とあって、元々癇症の人によくある証である旨の説明がある。

㉑**『勿誤薬室方函口訣』巻之上・半夏白朮天麻湯**には、「……凡て此の方は食後、胸中熱悶・手足倦怠・頭痛・睡眠せんと欲する者、効あり。又、老人・虚人の眩暈に用ゆ。但足冷を目的とするなり。又濁飲上逆の症、嘔気甚だしき者は呉茱萸湯に宜し。若し疝を帯ぶる者は当帰四逆加呉茱萸生姜湯に宜し」とある。

㉒矢数道明先生は**『漢方と漢薬』第六巻第四号・後世要方解説・半夏白朮天麻湯**で、本方の応用として、「(一) 頭痛　平常胃腸虚弱の者、頭痛烈しく、眩暈・悪心、四肢冷を訴えるものによし。(二) 眩暈　胃腸虚弱者、胃内停水によって眩暈を訴え、食後全身倦怠、睡気を催すものによし。(三) 嗜眠　食後胸中いきれて、手足倦怠を覚え、睡眠を催すというものに用ゆ。(四) 高血圧　脾胃虚弱にして血圧高きものに本方の症あることあり」とあり、(二) と (三) は食後倦怠と睡気が共通する。

㉓矢数先生はまた、**『日本東洋医学会誌』第2巻第2号・半夏白朮天麻湯証に就いて**で、「以上の如く本方証は、脾胃虚弱の為、水毒の排除不可能にして、この水毒上逆して眩暈、頭痛、嘔吐その他の症状を起こして来たもので、半白天麻湯の理はこれ等の原因たる、脾胃を補い、水毒を下行消導せしめて、病状を治癒せしむる作用を有するものである。洋薬の鎮静、鎮痛、鎮嘔剤等は害あって益なき場合が多い」と述べられ、更に呉茱萸湯(351頁)と対比した半夏白朮天麻湯の応用として、「(1) 眩暈、頭痛、嘔吐を伴う胃腸虚弱者の発作。(2) 低血圧者に現われる眩暈、頭重等。(3) 頭を起こせば忽ち眩暈を訴え、長年月床に就くと言うものに、体質傾向を目標にして長く本方を用いよきことあり。(4) 食後嗜眠とて、食後頭内フラフラして眠くなるというものに用いてよし」と、要領よく纏められている。

㉔大塚敬節先生は**『日本東洋医学会誌』第6巻第2号・半夏白朮天麻湯による慢性副鼻腔炎の治療**で、「半夏白朮天麻湯は平素から胃腸が虚弱で、胃部に振水音を証明するもので、脈が弱く足が冷え易く、頭痛、頭冒、眩暈があり、時に嘔吐を催し、食後にねむけを催し、手足がだるいというものに用いられる。ところが、慢性副鼻腔炎の患者で、頭痛、頭重を訴えるものには、心下部に振水音を証明する者が多く、これらの患者は、近代医学の鼻の治療では、自覚症状が軽快しないものが多く、また麻黄剤や柴胡剤を用いても、著効を得る場合が少ない」と、本方の有用性を説かれている。

白虎加人参湯

出典　『傷寒論』、『金匱要略』

主効　清熱消炎、生津、止渇。高熱を清して津液保持に働く薬。

組成

知母5　石膏15　甘草2　粳米8　人参1.5～3

解説

【知母】…石膏と共に清熱作用を発揮し、実熱にも虚熱にも対応しうる。また中枢神経系の興奮を低下させて鎮静作用を発揮する。その他、陰分を滋潤する作用も認められる。『薬性提要』には、「肺胃の熱を瀉し、腎の燥きを潤し、陰を滋す」とある。

【石膏】…代表的な清熱瀉火薬で、発熱炎症性の感染症に対して解熱すると共に、口渇・煩躁などの熱証による不快症状に対して鎮静的に作用する。また高熱を伴う発疹性の感染症に対しても石膏を処方する。『薬性提要』には、「熱を清して火を降し、津を生じて渇を止む」とある。

【甘草】…本来はここでは生の方がよく、諸薬の調和及び薬性の緩和に働くのみでなく、諸々の炎症を清熱し、また化膿に対しても解毒する。更に気道炎症による咳嗽に対しては止咳・化痰する。

【粳米】…滋養物として体を栄養すると共に消化管機能を補う他、煩渇を除き、気道粘膜を滋潤して粘稠痰を消炎・鎮咳・祛痰する。『薬性提要』には、「中を和らげて中を補う」とある。

【人参】…代表的な補気薬で大いに元気を補う効能があり、急性のみならず慢性の消化管機能低下などの虚弱状態に対しても処方され、更に内分泌系・神経系に対する興奮作用も齎す。一方、人参は種々の脱水時に処方されるように生津作用があり、高熱時の脱水に対しても適応する。『薬性提要』には、「大いに元気を補い、津液を生じ、精神を添え、血脈を通ず」とある。

以上の薬味は大きく二つに区分され、清熱作用を呈する薬として、知母・

石膏・生甘草、滋潤作用を呈する生甘草・粳米・人参である。特に人参は本方の原方である白虎湯が高熱を清することを主目的として処方されるのに対して、高熱に必然的に随伴する脱水傾向の種々の症状を目標として加味され、津液の喪失を可及的に防止する。しかも、知母・石膏は明らかな清熱作用があっても、津液は喪失的に作用しないので、結局、本方の五味は全て津液保存的に作用する。

総じて、炎症などの高熱を清して津液の余分な喪失を防止する薬である。脱水を改善するという表現は誤解を生じ易い。

適　応

感冒、インフルエンザ、腸チフス、日本脳炎、流行性脳脊髄膜炎、その他のウィルス性感染症、咽喉炎、気管支炎、肺炎、感冒性胃腸炎、急性口内炎、脳卒中後遺症による煩熱感、自律神経失調症による煩熱感、熱中症、熱傷、日光皮膚炎、湿疹・皮膚炎群、温熱蕁麻疹、糖尿病、不明熱など。

論　考

❶『金匱要略』には白虎人参湯との方名でも収載されている。

❷本方の出典は、**『傷寒論』弁太陽病脉証并治上第五**に、「桂枝湯を服し、大いに汗出でて後、大いに煩渴して解せず、脉洪大なる者、白虎加人参湯之を主る」とあり、知母・石膏・甘草・粳米・人参を煎じ、米熟してから温服する。また、**弁太陽病脉証并治下第七**に、「傷寒、若しくは吐し、若しくは下して後、七八日解せず、熱結して裏に在り、表裏俱に熱し、時時悪風し、大いに渴し、舌上乾燥して煩し、水数升を飲まんと欲する者、白虎加人参湯之を主る」ともある。

更には、続いて「傷寒、大熱無く、口燥して渴し、心煩して背に微しく悪寒する者、白虎加人参湯之を主る」及び「傷寒、脉浮、発熱して汗無きは其の表解せず、白虎湯を与うべからず。渴して水を飲まんと欲し、表証無き者、白虎加人参湯之を主る」とある。

更に、**弁陽明病脉証并治第八**には、「若し渴して水を飲まんと欲し、口乾き舌燥く者、白虎加人参湯之を主る」とある。

❸ 一方、**『金匱要略』痓湿暍病脉証第二**に、「太陽の中熱は暍、是れ也。

汗出でて悪寒し、身熱して渇す。白虎加人参湯之を主る」とあり、更に**消渇小便利淋病脉証并治第十三**には、先の弁陽明病脉証并治第八の条文から若字を削去した条文が掲載されている。

❹『傷寒論』弁太陽病脉証并治下第七の最初の条文の方後には、「此の方、立夏の後、立秋の前には乃ち服すべし。立秋の後は服すべからず。正月二月三月は尚凜冷にして亦之を与服すべからず。之を与うるときは嘔利して腹痛す。諸々の亡血虚家、亦与うべからず。之を得るときは腹痛み、利する者、但之を温むべし。当に愈ゆべし」とあって、寒い時期には投薬禁忌とあるが、これは本方が基本的に清熱剤であるための配慮であって、実際問題上は投薬分量と服用期間の問題に帰着する。また、諸々の亡血虚家に対しては清熱すること自体が誤治なのではなく、腹部消化管に対する影響に配慮していることが読み取られる。それ故、ここでは大建中湯（708 頁）の合方も有用であるし、結局は投薬分量と服用期間に多大の注意を払うことになる。しかし乍ら、このような諸々の亡血虚家に対しても西洋医学的治療法としては消炎鎮痛剤の坐薬が処方されることが多いと思われる。そしてこの坐薬の作用機序は発汗して解熱するのであるから、解熱時に津液を喪失することになる。その点、本方は津液保存的解熱剤とも称するべきであるから、むしろ諸々の亡血虚家に対しては、先の工夫や投薬中の注意などを踏まえれば、却って望ましいのではないかと考えられる。

❺『注解傷寒論』弁陽明病脉証并治第八には、『傷寒論』の最後の条文に対して、「若し下して後、邪熱上焦に客するは虚煩を為す。此れ、下して後、邪熱上焦に客さずして中焦に客するは是れ、乾燥煩渇を為す。白虎加人参湯を与えて熱を散らし、燥を潤す」と解説される。

❻『傷寒論条弁』弁太陽病脈証并治下篇第三には、最初の原典条文に対して、「此れ、上の条（桂枝二麻黄一湯方）と同じくして大いに煩渇多し。蓋し、上の条に比すれば、汗更に出づること過多なり。津液を亡くして表裏に燥熱更に甚だし。白虎を用いて表裏の熱を両解し、人参を加えて其の燥を潤し、其の渇を消する所以也」とある。

❼『金匱要略論註』巻二・痓湿暍には、『金匱要略』の最初の条文に対して、

「註して曰く、此れ即ち潔古の謂う所の動きて之を得るは中熱と為し、陽証と為す也。謂う、太陽直中の暑熱は此れ、正暑也と。暑は熱盛んにして汗出づ。暑は邪を挟んで悪寒す。然れども悪寒すと雖も、暑の人を傷るには心先ず之を受く。故に身熱して渇し、熱は必ず気を傷る。故に治するに白虎加人参湯を以ってし、或いは蒼朮白虎湯を用ゆ。謂う、季夏には湿土、事を用ゆる故、亦陰湿を兼ぬる也と」とある。

❽『備急千金要方』巻第九傷寒上・発汗吐下後第九には、『傷寒論』弁太陽病脉証并治下第七及び弁陽明病脉証并治第八の四つの条文が略同文にて登載されているが、原典で「白虎加人参湯之を主る」が悉く「白虎湯に宜し」に改変されている。これは即ち、人参を無用と断じたに等しい。

❾**『太平聖恵方』巻第九・治傷寒七日候諸方**には、「傷寒七日、脉浮にして発熱し、汗無く、渇して水を飲まんと欲し、表証無きを治するには宜しく知母散方を服すべし」とあって、白虎加人参湯加葛根が処方されている。ここでは葛根の生津止渇作用も加味されていることになる。

巻第十・治傷寒煩渇諸方には、「傷寒にて大いに汗した後、煩渇し、熱解せず、脉大なる者を治するには、宜しく人参散方を服すべし」とあって、人参・知母・甘草・石膏を散と為し、生姜煎服するべく指示される。更には、「傷寒にて已に大いに汗した後、下利し、其の人煩渇して解せず、其の脉洪大なるを治するには、宜しく石膏湯方を服すべし」とあって、石膏・知母・地骨皮・甘草・人参を散と為し、粳米を入れて煎服するとも記載される。

一方、**巻第十一・治陽毒傷寒諸方**には、「陽毒の傷寒に桂枝湯を服して大いに汗出でた後、大いに渇し、煩躁解せず、脉洪大なる者を治するには、白虎湯之を主る」とあって、知母・石膏・甘草・粳米を細剉し、米熟して温服する。

❿**『傷寒活人書』巻第十八**には、（化斑湯）[一百二十]とあって条文もなく、人参・石膏・萎蕤・知母・甘草に糯米を入れて煎じ、米熟して温服する。尚、萎蕤は葳蕤で、人参の代用品と考えられた。

⓫**『小児衛生総微論方』巻第八瘡疹論**には、「白虎化斑湯　瘡疹赤黒く、

出でて快からず、毒盛んにして煩躁するを治す。或るひと云う、大虎湯と。大人の薬と為す者有るが、殊に孫真人の言を知らず。大人・小児の治を為すに別なく、但用薬の多少あるのみ」とあって、白虎加人参湯が指示されている。管見では、斑疹に対する本方そのものの最初の用例である。

⓬『**素問病機気宜保命集**』**巻中・解利傷寒論第十三**には、「……立夏の後、立秋に至る所の暑の間、傷寒の者は身に微涼多く、微しく自汗有りて四肢沉重し、之を湿温と謂い、又、之を湿淫と謂う。蒼朮石膏湯に宜し」とあって、蒼朮・石膏末・知母・甘草を水煎温服するべく指示される。『傷寒論』弁太陽病脉証并治下第七の後条文に対する解説である。

また、**巻下・消渇論第二十三**には、「人参石膏湯、鬲消にて上焦煩渇し、多く食するを欲せざるを治す」とあって、人参・石膏・知母・甘草を麁末と為して煎服する。尚、鬲消は消渇病の一つで、口渇多飲を主症状とする。

⓭王好古撰『**此事難知**』**巻之二・陽明証・傷暑有二**には、「白虎加人参湯　動きて暑に傷るるは、心火大いに盛んにして肺気全く虧く。故に身脉洪大なり。動きて火勝つ者は熱、気を傷る也。白虎加人参湯之を主る。辛苦の人、多くは之を得。知らずんばあるべからざる也」、続いて「白虎加蒼朮湯　静にして暑に傷るるは、火、金の位に勝ち、肺気、表に出づ。故に悪寒し、脉沉疾なり。静にして湿勝つ者は身体重き也。白虎加蒼朮湯之を主る。安楽の人、多くは之を受く。知らずんばあるべからざる也」と解説される。要は暑中の心得を説いているのである。

⓮『**丹渓心法**』**巻二・斑疹七**には、「化癍湯　傷寒、汗吐下の後、癍発し、脈虚するを治す」とあって、本方が化癍湯との方名で収載されている。それ故、発疹を伴う高熱性病変(多くはウィルス性感染症)にも適応となりうる。尚、本文には「守真、再び白朮を加う」とあり、劉完素が白虎湯加人参・白朮を処方したと述べている。実際、『**傷寒標本心法類萃**』**巻下**には、白虎湯の加法の一例として、「一法は本方(白虎湯)加人参・白朮」とも記載される。

⓯『医学正伝』巻之八小児科・痘疹六には、「胃爛斑、陽明の胃実にて下すを失するに因り、或いは之を下すこと太だ早くて致す所なり。化斑湯、罷

氏が石膏湯に宜し」とあって、「○化斑湯即ち、白虎加玄参也」と解説される。尚、胃爛斑とは胃の糜爛によって発するとされた斑のことである。

⑯**『医方考』巻之一・暑門第四**には、「人参白虎湯　人参・石膏・知母・甘草。暑月、熱に中たり、汗出でて悪寒し、身熱して渇し、脉虚する者、此の方之を主る」とあって後、「暑は陽邪也。人に中たるときは衛を傷る。衛虚するときは表を固むること能わざる故に汗出でて且つ悪寒す。表に暑邪有る故に身熱す。裏に暑邪有る故に口渇す。暑は気を傷るる故に脉虚す。経に曰く、壮火、気を食らうと。故に人参・甘草を用いて以って気を補う。石膏は性寒、味甘辛。寒は能く熱を除き、甘は能く胃を調え、辛は能く肌を解し、以って其の静粛の令を行らせて煩暑を除く。西方の金神の象を得る故に白虎を以って之を名づく。之を用ゆる者、経に謂う所の其の鬱気を折るとは是れ也。知母は陰を滋し、腎を益す。易義に曰く、火炎するときは水乾く。故に知母を用いて以って水を益す。経に謂う所の其の化源を滋すとは是れ也」と、人参白虎湯の解説である。

一方、**巻之二・瘢疹門第九**には、「化瘢湯　石膏・人参・知母・甘草。胃熱の発瘢、脉虚なる者、此の方之を主る」とあって後、「○胃熱ある者、口燥・煩渇する也。胃は肌肉を主る。故に胃熱するときは肌肉瘢爛す。脉虚なる者、壮火、気を食らいて脉に力無くて以って充実する也。惟、其の胃熱する故に石膏の寒を用ゆ。惟、其の脉虚する故に人参の補を用ゆ。知母、其の栄を養い、甘草、其の衛を養う。此の方、即ち人参白虎湯なるのみ」と、結局は化瘢湯と命名されていても人参白虎湯であるとの解説である。

⑰**『医学六要』治法彙四巻・暑門・暑風卒倒**には、「人参白虎湯　中暑にて自汗・煩渇し、脉虚するを治す」とあって、人参・知母・石膏・甘草を粳米一撮を入れて煎じる。続いて「伏暑にて寒を作すも、熱未だ解せざるが如きには、宜しく五苓散を和して同煎服す。汗無く躁煩するが如きには桂を加えて煎服す。時に拘らず」と、ここでは白虎加人参湯合五苓散の処方も掲載されている。

⑱古林見宜著**『医療選方』五巻・痘疹四十二**には、「○化班湯、小児の班疹を治す」とあって、石膏・知母・人参・甘草を極細末と為して調下するか、

唇上に塗るかする。また、「頭痛を去り、昏を除き、疹子を発泄し、小児の瘖斑を治するに極めて妙たり」と記載される。

⓳さて、**『類聚方』白虎加人参湯**には、「為則按ずるに、此の方は白虎湯証にして心下痞鞕する者、之を主る」とあるが、今までの人参の薬効を考えれば、少し見当違いということになろう。但し、東洞は同箇所での引用条文に対して、「為則按ずるに、已上の四章、千金方は白虎湯之を主るに作る。外台も亦同じ。而して方後には傷寒論方と曰う。今、之に従う」と述べていて、先の❽の『千金方』の記載を不可としている。

⓴『東郭先生夜話』には、「石膏は大剤にして用ゆるに非ざれば其の効なし。如何となれば石膏は其の性強からざるもの也。故に白虎湯、竹葉石膏湯、其の外、石膏の入る薬、何れも他薬とは其の量格別なり。余が平生用ゆるも、其の分量何れも大量なり。他医は石膏剤を与うること小量なる故に其の効なし」と記載される。

湯本求真も**『皇漢医学』第参巻・白虎加人参湯方**には、「知母 6.0・石膏 20.0—100.0・甘草 1.8・粳米 12.0・人参 3.0」と指示している。

㉑一方、『蘭軒医談』には、「石膏はすべて外邪痘疹などに用ゆるには心得あるべきことなり。妄りに用ゆべからず。故に白虎湯を用いんと欲するときは先ず試みに一椀の冷水を与えて飲ましむべし。それにて大汗淋漓として却って愈ゆることあり。これ白虎の軽法なり。……」と、ここでは全体の論旨としては、『東郭先生夜話』とは対立的である。

㉒**『類聚方広義』（下）・白虎加人参湯**には、「霍乱にて吐瀉後、大いに熱して煩躁し、大いに渇して飲を引き、心下痞鞕して脈洪大なる者を治す。消渇にて脈洪数、昼夜に飲を引いて歇《や》まず、心下痞鞕し、夜間に肢体煩熱すること更に甚だしく、肌肉日々に消鑠《ショウシャク》する者を治す。瘧病の大熱燬《や》くが如く、譫語して煩躁し、汗出づること淋漓として心下痞鞕し、渇して飲むこと度《はか》り無き者を治す」と、郭れも渇して飲水する症状が共通項であろう。

㉓本方は西洋医学的にも条文の意味は理解し易い。白虎湯が高熱状態を清する作用を主とするのに対し、人参を加味してそれによる脱水を制する作用を主とするからである。しかし、人参は生津作用といっても、実際に

津液を生ずるのではなく、水分の喪失を可及的に抑制したり、循環血液量を加及的に保持することを意味する。

㉔そのため、**『漢方と漢薬』第二巻第九号・白虎湯及白虎加人参湯に就て**で、奥田謙蔵先生は、「白虎湯に於ては一言も渇に及んでいないが、白虎加人参湯に於ては必ず渇を挙げている。……白虎加人参湯証に渇を挙ぐるものは、方中に石膏あるが為に非ずして、人参あるが為である。蓋し此方の、熱邪裏に在るを清解するは、白虎湯に同じきも、更に同時に、水分亡失に因れる煩渇を治するの効に至っては、全く人参に在ると思う。……原本に於ては……何れも煮て何升を取るの指定がない。これ或いは粳米を用うる薬方は、米の熟するを期として薬汁を取り、之を服すべしとの謂いではなかろう乎」と述べられている。結局、『千金方』と『太平聖恵方』巻第十一では、条文中に渇を挙げているにも拘らず、薬味に人参を含んでいないことに成る。

㉕著者は十余年前、アトピー性皮膚炎の 27 歳女性を担当した。白虎加人参湯を処方したく思ったが、以前に某病院で同薬を処方され、却って悪化したと。検査をすると、甘草・粳米にアレルゲン反応陽性だったとのこと。そこで、紅参末と石膏エキス散のみを処方したところ、1 週間後、顔面病変が著明に改善していた。唯、残念なことに腹診時下腹部に腫瘤を発見し、直ちに大学病院に入院したが、間もなく不帰の客となってしまった。

著者は今でも入院中に書いてくれた、感謝する旨の葉書を大事に仕舞っている。

㉖著者は少し前、老年期デメンチアと関節リウマチの 90 歳女性を担当していた。夫に暴力を振るうのが理由でグループホームに入所となった。一見したところ、痩せ型であまり血色は良くない。関節リウマチの治療に桂芍知母湯（278 頁）を処方し、大抵はそれで安定しているが、時に罹患関節に炎症が再燃し、熱感を呈するようになる。そのとき、桂芍知母湯はそのままで、白虎加人参湯を暫く続けると、また関節の熱感は消失する。そうなれば、白虎加人参湯のみ中止とし、桂芍知母湯を単独で継続していた症例である。

茯苓飲

出典　『金匱要略』

主効　急性、止嘔開胃、利水。

上部消化管の蠕動運動を正常化し、停滞した痰飲を捌く薬。

組成

茯苓5　人参3　白朮4　枳実1.5　陳皮3　生姜0.8～1

解説

【茯苓】…組織内及び消化管内に過剰に偏在する湿痰に対して、偏在を矯正して過剰水分を利尿によって排除すると共に、同時にこの偏在の矯正によって眩暈・動悸などを治療し、脾胃の補益作用も発揮する。『薬性提要』には、「脾を益して湿を除き、心を寧んじて水を行らす」とある。

【人参】…大補元気の効能があるが、本方では消化管の機能障害による上腹部痞塞感・食欲低下・口苦感などに対して機能回復すると共に、低下した消化管機能を補脾健胃する。

【白朮】…消化機能低下や吸収能低下による消化管内及び組織内の過剰水分に対し、補脾健胃することによって止瀉し、過剰水分の偏在を矯正して利尿するだけでなく、虚証による自汗に対して止汗する。

【枳実】…消化管内の種々の原因による膨満感・痞塞感に対して、胃腸蠕動を促進して消化管内の炎症性産物や不消化便などを排除する。その他、体内に結実した種々の炎症性・化膿性などの病理的硬結を消散させる。

【陳皮】…代表的な理気薬で、上腹部膨満感・食欲不振・嘔気・嘔吐などの急性胃炎、急性消化不良症などに対して、胃の蠕動運動を推進する。また粘稠な白痰が多く、咳嗽・呼吸困難を来たすとき、化痰して燥湿し、鎮咳祛痰する。全て能く中を調えて燥し、滞を導く。

【生姜】…胃液分泌を亢進し、止嘔して順方向性の蠕動運動を促進し、消化吸収・健胃作用などを発揮する。

以上の薬味は、人参・枳実・陳皮・生姜で上腹部の痞塞感・膨満感・嘔気・嘔吐などの蠕動運動の異常を正常化し、茯苓・白朮・陳皮によって過剰に偏在した水分、具体的には消化管、特に胃部に偏在した水分を矯正する。

総じて、上腹部消化管の蠕動運動を正常化しつつ、停滞した消化管内の痰飲を化す薬である。主として胃を対象とする。

適　応

急性胃炎、急性消化不良症、感冒性胃炎、幽門痙攣、機能性ディスペプシア、逆流性食道炎、食道裂孔ヘルニア、食道憩室、胃液分泌過多症、胃心気症、呑気症、胸焼け、悪心、吃逆、噫気など。

論　考

❶本方の出典は、**『金匱要略』痰飲欬嗽病脉証并治第十二**の附方に、「外台の茯苓飲、心胸の中、停痰・宿水有りて自ら吐して水を出だして後、心胸の間、虚気満ちて食すること能わざるを治す。痰気を消して能く食せしむ」とあり、茯苓・人参・白朮・枳実・橘皮・生姜と指示される。

❷**『金匱玉函経二註』巻之十二痰飲咳嗽病脈証并治第十二**には、原典条文に対し、「〔衍義〕此れ、上中二焦の気弱に由りて水飲、胃に入り、脾、肺に転帰すること能わず、肺、水道を通調すること能わず、以って停積を致し、痰と為り、水と為る。之を吐するときは気を下し、因りて上逆し、心胸に積み、是れを虚と謂い、気満ちて食すること能わず。当に先ず中気を補益し、人参・白朮を以って逆気を下し、停水を行らし、茯苓を以って積を逐い、気満を消し、枳実を以って諸気を調え、脾胃を開きて上焦に推布し、凝滞を発散するを宣揚し、陳皮・生姜を頼みて使と為す也」と解説される。

❸**『金匱要略論注』巻十二・痰飲欬嗽**には、原典条文に対して、「註して曰く、此れ、痰飲を治する善後の最も穏当の方なり。心胸の間は大いに吐するに因りて虚する故に参を加う。設し、大いに吐するに非ざれば参無く、枳実を減ずるも亦可とす。俗医謂う、陳皮を用ゆるは即ち参の力を減ずと。此では、唯に陳皮を用ゆるのみならず、且つ枳実二両を加う。補瀉并行して何ぞ其れ妙ならんや」とある。確かに虚実併存の一面は事実であろう。

❹**『編註金匱要略』巻十二・痰飲**には、原典条文に対して、「脾虚して胃

と与《とも》に津液を行らさず、水蓄、飲を為して胸膈の間に貯え、満ちて上溢す。故に自ら水を吐出して後、邪去りて正虚し、虚気上逆して満ちて食すること能わざる也。所以に参・朮大いに脾気を健やかにし、新飲をして聚まらざらしめて、姜・橘・枳実以って胃家未だ尽きざるの飲を駆りて日々に痰気を消して能く食せしむるのみ」と、ここでは補気によって祛邪するという主旨である。

❺原典の本方の方後に、「人の行くこと八九里如りにして之を進む」とあるので、これ位の時間間隔をもって服薬を重ねる必要があることになる。

しかし、その章句の前に温の字があるが、一般的に嘔吐症状があるときには、温服は却って症状悪化させることが多く、冷服の方がよい場合が多い。正に本来の「飲」と為すべきであろう。

❻**『外台秘要方』巻第八痰飲・胃反・噎・鯁等・痰飲食不消及嘔逆不下食方**には、「延年の茯苓飲、心胸の中、停痰・宿水有りて自ら水を吐して出でて後、心胸の間、虚気満ちて食すること能わざるを主る。痰気を消して能く食せしむる方」とあって、原典の後条文の他に、「酢物・桃・李・雀肉等を忌む」とも記載される。

そして、後条文の最後には小字双行注にて、「仲景の傷寒論は同じ。第十七巻中に出づ」と記されるので、本方は元々当時の『傷寒論』に同じく登載されていたことが分かる。また、「延年」第十七巻中に掲載されていると云う。この「延年」は『延年秘録』であろうか。

❼更には、**同巻・風痰方**に、「又(延年)茯苓湯、風痰の気発し、即ち嘔吐して欠呿《ケッキョ》し、煩悶して安からず、或いは痰水を吐く者を主る方」とあって、茯苓・人参・生姜・橘皮・白朮を煎服する。即ち、この処方は茯苓飲去枳実である。この処方も「延年」第十七巻中に掲載されていると云う。

そして、その次々方では、「又(延年)茯苓飲、風痰の気にて水を吐嘔する者を主る方」とあって、本方そのものが登載され、最後に小字双行注にて、「張文仲処す。並びて第六巻中に出づ」とあって、この処方は「延年」第六巻中に掲載されていると云う。

ここで、以上の諸処方を(**表 23**)に示す。

（表 23）

※単位は両	茯苓	人参	白朮	枳実	橘皮	生姜
金匱要略　茯苓飲	3	3	3	2	2.5	4
外台・痰飲食不消及嘔逆不下食方　茯苓飲	3	2	3	2	1.5	4
外台・風痰方　茯苓飲	2	2	2	1	1.5	4
外台・風痰方　茯苓湯	3	2	2		2	2

即ち、「延年」には薬味量を異にした二種類の茯苓飲が掲載され、一方は当時の『傷寒論』と同じで、もう一方は張文仲方と同一であると云うも、以上の如く何れも薬味量は異なっている。

❽『聖済総録』巻第二十五・傷寒門・傷寒嘔噦には、「傷寒の後、胸膈に気満ち、嘔噦して飲食納まらざるを治する茯苓湯方」とあって、白茯苓・陳橘皮・枳実・人参・白朮・五味子・半夏を粗末して姜棗煎服する。即ち、この処方は茯苓飲加五味子・半夏・大棗と言えよう。または六君子湯去甘草加枳実・五味子でもある。

❾**『鶏峰普済方』巻第十八・痰飲**には、茯苓飲が延年茯苓飲子の方名で収載されている。条文は原典と比して、「自ら吐して水を出だして後」⇒「水を吐して出だして後」、「能く食せしむ」⇒「人をして飲食せしむ」と、僅かの字句の変更があり、薬味記載も「橘皮」⇒「黄橘皮」と変更されている位である。尚、延年は『外台秘要方』に云う「延年」のことである。

❿原典条文の解釈として、胃中の停痰・宿水は邪実であり、この邪が実することによって胃気が傷害を受け、嘔吐後に心胸の間に虚気が満ちている訳であるが、**『金匱要略註解』巻之十二・痰飲欬嗽病脉証并治第十二・茯苓飲**には、「喩昌が曰く、積飲既に去りて虚気其の中に塞満し、食を進むること能わざるを治す。……」とあって、既に邪が去って虚気のみ残り、それで食欲不振に陥っているとの解釈である。嘔吐後に、強い疲弊感を覚え、心窩部に力が入らないことはあるが、この状態ならば間もなくして自然に回復し得るのであるから、著者は未だ現在、停痰・宿水の邪は実していて、その邪によって正気も傷害を受けて虚気が満ちていると考える。

それ故に著者は、停痰・宿水を祛邪するのが第一で、正気を扶助する効果は飽くまで補助的であると解釈する。

⓫**『類聚方』茯苓飲**には、「為則按ずるに、当に心下痞鞕証有るべし」とあり、**『方極』**には、「心下痞鞕にして悸、小便不利、胸満して自ずから宿水を吐する者を治す」とある。

⓬**『医事談』**には、「茯苓飲の主治、水腫にて小便利せざる者、或いは脚気腫満にて衝心する者」と簡単に記載される。

⓭**『類聚方解』茯苓飲**には、「裏病也。心胸間に停痰・宿水有りて気逆し、血気急なる者を治す。其の証に曰く、停痰・宿水有りと。又曰く、水を吐出するは、此れ血気急也と。又曰く、気満ちて食すること能わず、此れ、水、気を閉じて循らざれば也。凡て停痰・宿水有る者、吐水しても渇せず、或いは心下満痛すと雖も、此れ停水の証也と」とあり、停痰・宿水の証であると云う。

⓮**『古方便覧』（坤）・茯苓飲**には、「○心胸の中に停痰ありて、宿水を吐し、或いは噦《しやくり》し呑酸し、或いは心下悸し、胸満或いは小便不利するものを治す。……○痰涎卒《にわ》かにふさがるに用いて効あり。……」とあって、治験例として「○一婦人年三十六。反胃を患《うれ》うること已に七月、腹中雷鳴して、二便或いは下利或いは利せず。面目浮腫・心下悸痞し、時に陰戸鳴ること転失気の如し。此の方をあたえて大いに効を得たり」とある。

⓯**『成蹟録』巻之上**には、「筑後の某氏の婦人、胃反を患うること九年、医を更うること数人、未だ嘗て少しも効有らず。先生之を診す。心下攣結し、吐せども渇せず、口爽利ならず、心胸の間に痰飲有り。茯苓飲を与え、数日にして愈ゆ」との症例が掲載される。

⓰『叢桂亭医事小言』巻之七・叢桂亭蔵方には、「丁字湯　澼嚢病にて旧腹痛し、宿水を吐し、食を得れば痛み劇しく、嘈雑・噯気して酸臭、鼻を衝き、昏暮に至りて終日の食する所の物を吐し、吐後には痛み失するが如く、次の日又、前状を作す者を理する方」とあって、茯苓飲加牡蠣・呉茱萸・甘草と指示される。後条文には「生冷・粘滑・魚・鳥肉・油膩・酒・餅等の物を忌む」とあって、更に食養について詳細なる解説が展開されている。

⓱**『梧竹楼方函口訣』巻之二・痰飲類**には、「延年茯苓飲　此の方の症、

痰持ちの人の胸膈へべったりと水聚まりて宿水を嘔吐し、食物は本より寒晒《カンサイ》の類までも食すれば、直ちに嘔すると云う症に用ゆ。痰火と見え、余程熱ありて脉浮滑、面赤く甚だしき者は時々錯語する者もあり。兎角胸膈中に面悪き者也。胸間虚気満不能食と云う症、面白し。又、転じて平生酒家留飲にて心下へ水あつまり、或いは痛み、或いは嘔する者、此の方に半夏・旋覆花・葛根を加え用う。何れも人参は時に臨みて斟酌すべし」とあって、他書にはない観点からの解説が展開されている。

⑱**『類聚方広義』（下）・茯苓飲**には、「……老人、常に痰飲に苦しみ、心下痞満し、飲食消せず、下利し易き者を治す。又、小児乳食化せず、吐下止まず、并びに百日咳し、心下痞満して咳逆甚だしき者を治す。倶に半夏を加う。殊に効有り。……」とあって、ここでは半夏の加味が指示され、茯苓飲合半夏厚朴湯（991 頁）の方意を含むことになる。

⑲鮎川静先生は**『漢方と漢薬』第六巻第九号・風外山房治験――立秋三題――・茯苓飲証**で、「三十四歳男子、……左肺上・下部、右肺上部浸された肺結核だと診断されました、という。……成程、血色は良くない。肥えてもいない。然しその気力から想像してそれ程進んだ結核と思えない。亦、結核であっても此の男だったら必ず治ると思えた。咳嗽無し、微熱無し、唯、毎朝黄色粘稠の液が口腔に溜ると云う。腹診に依り著明な胃内停水と、従って胃腸の弛緩状態があり、聴診に由り呼吸音疎裂なところ、亦呼吸音不純なところ、時としてラッセルを何処とも無く聴き得た。水毒著明な患者には時折見受ける症状で固有の胸部疾患の徴候で無く、此の場合、胃内停水の余波である。茯苓飲適応の証である。廿日分投与。廿日目に来院、愈々元気潑剌見違える様になって来た」という症例を報告されている。

⑳**『漢方診療の実際』茯苓飲**には、「本方は胃内停水を去る効があるので、溜飲症・胃アトニー症・胃下垂症・胃拡張等に応用される。その目標は胃部停滞感・呑酸・嘈囃・胃内停水で、腹壁は一般に軟らかいが心下部には抵抗を触れることが多い。また屢々食慾不振・悪心・胃部疼痛・腹部動悸の亢進、小便減少等の症状を伴う。便通は下痢し易いこともあり、便秘勝ちのこともあって一定しない。……本方は前記病症の他に胃性神経衰弱

症・胃癌・小児の胃腸障害に応用される。溜飲症で呑酸・嘈囃、空腹時胃痛を訴えるものには本方に呉茱萸・牡蠣を加えて用いる。また胃内停水が著明で、悪心・嘔吐の傾きある者には半夏を加えて用いる」とある。

㉑龍野一雄先生は**『日本東洋医学会紀要』第一輯・傷寒論金匱要略要方解説・茯苓飲**で、原典の条文に対して、「胃水の停水ははけ口を吐に求めて自然に排出され、吐した後は胃内には一時停水がなくなり、吐によって気虚する。気虚は上衝か若しくはその部位で気痞を起こすかどちらかだが、今は上衝はなく心胸間の気満となる。満のために胸元がつかえて空腹感はあるにもせよ、食べることが出来ない。そこで茯苓・朮で水を調節し、人参で虚を補い、枳実・陳皮で気を順らし満を去るのである」と、胃内停水のはけ口との表現は適確である。

㉒一方、**『症候による漢方治療の実際』茯苓飲**には、「食欲がないというよりも、胃部にガスが充満して食べられない場合に用いる。ひどい時は、胸がいっぱいになって仰臥できないことすらある。四君子湯や六君子湯の証よりも腹力があって膨満している。噯気が出る。水が口に逆上してくる。このような場合にこの方を用いる」との解説である。

ここでは原典にいう「虚気」が胃内に充満したガスと解釈されている。しかし、「停痰宿水」にしろ、充満ガスにしろ、基本的には、澼囊病であることが本方の主治であり、幽門部の緊張を緩解し、蠕動運動を正常化することが治療に直結する。その意味からすれば、原典にいう「虚気」は必ずしもガスの意味ではない。

㉓**『東医雑録』(3)・気と気剤——分心気飲の一側面から見た——**で、茯苓飲は先ず上部消化管機能異常症候群の内、逆流症に分類されている。「主治をみれば、胃内に停水多く、振水音を多量に認め、悪心がなくて水を吐出し、心下部の膨満感があり、食べたくても食べられない者に用いる。胃内停水(胃カタールを兼ねる)がある、食道の逆流現象の治療方剤である。茯苓・白朮・生姜で胃内の水分を除き、陳皮・白朮・生姜・人参は食欲を進め、健胃作用がある。枳実は蠕動を正常にし、逆蠕動や逆流を防ぎ、胃の内容を速やかに腸に送る。胃(や腸)のアトニーに対しては、筋肉の緊張を

よくし、運動をよくする作用がある。普通、胃内の水を除く作用を強めるため、（炎症症状が強くないから）呉茱萸を加え、酸（むねやけ）があれば牡蠣を加える。……原南陽の加法である」と解説される。

㉔**『高齢者の漢方治療』食欲不振・茯苓飲**には、「本方は先の六君子湯と構成薬味上類似するが、最大の差は半夏と枳実である。六君子湯中の半夏は制吐・止嘔作用を主としているのに対して、本方中の枳実は蠕動促進作用が主である。即ち、六君子湯は胃の口側にも肛側にも効くが、本方は胃の肛側の方に一層効くように構成されている。また、六君子湯は胃の排出能低下と貯留能低下の両方共に効くが、本方は胃の排出能低下に重点が置かれている」と述べ、原典に云う虚気とはガスのことではなく、「嘔吐後の強い疲弊感のこと」である。

茯苓飲合半夏厚朴湯

出典 本朝経験方

主効 止嘔健胃、利水、鎮痙、上部消化管。

茯苓飲の薬能を多面的に強化した薬。

組成

茯苓5　人参3　蒼朮4　枳実1.5　陳皮3　生姜1
半夏6　厚朴3　蘇葉2

茯苓飲	人参　白朮　枳実　陳皮	茯苓 生姜
半夏厚朴湯	半夏　厚朴　蘇葉	

解説

本方は文字通り、茯苓飲(983頁)に半夏厚朴湯(950頁)を合方したものである。

【茯苓飲】…上腹部消化管の蠕動運動を正常化し、停滞した消化液・分泌液・飲水などを捌く薬である。

【半夏厚朴湯】…上部消化管及び気道の痰飲による諸症状と梅核気他の種々の鬱状に対する薬である。

本方はまた、茯苓飲加半夏・厚朴・蘇葉とも、六君子湯去甘草・大棗加枳実・厚朴・蘇葉とも表現される。

【半夏】…代表的な制吐薬であり、種々の原因による嘔吐に対して、中枢性にも末梢性にも制吐作用を発揮するが、特に胃内停水による嘔吐によく奏効する。また消化器系・呼吸器系などの種々の湿痰による諸症状に対しても燥湿化痰して緩解する。また、鎮静作用もあり、頭痛にも効を奏する。

【厚朴】…急性消化不良症などで炎症性産物が消化管に多量に貯留したり、あるいは下痢を来たしたりするとき、炎症性産物を排出し、過剰な消化管の緊張を緩解して止瀉し、鎮痛する。また、気道の平滑筋に対しても鎮痙して呼吸困難を緩解する。

【蘇葉】…外感病に対して、生姜と共に軽度の発汗作用を発揮して解表する他、脾胃の機能を順方向性に促進し、消化吸収を高めると共に、魚介類による中毒にも有効である。

一方、エキス製剤では白朮に代えて蒼朮が処方される。蒼朮は脾胃に対する補益性はあまりないが、祛湿する効能は強い。

結局、茯苓飲の大きく二つに分けた薬能のうち、過剰に偏在した水分、具体的には胃内停水を捌く作用として、茯苓・蒼朮・陳皮に半夏が加味され、一方では上腹部の痞塞感・膨満感・嘔気・嘔吐などの蠕動運動の異常を正常化する作用として、人参・枳実・陳皮・生姜に、半夏・厚朴・蘇葉が加味されているが、特に厚朴の加味は消化管及び気管支の平滑筋に対して鎮痙的に作用するので、単に蠕動運動を促進するだけでなく、過緊張を緩解するという意味に於いて重要な薬味であり、また、蘇葉・生姜の軽度の発汗解表作用は弱い外感病に対してならば、対応し得ることも表わしている。

総じて、茯苓飲の薬効を必要とする病状に対して、更に多面的に薬能を発揮するように配慮された合方である。但し、半夏厚朴湯の有つ気道の痰飲に対する諸症状を軽快する作用も認められるし、外感病に対する弱い発汗解表作用も認められるが、付随的である。

適　応

急性胃炎、急性消化不良症、感冒性胃炎、機能性ディスペプシア、食道アカラジア、幽門痙攣、神経性嘔吐症、逆流性食道炎、食道裂孔ヘルニア、食道憩室、咽喉頭異常感症、胃心気症、呑気症、ノイローゼ、不安障害、ヒステリー、気鬱症など。

論　考

❶本方の出典は不詳である。先の茯苓飲の**論考❽**の如く、『聖済総録』には茯苓飲加五味子・半夏・大棗が登載されている。

❷『万病回春』巻之二・痰飲に二陳湯（891頁）が掲載されていることは既に述べた。但し、その加減法の一つに、「脾虚して痰を生ぜば白朮・人参・白芍・枳実・砂仁・桔梗を加う」とあり、この加味方は結局、茯苓飲加半夏・甘草・白芍・砂仁・桔梗であり、二陳湯加味方が茯苓飲加味方でもあ

ることになる。

❸さて、『衆方規矩』巻之中・痰症門には、先の『万病回春』の加味方がそのまま登載されていて、更には同巻・心腹痛には、半夏厚朴湯が大七気湯の方名で収載されている。方後の加法には、「○七気鬱結して五臓互いに相《あい》刑尅し、陰陽和せず、揮霍変乱し、吐利交々《こもごも》作こらば、芍薬・陳皮・人参を加えて、生姜・棗を入る」とあり、ここでは半夏厚朴湯加味方は掲載されているが、茯苓飲そのものの方意を含むとは言い難い。

❹亀井南溟著『病因備考』嘔吐噦には、「軽症は小半夏湯、茯苓加半夏湯、可也。其の重症に至りては、以って効を得難し。或いは虫、或いは滞食、或いは留飲、苟くも此の証有るときは皆吐剤を服して之を吐すべし。吐後、其の症候を詳らかにし、緩やかに利膈の剤を服すべし。……」とあって、ここでは茯苓飲加半夏が処方されている。

❺一方、『方読弁解』中部中ノ一・嘔吐反胃・茯苓飲には、「……方中陳皮、気を下す故に後世、小半夏加茯苓湯にも陳皮を加えて二陳湯と名づけ、気を下し、停飲・留飲を治すと云えり。陳皮を用いて気を下すこと、古方・後世共に同意なり。千金七気湯も陳皮を用いて気を下す。然れども半夏・茯苓に陳皮を合するは後世の方也。茯苓・白朮・人参に陳皮を合するは即ち古方なり」とあって、茯苓飲加半夏は後世の方になるのであろう。

❻『校正方輿輗』巻之七・痰飲　欬嗽には、茯苓飲が原典の条文と共に登載され、続いて「○此の方、膈間の停痰・宿水を退け、食を進む。平にして善なるの剤也。後世、異功散、四君子湯、六君子湯など皆此の方より変化し来たる」と解説される。そして、次方には半夏厚朴湯が掲載されている。両者の接点は無い。

❼『内科秘録』巻之七・噎膈には、「膈噎等の難症に至っては謹んで古方を投じ、堅守して百に一生を求め、専ら仁端を旨とすべし。其の症の変遷するに及びて、痰多く屢々嘔吐するものは半夏厚朴湯、茯苓飲加呉茱萸を撰用す」とあり、ここでも両者の接点は無い。尚、仁端は仁の端《はじ》めで、『孟子』巻第三・公孫丑章句上に云う惻隠の心、即ち憐れみの心のことである。

❽さて、茯苓飲の**論考⓲**の如く、『類聚方広義』（下）・茯苓飲には茯苓飲加

半夏が掲載され、『証治摘要』黄胖には茯苓飲加厚朴湯があるが、著者の検索では大正以前の文献にはどうも掲載されていないようである。

❾『皇漢医学』第弐巻・茯苓飲方にも、「茯苓・人参・朮各 7.0・枳実 5.0・橘皮 6.0・生姜 9.5、煎法用法同前本方にも亦半夏を加うるを佳しとす」とあって、前とは橘皮竹筎湯のことであり、そこにも小字双行にて「余は常に半夏 7.0 以上を加用す。是れ本方、小半夏湯合方の意なり。妙効ある所以とす」と記載される。即ち、茯苓飲加半夏は茯苓飲合小半夏湯であることを述べている。

❿著者が目睹した本合方の最も古い文献は、大塚敬節先生の論文である。昭和 13 年の**『漢方と漢薬』第五巻第六号・半夏厚朴湯に就て**で、「……右の如き症状であるから、附添を要する病人ではないに拘らず、主人を随伴したところに、半夏厚朴湯証らしい匂いがするのである。但し半夏厚朴湯証の如くにして、食欲不振、胃内停水著明の者には、予は習慣上、茯苓飲を合方しているので、此の患者も亦半夏厚朴湯合茯苓飲として投薬する。七日分服し了ると再び来院した。曰く、非常に具合がよいが、未だ一人では外出する気にはなれないと。よって更に七日分を服し、今度は一人で来院した。その後三週間分前後合して五週間の服用で、発作性心悸亢進、目眩は消散し、食欲も出て来たので一旦服薬を中止した」とあることに拠るが、ここで大塚先生は文面から見る限り、この症例以前にも本合方を処方されていることが窺われる。

また、同じく半夏厚朴湯証については、「舌は湿濡している者が多い。苔は全くないか、あっても薄い白苔の程度である。若し厚い白苔がある様な時は、茯苓飲を合方として用いている」とも記載されている。

⓫昭和 16 年初版の**『漢方診療の実際』処方集篇**には、「[茯苓飲合半夏厚朴湯] 茯苓飲と半夏厚朴湯との合方なり」と記載され、循環器系疾患の内、心臓性喘息の項には、「呼吸促迫、胸中痞塞の状があり、心下部痞満するも、堅硬ならざるものに、此の方を用いて効を得ることがある」と記述されているものの、昭和 29 年改訂版の**同書・処方集篇**には、「[茯苓飲合半夏厚朴湯] 茯苓飲と半夏厚朴湯との合方」とあるだけである。

⓬龍野一雄先生は**『日本東洋医学会紀要』第一輯・傷寒論金匱要略要方解説・半夏厚朴湯**の中で、半夏厚朴湯の類証鑑別として、「茯苓飲　胃部痞感、拍水音、虚性体質等は共通だが、此方は気動を主とし、本方(半夏厚朴湯)は気静を主とする」と記されている。すると、茯苓飲合半夏厚朴湯は気動であっても気静であっても、胃部痞感、拍水音、虚性体質が適応となるというのであろう。

⓭昭和 34 年初版の**『漢方診療三十年』**には、腹満して下痢する冷え症の婦人に、先ず、理中湯去朮加附子で一旦軽快した症状が途中で悪化したので、茯苓飲に変更するとまた下痢が再発した。そこで、茯苓飲合半夏厚朴湯に再度変更したが、全く効果が無いとのことで、再び理中湯去朮加附子で治療した症例が収載されている。

⓮一方で、**『漢方一貫堂医学』一般後世方治験・胃疾患**では、矢数格先生は「私は最近、一般の胃疾患には、半夏厚朴湯(処方略、以下同じ)合茯苓飲、あるいは香砂六君子湯、あるいは平胃散合茯苓飲の以上の三方の合方、あるいは加方をしばしば用いている。これらの処方はその効なかなかにあなどるべからざるものがあり、私は現在、一般の胃疾患には、ほとんどこれだけで処理していると言ってもよいほどである」とあって、本方は矢数格先生の頻用処方であることが明記されている。更に、**同書・序**には、「私はその最も意義ある企てとして、森道伯先生伝を改編し、一貫堂医学大綱に筆を加え、新たに戦後の経験を追加し、これを『漢方一貫堂医学』と改題して出版することとした」ともあり、初版は昭和 39 年である。実際、『森道伯先生伝』には茯苓飲合半夏厚朴湯は掲載されていない。

これらの事実より、恐らく矢数格先生が戦後の経験として、茯苓飲合半夏厚朴湯を処方されるに至ったことは間違いないものと思われる。そうすると本合方はやはり、戦前の大塚先生の創意になる合方である可能性が強くなるが、大塚先生以前に溯及し得ないとも断定する訳にはいかない。何れにしても近年の我が国に於いての工夫であることは間違いないだろう。

⓯**『東医雑録』(3)・気と気剤——分心気飲の一側面から見た——**で、半夏厚朴湯合茯苓飲〔解説〕には、「即ち、半夏厚朴湯は半夏・生姜の鎮嘔の薬

物を配合している。厚朴と枳実があえば、消化管の痙攣を除き、蠕動運動を調整し、胃部の膨満感と逆流を防ぐのである。前述の茯苓飲の証のうえに、悪心、嘔吐(嘔吐反射)があるときに用いる」と、アンダーラインは元々記載されているものである。

⑯**『中医処方解説』茯苓飲・処方解説**では、「本方は胃の溜飲症に対する代表処方である。……悪心・嘔吐がつよければ、半夏・縮砂・呉茱萸・丁香を加えるか、半夏厚朴湯を配合する（茯苓飲合半夏厚朴湯）。気虚の程度がつよければ黄耆を加え、冷え・寒けがつよければ乾姜・附子を配合する」とあり、また、**運用の実際**では、「1）反すう症……。2）逆流性食道炎および逆流現象　胃内容の逆流現象に対しては枳実が主薬となるので、橘皮枳実生姜湯が中心になる。これに胃液の量が多い状態が加われば、茯苓・白朮を加えた茯苓飲が必要となる。胃液の酸度が高くて、食道に炎症をおこし、充血・発赤・ビランを生じたときには、黄連・山梔子などを加える。悪心・嘔吐・胃カタルのあるときには半夏を加える。この状態には順気和中湯加牡蠣などが適当である。胃液が多くなければ清熱解鬱湯がよい。エキス剤では、茯苓飲合半夏厚朴湯に黄連解毒湯を少量加える。茯苓飲合半夏厚朴湯は、食道・噴門のジスキネジー、嘔吐反射、精神的ストレスによる嘔吐にも有効である」と記載される。

一方、**同書・呉茱萸湯・運用の実際**には、「1）嘔吐　……幽門部の機能異常を緩解するのが呉茱萸・枳実である。また、胃内の分泌過剰を吸収するのが白朮・茯苓・呉茱萸である。悪心・嘔吐には半夏・生姜・呉茱萸が奏効する。したがって、上の状況には呉茱萸湯が適し、悪心も寒証もみられないときには茯苓飲、寒証がなく悪心をともなうときには茯苓飲合半夏厚朴湯がよい」とも記載される。

⑰**『薬局製剤　漢方194方の使い方』茯苓飲合半夏厚朴湯**で、目標として「半夏厚朴湯と茯苓飲のそれぞれの証を兼ねたものが目標になる。即ち、平素より胃腸弱く、アトニータイプで貧血傾向あり、疲れ易く足は冷える、口舌は湿潤して舌苔はないか、あっても微白、大便は硬軟不定、小便は近い方が多い。消極的な性格だが内面は神経質で不安感が多い。以上のよう

な人で胸部、胃部に停滞膨満感、咽喉部異物感、発作性の心悸亢進、取り越し苦労、不安感を訴えるもの。悪心、嘔吐を伴うこともあるが、咽喉部の痞塞感として現れることもある。食欲は不振、頭痛、めまいの伴うこともある」と解説される。

⑱日本薬剤師会編**『漢方業務指針』改訂3版・茯苓飲合半夏厚朴湯**には、目標として「元来脾胃虚弱で皮膚筋肉の緊張やや悪く、かなり貧血症・無力アトニー型・足など冷え症で、体力は割合に低下し、疲れを感じやすい虚状だが、人参湯証よりはやや実証。口舌多くは湿潤、ほとんど無苔・ときに微白苔、便通は不定。おもな着眼症候は、胸中胃部の停滞痞塞膨満感（心下の抵抗は少ない）・咽中異物感またはその変症（心胸部異常感）・背景としての特有な気鬱神経症状の3つである」と、ここでは茯苓飲証に神経症状の加味された病状と表現され得よう。

附子人参湯

出典 『傷寒論』、『金匱要略』、『千金翼方』

主効 温裏、止瀉、全身鼓舞。

腹部のみならず、全身の冷えにまで及ぶときの薬。

組成

人参3　白朮4　乾姜3　甘草3　附子1

人参湯	人参　白朮　乾姜　甘草
	附子

解説

一般に方名は附子理中湯の方がよく知られている。本方は、人参湯(906頁)に附子を加味した処方である。

【人参湯】…腹部の冷えを第一義とする薬である。附子を加味した本方は、全身に一層の厥冷が及んだ症状が適応となる。

【附子】…代表的な全身機能賦活薬であり、救急時には心収縮力を強化し、ショックあるいはプレショック時の循環機能を改善する。また平時に於いては水滞を伴う虚寒症状を温補すると共に、それに因る疼痛や痺れも緩解する。『薬性提要』には、「大いに熱し、陽を回し、命門の火を補い、裏の寒湿を逐う」とある。

本方の五味の構成を四逆湯証の面から検討すると、四逆湯は甘草・乾姜・附子で、急性または慢性の全身の機能衰弱による厥寒証が適応となる。通脈四逆湯は四逆湯より乾姜・附子の配合量が多く、四逆湯より更に重篤な症状に用いられる。四逆加人参湯は四逆湯証で血・津液を増量させる必要があるときに適応となる。本方は、これに白朮が加わり、全身の過剰の非生理的水を捌いて補脾健胃する。この方意の流れからすれば、四逆加人参湯からの白朮の加味は必ずしも必要度の高い配合とは言えない。本方の人参湯からの加味展開と、四逆湯からの加味展開とは様相を異にする。むしろ本方は、人参湯合四逆湯と考えた方がよい。

総じて、腹部の寒証による冷痛・下痢の一層重篤な場合か、それが全身の機能衰弱にまで及んだ場合に処方される薬である。

適 応

人参湯証で厥冷症状の強い場合、人参湯証に全身の機能衰弱を伴う場合など。

論 考

❶本方の出典は『**和剤局方**』、『**閻氏小児方論**』、『**仁斎直指附遺方論**』等々と、説が多岐に亘る。但し、処方の出典は、附子理中円のように特定の方名が冠された処方を掲載した古典が該当するばかりではなく、方後の加減法を出典とする場合もある。本方や六君子湯(1129 頁)の場合は正にそれである。

❷一般的に、本方の出典は『**太平恵民和剤局方**』**巻之五・治痼冷** **附 消渇**に、「附子理中円　脾胃冷弱、心腹絞痛、嘔吐泄利、霍乱転筋、体冷微汗、手足厥寒、心下逆満、腹中雷鳴、嘔噦止まず、飲食進まざるを治す。壱切の沈寒痼冷並びに皆之を治す」とあり、人参・附子・乾姜・甘草・白朮を細末と為し、蜜円を煎服することに拠るとされる。尚、『和剤局方』では原書五巻本に収載されており、これは大観年間(1107 ～ 10 年)の刊行である。

❸一方、『**閻氏小児方論**』には、「附子理中円　脾胃寒弱、風冷相乗じて心痛し、霍乱にて吐利・転筋するを治す」と収載され、人参・白朮・乾姜・甘草・黒附子が指示されている。『閻氏小児方論』の著者・閻孝忠は銭乙の弟子で、『銭氏小児薬証直訣』を編集し、原序を著している。その中で、「大観の初め、余、汝海に筮仕《ゼイシ》せしとき、仲陽は老いたりき」と記述されている。実際、『銭氏小児薬証直訣』は宣和年間(1119 ～ 25 年)の成書であり、『閻氏小児方論』は更に以後の成書と考えられる。一方、『和剤局方』の本方収載は大観年間を下らないので、『和剤局方』の方が早期の登載であることは明白である。

❹一部の書では本方の出典を『**仁斎直指附遺方論**』としている。確かに**同書・巻十三・霍乱吐瀉・吐瀉証治**には、加減理中湯に、「若し寒気の為に

温気干からぶる所の者、附子壱両を加えて附子理中湯と名づく」とあるが、『和剤局方』の方が約150年程古い。

❺**『傷寒論』弁霍乱病脉証并治第十三**に理中丸が登載されていることは既に解説した。また、方後の加減法についても人参湯の**論考❷**で掲載した。その中、「腹満する者、朮を去りて附子一枚を加う」のは、結局の所、理中丸去白朮加附子であり、薬味構成上は四逆加人参湯と同一であっても、ここに云う加減法は本方そのものの記載には及んでいないが、本方成立の唯一無二の起点である。

❻**『傷寒総病論』巻三・発汗吐下後雑病証**には、「傷寒にて嘔吐止まず、悪寒し、脉細或いは浮遅には理中丸に宜し。兼ねて霍乱吐利及び傷寒後の発熱にて水停まりて喜々唾する者を治す」と、理中丸が指示される。その後の調理法に続いて、「霍乱にて臍上築する者、朮は宜しからず。湯を作すに朮を去り、桂一両半を加え、水三升にて煎じて八合を取り、之を稍熱服すべし。吐すること甚だしきには朮を去り、生姜一両半を加えて湯煎を作すこと前方の如くし、熱粥一椀を飲み、微しく之を温覆し、衣服を発掲する勿かれ。寒有りて腹満して痛み、或いは四肢拘急し、或いは下利して転筋するには生附子二枚を加え、湯を作して之を服す」とあって、『傷寒総病論』では理中丸そのものに生附子を加える用法が記載されている。即ち、附子理中丸である。尚、同書・原序には元符三年(1100)の黄庭堅序が付されているので、『和剤局方』原書五巻本より早期の登載である。

❼しかし乍ら、**『旅舎備要方』霍乱**には、「丸方　中暑の霍乱吐瀉にて、米穀化せず、臍腹疼痛して滑瀉の色白く、脚転筋して手足冷え、脾胃虚冷にして飲食を思わず、腹脹りて快からず、及び胸痺れて心痛み、并びに傷寒の陰経、病を受けて熱壮んならず、大便清穀して脉虚弱となりて暈《めまい》し、及び婦人の新産にて内虚するを治す」とあって、人参湯の四味が指示されている。

そしてその後、「吐すること多く、利すること少なき者、枳実三枚を取り、炙りて四つに破り、水三升煮て一升とし、一丸を和して服す。吐すること少なく、利すること多き者、乾姜一両を取り、水二升煮て一升とし、一丸を和して服す。頻りに吐利し、乾嘔する者、半夏半両を取り、湯洗して滑りを去り、水二升煮て一升を取り、一丸を和して服す。若し体疼痛して堪うべからざる者、水三升にて棗三枚を煮て一升を取り、一丸を和して服す。若し大いに吐利し、転筋する者、韮汁を以って腹腎を洗いて胸より足踝に至る。逆すること勿くば即ちに止む。若し体冷え、微しく汗し、腹中寒きには、附子一枚を取り、炮じて皮を去り、四つに破りて水二升煮て一升とし、一丸を和して服す。吐利悉く止まり、脉出でず、体猶冷ゆるがごとき者、諸湯を服して之を補うべし」と記載される。尚、腰は腎の府であり、腹腎を洗うとは、腹と腰を洗うの意味であろう。

ここでは、霍乱で「若し体冷え、微しく汗し、腹中寒き」には、原方の人参湯に附子を加味する処方が登載されている。

『旅舎備要方』は、中国中医研究院図書館編『全国中医図書聯合目録』では1093年刊と記される。しかし、1093年（元祐八年）は董汲撰『小児斑疹備急方論』の銭乙序になる年であるが、同じく董汲撰『脚気治法総要』と共に、1093年近傍の刊であることは間違いないであろう。少なくとも大観年間よりは早期である。尚、本書・四庫全書提要には、「……原本佚するに久しく、今、永楽大典より収掇して排纂し、方を得ること尚五十幾《ちか》く、仍旧目分かちて一十有二類と為す。……」と記載されるので、現伝本の経緯を窺い知ることができる。

❽『千金翼方』巻第十八雑病上・霍乱第一には、「理中円、霍乱を主る臨時の方」とあって、人参湯の四味が記載され、調理法の最後には、臨時の方だけあって「日に十服」と指示される。そして、その後に加減法が記載されるが、『旅舎備要方』と略同一条文であり、『旅舎備要方』が『千金翼方』から悉く引載したことが明白である。従って、真の意味での附子人参湯の出典は、最終的に『千金翼方』を以って充てることになる。

尚、同書・巻第十傷寒下・霍乱病状第六には、『傷寒論』の理中丸の条文、方薬、調理法及び方後の加減法が略同文で記載されている。但し、方名は理中丸ではなく、理中湯と改変されている。

❾『備急千金要方』巻第二十膀胱腑・霍乱第六には、「四順湯、霍乱にて転

筋・肉冷し、汗出でて嘔《オウ》啘《ワ》する者を治する方」として、人参・乾姜・甘草・附子が指示される。この処方は四逆加人参湯ではなく、先の『傷寒論』の理中丸の方後の加減方と同一であり、ここで四順湯と命名されている。

❿尚、先の『千金翼方』の理中円掲載の次々方にも、「四順湯、霍乱にて吐下して腹痛し、手足逆冷するを主る方」とあって、大附子・乾姜・人参・甘草と指示されて命名されている。

⓫一方、『太平聖恵方』巻第十二・治傷寒霍乱諸方には、「傷寒の霍乱にて吐瀉・腹痛し、手足逆冷するを治するには、宜しく此の方を服すべし」とあって、附子・甘草・人参・乾姜・白朮・厚朴を散と為して煎服する。この処方は附子人参湯加厚朴と表現し得よう。

また、同巻・治傷寒厥逆諸方には、「傷寒にて四逆し、及び内に久寒有るを治するには、宜しく此の方を服すべし」とあって、白朮・人参・桂心・乾姜・附子・甘草を散と為して煎服する。この処方は桂附理中湯である。

⓬**『聖済総録』巻第三十八・霍乱門・霍乱心腹築悸**には、「霍乱にて心腹築々と悸するを治する附子湯方」とあって、附子・白茯苓・人参・甘草・乾姜を剉して煎服する。一方、その三方後には、「霍乱にて臍上築々と悸するを治する平胃湯方」とあって、乾姜・附子・人参・甘草・白茯苓を同じく剉して煎服するべく記載される。両方には僅かに薬味量の差があるに過ぎない。

⓭尚、『和剤局方』や『閻氏小児方論』の条文にいう霍乱転筋について、呉茱萸湯（351頁）の**論考⓭**の如く、『百疢一貫』巻之上・脹満　傷食　霍乱　転筋には、「……霍乱の転筋には奇効良方の呉茱萸湯良き也。傷寒論の呉茱萸湯よりはよき也。良方に、薬を用うるに暇なき者は食塩一味にてもよしと云うてある也」とあって、ここでは塩類欠乏性脱水に対する治療法として、『奇効良方』で食塩が指示されていることを取り挙げている。これは頻回の下痢によって発症したものならば奏効するであろう。

⓮確かに『奇効良方』巻之二十・霍乱門附論・霍乱通治方には、呉茱萸湯が収載されている。同じく呉茱萸湯の**論考❼**の如く、薬味は呉茱萸・木瓜・食塩で、後条文には「……更に前薬无くば、塩一撮・醋一盞を用い、同じ

く煎じて八分に至り、温服す。……」とある。

⑮『腹証奇覧後編』巻之上・理中加附子湯之図（**図 22**）には、「図の如く、心下痞鞕、小便不利、胸中痺、或いは急痛・急迫上衝して、手足厥冷、悪寒の者。○又云く、心腹絞痛・嘔吐して下利、或いは煩熱・悪寒、或いは噎逆の者、この方効あり」とあって、理中加附子湯の方として、桂枝・甘草・竹節人参・唐蒼朮・乾姜・附子と指示される。方後には、「余、此の方、身体厥冷、大便自利の者に数々用いて数々効を奏す。然れども何れも皆心下に痞満するを以って此の証の眼的とすべし」とあって、方名は本方の別名のようだが、むしろ桂附理中湯の類方と表現し得よう。

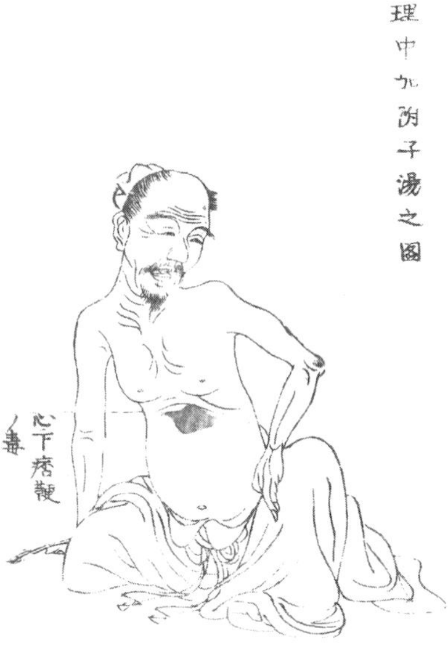

（図 22）理中加附子湯之図

⑯**『腹証奇覧翼』二編下冊・人参湯証図**には、人参湯の附方として、「一．若しくは本方証にして自利・嘔逆、手足厥冷・拘急、若しくは心腹絞痛するものは附子を加う。即ち、所謂附子理中湯なるものなり」として、附子理中湯が掲載されている。但し、人参としては竹節人参は指示されていない。

⑰**『類聚方広義』（上）・人参湯**には、「若し悪寒し、或いは四肢冷ゆる者、附子を加う。加減法は後人の攙入也」と尾台榕堂は言う。その理由として、同書・（上）・小青竜湯（576 頁）に於いて、『傷寒論』の小青竜湯の条文中の五つの或につき、「或いは渇し、或いは利し、以下の五症は皆本方の兼治する所也。故に本論は或と云いて若と云わず。若と云うは必ず加味有る也。後人、或と若との義に異有るを知らず、妄りに加減法を作す。小柴胡湯、真武湯、通脈四逆湯、理中丸、四逆散の如し。皆然り」と、加減法を批判している。

⑱人参・附子の配合について、**『勿誤薬室方函口訣』巻之下・四逆加人参湯**には、「此の方は亡血、亡津液を目的とす。後世にては参附と一つかみに云うとも、仲景、陰虚には附子を主とし、陽虚には人参を主とす。後世にて云うは、参は脾胃に入りて脾元の気を温養し、附は下元に入りて命門火の源を壮んにするとの相違あって格別のものと心得べし」とある。

⑲また、**同書・巻之下・附子理中湯**には、「此の方は理中丸の方後による者なり」とあるが、厳密には理中丸の方後には理中丸去白朮加附子しか掲載されていない。一方、**『勿誤薬室方函』巻上**には、「附子理中湯……即ち、理中湯方中に附子を加う」と記載される。

⑳山田光胤先生は**『日本東洋医学会誌』第7巻3号・附子理中湯に依る神経症の治療**で、「『寒気により五臓(内臓)が侵される』などという……『寒』というのは……いわば体内代謝の低下した状態を言うのではないかと思われる。然し何れにしても病名の分類にはならない。従って『腹がつめたい』とか『声が出ない、手足がひきつける』などと言えば、神経症とする他はない。此の様な場合屢々低血圧症候群といわれ、低血圧並びに頭痛、頭重、眩暈等と共に手足の厥冷を訴えることが多い。然しいろいろな方法によっても治療の効果はなかなかあらわれないのは他の神経症と同様である。……以上の症例に何れも共通している証は、脈遅であって、且つ冷感を何らかの形で訴え、又尿量の増加乃至頻尿があったことである。従って附子理中湯運用の目標は此れらの点にあるものと考えられよう」と述べられている。

㉑山田先生はまた、『漢方の臨牀』第10巻第6号・最近の診療を語る——座談会——で、「(四十二歳婦人) 最初の主訴はとにかくねむくてねむくてしようがないというんです。それでいろいろ聞いてみますと三年半ほど以前に肺炎をやってから、からだがすっかり弱ってしまって、以来つねに胃が痛み、……どこもわるいような処はないとも言われたというんです。そしてつかれ易くて、つねに頭痛がし、疲れると煩熱が出て、半日も仕事をしているとどうしても起きていられなくてねてしまう、起きていてもねむくてねむくて仕方がない、またからだが冷え、ちょっと寒いと手足が冷え

てしまいには手に持っているものを落としてしまうほどだというのです。そして中肉中背の色の白い人ですが、脈は細くて、沈微、腹は蛙のようで、叩くとヘソの下の方に振水音があるのです。そして臍の上の方で腹直筋が張っているのです。それから腰背部は手をちょっとふれただけでもとび上がるほど痛いのです。また小野寺氏圧痛点も痛い」という患者に、附子理中湯加茯苓を1週間処方した後、「ニコニコしてやって来て、ちっともねむくないというんです。そして元気が出て来て、家の中のかたづけものがどんどんかたづいたというんです。そして腹を診ると蛙のように冷たかった腹にあたたか味が出て来て、振水音もしなくなったのです」という症例で、この患者の受診時所見は本方のかなり典型的な症状であると考える。

㉒山本巖先生は**『東医雑録』(1)・冷え症の治療とその周辺**で、「(附子の)乾姜との区別であるが、附子も乾姜も共に温裏散寒回陽の働きがある。附子は主として手足の末梢(下焦)を温め、また腹部を温める(温中)。乾姜はお腹を温める作用が主で、胸部を温める(上焦、温肺)働きがある。前述の如く中焦の虚寒には姜附を同時に用いてその力(温中回陽)を強くする(方例四逆湯、附子理中湯)。肺が冷えて出る咳〔肺寒咳嗽〕には乾姜を多く用い〔温肺化飲〕、附子を用いず(方例小青竜湯、苓甘五味姜辛湯)。下焦虚寒で専ら下焦を温補するときは、附子を用いて乾姜を用いず(方例右帰丸、腎気丸)。即ち乾姜は温中、上焦を主り、附子は温中、下焦を主ると中医学で述べている(例外苓姜朮甘湯。何事も理屈通りにはいかぬものである)」と詳細に解説されている。

平胃散

出典　『博済方』、『簡要済衆方』

主効　急性、軽症、鎮痙、止瀉。急性且つ軽症の不消化下痢の薬。

組成

蒼朮4　厚朴3　陳皮3　甘草1　生姜0.5　大棗2

解説

【蒼朮】…代表的な祛湿薬であり、筋肉・関節や消化管内の過剰水分を利湿する効果が強く、発汗や利尿によって除湿する。また、滲出性の皮膚病変に対しても同様に燥湿する。但し、蒼朮は脾胃に対する補益作用はあまり認められない。

【厚朴】…急性消化不良症などで炎症性産物が消化管内に貯留して過緊張したり、あるいは下痢を来たしたりするとき、炎症性産物を排除し、過剰な消化管の緊張を解除して止瀉し、鎮痛する。また、気道の平滑筋に対しても鎮痙して呼吸困難を緩解する。

【陳皮】…代表的な理気薬で、『本草綱目』には「陳久の者を須《もち》いて良しと為す」とあり、この故に陳皮という。上腹部膨満感・食欲不振・嘔気・嘔吐などの急性胃炎、急性消化不良症などに、陳皮は幽門を開いて胃の蠕動運動を推進し、胃内の停滞を解除する。また、粘稠な白い痰が多く、咳嗽・呼吸困難を来たすとき、化痰して燥湿し、鎮咳祛痰する。全て能く中を調えて燥し、滞を導く。

【甘草】…諸薬の調和と薬性の緩和のみならず、消化管平滑筋の痙攣性疼痛を緩解しつつ、種々の有毒物を解毒し、補脾健胃する。

【生姜・大棗】…生姜は胃液分泌を亢進し、嘔吐を止めて順方向性の蠕動運動を促進するが、大棗と併用されると生姜の刺激性が大棗の甘味で緩和され、その甘味による腹部の膨満感は生姜が防止し、両者の併用によって消化機能を促進し、食欲を増進する。

　本方は厚朴・陳皮で消化管蠕動運動を正常化し、蒼朮で消化管内の過剰な水分を燥湿する。甘草・生姜・大棗は衰弱した消化管機能を補気する。本方は元々は平胃という如く、中焦に実した病邪を祛邪するために処方されたものであるが、何方かと言えば、急性且つ軽症用である。また、必ずしも上部消化管にのみ作用するものでもない。

総じて、急性のあまり熱発などを伴わない消化管の不消化性の下痢を治療する薬である。

適　応

急性胃腸炎、急性消化不良症、急性大腸炎、感冒性胃腸炎、感冒後食欲低下、消化管無力症、消化管アレルギー、食べ過ぎ、飲み過ぎ、水中たり、食中毒など。

論　考

❶本方の出典は一般に**『太平恵民和剤局方』**とされる。**『和剤局方』巻之三・一切気　附　脾胃積聚**には、「平胃散　脾胃和せず、飲食を思わず、心腹脇肋・脹満刺痛し、口苦くして味無く、胸満短気・嘔噦悪心・噫気呑酸し、面色萎黄・肌体痩弱・怠惰嗜臥して体重く節痛するを治す。常に多く自利し、或いは霍乱を発し、及び五噎八痞・膈気飜胃するには、並びに宜しく之を服すべし」とあって、陳皮・厚朴・甘草・蒼朮を細末と為し、生姜・乾棗をいれて煎服するか、塩一捻み入れて沸湯にて点服する。また、方後の後条文には、「常に服すれば気を調え、胃を暖め、宿食を化し、痰飲を消し、風寒冷湿・四時非節の気を辟く」とある。平胃散は原書五巻本に属し、大観年間(1107 ～ 10 年)の刊行である。

❷即ち、『和剤局方』では二通りの用法が示されている。一つは「脾胃和せず、……」以下の邪実による症状出現時に処方する場合と、もう一つは「常に服すれば、……」以下、所謂一寸したことでも容易にお腹を壊す脾胃気虚の場合の薬ということになる。

但し、この場合には蒼朮よりも白朮の方がよく、更には脾胃虚弱が明らかなれば、四君子湯(464 頁)の合方もよく、また啓脾湯(294 頁)に変方するのも一法であろう。それ故、「常に服すれば……」以下は本方の多様な用途を物語っている。

❸しかし乍ら、本方の出典という意味では、**『博済方』巻二・五蔵証治**に、「平胃散　脾胃の気和せず、飲食を思わざるを治す」とあって、厚朴・甘草・陳橘皮・人参・蒼朮・茯苓と指示され、続いて「右六味、杵にてつきて末と為し、毎服一大銭もて水一盞にて生姜・棗子を入れ、同じく煎じて七分とし、滓を去りて温服す。空心に之を服せ。或いは杵にてつきて細末とし、白蜜を用いて丸と為すこと梧桐子大の如く、毎服十丸、塩湯にて嚼下す。空心に服せ。気を治して膈を利し、食を進むるは平胃丸也。如《も》しくは湯に做《つく》りて塩を入れ、点服するは亦白朮湯と曰う。此の薬、本《もと》人参・茯苓二味無く、好事の君子之を加う」とある。それ故、方後の調理による生姜・大棗を考慮の上、元のように人参・茯苓を去れば、今日の平胃散そのものとなるが、元の湯剤では白朮湯と称した位だから、恐らく蒼朮の代りに白朮が配されていたのではないか。従って、元の白朮湯の白朮を蒼朮に変更したのは王衮であろう。世に白朮湯という同名異方は多々あっても、蒼朮湯という方名はあまり見掛けない。何れにしても多様な服用方法を物語っている。

❹『博済方』四庫全書提要には、「原書久しく伝本無し。惟、永楽大典内に載せて其の文有り。裒輯《ホウシュウ》して編次し、共に三百五十余方を得。衮の序を視れば、称する所五百首なる者、尚、十の七存し、謹んで分かちて三十五類を立つ」とあるので、現伝本の経緯を窺うことができる。

❺しかし乍ら、実際に現在の処方と同一構成で記載されたのは、周応編**『簡要済衆方』**である。**『医方類聚』巻之十・五蔵門七・簡要済衆方・論脾蔵病候**に、「胃気和せざるを治し、気を調え、食を進むる平胃散方」とあって、蒼朮・厚朴・陳橘皮・甘草を散と為し、生姜・棗を入れて食前に煎服するべく指示される。

❻尚、『医籍考』巻四十五・方論二十三・周氏応簡要済衆方には、最後に小字双行注で、「平胃散一方、世に局方より出づと為す。知らず、其れ是の書に本づくを」と記載される。

❼『聖済総録』巻第四十七胃門・胃反には、「胃反及び膈気にて食下らざるを治する蒼朮湯方」とあって、蒼朮一味が指示され、「即時に便ち下る」と記載される。従って、蒼朮単味にてもこれだけの効を期すことができる

ことになる。

❽**『鶏峰普済方』巻第十二・脾胃**には、「平胃散 脾胃を和して飲食を進む。元に作りて服するに尤も佳し」とあって、『博済方』の後条文の最初の服用方法が推奨されている。

❾また、**『和剤局方』巻之二・傷寒 附 中暑**には、「対金飲子　諸疾を治して愈えざる者無し。常に服すれば、元陽を固くし、気を益し、脾を健やかにし、食を進め、胃を和し、痰を祛り、自然に栄衛調暢し、寒暑に侵されず。此の薬、四時の傷寒を療して極めて功効有り」とあって、陳皮・蒼朮・厚朴・甘草に、生姜が調理されている。即ち、平胃散とは方後の調理で、大棗の有無の差だけである。

更には、方後の加減法の後には、「此の薬、老少・胎前・産後を問わず、五労七傷、六極八邪、耳鳴眼昏、夢泄盗汗、四肢沉重、腿膝酸疼、婦人の宮蔵久冷して月水調わざるに、若し能く毎日空心に壱服せば、即ち顔容を出だし、肌体を豊かにし、三焦を調え、筋骨を壮んにし、冷気を祛り、心胸を快くす。神効、述ぶること莫し」とあり、ここでは先の平胃散の常服薬的用法と同様、今日でいう普段の健康薬的な効用が列記されている。尚、対金飲子は呉直閣増諸家名方(1131 ～ 62 年)に属する。

❿尚、**『和剤局方』巻之三・一切気 附 脾胃積聚**には、実は棗肉平胃散という処方も記載されている。「治証は前の平胃散と同じ」とあり、乾棗 ⇒ 紅棗だけの差である。『漢薬の臨床応用』では、「紅棗はやや燥性が強く、補養力が弱いので、一般に補益剤としては使用しないが、アレルギー性紫斑病に効果がある」とされている。尚、棗肉平胃散は続添諸局経験秘方(1241 ～ 52 年)に属する。

⓫『御薬院方』巻之三・治一切気門上には、平胃散が『和剤局方』と同一条文の許で登載されるが、薬味は『博済方』と同じく、厚朴・蒼朮・陳皮・甘草・人参・茯苓を生姜・乾棗を入れて煎ずるべく指示される。但し、後条文は『和剤局方』と同一文の後に、「或いは棗肉を以って丸と為すこと小豆大にて毎服五十丸、生姜湯にて温めて送下し、空心食前に服す」と追加されている。

⓬**『医方類聚』巻之一百一・脾胃門三・澹寮方・脾胃**には、「天下受拝平胃散　脾胃和せず、膈気噎塞して酸水を嘔吐し、気刺して気悶え、脇肋虚脹し、腹痛腸鳴して胸膈痞滞し、飲食美からざるを治す。常に服すれば脾元を温養し、胃気を平和にし、中を寛めて食を進む」とあって、「厚朴・陳皮・茅山蒼朮・生姜・甘草・南京小棗を加熱乾燥を経て細末とし、塩少し許りを加えて服す」と掲載される。

⓭**『寿親養老新書』巻四・天下受拝平胃散**には、先の⓬と同一の条文・薬味・後条文の後、「老人、尤も宜しく之を服すべし」と特記される。

⓮しかし、朱丹渓撰**『局方発揮』**には、「或るひと曰く、脾胃の一門、子、局方の用薬太だ熱なるを以って、未だ経意に合せずと。平胃散の温和の若きは、以って胃気を補養すべし。吾子、以為えらく何如と」との質問に対して、「予が曰く、蒼朮は性燥に気烈して湿を行らし、表を解す。甚だ力有りと為す。厚朴は性温にして気を散ず。脹満実急の者に非ざれば用いず。承気に之を用ゆ、見るべし。陳皮・甘草の甘緩・甘辛有りと雖も、亦是れ決裂耗散の剤にして、実に土を補うの和無し。経に謂う、土気の大過を敦《トン》阜《ブ》と曰うと。亦能く病を為さん。況んや胃は水穀の海の為に気多く、血多し。故に其の病に因りてや、之を用いて以って有余の気を瀉し、之をして平らかならしむるのみ。又、須く其の寒を挟み、寒物を得る者を察して之を投ずべしと雖も、胃気和平ならば、便ち須く薬を却くべし。之を平と謂うは之を補うの謂に非ず。其れ、常に服すべしや」とあって、先程の『和剤局方』の常服薬的用法に疑義を投げ掛けている。正にその通りである。尚、敦阜は肥大、即ち水太りのことである。

⓯『医方類聚』巻之八十二・頭面門四・山居四要・面部には、「面瘡に、水を用いて平胃散を調えて之を塗る」と外用療法が記載されている。

また、同じく頭面門四・急救仙方には、「一切の頭上瘡を治す。……一方、平胃散一貼、軽粉を入れて清油にて調えて之を傅く」とも記載される。後者の用法は四庫全書本『急救仙方』には収載されず、この間には複雑な成書事情がある旨を『中国古医籍書目提要』上巻・急救仙方十一巻及び急救仙方六巻で解説される。尚、不著撰人『急救仙方』は、同書では959年撰とされるが、平胃散の構成薬味は不明である。

⑯『普済方』巻二十二脾臓門・兼理脾胃・方には、加減平胃散とあって、『和剤局方』と同一条文の許で、蒼朮・厚朴・粉草・橘皮を細末と為し、姜・乾棗を入れて煎服する。その後、四丁に亘って加減法が記載されている。

また、同箇所には、「平胃煮散　中を寛めて膈を利し、酒を消して食を進め、脾胃を快くし、嘔逆・霍乱吐瀉を止め、四時の悪気、時気の嵐瘴を辟け、諸病或いは酒食の後に尤も宜しく之を進むべし。此の薬、疾を療するに異効有り。尽く述ぶべからず」とあって、蒼朮・白朮・橘皮・棗・厚朴・生姜・甘草を水に淹して後、乾かして細末と為し、姜棗煎服するか、沸湯にて点服する用法も記載される。

⑰『医方考』巻之一・湿門第五・平胃散には、蒼朮・陳皮・厚朴・甘草の四味だけが指示され、「湿、内に淫して脾胃尅制すること能わず、積飲・痞膈・中満有る者、此の方之を主る。○此れ、湿土太過の証なり。経に敦阜と曰う、是れ也。蒼朮、味甘にして燥。甘は脾に入り、燥は湿に勝つ。厚朴、味温にして苦し。温は脾を益し、苦は湿を燥かす。故に、二物以って敦阜の土を平らぐべし。陳皮能く気を泄し、甘草能く脾を健やかにす。気泄るるときは湿鬱の患無し。脾強きときは湿を制するの能有り。一つは補、一つは泄。又、薬を用うるの則也。是の方なるや、惟湿土太過の者、能く之を用う。若し脾土不足、及び老弱陰虚の人、皆宜しき所に非ざる也」とある。

最後に脾土不足、老弱陰虚には不可との見解は、『局方発揮』と同様、『和剤局方』に云う常服薬的用法を否定するものであり、今日の平胃散に対する効用と一致する所である。

⑱『牛山方考』巻之上・平胃散には、「此の方は脾胃和せず、飲食進まざる者、常に服して胃を暖め、食を消し、痰を化すの妙剤なり」とあって、『和剤局方』の条文の最初と最後だけを継ぎ接ぎしたような条文を構成しているが、『和剤局方』の条文は効果を別にすれば、異なる二つの病態を述べているのだから単純に継ぎ接ぎする訳には行かない。尚、方後には四丁にも亘る加減法が登載されている。

⑲『方意弁義』巻之二・平胃散には、「胃土の敦阜を平治す」と大旨を提起

した後、「是の方は脾胃の瀉剤なり。……是の平胃の二字に意を着けて見れば、方意知る事なり。平の字の意は、喩えば土の高き処を鋤鍬《すきくわ》を以ってひとしく平らかにする意なり。脾胃に湿滞の高くあるを、是の方にてひとしく平らかにすると云う意にて平胃散と名付けたるものなり。……さて、湿土の敦阜を治するならば、半夏・茯苓を以って湿を去るべきものなるに、是の二味を入れざる事は如何なることと云うに、先ず中焦脾胃の気虚して催す湿と、又土気の亢ぶるによりて催す湿とかわりあり。茯苓・半夏を用ゆる湿は脾胃虚してあつまりたる湿なり。是れには半夏を用いて除き去り、茯苓を用いて水を引きとるなり。又此の方を用ゆる湿は脾胃の土虚するに非ず、高く実したる湿土なる故、半夏の類にて除き去ることもならず、茯苓の類にて水を引きとる事も能わず。……平胃散にて治する湿は、或いは山谷に行きて、瘴気にあたり、中焦の病となり、又は常に居る所の土地の湿気に感じて中焦に湿滞を受け、又は他所に行きて水のかわりたるによりてうくる湿病の類を、各々此の平胃散之を主る。……」と、具体的な事例を引いている。要は正虚と邪実の相違に帰着する。

⑳**『医療手引草』別録上 和漢経験方・黄疸**には、鎮神散として平胃散 蒼朮・厚朴、唐を用ゆべしが指示され、針砂《はりのやすり》・生姜を入れて常煎する。「〇此の薬、農夫・脚力の人に多し。外の薬にては効なし。妙薬さまざまあれども、峻《するど》き飲み悪《にく》き薬もあり。此の方、平和にして極めて効あり。且つ丸薬など類方多しといえども此の方に勝るはなし」とあるが、黄疸の用途はあまり例を見ない。勿論ここでは黄胖の意味ではない。

㉑亀井南溟著**『南溟堂方函』**には、「治胞衣不下方　蝮蛇霜・角石各一銭・麝三分、右三味、末と為し、酒を以って送下す」とあり、一方では「治胞衣不下方　平胃散加芒硝」とも掲載される。

㉒**『勿誤薬室方函』巻下・平胃散**には、出典として先の『簡要済衆方』が記載されている。従って、条文・薬味共に同書と同一であるが、調理の生姜・棗は指示されず、また方後に「或いは乾姜二両、茯苓四両を加う」とあるのは浅田宗伯の工夫であろう。但し、先の『牛山方考』の平胃散の加減法には、「胃寒嘔吐には乾姜・丁子・茯苓を加う」とある。

尚、宗伯も『医方類聚』から『簡要済衆方』を引用したものと思われる。

㉓**『勿誤薬室方函口訣』巻之上・平胃散**には、「此の方、後世家は称美すれども顕功はなし。唯、金匱橘皮大黄朴硝三味方の軽症に用い、或いは傷食し、備急円にて快下の後、調理に用いて宜し。凡そ食後、食化せず心下に滞り、又食後腹鳴り、下利するときは反って快き症に用う。……」とあって、宗伯は食後の消化不良、胃凭れ、腹鳴、下痢などの軽症の邪実症状に用いるべく解説している。

尚、橘皮大黄朴硝三味方は『金匱要略』禽獣魚虫禁忌并治第二十四に、「鱠《なます》、之を食して心胸の間に在りて化せず、吐すれども復た出でざるは速やかに下して之を除け。久すれば癥病と成る。之を治するの方」とあって、方名は無くて橘皮・大黄・朴硝の三味が指示されていることに拠る。

㉔池田千寿先生は**『漢方と漢薬』第三巻第十号・偕行学苑研究課題優秀答案・四物湯、平胃散に就て**で、平胃散の応用について、「一．中等度又は軽症の食傷に用う。二．重症の食傷の際、下剤を投じて後調理によし。三．食後食化せず心下に滞り、また食後腹鳴り下痢する時は却って快き症に用う。四．慢性の胃腸弱者にて風邪引き易き人。五．脾胃和せずして心下停飲のために咳嗽するもの。六．産後の胞衣を下すに用う。芒硝を加う。七．胃中不和よりきたる頭痛、眼疾、小児頭瘡に用う。八．婦人の帯下に黄耆を加えて用う。九．子宮が冷えるように感ずる場合に肉桂を加えて用うることあり。十．男女に拘らず腿膝が冷えると訴えるものに牛膝を加えて用う」と記載される。

㉕一方、矢数道明先生は**『漢方と漢薬』第五巻第八号・後世要方解説・平胃散**で、本方の応用として、「(一) 急性胃加答児の回復期中、毒物大半去り、又下剤を投じて後、唯心下痞塞を覚えて、食慾進まざるもの。(二) 慢性腸胃加答児。食後腹鳴り、下利するときは却って快きというもの。(三) 胎盤残留、又死胎下らざるに、本方に芒硝を加え用う。(四) 喘息家、膏梁を好むもの、或は食積による咳嗽によし。一老医、喘咳を治するに脈証を論ぜず、平胃散を以て妙方となせりと。余も亦之に従いて著効を得たることあり。(五) 黄胖病（心臓病、萎黄病、寄生虫病等を含む）の一症。(六)

難治不可解の証。老医口訣に、はかの行かざる病人、何とも見付難き者、色々に治さむと思う薬を用いたる者の跡等には、かまわず平胃散を用い軽快するものなり、とあり。（七）慢性胃加答児の人、風邪引き易しというに呵薬として用ゆ。（八）食毒・水毒に原因する頭痛、眼疾、小児頭瘡に用ゆることあり。（九）男女に拘らず腿膝が冷えると訴えるものに牛膝を加えて用う。（十）子宮冷ゆると訴えるものに肉桂を加えて用うることあり。（十一）臍中腐爛水出づ、これ脾胃の湿熱なり、大黄を加えて用ゆ。（台州）」と記載される。ここでは先の㉔を引載されていることが明瞭である。

㉖しかし乍ら、阪本正夫先生は**『漢方の臨牀』第11巻第10号・平胃散証と職業**で、「売薬のシロンを常用していたある国鉄マンは平胃散を常用して二ヶ年になるが、胃腸の機能が狂ったことがないと平胃散を礼賛している。食後にいわゆる消化剤を用いて胃腸の自然消化力を弱めるよりも食前に平胃散を用いて胃腸の機能をフルに働かす方法が生理学に基づいた正しい健胃法ではないかと考える。以上平胃散という極くありふれた処方ながら、職業上食事に充分時間をかけられない交通労働者および交通機関を利用している筋肉労働者には繁用して喜ばれる薬方であると思う」とあり、『和剤局方』の常服薬的用法の一端とも解釈できよう。となれば、平胃散の常服も一定の意義はあると解釈するべきか。

㉗山本巌先生は**『東医雑録』(2)・安中散と平胃散**で、「本方は食傷の基本処方である。食傷とは飲食物によって身体が傷られたという意味で平たくいえば食べ過ぎ、飲み過ぎ、冷たい物、刺激物などによって消化器がおかされること、又、軽症の食中毒のことである。名称が平胃散となっているが、(急性)胃腸炎のことである点を注意したい」と述べられている。この解説が正鵠を得ている。

㉘本方と五苓散(335頁)との合方は、芍薬を含まない胃苓湯(9頁)、本方と小柴胡湯(558頁)との合方は柴平湯という。また、本方は五積散(316頁)にそっくり含有されている。

防已黄耆湯

出典　『金匱要略』

主効　鎮痛、消腫、利尿、抗腎炎。水太り婦人の水湿を治す薬。

組成

防已5　甘草1.5　白朮3　黄耆5　生姜0.8～1　大棗3

解説

【防已】…原典でいう基源植物は不明であるが、現在の中国の漢防已はシマハスノハカズラに充てており、我が国ではオオツヅラフジを漢防已とし、我が国でいう防已は中国名清風藤である。中国の漢防已は、筋肉や関節の風湿を除いて消炎・止痛し、利水作用も強い。我が国での防已は、消炎鎮痛作用が主である。『薬性提要』には、「水を利し、下焦の血分の湿熱を瀉す」とある。

【白朮】…消化機能低下や吸収能低下による消化管内及び組織内の過剰水分に対し、補脾健胃することによって止瀉し、過剰水分の偏在を矯正して利尿するだけでなく、虚弱体質などによる自汗に対して止汗する。

【黄耆】…代表的な固表薬であり、また補気薬でもある。普段から皮膚の抵抗力が弱く、また汗腺機能も低下していて自汗を来たし易い状態に対して皮膚機能を強化し、自汗を止める作用がある。また、血液循環を改善し、四肢の疼痛・知覚異常を軽減するのみでなく、慢性化した皮膚潰瘍を治癒に導く。更に全身の慢性衰弱状態に対しても強壮し、全身の筋肉の緊張を強化する。一方、全身の浮腫に対しても利尿することにより消腫するが、腎炎に対し、蛋白尿軽減作用、抗腎炎作用を発揮する。『薬性提要』には、「表を固めて汗を止め、中を補いて元気を益し、膿を排して内托す」とある。

【甘草】…補脾健胃の効能の上に、諸薬の調和と薬性の緩和の作用があり、本方では元々急激に効力を発揮せず、徐々に奏効するための配慮であり、更に湿滞による筋肉の不随意痙攣にも有効である。

【生姜・大棗】…共に用いることで、胃液分泌を促進し、健胃作用を発揮すると共に補脾作用もあるが、生姜の刺激性を大棗の甘味で緩和し、また大棗の甘味が胃に凭れないように生姜で予防する。

本方は防已が主薬で利水燥湿を図ることを主眼とし、白朮・黄耆が過剰に偏在した水湿を血管内に引き入れて利尿することをも高めるべく配合されている。

総じて、元々黄耆を必要とするような気虚の人で、体の水滞・湿滞を認める場合に処方する薬である。

適　応

肥満症（水太り）、多汗症、変形性膝関節症、下腿浮腫、陰嚢水腫、下腿潰瘍、妊娠腎、慢性腎炎、ネフローゼ症候群、関節リウマチ、下肢神経痛、下肢知覚障害、陳旧性足関節炎、急性浮腫など。

論　考

❶本方の出典は、**『金匱要略』痙湿暍病脉証第二**に、「風湿、脉浮、身重く、汗出で、悪風する者、防已黄耆湯之を主る」とあり、防已・甘草・白朮・黄耆を麻豆大に剉し、生姜・大棗を入れて煎服し、「良久《やや》しくして再服す」とある。

また、**水気病脉証并治第十四**に、「風水、脉浮、身重く、汗出で、悪風する者、防已黄耆湯之を主る。腹痛には芍薬を加う」とある。更には附方として、「外台の防已黄耆湯、風水、脉浮は表に在りと為し、其の人或いは頭汗出づるも表に他病無く、病者は但下重く、腰より以上は和すと為し、腰以下は当に腫れて陰に及び、以って屈伸し難きを治す」とあることに拠る。

尚、最初の条文に続く後条文には、「○喘する者、麻黄半両を加う。○胃中和せざる者、芍薬三分を加う。○気上り衝く者、桂枝三分を加う。○下に陳寒有る者、細辛三分を加う。○服して後、当に虫、皮中を行くが如くなるべし。腰より下、氷の如し。後、被上に坐し、又一被を以って腰以下に繞らし、温めて微しく汗せしむれば差ゆ」とあり、最後の文は本方を服用せしめた後の反応の一つとして参考にされている。

❷**『金匱要略心典』痙湿暍病脉証治第二**には、最初の条文を受けて、「風湿、表に在らば、法は当に汗よりして解すべし。乃ち汗、発するを待たずして自ずから出づるは表、尚未だ解せずして已に虚す。汗解の法、守るべ

からず。故に麻黄を用いて之を皮毛の表より出ださずして、防已を用いて之を肌膚の裏に駆る。服して後、虫、皮中を行くが如く、及び腰より下、氷の如しとは皆、湿、下行するの証也。然るに、芪・朮・甘草に非ずんば、焉んぞ能く衛陽をして復た振わせて、湿を駆りて下行せしむるや」と、湿の経路について解説される。

また、**水気病脉証并治第十四**には、後の条文を受けて、「此の条義は痙湿暍篇に詳し。風水、風湿の異有りと雖も、然るに水と湿、二つに非ざる也」と解説している。

❸『医宗金鑑』巻十八・訂正仲景全書金匱要略註上之一・痙湿暍病脈証并治第二には、原典の最初の条文に対して、「(註) 脈浮は風也。身重は湿也。寒湿は脈沉。風湿は脈浮。若し浮にして汗出でず、悪風する者は実邪と為す。麻黄杏仁薏苡甘草湯を与えて之を汗すべし。浮にして汗出で、悪風する者は虚邪と為す。故に防已・白朮を以って、以って湿を去り、黄耆・甘草にて以って表を固め、生姜・大棗にて以って栄衛を和する也。(集註) 趙良曰く、此の証、風湿、皆表より之を受く。其の病、外に在り。故に脈浮、汗出づ。凡そ身重は肌肉に痿有りて重き者、骨に痿有りて重き者なり。此れを之、身重とは乃ち風湿、皮毛の表に在る故、疼みを作さず、其の衛気を虚して湿著しくして身重を為す。故に黄耆を以って衛を実し、甘草は之を佐け、防已は湿を去り、白朮は之を佐く。然れば風湿二邪は、独り風を散ずる薬無くして何とするや。蓋し汗多きは、其の風已に留まらず、表虚するを以って風は其の間に出入するを知る。之に因りて悪風するのみ。惟、其の衛を実し、正気壮んなるときは風自ずから退く。此れ、治せずして治する者也」と解説される。確かに防已黄耆湯は治風薬無くして風湿を治する薬である。

また、**巻二十一・訂正仲景全書金匱要略註中之二・水気病脈証并治第十五**には、原典の二番目の条文に対して、「(註) 此れは上条の風水を承けて、詳しく其の証を申《の》べ、以って其の治を明らぶる也。風水の病は外風・内水也。脈浮にして悪風するは風也。身重く、腫るるは水也。汗出で表虚する故、防已黄耆湯を用いて表を固め、以って風水を散ずる也。若し腹痛するには、芍薬・甘草を加えて以って中を調うる也」とある。先の条文は風湿を主題とし、後の条文は風水を主題としている。

❹原典の第三の条文は、**『外台秘要方』第二十巻水病・風水方**に収載されていたのを附方として再収録したものであるが、『外台秘要方』では方名は木防已湯となっていて、薬味も防已の代わりに木防已となっている。尚、後条文の最後には、「海藻・菘菜・桃・李・雀肉等を忌む」とあり、更に小字双行注にて「此れ、仲景の傷寒論方に本づく」とも記載される。

❺**『傷寒総病論』巻第三・痓湿暍証・湿証**には、「湿家の病為る、一身疼き、発熱し、身、熏黄の如し。仍ち、風湿、脈浮、身重く、汗出でて悪風するを治するには黄耆湯に宜し」とあって、防已黄耆湯の六味が処方され、後条文も同一である。即ち、本方が黄耆湯と変名されている。

❻**『三因極一病証方論』巻之五・風湿寒証治**には、「病者、汗出でて身重く、悪風して喘満し、腹内和せず、下気上衝して臍下にて脚に連なりて冷痺し、自ら屈伸すること能わず、骨節煩疼し、之に近づくときは痛み極まること歴節の状の如し。此れ、風湿寒の三気冒さるるに由りて雑り至りて病を為す也」とあって、「防已黄芪湯 風寒湿に傷られ、脉浮緊細、身重く汗出で、風を悪むを治す。并びに風水、脉浮、身重くして渇せざるを治す」とあって、防已・黄芪・甘草・白朮を剉散と為し、姜棗煎服する。その後、後条文は原典の最初の条文と同じく記載される。ここでは、風湿・風水ではなく、風湿寒に由ると解説している。

❼**『医学入門』三巻下・傷寒用薬賦**には、「防已黄芪湯、防已・黄芪各々二銭・白朮一銭半・甘草七分、姜棗煎服す。……」に続いて、「漢防已湯、防已二銭半・黄芪一銭半・白朮二銭・甘草一銭、姜煎して服す。即ち、防已黄芪湯なり。但、汗多き者は此れを用ゆること等分とす」とあるので、事実上は漢防已湯は防已黄耆湯である。また、ここでは等分とするのは防已と黄耆の薬用量のことをいう。

❽さて、防已・木防已は我が国では、共にツヅラフジ科オオツヅラフジ（中国名：清風藤）に充てている。しかし、中国ではツヅラフジ科シマハスノハカズラを漢防已に充て、ウマノスズクサ科植物の広防已を木防已に充

てている。

『重修政和経史証類備用本草』巻第九・草部中品之下・防已には、「陳蔵器云く」として「漢は水気を主り、木は風気を主る」とあって、漢防已と木防已とを区別している。また、『外台秘要方』にいう木防已湯の基源植物が何であるかは不明だが、『外台秘要方』ではその他、巻第二十巻水病に、防已、漢防已、木防已と称する薬味が夫々使用されているので、それらの異同の解明については一層困難となる。更には、『金匱要略』の木防已湯（1093頁）をも鑑みれば、防已・木防已は共にオオツヅラフジに充てていいものか、一考を要する。

❾しかし乍ら、**『薬徴』巻之中・防已・考徴**では、「木防已湯証曰く、支飲と。防已茯苓湯証曰く、四肢腫ると。防已黄耆湯証曰く、身重しと。又曰く、腫れて陰に及ぶと。……」とあるので、吉益東洞は木防已にも防已を充てていたことが明白である。また、**品考**では、「防已　漢木二種有り。余家は所謂漢防已なる者を用う。……蘇恭曰く、木防已は用うるに任えずと」ともあるので、木防已自体用いなかったことも明白である。

❿本方の原典記載の薬用量について、吉益東洞の考按を述べる。**『薬徴』巻之上・黄耆・互考**で、「防已黄耆湯は金匱要略に載する其の分量と外台秘要とは異にす。為則は其の得失を夷攷するに、外台秘要は古くして金匱要略は古からず。故に今、其の古き者に従う也」とあって、本方の薬用量は『外台秘要方』に従うべきであるとの見解である。

（表24）に、それらを比較して表示する。

（表24）『金匱要略』と『外台秘要方』にみる薬用量の比較

	『金匱要略』		『外台秘要方』
収載箇所	痙湿暍病脉証第二	水気病脉証并治第十四	第二十巻水病 風水方
防已	一両	一両	（木防已）四両
甘草	半両	半両	二両
白朮	七銭半	三分	四両
黄耆	一両一分	一両一分	五両
生姜	四片	四片	三両
大棗	一枚	一枚	十二枚

これに由れば、吉益東洞はその薬用量の多い方を採用したことになる。

⓫**『金匱要略方論襯註』巻之中・痰飲　嗽病篇**には、「所謂水気なる者、亦分けて二道と為す。一に曰く、定水、二に曰く、風水と。何ぞ定水と謂うや。曰く、其の水一定にして他証無き者也。病人、脉浮、身重く汗出でて悪風する者、防已黄耆湯之を主る。若し其の人、頭汗出で、表に他病無く、但身体の下重き者、此れ腰より以上は和すと為し、腰以下当に腫れて陰に及び、以って屈伸するに難きは、亦防已黄耆湯之を主る。若し腹痛すれば防已黄耆加芍薬湯之を主る」と、ここでは原典の二番目の条文から防已黄耆加芍薬湯と命名している。

⓬**『東郭先生夜話』**には、「黄芪は水道を通ずるの効あり。金匱に防已黄耆湯の方あり。皮水を散じ、皮表を温め、皮膚不須の気を利す」と簡単に解説している。尚、皮膚不須の気を利すとは痺証を改善することをいう。

⓭**『類聚方解』防已黄蓍湯**には、「表病也。気循らず、水滞りて血気急なる者を治す。其の証に曰く、脉浮にして汗出づと。曰く、頭汗出づと。此れ血気急なるの証也。曰く、身重と。曰く、下重と。曰く、腫れ、陰に及ぶは此れ気循らず、水滞するの証也。其の異方の防已茯苓湯は水、血分に及ばざる故に、脉浮にして自汗出づる也。凡そ麻黄の水は上に在りて水、気を閉づる故に熱を作す也。防已の水は下に在りて、気循らずして水滞する故に熱せざる也」と解説される。

⓮先の『金匱要略心典』の後の条文解説を承けて、**『金匱玉函要略方論輯義』水気病脈証并治第十四**では、「此の条を案じて、之を痙湿暍篇と校するに、唯、湿を水に作るを異と為すのみ。蓋し此れは後人の誤入する者なり。附方の載する所の外台の証治は的《あき》らかに是れ、本経の旧文にして脈経と外台とは同じ。以って証とすべし」とある。

しかし、著者は本方で云う風湿は風と湿の二邪のことであり、風水は風による水のことであると解釈する。従って、単純に水と湿を比較して論ずる訳に行かず、発病によっては何方も有りうると考える。

⓯**『金匱要略精義』水気病**には、原典の２番目の条文中、「風水脉浮」は「汗出でて悪風し、脉浮とは動を発するの状也」と、「身重汗出」は「気、

表に循らずして水滞すれば、汗出づと雖も、其の身仍重し」と、「悪風者」は「気、表に循らず、熱を発せずと雖も、脉浮にして汗出づれば表に熱有る也」と、そして「防已黄耆湯主之」は「此の湯は気循らず、水滞して血気急なる者を治す。此れ、防已茯苓湯は水逆・血分の候無し。夫れ黄芪の治する所の水は、気循らずして滞るを下すに在る也。故に内より表に洎《およ》ぶ。麻黄の治する所の水は、上に気を閉づるに在る也。故に表より裡に迄《およ》ぶ。之を要すに内外順逆の別有れば也」と、防已茯苓湯との比較、また麻黄剤との比較を述べている。

⑯**『腹証奇覧翼』二編上冊**には、「防已黄耆湯の方、水気、皮膚に在りて腫るるが如く、或いは腫るるものを治す。……其の表虚水気を診するの法、病人肌膚肥白にして之を捫《モン》《ひねる》するに、其の肉軟虚にしてしまりなく、グサグサとするもの、是れ正気表に旺せずして、浮水泛濫《ハンラン》するものなり。腫るるに非ずといえども、以って表虚の水気とすべし。此の証、男女老少を問わずといえども、多くは室女・許嫁の年歯より以上、廿歳《はたち》の前後までに卒かに肥満をなして、衝逆《のぼせ》つよく、両瞼《ほお》紅にして経水短少、心気鬱して開けざるもの、此の証あり。是れ、其の肥満を成すもの、成長の時に当たりて可なるに似たりといえども、其の実は表虚に属して、以って佳候とすべからず。医、若し其の経行水、利なるを見て、誤って通経破血の剤を投ぜば、徒らに効を奏せざるのみならず、反って禍端を啓くことあらん。……」と、今日の防已黄耆湯証の基になる見解を述べている。

⑰**『古訓医伝』巻十四・風寒熱病方緯篇第一・弁痙湿暍病脉証并治法第三**には、原典の最初の条文の後条文の加味方について、「方後に、喘する者、麻黄を加うとあるは、彼の水気、咽喉に迫りて杏仁のかかる者とは少しちがい、表上にある水気和せざるに由りて、咽喉のめぐり悪しくして来る喘なり。胃中和せざる者、芍薬を加うとあるは、腹中の水気、ことごとく上表に張り出して、腹中の血の和せざるより胃中和せざるの者なれば、芍薬を加うるなり。これ、経篇の建中湯の芍薬と同じ。気の上衝に桂枝のかかるは経篇に委し。下に陳寒ある者、細辛を加うとあり。陳寒とは旧寒のことにして、元より水血共に寒とからみとじたるにて、今新たに閉じたるに

あらず。細辛よく其の水血をほどき行らす功あり」と解説される。尚、経篇とは『古訓医伝』巻七～巻十三・風寒熱病方経篇を云う。

⑱**『類聚方広義』（下）・防已黄耆湯**には、「防已茯苓湯は専ら肌表に水有る者を主る。此の方は表裏に水有る者を治す。故に防已・黄耆、皆防已茯苓湯より多し」と註される。

⑲**『勿誤薬室方函口訣』巻之上・防已黄耆湯**には、「此の方は風湿表虚の者を治す。故に自汗久しく止まず、皮表常に湿気ある者に用いて効あり。蓋し此の方と麻黄杏仁薏苡甘草湯と虚実の分あり。彼の湯は脉浮、汗出でず、悪風する者に用いて汗を発す。此れは脉浮にして汗出で、悪風の者に用いて解肌して愈ゆ。……」とあって、麻黄湯（1046 頁）と桂枝湯（192 頁）のようなものであるとの解説がある。

⑳**『漢方の臨床』第 2 巻第 10 号・防已黄耆湯について**で、大塚敬節先生は、「防已黄耆湯証は、男子より婦人に多く、殊に、所謂有閑マダムに多くみられる。色の白い水ぶとりの婦人に、この証がある。もっと痩せたいとの希望をもっている人が多い。この種の人は、からだが重くて、起居動作がものうく、掃除や炊事をまめまめしくすることを好まないというよりは、それをするのが大儀である。外出しても、自動車を利用し、からだを動かさないので、ますます肥満してくる。食事の量は少なく、一回位食事をしなくても平気である。湯茶を好む人が多い。大便は大抵毎日ある。便秘することは、まれである。月経の量の少ない人がある。また不順を訴える。多汗症で、夏の汗は流れる如くである。この種の婦人で、五十歳を越すと、膝関節の痛みを訴えるものが、可成りある。また夕方、靴やたびが窮屈になるほど、足に浮腫がくる。尿の検査をしても、蛋白は証明できない。腹診しても、腹部は一体に膨満しているが、抵抗や圧痛はなく、軟弱である。以上の如き患者に、防已黄耆湯を用いると、筋肉がしまって、からだが軽くなり、膝関節の疼痛や下肢の浮腫がとれる。……この種の婦人に、防風通聖散や大柴胡湯を用いると、却って疲労が甚だしくなる」と述べられ、今日の本方の口訣はこれに尽きていると思われる。

但し、この口訣は防已＝オオツヅラフジとした治験例の集積である。

防風通聖散

出典 『傷寒論』、『太平恵民和剤局方』、『黄帝素問宣明論方』

主効 解表、清熱解毒、瀉下、臓毒証体質改善薬。

三焦の実熱を解表、祛痰、瀉下、利尿によって駆逐する薬。

組成

防風 1.2　川芎 1.2　当帰 1.2　芍薬 1.2　大黄 1.5
薄荷 1.2　麻黄 1.2　連翹 1.2　芒硝 0.7～1.5　石膏 2
黄芩 2　桔梗 2　滑石 3　甘草 2　荊芥 1.2　山梔子 1.2
生姜 0.3～1.2　[白朮 2]

調胃承気湯	大黄　甘草　芒硝
桔梗石膏	桔梗　石膏
	防風　川芎　当帰　芍薬　薄荷　麻黄　連翹　黄芩　滑石　荊芥　山梔子　生姜　白朮

解説

本方は五積散(316 頁)と共に最も多味剤のエキス製剤である。本方は調胃承気湯(775 頁)、桔梗石膏(145 頁)をそのまま含み、更に清上防風湯去黄連・枳実・白芷、越婢加朮湯去大棗、少味剤の五淋散去茯苓、黄芩湯去大棗、……等々を含み、何れも種々の寒涼剤を内に含むことになる。

【調胃承気湯】…大腸の蠕動を一層促進し、清熱する薬である。

【桔梗石膏】…気道炎症を清熱・消炎・祛痰する薬である。

【防風】…緩和な祛風薬で、また祛湿作用もある。寒熱孰れの外感病にも適し、片頭痛にも、また皮膚病変に対する止痒目的にも処方する。

【川芎】…代表的な理血薬であり、血管を拡張して血流を改善し、種々の原因による頭痛に対してもよく奏効する他、顔面の諸病変や蕁麻疹、湿疹に対しては引経薬となりうる。

【当帰】…婦人科の主薬であり、血液循環の停滞を解除して気血の循行を改善し、特に本方では実熱による血液の生理機能の低下を改善する。本方では本来の調経作用の目的ではない。

【芍薬】…消化管などの平滑筋の痙攣性疼痛を緩解し、骨格筋に対しても過剰緊張を和らげ、また実熱による津液の喪失を抑制して陰液を保護する。

【薄荷】…外感病風熱型に用いる他、頭・顔面部の腫痛を消炎し、特によく咽喉痛を緩解し、更に透疹作用も発揮する。

【麻黄】…外感病風寒邪に対して発汗解表する他、気管支平滑筋の痙攣を緩解し、また関節や筋肉の水湿を除く。

【連翹】…感冒などの熱性疾患の初期に用いて清熱解毒するのみならず、体表部の化膿性炎症に対しても清熱解毒する。

【黄芩】…代表的な清熱薬で、急性炎症、特に気道炎症によく適応する他、発熱性の下痢を呈する炎症に有効で、更に熱状に伴う不快症状をも鎮静する。

【滑石】…尿路系の病変に対して、炎症を鎮めて利尿作用を発揮すると共に、尿路結石に対してもこれを排出するように働く。

【荊芥】…頭・顔面部、特に咽喉部の外感病風熱型の症状を緩解する他、皮疹を消散、止痒する。

【山梔子】…黄芩などと共に清熱解毒作用を発揮しつつ、熱状に伴う煩躁・口渇・心煩・胸苦感などの不快症状を鎮静し、また皮膚表層の種々の炎症に対しても処方しうる。

【生姜】…胃液分泌を促進し、消化管蠕動運動を正常化して健胃作用を発揮し、実熱による消化管の障害を回復する。

【白朮】…消化管内及び組織内の過剰に偏在した水分を化して利水作用を発揮し、消化管機能低下を補うと共に、自汗を止める。

本方は非常に複雑な構成を有し、元々は風から生ずる諸症に処方するために組まれたものである。

本方を扶正祛邪という点からみたとき、扶正には川芎・当帰・芍薬・甘草・生姜・白朮が配され、祛邪にはその他の薬味が配されている。祛邪には防風・荊芥・麻黄・薄荷・生姜で発汗解表に、麻黄・桔梗で祛痰に、大黄・連翹・芒硝・石膏・黄芩・山梔子で清熱に、大黄・芒硝で瀉下に、滑石・白朮で利尿に作用する。しかし、扶正といっても、本来の正気を補うというよりも、病邪による侵襲を軽減したり、薬物の薬効を補助したり、副作用を防止したりするのが主目的である。

総じて、生体に侵襲した病邪を、解表、祛痰、瀉下、利尿によって排除することを主目的に、その補助及び副作用防止なども加味され、三焦の実熱を瀉すと表現される薬である。

適 応

感冒、インフルエンザ、咽喉炎、結膜炎、気管支炎、肺炎、胃腸炎、肝炎、胆嚢炎、膵炎、腎炎、腎盂炎、膀胱炎、化膿性皮膚炎、高血圧症、動脈硬化症、糖尿病、単純性肥満症、常習性便秘症、脚気、関節リウマチ、気管支喘息非発作期、脳卒中予防、痔核、脱毛症、蕁麻疹、頭部湿疹、湿疹・皮膚炎群、臓毒証体質改善薬など。

論 考

❶防風通聖散の方名の義は、**『医学入門』首巻上・釈方**に拠れば、「預め風疾を防ぐこと通達聖の如し」と解されている。

❷本方の出典は、**『黄帝素問宣明論方』巻之三・風論**に記載されているが、条文が非常に長文に亘る。「○経に曰く、風は百病の首《はじ》め也。其の変化は乃ち他病を為して、常無く、皆風気の発する所也。……又曰く、風は寒熱諸疾の始めて生ずるや、人の蔵府に皆風の起こるは火熱を謂い、陽の本也。曲直動揺を謂うは風の用也。眩運・嘔吐は風熱の甚だしきを謂う也。夫れ風熱怫鬱は風大いに熱を生ずとし、熱を以って本と為して風を標と為す。風を風と言うは即ち風熱の病也。気壅滞し、筋脉拘倦・肢体焦痿・頭目昏眩・腰脊強痛し、耳鳴り鼻塞がり、口苦く舌乾き、咽嗌《インエキ》利せず、胸膈痞悶・咳嘔喘満・涕唾稠粘・腸胃燥熱して結し、便溺淋閉して、或いは夜臥寝汗・咬牙睡語・筋惕驚悸し、或いは腸胃怫鬱して結し、水液、周身に浸潤すること能わずして、但小便多く出づるを為す者、或いは湿熱内に鬱して時に汗洩るること有る者、或いは液を亡くすに因りて燥を成し、淋閉する者、或いは腸胃燥鬱するに因りて水液、外に宣行すること能わず、反って湿を停むるを以ってして泄し、或いは燥湿往来して時に結し、時に泄する者、

或いは表の陽和して、正気と邪熱と相合して裏に并入し、陽極まりて陰に似て戦して煩渇する者、或いは虚気久しく已まざる者、或いは風熱走注して疼痛・麻痺する者、或いは腎水の真陰衰虚し、心火の邪熱暴かに甚だしくして僵仆し、或いは卒中して久しく語らず、或いは一切暴瘖して語らず、語りて声を出ださず、或いは暗風癇の者、或いは洗頭風、或いは破傷、或いは中風諸《これ》潮搐し、并びに小児諸疳の積熱、或いは驚風積熱・傷寒疫癘にして能く弁ずる者、或いは熱甚だしく怫結して反って出でて快からざる者、或いは熱にて黒陥して将に死せんとし、或いは大人小児の風熱瘡疥、久しく愈えざるに及ぶ者、或いは頭に屑を生じ、徧身に黒黧・紫白の斑駁《ま》じり、或いは面鼻に紫赤の風刺・癮疹を生じ、俗に呼びて肺風と為す者、或いは風癘を成し、世に伝えて大風疾と為す者、或いは腸風痔漏并びに酒過熱毒を解し、兼ねて諸邪に傷らるるを解利し、及び傷寒の未だ発汗せず、頭項身体の疼痛する者并びに両感の諸証を調理す。兼ねて産後の血液損虚して以って陰気衰残し、陽気鬱すること甚だしくして諸熱証を為し、腹満渋痛・煩渇喘悶・譫妄驚狂し、或いは熱極まりて風を生じて熱して燥鬱し、舌強ばり口噤みて筋惕肉瞤するを致し、一切の風熱燥の証、鬱して悪物下らず、腹満撮痛して昏する者を治す。兼ねて大小瘡及び悪毒を消除す。兼ねて馬より堕ちて打撲して傷損疼痛し、或いは因りて熱結して大小便渋滞して通ぜず、或いは腰腹急痛し、腹満喘悶する者を治す」とあって、「防風通聖散

防風・川芎・当帰・芍薬・大黄・薄荷葉・麻黄・連翹・芒硝・石膏・黄芩・桔梗・滑石・甘草・荊芥・白朮・梔子」と指示され、末と為して生姜煎服する。尚、「涎嗽には半夏を加う」と、方後に記載される。

❸原典には本方に続いて、通聖散が他に三処方記載されている。先ず、賈同知通聖散でこれは本方去芒硝であり、次に崔宣武通聖散でこれは本方去麻黄・芒硝加縮砂であり、最後に劉庭瑞通聖散でこれは本方去芒硝加縮砂である。孰れも劉完素の弟子の名を冠したものと思われる。尚、夫々の処方の薬味分量は同一ではない。

❹**『傷寒直格方』巻下・汗後**には、双解散が収載され、「……若し下して後、未だ愈えず、或いは証未だ全うせず、或いは大汗の前後に逆気し、或

いは汗後の余熱解せず、或いは遺熱、労して復し、或いは他人の病気の汗毒に感じて伝染し、或いは瘴気・馬気・羊気の一切の穢毒并びに漆毒、酒食の一切の薬毒に中たり、及び墜堕・打撲にて傷損・疼痛し、或いは久新の風眩・頭疼、中風・偏枯、破傷風・洗頭風・風癇の病、或いは婦人産後の諸疾、小児の驚風・積熱、瘡瘍・疹痘の諸証に日数を問うこと無く、但之を服して周身中外の気血宣通すれば、病皆除かれて愈ゆ」とあって、防風通聖散合益元散（一名天水散、一名太白散）が指示されている。但し、益元散は滑石・甘草の二味なので、防風通聖散の滑石・甘草を6：1の割で増量した処方である。尚、最後に「一名通気防風散、一名通解散」ともある。

また、『傷寒標本心法類萃』巻下には、益元散は「一名六一散」とも命名されている。

❺『旅舎備要方』眼には、「瀉肝湯　肝熱にて目赤く羞明し、隠痛して瘡を生じ、翳膜にて赤く腫るるを治す」とあり、黄芩・黄連・防風・梔子仁・大黄・甘草を散と為して、竹葉を入れて煎服する。更に「若し朴硝一銭を入れて同じく煎じ、利を取れば即ち後服を止む」とも記載される。この処方は後の⓬の処方の原方とも考えられるが、ここでは眼病が対象であって、⓬では鼻病が対象である点も面白い。また、瀉肝湯は竜胆瀉肝湯（1146頁）にも展開しうる処方である。

❻**『玉機微義』巻之九・熱門・発表攻裏之剤**には、「……故に潘思敬が云く、是れ仲景調胃承気湯、後人一変して連翹・梔子・薄荷・黄芩を加えて之を涼膈と謂う。河間に至りて又一変して涼膈の中に於いて、防風・川芎・当帰・芍薬・麻黄・石膏・桔梗・滑石・荊芥・白朮を加え、之を防風通聖と謂う。古の復方也。……」とあって、本方の成立過程がよく分かる。

❼実際、調胃承気湯は既述したように、**『傷寒論』**の二十箇所程に記載されている。また、涼膈散は**『太平恵民和剤局方』巻之六・積熱　附　火証**に、「大人小児の臓腑積熱し、煩躁して渇多く、面熱頭昏、脣焦咽燥、舌腫喉閉、目赤く鼻衄し、頷頬結ぶこと硬く、口舌瘡を生じ、痰実して利せず、涕唾稠黏し、睡臥寧からず、譫語狂妄、腸胃燥渋し、便溺秘結するを治す。一切の風壅並びに宜しく之を服すべし」とあって、薬味は先の通り指示され

た上に、竹葉柒片・蜜少し許りを入れて調理する旨も指示されている。従って、防風通聖散では竹葉・蜜は意図的に除かれていることになる。

即ち、調胃承気湯は中焦の実熱を、涼膈散は上・中焦の実熱を、本方は上・中・下焦の実熱を清解する方剤であると、『森道伯先生伝』にも説明されている。

❽**『丹渓心法』巻二・斑疹七**には、「通聖散　丹渓経験方に出づ」とあって、防風通聖散去防風・大黄・芒硝・生姜の十四味が指示され、「如し身疼めば蒼朮・羌活を加う」とも追記される。

❾**『医方考』巻之二・瘢疹門第九**には、「防風通聖散　失下して発瘢する者、此の方之を主る。○失下とは腸胃燥実し、当に下すべくして下すことを失する也。失下するときは熱、泄する所無くして胃に結す。胃は肌肉を主る。故に肌肉の間に紅瘢を見る也。紅は火の色、熱の熾んなる也。方中、大黄・芒硝・甘草有り。乃ち傷寒門の調胃承気湯也。腸胃の実熱を瀉する所以なり。連翹・梔子・黄芩・薄荷を加えて、乃ち火門の涼膈散也。胸膈の熱邪を散ずる所以なり。全方に芒硝・大黄を除きて名づけて双解散と曰う。表を解するに、防風・麻黄・薄荷・荊芥・川芎有り。裏を解するに、石膏・滑石・黄芩・梔子・連翹有り。復た当帰・芍薬有りて以って血を和し、桔梗・白朮・甘草以って気を調い、栄衛皆和す。表裏倶に暢ぶる故に双解と曰う。本方、名づけて通聖散と曰う。極めて其の用の妙を言う也」とある。

失下とはあまり見掛けない用語であるが、失溺ならば遺尿である。失下は本文の如く、便失禁の意味ではない。また、ここで云う双解散は劉完素の双解散とは自ずから異なる。

❿**『万病回春』巻之二・中風**には、「中風一切の実熱、舌強り口噤み、譫妄驚狂、二便閉渋する者は宜しく表を解して裏に通ずべき也。後方に宜し。○防風通聖散　中風一切の風熱、大便閉結し、小便赤く渋り、頭面瘡を生じ、眼目赤く痛み、或いは熱、風を生じ、舌強り口噤み、或いは鼻に紫赤を生じ、風刺・癮疹《インシン》、而して肺風と為り、或いは風厲と成りて世に呼びて大風と為し、或いは腸風にして痔漏と為し、或いは腸鬱して諸熱と為し、譫妄驚狂する

を治す。並びに皆之を治す」とあり、この条文が『衆方規矩』にも、『勿誤薬室方函』にも引用されている。

⓫**『証治準縄』巻四十一・傷寒・太陽病**には、「通聖散　風熱鬱結して憎寒・発熱、筋脉攣痺、肢体焦痿、頭目暈眩、耳鳴・鼻塞、口苦・舌乾、咽喉利せず、涕唾稠粘、咳嗽上気、腸胃燥渋、便血・瘀血、瘡瘍腫痛、痃瘧瘥えず、婦人産後の血滞・腹痛、小児の驚風・積熱、并びに墜馬・跌仆にて疼痛し、或いは傷寒・傷風等の証を治し、並びに皆之を治す」とあって、原典と同じく十七味を生姜煎服する。更には、「如し風寒を発散するには葱白三茎を加え、如し痰嗽を治するには毎服半夏少し許りを加う」とも記載される。

⓬**『医宗金鑑』巻三十九・編輯雑病心法要訣・傷風・黄連防風通聖散**には、「（註）鼻淵は風熱傷脳の病なり。初めて病むときは風邪盛んなる故、蒼耳散を用い、散ずるを以って主と為す。久しく病むときは熱鬱深き故、防風通聖散を用いて黄連を加え、清するを以って主と為す也。熱気湧き、涕《はなしる》、其の鼻孔を傷り、瘡と成る故に痛む也。宜しく豬胆汁を以って氷硼散を調え、之に敷く。熱、脳に蘊《こも》りて傷り、栄血を過する所に及ぶ故に衂する也。宜しく犀角地黄湯を以って之を涼して可也」とあって、防風通聖散加黄連は防風通聖散合三黄瀉心湯と等しい。

⓭一方、**『衆方規矩』巻之上・中風門・防風通聖散**には、「……按ずるに、此の方、古の法に表裡の客熱、三焦の実火に用ゆといえども、其の実火には黄連解毒湯を用い、脾胃の実熱には大承気湯を用ゆ。風熱の症にはもっぱらに此の薬を用ゆ。……」とあって、本方は三焦の実熱のうちでも風熱証を主に司ることに重点を置いている。これは著者も大いに感ずる所である。

⓮**『黴癘新書』理黴・治法**には、「若し眼目疼痛し、或いは血糸を生じ、或いは翳膜を生ずる者、防風通聖散加土茯苓、或いは四物湯に黄連解毒湯を照して之を主る」とあり、防風通聖散は原典通り十八味で処方される。

⓯**『眼科錦嚢』巻二**には、防風通聖散は内眥瘜肉、星翳に処方され、**巻四・湯液之部**には、「防風通聖散　上衝頭痛・眼目焮痛して大便難き者を治す」と記載される。

⑯**『森道伯先生伝』防風通聖散症**には、

「1. 望診

先ず防風通聖散を投ずべき体質者は皮膚黄白色（即ち、日本人にて色白きものを指す）を呈するを特色とする。壮年期以後の飲酒家は、或いは顔面赫ら顔を呈する者もあるが、他の部分の皮膚は矢張り白い。——皮膚色が強く赤色を帯ぶるは瘀血の存在の徴で、同時に駆瘀血剤として通導散其の他を兼用せねばならぬ。体格は一般に骨格逞しく脂肪型、或いは筋肉型が多い。労働者は労働の結果脂肪の沈着なく筋肉型となり、有閑階級又は美食家は脂肪型を来たす事は誰しも想到する処である。一見して将来脳溢血を起こす危険を感ずる風貌を備えた者を標準に取れば、臟毒症体質の望診としては大過ない。故に後述の解毒症体質者とは反対で、青年期壮年期迄は比較的健康な体質の所有者で、罹病率は解毒症体質者に比して遙かに少ないが、壮年期以後は却って死亡率を高めるのである。なんとなれば此の体質者は結核等に対する危険は少ないが、壮年期以後は臟毒(特に食毒、水毒)に起因する脳溢血、動脈硬化症、腎臟疾患等の危険が多いからである。

2. 脉診

原則として脉は弦、洪、実である。病状に因り、更に浮、数、緊等の性質を帯ぶる事もある。(之を例えて丹毒にて防風通聖散を用う可き場合の如き)

3. 腹診

腹症として腹内に吾が門に命名せる臟毒が充満している。一般に腹内脂肪沈着と称せられるものがそれである(図 23)。

イ．全腹筋の硬満、特に臍を中心とする部分に著明に緊満せる状態を

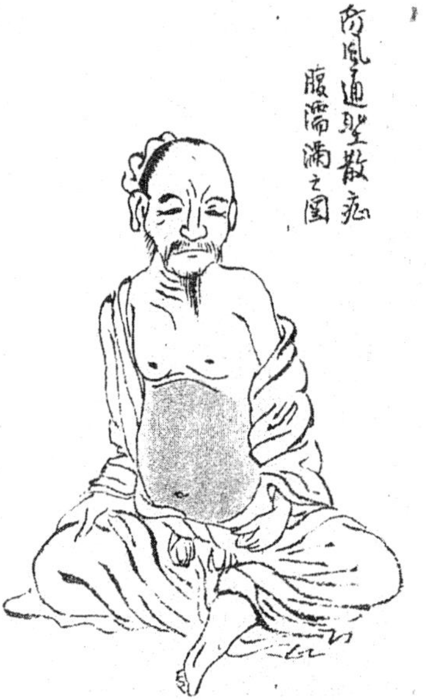

（図 23）防風通聖散症・腹診図

呈するものがある。

ロ．腹部一円に濡満せるもの、即ち腹筋の緊張を触知せぬもの。

ハ．軟弱な腹で防風通聖散を用うる事があるが、此の場合は一異型変症と見る可きである」と記載される。

⑰さて、漢方一貫堂の臓毒証体質の外延的定義は、「総じて成人してから病気に罹り易い。所謂新陳代謝異常による生活習慣病では典型例をみることが多い。概して色白で皮膚が硬く、手術で皮切するときなどでよく解る。体格は一般に骨格逞しく、お腹のでっぷりとしたタイプで、脳卒中体質と俗称される。女性では、中・高年を過ぎると所謂水肥りとなり易い。この体質では後天的環境要因の影響を最も受け易く、現在では漢方方剤を内服するだけでは予防・治療効果共乏しく、後天的環境要因そのものに対応する必要がある」と表現しうる体質的特徴を持ち、『森道伯先生伝』の臓毒の定義では、「此の防風通聖散は、風毒、食毒、水毒、梅毒を駆逐する効能を有するを以って、此の四毒が即ち臓毒に相当する事となる」とあり、古人の言う臓毒に充たる痔疾患や直腸癌そのものと全然無関係とも言えないが、直ちに意味するものでもないと解説される。

⑱矢数道明先生は『**漢方と漢薬**』**第三巻第五号・腎臓病及糖尿病に対する防風通聖散の運用に就て**で、先の四毒を要領よく纏められている。「食毒　これは肥美膏粱を過食して、而も安逸生活を逸するものに腸性自家中毒として体内に蓄積せるものであって、腎臓疾患、糖尿病の原因・誘因として古代漢方医書は勿論、現代医学に於いても之を第一に挙げている」、「水毒　これは腎臓の排泄機能障害として、液体老廃物が体内に蓄溜したもので、過飲、慢性アルコール中毒者に多く、腎臓病、糖尿病患者にこの原因あることは既に述べた如くである」、「風毒　これは風寒暑湿燥火等の外邪が因をなして、病変を起こし、その結果として体内に蓄積されたる毒素を意味するもので、或いは前述の如き諸種の急性・慢性伝染病の結果生じたる体内毒素である。慢性腎炎の原因の中に慢性感冒や湿潤によることが挙げられているのも之らに符合するものである」、「梅毒　吾人が所謂防風通聖散症と呼ぶ体質者は、前述の三毒の外に、先天・後天の梅毒を有す

るものが極めて多い。本方はこれ等新久の梅毒駆逐の能を有し、腎臓病、糖尿病の原因の中に共に梅毒が挙げられているのは蓋し本方の適応を暗示するものである」と解説されている。

⑲矢数先生はまた、**『漢方の臨牀』第10巻第12号・防風通聖散による皮膚炎の治験**で、「アレルギー性皮膚炎　五十三才になる米人で、……。この病気は昨年六月からというから、初診までに九ヶ月間、いろいろの治療を遍歴し、最上の医治を受けてきたが治らない。結局これはアレルギー性のもので、体質的なものであるから長期を覚悟で時期を待つほかないといわれていた。……手や足をみると、いかにも汗疱状白癬といわれているものに似ているし、乾癬にも苔癬にも似ているのであるが、皮膚科ではアレルギー性皮膚炎といっているそうである。痒みは少しも感じないという。……体重は七十八瓩の堂々たる体格で、顔色は充血して赤い。腹部は全体に膨満していて、臍を中心に充実し、心下部、両季肋下部も抵抗圧痛があり、胸脇苦満というべき状態を呈している。このような場合、古方では大柴胡湯を考え、後世方では防風通聖散が考えられる。……そして私はこの患者には防風通聖散と大柴胡湯を合方して与えたのである。一ヶ月間服用すると実に気持のよい通じがあって、身心爽快を覚え、胃の調子がよく、元気がでて活動力が旺盛となってきた。……六ヶ月間服用した十月には、殆ど八分通り軽快し、ちょっとみただけでは手も気づかないまでになり、……」という症例を報告されている。

また先生は、続いて「脂漏性湿疹(?)の治験　五十六才の主婦、五年前からこの頑固な皮膚病が始まった。……患者は中肉中背で、顔色は黄褐色、皮膚肌肉は軟らかい方である。脈は弦で力があり、舌はひどい白苔である。初診時は腹部に最も多く発疹し、水疱、膿疱が無数に密生していて腹診もやっとのことである。腹は軟弱の方で抵抗や圧痛はそれほどでない。手や足、背部には膿疱が治って、黄色の結痂や、赤く光沢のある乾癬様の跡が沢山ある。皮膚科の本にでているカラー写真をみると脂漏性湿疹に最も近いように思われる。大病院の皮膚科ではどうも原因も判らないし、湿疹とだけいわれたということである。……今年の二月下旬に、こんどこそ続けてみますといってきた。……この患者はそれほど肥っていないし、腹が太鼓のようになってもいない。むしろ軟らかい方である。それでいて隠れた防風通聖散の腹証というものがあるのである。恩師森道伯先生が昔ときどき見せてくれたその記憶が甦ったのである。幸い便秘しているし、血圧も高い。このような皮膚病に森先生がよく使われたのは防風通聖散加蒺藜・地黄という処方である。大黄・芒硝各 1.0 を加えて与えた。この処方服薬以来、新しい発疹は少なくなり、小さくなり、治りが早くなり、便通も気持よくつき、……二月末より現在まで防風通聖散加減方を続けているが、皮膚の発疹は大豆大のもの一〜二個に留まり、殆ど治ったも同じである。興味あることは、軟弱な腹証が充実して来て、隠れていた防風通聖散の本来の腹証に近いものが現われてきたことである」という症例も報告されているが、隠れていた防風通聖散の本来の腹証という認識は甚だ興味深い。

⑳『高齢者の漢方治療』動脈硬化では防風通聖散について、「尚、本方の我が国での独自の用法についても述べておきたい。本方の少量投与によって補中益気湯の代薬としうるという発想がある。いわば、本方の少量投与で生体を一寸冷却させることによって刺激し、その刺激を契機として生体に回復力を取り戻させようという機転である。但し、これは超高齢者向きでない」と述べている。

従って、防風通聖散は原典に云う三焦の実熱を瀉す場合と、漢方一貫堂の臓毒証体質改善薬と、そして先程の少量投与の場合の三通りの用法がある。尚、少量投与の用法は昔の師伝である。

また、本方は非常に広範囲の病相を対象とするので、昔から本方を使い熟すのは中々難しいと言われている。

補中益気湯

出典 『内外傷弁惑論』

主効 消化吸収改善、補気、清熱消炎。

多くの補気薬中に清熱薬をも含む薬。

組成

黄耆3～4　甘草1.5　人参4　升麻0.5～1
柴胡1～2　陳皮2　当帰3　白朮4　［生姜0.5～0.7］
［大棗2］

解説

【黄耆】…代表的な補気薬であり、皮膚機能を強化し、自汗を止める作用がある。また血液循環を改善し、四肢の疼痛・知覚異常を軽減するのみならず、慢性化した皮膚潰瘍を治癒に導く。本方では全身の筋肉の緊張を強化し、筋力を高める作用も重要である。

【人参】…大補元気の効能があり、急性のみならず慢性の消化管機能低下などの虚弱状態に対しても処方され、更に内分泌系・神経系に対する興奮作用も齎す。

【升麻】…外感病風熱型による諸症状を発散して清熱解毒し、麻疹の未発疹期などに処方して発疹を透発させる他、黄耆・人参・柴胡と共に配合して、弛緩した筋肉の緊張を回復させるべく処方される。『薬性提要』には、「風邪を表散し、火鬱を升発し、毒を解す」とある。

【柴胡】…消炎解熱作用があり、特に弛張熱・間欠熱・往来寒熱あるいは日晡潮熱によく適応する。本方では更に、黄耆・人参・升麻と共に筋緊張亢進・筋力強化に補助的に作用するとされている。『薬性提要』には、「少陽の表邪を発散し、熱を退けて陽を升らす」とある。

【陳皮】…代表的な理気薬で、上腹部膨満感・食思不振・嘔気・嘔吐などの上腹部機能低下状態に対して、胃の順行性の蠕動運動を促進し、また粘稠な白痰が多いとき、鎮咳・祛痰する。

【当帰】…婦人科の主薬であり、月経の調整や疼痛に効果がある他、種々の原因による血液の停滞を解除して気血の循行を改善し、慢性の化膿性炎症に対しても奏効する。

【白朮】…消化機能低下や吸収能低下による消化管内及び組織内の過剰水分に対し、補脾健胃して止瀉し、過剰水分の偏在を矯正して利尿するだけでなく、虚証としての自汗を止汗する。

【甘草】…諸薬の調和と薬性の緩和の他、消化管機能低下がある場合に、補脾健胃して消化吸収を助ける。

【生姜・大棗】…生姜は胃液分泌を亢進し、上部消化管の順行性の蠕動運動を促進することにより健胃作用を高めるが、その刺激性を大棗の甘味が緩和し、また大棗の甘味が胃に泥まないように生姜で予防する。両味を併用して消化吸収を高める。

本方は大きく、黄耆・甘草・人参・陳皮・当帰・白朮・生姜・大棗の群と、升麻・柴胡の群とに区分し得る。前者は補気作用を中心に、低下した消化機能を回復し、消化吸収を高め、血液循環を促進して内分泌系・神経系共に興奮的に作用し、全身の新陳代謝を活発にして抗病力を高めると共に、全身の筋肉の緊張を保って筋力を強化する。後者は共に消炎・解熱・解毒作用を主とするが、原典には「胃中の清気を（上に）引く」と表現されるように、補気薬の補助的作用も示唆されている。

総じて、本方は四君子湯（464頁）**などと異なり、単に補気薬ではなく、補気薬及びその作用を強化する種々の効能の中にあって消炎・解熱・解毒作用を含む薬である。いわば多くの補気薬を配する中で清熱薬をも含む薬である。**

適　応

感冒、感冒後症候群、急性疲労、慢性疲労症候群、手術前体力低下防止、手術後・大病後体力低下、胃切除後貧血、ダンピング症候群、疰夏病、非開放性肺結核、内臓下垂症、消化管無力症、慢性胃腸炎、慢性肝炎、慢性下痢症、慢性腹膜炎、弛緩性便秘、老人性膀胱・肛門括約筋緊張低下、子宮脱、産後脱肛、下部消化管手術後膀胱・肛門括約筋緊張低下、腹壁緊張低下、骨盤底筋群症候群、遊走腎、低血圧症、起立性調節障害、自律神経

失調症、遅発月経、過少月経、不正性器出血、帯下、血小板減少性紫斑病、慢性遷延性出血、小児アトピー性皮膚炎、多汗症、脳卒中後遺症、半身不随、眼精疲労、弱視、インポテンツ、男子不妊症、不明熱、MRSA感染症、抗癌剤による副作用防止、放射線照射時の副作用防止など。

論考

❶本方の出典は、**『内外傷弁惑論』巻之一・飲食労倦論**に、「古の至人、陰陽の化を窮め、生死の際を究む。内経に著す所に悉く言う。人は胃の気を以って本と為す。蓋し人は水穀の気を受けて以って生く。所謂清気・栄気・衛気・春升の気は皆胃の気の別称也。夫れ胃は水穀の海為り。飲食、胃に入りて精気を遊溢して上りて脾に輸《おく》り、脾気、精を散じて上りて肺に帰し、水道を通調して下りて膀胱に輸る。水精四もに布く。五経並びて行なわれ、四時に合し、五臓の陰陽に揆度して以って常と為す也。苟くも飲食節を失し、寒温適わざるときは脾胃乃ち傷る。喜怒憂恐して労役過度すれば、元気を損耗す。既に脾胃虚衰し、元気不足するも、心火独り盛んなり。心火は陰火也。下焦に起こり、其の系、心に繋がるも、心が令を主らざれば、相火之に代う。相火は下焦の包絡の火にして元気の賊也。火と元気と両立すること能わず。一つ勝つときは一つ負く。脾胃の気虚するときは腎肝に下流す。陰火以って其の土の位に乗ずるを得て、故に脾胃の証始めて之を得るときは気高くして喘し、身熱して煩す。其の脉洪大にして頭痛し、或いは渇して止まず、皮膚、風寒に任えずして寒熱を生ず。蓋し陰火上衝するときは気高くして喘し、身煩熱して頭痛を為し、渇を為して脉洪大なり。脾胃の気下流すれば、穀気をして升浮することを得ずして、是に生長の令をして行らざらしむるときは、陽以って其の栄衛を護ることを無くし、風寒に任えずして乃ち寒熱を生ず。皆脾胃の気の不足の致す所也。然して外、風寒に感じて得る所の証と頗る同じくしても理は異なるなり。内、脾胃を傷れば乃ち其の気を傷る。外、風寒に感ずれば乃ち其の形を傷る。外を傷るを有余と為し、有余なる者は之を瀉す。内を傷るを不足と為し、不足なる者は之を補う。之を汗し、之を下し、之を吐し、之を剋するは皆瀉也。之を温め、之を和し、之を調え、之を養うは皆補也。内傷の不足の病を苟

くも誤認して外感の有余の病と作して反って之を瀉するときは、則ち其の虚を虚する也。難経に云う、実を実し、虚を虚し、不足を損ねて有余を益す。此の如くして死する者は医、之を殺すのみと。然らば則ち奈何。曰く、惟当に甘温の剤を以って其の中を補い、其の陽を升らし、甘寒以って其の火を瀉するときは則ち愈ゆべし。内経に曰く、労する者は之を温め、損する者は之を温むと。蓋し温は能く大熱を除く。大いに苦寒の薬にて胃土を瀉することを忌むのみ。今、補中益気湯を立つ」とあることに拠る。尚、原典の薬味配合量は黄耆五分～一銭・甘草炙、五分・人参・升麻・柴胡・橘皮・当帰身・白朮各三分であり、生姜・大棗は指示されていない。

❷即ち、李東垣は原典の始めに陳述するように、金末期に都が敵の包囲を受け、囲いが解けた後も、都人は極度の栄養不良、体力困乏、非衛生環境のため、健康な者は一万人中一人か二人という程である。そのとき疫病に罹患したとしても、発表したり、瀉下したりすれば却って病状の悪化をみて死亡する。このようなときは既に進行している内傷の病気と考えて対応する必要性があると説き、そのため『内外傷弁惑論』を著作したのであると。

❸**『衛生宝鑑』補遺・内傷似外感証・始為熱中病** **似外感陽証**には、「頭痛大いに作こり、四肢痃悶し、気高くして喘し、身熱して煩し、上気し、鼻息調わず、四肢困倦して収まらず、気無くして以って動じ、気無くして以って言う。或いは煩躁・悶乱し、心煩して安からず。或いは渇して止まず、病久しき者、邪気、血脈中に在りて湿有るが故に渇せず。如し渇を病めば、是れ心火炎上し、肺金を剋するが故に渇す。或いは表虚して風寒に任えず、目開くを欲せず、食を悪み、口に味わいを知らず、右手の気口の脈大にして、左手の人迎より大なること三倍なり。其の気口の脈、急に大にして数となり、時に一たび代にして渋。渋は是れ肺の本脈、代は是れ気無くして相接せず、乃ち脾胃不足の脈。大は是れ洪大、洪大にして数は乃ち心脈、肺を刑《わざわい》す。急に是れ弦急となるは、乃ち肝木、心火を挟みて肺金を剋すればば也。其の右関の脾脈、五脈に比すれば独り大にして数、数中に時に一たび代を顕わす。此れ甚だしき労役にあらず。是れ飲食節せずとも、寒温、所を失するは無し。右関の胃脈損じて弱く、隠れて見われず。惟、内に脾

脈を顕わすは此くの如き也。治するに補中益気湯を用ゆとす」とあって、補中益気湯が指示される。

❹尚、**『脾胃論』巻之二・飲食労倦所傷始為熱中論**にも補中益気湯が収載されている。原典と比べて、薬味配合量は升麻・柴胡・橘皮各二〜三分、当帰身二分の他は不変であるが、『衛生宝鑑』では原典で処方された升麻・柴胡が各三分であったのに対して、夫々二分ずつの配合量である。しかも、他の薬味の配合量は原典と不変であるから、今日の処方で先に甘草・升麻・柴胡の配合量が少ない点に触れたが、正にその方向への傾斜は、既に東垣の弟子・羅天益に於いて、升麻・柴胡の含量減の萌芽が始まっていたことになる。即ち、原典での配合量は清熱薬＝補気薬としての処方量構成を有していたが、今日では明らかに清熱薬≪補気薬ではあっても、『衛生宝鑑』では清熱薬＜補気薬の傾向を示していたことになる。

❺**『薛氏医案』巻五・保嬰粋要・附方并註**には、「補中益気湯　中気傷損にて悪寒発熱・肢体倦怠し、飲食少しく思い、或いは頭痛・身熱・煩躁して渇を作し、気高くして喘し、或いは微細軟弱、自汗倦怠して飲食甘からざる等の症を治す」と解説される。

❻**『医学入門』三巻下・傷寒用薬賦**には、「加味補中益気湯、外感にて太陽症を見わすに羌活・藁本・桂枝を加え、陽明症には葛根・升麻を加え、少陽症には黄芩・半夏を加えて柴胡を倍し、太陰症には枳実・厚朴を加え、少陰症には生甘草・桔梗を加え、厥陰症には川芎を加え、変症発斑には葛根・玄参を加え、升麻を倍す」と、労傷に対する補中益気湯の加味法が展開される。

❼**『医方考』巻之二・泄瀉門第十二**には、「補中益気湯去当帰方　滑瀉痞悶する旨、此の方之を主る。○内経に曰く、清気、下に在るときは飧泄を生じ、濁気、上に在るときは䐜脹を生ず。病、中気不足に由りて升清降濁すること能わざる故のみ。是の方なるや、人参・黄耆・甘草・白朮有り、中を補う所以なり。陳皮有るは気を利する所以にて、柴胡・升麻有るは陥下の陽を升挙する所以なり。清陽升するときは濁陰自ずから降す。濁降するときは痞悶自ずから除かれ、清升するときは飧泄自ずから止む。当帰を

去るは其の滑利を悪みて飧泄の宜しき所に非ざる也。西北高燥の区の若きは、則ち必ずしも去らず」とあって、補中益気湯にて滑利するときの対応と、乾燥地での対応とを解説している。

❽**『外科正宗』巻之一・潰瘍主治方十九**には、「補中益気湯　瘡瘍にて元気不足・四肢倦怠し、口乾き発熱し、飲食味無く、或いは飲食節を失し、或いは労倦・身熱、脉洪大にして力無く、或いは頭痛して悪寒し、或いは声高くして喘し、身熱して煩するを治す。倶に宜しく此れを服すべし」とあって、黄芪・甘草・人参・当帰・白朮・升麻・柴胡・陳皮・麦門冬・五味子を姜棗煎服する。即ち、ここでは補中益気湯合生脉散を補中益気湯としている。

❾**『医方集解』理気之剤・補中益気湯**では、東垣の類方について記載されている。「本方から当帰・白朮を除き、木香・蒼朮を加えて、調中益気湯と名づく。脾胃不調、胸満肢倦、食少短気、口に味わいを知らず、及び食入りて反って出づるを治す。本方に白芍・五味子を加えて、亦調中益気湯と名づく。気虚多汗を治し、余治は前と同じ。本方に蒼朮倍の分・半夏・黄芩各三分を加えて、参朮益胃湯と名づく。内傷労倦、燥熱短気、口渇して味無く、大便溏して黄なるを治す。本方から白朮を去り、草蔻・神麹・半夏・黄柏を加えて升陽順気湯と名づく。飲食労倦して傷る所、満悶短気、食を思わず、味わいを知らず、時に悪寒するを治す。本方に炒芩・神麹を加えて、益胃升陽湯と名づく。婦人の経水不調、或いは脱血後に食少なく水瀉するを治す」と、何れも東垣による加減方を記載している。

❿先の調中益気湯は『脾胃論』巻之二出処であり、後の調中益気湯は『東垣試効方』巻第一出処である。また、升陽順気湯は『内外傷弁惑論』巻之一出処で、益胃升陽湯は『蘭室秘蔵』巻之四出処である。

しかし、『蘭室秘蔵』巻之一には、もう一つの調中益気湯が掲載され、本方去当帰・白朮加黄柏・蒼朮である。更には、参朮益胃湯については、東垣の著書には見出し得ない。恐らく汪訒庵は、『脾胃論』巻之四の益胃湯を指摘したものと思われるが、本方加蒼朮・半夏・黄芩・益智仁で、蒼朮の配合量が多く、当帰梢が当帰身の代りに指示されている。

⓫**『啓迪集』巻之六・老人諸証大抵 并 扶老全真捷径・補中益気順逆**には、「恵 東垣が所謂飲食労倦して内元気を傷るときは胃脘の陽、升挙せず、并せて心肺の気、中焦に陥入す。而して補中益気を用いて之を治す。此れ、実に是也。但、気の降する者に于いて固に効あり、気の升する者に於いては反って其の病を増す。豈に恃《たの》みて通行の法を為すべけんや」と、本方の適否について簡単に解説している。

⓬**『方意弁義』巻之四・補中益気湯**には、「……然るに又胃の元気虚脱して益気湯の応ぜざるものあり。其の時は益気湯によってつき升りて害をなすものなり。薛己が謂う所の軽き時は益気湯、重き時は六君子湯と云える、是れなり。是れは胃の元陽甚だ衰えて、虚陽・虚火取り升りて応ぜざるものなり。故に四君子湯或いは六君子湯を用いて中焦に元気を充たしめ、虚火収まりて後、再び益気湯を用いて宜し。此の火は東垣の謂う所の火と元気と両つながら立たずと云える。不足よりして燃え出づる火なり。故に四君子湯、六君子湯を以って中焦に元気を持たしむれば、虚火自ずからおさまる。其の所へ益気湯を用ゆれば、宜しく升提をなすなり」とあって、補中益気湯でも対応しえない程度に虚損した場合の対処方法を述べている。これは有益である。

⓭また、**『当壮庵家方口解』巻之一・補中益気湯**には、「○速やかに胃気を補い、元陽を全うすると云うには黄耆・升麻・柴胡など却って入らざる也。人参の功うすくなる也。故に速やかに功あるは四君子湯に乾姜・肉桂・附子と知るべし。○世俗の不詳の者は脾胃を補うは益気湯に限る様に覚ゆる也。是れは本理を知らざる者也。脾胃虚冷したるに、益気湯の本方をブラブラと用いて居る中に、連々衰うる也。升麻・柴胡ある故、功うすし。胃腸弱くば直ちに人参・白朮・乾姜・肉桂・附子也」と言うように、補気薬といっても脾胃気虚を補うのが主たる場合は、本方は必ずしも first choice ではない。

むしろ、ここで述べられていることは、著者が先の❹で述べたことの逆の事実であり、原典の立方本旨からは補中益気湯は補気剤そのものでないということを断言しているのである。

尚、同巻・補中益気湯の本文の少し先には、「○益気をよく升提の功を得んと思うときは熟附子を加えてよし」と記載されていることも参考になる。但し、これは**『衆方規矩』巻之中・労倦傷・補中益気湯**の加減法にて、「……若しいまだ効《しるし》あらざれば附子を加えて補薬の力を運らす。之を 加味益気湯 と名づく」との記載を継承したものである。

⓮**『療治経験筆記』巻之一・補中益気湯**には、本方を用いる際の有名な八つの口訣が記されている。

「手足倦怠。語言軽微。眼勢無力。口中白沫を生ず。食するも味を失う。熱湯を好む。臍に当たりての動気。脉散大にして無力」

特にこの内、「△手足倦怠の一つは益気湯八つの目的の中にても、肝要の中の肝要也。故に今日治療の中に於いて、外七つの目的が揃うても、手足倦怠の一つがなくば益気湯必定の証とは定めがたきこともあるもの也」との解説もある。

また、**同巻・補中益気湯加附子**では、「……益気の補佐には附子に上《の》っこす品有るべからず。すべての人、此の方に附子を加うることをあしく心得て、別に熱薬を加味すると心得るから熱の有る症へはとかく附子がこわくなってならぬなり。左様には心得べからず。只なんのことはなく、人参と黄芪へちからをそえるためと心得べし。此の如く、かるく心得えて附子を加うる。是れ附子を使う一つの心得なり」と、充分に参考としうる見解である。

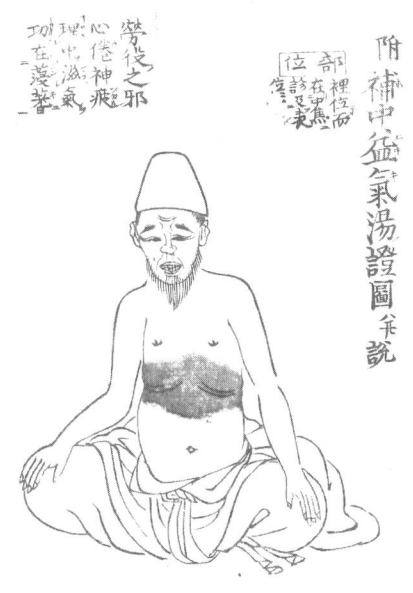

（図 24）補中益気湯証図

⓯**『腹証奇覧翼』二編下冊・附補中益気湯証図并説**には、「図（図24）の如く、心下両脇下に痞塞すること、柴胡の証に似て一躰にてうすく、其の皮膚の診、前の桂枝

加黄耆湯の証のごとく、正気の宣暢しがたきを見るもの、益気湯を用ゆべきの腹証なり。……抑々当今好古の士、古方を信ずるの一途にして、反って之を近きに失し、李朱の徒の笑いを受くるものなきに非ず。是れ亦愚に近きに似たり。余、近ごろ諸家の口訣を問い、并びに立方の意を考えて之を試用するに、軽重ともに効を取ること少なからず。因りて之を古に稽うるに、李氏の本づくところ柴胡湯にありて、柴胡固より実邪に施すべくして所謂労気の人に用いがたきを以って、内にして脾胃を温補するに、人参・白朮を以ってするもの、理中の意を以ってし、外にして正気を滋張するに黄蓍を以ってして、以って之が君となし、加うるに升提・利気・解熱・和血の諸品を以ってして、相共に胸脇心下の鬱結を消して、以って正気を肌表に宣暢し、方名の如く中を補い気を益して、邪気自ずから去るように工夫し立てたるものにして、さりとては黠《こざかし》く巧みなる方なりと思わる。是れ元李氏、労役傷寒の為に立てたる方にして、脾胃論、弁惑論に其の旨を詳らかにすといえども、却って高遠に過ぎて虚飾多し。……此の方の功、諸薬の和するところの力にありといえども、其の実は黄蓍を以って君薬とするにあり。是の故に仲景の諸方を考え、黄蓍諸剤を用ゆるの微意を自得せば、是れ等の方といえども運用自由ならざることなけん」と、古方家の立場から其の有効性に言及した非常に珍異、且つ率直に称賛した見解を披瀝している。

⑯**『済美堂方函』傷寒　温疫　感冒**には、「補中益気湯 弁 中気不足、或いは誤りて尅伐を服して四肢倦怠、口乾・発熱し、飲食味無く、或いは飲食節を失し、労倦・身熱、脉洪大にして力無く、或いは頭痛・悪寒・自汗し、或いは喘煩して脉微細軟弱、躰倦れ、或いは中気虚弱して血を摂ること能わず、瘧利等の症を患うを治す。○師の曰く、傷寒・温疫にて脉細微弱、食を欲せず、或いは下利して喝し、或いは少しく譫語を帯び、虚脱の象を窺て見んと欲するに似たる者、此の湯と生脉散と合して急ぎ之を服すべし。若し此の症にして血熱の象を帯び、或いは舌赤き色の者、本方加芒、或いは舌赤き色にして乾き光る者、方中加天花粉、或いは煩躁して渴する者、麦門冬を加うと。○弁惑には、形神労役し、或いは飲食節を失し、労倦し

て虚煩し、身熱して煩し、脉洪大にして虚して頭痛し、或いは悪寒して渇し、自汗して力無く、気高くして喘する者」と記載される。

⑰**『済春園方函口訣』感冒　傷寒　瘟疫**には、「補中益気湯　此の湯を疫症に用ゆるときは、疫邪大半去りて脾胃虚弱あるときは下利す。又下利なくとも此の方を用いて調え潤すべし。大病后、養生薬に用ゆべし。病愈えんと欲するとき、消渇・貪食、此の湯を与うべし」とあり、**内傷　飲食傷**には、「補中益気湯　主治の下に労疫とあれども、疫は役に作るべき也。もし疫中に用ゆるときは下利あるを目的とす。余は本条の通り也。一切大病、将に愈えんとし、喜々飢うるもの也。而后、此の方を以って調和する也。盗汗・自汗とも主治す」とも解説される。

⑱最後に、本方の立方の本旨について改めて先人の記述を求めるに、**『梧竹楼方函口訣』巻之二・脾胃類**には、「……先ず脾胃の内傷を取り立てんとて人参・黄芪・白朮・甘草を主とし、下陥の気を上提せんとて柴・升を用う。此の二味にて微邪を発散する意なり。其の発散は即ち上提になる也。書名を弁惑論と付けしとも、必竟此れ外感と内傷とを弁別させんが為に此の名を命ずる也。扨《さ》て後世一切の虚症、脾胃の元気の衰えて諸症を生ずる者、概してやること也。主治に所謂生長の令行らずとは脾胃の元気の不足を云わるる也。学者、先ず此の立方の本旨を心得べし」とあり、単に補気剤に類して用いる前に、内傷に外感を兼ねた処方であることを強調している。

今日、本方は補気剤の代名詞のように理解されている面が強いが、元々の内傷にあっての外感という点はもっと強調されるべきであろう。

⑲平野重誠著**『一夕医話』巻中・第十問**には、「補中益気湯の升麻・柴胡が元気を升提するに、升麻は右よりし、柴胡は左よりすといえり。もし然りとせんには、唯一味のみ偏用したらんには、用いざるかたの元気は下陥したるままになりてありといわんか。且つ升麻・柴胡にかかる効のあるものと思うも、亦惷愚《シュングウ》の至りなり」と、中々手厳しい評価である。

⑳**『勿誤薬室方函口訣』巻之上**には、**医王湯**との別名で収載され、「……後世家にて種々の口訣あれども、畢竟小柴胡湯の虚候を帯ぶる者に用ゆべし。補中だの益気だの升提だのと云う名義に泥むべからず。……（先の⑭

の）八症の内、一・二症あれば此の方の目的となして用ゆ。其の他、薛立斎が謂う所の飲食・労役して瘧痢を患う等の証、脾胃虚するに因りて久しく愈ゆること能わざるだの、龔雲林の謂う所の気虚の卒倒・中風等の症、内傷に因る者だのと云う処に着眼して用ゆべし。……」と述べられ、この考えは今日よく採用されている。

㉑矢数道明先生は**『漢方と漢薬』第四巻第八号・補中益気湯に就て**で、服用上の注意として、「一．方意弁義に曰く、『……未だ食せざる時に服すべし。……』と、之を実際に試むるに、午前中、食前に服するとき特に効あるが如く思わる。二．『……多くは急速に功を見わさざるなり。……』と、本方、長病虚証には、速効著効を期待せず、薬のうけ心さえよろしくば之を長服するがよい。特に婦人に於て然りと思う。余の如き一過性の本方証には僅かに一貼或は二貼にて大効があるのであるが、これは稀れである。三．経験筆記に曰く、『脈弦なるもの、医王湯を服すれば必ず瘧を発す。……又脾気虚して湿勝つとき、医王湯を服して利を発することあり。……』と、余等、この変に遭過すること屢々であったが、多くは驚いて転方して終う。転方したのは予後必ず不良であった。四．若し汗多き者には生姜を去る。生姜、汗を発するが故である。五．若し咳嗽多きは人参を去ると云う。或は之を減ずればよい。然もなお発熱・咳嗽甚しきは禁忌である」と述べられている。

㉒坂口弘先生は**『漢方の臨牀』第8巻第2号・脉診と漢方（二）**で、熊代州宏先生からの数多くの教えの一つとして、「○益気湯でのぼせたら玄参で引き下げる。肉桂をあしらうと玄参の毒はぬける」と記載されている。

㉓しかし、先の❷のような状況で発生した疫病は、**『東医雑録』(3)・補中益気湯を語る**で、山本巌先生も「栄養失調による体力低下に加えて、疫病に感染して流行するのが飢疫である。したがって東垣の考えた内傷の病は、内傷に外感等を兼ねたものと考える。どうも東垣は、この内傷に外感を兼ねた飢疫のような病を内傷と考えたようである」と指摘されているように、実際は単なる内傷では有り得ない。言うまでもなく、内傷の上に発生した傷寒あるいは温病だからである。

㉔東垣は『内外傷弁惑論』で、先の条文に続いての立方本指で、「……胃中の清気、下に在らば、必ず升麻・柴胡を加えて以って之を引く。……」としているが、本方中にあって升麻・柴胡は消炎・解熱・解毒に作用するので、本方は単なる補気薬＝内傷の薬ではなく、それに清熱薬の加味されたものと解するべきであろう。

一般に升麻・柴胡は黄耆の補助として中気下陥に対し、治法としての升提作用を期して処方されるが、補中益気湯の立方状況に於いては、内傷の上に罹患した疫病なのだからやはり消炎・解熱・解毒作用の方が主であると考える。

但し、原典では今日の処方と比して甘草・升麻・柴胡の含量が多く、それ故に升麻・柴胡の比較的多量によって清熱作用は十分認められても、今日の処方では甘草・升麻・柴胡の含量は少なく、補気作用のみ顕著であるから、本方を補気薬として処方することも大いに有用である。むしろ、立方本旨に沿う状況に対応するのであれば、今日の処方の上に、更に清熱作用のある薬味を増量する必要があるだろう。

麻黄湯

出典 『傷寒論』

主効 重症、解表、平喘。

汗無く、節々が痛み、悪寒発熱するときの風邪薬。

組成

麻黄5　桂枝4　甘草1.5　杏仁5

解説

【麻黄】…太陽病傷寒のとき、発汗を促進させて解熱に向かうが、また気管支平滑筋を弛緩して呼吸困難を緩解し、鎮咳祛痰して平喘する。また、大脳皮質に対する興奮作用も認められる他、四肢や関節・筋肉などの風湿による諸症状を軽減する。『薬性提要』には、「汗を発して肌を解し、寒邪を去り、肺に入りて欬喘を治す」とある。

【桂皮】…血管を拡張し、血液循環を改善することにより、皮膚温を上昇して解肌するが、麻黄と配合して一層の発汗亢進をみる。また、四肢にあっては筋肉・組織の痺痛を解除し、腹中にあっては冷痛を止め、消化管の機能低下を補う。

【杏仁】…外感病による燥咳に対して鎮咳すると共に、燥痰に対して潤肺して祛痰・平喘する。特に麻黄と配合すれば、一層の鎮咳祛痰促進に働く。また杏仁は習慣性の便秘に対しては潤腸することにより通便する。『薬性提要』には、「気を下して痰を行らし、燥を潤し、喘欬を治し、狗毒を制す」とある。

【甘草】…炙して用い、ここでは他薬の作用を緩和する目的だけでなく、麻黄による胃に対する刺激性を軽減し、また麻黄による不快な動悸症状も軽減する。

本方は麻黄・桂皮と麻黄・杏仁とに二分されて、薬性方向が決定される。前者は発汗解表に、後者は鎮咳・祛痰・平喘に作用する。

総じて、汗無く、悪寒発熱時には皮膚温を高めて発汗解表及び解熱に向

かうのみでなく、有熱時・平熱時の何れに於いても、燥咳・燥痰に対して鎮咳・祛痰・平喘に働く。

適応

感冒、インフルエンザ、気管支炎、気管支喘息、アレルギー性鼻炎、夜尿症、乳児鼻詰まり症、乳汁分泌不足、急性仮死状態など。

論考

❶本方の出典は、**『傷寒論』弁太陽病脉証并治中第六**に、「太陽病、頭痛発熱、身疼腰痛、骨節疼痛、悪風、汗無くして喘する者、麻黄湯之を主る」とあって、麻黄・桂枝・甘草・杏仁と指示され、方後に「覆いて微似汗を取り、粥を啜るを須いず。余は桂枝法の如く将息す」とあることに拠る。

❷また、**『備急千金要方』巻第九 傷寒上・発汗湯第五**には、「傷寒、頭及び腰痛み、身体骨節疼き、発熱悪寒、汗せずして喘するを治する麻黄湯方」とある。

二つの条文の最も大きい差は悪風と悪寒の差である。本方は表寒・表実証用薬であるから、強い外感風寒邪が表位を冒している状態に処方されねばならない。そのような状態は悪風よりも悪寒の場合によく適合する。それ故、著者は本方の条文としては『千金方』の方が相応しいと考える。尤も、葛根湯（89 頁）の原典条文にも悪風とあることは既に述べた。

❸本方の原典条文は他に、**弁太陽病脉証并治第六**に、「太陽と陽明の合病、喘して胸満する者、下すべからず。麻黄湯に宜し」、「太陽病、十日以って去り、脉浮細にして嗜臥する者、外已に解する也。設し胸満脇痛する者、小柴胡湯を与え、脉但浮なる者、麻黄湯を与う」とあり、**弁陽明病脉証并治第八**には、「陽明病、脉浮にして汗無く喘する者、汗を発するときは愈ゆ。麻黄湯に宜し」ともあり、更に**弁可発汗病脉証并治第十六**には、「脉浮にして緊、浮は風と為し、緊は寒と為す。風は衛を傷り、寒は栄を傷る。栄衛倶に病み、骨節煩疼するは其の汗を発すべし。麻黄湯に宜し」等々と記載されている。

❹**『注解傷寒論』巻第三・弁太陽病脉証并治第六**には、原典の最初の条文を注解して、「此れ、太陽の傷寒也。寒は栄を傷り、頭痛・身疼・腰痛以っ

て骨節に牽連して疼痛するに至る者、太陽経の栄血利せざれば也。内経に曰く、風寒、人に客すれば、人をして毫毛も畢《ことごと》くに直《た》たしめ、皮膚閉じて熱を為す者、寒、表に在れば也。風、衛に并《あ》い、衛実して栄虚する者、自汗出でて風寒を悪む也。寒、栄に并い、栄実して衛虚する者、汗無くして風を悪む也。栄強く、衛弱きを以っての故に気逆して喘す。麻黄湯を与えて、以って其の汗を発す」とある。また、二番目の条文に対しては、「陽、気を胸中に受け、喘して胸満する者、陽気宣発せず壅して逆すれば也。心下満ち、腹満つるは皆実と為す。当に之を下すべし。此れ、以為えらく胸満は裏実に非ざる故、下すべからず。陽明有りと雖も、然れども太陽との合病にて表に属すと為す。是れ、麻黄湯を与えて発汗す」とあり、三番目の条文に対しては、「十日以って去るとは解するに向かうの時也。脉浮細にして嗜臥する者、表邪已に罷る也。病、已に之を和解すと雖も、若し脉但浮にして細ならざる者、邪気、但表に在る也。麻黄湯を与えて之を発散す」とある。

また、**巻第五・弁陽明病脉証并治第八**には、更に先の四番目の条文に対して、「陽明の傷寒、表実し、脉浮、汗無くして喘する也。麻黄湯を与えて以って発汗す」とある。

❺『肘後百一方』巻之三・治卒上気咳嗽方第二十三には、「卒かに上気して息を鳴らし、便ち絶えんと欲するを治する方」の又方として、麻黄湯の四味を散として温服する指示がある。また、少し先には「卒かに乏気し、気復た報じず、肩にて息するを治する方」の又方として、麻黄湯が指示されるが、何れも方名はない。

❻一方、**『千金方』巻第二十五 備急・卒死第一**に、「還魂湯、卒かに感忤《カンゴ》、鬼撃、飛尸、諸々の奄忽《エンコツ》として気絶し、復た覚ゆること無く、或いは已に死して絞《し》むるを主る。口噤《つぐ》みて開かざれば、歯を去りて湯を下し、湯、口に入りて下らざる者は病人の髪を分かち、左右に捉えて肩を踏みつけ、之を引きて薬下らば復た増し、一升を取り尽くせば、須臾《シュユ》にして立ちどころに蘇る方」として、本方そのものが還魂湯の方名で記載されている。

また、**巻第五下 少小嬰孺方下・欬嗽第六**には、「少小、卒かに肩にて息して上気し、安きを得ず、此れ悪風、肺に入るを治する麻黄湯方」とあって、麻黄・甘草・桂心・五味子・半夏・生姜を㕮咀して煎服するべく記載される。この処方は麻黄湯の同名異方で、麻黄湯去杏仁加半夏・生姜・五味子であり、小青竜湯去細辛・芍薬・乾姜加生姜と言えよう。

更には、**巻第十八大腸腑・欬嗽第五**には、「麻黄散、上気して嗽するを主る方」とあって、麻黄湯の四味を末と為し、「気上る時に臨みて服す」と、頓服的用法も記載されている。

❼『外台秘要方』第一巻傷寒上・深師方には、「又（深師）、麻黄解肌湯、傷寒三・四日にて煩疼して解せざる者を療する方」とあって、麻黄・甘草・杏仁・桂心を型通り煎服する。方後には、「汗出づるを以って度と為す。海藻・菘菜・生葱を忌む」とあって、更に小字双行注には、「本、仲景麻黄湯。千金翼并びて同じ」と記載される。

また、**第二巻傷寒下・傷寒中風方**には、「又（仲景傷寒論）、傷寒にて頭疼腰痛し、身体骨節疼き、発熱悪風し、汗出でずして喘するを療する麻黄湯方」とあって、『傷寒論』と同じく方後の指示と、第一巻と同じく禁忌が記載される。そして、同じく小字双行注にて、「臣億等、張仲景の傷寒論を按ずるに、麻黄湯は惟、傷寒を主りて、中風を主らず。若しくは中風には但、前の桂枝湯を服すべし」とも追記される。

更には、**第十巻肺痿肺気上気欬嗽・上気喉中水雞鳴方**には、「又（深師）、上気して欬嗽し、喉中水雞鳴き、唾に膿血腥臭なるを療する麻黄湯方」とあって、麻黄湯の四味加生姜を煎服する。一方、**同巻・久欬嗽上気方**には、「深師、久しく上気して欬するを療する麻黄散方」とあって、麻黄湯の四味を末となし、頓服的に服用する用法も掲載されるが、これは先の❻の『千金方』巻第十八と同一用法指示であり、元々はやはり『深師脚気論』（別名『深師方』）に由来するものであろう。

❽一方、先の❻の『千金方』巻第二十五の還魂湯と比較して、**『金匱要略』雑療方第二十三**には、麻黄・杏仁・甘草の三味の還魂湯が記されているが、**『博済方』巻三・欬喘**には、「華盖散　欬嗽を治するに、解表して皮膚を滋潤し、調理すれば自然に汗出づ」とあって、同じく三味が指示され、更には

『太平恵民和剤局方』巻之二・傷寒 附 中暑でも同様に三味が指示され、三拗湯と命名されている。また、『証治準縄』巻二十三・類方・諸気門・咳嗽には、「三物湯和剤 寒燠《カンイク》常ならず、暴く嗽喘し、急に鼻塞・痰壅するを治す」とあって、麻黄・杏仁・甘草を生姜煎服し、「汗有れば即ち瘉ゆ」と掲載される。但し、夫々の修治法は同一ではない。

❾『太平聖恵方』巻第八・傷寒三陰三陽応用湯散諸方には、麻黄湯方とあって、麻黄・桂枝・杏人・甘草を散と為して姜棗煎服する。

また、巻第九・治傷寒一日諸方には、最初に「傷寒一日、太陽、病を受け、頭痛項強・壮熱悪寒するを治するに、宜しく桂枝湯方を服すべし」とあって、桂枝・附子・乾姜・甘草・麻黄と指示され、次に「傷寒一日、頭痛み、身体の百節酸疼して悪寒するを治するに、宜しく麻黄散方を服すべし」とあって、麻黄・桂心・甘草・杏人・附子・芎藭・赤芍薬・白朮を散と為し、姜棗煎服するべく指示されている。

更には、巻第十・治傷寒中風諸方には、「傷寒・中風、頭疼き、腰膝痛み、四肢利せず、壮熱して汗を取らんとして出でずして喘するを治するに、宜しく麻黄湯方を服すべし」とあって、麻黄湯が指示されている。その七方後には、「傷寒・中風、脉浮緊、発熱悪寒し、身体疼痛して汗出でず、煩躁するを治するに宜しく此の方を服すべし」とあって、麻黄湯加石膏を姜棗煎服するべく指示されている。即ち、大青竜湯である。

❿『聖済総録』巻第四十八肺蔵門・肺気喘急には、「肺気上喘し、久新を以ってせず治するに如聖飲方」とあって、麻黄湯そのものが指示されている。

⓫『銭氏小児薬証直訣』巻下・麻黄湯及び『和剤局方』巻之二・傷寒 附 中暑・麻黄湯では、いずれも麻黄・肉桂・甘草・杏仁の四味であり、桂枝ではなく、肉桂が処方されている。この点では現在の我が国の局方生薬の指定が桂皮となっているのは理を得ている。

⓬『小児衛生総微論方』巻第十四・欬嗽論附痰飲上気には、「麻黄湯　小児、風、肺経に中たりて喘急して肩にて息し、気上りて安からざるを治す」とあって、麻黄・半夏・生姜・甘草・桂心・五味子と処方される。この処方は先の❻の『千金方』巻第五下から引載したものである。

⑬『医学正伝』巻之一・傷寒二・麻黄湯には、「……蓋し麻黄湯は性熱にして、惟冬及び春の初め、兼ねて病人素より寒有る者乃ち正方を用う。夏至の後服すれば必ず班黄狂悶を発す。……」とあり、暑日の服用を戒めている。また、その後には、「○傷寒、即病の少陰の経、脉沉微、身体痛むは汗を得るときは已ゆ。本方の中、桂枝・杏仁・甘草を去りて、細辛一銭二分・附子一銭を加う」とあり、ここでは麻黄附子細辛湯（1054 頁）を指示している。更には「○即病の少陰の経、表裏の証無くば本方の中に、桂枝・杏仁を去りて、甘草を倍し、附子一銭を加う。二・三服して後、微汗を得て愈ゆ」と、ここでは麻黄附子甘草湯を指示し、「○如し風湿相搏ちて脉浮にして一身尽く痛むは、本方の中に桂枝を去り、薏苡仁一銭を加え、微汗を得て愈ゆ」と、ここでは麻杏薏甘湯（1074 頁）を指示している。

⑭『古方節義』巻之中・麻黄湯には、「又節庵、麻黄湯の重剤なることを恐れ、此の方に升麻・防風・羌活・川芎・白芷を加えて升麻発表湯と名付けて麻黄湯に易え用ゆる。此れも前に云う通り、節庵、仲景の大意に達せざるゆえなり。凡そ風寒に傷られ、頭痛・発熱等あるに、麻黄・桂枝を用いて風寒さえ発散すれば、頭痛自ずから止むものなり。此れ川芎・白芷の及ぶ所に非ず。且つ又羌活・防風を加ゆるは蛇足と云うて、蛇は足なくして行くものを、其れに足を添えたるようなものにて無用のこと也。又春夏は麻黄・桂枝を用いずして九味の羌活湯に易え用いよと云う類、此れも小細工にて大匠の意を知らずと云うべし。但春夏の温疫の如きは白虎湯、柴白湯、或いは麻黄葛根湯、麻黄解肌湯等の方、選び用ゆべし」と、確かに現在でも風邪の治療に際して、夫々の症状に応じて薬味や処方を細かに併用することがあり、これも仲景の大意に達せざるものか。

⑮『類聚方解』麻黄湯には、「病、表也。表水、気を閉づる者を治す。其の症に曰く、身疼と。曰く、無汗にして喘すと。曰く、喘して胸満すとは、此れ表水、気を閉づれば也。発熱或いは胸満する者、以為えらく水気也。脉浮緊なる者、又水気の微也。凡そ血に由りて閉づる者、発熱すること能わず、満を作すを得ず、脉亦浮ならざる者なり。発熱して身疼く者、初起の症なる故に喘して痛まざる也。発熱して身疼痛する者、日を積むの症に

して、血気已に急なる故に痛みて喘せざる也。喘して胸満する者、此れ其の劇しき症なる故に満して発熱せざる也と」と解説される。流石に吉益南涯、中々奥妙であるが、論旨を了解し難い点も見出されよう。

⑯**『為方絜矩』巻之三・麻黄湯**には、原典条文に対して、「此の条は傷寒正面の症にて発汗して解すべきところなり。身疼腰痛・骨節疼痛と別れていえても、これは初めに体痛といいし名目にて別に意味なし。悪風というに悪寒を兼ねたり。此の症に喘を挙ぐと雖も、喘は主証にあらねど、此の喘するというが傷寒の眼の着けどころなれば、故にことさらに而の字を以って隔たり(無汗而喘)、腠理閉じて汗なく、内に迫る勢いの肺に及びて喘するなり。……今、麻黄湯の喘は身体の昇陽を閉じ塞がれたるよりして内、胸膈の間に迫りて発するところの喘なれば、肺蔵にはただ雲の如く、霧の如くに水液の侵すものあるのみにて、一時の悩みなれば惣身発汗して腠理開達すれば、速やかに治するが故に後の患は残らぬなり。……さて、本篇に此の麻黄湯の証にて自然に衄が出て病の忽ちに愈ゆるものと、又麻黄湯を用いて須臾たつとなにか煩悶おぼえ、目も瞑むようになり、やがて衄が出て解するものあることをいえり。此の類、いつもままあることにて更に駭くべきことにあらず。衄が出れば速やかに愈ゆ。快きものなり。傷寒の衄も太陽病位に在りては良証とすれども、少陰病位と陽明病、少陽病位には悪候にて衄血してより遽かに変じて危険の証を見わす者あり。……」と、いつも乍らの注意深い観察眼である。

⑰**『類聚方広義』(上)・麻黄湯**には、「初生児、時時発熱し、鼻塞りて通ぜず、乳を哺すること能わざる者有り。此の方を用いて即ち愈ゆ」とある。本方を用いて鼻詰まりから解放されれば、哺乳も促進し、栄養も回復する。また、「○麻疹にて脈浮数、発熱して身疼き、腰痛み、喘咳して表壅がれて出斉せざる者を治す」と、麻疹での用法を示し、「○按ずるに、哮喘症は大抵一年に一・二発、或いは五・六発、又毎月一・二発する者有り。其の発するには必ず外感・過食に因る。外感より来たる者は麻黄湯、麻杏甘石湯、大青竜湯等に宜し。飲食或いは大便不利に因りて発する者、先ず陥胸丸、紫円等を以って吐下を取り、宿滞を疏蕩して後に対症方を用いて佳と為

す」で、哮喘発作時の治法を示している。

更には、「麻黄湯症にして一身浮腫し、小便不利の者を治するに、症に随いて附子を加う」と、附子加味の用法も示し、「○山行にて瘴霧に冒され、或いは窟穴・井中に入り、或いは麴室・混堂にて諸々の湿気・熱気の鬱《ウツ》閼《アツ》する処にて暈倒気絶する者、倶に大剤連服とすべし。即ち蘇る」と、ここではガス中毒ではなく、無風下に於ける熱中症を対象としているのであろう。

⑱大塚敬節先生は**『東亜医学』第十一号・風邪の漢方療法**で、「麻黄湯

此の方は悪寒熱発の外に、頭痛、関節痛、腰痛等があり、脈が浮緊で汗のない場合に用うるのであるが、鼻がつまって苦しいのも、これでよく通ずる様になり、喘鳴も亦これで癒える。私は風邪にかかると大抵は麻黄湯でよくなる。葛根湯をのむとどうもよくない。四・五年前まで、よく葛根湯を用いたがどうも経過ははかばかしくなかった。よく考えてみると葛根湯の証ではなくて、麻黄湯の証を呈することが多いのを知った」と、同記事では古方の十三方について解説されている。

⑲**『臨床応用傷寒論解説』太陽病中篇・麻黄湯**には、「麻黄湯は発汗剤だと考えられているが、熱のある場合に、これを飲んで、発汗せず、尿量が増加して下熱することがある」、「発汗剤を用いて発汗せしめてのち、からだが痛く、脈も浮にして緊で、その証が麻黄湯証に似るものがある。これには附子剤を用いなければならないものがあるから、注意が肝要である。およそ発汗後には、再び麻黄湯を用いることはないと考えてよい」、「感冒にかかっても、平素体力の旺盛な人は麻黄湯証を呈することが多く、平素体力の弱い人は桂枝湯証を呈することが多い。しかし、これはおよそのことで、例外があるから、必ずしもあてにならないことがある」とあり、大変参考になる。

麻黄附子細辛湯

出典　『傷寒論』

主効　表裏、温陽、利水、鎮痛。少陰病の表裏双解と燥湿、鎮痛の薬。

組成

麻黄４　細辛３　附子１

解説

本方は三味共、温～大熱薬で基本的に温熱剤である。

【麻黄】…太陽病傷寒に用いるとき、発汗を促進させて解熱に向かい、少陰病にあっても悪寒を発散させる。また気管支平滑筋を弛緩して呼吸困難を緩解し、鎮咳祛痰して平喘する。更には大脳皮質に対する興奮作用も認められる他、四肢や筋肉・関節などの風湿による疼痛症状を軽減する。

【細辛】…麻黄の補助として外感病風寒型の悪寒症状に投与する他、多量の鼻汁や水様痰を生じ、咳嗽が止まないときに温陽して鎮咳し、分泌を止める。また頭痛・関節痛などの鎮痛作用もあり、単独粉末外用で齲歯や口内炎に対して局所麻酔作用も発揮する。『薬性提要』には、「風邪を散じ、水気を行らし、少陰の頭痛を治す」とある。

【附子】…代表的な熱薬で、全身機能が衰弱することによって寒冷または水滞を来たした種々の状態に適応となる。急性のショック状態にあっての循環不全に対し、強心作用を発揮して救逆し、慢性の全身衰弱状態にあっては組織の新陳代謝を活性化し、散寒して温陽する。また、臓器や組織の機能低下によって過剰な水分貯留を来たしたときは、強心作用を発揮して温陽し、血液循環を改善して利水する。更には寒冷と水滞による痺痛に対しても、知覚異常を改善して鎮痛する。

本方での麻黄は少陰病の表証を発散させ、細辛が麻黄を補助し、附子は少陰病の裏寒を温陽する。原典での用法に則り、微発汗させることによって少陰病の表寒証を解表しつつ、裏寒を温陽して内臓機能を賦活し、全身の新陳代謝の沈滞を活性化する。また雑病的用法としては、過剰水分の偏在を燥湿する他、これら三味共、鎮痛作用も有っているので鎮痛剤としても有用である。

総じて、少陰病を表裏共双解する薬であるのみならず、燥湿・鎮痛する薬でもある。

適応

感冒、インフルエンザB型、気管支炎、肺炎、気管支喘息、慢性副鼻腔炎、慢性鼻炎、蓄膿症、急性腎炎、腎性浮腫、クインケ浮腫、特発性浮腫、関節リウマチ、神経痛、腰痛症、アレルギー性結膜炎・鼻炎、ヘルペス後痛、ヘルペス後神経痛など。

論考

❶本方は『宋板傷寒論』では麻黄細辛附子湯であるが、韓祇和撰『**傷寒微旨論**』**巻下・温中篇**で、「……弁少陰証に云う、少陰病、始めて之を得、発熱し、脈沈なるは麻黄附子細辛湯。少陰証、二・三日は麻黄附子甘草湯。……」との掲載以後、麻黄附子細辛湯と呼称されることが多い。

❷本方はエキス製剤の中では、唯一の甘草を配合していない麻黄製剤である。

❸本方の出典は、『**傷寒論**』**弁少陰病脉証并治第十一**に、「少陰病、始めて之を得、反って発熱し、脉沈なる者、麻黄細辛附子湯之を主る」とあって麻黄・細辛・附子と指示されることに拠る。

❹『傷寒論』弁少陰病脉証并治第十一には、少陰病の大綱として、「少陰の病為る、脉微細にして但寐ねんと欲する也」とある。『**注解傷寒論**』**巻第六・弁少陰病脉証并治第十一**には、「少陰の病為る、脉微細は邪気、裏に伝わりて深しと為す也。衛気、陽に行るときは寤《さ》め、陰に行るときは寐ぬ。邪、少陰に伝わるときは気、陰に行りて陽に行らず。故に但寐ねんと欲す」と注解されている。

そこで、原典条文に対しては、「少陰病、当に熱無く悪寒すべし。反って発熱するは邪、表に在れば也。脉沉と雖も、始めて得るを以ってするときは邪気未だ深からず。亦当に温剤にて発汗し、以って之を散ずべし」とあり、方後には「内経に曰く、寒、内に淫す。治するに甘熱を以ってし、佐するに苦辛を以ってす。辛以って之を潤し、麻黄の甘以って少陰の寒を解す。細辛・附子の辛以って少陰の経を温む」とある。

❺**『医宗金鑑』巻七・訂正仲景全書傷寒論註・弁少陰病脈証并治全篇**には、原典条文に対して、「（註）少陰病は但寐ねんと欲するを謂う也。脈沉なる者は脈微細にあらずして沉なるを謂う也。今始めて之を得とは、当に発熱せざるべくして反って発熱する者、是れ少陰の裏寒為りて、兼ねて太陽の表熱有れば也。故に、宜しく麻黄附子細辛湯にて中を温めて発汗すべし。其の陽を顧及するときは、両感の寒邪均しく得て之を解す」と、温中発汗剤であることを主張している。

❻**『三因極一病証方論』巻之四・傷寒証治**には、「足の少陰腎経の傷寒は口燥き舌乾きて渴し、背に悪寒し、反って発熱・倦怠す。其の脉の流注は傷風と同じ」との一文の後に、「附子細辛湯 少陰の傷寒、口中和して背に悪寒し、反って発熱・倦怠し、自汗して渴し、其の脉尺寸倶に沉にして緊なる者を治す」と、ここでは麻黄附子細辛湯が附子細辛湯との方名で収載されている。

❼**『素問病機気宜保命集』巻中・解利傷寒論第十三**には、あまり見掛けないが、麻黄附子細辛湯の加味法が登載されている。「仮令えば肝脉を得、其の内証は満閉・淋溲・便難・転筋し、其の尺寸脉倶に沉にして弦、裏和して悪寒し、肝経、病を受くれば麻黄附子細辛内に羗活・防風各三銭を加う。仮令えば心脉を得、其の内証は煩心・心痛し、掌中熱して噦し、其の尺寸脉倶に沉、裏和して悪寒し、心経、病を受くれば、黄芩・石膏各三銭を加う。仮令えば脾脉を得、其の内証は腹脹満し、食消せず、怠堕・嗜臥し、其の尺寸脉倶に沉、裏和して悪寒し、脾経、病を受くれば、白朮・防已各三銭を加う。仮令えば肺脉を得、其の内証は喘咳・洒淅《ソンセキ》・寒熱し、其の尺寸脉倶に沉、裏和して悪寒し、肺経、病を受くれば、生姜・桂各三銭を加う。仮令えば腎脉を得、其の内証は泄すること下重するが如く、足脛寒えて逆し、其の尺寸脉倶に沉、裏和して悪寒し、腎経、病を受くれば、更に附子・生姜各三銭を加う。已上の五証は裏の表也。……」と掲載される。

❽**『魏氏家蔵方』巻第一・頭風頭痛**には、「附子細辛湯 頭痛、脳戸に連

なり、或いは額間と目と相連なりて熱い物の熨を得んと欲する者を治す」とあって、細辛・川芎・附子・麻黄を粗末と為し、姜水煎服する。先の❻の方名は継承していても薬味は加増されている。

❾『玉機微義』巻之八欬嗽門・腑臓湯液諸方には、小柴胡湯（558 頁）は肝臓の発欬、黄芩加半夏生姜湯は胆腑の発欬、桔梗湯（140 頁）は心臓の発欬、芍薬甘草湯（509 頁）は小腸腑の発欬、升麻湯は脾臓の発欬、烏梅丸は胃腑の発欬、麻黄湯（1046 頁）は肺臓の発欬、赤石脂禹余粮湯は大腸腑の発欬と記載された後、「麻黄附子細辛湯、腎臓の発欬、欬するときは腰背相引きて痛み、甚だしきときは欬涎するを治す」とある。

尚、その後には茯苓甘草湯は膀胱腑の発欬、異功散は三焦の発欬と続いている。

❿『丹渓心法』巻四・頭痛六十八・附録には、「太陽川芎、陽明白芷、少陽柴胡、太陰蒼朮、少陰細辛、厥陰呉茱萸」と大略が記載された後、「少陰の頭痛、足寒え気逆し、寒厥の為に其の脈沈細にして麻黄・附子・細辛、主と為す」と記載される。

⓫『医学正伝』巻之四・頭痛二十九には、「麻黄附子細辛湯、三陰三陽の経、流行せずして足寒え気逆するを治す。寒厥の頭痛の為に其の脉沈細なり」とあって、三味が指示されている。

⓬『医方集解』発表之剤・麻黄附子細辛湯には、「此れ、足の少陰の薬也。太陽証の発熱は脈、当に浮たるべし。今、返って沉。少陰証の脈沉は当に熱無かるべし。今、発熱する故に反ってと曰う也。熱は邪、表に在りと為し、当に汗すべし。脈沉は陰に属し、又、当に温むべし。故に附子を以って少陰の経を温め、麻黄を以って太陽の寒を散じて発汗し、細辛を以って腎経の表薬とし、其の間を聯属す。是れ、汗剤の重なる者なり」と、確かに三味共、温熱薬であり、発汗促進薬である。

⓭『医学心悟』巻二・諸方補遺には、「麻黄附子細辛湯　経を温め表を発す」とあって、麻黄・附子・細辛・生姜を水煎するべく指示される。即ち、本方加生姜である。

⓮『医方紀原』巻下・頭痛　眩暈　附面病には、「○麻黄附子細辛湯傷寒論

○呉茱萸湯傷寒論　按ずるに二方の本論、頭痛の治に非ずと雖も、東垣、六経の頭痛には此の二方を用ゆ」と記載される。確かに呉茱萸湯は頭痛によく用いられても、麻黄附子細辛湯が用いられることは少ない。

⑮『古方便覧』（乾）には、「麻黄甘草湯　○喘息急迫し、額上汗出でて総身に汗せざるものを治す」とあり、「麻黄附子甘草湯　○麻黄甘草湯の証にして、悪寒し、或いは身微し痛むものを治す」とあって、「麻黄附子細辛湯　○麻黄附子甘草湯の証にして、悪寒甚だしく、痰飲の変あるものを治す」と記載される。尚、麻黄甘草湯は『金匱要略』水気病脉証并治第十四の甘草麻黄湯のことである。

⑯『餐英館療治雑話』巻之上・麻黄附子細辛湯の訣には、「医学正伝に曰く、三陽三陰経全く流行せず、足冷え、気逆して寒厥の頭痛を為し、其の脉沈細を治す。又、謙斎の説に、麻黄附子甘草湯は喘して悪寒し、或いは発熱汗無き者に宜し。麻黄附子細辛湯は麻黄附子甘草湯の症にして、痰飲ある者に宜しと云う。予、未だ経験せず」とあるが、最後の一文は**『方極』麻黄附子細辛湯**で、「麻黄附子甘草湯証にして、急迫せず、痰飲の変有る者を治す」に由来するものであろう。

⑰『傷寒論集成』巻之八・弁少陰病脈証并治第七には、原典条文に対して、「銭潢曰く、始めて之を得て、即ち少陰病と称するは知りぬ、陽経の伝邪に非ず、亦直入して蔵に中たるに非ず、乃ち本経の自感也と。正珍曰く、少陰病は脈微細、但悪寒し、寐ねんと欲すと謂う也。凡て三陰の諸病、皆邪、其の虚するに従いて化する者にして、少陰の実するは之始めと為すにあり。故に始めて之を得と云う也。其の反って発熱する者、其の人裡虚して、外実するを以って也。之、反ってと謂うは、無熱・悪寒は陰より発するに対して言うと為す。麻黄附子細辛湯、温めて之を散ずれば則ち瘳《い》ゆ。蓋し太陽少陰の合病也」とあって、山田正珍は、太陽病少陰病の合病の内、太陽病の表寒邪を麻黄と細辛で発散するのであると考察した。

著者はこの論は充分理のあるものと考える次第である。

⑱『傷寒論繹解』巻第六・弁少陰病脈証并治第十一には、少陰病の提綱に対して、「又按ずるに三陽三陰篇中、首章に脈を挙ぐるは、但太陽、少陰の

み」とあって後、原典条文に対し、「……是以って、太陽病は陰陽盛実にして寒熱、表に相搏ちて邪気進むこと緩、少陰病は陰陽虚衰にして寒邪、裏に進むこと急なるを知る。少陰病は寒毒径《ただ》ちに進みて裏に犯す。是の故に但悪寒して発熱すること無し。正当為り。所謂無熱悪寒は陰に発す。即ち是れ也。故に今発熱する者に於いて、反ってと曰う。此れ発熱して汗無し。而して汗無きを言わざるは、陰は汗有るを得ざるを以って言うを須めざればば也。脈沈は微細にして沉也。寒毒濅く進み、将に裏に犯さんとす。乃ち発熱すと雖も、脈は浮くこと能わずして沉潜する也。此れ、太陽病にて脈浮、発熱悪風する者とは自ずから表裏の別有る也。蓋し少陰病は寒邪、裏に進むこと急なる也。然し此れ、始めて之を得、其の毒未だ濅からざるを以っての故に鬱熱し、尚、表に発する者有り。鬱熱し、表に発すと雖も、其の脈沉なるは寒、熱より甚だし。固より太陽病、熱は寒より甚だしく、宜しく桂枝・麻黄を以って汗を発すべしの比に非ず。因りて麻黄細辛附子湯之を主る。以って急ぎ寒毒を温散して微汗を取る也。王宇泰曰く、凡そ邪、初め三陰に中たるときは寒、故に宜しく温薬にて汗を発すべし。寒極まりて熱に変ずるに及ぶときは、復た宜しく寒薬にて之を下すべし。蓋し三陰三陽は皆能く自ら邪を受く。止《ただ》太陽経より伝わるのみならざる也と」と詳細に解説される。

⑲龍野一雄先生は**『漢方と漢薬』第十巻第八号・治験小策・急性中耳炎に麻黄附子細辛湯**で、「三十四歳の婦人。十日前より発熱三十九度に及び、右耳痛、鼻塞りを訴う。既に耳鼻科、婦人科の医の診後である。脈殆ど触れがたき迄に弱く、頭痛す。腹壁はかなり厚く緊張よし。麻黄附子細辛湯二日で中耳より排膿し、解熱止痛、その後排膿四日で止膿す」という症例を報告されている。

⑳**『傷寒論梗概』少陰病篇に於ける兼挟ある諸証の薬方**には、「麻黄附子細辛湯　これは少陰の最初期に於て、裏の候が未だ備らず、表気が僅かに邪と抗争して、表熱の徴を挟むが、脈は已に陰病本来の沈を現わせる等の証に対する薬方であって、主として寒邪を温散し、表熱を緩和なる発汗に因りて解する等の能を有する」と解説され、**『傷寒論講義』弁少陰病脈証并**

治には、本方条文に対して、「蓋し太陰病にして脈浮なる者は、桂枝湯を用い、少陰病にして反って発熱する者は、麻黄附子細辛湯を用う。是れ、太陰と少陰と、均しく発汗を主とすと雖も、其の方略に大差ある所以なり」ともある。

㉑藤平健先生は**『漢方の臨牀』第18巻第6・7合併号・麻黄附子細辛湯証をみなおそう**で、「……小生、二十八歳、三十八歳、三十二歳、十八歳の夫々女性と、一様に麻附細辛湯が効いたようである。そして、その症状は、ノドの痛みまたはいがらっぽさ、頭痛、発熱、悪寒、腰痛、セキと、みなほぼ共通している。そしてこの症状は、すべての点で、ほとんど麻黄湯と区別出来ない位によく似ている。いったい、どこで区別したらいいというのだろう。小生の場合、脈では区別出来なかった。強いて区別すれば、ノドの痛い、最初からセキが出はじめる、軽いさむけが、せなか全体ばかりでなく、臀部の方にまで及んでいる。麻黄湯をのんでみても全く応じない、などの点であろうか。とにかく、少陰の麻黄附子細辛湯と太陽の麻黄湯証との相違は、理論の上ではうんとかけはなれているが、実際の上では、紙一重の違いにすぎない場合もあるということを、……いやというほど思い知らされた」と発表されている。

㉒また先生は、**『漢方の臨牀』第20巻第3号・麻黄附子細辛湯の脈は果して沈か**で、「前に、麻附細湯証がノドがチクチク痛むカゼによく効き、しかも、そのような証は老人のみならず、若い人にも意外に多く、それがみな麻附細湯でよく治るのだということを、本誌に発表したことがある。そのとき以来、麻附細湯の脈を注意してみてきたのだが、どうも浮いていることの方が多いのである。……以上を要約すると、麻附細湯の脈は、必ずしも沈で微細であることはなく、浮数である場合があり、その場合の太陽病との鑑別には、頭痛と悪寒の状態が多少異なることと、咽痛の有無がかなりの役割を演ずるもののようである、ということになる」と述べられ、特に頭痛と悪寒については、「その一つは頭痛である。陽証のそれは、表在的なピンピンとひびくような頭痛であることが多いが、麻附細湯のそれは、頭が重く、そしてどこか奥の方でにぶく痛んでいる、といった感じの頭痛

のようである。その二つは悪寒である。陽証の悪寒は、せなかに寒けを感じるが、麻附細湯の悪寒は、あまりつよくない悪寒をせなかにも感じはするが、悪寒か、ほんとにさむいのか区別しにくいようなさむけが、全身に感じられるように思う」との印象を語られ、頭痛や悪寒で表現される実態把握の必要性を指摘される。

㉓山本巌先生は**『東医雑録』(2)・新外感病論階梯〈三〉**で、麻黄附子細辛湯証について、「Ⓐ体がだるくてしんどい。――……患者は肺炎でも感冒でも、その現わす症状は強くない。熱も高くなく、咳もひどくない。一見それほど悪い病人とはみえない。それにもかかわらず、学校や仕事を休んでゴロゴロしている。……Ⓑ治りにくい。――『一度風邪をひいたら1ヶ月はかかる』といわれるように、病状は軽くみえていつまでたっても治りにくい。冬中カゼばかりひいている者もいる。Ⓒ発汗療法がやれない。――温覆（フトンむし）に堪えられないものが多い。『カゼなら葛根湯をのんで汗を出せ』といって発汗させようとすると、『フトンをかぶって温めると苦しい』と言う。葛根湯や麻黄湯をのんで汗を出しても、少しも楽にならず、反って苦しい。Ⓓ脉は浮でも熱も高くないし、浮であるということはわかるが、強い浮脉ではないことが多い。――悪寒が強い、脉が沈、ことに沈微細のように明らかに少陰の証を現わしているときは太陽病と誤まることはない。これが太陽病の如くみえる少陰病の場合の鑑別である。また、これらのことは、クシャミ、水鼻、悪寒があり、小青竜湯を用いるか、麻黄附子細辛湯を用いるかの鑑別にも参考になる」と、実地臨床的に詳しく解説されている。

また、**新外感病論階梯〈四〉**で、「本方は化飲解表として用いるときは、尿量減少し、浮腫、或いは痰飲があって微喘する場合である。水鼻、クシャミ、ゼロゼロと喘鳴があるとき、その症状はまったく小青竜湯に似て、甚だ鑑別しにくいことがある。どちらかといえば、麻黄附子細辛湯の方は元気がない。陽虚である。附子を配して助陽化飲解表薬である。小青竜湯は温肺化飲解表薬である。冷えはあるが元気がよい。しかし、鑑別のつかない場合、どちらでも効く場合もある」と、現実的な対応を指示されている。

㉔少陰病は「少陰の病為る、脉微細にして但寐ねんと欲する也」と表現されるが、悪寒症状が添加記載されている方が一層理解し易い。一体、太陽病でいう悪寒と陰病でいう悪寒との差は、症状発現上何処に有るのか。前者は悪寒・発熱というように必ず発熱を随伴するが、後者はそれ自体で存在し、悪寒というより寒そのものである。それ故、本条文で反って発熱とあるのは、通常の少陰病と異なり、亡陽して悪寒に終始するのではなく、亡陽の程度も比較的少なく、正陽が残存していることを表現している。

いわば表証は陽病の傾向をもった陰病である。そのため麻黄でもって表寒邪を解表することになるが、麻黄湯との相違は、麻黄湯が麻黄・桂皮で一層強い表寒実邪を解表するのに対し、本方では桂皮の配合がないので、表寒邪の程度は麻黄湯証よりもずっと弱い。また、抗病力という点では、発熱を随伴しない少陰病の方が、本方証よりも抗病力はずっと弱い。

㉕しかし乍ら、著者は「脉微細にして但寐ねんと欲する」少陰病には慢性鬱血性心不全を内傷として患い、その上に新病として傷寒を発症し、益々一層心不全症状が重症化した患者も含んでいるのではないかと考える。このような患者は病毒力の極く微弱な外感風寒邪に対しても容易に全身倦怠感、脱力感などの心不全症状を呈し——従って、但寐ねんと欲し——、治法としてはむしろ心不全症状を緩解させることで容易に駆邪しうることになる。

このようなとき、麻黄のエフェドリンによるβ_1受容体刺激作用で、心拍数を増加し、心収縮力を増強すると共に、附子の心収縮力増強作用も呼応すれば、正に強心作用によって全身を鼓舞し、回陽することになる。

或いは、本条文にいう「反って発熱する」のは心不全による温放散障害によることも考えられ、その場合にも強心利尿することによって解熱しうる。少陰病は病態は多様であったとしても、以上のような状態も含んでいることは充分ありうるものと思われる。

㉖本方は今日、原典指示の少陰病的用法の他に、雑病的用法としてアレルギー性結膜炎・鼻炎、神経痛、ヘルペス後痛、ヘルペス後神経痛などにも非常に有用である。特にヘルペス後神経痛で長期間に亘り、消炎鎮痛剤

の服用が続けられても尚、難治の場合には充分試行価値はある。

著者はヘルペス後痛やヘルペス後神経痛に対しては、多くは本方合桂枝湯（192 頁）、或いは合五苓散（335 頁）、或いは合当帰湯（832 頁）等々として処方することが多い。しかし、これらの合方間の判別は実はさほど重要ではなく、何よりもヘルペス皮疹が治癒したときの局所の皮膚温——臨床的に触れて対側と比べ、冷たいかどうか——が決定要因になるように思われる。対側と比べてさほど変化がないならば、一般の消炎鎮痛剤も奏効するように働くが、肌冷ならばやはり本方を主とした合方が必要になる。

麻杏甘石湯

出典　『傷寒論』

主効　急性、清熱、清肺、平喘。肺熱を緩解し、また平喘する薬。

組成

麻黄4　杏仁4　甘草2　石膏10

解説

本方は麻黄湯去桂枝加石膏であり、また越婢湯去生姜大棗加杏仁でもある。

【麻黄】…太陽病傷寒のとき、発汗を促進して解熱に向かわせる。また気管支平滑筋を弛緩し、呼吸困難を緩解して平喘すると共に、鎮咳祛痰に作用する。また、中枢神経系に対する興奮作用も認められ、四肢や関節・筋肉などの風湿症状を軽減する。

【杏仁】…外感病による燥咳に対して鎮咳すると共に、燥痰に対しては気道を潤して祛痰する。麻黄と配合すれば、鎮咳祛痰作用を強めると共に、平喘作用も強化される。

【石膏】…代表的な清熱瀉火薬で、実熱に対して消炎解熱すると共に、鎮静して口渇を癒し、除煩する。麻黄と配合すれば、肺熱による咳嗽や粘稠痰を伴う症状を緩解に向かわせるのみならず、上半身及び表位の炎症性浮腫に対して、消腫して利水に働く。更に杏仁が加味されて、肺熱による諸症状を一層緩解するだけでなく、平喘作用も強化される。

【甘草】…他薬の作用の緩和だけでなく、麻黄による胃に対する刺激性を軽減し、また麻黄による不快な動悸症状も軽減する。

麻黄・杏仁で平喘及び鎮咳祛痰し、麻黄・石膏で肺熱を清し、上半身及び表位の炎症性浮腫を消退し、石膏・甘草で肺熱による咳嗽を鎮め、平喘を促進し、麻黄・杏仁・石膏で肺・気道の炎症を緩解して浮腫を消退し、平喘する。

総じて、感冒や気管支炎、肺炎などによる咳嗽・胸痛・粘稠痰などの諸症状を緩解すると共に、気管支平滑筋を弛緩して粘稠痰の排出を促進させ

ることによって平喘する薬である。

適　応

小児喘息、気管支喘息、心臓性喘息、感冒、インフルエンザ、気管支炎、肺炎、喘息様気管支炎、百日咳、痔核発作、睾丸炎、遺尿症など。

論　考

❶原典での方名は麻黄杏仁甘草石膏湯または麻黄杏子甘草石膏湯。

❷本方は『**傷寒論**』**弁太陽病脉証并治中第六**と**弁発汗後病脉証并治第十七**に、「発汗して後、更に桂枝湯を行《や》るべからず。汗出でて喘し、大熱無き者、麻黄杏仁甘草石膏湯を与うべし」とあって、麻黄・杏仁・甘草・石膏と指示される。但し、後者には方名は麻黄杏子甘草石膏湯と掲載されている。

更にまた、**弁太陽病脉証并治下第七**と**弁発汗吐下後病脉証并治第二十二**には、「下して後、更に桂枝湯を行るべからず。若し汗出でて喘し、大熱無き者、麻黄杏子甘草石膏湯を与うべし」とある。但し、後者には「若し」がない。また、「与うべし」でなく、「属す」となっている。

孰れの場合も与うべしか属すであるから、病状の解釈よりも実際に効くと思われる処方を、次々と投与する準備が要求されていると考えねばならない。今日でも喘息発作の救急患者の場合、効無くば次々と別の手段を講じることはよくあることである。

❸『**傷寒論条弁**』**巻之二・弁太陽病脈証并治中篇第二・麻黄杏人甘草石膏湯方**には、原典の先の条文に対して、「更に行るは猶再び用ゆと言うがごとし。再び桂枝湯を用ゆべからずとは、是れ已に用過ぐるを経て、禁止する所以也。蓋し傷寒は当に発汗すべし。当に桂枝を用ゆべからず。桂枝は衛を固むれば、寒は泄するを得ずして気転じ、上逆して喘益々甚だしき所以也。大熱無き者は鬱伏して顕らかに見われざる也。傷寒の表、猶在るを以っての故に麻黄を用いて以って之を発す。杏人は気を下して喘を定む。甘草は熱を退け、中を和す。本は麻黄の正治の佐使也。石膏は熱を徹するの功有り。尤も能く喘を下すの用を助く。故に桂枝に易うるに石膏を以ってす。麻黄湯の変制と為す。而して太陽傷寒、誤りて汗し、喘に転ずるの主治は、所以に必ず四物なる者にして、而る後に行るべき也」と解説されている。

また、**同篇**には原典の後の条文については、「……夫れ汗下同じからざるを以ってしても治同じなるは、汗と下と殊なりと雖も、其の反って誤りを為して喘に変ずるを致すは一つなり。惟、其の喘は一つにして、所以に同じく一つの治に帰すれば也。然るに上篇の第四十条（太陽病、之を下して微しく喘する者、表未だ解せざる故也。桂枝加厚朴杏人湯之を主る）の誤りて下し、喘に変じて桂枝厚朴杏人湯を用ゆるを以ってして之を観るときは、此れ、汗下の後、更に桂枝湯を用ゆべからずと知るべし。通考するときは義全し」とある。

❹本方の最初の条文の後、『宋板傷寒論』では直ちに桂枝甘草湯の条文に移るが、『傷寒論条弁』では、「発汗して後、水を飲むこと多き者、必ず喘す。水を以って之に灌ぐも亦喘す」との条文が置かれ、その後に桂枝甘草湯の条文に移る。

『傷寒尚論篇』巻之一・太陽経中篇・麻黄杏仁甘草石膏湯では、更にそれらの二つの条文を一つに纏めて、麻黄杏仁甘草石膏湯の条文として対応している。しかし、抑々は先の処方のない条文は『宋板傷寒論』では、後段の梔子豉湯の条文の前に置かれている条文である。

❺恐らくこの改変は**『傷寒補亡論』巻第九・汗後四十四条**にて、「又（仲景）曰く、発汗して後、水を飲むこと多ければ必ず喘し、水を以って之を灌ぐも亦喘す。常氏云う、喘を治するには、麻黄杏子石膏湯可とす」に基因すると思われる。

❻麻黄杏子石膏湯は原典には無い。**『赤水玄珠』巻二十六・哮喘門・明治哮**では、麻黄杏子草膏湯として原典の二つの条文が纏めて収載されていて、類似性が認められる。しかし乍ら、先の汗後四十四条の後段では、原典の先の条文がそのまま引用されているので、後世になって麻黄杏子石膏湯は麻黄杏子甘草石膏湯の錯誤と見做されたのであろう。

❼**『備急千金要方』巻第九** **傷寒上・発汗吐下後第九**には、「傷寒、発汗出でて喘し、大熱無きを治する麻黄杏人石膏甘草湯方」とある。

また、**『千金翼方』巻第十傷寒下・発汗吐下後病状第五**には、「発汗して以後、桂枝湯を行るべからず。汗出でて喘し、大熱無きは麻黄杏子石膏甘草湯を与う」となっている。

これらの方名はまた原典と異なっている。

❽**『古方名医方論』巻三・麻黄杏仁甘草石膏湯**には、「湿熱、内に発し、表裏倶に熱し、頭痛・身疼、悪寒せず反って悪熱し、汗無くして喘し、大煩・大渇、脉陰陽倶に浮なる者、此れを用いて発汗して清火す。若し脉浮弱・沉緊・沉細、悪寒・悪風して汗出でて渇せざる者、用ゆるを禁ず。……程扶生曰く、此れ、寒深く肺に入り、発して喘熱を為すを治する也。汗既に出づ。而して喘するは是れ寒邪未だ尽きず。若し身に大熱無きときは是れ熱、肺に壅すとす。故に麻黄は邪を散じ、石膏は熱を除き、杏仁は肺を利するを以ってし、青竜湯内より麻黄を減じ、姜・桂を去り、穏やかに発散・除熱・清肺を為す剤也。石膏は熱を去りて肺を清する故に肺熱にも亦用うべし」と解説される。

❾**『張氏医通』巻十六・祖方**では、「麻杏甘石湯　玉函　発汗して後、汗出でて喘し、大熱無き者を治す」とあって、方後には「此れ、麻黄湯去桂にして越婢の意を兼ぬ。耑《もっぱ》ら上焦の湿熱・痰気を祛り、苓桂朮甘湯と互いに発す。彼は苓・朮を藉り、専ら心下の支飲を祛り、此れは石膏を藉り、専ら膈上の湿熱を祛る也」と、苓桂朮甘湯(1175 頁)との互用に及んでいる。管見では麻杏甘石湯という方名の鼻祖である。

❿一方、**『医宗金鑑』巻五十九編輯痘疹心法要訣・疹門・喘急**には、本方が麻杏石甘湯との方名で指示されている。「(註) 喘は悪候と為す。麻疹には尤も之を忌む。如し初めて出でて未だ透せず、汗無く喘急する者、此れ表実し、其の毒を払鬱する也。宜しく麻杏石甘湯を用いて之を発すべし。疹已に出で、胸満・喘急するは、此れ毒気内攻して肺金、尅を受く。宜しく清気化毒飲を用いて之を清すべし。若し遅延して治を失すれば、以って肺葉焦挙を致す。則ち救い難し」とあって、四味の内では生甘草が指示され、生姜水煎服とある。

⓫本方は『傷寒論』のみならず、実は『金匱要略』にも収載されている。同書・水気病脉証并治第十四に、杏子湯と方名のみ収載され、林億の註に、「未だ見ず。恐らくは是れ、麻黄杏仁甘草石膏湯ならん」とある。従って断

定はできない。尚、先の『張氏医通』の麻杏甘石湯の次々方には、「杏子湯　風水虚脹して脈浮なるを治す。其の汗を発すれば即ち已ゆ」とあって、麻黄湯去桂枝と指示されている。これは『金匱要略』雑療法第二十三の還魂湯である。

⑫**『百疢一貫』巻之上・痰飲　喘息・諸水気・動悸**には、「喘息初発、大・小青竜湯にてすむもの也。大氐小青竜湯をやりて跡へ麻杏甘石湯を用ゆる也。麻杏甘石湯の場は表でもなく、悪熱のきみなる処へやりて可也。大概一通りの喘息は大・小青竜湯、麻杏甘石湯にてすむもの也」と、現実的な対応を教示してくれている。

⑬原典の先の条文の最後には、「本、黄耳柸《ハイ》と云う」という一文が付記される。これについて、橘南谿著**『傷寒論綱要』弁太陽病脈証并治法中**では、「友人関谷士炤曰く、黄耳柸は当に黄甘柘に作るべし。蓋し黄は麻黄、甘は甘草、柘は杏仁・石膏。当時の此の湯の略名たるのみと」と説明される。尚、後の条文の最後には「黄耳杯」と記載され、誤写であろう。

⑭**『腹証奇覧翼』二編上冊・越婢湯証図**には、「一．若しくは越婢湯の証に似て、脚弱疼痛及び水腫等の証なく、表閉じて水気、心胸に聚まり、喘急、汗出でて渇し、或いは渇せず、其の腹状は腹脹りて皮上にりんとしたる力あり。之を按ずるに大熱なくして、身熱を覚ゆること白虎の如く、越婢に似たるものを麻黄杏仁石膏甘草湯の証とす。要するに大抵白虎の腹状に似て表証多く、上部に聚まりて喘するを以って此の証と定むべし」と、越婢湯や白虎湯との関連で解説している。

⑮**『古方括要』**には麻黄杏仁甘草石膏湯が多々掲載されている。先ず、**巻之上・雑病門・瘧**には、「前方（大青竜湯）を服し、汗を発して後、汗出でて喘し、水を飲まんと欲し、寒少なく、発熱長く、煩躁する者に宜し」、**諸咳**には、「喉咽乾きて滋潤無く、咳すれども沫出でざる者に宜し」とある。

次に、**巻之中・上部・鼻病**には、「鼻、香臭を分かたざるものを治す」、**眼病**には、「前症の肺水を捌くべし」とあるが、前症の甘遂半夏湯には、更に「前症、実状の者に宜し」とあって、その前症とは小半夏加茯苓湯（585 頁）で、「白内障、肺水に属す。其の水を下すべし」とある。**中部・喘息**には、

「発するとき、渇して冷汗、あぶらの如き者を治す」とあり、**肺痿・肺脹・肺癰**には、「咳して濁唾腥臭、或いは膿を吐し、短息にして劇痛、汗流るる者によろし。方中、桔梗を加えて妙也」とある。更に、**下部・痔疾**には、「出血・下重・疼痛して大便難、或いは肛門のほとり李核の如く腫れ痛み、忍びがたき者を治す」とある。

巻之下・外科・湯火傷には、「湯火傷、水疱をなし、或いは潰爛して疼痛忍ぶべからざる者に宜し」、**黴毒**には、「声唖・咳逆して白沫を吐する者、此れ肺臓に附著して皮表に発することを得ざる者なり。此の方之を主る」、**木舌・重舌・舌疽**には、「右腹拘攣し、臍上、故なく毒、肺に着くもの、或いは其の人、喘鳴・咳痰して常に外感し安きに宜し。方中、桔梗を加えて可なり」、**疥癬**には、「小瘡出づること甚だしく、手掌より足心に至るまで尽く発して地界を分かたず、表熱、焼くが如く、時々落痂すといえども復発するものを治す」、**気腫結核**には、「結核して融解せざるに宜し」、**対口瘡、俗に首切り疔と称す**には、「初発、皆此の湯を服すべし」、**嚢癰**には、「陰嚢腫痛し、悪心の者、桔梗を加えて最も佳き也」とあって、非常に多彩な用途を披瀝している。

⑯『梧竹楼方函口訣』巻之一・傷寒類・麻杏甘石湯には、「○此れは喘息の薬也。暑寒ごとに起こる者、大抵此れにてよし。陶云う、小青竜加石杏の症と能く似たれども、彼は熱少なく、冷飲に属す。水寒射肺の症とす。此の方は熱を主とす。弁別して用ゆべし。又、小児の当歳子抔の熱強く、喘咳する者に用いて奇効あり」と、本来の用法が解説されている。

⑰そこで、本条文の解釈であるが、汗して後、あるいは、尚、症状が残っているというのが本旨である。「汗出でて喘し、大熱無き者」の「汗」は、**『皇漢医学』第壱巻・麻黄杏仁甘草石膏湯に関する師論註釈**に、「本方及び越婢湯証等に於ける汗は桂枝湯証の自汗とは全然其の趣きを異にし、伏熱の為搾出せらるるものなれば、粘稠性に富み臭気強し」と云う如く、通常の汗ではなくて喘息発作に苦しむ苦悶状の冷汗を意味するのではないだろうか。それ故、汗は有っても無くても、喘していることだけが問題なのであり、「大熱無き者」も体表に熱無しの意であり、大抵の喘息発作時には熱

症状がないことも事実と符合している。

そして、実際の治療薬としては、麦門冬湯（932 頁）の**論考⑱**でも述べたように、本方で喘息発作に至らずに済むことは充分有りうるのだから、「与うべし」となるのである。但し、本方でも奏効しないこともあるのだから、「主る」ではなく「与うべし」という表現になっている。

従って、本方が急性気管支炎や急性肺炎に奏効するときとは病態が異なる。

⑱大塚敬節先生は**『漢方と漢薬』第七巻第十二号・治験三例**で、「四十三歳の婦人、一週間前に風邪を引き、咳が盛んに出た。その為か痔核が出て痛くて困るとて来院す。咳は未だ止まらず、咳をする度に甚しく痔に響くという。食慾、大・小便等異常なし。悪寒も熱もなく、ただ喘咳と痔の痛みがあるだけである。痔の方を診てみると、拇指頭大に外痔核が紅く張り切っている。それで麻杏甘石湯を与えた。三日分服さぬ中に咳も痔の痛みも全く消失した。麻杏甘石湯を痔核に用いたのは之が初めてである。元来、麻杏甘石湯は喘息、気管支加答児等に用いられる薬として知られているが、古矢知白の古家方則に麻杏甘石湯で睾丸炎及び痔核が愈えるという事を書いてあるのを思い出し、この方を用いた処、非常に良く効いて、知白の云うことが偽りでないことを知った」と報告されている。

麻杏甘石湯の痔核への応用は、この報告が近代以後は最初であり、大塚先生は**『漢方診療三十年』痔核が痛い**にも同一症例を掲載されている。

⑲ここでいう古家方則は取りも直さず、先の『古方括要』である。また、古矢知白は別名金古景山という。従って、確かに痔疾に対する用法は登載されている。さて、経絡的には手太陰肺経は肺に属して大腸に絡し、手陽明大腸経は大腸に属して肺に絡しているので、肺と大腸とは経絡的には近縁関係にあることになる。また、『千金方』巻第十八は大腸腑の巻であるが、項目別には大腸腑脉論第一、大腸虚実第二、肛門論第三、皮虚実第四に続いて欬嗽第五、痰飲第六、九虫第七とある。特に欬嗽第五には小青竜湯（576 頁）、苓甘姜味辛夏仁湯（1156 頁）、麦門冬湯、麻黄湯（1046 頁）など、今日肺疾患によく処方される方剤群が、ここ大腸腑の巻に収載されている。

これらのことから考えても、通常肺疾患に処方される方剤が大腸疾患に効果があっても、結果論的にはあながち不可思議とは言えない。

⑳さて、改めて本方条文に対し、**『傷寒論講義』弁太陽病脈証并治中・麻黄杏仁甘草石膏湯**には、「此の章に拠れば、本方は、内の鬱熱を解し、水気を去り、汗出でて喘する証を治するの能有りと謂うべきなり」と要点を得ている。また、**『漢方入門講座』上巻・麻杏甘石湯**には、「発汗後表証がとれたのに再び桂枝湯を用いる必要はない。発汗により表気が開いたので裏水が浮かんで来たと説明されている。裏水は何処に在るかというと肺に在る。……汗出而喘の汗出は発汗剤によって汗が出ての意で人為的なもの、而は汗出と喘とを並べたのではなくその結果の意にとる。即ち汗が出てその結果胸に在る裏水が動いて喘するとの意である。汗出が原因で喘が結果である」と説明されている。孰れも条文の解釈としては首肯しうる点もあるが、著者は次のように解釈したい。

もう既に喘息発作から大分遠ざかっている場合でも、気道炎症、外界の僅かな変動、心理的要因などによって発作が誘発されることは日常経験することである。そこで先ず、傷寒治療の常道に従って発汗解表を行なった。これによって束表していた風寒邪は駆除されたはずであるが、元々素因があるため、通常の治療法では万全であっても、二次的に素因刺激によるその患者独自の発症様式に従って喘息発作が誘発された訳である。従って、汗出而喘は汗出が原因で喘は結果ではなく、通常の発汗解表によって邪そのものは駆除されうる場合でも、素因が刺激されたことによって喘を発したという意味に解するべきである。恐らくこの場合、発汗解表しなくても喘を発したであろう。それ故、本来はこの場合、傷寒の治療——外因——に対する治療法を問題にするよりも、発作に対する配慮、素因の封圧——内因——に対処することが重要となる。尚、本治療法としては発作緩解後に対処することになる。

㉑細川喜代治先生は**『日本東洋医学会誌』第15巻第4号・所謂小児喘息に対する麻杏甘石湯の応用**で、「之を要するに、私の今回の観察例に於ては、麻杏甘石湯は、喘息様気管支炎の如く、喘鳴を主とするものに有効率高く、

笛声喘鳴を伴う発作性呼吸困難の反復を主とする気管支喘息に対しては、有効率は低く、又鼻症状を主とするもの、即ち喘息の前駆期とも思わるるものに対しては、更に有効率の低い傾向にあった」と、結論付けて報告されている。

㉒大塚先生はまた、**『漢方の臨牀』第15巻第2号・修琴堂雑話（五）・麻杏甘石湯による遺尿治験**で、「私は肥満した色の白い幼児で、かぜをひくとすぐ喘鳴が始まるという者に、この方を用いることにしているが、百発百中で、その夜から喘鳴がやんで安眠するようになったとよろこばれたことが一再ならずある。……さて患者は五歳の男児で、いままでにたびたび中耳炎にかかったことがあり、アレルギー体質で、喘鳴の傾向がある。色が白くて軟らかく肥えている。主訴は毎晩の遺尿で、二回から三回出るという。大便は一日一行、食欲は普通である。私はこれに麻杏甘石湯を与えたが、たちまち奏功して、遺尿は全くやみ、喘鳴もなくなり、筋肉がしまってきた」という症例をも報告されている。

㉓山本巌先生は**『東医雑録』（2）・癰の漢方治療〈二〉**で、麻杏甘石湯に対して、「私は次の場合に多く用いる。①外感病――外感病のなかで、胸部に炎症がある場合。即ち、気管支炎、肺炎、肺化膿症（ジフテリー）等によく用いる。……②咳嗽――『コン、コン、コン……』と咳が立てつづけに出て、途中で止まらない痙攣性の咳嗽によく効く。……③気管支喘息――気管支の痙攣が強く、『ヒーン、ヒーン』と呼気の延長があり、起坐呼吸している場合によく効く。……④痔核の血栓による疼痛――外痔核はほとんど血栓による疼痛である。内痔核の血栓による嵌頓の痛みにもよく効く。……⑤肺癰に用いる――《類聚方広義》に、『肺癰、発熱・喘咳し、脈浮数にして、臭痰膿血あり、渇して水を飲まんと欲する者は、宜しく桔梗を加うべし。時に白散を以ってこれを攻む』とある。……」と記載される。

著者は最後の⑤の加味方としてはエキス製剤の範囲では、桔梗湯（140頁）、桔梗石膏（145頁）、二陳湯（891頁）、排膿散及湯（924頁）、黄連解毒湯（74頁）、腸癰湯（793頁）等々が該当すると考える。

㉔五虎湯（309頁）の**論考❸**で述べたように、五虎湯は元々『仁斎直指附遺

方論』巻八・喘嗽・喘嗽証治・附諸方で麻杏甘石湯加細茶として処方され、「喘急・痰気を治す」に適応されたのが最初である。即ち、麻杏甘石湯に細茶を加味したのが朱崇正の創案である。

それ故、著者は麻杏甘石湯を処方する場合、細茶の効用を加味する目的で「番茶でなく、可及的に上等なお茶で服用するように」と指示している。

麻杏薏甘湯

出典 『金匱要略』

主効 解表、祛湿、鎮痛、運動器。

表裏共の水湿を発汗、利尿によって除水する薬。

組成

麻黄 4　甘草 2　薏苡仁 10　杏仁 3

解説

本方は麻黄湯（1046頁）、麻杏甘石湯（1064頁）の加減方であり、麻黄湯去桂皮加薏苡仁であり、また麻杏甘石湯去石膏加薏苡仁でもある。

【麻黄】…外感病にあっては肌表の風寒邪を発散させる他、気管支平滑筋を弛緩して呼吸困難を緩解し、鎮咳祛痰して平喘する。更には大脳皮質に対する興奮作用も認められ、四肢や関節・筋肉などの風湿による疼痛症状を軽減する。

【甘草】…諸薬の調和と薬性の緩和の他に、麻黄による胃に対する刺激性を軽減し、また麻黄による不快な動悸症状も軽減する。

【薏苡仁】…四肢や筋肉・関節に貯留した過剰水分を利尿によって祛湿すると共に、消炎して鎮痛し、痺れ痛みを軽減する。また体内の化膿部位に対しては排膿促進的に作用して敗毒する。更に、疣贅や肌荒れ、肝斑などの皮膚症状に対しても美肌効果を発揮する他、穀物の一つとして食用となると共に、消化吸収を助ける作用もある。『薬性提要』には、「湿を滲みさせて水を瀉し、脾を健やかにす」とある。

【杏仁】…外感病による燥咳に対して鎮咳すると共に、燥痰に対しては気道粘膜を潤して祛痰する。麻黄と配合すれば、鎮咳祛痰作用を強めると共に、平喘作用も強化される。本方では杏仁の配合は、肺気を降すと表現され、また肺は肌表の水を司ると考えられているので、肺機能を回復することによって四肢の浮腫を軽減するとしたものであろう。『薬徴』巻之下には、「形体の浮腫を傍治す」とも記載されている。

本方は麻黄で以って肌表の風寒邪を発散させ、杏仁で肌表の水を、薏苡仁で筋肉や関節の水を消腫しつつ鎮痛し、寒冷とその原因である水湿を消散させるための方剤である。

しかし、杏仁の薬効を本来の鎮咳祛痰作用、平喘作用として考えれば、本方は『太平恵民和剤局方』の三拗湯加薏苡仁、或いは麻黄加朮湯等々に近い方意となる。それ故、外感病の表寒実証を発表し、裏証の水湿を利尿によって除水することにもなる。

総じて、表裏共の水湿を発汗・利尿によって除く薬である。

適　応

感冒、インフルエンザ、気管支炎、肺炎、肺化膿症、気管支喘息、急性腎炎、妊娠腎、肩凝り、寝違い、頸肩腕症候群、外傷性頸部症候群後遺症、腰痛症、筋・筋膜性腰痛、筋肉痛、変形性関節症、偽痛風、関節リウマチ、痛風性関節炎、神経痛、坐骨神経痛、四肢知覚異常、疣贅、手足白癬菌症、掌蹠膿疱症、頭部粃糠疹、肌荒れ、湿疹・皮膚炎群など。

論　考

❶原典での方名は麻黄杏仁薏苡甘草湯。

❷本方の出典は、**『金匱要略』痓湿暍病脉証治第二・麻黄加朮湯**に続いて、「病者一身尽く疼み、発熱日晡に劇しき所の者、風湿と名づく。此の病、汗出でて風に当たるに傷られ、或いは久しく冷を取るに傷られて致す所也。麻黄杏仁薏苡甘草湯を与うべし」とあって、麻黄半両・甘草一両・薏苡仁半両・杏仁十箇と指示され、方後の最後には「微汗有れば風を避く」とある。これは本条文中に、「汗出でて風に当たるに傷られ、……」と、風湿の原因が述べられているためである。但し、甘草が麻黄より薬用量が多いのは些か奇異である。

❸**『編註金匱要略』巻二・風湿**には、原典条文を解説して、「此れ、風湿両《ふた》つながら傷られたる表実の方也。風は衛を傷り、湿は営を傷りて、邪、太陽陽明の両経、営衛の間に在り。湿は則ち一身尽く疼み、風は則ち発熱す。経に云う、地の湿気感ずるときは人の皮肉・筋骨を害す。然れども湿多く風少なく、肌肉を侵し、内は胃腑に連なる。故に、日晡申酉、陽明王する時、

則ち劇す。蓋し汗は乃ち湿に属す。汗出でて未だ乾かずに風に当たりて冷を取れば、風、汗して虚するに乗じて侵入し、風湿合して之を成す。故に汗出でて風に当たり、久しく冷を取るに傷られて致す所と曰う。但し、汗無くんば表実為り。麻黄を用いて腠を開き、陽を通じ、以って営中の邪を駆り、甘草は中を和し、薏苡は陽明の風湿を淡く燥かして脾を健やかにし、土を尊ぶ。杏仁は以って肺気を通ずれば、則ち二経の風湿解せざるは無し」とある。尚、申は16時前後、酉は18時前後のことである。

❹**『医宗金鑑』巻十八・訂正仲景全書金匱要略註上之一・痙湿暍病脈証并治第二・麻黄杏仁薏苡甘草湯方**には、「（註）病者は一身尽く痛むの病人を謂う也。湿家は一身尽く痛み、風湿も亦一身尽く痛む。然るに湿家痛むときは重く著きて、転側すること能わず。風湿痛むときは軽く掣して、屈伸すべからず。痛む所の別有れば也。湿家の発熱は蚤暮《ソウボ》にて微甚を分かたず。風湿の熱は日晡に必ず劇しき所なり。蓋し湿来たりて去ること無く、風休みて作こること有るを以っての故に風湿に名づく。原、其の由来は、或いは汗出でて風に当たると為し、或いは久しく冷を取りて傷らると為す。相合して致すときは麻黄杏仁薏苡甘草湯にて風湿を発散す。与うべきや明らかなり。（集註）……魏茘彤曰く、痙家は風に非ざれば成らず。寒有りと雖も亦風に附く。湿痺は寒無ければ作こらず。風有りと雖も亦寒に附く。此れ、一定の理也」とあって、風湿の病理が説明されている。

❺**『外台秘要方』第十九巻 脚気下・風湿方**には、「又（古今録験）、湿家始めて病を得る時に療するは薏苡麻黄湯方を与うべし」とあって、薏苡半升・麻黄四両・甘草二両・杏人二両と指示されている。方後には、「汗出づれば即ち愈ゆ。湿家煩疼すれば甘草麻黄湯を以って発汗すべし。差えずんば更に合し、飲家には白朮四両を加え、白朮麻黄湯と名づく。海藻・菘菜・桃・李・雀肉等を忌む」とある。最後に小字双行注にて、「此れ、本、仲景方。分量小異あり。並びて第十五巻中に出づ」と記載される。

薏苡仁が薬味の最初に記載されているのは特異であり、風湿が脚気の範疇に限定されているのも特異である。即ち、原典では君薬は麻黄であるのに対して、『外台秘要方』では君薬は薏苡仁である。尚、ここで云う脚気は下肢の風湿痺のことで、原典での一身尽く疼む病とは対比的である。

❻**『傷寒総病論』巻第三・痓湿暍証・湿証**には、「病者一身尽く疼み、発熱し、日晡に則ち劇しき者、此れを風湿と名づく。此の病、汗出でて風に当たるに傷られ、或いは久しく冷に傷らるるに因りて致す所也。杏仁薏苡仁湯を与うべし」とあって、ここでは本方の四味が杏仁薏苡仁湯と命名されている。

❼**『全生指迷方』巻二・風湿**には、「日晡に発熱する者、薏苡仁湯之を主る」とあって、ここでは麻黄・杏仁・甘草・薏苡仁の四味が薏苡仁湯と命名されている。

❽同じく**『衛生宝鑑』巻十五名方類集・諸腰痛筋骨冷疼**にも、「薏苡仁湯、病者一身尽く痛み、発熱劇しき所の者を療す。此れを風湿と名づく。此の病、肝に於いて傷られ、汗出でて風に当たり、或いは久しく冷を取るに傷られて致す所也」とあって、麻杏薏甘湯の四味が指示されていて、ここでも薏苡仁湯と命名されている。

❾**『医学入門』三巻下・傷寒用薬賦**には、「麻杏薏甘湯、麻黄・薏苡仁各々二銭・杏仁・甘草各々一銭、水煎服す。微汗を取りて肢体を治す。酸疼して転側すること能わず、額上微汗ありて衣を去るを欲せず、或いは身に微腫し、大便難く、小便利し、熱、日晡に至りて劇しきを加え、脉浮虚にして濇なり。甚だしき者、川烏を加えて引と為し、汗有るには白朮を加え、軽き者、只九味羌活湯を用いて諸湿、表有る者、倶に宜し」と記載される。実は『医学入門』に於いて始めて、本方が麻杏薏甘湯と呼称された。

❿**『類聚方』麻黄杏仁薏苡甘草湯**には、「為則按ずるに、当に喘満証有るべし。外台の古今録験、薏苡半斤・麻黄四両・甘草・杏仁各二両、右四味、水五升を以って煮て二升を取り、分かち温めて再服す。汗出づれば即ち愈ゆと為すと。今、之に従う」とあって、東洞は薬用量の多い方を採用するという。確かに原典の薬用量そのものは懐疑的である。

⓫**『読類聚方』麻黄杏仁薏苡甘草湯条**には、「按ずるに此の方の斉量、宋人の分裁する所也。正法は外台秘要の古今録験を引く所に出づ。宜しく之の金匱要略の法を删りて外台秘要の法を取るべし。○杣按ずるに、先生の

附考にて宜しく此の方を作るべし。金匱要略所載の分両・煮法は宋人の分載する所也。今宜しく外台秘要の法に従うべし」と、師・東洞に従っている。

⑫**『餐英館療治雑話』巻之上・麻黄杏仁薏苡甘草湯の訣**には、「此の方、風湿相搏ち、一身尽く痛み、発熱、日晡に劇しき所の者、日晡の発熱を標準とすべし。若し身体疼痛すとも、日晡に発熱無き者は効なし。蓋し日晡は申酉戌、陽明の旺する時なり。李時珍曰く、薏苡は土に属し、陽明の薬なり。陽明に風湿をうくる故に日晡の発熱劇し。麻黄にて風を発し、薏苡は陽明の湿を去る」と、日晡の発熱を強調している。尚、戌は20時前後のことである。

⑬**『百疢一貫』巻之上・黴瘡　結毒　附下疳・便毒**には、「○湿毒骨痛、解毒剤の類にても一向に動かぬものある也。此れには桂枝附子湯、甘草附子湯を用いて動かす也。此れにても動かざるもの、軽粉丸を兼用する也。七宝丸はあまり劇し。軽粉丸を用いて可也。桂枝附子湯の一等軽きは麻杏薏甘湯を用ゆる也。此れは初発にあるもの也。桂枝附子湯の附子を烏頭に代え用ゆることあり。又、烏頭湯を桂枝附子湯の処に用ゆることあり。烏頭湯は先ず下部の痛みを主として用ゆる也。活用せしならば上にある者にも効あるべし。今は下部にあるものに用いてある也。又、初発、麻杏薏甘湯を用いて、一旦ひらかせて置きて葳霊仙湯を用ゆればよきもの也。又、此れ等の方は桂枝附子湯などのゆく別は初発にある也。骨痛は解毒剤の類にて治するもの也。桂枝附子湯を用ゆる者は、先ず久年の者に在ること也。然れども必ずしも新久を以って云うべからず」とあって、和田東郭は梅毒による骨痛の初期の軽症に麻杏薏甘湯を処方している。我が国では麻杏薏甘湯との方名を使用したのは東郭が嚆矢である。

⑭**『金匱玉函要略方論輯義』巻一・痓湿暍病脈証第二**には、本方中の薏苡仁の意義について、「薏苡、本経に云う、風湿痺を治すと。別録に云う、筋骨中の邪気を除くと。本方証は之を麻黄加朮湯証と比ぶれば、湿邪滞ること著しく、較《やや》深き故に此等の品を用う」とあり、風湿痺を治し、筋骨中の邪気を除くという薏苡仁の記述を、前者は『神農本草経』より、後者は『名医別録』より引用している。

⑮『腹証奇覧翼』二編上冊・越婢湯証図には、「一．右の此の方（麻黄杏仁石膏甘草湯）内、石膏を去りて薏苡に代うるときは麻黄杏仁薏苡甘草湯なるものにして、風湿、身疼・発熱するものを治す。此の証、裡熱なく、表閉・喘急、皮膚の水気発して出づること能わざるを以って、一身疼み、発熱す。蓋し麻黄、表を発し、杏仁、喘を治し、薏苡、湿を去り、甘草、急を緩めて、風除き、湿乾く。凡そ此れ等の方、皆表邪の実証に属するもの、一に発散を以って主とするにありと知るべし」とある。

尚、原典条文の久傷取冷に対して、小字双行にて「久傷はまさに傷久に作るべし。字の顚倒なり」との見解を示した後、「或るひと曰く、此の方、瘧病、動気なく、渴せず、水状あり、日晡に発するものを治すと。又曰く、小瘡家、発熱・喘満のものを治すと」とも記載している。

⑯『時還読我書』続録には、「鵞掌風、鵞眼風二証ともに麻黄杏仁薏苡甘草湯を用い、奇効ありしを見たりと、弟子・湯本彦粛の話なり」とあって、一般に鵞掌風は足白癬、鵞眼風は鶏眼をいう。

⑰『古訓医伝』巻十四・風寒熱病方緯篇第一・弁痙湿暍病脉証并治法第三には、原典条文が掲げられた後の解説文中で、「この麻黄杏仁薏苡甘草湯を用いて、……」と記載された後に、「経篇にも説きし如く、麻黄湯と麻杏甘石湯とは、同じ気道にして表裏の別あり。この麻杏薏甘湯は、麻黄湯の証に似て、表に血の和せざる処あり。麻杏甘石湯の証にも似て、裏の気の変なく、表に瘀水をからみて、血の和せざる症なり。よくよく察すべし」とある。

更に、**巻二十四・薬能方法弁第四**で、薏苡仁の解説文中、「麻杏薏甘湯、薏苡仁半両、此の症、風湿にて一身尽く疼痛・発熱する者也」とあり、麻杏薏甘湯の方名が記載されている。

⑱『類聚方広義』（上）・麻黄杏仁薏苡甘草湯には、「麻黄杏仁甘草石膏湯証にして煩渴せず、水気有る者を治す」と、**『方極』**から引用している。そして、「妊婦、浮腫ありて喘咳・息迫し、或いは身体麻痺し、或いは疼痛する者を治す。○肺癰、初起に悪寒・息迫し、咳嗽止まず、面目浮腫し、濁唾臭痰して胸痛する者を治す。其の精気未だ脱せざるに逮《およ》ぶは白散を交用し、

邪穢を蕩洗するときは平に復すべし。○風湿、痛風にて発熱し、劇痛ありて関節腫起する者には朮附を加えて奇効有り」と、本方の色々な用法が記載され、大変有用である。

⑲浅井貞庵講話、浅井正翼筆記、浅井正贇補考**『金匱口訣』痓湿暍脉証治第二**には、原典条文に対して、「此の条は風湿の症ぞ。前症（麻黄加朮湯）よりは稍重くして日数をへ、太陰の主る皮と陽明の司る肉との中間に附着せし湿気也。一体が平日に痰飲の有る人の湿中たり故に胸中肺気の塞がりし者ぞ。……此の症が日晡《ひぐれ》になりて熱気の劇発するは表邪の陽気、裏分へ入らんとするの刻也。……此の病は全く風湿と云う者也。……汗出でて腠理の開きたる処へ風邪を受けたるの、或いは昨今のことで無く、日久《これまで》しく以前に納涼抔して湿気を受けたるの也。何れにも納涼抔して一身を冷やし、風に中たりてより邪毒に感じたる者ぞ。全く脾肺の領分、皮肉中に停滞する邪毒也。……本方を与えて好きぞ。本方にて皮肉の風湿を去り、腠理の閉塞を開くぞ。……麻黄杏仁薏苡甘草湯方、即ち麻黄湯の加減にて胸中の痰飲を巣にして湿熱のあるを取る」と記載される。

特に薏苡仁については、「皮は肺の領地、肉は脾の主職なれば、脾肺二蔵、皮肉の分に湿気の凝結するを除く。此の品が利水剤と同隊すれば小便へ湿を去り、発汗剤と同伍すれば外表へ発散す。湿気と云うは蒼・白で除く有り、猪・沢で通ず可きあり。羌活で散らすあり。此の三種にて療治出来ざる湿熱に用ゆ」と、他の三味より詳細に解説している。

⑳**『勿誤薬室方函口訣』巻之下・麻黄杏人薏苡甘草湯**には、「此の方は風湿の流注して痛み解せざる者を治す。蓋し此の症、風湿皮膚に有りて未だ関節に至らざる故に発熱し、身疼痛するのみ。此の方にて強く発汗すべし。若し其の証、一等重き者は明医指掌薏苡人湯とす。若し発汗後、病瘥えず、関節に聚りて痛み、熱甚だしき者は当帰拈痛湯に宜し。又一男子周身疣子数百を生じ走痛する者、此の方を与えて即治す」とあるが、著者は関節に至る者に対しても本方は効果があると考えるが、一方では疣子が走痛するとは迚も考えられない。尚、原文には名医指掌とあるが、明らかな錯誤である。『勿誤薬室方函』巻上・薏苡仁湯では正確に明医指掌と記載されている。

㉑この点について、**『皇漢医学』第壱巻・麻黄杏仁薏苡甘草湯に関する師論註釈**で、本方の原典条文に対して、「一身尽く疼みとは一身の関節尽く痛むにて、日晡所とは日暮時なり。発熱の字を日晡所の上に置きたるは、常に発熱すれども日暮時に至れば一層劇しくなるの意を示さんが為にして、其れ以下は病名と病因とを説きしものなり。……余の実験によれば、本条は急性多発性関節炎の証治を述べしものなるは明らかなれども、苟しくも其の証だに存すれば他病にも之を活用すべきは無論なり」とあって、関節痛に対する適応を述べている。

㉒矢数道明先生は**『漢方の臨牀』第21巻第12号・温知堂経験録(85)・青年性扁平疣と夜尿に麻杏薏甘湯エキス**で、「7歳の女児、……三ヶ月前から顔に小さい疣が無数に出始めたという。全く粟粒大の扁平のものである。額など数え切れないほど多く、手足にも出来始めたという。食事・便通は変りなく、渇くとみえ、水をよくのみ、小便が近い方であり、ときどき夜尿をして床を濡らすという。私はこれに麻杏薏甘湯エキス末1.0に薏苡仁末を更に0.3加えて一日二回服用させた。すると、一ヶ月であの無数の疣は拭うが如く消失し、九月になると疣がとれたばかりでなく、夜尿がすっかり治ったといって喜んでくれた」という症例を報告されている。

㉓一方、山本巌先生も**『東医雑録』(3)・RAの漢方**で、

(1)前駆期には「まだ関節に固定した強い炎症をおこしていない時期、発熱・頭痛・倦怠・脈浮があれば、発汗療法を行う。

ⓐ悪寒がして無汗のときは、……麻黄加朮湯 } ＋薏苡仁・茯苓
ⓑ悪風して自汗あるときは、……桂枝加朮湯 }

ⓒ午後発熱のあるときには、……{ 防已黄耆湯
{ 麻杏薏甘湯＋蒼朮」として適応処方を述べられている。

(2)活動期には「高熱、あつい、発汗し、口渇、尿量少なく尿色濃い、口乾、舌質紅く、舌苔白→黄色、温めると悪い等の症状がある。

ⓐ痩せ型には、……白虎湯加減

ⓑ肥満型には、……越婢湯加減

ⓒ虚弱型には、……続命湯加減」とある。

⑶緩解期には「炎症症状や、腫れも痛みも強くない。この時期の代表方剤は、舒筋立安散である。

ⓐ小関節には、……
- 当帰拈痛湯
- 霊仙除痛飲（麻黄赤芍湯）

ⓑ大関節には、……
- 薏苡仁湯
- 加減滲湿湯
- 桂芍知母湯」と指示される。

⑷寒冷型には「局所も冷えて熱がなく、腫れと痛みが強い場合、冷えると悪くなる。口渇なく、舌淡で舌苔は白、尿量多く色は稀薄、大便は軟らかい。

ⓐ痛みが主な場合
- 烏頭湯
- 甘草附子湯
- 桂枝加朮附湯

　加減

ⓑ腫れが主の場合

防已黄耆湯加減」と続いて述べられている。

⑸そして、安定期には「治療により、炎症も治った時期には体質改善を行う。

ⓐ炎症型には、防風通聖散合竜胆瀉肝湯

ⓑ瘀血体質には
- 通導散
- 芎帰調血飲
- 折衝飲
- 桂枝茯苓丸
- 桃核承気湯合大黄牡丹皮湯を併用する。

ⓒ水滞型には
- 当帰芍薬散
- 五積散加減」と締め括られている。最後の安定期の竜胆瀉肝湯（1146頁）は勿論一貫堂方であり、瘀血体質も加味すれば、駆瘀血剤を併用することになる。

㉔麻黄杏仁薏苡甘草湯が今日我が国では、麻杏薏甘湯と呼称される。**『中医方剤大辞典』第九冊・麻杏薏甘湯**では、「《金匱要略釈義》。《金匱要略》巻上“麻黄杏仁薏苡甘草湯”の異名と為す。該条を見よ」とある。

しかし、吉益南涯口授**『金匱要略釈義』巻之一・痓湿暍病**には、麻黄杏仁薏苡甘草湯として掲載されているだけである。

㉕原典では痓《シ》字を使い、『医宗金鑑』では痙《ケイ》字を使っているが、同義である。また、原典の日晡所劇者を「日晡に劇しき所の者」と読むか、「日晡所に劇しき者」と読むか、何れも有りうる。前者は日晡と他処でも単独で使われ、後者の所は「ほど、ばかり」の意味となり、一年所などと使う。

麻子仁丸

出典　『傷寒論』、『金匱要略』

主効　蠕動強化、糞便軟潤。

燥便を潤して腸管蠕動を強めるだけの便秘薬。

組成

麻子仁 5　芍薬 2　枳実 2　大黄 4　厚朴 2　杏仁 2

解説

本方は小承気湯（大黄・厚朴・枳実）を含む。また、本方を加減して潤腸湯（541 頁）が成立するに至った。

小承気湯は、陽明病ではあっても裏熱のさほど強くない場合に用い、潤腸湯は、燥便を潤し、腸管蠕動を強める便秘薬であり、補益性も有する。

【麻子仁】…今日では殆ど便秘に処方するだけで、胃腸の蠕動運動を亢進すると共に、糞便を滋潤する潤腸作用にも優れている。『薬性提要』には、「脾を緩めて燥を潤し、腸を滑らかにす」とある。

【芍薬】…大黄などの刺激による消化管の痙攣性疼痛を鎮め、発汗などによる津液の喪失を抑制する他、全身の補血薬・補陰薬としても用いられる。

【枳実】…消化管内の種々の原因による膨満感・痞塞感に対して、胃腸蠕動を促進し、消化管内の炎症性産物や不消化便を排除する。その他、体内に結実した種々の炎症性・化膿性などの病理的な硬結を消散させる。

【大黄】…代表的な瀉下薬であるが、腸管内の細菌の繁殖を抑制すると共に、全身に起こる炎症を消炎・解熱し、また腸管内の腐敗した炎症性産物を排出して腹部の不快感を消退し、湿熱を清熱利湿する。即ち、瀉下作用と消炎作用の二面的効能がある。

【厚朴】…急性消化不良症などで炎症性産物や不消化便が消化管に多量に貯留したり、あるいは燥便を来たしているとき、消化管の蠕動を強めてこれを排除する他、多量に用いると下痢に対して止瀉する作用も認められる。

【杏仁】…代表的な鎮咳祛痰薬で、外感病による乾咳を鎮め、喘息などに際しての気管支平滑筋の緊張を緩解する他、腸管の蠕動不足及び糞便の滋潤不足を改善して通便を促進する。

本方は小承気湯で腸管蠕動を強化し、麻子仁・杏仁でそれに加えて同時に糞便を滋潤する作用がある。芍薬は主に消化管の痙攣性疼痛に対する配慮である。それ故、補益性は殆どない。

総じて、燥便を潤して腸管蠕動を強めることを主眼に置いた便秘薬である。

適　応

老人性便秘、弛緩性便秘、術後・熱病後の便秘、鼓腸、S状結腸過長症など。

論　考

❶本方は『金匱要略』には麻子人丸とある。

❷本方の出典は、**『傷寒論』弁陽明病脉証并治第八**に、「趺陽の脉浮にして濇、浮は則ち胃気強く、濇は則ち小便数。浮濇相搏てば大便するときは鞕く、其の脾、約を為す。麻子仁丸之を主る」とあることに拠り、麻子仁・芍薬・枳実・大黄・厚朴・杏仁を梧桐子大に蜜丸とし、十丸から漸加して「知るを以って度と為す」と指示される。

通常、本方の出典と言えば、『皇漢医学』にもあるいは『新撰類聚方』にも『傷寒論』とのみ記載されている。しかし、**『金匱要略』五臓風寒積聚病脉証并治第十一**にも本方は収載されている。そこでは先の『傷寒論』の条文と比し、「大便則鞕」の鞕を堅字に作っている。

❸**『注解傷寒論』巻第五・弁陽明病脉証并治第八**には、原典条文を解説して、「趺陽とは脾胃の脉なり。診するに、浮は陽と為し、胃気強きを知る。渋は陰と為し、脾、約を為すと知る。約とは倹約の約、又約束の約なり。内経に曰く、飲、胃に入りて精気を遊溢し、上りて脾に輸る。脾気、精を散じ、上りて肺に帰す。水道を通調して下りて膀胱に輸り、水精四もに布き、五経並びて行なわる。是れ脾、胃の為に其の津液を行らすを主る者也。今、胃強く脾弱ければ、津液を約束して四もに布くを得ず、但膀胱に輸りて、小便数、大便難きを致す。脾約丸を与えて腸を通じ、燥を潤す」と解説される。原典の胃気強しに対して、脾弱しは成無己独自の解釈である。

❹**『傷寒一百十三方発明』陽明経中篇・麻仁丸**には、小字で「脾約丸也」

と注記され、「論じて曰く、約とは約少也。乃ち脾中に素より燥熱有りて津液不足す。故に外邪、裏に入りて益々其の燥を増して、二・三日食する所の物を約して一・二弾丸と為す。此れ、燥熱以って之を乾かし、脾弱きに非ざる也。故に仲景、太陽にて下すを禁ずるの例を変じて、別に麻仁丸を立て、以って之を潤す。一時暫く結する者、湯薬を用いて蕩滌すべきに比ぶるにあらざるのみ。仲景謂う所の胃の強きとは、亦脾土過ぎて燥き、腸胃の津液をして枯槁せしめ、熱に化し、中消を致し、便少なきを謂う。是れ、胃も亦脾の強きに因りて強し。強きとは即ち邪なり。脾より強きの謂に非ざる也。脾をして果たして弱からしめば、溏するに非ずんば即ち瀉す。焉んぞ能く反って胃中の穀食を約少にせんや」と、外邪によって脾の燥熱が増したための弾丸状便との説明である。

❺**『脚気治法総要』巻下・麻仁丸**には、「秘して通ぜず、脹満して気悶え、両脚痛みて重く、風気不順なるを解す」として、原典の六味が指示されている。

❻**『太平恵民和剤局方』巻之六・瀉痢　附　秘渋**には、「脾約麻仁円　腸胃燥渋し、津液耗少して大便堅硬或いは秘して通ぜず、臍腹脹満し、腰背拘急し、及び風人有りて、大便結燥するを治す。又、小便利すること数、大便因りて硬くして渇せざる者を治す。之を脾約と謂う。此の薬之を主る」とある。

尚、方後には、原典では「知るを以って度と為す」とあり、今ある燥便性便秘に効き始めたら投与を中止するべきとの意味である。この「知る」は大柴胡湯（717 頁）の**論考㉒㉓**で述べたように、僅かな変化を感じ取るの意味だからである。一方、『和剤局方』では、「大便通利するを以って度と為す。未だ利せざれば再服す」とあって、原典指示よりも踏み込んでいる。

❼**『傷寒活人書』巻第十五**には、（麻仁丸）[九十二]とあって、原典の条文と薬味が記載されている。

一方、**巻第十八**には、「（脾約丸）[六十六]　老人の津液少なく、大便渋り、及び脚気に風有りて、大便結燥する者を治す」とあって、大黄・厚朴・枳殻・白芍薬・麻子仁・杏仁と指示される。即ち、ここで老人の便秘が適応になる旨が明言されていると共に、敢えて枳実ではなくて枳殻が指示され、老人用の緩和な薬効が意図されている。後条文の最後には、「下利止まば、糜粥を服して将に理めんとす」とも記載される。

❽許叔微撰**『傷寒発微論』巻上・論傷寒慎用丸子薬**には、「仲景論中の百一十三方、丸と為す者は五つ有り。理中、陥胸、抵当、麻仁、烏梅、是れのみ。理中、陥胸、抵当は皆大弾丸にて、煑化して之を服す。湯と異なること無し。麻仁の脾約を治する証、烏梅の湿䘌《シツジョク》を治する証に至りては、皆必ず下部に達せんことを欲す。故に小丸を用ゆ。……」と、本方が梧桐子大の丸剤であることを説明している。

❾**『蘭室秘蔵』巻之四・大便結燥門**には、「……仲景云う、小便利して大便硬きは攻下すべからず。脾約丸を以って之を潤す。……」とあり、この脾約丸は麻子仁丸のことである。

一方、**『衛生宝鑑』巻十七**名方類集**・大便門**には、『傷寒論』と同じ条文の許で本方が脾約麻仁丸との方名で記されている。

❿**『仁斎直指附遺方論』巻四・脚気・脚気証治**には、「脾約円、脚気にて大便秘渋するを治す」とあって、原典の六味が指示され、方後には「或いは敗毒散加大黄通用す」とも記載される。

⓫**『寿親養老新書』巻四・脾約丸**には、「老人の津液少なく、大便燥き、小便渋り、其の脾は約すと為すを治す」とあって、『傷寒活人書』巻第十八と同一の薬味が諸方される。ここでも老人の便秘に対する適応として解説されている。

⓬**『格致余論』巻之二・脾約丸論**には、「成無已曰く、約は結約の約、又約束の約なり。胃強く脾弱ければ、津液を約束して四もに布くを得ず、但膀胱に輸る。故に小便数にして大便硬し。故に脾約と曰う。此の丸を与えて以って脾の結燥を下せば、腸潤い、結化して津流れて胃に入り、大便利し、小便少なくして愈ゆと。愚、切に疑い有り。何となれば既に曰く、約は脾弱くして運らすこと能わざる也と。脾弱きときは土虧く。必ず脾気の散、脾血の耗ある也。其の由る所を原《たず》ぬるに、久病にて大いに下し、大いに汗しての後、陰血枯槁し、内火燔灼し、熱、元気を傷り、又脾に於いて傷りて此の証と成る。元気を傷る者は肺金、火を受けて、気、摂する所無く、脾を傷る者は肺にして脾の子為り。肺耗するときは液竭き、必ず母気を窃

みて以って自ら救う。金耗するときは木、畏ることに寡なく、土、傷れざらんと欲するも得べからざる也。脾、転輸の令を失し、肺、伝送の官を失す。宜なり。大便秘して下り難く、小便数にして蔵蓄すること無き也。理は宜しく陰血を滋養して孤陽の火をして熾んならざらしむべく、而して金、清化を行ないて、木邪、制すること有れば、脾土、清健にして運行し、清液乃ち能く胃に入るときは腸潤いて通ず。今、大黄を以って君と為し、枳実・厚朴を臣と為す。芍薬の養血、麻仁・杏仁の温潤、之が佐使為ること有りと雖も、之を熱甚だしくして気実する者に用ゆれば、安からざること有ること無けん。愚、恐るるに、西北の二方の地気、高厚にて人稟、壮実なる者には用ゆべく、若し東南の人と、熱盛んなりと雖も、而も血気実せざる者とに用ゆれば、暫く通ずるを得と雖も、将に脾愈々弱くして腸愈々燥するを見んとす。後の此の方を用いんと欲するは、須く西北に在りては結を開くを以って主と為し、東南に在りては燥を潤すを以って主と為すを知るべし。慎みて柱に膠して瑟を調《しら》ぶること勿かれ」と中々難文である。朱丹渓は火盛刑金、子盗母気、相剋相侮等々の五行関係を駆使して論を展開し、本方は結局の所、陰血枯槁、内火燔灼に対する薬であると解説している。

⑬『金鏡内台方義』巻之十二・麻仁丸には、方議として「議《はか》りて曰く、趺陽の脈とは乃ち脾胃の脈也。脈、当に浮たるべからざるに、今反って浮なるは、若し胃気虚するに非ずんば、胃気強き也。浮にして濇とは、胃気燥くと為し、大便は則ち難く、其の脾は約すと為し、約すとは束ぬること也。此れ、必ず汗出づること多く、走りて津液を亡くし、胃気燥きて濇り、大便通ずるを得ざる也。趺陽の脈浮なれば、大便難しと雖も、尤も大承気等の湯を用うるを以って下泄すべからざるの者にして、仲景、故に麻仁丸方を以って配し、以って之を潤導する也。故に麻仁を君と為し、杏仁を臣と為すを用い、二者能く燥きを潤す也。枳実・厚朴を以って能く中を調え、結気を散じて佐と為す。芍薬の酸にて能く津液を斂め、大黄の苦にて能く泄し、能く下すを以って、二者は使と為し、通導するを以って引いて潤下する也」とよく説明されている。

⑭『丹渓心法』巻二・結燥十一には、「麻仁丸　大便秘、風秘、脾約を治

す」として、郁李仁・麻子仁・大黄・山薬・防風・枳殻・檳榔・羌活・木香が指示されているのに対して、直後には脾約丸として特に条文はなく、本方の六味が指示されている。尚、風秘は風邪による便秘のことである。

⑮**『薛氏医案』巻二十五・明医雑著・附方**には、「脾約丸　臓腑和せず、津液偏して膀胱に滲し、以って小便利するを致して大便秘結する者を治す」とあって、原典の六味が指示されていて、ここでも原典の脉状云々は全く記載されていない。

⑯**『医方考』巻之一・傷寒門**第二には、脾約丸として本方が収載されている。「傷寒差えて後、胃強く脾弱くして津液を約束し、四もに布くを得ず、但膀胱に輸《おく》り、小便数にして大便難きを致す。此の方を主として以って腸を通じ、燥を潤す。○枳実・大黄・厚朴は承気の物也。麻仁・杏仁は潤腸の物也。芍薬の酸は津液を斂むる也。然れども必ず胃強き者、能く之を用う。若し胃強きに非ざるときは承気の物、禁ずる所在り」とある。

又、**巻之二・秘結門**第十三には、本方が潤腸丸という方名で掲載されている。

⑰**『祖剤』巻二**には、仲景調胃承気湯を祖剤とする処方として仲景麻仁丸が収載されている。「即ち、大承気湯去芒硝、加麻仁二升・芍薬半斤・杏仁一斤、蜜丸にて服す。一名脾約丸、一名潤腸丸。胃強く脾弱く、津液を運布すること能わず、大腸を濡潤させ、大便結燥する者を治す。又、趺陽の脈浮にして濇、小便数、大便難く、脾約を為す者を治す」と記載される。施沛は成無己の解釈を継承している。

⑱岡本玄冶原本、増補者未詳**『新増補家伝預薬集』巻之四・丸之類・脾約丸**には、「……○私に云く、格致余論に脾約丸論有り。丹渓、成無己の脾約の註解を疑いて詳らかに之を論じ、又意を語りて詳らかに之を述ぶ。互いに見るべし。其の略に曰く、今此の丸を以って之を熱甚だしくて気実し、西北の人、稟賦壮実なる者とに用うるときは、安からずと云うこと有ること無し。若し之を東南の人と熱盛んなりと雖も気血実せざる者とに用うるときは、暫く通ずるを得と雖も、将に脾愈々弱く、腸愈々燥くを見んとす。須く知るべし。西北に在りては結を開くを以って主と為す。東南に在りて

は燥を潤すを以って要と為す。学者其れ、此れを知らざるべけんやと云々」と、先の⓬の『格致余論』の後段箇所に注目している。

⓳**『傷寒論集成』巻之七・弁陽明病脈証并治第四**には、原典の条文は「叔和の攙する所、当に之を刪るべし」とあって、「麻仁丸、疑うらくは仲景の方に非ざるを。厚朴一尺・枳実半斤・杏仁一升、煉蜜に和して丸とす。皆、本論の方法に非ざる也」の後、小字双行で「外台は古今録験を引きて、仲景傷寒論を引かず。亦以って徴すべし」ともある。但し、著者はこれら尺、斤、升は転写の訛に類するものと考える。

⓴**『梧竹楼方函口訣』巻之一・傷寒類・麻仁丸**には、「脾約の症に用ゆ。小便能く通じて大便秘結すと云う症也。必竟腸の中の血燥き、液乾きたるを以って、麻仁を以って潤し和らげて通ぜしむる也。老人、或いは胸病後、腸胃燥澁、大便秘結、小便多く利する症に用ゆ。後世の潤腸円の祖也」と、老人の便秘に奏効との表現が見られる。

㉑**『類聚方広義』（下）・麻子仁丸**には、「謹んで桉ずるに、此の章、仲景氏の辞気に非ず。方意亦明らかならず。疑うらくは仲景の方に非ざるを。外台は古今録験を引きて『傷寒論』を引かず、亦以って証とすべし。然るに賦質脆薄の人、或いは久病にて虚羸し、及び老人の血液枯燥する者、此の方を以って緩緩として転泄するも亦佳し」とあって、本方は仲景の処方ではないだろうが、適応証によっては有効であるとの解説である。

㉒**『方彙続貂』大便閉**には、「麻仁丸　傷　風秘脾約症にて小便数、大便秘するを治す」とあって、後は小字双行で、「是れ、津液枯燥し、大便通じ難く、老人・虚人の津涸れて便秘する者、概して之を用ゆ」とあり、老人・虚人の津液涸れての便秘との表現は、今日の一般的口訣そのものである。

㉓**『古方薬嚢』麻子仁**には、「殻を去りて仁だけを用うるが定法なれども其れは甚だ困難なり。困難なれども丸薬に内るる場合、是非殻を去るべし。煎薬の場合には便宜上乳鉢にて軽く擂り砕き用うるも差支えなし」とあり、更に**麻子仁丸の証**には、「胃中に熱ありて小便の数多く大便堅き者、汗出で皮膚湿りたる者に宜し。汗無く皮膚カサカサの者には効なし」と記載される。

㉔矢数道明先生は**『漢方の臨牀』第 3 巻第 6 号・温知荘雑筆――潤腸湯と**

麻子仁丸──・麻子仁丸の証には、「麻子仁丸は、風秘、脾約の症で小便数、大便秘を治すとされている。潤腸湯と同じように、豆州は『是れ津液枯燥して大便通じ難く、老人・虚人、津涸れて便秘するもの、概ね之を用う』とされている。潤腸湯は麻子仁丸より更に津液枯燥し、内熱の加わったものによいと思われるのである」と簡略に説明されている。

㉕大塚敬節先生は『**症候による漢方治療の実際**』**便秘**で、麻子仁丸の適応について、「老人、体力のあまり頑丈でない人、大病後の人などで、尿の回数が多くて量も多く、便秘するものに用いる。作用が緩和でひどく下痢しないで通ずるので、常習便秘の人に長期にわたって用いるのに適する」と述べられている。

㉖『**増補改訂漢方入門講座**』**上巻・後編・麻子仁丸**には、「……脾約の麻子仁丸証は胃強脾弱、胃熱水分欠乏、大便燥き硬く尿意頻数である。之に処方の内容が対応している筈で、大黄・厚朴・枳実は胃熱をさまし、胃気をめぐらす薬物、芍薬は陰血を補う薬物、麻子仁・杏仁は腸を潤し、便を緩くする薬物で、丁度合うことになる。……麻子仁丸はよく老人の津液少なく、血燥きたるもの、概して虚した便秘に使う。然し要は水分欠乏にある。ただ虚しただけ、殊に虚寒の人の便秘に使うと腹痛、水瀉様の下利を起こすから注意せねばならぬ」と解説される。龍野先生の考察は先の⑯の『医方考』に近い。

㉗山本巌先生は『**東医雑録**』**(1)・慢性便秘の治療〈三〉**で、先の㉓の『古方薬嚢』の麻子仁丸の証の文に対し、「この文に議論はあるが、大概良い。ただ雑病で慢性便秘の場合に、汗がなく皮膚がカサカサしている者にも便通をつけるためには有効である。従って遠慮することはない。汗が少なく皮膚のカサカサしている者は血虚の証で四物湯の行くところである。麻子仁丸では血虚を治すことが出来ない。そのため麻子仁丸を廃薬するとまたいずれ便秘をするようになる。……麻子仁丸は一時的脱水、ことに発汗の多過ぎる者、小便の多く出るために便秘した、腸の燥結の状態によい」と述べられている。

㉘しかし乍ら、著者は次のようにも考える。

一般的に老人や虚弱の人で便秘をするのは、単に蠕動運動の低下や糞便の含有水分量の低下に留まらず、それらの原因となる生体側の虚証的条件が多々存在するためである。そのため多くは補気、補血、補陰などの本治療法と共に、標治療法である通便作用に心を砕くべきであろう。その点からすれば、本方には殆ど補益性はなく、単に蠕動運動の亢進と燥便の滋潤のための薬物しか配合されていないので、長期間に亘る潤腸通便のためには潤腸湯の方が優れている。それ故、著者は潤腸湯はよく処方しても、本方は単独では殆ど処方しない。

尤も、西洋医学的病名で便秘症に大黄甘草湯(692 頁)を投与するならば、老人や虚弱の人には麻子仁丸の方が優れているだろう。

㉙潤腸湯の**論考⑯**で解説したことであるが、麻子仁はそのまま殻を潰さずに内服しても、あるいはそのまま煎服しても通便作用を発揮しない。麻子仁丸の製造過程で細剉して丸剤とするから通便作用を発揮するのであり、この丸剤を煎服しても同様である。但し、エキス製剤として、もし丸剤化せず、即ち麻子仁の殻を潰さずに常煎法で製剤化されたならば、麻子仁の本来の潤腸緩下作用は発揮されず、事実上は麻子仁丸料去麻子仁と成ってしまうであろう。

木防已湯

出典 『金匱要略』

主効 消腫、利尿、胸廓部。

胸廓部の過剰水分の貯留を一時的に排水する標治薬。

組成

防已４　石膏10　桂皮２〜３　人参２〜３

解説

本方は原典では木防已の指示であるが、現在のエキス製剤では全て防已(中国名清風藤、オオツヅラフジ)であり、原典では防已黄耆湯(1015頁)の防已と本方の木防已とは明らかに薬物名の指示が異なるので、本来は木防已または漢防已を処方するべきであろう。

【木防已】…現在中国に於いては木防已湯は木防已(広防已)または漢防已(粉防已)が処方される。広防已は胸水・肺水腫・心嚢液貯留などの胸廓部の過剰な水分貯留に対して利水すると共に、関節などの熱感・疼痛・機能障害を伴う炎症性水腫に対して、消炎鎮痛しつつ消腫する。また、粉防已も基本的には同効と表現し得よう。前者は祛風に、後者は利水に一層有効である。一方、我が国では『薬徴』巻之中に、「防已　水を主治する也」とあるように、従来、防已(清風藤)を処方して同効があるとされ、中でも有効成分シノメニンは消炎鎮痛作用として特記されている。尚、我が国では防已のことを漢防已と称している。

【石膏】…代表的な清熱瀉下薬であるが、口渇・煩躁・濃尿などの熱証による不快症状に対して鎮静的に作用する他、利水することによって四肢浮腫・胸水・肺水腫などの過剰水分の貯留を除く。本方での石膏の効用について、『編註金匱要略』巻十二・痰飲には、「心下の逆気、喘急を主りて風化の熱を清す」とある。

【桂皮】…血管を拡張して血液循環を促進し、四肢の浮腫を血管内に引き戻すと共に、軽度の強心作用を発揮しつつ、腎血流量を増加して利尿に作用する。

【人参】…本来大補元気の効能があり、吐下による虚を補うと共に、消化管の機能障害による上腹部痞塞感・食欲低下などに対して機能回復を図る他、石膏による清熱作用が強く出て体が衰弱するのを防止する作用もある。

本方は防已・石膏・桂皮で過剰な水分の偏在を矯正し、桂皮で軽度の強心作用を発揮し、人参で原典の条文にいう吐下に因る虚を補うと共に、石膏の副作用を防ぐ作用も発揮する。尚、石膏は本来実熱に対して処方されるのであるが、本方では虚熱に対して処方されているので、人参によってその副作用を軽減するように配慮されている。

総じて、胸廓部の過剰水分の貯留を利水して排水する薬であるが、強心作用は弱い。それ故、本来は蟾酥《センソ》などの強心薬を配合する必要がある。

適　応

慢性心不全、鬱血性心不全、弁狭窄症、弁閉鎖不全症、肺水腫、心臓性喘息、胸水、湿性胸膜炎、急性腎炎、ネフローゼ症候群、妊娠腎、特発性浮腫など。

論　考

❶本方の出典は、**『金匱要略』痰飲欬嗽病脉証并治第十二**に、「膈間の支飲、其の人喘満し、心下痞堅し、面色黧黒す。其の脉沈緊、之を得て数十日、医、之を吐下して愈えずんば木防已湯之を主る。虚する者は即愈ゆ。実する者は三日にして復た発す。復すると愈えざる者とは宜しく木防已湯去石膏加茯苓芒硝湯之を主るべし」とあることに拠り、木防已湯は木防已・石膏・桂枝・人参と指示され、木防已去石膏加茯苓芒硝湯は木防已・桂枝・人参・芒硝・茯苓と指示される。尚、原典では後者の２度目の方名記載が木防已加茯苓芒硝湯と誤記されている。

❷本方の条文は西洋医学的にも比較的理解し易い。膈間の支飲と喘満は左心不全から肺水腫に至る心臓性喘息のこと、心下痞堅は右心不全による肝腫大のこと、面色黧黒《レイコク》はどす黒い顔貌またはチアノーゼのこと、脉沈緊は左心送血量がまだ確保されていること、之を吐下して愈えずは瀉水には役立っても、体力の消耗が激しいことを表わしている。そこで、木防已湯を投

与して軽症ならば治癒し、重症ならば三日して再発するとの意味であるが、木防已湯には元々、強心作用を発揮する薬味は含まれているとは言い難いので、単に利尿に資するだけであり、廃薬すれば忽ち再発することになる。

❸**『医宗金鑑』巻二十一・訂正仲景全書金匱要略註中之二・痰飲欬嗽病脈証并治第十三**には、原典の条文を解説して、「（註）支飲とは喘満し、息するを得ず、水、胸肺に在れば也。更に心下痞堅を兼ぬるときは水盤、結び連なりて膈間に引く。故に膈間の支飲と曰う也。面色黧黒は水邪深く結するの色也。其の脈沉緊は水邪深く結するの脈也。水邪深く結する故に、喘満して痞堅するの証有る也。之を得て数十日、医、或いは之を吐して愈えざる者、是れ水邪単に結びて上に在るのみならず、故に之を越えても愈えざる也。或いは之を下して愈えざる者、是れ水邪単に結びて下に在るのみならず、之を竭くすと雖も亦愈えざる也。心下痞堅は飲結びて中に在りと知るべし。故に木防已湯にて三焦の水結を開くを以って、上中下の気を通ず。方中、人参を用ゆるは吐下後に正を傷るを以って也。故に水邪虚結すれば、之を服して即愈ゆ。若し水邪実結すれば、愈ゆと雖も亦復発する也。即ち、復た前方を与ゆるも亦愈ゆること能わず、当に前方を以って石膏の寒凝を減じ、芒硝を加えて峻しく堅結を開き、茯苓を加えて直ちに水道に輸る。未だ愈えざる者有らざる也。（集註）李彣曰く、喘満痞堅は膈間の支飲逆上すれば也。面黒き者、飲は北方の水色に属する也。脈沉は飲と為し、緊は寒と為す。皆陰脈にして以って水飲の稟は陰寒の気也。吐下倶に行なうも愈えざるときは陰陽の気倶に虚す。木防已湯、虚を補いて散じ、飲にて虚する者、補を受くれば即ち愈ゆ。実する者、飲邪固結して解せず。故に復た発して愈えず。乃ち寒気凝聚して未だ解せず。故に石膏を去るは胃を寒からしむるを恐るれば也。茯苓の淡を加えて以って飲を滲し、芒硝の鹹にして以って堅を軟らかくす」とあって、やはり本方は虚する者を対象とする方がよく、実する者の方が難治で、処方に一工夫を要することになる。

❹**『金匱要略浅註』巻五・痰飲欬嗽病脉証治第十二**には、原典の条文を注釈して、「男元犀按ずるに、膈間の支飲にて喘満する者、支飲、膈間に充満し、之を吐すべきの義有るに似たり。然れば既に支飲と曰う。則ち、偏旁にし

て正中にあらず。豈に一たび吐して能く尽くす所ならんや。云う、心下痞堅なる者、之を下すべきの義有るに似たり。然るに心下の旁は脾の部為り。病、数十日の久しきを得るを以って堅満と成ると雖も、而も中気已に虚す。之を下せば恐らくは虚を虚するの弊を蹈《ふ》まん。豈に常法にて下すべき所ならんや。故に曰く、医之を吐下すれども愈えざる也。面色黧黒なる者、是れ黒にして黯《くら》き黄なるは主として脾虚して胃腸実すれば也。胃腸実するときは、精華を上に敷布すること能わず。此れ、面色黧黒の由来する所也。脉沈緊なる者、沈は病、裏に在りと為し、緊は寒為り、飲為り。飲邪充満すれば内に三焦の気を阻み、喘満痞堅の証作こる。木防已湯を以って主る者、防已の紋、車輻の如きを以って上焦の気を運び、気をして行らしめて水亦行る。石膏の色白く体重くして、天気を降し、以って下行す。天降するときは喘満自ずから平らぐ。桂枝を得て助と為し、気を化して水源を蒸動し、決瀆をして壅塞の患を無からしむ。妙なるは人参を重用するに在り。五臓を補い、中焦を益し、輸転をして権有らしむ。其の堅を攻め、結を破るの用と成すを以っての故に曰く、虚する者は即ち愈え、実する者は胃腸、聚を成し、実たりて物として有り。故に三日にて復た発する也。復た与えて愈えざる者、宜しく前方から石膏の凝寒を去り、茯苓を加えて其の水気を行らすを以ってし、芒硝にて其の結聚を攻むるを以ってすべし。斯くして支飲は順流して下より出づ。魏氏云う、後方去石膏加芒硝なる者、其の既に復た聚まるを散ずるを以ってするときは堅く定まりたる物有り。留まれば包囊を作す。故に堅を以って堅に投ずるも破れざる者、輭《ナン》を以って堅に投ずれば即ち破るる也。茯苓を加うる者、亦飲を引きて下行するの用たるのみ。此れ、解して亦超ゆ」とあって、『黄帝内経素問』霊蘭秘典論篇第八の「三焦は決瀆の官、水道出づ」に則り、飲邪が充満すれば三焦の気も阻害され、喘満痞堅の証が起こるので、決瀆させると愈ゆとの内容である。

❺『外台秘要方』第二十巻水病には、木防已湯が3種類掲載されている。風水方には、「深師、大風水の脉浮にして、浮は表に在りと為し、其の人或いは頭汗出で、表に他病無く、但下重し、故に知りぬ、腰より以上は和すと為し、腰以下は当に腫るべくして陰に及び、以って屈伸し難きを療する

木防已湯方」とあつて、防已には木防已が充てられた防已黄耆湯（1015頁）である。

また、水気方には、「又（范汪）、腫患、水気を下し、四肢腫れ、聶聶《ショウショウ》と動ずるを療する木防已湯」とあって、木防已・甘草・桂心・茯苓・黄耆・生姜・白朮・芍薬と指示されている。

更には、皮水方には、「深師、皮水腫るるが如く、水気皮膚中に在り、四肢集集と動ずるを療する木防已湯方」とあって、防已には木防已が充てられた防已茯苓湯である。何れも本方とは同名異方である。

❻原典の本方収載巻の巻頭近く、「欬逆して倚息し、短気して臥すことを得ず、其の形腫るるが如き、之を支飲と謂う」とあって、支飲が定義されている。

著者は原典条文に云う虚する者とは、ここで云う其の形腫るるが如きに至る前段階、即ち明らかに浮腫を発症していない段階で、動悸・短気・喘鳴を来たしている状況を指しているのではないかと考える。即ち、虚する者とは単に症状の軽い者の謂である。

❼先の原典の条文に云う再発に関して、**『金匱要略註解』巻之十二・痰飲欬嗽病脉証并治第十二・木防已湯**には、「……気分に在れば之を服して即愈ゆ。若し飲、血分に在れば深く下焦に連なりて必ず愈えて復た発す。故に石膏の気分の薬を去り、芒硝を加えて陰分に入り、痰結を開き、血癖を消し、之に茯苓を合して心下堅を去り、且つ腎邪を伐る也」とあり、先の西洋医学的解釈からすれば、鬱血が下半身にまで及んでいるとの意であろう。それ故、原典条文では虚は軽の意味で、実は重の意味である。

尚、『金匱要略註解』では木防已は全て朮防已（記載上正確には木防已）となっている。

❽**『古方便覧』（坤）・木防已湯**には、「○心下痞鞕・喘満し、或いは渇するを治す。○腫満・小便利せず、心下ふさがり、息だわしく煩渇するに、平水丸、控涎丹を考え兼用すべし」とあり、直後の木防已去石膏加茯苓芒硝湯には、「○前方の証にして痞堅し、渇せず、喘せざるものを治す」と要領よく纏められている。

❾『古訓医伝』巻十七・風寒熱病方緯篇第四・弁痰飲欬嗽病脉証并治法第十三には、原典の条文に対して、「故に吐下して愈えざるの者は膈間の水飲を和し、上衝をゆるめ、心下痞堅の血の凝結をゆるめん為に木防已湯を与うるなり。……右の薬方にて虚する者は即愈ゆと云えり。虚する者とは、前に吐下剤を投じて上下の水飲はさばけて、唯心下痞堅の症のみ愈えざる者は木防已湯にて治すと云う意なり」と、ここでは主に虚する者についての解説である。

❿『済春園方函口訣』痰飲　咳嗽　喘息には、「木防已湯　此の方、心下飲塊あり、心下痞堅と云う。喘鳴・便秘を目的とす。木防已にても越婢にても渇・小便赤なければ石膏を用いず。飲にて実に属する者に与えて此の方を用う。虚に属する者、蘇降、八降、香六の類を撰用す。一老人、肥大、皮膚、革の如く、脉緩大、素より中風不遂の症有る者、后には必ず水腫を為し、心下痞硬・小便赤濁し、或いは喘鳴す。此れ東郭師、虚実間の腫れと為し、躰虚し病実するを以っての故也。宜しく此の湯を用ゆべし。……」と記載される。

尚、蘇降、八降、香六について、『蕉窓方意解』巻之下によって、香六は香砂六君子湯、八降は『太平恵民和剤局方』巻之三・一切気　附　脾胃積聚の八味の原方の蘇子降気湯、蘇降は和田東郭が好んで用いた原方の蘇子降気湯加人参・附子と思われる。

⓫『校正方輿輗』巻之七・痰飲　欬嗽には、木防已湯の原典条文に対して、「○支飲は上、膈間に入り、心肺に逼迫す。因りて喘満を苦しみ、心下必ず痞堅す。外に区区たる症候もあれども以って定症となすべからず。喘満・心下痞堅、この六字、支飲病の大綱なり。……治方は小半夏、苓桂朮甘、沢瀉、十棗の諸湯あれども、木防已湯、穏捷にして支飲を治するの最上良方なり」と、本方を特筆している。

⓬『内科秘録』巻之七・喘息には、「治法、感冒等より発したるは小青竜湯合麻杏甘石湯、桂枝加厚朴杏子湯、華蓋散撰用すべし。酒客及び支飲のある者は増損木防已湯に宜し」とあって、喘息応用方には「増損木防已湯　高階　喘満して気粗く、憹悶《ノウモン》して死せんと欲するを治す。木防已湯中蘇

子・桑白皮・生姜」と指示される。増損木防已湯は木防已湯に利水作用を主に強化した方剤である。

⑬**『梧竹楼方函口訣』巻之二・支飲類・木防已湯**には、「○此れは支飲の主方也。至ってよくきく方にて、大氐なる者は此の方を用ゆ。病人よく養生さいすれば治する者也。然れども支飲と名がつけば、先ずむつけしき者にて必死と心得。緊く食養生をせしむれば、養生能く行き届き、薬、其の症に当たれば、まま活路を開くことを得べし。兎角病人は中頃にて食養生はゆるむ故、一旦は此の方にて治すれども、日ならずして又復する也。緊く思慮、房室、別して飲食を慎むべし。至ってこなれの宜しき熟烹したる者少々ずつ食い、塩味を淡くし、堅忍して多日持久すれば、快復を得る者也。兎角病人の養生次第と心得べし。○其の症の始め、多日咳嗽、それより漸々に喘満・気急し、小便不利、手足腫脹、横臥をささず、心下堅硬、石の如くなる也。此の方を用いて小便快利して追々によくなる也。喘満・痞堅、面色黧黒、脉沉緊の症、支飲の形状、見るが如くに書き得たり。能く記得して方を処すべし。症の中に有る虚者、実者とは人の体気の虚実には非ず。病の虚実也。……」とある。最後の一文は虚実を非常に明瞭に語っている。

⑭**『勿誤薬室方函口訣』巻之下・木防已湯**には、「此の方は膈間支飲ありて欬逆・倚息・短気、臥すことを得ず、其の形腫るるが如き者を治す。膈間の水気、石膏に非ざれば墜下すること能わず。越婢加半夏湯、厚朴麻黄湯、小青竜加石膏湯の石膏皆同義なり。……」とあって、石膏の意義についての説明である。

⑮本方の木防已について、**『漢方の臨床』第1巻第2号**で藤平健先生が**木防已湯に木防已を用いる危険**と、何ともショッキングな題の論文を投稿されている。「1）木防已湯証を呈する患者に漢防已を用いた木防已湯を投与した場合には諸症状は明らかに好転する。即ち第一例では漢防已を用いていた場合は明らかに好転していたし、第二例では木防已を用いて寧ろ悪化していた諸症状が、漢防已を用うる事により脱然として良転した。のみならずこれ以外の多数の例によってもこの事実は明らかである。2）木防已湯証を呈する患者に木防已を用いた木防已湯を投与した場合には、効果のない

ばかりではなく、諸症状は反って悪化する場合がある」と。結局、木防已にアオツヅラフジを充てて処方すれば危険であるとの結論で、この症例には防已（清風藤）を処方して事なきを得たとのことだった。漢防已はオオツヅラフジの根で、木防已はアオツヅラフジの根及び茎かオオツヅラフジの茎であるとのことで、漢防已を用いる限り安全との結論である。

尚、日本薬局方の防已はオオツヅラフジの茎及び根茎の乾燥品である。

⑯矢数道明先生は**『漢方の臨牀』第4巻第1号・温知荘雑筆——再び木防已湯証について——**で、「木防已湯は疲れた心臓を鞭打つことなく、負わされた重い荷物を取り除いてやる薬であります。……本方を用いて効果のある場合、多くは尿量が増加して症状が緩解するのであります。……その脈沈緊と条件を附記したのは、患者は尚虚脱を起こさず、血管不全、低血圧を招来していないものに用うべきものであることを指示しているのであり、本方は体液の胸膈内の偏在を利尿に導き、末梢血管を拡張して心臓にかかった重荷をとり去る作用を有するのであります」と解説されている。

⑰藤平先生はまた、**『日本東洋医学会誌』第11巻第3号・木防已湯に関する考察**で、先の⑮を発表後、「その後漢防已のかわりに、問題の所謂木防已を入れた木防已湯を、別の2例の心臓弁膜症患者に試用してみたところ、何等の障害をもひき起こさなかったという、予想に相違した結果を得た」とのことである。

⑱**『漢方治療の方証吟味』慢性心臓喘息——木防已湯群・変製心気飲——**で、「これらはすべて心臓の機能障害による症状群で、……。すなわち変製心気飲も木防已湯群と同様に心不全症の治療に適する薬方です。なかでも木防已湯群の構成薬物の薬能や主治の面から考えると、強心力と言うより、体の末梢部や内臓などの鬱血による荷重を取り除く作用、つまり肺鬱血症状の強い病状に有効であり、一方変製心気飲は、むしろ肝鬱血症候群を主とする心不全症によいと思われます」と、夫々左心不全、右心不全の標治療法に有効とのことである。

⑲著者は先の⑮に鑑みて、ではウマノスズクサ科広防已は如何と考えて、前著で著者は自ら服薬実験をしていた。そこで先ず防已（清風藤）と広防已

を夫々単味で煎じて自ら服用した。『漢薬の臨床応用』には、用量は夫々9〜15g、5〜15gとあるので、孰れも常用最大量である15gを食後3時間程して常煎した。前者はコーヒー味の苦味を強くして少し渋味を加味した味で、服用後特別な違和感を覚えなかった。日を変えて今度は後者を服用したが、前者と比し、味自体に苦味、酸味、そして渋味と蘝《えぐ》味が多く加わっていた。3時間半後、少し嘔気を自覚し、更に1時間後突然生唾が多くなり、10回弱嘔吐した。吐物には不消化物もなく、血液も混じっていなかった。従って現在の広防已は、薬効云々以前の問題がある。平成9年のことであった。

⑳平成12年7月、当時の厚生省医薬安全局は医薬品・医療用具等安全性情報を提供した。その中で、アリストロキア酸を含有する生薬・漢方薬について、アリストロキア腎症を発症しうるとして注意を喚起した。1) 細辛——ウスバサイシン又はケイリンサイシンの根及び根茎にはアリストロキア酸は含有されないが、地上部には含有される。従って、全草として指示される場合に要注意である。2) 木通——関木通(キダチウマノスズクサ)にはアリストロキア酸が含有される。3) 防已——広防已(ウマノスズクサ科)にはアリストロキア酸が含有される。4) 木香——青木香(マルバウマノスズクサ、ウマノスズクサ)及び南木香(雲南馬兜鈴)にはアリストロキア酸が含有される。

以上、国内で医薬品として承認許可されたものは、外国製造品であってもアリストロキア酸は含有されず、製造・輸入されることもない。但し、個人輸入や海外での個人購入あるいは海外での診察による処方薬では、現在でも上記アリストロキア酸含有生薬及び中成薬は規制されていないことは銘記しておく必要がある。

㉑更には平成16年4月、厚生労働省医薬食品局は、呼称が類似していることから、誤って輸入された場合に副作用が問題となる生薬及び製剤について、広防已が誤って漢防已として流通し、日本薬局方ボウイとして用いられた事例が報告されたと情報提供した。

薏苡仁湯

出典　『金匱要略』、『太医院経験奇効良方大全』

主効　鎮痛、祛湿、利尿、運動器。

四肢・関節・筋肉の風寒湿による諸症状を治す薬。

組成

薏苡仁 8　当帰 4　芍薬 3　麻黄 4　桂皮 3　甘草 2
蒼朮 4　［〈生姜〉］

解説

本方は『金匱要略』の麻杏薏甘湯（1074 頁）に胚胎し、麻杏薏甘湯去杏仁加当帰・芍薬・桂皮・蒼朮・生姜である。麻杏薏甘湯は表裏共の水湿を発汗・利尿によって除く薬であり、麻杏薏甘湯の杏仁の肌表の水を司る作用を欠く代りに、当帰・芍薬・桂皮・蒼朮・生姜が配合されているとも考えられる。

【薏苡仁】…四肢や筋肉・関節に貯留した過剰水分を利尿によって祛湿すると共に、消炎して鎮痛し、痺れ痛みを軽減する。また疣贅や肌荒れ、肝斑などの皮膚症状に対しても美肌効果を齎す。

【当帰】…婦人科の主薬であり、月経の調整や疼痛に効果がある他、種々の原因による血液の停滞を解除して気血の循行を改善し、組織の新陳代謝を活発にする。

【芍薬】…疼痛・不快感を伴う月経不順、不正性器出血に用いる他、消化管などの平滑筋の痙攣性疼痛を緩解し、骨格筋に対しても過剰緊張を和らげ、他薬による利水作用にあっても収陰作用を行なう。

【麻黄】…外感病に対しては肌表の風寒邪を発散させる他、気管支平滑筋を弛緩して鎮咳祛痰する。また四肢や筋肉・関節などの風湿による疼痛症状を利水することによって軽減する。

【桂皮】…血管を拡張して血液循環を促進し、表にあっては皮膚温を上昇して発汗に作用し、四肢の筋肉痛や関節痛にあっては止痛を図り、裏にあっては寒冷による内臓機能の低下を回復する。

【蒼朮】…代表的な祛湿薬であり、筋肉や関節及び消化管内の過剰水分を利湿する効果が強く、発汗や利尿によって除湿する。また滲出性の皮膚病変に対しても同様に燥湿する。『薬性提要』には、「胃を燥かして汗を発し、湿を除いて鬱を散じ、痰水を逐う」とある。

【甘草】…諸薬の調和と薬性の緩和の目的であるが、特に麻黄による動悸などの不快症状と胃に対する刺激性を緩和する。

【生姜】…消化管機能を賦活して健胃作用を発揮する。

薏苡仁・蒼朮は祛湿・利尿作用によって過剰な水湿を除き、鎮痛するが、麻黄・桂皮はこの作用を強めると共に、麻黄・桂皮・蒼朮は外感病風寒型のときに発汗して解表する。また、当帰・桂皮は血流を促進させると共に、芍薬で過剰な発汗や利尿を抑制し、収陰する。更に、薏苡仁・桂皮・甘草・生姜は消化管機能を促進する。

総じて、四肢・関節・筋肉などの水湿による痺れ痛み・浮腫・水腫・運動麻痺などに対して祛湿・利尿・鎮痛する薬である。本方には消炎作用はあまり期待できない。

適　応

肩凝り、諸筋肉痛、寝違い、腰痛症、筋・筋膜性腰痛、頸肩腕症候群、肩関節周囲炎、変形性関節炎、諸関節痛、多発性関節炎、関節リウマチ、諸神経痛など。

論　考

❶本方の出典は、皇甫中撰『**明医指掌**』と言われてきた。現在は天啓二年(1622)王肯堂訂補、邵達参補になる『**明医指掌**』訂補本が通行している。**同書・巻七・痺証六・寒痺**に、「身体煩疼して項背拘急し、或いは重く或いは痛く、体を挙ぐるに艱難ありて手足冷痺し、腰腿沈重して力無き者は蠲痺湯。痛痺にて四肢拘倦して浮腫痛着し、故《ことさら》に寒気盛んなる者は痛痺を為せば、川芎茯苓湯。骨節疼痛し、皮膚不仁にて肌肉に重着し、及び四肢緩縦して不仁なる者は附子湯。寒湿の痺痛は薏苡仁湯」とあることに拠る。

尚、同書では当帰・芍薬・薏苡仁・麻黄・肉桂・甘草・蒼朮を生姜煎服し、「自汗あれば麻黄を減じ、熱あれば桂を減ず」との加減法も記載されている。

その他、ここに登場した諸方は全て、同巻・痺証六に収載されている。蠲痺湯は、当帰・芍薬・黄耆・羌活・甘草・片子姜黄に姜棗煎服であり、川芎茯苓湯（茯苓川芎湯）は、赤茯苓・桑白皮・防風・肉桂・麻黄・川芎・芍薬・当帰・甘草に姜棗煎服で、附子湯は、生附子・白芍薬・肉桂・白茯苓・人参・白朮・甘草に姜棗煎服である。

❷訂補『明医指掌』巻七・痺証六では、『黄帝内経素問』痺論篇第四十三より引用していて、「《内経》に云う、風湿寒の三気、雑り至りて痺を為す。其の風気勝る者、行痺を為し、寒気勝る者、痛痺を為し、湿気勝る者、着痺を為す。又云う、冬を以って此れに遇うは骨痺を為し、春を以って此れに遇うは筋痺を為し、夏を以って此れに遇うは脉痺を為し、至陰を以って此れに遇うは肌痺を為し、秋を以って此れに遇うは皮痺を為す。……所謂痺なる者、各々其の時を以って重ねて風寒湿の邪気に感ずれば也。……」と、これは古今の痺証の根本要因で、薏苡仁湯は寒湿痺痛の薬として配されている。

❸しかし乍ら、本方の出典は更に溯る。**『太医院経験奇効良方大全』巻之二風門**には、「薏苡仁湯　中風、手足に流注して疼痛・麻痺不仁し、以って屈伸し難きを治す」とあり、薏苡仁・当帰・芍薬・麻黄・官桂・甘草・蒼朮と、『明医指掌』と全く同じ薬味が配列順序は異なるが、姜水煎服で指示される。更に方後には、「自汗あれば麻黄を減じ、熱あれば官桂を減ず」との指示も同一である。というよりも、『明医指掌』がこれを引載したのである。しかし、就中本方が、元々は風薬として創製されたことは特記するべきである。

❹『太医院経験奇効良方大全』、簡称『奇効良方』は太医院の董宿が輯録し、方賢が続補して楊文翰が正統十四年（1449）に校正刊行し、成化七年（1471）に校注本が太医院より刊行された。

杏雨書屋には成化六年に太医院より刊行された校正本が現存している。**『奇効良方』巻之二風門附論**には全く同一条文・薬味・後条文で薏苡仁湯が登載されている。

❺尚、本方が遠く**『金匱要略』痓湿暍病脉証第二**の麻黄杏仁薏苡甘草湯（麻杏薏甘湯）に胚胎し、風湿の治療薬であった麻杏薏甘湯から内風の治療薬としての薏苡仁湯が創製されたが、実際上内風の症状発現機序として痺

証の形成には多かれ少なかれ、風寒湿の三気、特に風湿の合邪が見られるので、『金匱要略』麻杏薏甘湯の意義は必要不可欠のものである。

❻さて、薏苡仁湯は『普済本事方』巻第三・風寒湿痺白虎歴節走注諸病に、「湿、腎を傷り、腎、肝を養わず、肝自ずから風を生じ、遂に風湿、四肢の筋骨に流注と成り、或いは入りて肩髃の肌肉に在りて疼痛し、漸く入りて指中に在るを治する薏苡仁散」とあって、本方去芍薬・蒼朮・生姜加川芎・乾姜・川烏・防風・茵芋・人参・羌活・白朮・独活とあって、本方より温陽祛風する効能が強い。

それ故、『普済本事方』の薏苡仁散より温陽祛風する薬味を除けば、大略本方となる。

❼**『景岳全書』巻之五十四書集・古方八陣・和陣**には、「薏苡仁湯　中風、手足に流注して疼痛・麻痺不仁し、以って伸屈し難きを治す」とあって、薏苡仁・当帰・芍薬・麻黄・官桂・蒼朮・甘草を生姜煎服する。尚、「○自汗には麻黄を去り、熱有れば官桂を減ず」とも指示されていることは同様である。

また、同書・巻之六十四春集・外科鈐古方・外科には、後述する『外科発揮』の薏苡仁湯が登載され、本方とは同名異方である。

❽**『医門法律』巻之三中風門・中風門諸方巻三**には、「薏苡仁湯　中風、手足に流注して疼痛・麻痺不仁し、以って屈伸し難きを治す」とあって、同一薬味と同一後条文が掲載される。そして最後に喩嘉言は「按ずるに、此れ風湿相搏ち、関節利せざるの証と為す。故に薬を用うること是の如き也」と記載している。

また、**同巻・痺証諸方**にも、「痺、手足に枉し、湿、関節に流るるときは薏苡湯を用う。原、手足に流注して疼痛・麻木不仁し、以って屈伸し難きを治す」とあって、同一薬味と同一後条文の後、「按ずるに、此の方、薏苡仁を以って君と為す。筋を舒べ湿を除く。其の力、和緩にして当に三倍にして之を加うべし。麻黄に至りては能く其の陽気を通ずと雖も、然るに湿勝方中に枉して、即ち汗無くとも多くは用うべからず、減じて太半可也」とも註釈している。

❾**『張氏医通』巻十三専方・中風門**には、「薏苡仁湯　中風の湿痺、関節煩

疼して利せざるを治す」とあって、薏苡仁・芎薬・当帰・麻黄・桂・蒼朮・甘草・生姜を水煎するべく指示される。ここでは生姜も薬味として記載されている。そして、方後には「若し自汗には石膏を加え、煩熱・疼痛には酒黄柏を加え、厥冷・拘急には熟附子を加う」と、独自の加味法が記載される。

⑩『雑病証治』巻之一提綱門・中風・選方には、「薏苡仁湯　中風の湿痺、関節煩疼して利せず、脈沈細にて有力の者を治す」とあって、薏苡仁・中麻黄・白芍薬・川桂枝・茅蒼朮・当帰身・炙甘草を生姜煎服する。また、『張氏医通』と同様に、「自汗には石膏を加え、煩熱・疼痛には酒黄柏を加え、厥冷・拘急には熟附子を加う」とも記載される。

更に、方後には「風、営衛を傷り、湿、関節に流れ、風湿合して邪となり、故に関節煩疼して利せざる也。薏苡は湿熱を滲して以って脾を健やかにし、麻黄は風邪を散じて以って痺を開き、白芍は営陰を斂め、当帰は血脈を養い、桂枝は営を温めて痺を散じ、蒼朮は湿を燥して脾を強くし、炙草は中を緩めて以って胃気を益す也。気をして壮んならしめ、脾強くなるときは風湿両つながら除きて営衛清利し、煩熱・痛痺、解せざる者有らんや」と力強く結んでいる。

⑪『不知医必要』巻一・歴節風列方には、「薏苡仁湯温散　風寒湿流注して手足疼痛・麻痺不仁し、以って屈伸し難きを治す」とあって、当帰・白芍・蒼朮・麻黄・肉桂・薏米・炙草に生姜を加えて煎じる。後条文については原典と同一である。ここでは流注するものは風寒湿と明記している。

⑫薏苡仁湯は同名異方が多い。先の『普済本事方』の他、既に麻杏薏甘湯の**論考⑦⑧**では、同方が『全生指迷方』や『衛生宝鑑』で薏苡仁湯と命名されていることを挙げた。

また、腸癰湯（793頁）の**論考⑦**では、『聖済総録』で同方が薏苡仁湯と命名されていることも、同じく**論考⑪**では、『外科発揮』で腸癰湯の四味の内、冬瓜子が瓜蔞仁と変更されて薏苡仁湯と命名されていることにも触れた。

更には、同じく**論考⑫**の『外科正宗』巻之三・腸癰論第三十三には、「薏苡仁湯　腸癰にて腹中疼痛し、或いは脹満して食さず、小便渋滞するを治す。婦人産後に多く此の病有り。縦い癰に非ざるも之を服して尤も効あり」とあって、薏苡仁・瓜蔞仁・牡丹皮・桃仁・白芍と指示されているが、ここの条文では『外科発揮』からの引用であり、その上で処方は『外科発揮』の薏苡仁湯加白芍を『外科正宗』では薏苡仁湯としている。

⑬『医療手引草』中編下・攣には、「攣は筋のひきつる病なり。熱あり、寒あり、虚あり、実あり。挙ぐる所の治法を考え用ゆべし」との記載後、治法の一つとして「筋攣《ひきつ》り、屈伸すべからず、寒に属する者、薏苡仁湯」とあるが、白蘞・薏苡仁・芍薬・桂枝・酸棗仁・乾姜・牛膝・甘草・附子と、これもまた同名異方である。

⑭加藤謙斎著『**薬方選**』には、本方は中風に分類され、「薏苡仁湯　中風、湿痺、関節疼痛を治す」との条文の許、生姜を含む八味で収載されている。尚、その直後には同銘方として、「即ち、瓜子仁湯也」と、『外科発揮』の薏苡仁湯が収載されている。

⑮『松蔭医談』には、「いぼの多く出でたるに、薏苡子をあたうればしるしあり。肩ひじのいたみ、なべてのふき出ものにも、これをもちいてしるしありということは、たしかにこころみ得たるゆえ、いくその人にかたりぬれど、あまりに無味なるものゆえにや、うけかわぬ人おおし」とあり、薏苡仁が肩肘の痛みに有効と記載される。

また、この記載について、『校正方輿輗』巻之十三・肩背痛の附記には、「近ごろ吾が東武・雨森氏松蔭医談と云う書を読むに、肩背痛に薏苡仁多く効あることを説ける類、此れ等の諸薬、皆迂緩にして用に充てずに似たれども、よく其の竅《あな》に透らば、功効亦偉ならんか」と評価している。

⑯『**観聚方要補**』**巻六・麻痺**には、「薏苡仁湯　医統　手足に流注して疼痛・麻木不仁し、以って屈伸し難きを治す」とあって、薏苡仁・当帰・芍薬・桂心・麻黄・甘草・蒼朮と姜水煎服で指示され、方後には「汗有れば麻黄を去り、熱有れば桂を去る」と指示される。この文の主語については後述する。

尚、医統は『観聚方要補』採摭書目によれば、嘉靖三十五年（1556）の徐春甫編『古今医統大全』のことであるが、この年は奇しくも皇甫中による『明医指掌』原著の成立年でもある。『明医指掌』はその後、王肯堂訂補を経て『明医指掌薬性賦薬性解合刻』として天啓二年に刊行されている。

⑰さて、**『雑病広要』巻第三十六・身体類・駆表諸方**には、「薏苡仁湯　寒湿痹痛を治す」とあって、当帰・芍薬・薏苡仁・麻黄・肉桂・甘草・蒼朮を生姜煎服するべく指示される。そして、「自汗には麻黄を減じ、熱には桂を減ず。(《指掌》)」とも記載されている。『雑病広要』は安政三年(1856)刊である。

⑱先の⑯の『観聚方要補』は文政二年(1819)刊であるが、実は**『観聚方要補』安政版**が最近復刻された。

同書・巻六・麻痺には、「薏苡仁湯　明医指掌　手足に流注して疼痛・麻痺不仁し、以って屈伸し難きを治す」とあって、先の七味を姜水煎服することは何れも同一であるが、後条文には先の文政版が「汗有れば麻黄を去り、熱有れば桂を去る」と記載されたのに対して、安政版では原典と同じく「自汗には麻黄を減じ、熱には桂を減ず」と、去 ⇒ 減と戻されている。

『観聚方要補』改訂版は安政四年(1857)刊である。

⑲**『勿誤薬室方函口訣』巻之上・薏苡仁湯**には、「此の方は麻黄加朮湯、麻黄杏仁薏苡甘草湯の一等重き所へ用うるなり。其の他、桂芍知母湯の症にして附子の応ぜざる者に用いて効あり」と有名な口訣がある。

⑳一方、**『勿誤薬室方函』巻上**には、「薏苡仁湯　明医指掌　手足に流注して疼痛・麻痺不仁し、以って屈伸し難きを治す」とあるが、ここでも何が手足に流注するのか主語が不明である。尚、『勿誤薬室方函』に云う本方の出典は、先の『雑病広要』と『観聚方要補』安政版とを継承したものであることも明白である。

実はこの条文は、訂補『明医指掌』・巻七・痺証六・湿痺(本方の寒痺の前項)に、「湿勝り、脉沈緩、留住して去らず、四肢麻木して拘急し、浮腫するは茯苓川芎湯。風湿痺にて腿膝腫痛し、行歩するに艱難ありて腰・膝・臂・髀大いに骨痛するは蒼朮散。手足に流注して疼痛・麻痺不仁し、以って屈伸し難きは当帰拈痛湯」とあることから引用されたものである。

従って、該条は当帰拈痛湯の条文であり、当帰拈痛湯は同書・巻六・脚気証九・挟熱に、「湿に熱を挟む者、走痛すれば当帰拈痛湯」とあって、本来は湿熱の治療薬である。一方、同一条文乍ら主語を風湿とすれば、先の

『観聚方要補』と『勿誤薬室方函』の引用条文に適合する。勿論、原典での主語は中風であることは言うまでもない。

尚、蒼朮散は、蒼朮・黄柏・虎脛骨・防風で白湯調下であり、当帰拈痛湯は、当帰・白朮・蒼朮・黄芩・羌活・防風・沢瀉・猪苓・茵蔯・干葛・苦参・人参・知母・升麻・甘草にて煎服とある。

㉑**『漢方後世要方解説』薏苡仁湯**には、出典は『明医指掌』とあり、「手足の流注疼痛、麻痺不仁、以て屈伸し難きを治す」と、恐らく『勿誤薬室方函』から引用している。そして、「○此方は関節リウマチの亜急性期及び慢性期に入りたる場合に多く用いられる。麻黄加朮湯、麻杏薏甘湯よりも重症にてこれ等の方を用いても治せず、熱、腫痛、荏苒として去らざるもの、又慢性となって桂芍知母湯の一歩手前のものに用いてよい」とある。

㉒**『漢方診療医典』薏苡仁湯**には、㉑と同様の解説に続いて、「本方は麻黄加朮湯と麻杏薏甘湯とを合して杏仁を去り、当帰と芍薬とを加えたものである。表の水の動揺を治すのが麻黄加朮湯で、当帰・芍薬・薏苡仁は血燥を潤すものである」ともある。

㉓矢数道明先生は**『漢方の臨牀』第23巻第1号・温知堂経験録(96)・慢性頭痛に清上蠲痛湯、膝関節炎に薏苡仁湯**で、「52才の婦人、……。この患者は十年来頭痛を訴え、頭痛が烈しくなると嘔吐・肩凝りを伴う。……食欲・便通は普通、出産二回、栄養状態や顔色は大体通常である。腹部は左臍傍に軽い抵抗と圧痛があり、瘀血が軽い程度に認められる。……血症の頭痛として清上蠲痛湯を与えたが、これを二ヶ月のんで十年来の頭痛はきれいに治ってしまった。……一年間休薬していたが、翌年9月に左の膝関節が腫れて痛み、歩行困難となった。五回も水をとって貰ったが、とってもすぐたまるので困っていた。これに薏苡仁湯を与えたところ、一ヶ月後に水はたまらず、痛みも腫れも引き、階段の上下は楽にできるようになった。三ヶ月間服薬して全治し、以後再発しない」との症例を報告されている。

㉔**『薬局製剤　漢方194方の使い方』薏苡仁湯**には、「本方は風湿に血虚・血燥が加わったところに用いられる。即ち、皮膚・筋肉の水分代謝障害から起こる疼痛を治す麻黄加朮、麻杏薏甘湯の方意に、当帰・芍薬を加えて

血行障害の改善を強化している。筋肉・関節部におこる疼痛で、患部に少し熱感・腫脹があり、亜急性期・慢性期になったもので、疼痛そのものはそう激しくなく、入浴したり暖めても、そう苦痛に変化のないものが多く、皮膚は乾燥している。日常生活はそう障害にはならず、附子剤の用い難いものに用いるとされており、体力は中等度で筋肉のよく使われている人に適応する」と目標が記載される。但し、薬味成分としては麻黄・当帰・白朮・薏苡仁・桂皮・芍薬・甘草と指示されているが、これは薬局製剤指針に従うものである。この中で、白朮は原典でも蒼朮指示であり、本来は蒼朮の方が望ましい。

㉕著者は本方を好んで肩凝りに使う。特に水毒体質で肩凝りの箇所が他覚的に凝っていて――あるいは張っていて――、血圧のあまり高くない婦人によく奏効する。

抑肝散

出典 『保嬰金鏡録』(『過秦新録』)

主効 鎮静、治内風、消化吸収改善、血流促進。

中枢性の興奮を鎮静し､消化機能や全身栄養状態を改善する薬。

組成

柴胡 2　甘草 1.5　川芎 3　当帰 3　白朮 4　茯苓 4　釣藤鈎 3

解説

本方は加味逍遙散(118 頁)の原方である逍遙散と類似性は高く、その加減方とも考えられる。即ち、逍遙散去芍薬・生姜・薄荷加川芎・釣藤鈎で本方となる。尤も、『勿誤薬室方函口訣』には「其の功用同じからず」とある。

【柴胡】…消炎解熱作用があり、特に弛張熱・間欠熱・往来寒熱或いは日晡潮熱によく適用する。また月経痛・胸脇痛・腹痛・胸苦感などに対して鎮静しつつ鎮痛作用を発揮する他、肝庇護作用も認められる。

【甘草】…大抵種々の方剤中にあって、諸薬の調和と薬性の緩和を主として処方されるが、消化管機能の低下を回復する作用もあり、種々の解毒作用を発揮し、肝庇護にも働くが、また痙攣性の腹痛にも奏効する。

【川芎】…代表的な理血薬であり、血管を拡張して血流を改善し、月経痛・筋肉痛・関節痛及び四肢の痺痛や種々の原因による頭痛に対しても用いられる。

【当帰】…婦人科の主薬で、月経の調整や疼痛に効果がある他、打撲・捻挫・虚寒・瘀血などによる血流の停滞を解除して気血の循行を改善し、中枢神経系の様々な不快症状を鎮静する。

【白朮】…消化機能低下や吸収能低下による消化管内及び組織内の過剰水分に対し、補脾健胃することによって止瀉し、過剰水分の偏在を矯正して利尿するだけでなく、虚証であることから来る自汗に対して止汗する。

【茯苓】…組織内及び消化管内に過剰に偏在する湿痰に対して、偏在を矯正して過剰水分を利尿によって排除すると共に、同時にこの偏在の矯正によって眩暈・動悸などを治療し、脾胃の補益作用も発揮する。

【釣藤鈎】…代表的な熄風薬の一つで、熱性痙攣に対して鎮静的に作用する。また高血圧に付随する眩暈・浮動感・頭痛などに対し、降圧すると共に随伴症状を鎮静して熄風する。『薬性提要』には、「心熱を除き、肝気を平らげ、風を去りて驚を定む」とある。

柴胡・釣藤鈎は中枢神経系に働き、鎮静作用を発揮し、甘草も加わって平滑筋・骨格筋の鎮痛・鎮痙作用をも齎す。また当帰・川芎は全身の栄養不良状態を改善する。一方、中枢神経系の興奮による消化管機能への影響に対して、白朮・茯苓は甘草の働きも加わって消化管の機能を回復し、消化吸収を促進するのみならず、全身の痰飲を化し、過剰な水分を捌いて利尿に導く。

また、以上の諸薬は白朮・茯苓以外は全て肝気を調え、肝血を潤す作用があり、白朮・茯苓は脾気を補う作用がある。

総じて、中枢性の興奮を鎮静することを第一とし、それによって障害された消化管機能を回復し、全身の血流も促進して栄養状態も回復する薬である。

適　応

乳幼児の夜啼き・引き付け・癇癪持ち・夜驚症・不眠症、小児疳症・神経過敏症・夜間歯ぎしり、佝僂病、神経性斜頸、癲癇、神経症、自律神経失調症、チック、不明熱、血の道症、ヒステリー、更年期障害、脳血管障害、動脈硬化症、高血圧症、脳卒中後遺症、パーキンソン病、老年期デメンチアなど。

論　考

❶本方の出典は、**『薛氏医案』巻五十四・保嬰撮要一・肝臓**に、「抑肝散　肝経の虚熱、搐を発し、或いは発熱して咬牙し、或いは驚悸して寒熱し、或いは木、土に乗じ、而して痰涎を嘔吐し、腹脹り食少なく、睡臥安からざるを治す」とあり、軟柴胡・甘草・川芎・当帰・白朮・茯苓・鈎藤鈎と指示されることに拠ると信じられて来た。本方の対象とする第一原因は厥陰肝経の病変であり、続いて相剋関係による太陰脾経の障害も伴う。尚、

方後には有名な子母同服の語が記されている。更には、「蜜にて丸ずるが如きは抑青丸と名づく」と、丸剤にすれば方名が変更となる。

一方、抑肝散登載の直前の按文には、「若し大便調和し、煩渇して冷を飲み、目淡青色なるは、病気実して、而も形気虚するに属す。宜しく抑肝散を用いて之を平らぐべし」とも記載される。

❷一部の書には抑肝散は『銭氏小児薬証直訣』に既に収載されていると云う。しかし、『保嬰撮要』の同箇所にも「銭仲陽云う、肝は風を主り、実するときは目直《なお》く大いに叫び、項急して頓悶す。虚するときは咬牙し、呵《カ》欠《ケン》す。気熱するときは外、風を生ず。気温むるときは内、風を生ず。大青膏之を散ず」とあって、『銭氏小児薬証直訣』では実するときは瀉青円を、それ以外のときは地黄円を指示しているが、何れにしても抑肝散は薛注本**『銭氏小児直訣』**に収載されているだけである。

❸一方で、抑肝散は『仁斎直指小児附遺方論』を出典とするという説もある。但し、同書・巻之四・雑証・夜啼証治には、「夜啼きは小児の臓冷ゆれば也。陰、夜に盛んなるときは冷動く。冷動くときは陰極まると為して躁を発し、寒盛んにして疼みを作す。所以に夜啼きて歇《や》まざる也。釣藤散 之を主る」とあって、釣藤・茯神・茯苓・川芎・当帰・木香・甘草を末して、姜棗煎服すると掲載されるのみである。尚、方後には「其れ或いは心熱して煩し、啼けば必ず臉紅く、舌白く、小便赤渋の証有り。釣藤散 去当帰・木香加朱砂末壱銭、研和して毎服壱銭、木通煎湯にて調下す」とも記載される。何れにしても、『仁斎直指小児附遺方論』には抑肝散は登載されていない。

❹さて、抑肝散は『保嬰撮要』出典であると信じられて来たが、同書は薛鎧撰、薛己訂であるからといって、抑肝散は薛鎧創製ではない。このことは従来全く指摘されていない。

というのは、薛己撰**『薛氏医案』巻六・保嬰金鏡録**にも抑肝散は収載されているが、先の❶と同一条文が記載された後、小字で「愚製」と注記されているからである。また、薛己訂**『薛氏医案』巻七十七・小児痘疹方論・附方**にも、❶と同一条文が記載された後で、同じく小字で「愚製」と注記されている。即ち、ここでは薛己創製であると宣言しているのである。従って、薛鎧原著の段階では抑肝散は未だ『保嬰撮要』に収載されず、而も薛己自身の更に二十数年前の撰になる『薛氏医案』巻五・保嬰粋要他にも未だ抑肝散は収載されていないから、薛己がそれ以後の工夫によって創製したことを窺わせる。尚、『保嬰金鏡録』にも『小児痘疹方論』にも、抑肝散記載前後の九味竜胆瀉肝湯、梔子清肝散、柴胡清肝散の各条文後には、何れも「愚製」と小字注記されている。となれば、抑肝散の登載は『保嬰撮要』を嚆矢とするか否か、検討し直す必要性も生じて来る。

❺『保嬰金鏡録』は『薛氏医案』十六種には薛己撰とあるが、『全国中医図書聯合目録』薛氏医案二十四種には、「（宋）銭乙撰、（明）薛己注」と記載される。しかし、『中国古医籍書目提要』上巻・保嬰金鏡録一巻には、銭乙に関する記載は全くなく、嘉靖二十九年（1550）成書と記載される。確かに『保嬰金鏡録』には、鈎藤飲や抑肝散を始め、六君子湯加鈎藤鈎、五味異功散加山梔・鈎藤鈎等々の処方が次々に登載されていて、仮令銭乙原著としても、銭乙の原文は見る影もない位に雲散霧消し、薛己が自由に筆を振るったものと思われる。その中で「抑肝散愚製」との記載は重要な意義を有している。

❻一方、『小児痘疹方論』は『薛氏医案』には薛己訂とあり、『全国中医図書聯合目録』薛氏医案二十四種及び十六種には、「陳氏小児痘疹方論（宋）陳文中撰、（明）薛己注」と記載される。『中国古医籍書目提要』上巻・陳氏小児痘疹方論一巻にも、「陳文中撰、薛己校注」とあって、陳氏原書は宝祐二年（1254）成書であるが、現伝本は同じく嘉靖二十九年刻と記載される。しかし乍ら、『薛氏医案』では先ず、陳文中の痘疹自序を頭緒に収め、以後は原文に対して逐一「愚按」で始まる一字下げで注釈している。更に類集疹痘已効名方として原方二十一方に対して、同じく「愚按」で始まる注記を二十方に添附している。そして、その直後より附方として薛己の続添した処方群が列記されていて、その中での「抑肝散愚製」との記載はやはり共通の意義を有している。

❼『保嬰撮要』は『中国古医籍書目提要』上巻には、「保嬰撮要二十巻、又保嬰全書と名づく。薛鎧撰、薛己増補」とあり、嘉靖三十四年（1555）成

書し、翌年の薛氏自刻本が現存するとも記載される。李雲主編『中医人名辞典』には薛鎧の生没年は記載されないが、薛己は 1487 ～ 1559 年とあるので、1556 年は薛己 69 歳であり、薛鎧はずっと以前に死亡しているはずである。すると、かなりの年月に亘って薛鎧の草稿が薛己の手許で保存されていたことになる。

先の『中国古医籍書目提要』には、「四庫全書総目提要：……其の論に、乳下の嬰児に疾有らば、必ず其の母を調治す。母病めば子病み、母安んずれば子安んずと。且つ云う、小児、服薬に苦しめば、亦当に母をして之を服さしむべし。薬、乳より伝わりて其の効、自ずから捷しと。皆前人の未だ発せざる所なり」とあって、薛鎧は子母同服だけを論説していたのではない。

また、『保嬰撮要』の各門の後の治験を添附したのは薛己と云う。その治験には、六君子湯加鈎藤鈎、補中益気湯加茯苓・半夏・鈎藤鈎、五味異功散加鈎藤鈎等々の釣藤鈎を加味した処方が少なからず収載され、先の『保嬰金鏡録』と同様の事情が存在すると考えられる。

❽『医籍考』巻七十五・方論五十三・薛氏己過秦新録には、「自序に曰く、……嘉靖庚戌（二十九年）春三月之吉」とあり、小字注にて「按ずるに薛氏十六種に輯むる所には、題して保嬰金鏡録と曰う」と記載される。また、巻七十六・方論五十四・薛氏己校註陳氏痘疹方には、「自序に曰く、……嘉靖庚戌九月吉旦。……」ともあるので、『保嬰金鏡録』の方が六ヶ月早出ということになる。

❾『薛氏医案』巻五十三・銭氏小児直訣四には、抑肝散が原典と同一条文で記載された後、『仁斎直指小児附遺方論』と同じく、「鈎藤飲　夜啼きを治す」として、同一処方で指示される。鈎藤飲去茯神・木香加柴胡・白朮で抑肝散となる。

❿一方、同書・巻五十六・保嬰撮要三・急驚・治験には、「一女子十二歳、善く怒り、睡中に搐を抽《ひ》き、遍身に痒みを作し、飲食思うこと少し。此れ肝経の風熱にて脾土、剋を受くる也。参朮柴苓湯を用いて、以って肝を清くし、脾を健やかにして愈ゆ」とあって後、「参朮柴苓湯　人参・白朮・茯

苓・陳皮・柴胡・升麻・山梔・鈎藤鈎・甘草」と指示され、姜棗水煎する。参朮柴苓湯去人参・陳皮・升麻・山梔加当帰で抑肝散となる。

また、驚風・治験には、「蟬蛻鈎藤飲　肚疼き驚きて啼くを治す」として、鈎藤鈎・天麻・茯苓・白芍薬・川芎・甘草・蟬蛻を灯心水煎する。蟬蛻鈎藤飲去天麻・白芍薬・蟬蛻加柴胡・当帰で抑肝散となる。

天釣内釣・治験には、「一小児、啼哭して陰嚢腫大し、眼目、上に翻り、赤き脉、流涙す。此れ肝熱の内釣にて、柴胡清肝散加鈎藤鈎を用いて之を治し、諸症漸く愈ゆ。又、鈎藤飲を用いて痊えて後、復発す。……」とあって後、『仁斎直指小児附遺方論』と同じく釣藤飲が節減された条文と共に登載され、薬味は❸の釣藤散加芍薬と指示され、後条文は略同一で登載されている。

⓫一方、『保嬰金鏡録』治験の一例には、「一小児、潮熱して煩渇し、大便乾いて実し、気促・咳嗽し、右頤の色赤し。此れ、肺と大腸とに熱有り。柴胡飲子（黄芩・甘草・大黄・芍薬・柴胡・人参・当帰、姜水煎服）を用いて一服にて諸症頓に退いた後、微しく驚に因りて又発搐・咬牙して頓に悶ゆ。此れ、肝脾の気血虚すれば也。四君子湯を用いて芎・帰・鈎藤鈎を加えて愈ゆ」とある。即ち、後の処方で四君子湯の四味の内、人参を柴胡に代えれば全く抑肝散になるが、逆に発熱や寒熱往来がなければ、四君子湯加川芎・当帰・釣藤鈎が適応となることを実証している。

⓬薛注本『銭氏小児直訣』四には、「瀉青丸　肝経の実熱にて急驚・搐搦するを治す」とあって、羌活・大黄・川芎・竜胆草・山梔仁・当帰・防風を竹葉湯で煎じ、砂糖を入れて下す指示がある。その直後に、「抑青丸は即ち、前方去山梔・大黄なり」とも掲載されるので、先の❶の抑青丸とはまた別の抑青丸が存在することになる。尚、元々瀉青丸は『小児薬証直訣』巻下の瀉青円に由来し、瀉青丸は実熱を、抑肝散は虚熱を対象とする。

⓭薛注本『銭氏小児直訣』には、銭乙の原文の他に、薛按や愚按、愚治で始まる一字下げ文が掲載される。前者は薛鎧の文、後二者は薛己の文である。先の瀉青丸に続く薛按文中には、「……若し肝経の血虚生風には先ず四物湯加鈎藤鈎を用いて以って肝血を生じ、……」とも記載され、実は

同書中には多くの箇所で薛按文中に鈎藤鈎加味の処方が見出される。これは即ち、薛鎧は抑肝散創製者ではないものの、鈎藤鈎加味の工夫者であり、それを薛己が発展させて抑肝散を創製したことを物語る事実である。

⑭**『小児衛生総微論方』巻第五・驚癇方下・治陽搐急驚方**に、「小児、卒かに急癇を得るを治す」とあって、鈎藤・甘草が剉砕煎服指示される記載も見出される。

⑮『丹渓心法』巻五・小児九十四・附録には、「鈎藤散　小児夜啼きを治す」として、『仁斎直指小児附遺方論』の処方が記載され、灯草灰を乳上に塗りて小児に与える方法も同様に記載される。

⑯『張氏医通』巻十五専方・嬰児門上には、「鈎藤散　胎驚きて夜啼くを治す」とあって、鈎藤鈎・茯神・茯苓・川芎・木香・芍薬・当帰・甘草を散と為し、姜棗煎服する。この処方は『保嬰撮要』三・天鈎内鈎の処方と全く同一であり、鈎藤散去茯神・木香・芍薬加柴胡・白朮で抑肝散となる。

このように、『仁斎直指小児附遺方論』が多々引載・展開されるので、『銭氏小児薬証直訣』と同様、抑肝散の出典と見紛うようになったのであろう。

⑰**『増広医方口訣集』中巻・抑肝散**には、「大抵産後、新血未だ充たず、真元未だ固まらず、凡そ一事、情に忤《さから》うこと有るときは、怒火、焔の如く、以って身命を焚失するを致す者少なからず。医は機に臨みて少しく疑惑有らば、細かに問わざるべからざる也」と、要は症状に見合う病因を見出し得ない場合の対応の一端を述べている。

⑱**『餐英館療治雑話』巻之下・抑肝散の訣**には、「此の方、小児肝血不足にして肝火動き、発熱・驚悸・搐搦・咬牙などの証を治する為に設けたる方なり。小児稟賦至って虚弱の者は、面色身体色至って白く、少しばかり怪我をしても血出でざるものは、此れ血の不足の証なり。此の方を平日久服すべし。又、上件に云う程の血虚の候もなく、腹虚軟にして任脈通り或いは左、或いは右の脇下に筋はりあり」とあって、ここでは肝血不足に因る諸症状に適応するとあり、腹虚軟なので、四逆散（455頁）のような腹直筋の緊張ではなく、むしろ小建中湯（549頁）を思わせる腹候である。

⑲**『蕉窓方意解』巻之上・抑肝加芍薬湯**には、「○本方芍薬なし。甘草分

量も亦少なし。按ずるに此の薬、専ら肝気を潤し緩むるを以って主とす。故に余、常に芍薬甘草湯を合わせてこれを用ゆ」とあり、この芍薬甘草湯(509頁)合方を受けて、「此の薬も亦四逆散の変方也。腹形、大抵四逆散同様なれども、拘攣腹表に浮みたるを抑肝の標的とす。四逆散は拘攣腹底に沈むを標的とすべし」とある条文を我が国の多くの書は引用して抑肝散の腹候とするが、ここで和田東郭のいう抑肝は抑肝加芍薬湯のことであり、本方は芍薬を含まないのであるから、この抑肝加芍薬湯の腹候ほど腹直筋の緊張はない。

更に、上記条文に続いて、「其の上、抑肝の方には多怒・不眠・性急の症など、甚だしきを主症とする也。多怒・不眠・性急などは肝気亢極の徴也。肝気亢極すれば肝火熾盛にして、肝血も亦随いて損耗す。故に帰・芍、肝血を潤し、芎藭、肝血を疏通し、柴胡・釣藤・甘草、肝気をゆるむ。既に右の通り、肝気亢極して上、胸脇に引き上ぐるゆえ腸胃の水飲も下降せずして皆上へ引き上ぐる也。右、疏肝、緩肝、潤肝の薬にて両脇、心下和らぎ、彼の水飲も下降し易き時節になるゆえ、朮・苓にて小水へ消導する也」と、理を追った解説である。

⑳多紀某著『**丹波家方的**』**寒淫于三焦則為下件之病・痢**には、「抑肝散　渋る症、陽形にて色青く、脈細く、気短くなる者を治す」とあって、釣大半・柴・朮大・茯・帰・芎各中半・甘小と指示される。また、**癇癖**　**癲狂**には、「抑肝温胆湯　朝々悪しき者を治す。朮・夏・柴・釣・竹茹各中半・茯・芎・帰各中・実・青各小半・甘・酸各小・生姜」とも指示される。この処方は抑肝散合温胆湯加減方と表現し得よう。更には、**積聚**に、「九味抑肝散　積、左より上りて苦しくなりてやかましく云う者也。陽形の人。本方加莎・青中半也」、五方を措いて、「抑肝建中湯　積、左より攻むると胸苦しくなるに用ゆ。本方加芍大、棗中半、桂小半、生姜」、即ち抑肝散合桂枝加芍薬湯が指示される。**暑淫于三焦則為下件之病・虚損**には、「十味抑肝散　陽形の人、色青く昼夜ともに寐ぬる症に用ゆ。本方加芪・陳・升。十二味抑肝散　心労の後発病し、心細くなる症に用ゆ。前方加遠志中・酸棗小半」とある。**風淫于三焦則為下件之病・中風**には、「抑肝導痰湯方　夏大半・柴・釣大・朮・茯

中半・陳・帰・芎・星各中・実小半・木香小・甘小・生姜」、即ち、抑肝散合済生方導痰湯加味方と指示され、また同じく**驚風・緩症治法**には、「抑肝炙甘草湯　炙甘の症にして脉細く、陽形にて面色青く、気鬱の労瘵に似たるに吉し。即ち、抑肝散合炙甘草湯」とも指示されている。尚、**急症治法**には、「肝苓飲方　柴・鈎・茯・朮・猪・沢各中半・帰・芎・桂各小半・甘小」も登載されるが、肝苓飲は抑肝散合五苓散である。

㉑**『梧竹楼方函口訣』巻之三・小児類・抑肝散**には、「○此の症、肌熱強く邪気にも紛るることある也。脉は弦に、左の脇腹の拘攣の強きを目的と発す。寒熱強き者には羚羊角・黄連・呉茱萸抔を加えて用ゆべし。尤も方後の母子同じく服する法に従う。乳のみ子は母も頻服して可也。転じて大人・婦人、左脇の拘攣甚だしく肝経虚熱の者には至って宜し」とあって、小児 ⇒ 大人の展開が見られると共に、母乳を通して児へ薬味成分の移行を意識している記述も見られる。

㉒**『幼幼家則』時之巻・変蒸**に、「驚搐には抑肝散」とあって後、「抑肝散直訣 肝経の虚熱に発搐或いは発熱するを治す」とある。**還之巻・急驚風　慢驚風**には、「緩にして調理には六君子湯、熱あるは抑肝散、二方ともに黄連を加う」とあって後、抑肝散済世として原典の条文と共に登載されている。その他、**語遅　吃語**には抑肝加石菖根湯、**行遅　歯遅　髪遅**には抑肝四物湯合方、**解頤**《カイイ》には抑肝散加蝦蟆が登載されている。

㉓多々良素先生は**『漢方と漢薬』第七巻第三号・最近の治療を語る——座談会——**で、「……あの拍動（抑肝散加陳皮半夏の**論考❼❽**）を訴えて来る患者は必ず肩凝りがあり、私は婦人の患者が来ると先ず様子を見てあそこに拍動がありますと、貴方は肩が凝るだろうと云いますと必ずそうで、先生よく判りますねえなどと云われます。そこで抑肝散を与えますと大変効果的です。とにかく婦人の神経性疾患には抑肝散は実によいですね。私は近頃それに半夏・厚朴を加えて用いますが、大変成績がよろしいのです。つまり抑肝散と半夏厚朴湯の症状に両方合方するわけです」と、工夫の一端を語られている。

㉔大塚敬節先生は**『日本東洋医学会誌』第15巻第3号・抑肝散について**

で、「抑肝散の証には２つの型があり、１つは緊張興奮型で、他の１つは弛緩沈鬱型である。この弛緩沈鬱型の患者の腹証は、腹部は全般的に弛緩し、僅かに季肋下で腹直筋を軽くふれるか、全く腹直筋の緊張をみとめず、臍の左側から、みずおちにかけて動悸の亢進をみとめるものがある。……東郭は緊張・興奮型に、抑肝散を用いたので、芍薬を加え、甘草を増量した。北山人や浅井南溟は、弛緩・沈鬱型に、この方を用いたので、芍薬を加えずに、陳皮・半夏を加えた」とあり、大塚先生は抑肝散加芍薬・黄連を常用すると云う。

また、抑肝散の出典に関しては以下の（**表 25**）を挙げられている。

尚、『保嬰撮要』出典と記載されて来ていても、薛己創製であることは既に解説した。

（表 25）

第１表　抑肝散の出典と創方者の混乱

中国医学大辞典	証治準縄	王宇泰
方読弁解（福井）	上に同じ	
観聚方（多紀）	保嬰撮要	薛鎧
椿庭先生薬室便蒙（山田）	上に同じ	
勿誤薬室方函（浅田）	上に同じ	
漢陰先生試験方（百々）	銭仲陽	
古今方彙	閻考忠小児直訣	
幼々家則（村瀬）	済世全書	龔雲林
漢方後世要方解説（矢数）	直指方	楊仁斎
漢方処方集（竜野）	小児直訣	

㉕寺師睦済先生は**『漢方の臨牀』第 15 巻第 2 号・明治天皇と漢方**で、「まず第一に、母君の中山慶子典侍が天皇をご懐妊されたとき、抑肝散を服用されている。抑肝散をお飲みになっている点からみて、母君は癇癖の強いおひとであったと推察される」とのことである。

㉖山本巖先生は**『東医雑録』(1)・慢性便秘の治療〈一〉〈痙攣性便秘と桂枝加芍薬湯〉**で、加味逍遙散の解説後に、「処方の似ている、同じ肝経の虚熱に（発搐する場合）用いる抑肝散は、怒ると顔面が蒼白となり、顔面、頬、口周の筋肉をピクピクと振るわせ、拳を握り、握った手や腕を振るわせる。

皮膚の蒼白は末梢血管の収縮のためで、交感神経の緊張の強いためであろうと考えている。血色素の量とは関係なく、従って口唇などはむしろ紅い。平素も皮膚の蒼い傾向がある。(軽い者は怒ったときに蒼くなる)。注射や創傷を受けたときあまり出血しない。この点が加味逍遙散と異なるところである」に続いて、先の⓲の「少しばかり怪我をしても血出でざるもの」の話を引用されている。

実際に著者はずっと以前に、50歳の健康男子で、合谷の辺りの外傷でパカッと裂傷を負ったものの、全く出血しなかった患者を経験している。その人は色白とは真反対であったが、……。驚いたのでよく覚えている。

抑肝散加陳皮半夏

出典　本朝経験方（北山人）

主効　鎮静、治内風、祛湿痰、補脾健胃、血流促進。

抑肝散証で湿痰がみられる位消化機能が低下しているときの薬。

組成

柴胡2　甘草1.5　川芎3　当帰3　白朮4　茯苓4
釣藤鈎3　陳皮3　半夏5

抑肝散	柴胡　甘草　川芎　当帰　白朮　茯苓　釣藤鈎
	陳皮　半夏

解説

本方は抑肝散（1111頁）に陳皮・半夏を加味した本朝経験方である。

【抑肝散】…中枢神経系の興奮を鎮静することを第一とし、それによって傷害された消化管機能を回復し、全身の血流も促進して栄養状態も回復する薬である。抑肝散は元々小児に処方された方剤であったが、我が国での工夫により大人に対しても現在処方されるようになっている。

【陳皮】…代表的な理気薬で、『本草綱目』には「陳久の者を須《もち》いて良しと為す」とあり、この故に陳皮という。上腹部膨満感・食欲不振・嘔気・嘔吐などの急性胃炎、急性消化不良症などに、陳皮は胃の蠕動運動を推進する。また粘稠な白い痰が多く、咳嗽・呼吸困難を来たすとき、化痰して燥湿し、鎮咳祛痰する。全てよく中を調えて燥し、滞を導く。

【半夏】…代表的な制吐薬であり、種々の原因による嘔吐に対して、中枢性にも末梢性にも制吐作用を発揮するが、特に胃内停水による嘔吐によく奏効する。また消化器系・呼吸器系などの種々の湿痰による諸症状に対しても燥湿化痰して緩解する。また、鎮静作用もあり、頭痛にも効を奏する。

本方は抑肝散の中枢性の鎮静作用、消化管の機能改善作用、全身の血流改善作用の中、消化機能改善作用を一層強化したものであり、殆ど二陳湯（891頁）を合方したものと同一である。それ故、抑肝散の適応証のうち、中枢神経系の興奮作用によって一層消化管機能が傷害を受けた場合か、あるいは元々消化管機能が脆弱であり、全身の湿痰を来たしている上に中枢神経系の興奮作用を受けることによって、更に消化管機能が低下した場合に適応となる。即ち、肝気を調え、肝血を潤して痰涎を去り、脾気を補う作用がある。

総じて、湿痰を伴う場合の抑肝散証であるか、あるいは抑肝散証で一層の消化管機能を改善するための薬である。

適 応

抑肝散証で、湿痰がみられる位に消化管機能が低下している場合。

論 考

❶本方の出典について、浅井図南著**『浅井家腹舌秘録』**には、「左の臍の辺より心下迠も動気盛んなるは、肝木の虚に痰火甚だしき症也。北山人、常に抑肝散に陳中・半夏大を加え、験を取ること数百人に及ぶ。一子に非ずんば伝うる勿かれ」とあって、**(図 25)**が示されている。

また、「図の如く左の臍の側に動気有る者は肝気の虚也。治法は直ちに抑肝散。余症有るときは症に随いて加減すべし」とあって、**(図 26)**が示されている。続いて、「図の如く臍の左に塊邪有る者、肝の邪也。治法は小柴胡湯に加味すべし」とあって、**(図 27)**が示されている。即ち**(図 26)**とは表示上で微妙に位置と円の大きさが異なる。

即ち、抑肝散と本方との腹候上の相違は動悸が臍の左辺だけに留まるか、心下部にまで続いているかに拠る。

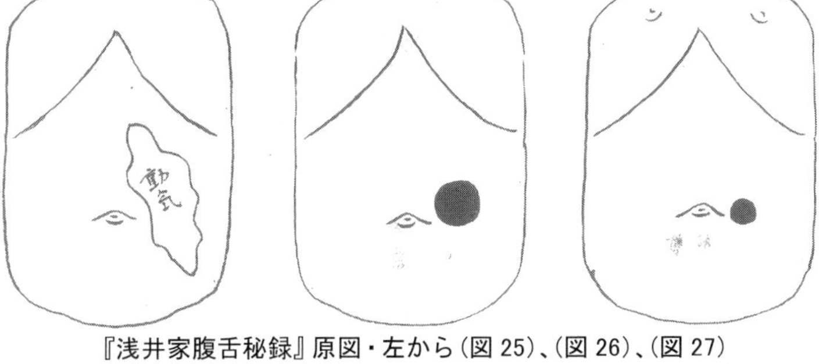

『浅井家腹舌秘録』原図・左から(図 25)、(図 26)、(図 27)

さて、抑肝散は第一義的には小児の肝経の虚熱による搐を目標とするが、北山人が（**図 25**）の腹証に抑肝散加陳皮半夏を、また同じく（**図 26**）の腹証に抑肝散を処方する場合、対象は小児とは限らないという点である。即ち、大人に於いても前記の腹証を呈する場合には、充分に処方対象となりうる点は北山人の創按である。

❷一方、この『浅井家腹舌秘録』の中の北山人であるが、また別の箇所には、「図（省略）の如く章門上一寸ばかりの所按じて痛み有り、手の痛み也。療治は北山人の茁要神方《サツヨウシンポウ》にあり、考うべし」及び「図（省略）の如く寅戌の分野に邪有るは疝気なり。北山人の茁要神方考うべし」とあるが、『茁要神方』は森末義彰・市古貞次・堤精二他編著**『国書総目録』**にも収載されていない。それ故、『茁要神方』が発掘されれば、北山人の姓名が明白になる。

❸著者は北山友松子の『増広医方口訣集』、『北山医案』、『北山友松子腹診秘訣』等々を検索したが、やはり本方は見出せなかった。恐らく一子相伝のため刊本は勿論、写本にも筆記することを禁じられ、口伝でのみ伝わったものであろう。

尚、念のため芳村恂益著『北山医話前集』、『二火弁妄』等々も検索したが、やはり見出せなかった。

一方、矢数道明先生は『北山医案』中に、度々陳皮・半夏の加味方が登載されるので、北山人は北山友松子である可能性が高いと判断されている。理のあることと思われる。

❹さて、抑肝散証において、何故二陳湯を合方する必要があるのかは必ず考えなければならないところである。この点について、**『日記中揀方』巻之下・急驚風十一**には、「急驚風は非常の声を聞き、或いは驢馬・牛・犬、禽獣の叫ぶを聞きて卒かに驚き、面青く口噤み、或いは声嘶《か》れ手足冷え、容色常の如くにして良久《やや》しうして又発《お》こる也。身熱し面赤く、飲を引き、口鼻のいき熱く、大小便黄に赤く、惺々《セイセイ》として眠らず、熱甚だしきときは痰を生じ、痰盛んにして風を生じ、素より驚に逢うて驚と風と合して病となる故に、驚風と云う也。熱を清《すず》しうし、気を瀉する治法を行なう也」と

あるので、急驚風で虚熱甚だしいときは痰を生じるのであると説明されている。

❺『幼幼家則』還之巻・急驚風　慢驚風には、「……緩にして調理には六君子湯、熱あるは抑肝散。二方ともに黄連を加う。人参は其の症に随い取捨すべし。搐搦多きは羚羊角を加う。羚羊角は筋に係るを佳とす」とあり、疳眼　雀目　胎毒眼には、「疳眼は白翳、睛を遮りて恰も暈天の日の如し。肝熱・血枯の致す所、抑肝加蜜蒙花に宜し」とあり、語遅　吃語には、「……疳気のものは抑肝加石菖根に宜し。小児口吃する多くは疳癇の変にして、又抑肝加菖蒲に宜し」とあり、行遅　歯遅　髪遅には、「足蹇攣して行くこと能わざるものあり。肝血不足による。……或いは抑肝散合四物も亦可なり」等々と、抑肝散に対してのまた別の種々の工夫が見られる。

❻『臨床漢方医典』痙攣(驚癇)には、羚角飲として抑肝散加羚羊角が指示される。これを受けて、『和漢薬治療要解』腺病　附脾肝には、「脳神経症状、不安、不眠、興奮のある場合には左方を処する」として、抑肝散加羚羊角が指示されている。更にその後、「余は之に茯苓 1.0・陳皮 1.5 を加味して神授散と名づけて用ゆるのである」と、抑肝散加陳皮半夏を基準とすれば、去半夏加羚羊角増茯苓で神授散となる。

❼本方証の腹証については、**『漢方と漢薬』第一巻第一号・抑肝散加陳皮半夏の運用に関する私見(一)**で、矢数道明先生は「左側腹直筋の拘攣著明で、之を按ずると、左臍傍の辺より心下に及ぶ大動気湧くが如く手に応ずることである。……腹壁は軟弱で、特有の触感あり（例えば、搗き立ての餅を真綿にて薄く包み、その上を按ずるが如き感じである。此の触感は慢性の胃腸病患者に多く見る処で、所謂脾胃の虚の肌ざわりで、余の経験では抑肝散運用上大いに参考となるものである)。……診するに体格の削痩型、……腹状亦本症の正的である。……」とあって、ここに於いても、著者が先の抑肝散の**論考⓲**で述べたように、四逆散証の腹候とは大いに異なることがよく分かる。

❽また、**同巻・第二号・抑肝散加陳皮半夏の運用に関する私見(二)**では、「抑肝散に陳皮・半夏を加えたのは、前記腹状を呈するものは痰火の甚だし

き症、痰涎多きに応用した訳である。即ち、抑肝散加陳皮半夏の薬能を一言にして云えば、肝木の虚を補い、痰火を冷まし、痰涎を去るものである。……」と要約される。

そして最後に、「結論として、抑肝散加陳皮半夏の運用に当たって、その大略の標準を挙げると、……西洋医学的診断は多く、神経衰弱、ヒステリー、脳梅毒、脉多くは沈微、舌多くは心下痞、胃内蓄水あるがため薄き白苔あり、渇せず。腹症は両直腹筋萎弱し、腹筋全体に陥没し、一種特有の肌ざわりを呈し、左側臍傍より心下に及ぶ大動気を触れ、往年、脱血、或いは黴瘡を経過せるものならば、正的として之を応用して可なりと信ずる。……」と述べられている。

❾大塚敬節先生は**『漢方』第1巻第6・7号・抑肝散加陳皮半夏の奇効**で、「患者は三十一才の婦人で、……蒼ざめた瘦せた陰鬱な顔をした婦人で、附添が手を引いて診察室に入ってくる。ところが病状を訴える段になると、綿々としてつきない。主訴は甚だしい倦怠感、食欲不振、不眠、呑酸嘈囃《ソウソウ》であるが、一番気になるのは腹の動悸で、臍の左側に棒のように動悸があって、これが胸にせめ上げて来る。そのために気分がいらいらして落ちつかないという」症例に、抑肝散加陳皮半夏に少量の黄連を加味して処方したところ著効であったという。先生は「東洞流の考え方からすれば、この臍傍の動悸には、竜骨・牡蠣・桂枝・甘草などが必要のように思われる。しかもこれ等が配剤されていない処方で、こんなに早く動悸が消散したのである」とも告白されている。

❿**『漢方後世要方解説』抑肝散加陳皮半夏**には、「抑肝散は四逆散の変方で、虚状の小児急驚風とて脳神経の刺激症状を鎮める剤である。肝部の虚熱、脈弦で左の脇腹が拘攣するのを目標とする。左腹拘急して四肢筋脈の攣急する病症、半身不随、神経衰弱等に用いられる。○此症にて症状加わり、左臍傍より心下にかけて大動気の起こるのは肝木の虚、痰火盛んなるものにて陳皮・半夏を加える。その効著しく浅井南溟の伝えるところである」とある。

⓫**『症候による漢方治療の実際』精神異常**には、抑肝散と抑肝散加陳皮

半夏について、「この方を抑肝と名づけたのは、肝気がたかぶって、多怒、不眠、性急などの症を現わしたものを抑制するの意である。この方は元来、小児のひきつけに用いられたものであるが、男女老若を問わず肝気のたかぶったために起こる諸症を治する。この方を用いる患者は、よく怒る。子供などではわけもないのに、ワアワアと泣く、よく喧嘩をする、せっかちで落ちつかないなどの症状がある」と概略が解説される。

⑫矢数先生はまた、**『漢方の臨牀』第11巻第3号・温知堂経験録(2)・諸神経症に抑肝散加陳半**で、「神経症の患者で、さまざまな処方を考えてあれこれと使ってみても、どうしてもうまくゆかなくなったとき、窮余の一策として抑肝散を用いると、ときに局面打開の好結果を得ることがある」と、誠に力強い一言を遺されている。

⑬**『漢方診療医典』抑肝散加陳皮半夏**には、「本方、すなわち陳皮・半夏を加えたものは転じて成人、殊に中年以後の更年期前後に発して神経症状が著しく、全体に虚状を呈し、脈腹ともに軟弱で、腹直筋の緊張は触れず、ただ左の臍傍から心下部にかけて大動悸が湧くが如く太く手に応ずるものを目標として用いる」とも記載されている。

⑭渡辺一水先生は**『漢方の臨牀』第16巻第5号・抑肝散及び加陳皮半夏による治験**で、「抑肝散は肝気の亢ぶりをおさえ、しずめる意の薬剤であり、抑肝散加陳皮半夏はこれが慢性化し、虚状となって腹部大動脈の亢進を招き、あるいは胃内停水を発する状態に応用されるものと解する。……本方は癇症、神経症、ヒステリー、血の道症、脳出血後遺症、夜啼き、老人性関節症に主として応用される。処方構成は、抑肝散と逍遙散は非常によく類似しているが、常用されるこれら加減方すなわち抑肝散加陳皮半夏は主として老人性神経症に、加味逍遙散は中年性神経症に応用することが多い」と記載される。

⑮**『漢方治療の方証吟味』衄血――抑肝散加陳皮半夏――**で、「抑肝散加陳皮半夏としたのは、抑肝散に六君子湯あるいは二陳湯を合方したものと考えればよいでしょう。和田東郭は抑肝散に芍薬・黄連を加えてもっていっておりますが、芍薬は芍薬甘草湯の意味が、黄連は黄連解毒湯の合方の

意味が、それぞれ含まれていると思います。だから不眠だとか寝つきが悪くてという場合には、抑肝散加陳皮半夏よりも、抑肝散加芍薬黄連の方が、ずっとよく効きます。この場合、柴胡の分量は、相当吟味する必要があります。たとえば普通の本にあるように、柴胡を一日に六〜八ｇも使うということは、どうかと思います。柴苓朮甘のときの柴胡の量は、割合に少ないはずです。柴胡というのは、量の少ない方が、強壮性の意味にも鎮静性の意味にも、よく効くように思います。……それから柴胡は、疳の興奮を鎮める作用があると言われます。それは大脳に鎮静的に作用するというよりは、間脳系に直接に鎮静作用を及ぼすのではないかと思います」と、柴胡の分量についても解説されている。

⑯**『中医処方解説』抑肝散**には、「舌苔が白膩・悪心・嘔吐・腹部膨満感などの痰湿の症候を伴うときには、陳皮・半夏を配合する」とある。

⑰**『高齢者の漢方治療』脳血管障害　附　脳機能障害・変形疾患**で、抑肝散・抑肝散加陳皮半夏には、「黄連解毒湯証の怒りは爆発的で、柴胡加竜骨牡蠣湯証では紳士的である。それに対して、加味逍遙散証の怒りは線香花火的である。本二方証は、それ故に加味逍遙散証に近いが、怒り表情は顔面蒼白となり、顔面に筋繊維性収縮を来たし、怒りのために握った手や腕を振るわせる。いわば、加味逍遙散証は虚証にあっても陽性の精神神経症状を呈するが、本二方は見掛け上もずっと陰性的である」と述べている。

⑱抑肝散自体、木剋土に対する配慮として白朮・茯苓・甘草群が配合されているが、陳皮・半夏群で強化する必要があるのが抑肝散加陳皮半夏である。前群は消化管に対して本治的で、後群は標治的であるから、本方は標本両治的であると言えよう。また、前群は脾の薬であり、後群は胃の薬でもあるから、両群で脾胃の薬となろう。❶の（**図 26**）は抑肝散の腹証であるが、脾の位置の病変を示し、（**図 25**）は本方の腹証で、脾から胃に及ぶ病変を示しているのである。即ち、前群は四君子湯（464 頁）の方意であり、後群と合わせて六君子湯（1129 頁）の方意であるとも表現しうる。

六君子湯

出典 『聖済総録』、(『備前古今十便良方』)、『永類鈐方』

主効 消化吸収改善、止嘔、補気、祛湿痰。

気虚により生じた全身一切の痰飲を標本共に治す薬。

組成

甘草1～1.5　陳皮2　白朮3～4　人参3～4
茯苓3～4　半夏3～4　生姜0.5～0.7　大棗2

四君子湯	人参　白朮　大棗	茯苓　甘草　生姜
二陳湯	半夏　陳皮	

解説

本方は四君子湯(464頁)と二陳湯(891頁)との合方とも解釈できる。

四君子湯は、人参・茯苓・甘草・白朮、あるいは更に加生姜・大棗であり、二陳湯は、半夏・陳皮・茯苓・甘草・生姜である。

【四君子湯】…気虚の基本薬であり、気虚とは各臓腑の生理的な機能が不充分で、特に消化器系と呼吸器系の機能低下により全身倦怠・食思不振・消化不良・呼吸困難・動悸・息切れなどを生じた状態である。

【二陳湯】…消化器系及び呼吸器系を始め、全身の一切の湿痰を燥することを第一義とする薬である。

それ故、本方は四君子湯加陳皮・半夏とも、二陳湯加人参・白朮・大棗とも解釈しうる。四君子湯は気虚に対する本治療法の薬であり、二陳湯は痰飲に対する標治療法の薬である。従って、両者を合方して気虚によって生じた全身一切の痰飲を、標本共に治療する薬となる。

具体的には、脾胃の虚を呈する機能性ディスペプシアなどの上部消化管機能異常状態に、胃内停水による心下部痞塞感・食欲不振・悪心・嘔気・嘔吐などの症状が強く出現しているとき、先ず標治療法として消化管蠕動運動を強めて胃内停水を去り、その後の続薬で脾胃の虚に対する本治療法を行なう薬である。

総じて、気虚による痰飲を標本共に治療する薬であるが、標治的にも本治的にも処方しうる。

適　応

慢性胃炎、消化管無力症、機能性ディスペプシア、慢性消化不良症、胃酸分泌過多症、胃・十二指腸潰瘍、慢性腹膜炎、神経性食思不振、自家中毒症、術後・大病後食思不振、老人性感冒性胃腸炎、慢性下痢症、慢性気管支炎、肺気腫、気管支拡張症など。

論　考

❶本方の出典は『太平恵民和剤局方』、『医学正伝』、陳自明撰・薛己訂『校註婦人良方』、『万病回春』等々とよく誤記される。実は著者も現在の処方構成による六君子湯としては、**『聖済総録』**を踏まえた上で、**『世医得効方』巻第五大方脉雑医科・脾胃**に、「四君子湯、脾胃不調にして飲食を思わざるを治す」とあって、「一方、橘紅を加えて異功散と名づく。又方、陳皮・半夏を加えて六君子湯と名づく。……」とあることが最初であると誤解していた。

❷『和剤局方』巻之三・一切気　附　脾胃積聚に四君子湯が、また巻之四・痰飲　附　咳嗽に二陳湯が収載されているが、二方の合方とも言うべき六君子湯は記載されていない。また、『和剤局方指南総論』にも記載されていない。

❸**『医学正伝』巻之三・𩚬《アク》逆二十**には、「六君子湯、痰、気虚を挟みて𩚬を発するを治す」とあって、陳皮・半夏・茯苓・甘草・人参・白朮を棗姜煎服するべく指示される。

❹**『薛氏医案』巻四十八・婦人良方・瘡瘍門・婦人血風瘡論第六**には、「六君子湯　治症は前（四君子湯）と同じ。即ち四君子湯に陳皮・半夏各一銭を加う。若し中気虚寒して仮熱し、誤りて寒涼を服して尅伐すれば、以って四肢発熱し、口乾舌燥して嘔吐するを致す。此れ寒気、外より陽を隔つるに因る。須臾に姜・桂を加え、応ぜずんば急ぎ附子を加う」とあるが、無註本『婦人大全良方』には本方は記載されていない。

❺**『万病回春』巻之四・補益**には、「六君子湯　脾胃虚弱にて飲食思うこと少なく、或いは久しく瘧痢を患い、若しくは内熱を覚え、或いは飲食化

し難く、酸を作し、虚火に属するを治す。須く炮姜を加うべし。其の功甚だ速やかなり。即ち前方に半夏・陳皮を加う」とあり、ここで前方とは四君子湯のことである。尚、『万病回春』には本方と同名異方が幾つか収載されているが、何れも本方の加減方と位置付けることができる。

❻しかし、六君子湯という方名は先の❶の『世医得効方』以前にも既に文献上、その名を見る。楊倓撰**『楊氏家蔵方』巻之六・脾胃方陸十壱道**に、「六君子湯　胸膈痞塞し、脾寒《こご》えて食を嗜まず、燥薬を服すること得ざる者を治するには正に宜しく之を服すべし」とある。ここでの六君子湯は本方とはその組成を一味異にし、六君子湯去甘草加枳殻を麁末と為し、生姜煎服する。

❼また、**『厳氏済生方』巻之七・脾胃虚実論治**には、「六君子湯、脾蔵和せず、飲食進まず、上燥下寒し、熱薬を服すること得ざる者を治す」とあるが、ここでの六君子湯も本方とはその組成を一味異にし、六君子湯去茯苓加枳殻を㕮咀し、生姜・棗子煎服する。

❽しかし、一味違いの六君子湯という意味ならば、処方名は異なっても、『和剤局方』以前の**『太平聖恵方』巻第十一・治傷寒後嘔噦諸方**に、「傷寒の後嘔噦し、心下痞満して胸膈の間に宿りて停水有り、頭眩・心悸するを治するには宜しく茯苓散方を服すべし」とあって、六君子湯去甘草加芎藭を生姜煎服し、**巻第十七・治熱病心腹脹満諸方**に、「熱病にて汗出でて後、心腹脹満して嘔逆・少気するを治するには宜しく人参散方を服すべし」とあって、六君子湯去茯苓加木香を生姜・棗煎服し、**巻第四十七・治霍乱嘔吐不止諸方**に、「霍乱にて嘔吐止まざるを治するには宜しく人参散方を服すべし」とあって、六君子湯去茯苓加厚朴を棗・生姜煎服するべく記載されている。

❾一方、六君子湯を含む処方としては、**『聖済総録』巻第一十九・諸痺門・脾痺**に、「脾痺れて四肢怠惰となり、咳を発するを治する大半夏湯方」とあって、六君子湯加附子・桂を姜煎するべく記載されている。

❿この処方は溯及して**『外台秘要方』第十六巻 虚労上・肉極寒方**に、「刪繁、肉極虚寒するときは脾欬し、其の状、右脇下痛み、陰陰として肩背に引き

て痛み、以って動ずべからず、動ずるときは欬し、腹脹満し、留飲痰癖となり、大小便利せず、少腹切痛し、膈上寒きを療する大半夏湯方」とあって、同名同方として姜煎無く記載され、条文には『刪繁方』よりの引用である旨、記されている。

⓫しかし乍ら、『外台秘要方』を溯及すること三百年、**『小品方』**にも六君子湯を含む処方が記載されている。**同書・第一巻**には、「半夏橘皮湯、匈中冷痰ありて気満ち、食飲を欲せざるを治する方」とあって、組成は半夏・橘皮・桂肉・茯苓・人参・白朮・生姜・細辛・甘草で、六君子湯加桂肉・細辛である。

⓬この『小品方』と『外台秘要方』の処方は、孰れも今日の六君子湯の奏効する化痰作用、蠕動促進作用、食欲増進作用等々に加えて、前者は桂肉・細辛で、後者は附子・桂心で寒冷による諸症状を治療するべく配慮されている。

従って、逆にこれらの配合から寒冷に対する配慮を緩和させると、今日の六君子湯となることもよく理解されうる。

⓭さて、**『普済方』巻二十二脾臓門・兼理脾胃**には、「六君子湯　十便良方に出づ　胸膈痞悶し、脾寒えて食を嗜まず、燥薬を服すること得ざる者を治するには、正に宜しく此れを服すべし」とあって、甘草・陳橘皮・白朮・人参・白茯苓・半夏各等分を粗末と為して生姜煎服するべく記載される。

⓮ところで、『普済方』で出典と記載された郭坦撰『備全古今十便良方』であるが、今日残巻のみ伝来している。同書・目録には「第十四巻治脾胃等疾諸方上・脾胃惣治・簡要方」に六君子湯は確かに登載されているが、薬味については第十四巻が亡佚してしまっているので、不明と言わざるを得ない。

⓯一方、2010年刊の曹洪欣主編『海外回帰中医善本古籍叢書(続)』第六冊には、『十便良方』が収載されている。この書は中国の宋刻残本(『新編近時十便良方』)と我が国の影宋残抄本(『備全古今十便良方』)とを互補整合して校点し、再編した書である。

同書・巻第十四・治脾胃等疾諸方上・脾胃総治・簡要方には、先の❻の

『楊氏家蔵方』と全く同一の条文と薬味が登載され、小字注には《楊氏方》と記載されている。この巻第十四は言うまでもなく、『新編近時十便良方』に由来するものである。先の『普済方』の記載と比較すれば、条文は全く同一であるが、薬味が甘草 ⇔ 枳殻の一味のみ相違し、『普済方』の記載は恐らく『備全古今十便良方』に由来するものであろうと推測しうるが、朱櫹による改変の可能性も否定できない。

尚、『宋以前医籍考』三・経方(下)・第十二類諸家方論(南宋)・五〇. 十便良方には、「今、両本を考うるに、……其れ同本と為すに殆ど疑い無し」ともあるが、……。

⓰実際に『世医得効方』以前の書としては、**『永類鈐方』巻第九和剤局集要方上・脾胃**に、「四君子湯 脾胃不調にして飲食を思わざるを治す」とあって、人参・甘草・茯苓・白朮各等分を㕮咀して水洗指示され、「一方、橘紅を加えて異功散と名づく。又方、陳皮・半夏を加えて六君子湯と名づく」と記載される。実はここの記載は『世医得効方』と白茯苓 ⇔ 茯苓以外は全く同一である。但し、ここでは橘紅と陳皮は区別されている。『漢薬の臨床応用』橘紅には、「陳皮よりも香りと燥性が強く、一般に陳皮よりも下気祛痰の力は強いが、和中理胃の力は弱い」とあり、陳皮の方が補性が強く、橘紅の方が瀉性が強いことになる。

また、**『永類鈐方』巻第十一諸名医雑病集験方・脾胃**には、「六君子湯 脾胃和せず、飲食進まず、上燥き下寒ゆるも熱薬を服すること得ざる者を治す」とあって、人参・白朮・陳皮・半夏・枳殻・甘草を㕮咀して姜棗水煎するべく指示される。従って、巻第九と巻第十一の六君子湯は同名異方ということになる。

尚、『世医得効方』は至元三年(1337)成書し、至正五年(1345)刊行されているが、『永類鈐方』は至順二年(1331)に成書・刊行されている。

⓱さて、盧祖常纂次『続易簡方論後集』巻之二には、「四獣飲 即ち、四君子湯加草果・半夏・橘紅各等分、独り甘草減半す。五蔵の気虚し、喜怒節ならず、労逸兼并し、陰陽相勝するを致し、涎飲を結聚して衛気と相搏ち、発して瘧疾と為す者を治す。功却擬《はか》るべし。兼ねて瘴瘧を治するに最

も神効有りと云うは覬《のぞ》むべからず。……」と記載される。

四君子湯加半夏・橘紅は六君子湯であるが、ここでは草果も加味されている。草果は芳香健胃薬であると同時に截瘧薬でもある。ここでは瘧疾をも治療対象とするべく、『易簡方』増損飲子治法三十首・四獣飲に記載されているが、祖常はそれを批判的に引載している。正に草果を芳香健胃薬としてのみ処方するべきということになり、今日の六君子湯に近接することになる。尚、『易簡方』の四獣飲には烏梅も含まれている。それ故、後世の『永類鈐方』や『世医得効方』の記載は、ここでの四獣飲から草果を去った書式に基づくのかもしれない。

『続易簡方論後集』は撰年不詳であるが、『医籍考』巻四十八・方論二十六・盧氏祖常続易簡方論には、「吾郷の良医・陳無択先生、一たび会面する毎に、必ず相に議を加う」と記述されているので、凡その年代は推測しうる。

⓲**『医方考』巻之二・哮喘門第十六・六君子湯**には、「気虚して痰喘の者、此の方之を主る。○気壮んなるときは痰行り、気虚するときは痰滞り、痰、気道を遮る。故に人をして喘せしむ。甘き者は以って気を補うべく、参・苓・朮・草、皆甘き物也。辛き者は以って痰を治すべく、半夏・陳皮、皆辛き物也。甘を用ゆるときは気虚せず、辛を用ゆるときは痰滞らず。気利すれば痰行る。胡ぞ喘や之有らん。或いは人参の補を悪みて之を去るは、之れ虚実の妙を知らざる者也」とある。

⓳さて、著者は本方の用途及び薬味の意義については、**『医方考』巻之三・気門第二十・六君子湯**の条文が最も適確と考える。「気虚して痰気利せざる者、此の方之を主る。○内経に曰く、壮なる者、気行るときは愈ゆ。怯なる者、着して病と成る。東南の土は卑湿なりて人人痰有り。然れども病まざる者、気壮んにして以って其の痰を行らすに足る也。若し中気一たび虚するときは以って痰を運《めぐ》らすに足らずして痰証見わる。是の方なるや、人参・白朮・茯苓・甘草は前の四君子也。気を補う所以なり。乃ち半夏は湿を燥し、以って痰を制す。陳皮は気を利し、以って痰を行らすのみ。之を名づけて六君子と曰うは、半夏の無毒、陳皮の弗悍を表わして以って参苓朮草と徳を比すべきと爾《しか》云う」と。

⑳『医便』巻四・済陰類には、「加味六君子湯　妊娠二・三月にて時に嘔吐を作すは名づけて悪阻と曰う。悪阻は悪心にして飲食を阻隔する也。此の方之を主る」とあって、六君子湯加砂仁を姜煎するべく記載される。

㉑『衆方規矩刪補』巻之中・香砂六君子湯には、「按ずるに此れ、怠惰に嗜臥し、四肢収まらざるを兼治す。或いは大便泄瀉の者、湿勝つ故也。平胃散より治すること効あらざる者には之を用ゆ。又食入るときは困倦し、精神昏冒して睡らんと欲する者は之を用ゆ。若し飲食大過して、転運調わざるには再び消食の剤、神麴・麦芽・山査・枳実の輩を加う。已上は六君子湯を論ず」とあって、『衆方規矩』巻之下・補益通用・四君子湯と同様、ここでは六君子湯は独立した項目としては設けられていない。

㉒それ故、**『方意弁義』巻之一・四君子湯**には、「脾胃を補う とは、四君子湯、六君子湯の分かちは、理の上にて論ずれば、四君子湯は脾の薬、六君子湯は胃の薬と定む」とある。

更には、**同巻・六君子湯**には、「湿を去り痰を退く とは、……脾胃虚に陳皮は宜しからずと云えども、脾胃虚するによりて湿をたくわう。故に陳皮・半夏を入れて湿を燥す。半夏は湿痰を除き去るといえども、陳皮を入れざれば湿を除く効なし」ともあり、同巻・異功散には、「異功散と名付くる意は、四君子湯に陳皮一味を加えて、功能別して異なりと云う意を以って方の名とす。脾胃怯弱を治す とは、怯弱と云うは虚と云うよりは軽し。脾胃の虚には異功散は用い難し」とあることも方意の理解を深めてくれる。但し、歴史的にはここで云う四君子湯は異功散より後世である。

㉓尚、『療治経験筆記』巻之一・食後佳眠倦怠 では、先の『衆方規矩刪補』での記載を引用している。

また、**巻之三・六君子湯用薬心得** では、「△六君子湯、人参を去りて用ゆるは用いざるがましなり。かりそめにも此の方を用ゆるならば必ず人参を用ゆべし。……△六君子湯を大病に用ゆるに和の白朮は無用也。唐の中にても至極よろしき品を使うべし。銭をおしむべからず。然れども痰がむねにこだわること強くば、和の白朮を使うても苦しからず。……△此の方に甘草を甚だ減ずることあるべからず。四君子湯の合方に於いては、甘草をば相応に加うべし。もし甘草を常にかわり減少すれば四君子の方意に違う。その効甚だうすしと知るべし」等々と記載される。

㉔**『勿誤薬室方函口訣』巻之上・六君子湯**には、「此の方は理中湯の変方にして中気を扶け、胃を開くの効あり。故に老人脾胃虚弱にして痰あり、飲食を思わず、或いは大病後、脾胃虚し食味なき者に用ゆ。陳皮・半夏、胸中胃口の停飲を推し開くこと一層力ありて、四君子湯に比すれば最も活用あり。……」とあって、機能性ディスペプシアなどに対し、食道・胃の逆流を停止し、正常な蠕動運動を促進し、胃内停水を推進するのを最も主司する。

㉕一方、**『勿誤薬室方函』巻上**には、「六君子湯　局方　脾胃虚弱、飲食思うこと少なく、或いは久しく瘧痢を患い、若しくは内熱を覚え、或いは飲食化し難く、酸を作し、虚火に属する者を治す」とある。浅田宗伯は出典を局方と明言しているが、もちろん『和剤局方』には六君子湯は収載されず、そのため『万病回春』の条文をそっくり引載している。ならば、局方出典との記載も一考するべきであっただろう。

㉖矢数道明先生は**『漢方と漢薬』第五巻第十一号・後世要方解説・六君子湯**で、本方の応用として、「（一）慢性胃加答児　食慾不振、心下部不快、呑酸嘈囃等を訴え、貧血の傾向あり、脈腹虚軟のものに用ゆ。（二）慢性腸加答児　食慾衰え、体力虚弱、冷え易く、下利し易きものに用ゆ。（三）病後の食慾不振　諸病後の食慾進まざるによし。熱解せる後なり。（四）虚弱者の頭痛・眩暈　胃腸虚弱者の慢性頭痛・眩暈によきことあり。（五）嘔吐　脾胃虚弱と胃内停水のために起こるものによし。（六）下利　諸止瀉の剤応ぜず、この方にてよきことあり。（七）腹膜炎の虚症　熱甚だしからず、畜水も少なく、慢性貧血のものによし。（八）虚弱者の感冒、咳嗽　虚弱小児の感冒咳嗽によし。（九）悪阻によきことあり。（十）食後嗜眠　食後臥すことを好むは脾胃虚弱なり。この方を長服する。（十一）神経衰弱　胃腸虚弱者の神経衰弱に甚だよきことあり。（十二）中風の一症　他に症状甚だしからざる者に養生薬として連用するによし。（十三）胃癌、胃潰瘍等の一症　食慾不振、心下部疼痛、衰弱のものに用いてよし」と、多方面に亘って記載される。

㉗大塚敬節先生は**『漢方の臨牀』第17巻第12号・修琴堂経験録（12）・六君子湯の不思議な薬効**で、「漢方の治療をしていると、思いがけない偉効を奏するような場面にぶつかり、患者よりも治療をしている医者の方がおどろくことがある。次の例は、何十年もつづいた乳糜尿が六君子湯をのみはじめて七日目から、ぴったり止まってしまったという例である。患者は六十九歳男。脳塞栓、軽症の糖尿病、胃癌の手術を既往症としてもっている。患者の希望は、胃が丈夫になるようにしてほしいということであるが、この他に若い頃から何十年と乳糜尿が出ていて、これはいろいろしらべ、また治療もしたが、原因不明で、どんな手当をしてもよくならないという。しかし別に苦痛はないので、この方は治らなくてもよいという。舌は乾燥している。大便は三日に一行。腹部は軟弱。六君子湯を与える。これをのみはじめて、七日目から、乳糜尿が出なくなったという。初診は四ヶ月前で、現在まで服薬中であるが、その間一回も乳糜尿は出ない。食がすすみ、疲れない」という症例である。確かに先生の言われるように、全く予想していなかった症状も同時に治り、後からこういう症状もあったと告げられることは時々経験する。

㉘山本巌先生は**『東医雑録』(2)・癰の漢方治療〈二〉**で、『万病回春』巻之八・癰疽から五善七悪の主治を引用されている。今、六君子湯の関わる箇所を師書より抜粋する。

「五善七悪の主治

夫れ善とは、動いても息(ソク……呼吸)自ら寧(やす)く、飲食は能く味がわかり、大小便の排出は調匀(スムーズ)であり、膿は潰れ、腫脹は消え、滲出液は透明で臭なく、意識は鮮明で語声も清朗、体気も和平のものである。これは腑症に属す。病軽微で病邪の侵入が浅い。更に能く起居を慎み、飲食を節すればよい。薬は用いるな。自ら愈える。

悪とは、五臓虧損の症で、あるいは汗下の誤治により栄衛を消鑠し、あるいは寒涼の尅伐によって気血不足し、あるいは峻癘の剤によって胃気が傷られ、以上の原因により真気は虚し邪気は実す。外は有余に似てしかも内（正気）は不足している。治法は当に専ら胃気を補うべし。多くは生きるであろう。其の悪症によってそのままほうっておいてはいけない。

……

○若し喘粗く短気し、恍惚として臥を嗜むのは脾肺の虚火である。四悪である。六君子湯加大棗・生姜が主治する。もし効のないときは補中益気湯加麦門冬・五味子を用い、心火が肺金を刑尅するときは人参平肺散、陰火が肺を傷るには六味丸加五味子を煎服する。

……

○若し食が下らず、薬を服すれば嘔し、食味のわからないものは胃気の虚弱である。六悪である。六君子湯加木香・砂仁が主治する。もし効なければ急いで附子を加えよ。

○若し声嘶れ、顔色悪く、唇鼻青赤で面目四肢が浮腫するのは、脾肺が倶に虚すのである。七悪である。補中益気湯加大棗・生姜が主治する。もし効なければ六君子湯加炮姜を用いる。更に効なければ急いで附子を加えよ。あるいは十全大補湯加附子・炮姜を用いる。

○若し腹痛泄瀉し、咳逆昏憒するのは、陽気虚し寒気内淫の悪症である。急いで托裏温中湯を用い、次いで六君子湯に附子か姜・桂を加えて用い温補する。

……

○大抵五善の状態の三つ見られるときは吉であり、七悪の四つ見られるのは必ず危険である。虚症で悪症の見られるのは治し難く、実症で悪候の無いのは治し易い。

……

六君子湯

脾胃虚弱、あるいは寒涼の尅伐を受けて、癰疽が腫痛して消えず、あるいは潰して収斂せぬもの（肉の盛り上がりが悪いもの？）を治す。この湯を服すると宜しい。栄気を壮にして諸症自ら愈える。四君子湯に陳皮・半夏を加えたものである。……」とある。尚、『万病回春』では四君子湯には姜棗水煎と調理が指示されているから、先の四悪で態々、六君子湯加大棗・生姜と加味が指示されているが、不要である。

立効散

出典 『蘭室秘蔵』

主効 鎮痛、清熱解毒、筋緊張緩解。牙歯の疼痛の薬。

組成

細辛2　甘草1.5　升麻2　防風2　竜胆1

解説

【細辛】…外感病風寒型の悪寒症状に投与する他、多量の鼻汁・水様痰を生じ、咳嗽が止まないときに温陽して鎮咳し、分泌を止める。また頭痛・関節痛などの鎮痛作用もあり、単独外用で齲歯や口内炎に対して局所麻酔作用を発揮する。『薬性提要』には、「風邪を散らし、水気を行らし、少陰の頭痛を治す」とある。

【升麻】…麻疹などの初期で、未だ発疹が出切らない内に処方して発疹を透発させる他、風熱による疼痛他の諸症状に対して発散的に清熱解毒する。特に顔面、口腔〜咽喉部の症状によく応じる。『薬性提要』には、「風邪を表散し、火鬱を升発し、毒を解す」とある。

【防風】…緩和な祛風薬で、また祛湿作用もある。寒熱何れの外感病にも適し、片頭痛にも蕁麻疹や湿疹・皮膚炎群などの止痒にも用いる他、筋緊張性状態に対して鎮痙作用も発揮する。

【竜胆】…代表的な清熱薬で、古来、厥陰肝経の実熱によく処方され、強い消炎解熱作用がある。また少量を用いて苦味健胃薬ともなる。一方、小児の熱性痙攣に対しては鎮痙作用を発揮する。『薬性提要』には、「肝胆の火を瀉し、下焦の湿熱を除く」とある。

【甘草】…諸薬の調和と薬性の緩和の目的で一般的に処方されるが、本方では細辛・升麻・竜胆の味を甘草の甘味で調和しつつ、またそれらの胃に対する刺激性を緩和する効果も期待される。

本方は直接的には細辛の口腔内粘膜に対する局所麻酔作用によって疼痛を緩解させる。また多くはこのような場合炎症を伴い、酷くなれば顔面、頸～肩部にまで炎症が及び、腫脹を来たすことがある。そのため、升麻・竜胆で清熱解毒に働き、また疼痛から来る筋緊張を防風・竜胆によって緩解する。

総じて、主として口腔内の疼痛性疾患に対し、鎮痛すると共に疼痛の原因を清熱解毒する。

適　応

齲歯、歯根膜炎、抜歯後の疼痛、アフタ性口内炎、歯齦炎、歯槽膿漏、舌痛症、顔面痛など。

論　考

❶本方の方名は立ち所に効くとの意であり、方名そのものは一般的に効用を表示したものであるため、以前よりよく用いられ、同名異方も頗る多い。

❷本方の出典は、**『蘭室秘蔵』巻之三・口歯咽喉門**に、「立効散　牙歯痛みて忍ぶべからずして頭脳・項背に及び、微し寒飲を悪み、大いに熱飲を悪むを治す。其の脉、上中下の三部、陽虚して陰盛んなり。是れ五臓、内に盛んにして六腑、陽道の脉微小にて小便滑数なり」とあって、細辛二分・炙甘草三分・升麻七分・防風一銭・草竜胆四分を㕮咀して煎じ、「……匙を以って抄《すく》いて口中に在《お》いて痛む処を燥して少時を待てば則ち止む」とあり、これは今日でも本方を服用するときの注意事項としてよく周知されている。

条文の最後の小便滑数は、牙歯痛による顔面の炎症性腫脹はあっても、腎機能は問題ないということを意味しているのであろう。

❸一方、加減法として、「〇如し多く熱飲を悪まば、更に草竜胆一銭を加う。此の法定まらず。寒熱の多少に随いて時に臨みて加減す」及び「〇若し更に悪風して痛みを作さば、草豆蔻・黄連已上各五分を加う。草竜胆を加うること勿かれ」ともある。

❹**『東垣試効方』巻第六・牙歯門**には、「立効散、牙歯疼みて任うべからず、痛み、頭脳・項背に及び、微しく寒飲を悪み、大いに熱飲を悪み、其の脉、上中下の三部、陽虚して陰盛んなり。是れ五臓、内に盛んにして六腑、陽道の脉微小にて小便滑数なり」とあって、防風・升麻・炙甘草・細辛葉・草竜胆を㕮咀して煎じ、後は『蘭室秘蔵』と同様である。

❺『医学正伝』巻之五・歯病 四十五には、立効散が原典条文と略同で記載され、同一薬味及び加減法を踏襲している。僅かに原典条文の陽虚陰盛が、ここでは陰盛陽虚と倒置している位である。

❻『扶寿精方』牙歯門には、「立効散　一切の牙疼、連なりて頭脳・項背に及び、皆任えざるを治す」とあって、原典の五味と加減法が記載された後、「凡て痛むには、或いは温漱して吐き去り、或いは噙《ふく》みて少頃に嚥下す。二次には即ち愈ゆ」とあり、「天台の蔡霞山先生伝」と記されるが、委細不明である。

❼『仁斎直指附遺方論』巻二十一・歯・歯病証治・附諸方にも本方は収載され、条文は「立効散　牙歯疼きて忍ぶべからず、痛み、頭脳・項背に及び、微しく寒飲を悪み、大いに熱飲を悪むを治す」とある。此方の条文の方が理解し易い。尚、加減法は『蘭室秘蔵』と同じ内容で記載されている。

❽さて、『蘭室秘蔵』の羅天益の序は至元十三年(1276)であり、『仁斎直指附遺方論』の原序は景定五年(1264)であるが、前者の序年は李東垣没後25年も経過している。また、本方は『蘭室秘蔵』と同時代の『仁斎直指附遺方論』に収載されていても、朱崇正の附遺による附諸方に記載されているのであり、朱崇正が『蘭室秘蔵』を参照して引用したことが明白である。

❾また、『蘭室秘蔵』巻之三・口歯咽喉門・口歯論には、牙歯の疼痛には熱飲でのみ発現するもの、寒飲でのみ、寒熱何れでも、熱に多く寒に少なく、あるいは逆に寒に多く熱に少ないもの……等々、多くの痛み方があり、「痛み既に一ならず、豈に一薬にして之を尽くすべけんや」とあって、一薬として本方が収載されているに過ぎない。従って、牙歯痛＝本方ではない。

❿『外台秘要方』第二十二巻耳鼻牙歯唇口舌咽喉病・牙歯疼風虫倶療方には、「広済、牙歯疼痛を療し、風虫倶に差ゆる方」とあって、独活・防風・芎藭・細辛・当帰・沉香・雞舌香・零陵香・黄芩・升麻・甘草を局所療法とする処方が収載される。防風・細辛・升麻・甘草の四味を含む牙歯の処方は、『太平聖恵方』にも、また『聖済総録』には多数の処方が収載されている。更には『太平恵民和剤局方』にも同様に収載されている。

⓫例えば、『太平聖恵方』巻第三十四・治歯風疼痛諸方に、「歯風にて疼

痛するを治するに極めて効ある方」として、川升麻・防風・細辛・芎藭・当帰・白芷・地骨皮・独活・木香・甘草を散と為して、煎じて熱い内に口に含み、冷たくなれば吐き捨てる用法や、『聖済総録』巻第一百二十口歯門・風疳には、「風疳にて痒痛し、齗に侵蝕して爛るるを治する升麻細辛散方」とあって、升麻・細辛・藁本・防風・芎藭・凝水石・甘草を散とする局所療法がある。『和剤局方』巻之七・咽喉 口歯には、「玉池散　風蚛にて牙疼・腫痒・動揺し、牙齦潰爛し、宣露した出血・口気等の疾を治す」とあって、当帰・甘草・川芎・防風・白芷・槐花・藁本・地骨皮・細辛・升麻を末と為し、牙に揩るか煎じて口を漱ぎ、冷えれば吐き出す。

一方、竜胆を配合した処方は見掛けない。僅かに先の⑩の『外台秘要方』同巻・口瘡方に、「広済、口瘡を療する煎方」とあって、竜胆・黄連・升麻・槐白皮・大青・苦竹葉・白蜜と外用療法が指示される位である。更に、これらの書には、細辛か蜀椒を配した処方が多いのが特徴と言えよう。言うまでもなく、局所麻酔効果を意図したものである。

⑫『備急千金要方』巻第六下七竅病下・歯病第六には、「歯齗の間より津液・血出でて止まざるを治する方」の又方として、細辛・甘草二味を醋煎して口に含む療法が記載される。従って、立効散に於いても口に含む療法は有用なのである。

⑬竜胆については、『外台秘要方』巻第二十五痢・卒下血方に、「集験、卒かに下血して止まざるを療する方」との条文の許に、草竜胆一握を煎服する用法が記載されている。元々は『集験方』に記載されていたものであろう。

⑭『口歯類要』歯痛三には、「歯は腎の標、口は脾の竅。諸経、多く口に会する者有るは歯牙是れ也。徐用誠先生云う、歯、寒熱を悪む等の症は、手足の陽明経に本づく。其の動揺・脱落するは足の少陰経に本づく。其の虫疳・齦腫・出血・痛穢は皆湿熱・胃火、或いは諸経錯雑の邪と外因と与に患を為す」とあって、治法としては能く清胃散（黄連・生地黄・升麻・牡丹皮・当帰）が指示されている。尚、最初の文は『蘭室秘蔵』からの引載である。

また、清胃散は『蘭室秘蔵』の立効散記載の二方後に登載されていて、薬味は同一である。

⑮尚、『蘭室秘蔵』巻之四・婦人門には、本方の同名異方も収載されている。「立効散　婦人血崩止まざるを治す」とあって、当帰・蓮花心・白綿子・紅花・茅花が指示され、「白紙に裹み定め、泥にて固め、炭火にて灰を焼きて性を存す」方法にて調理するとある。この処方も恐らく立ち所に奏効したのであろう。尚、この調理方法を焼灰存性という。

⑯実は『蘭室秘蔵』巻之二・眼耳鼻門には、「広大重明湯　両目の瞼《まぶた》赤く爛れ、熱腫・疼痛して并びに稍赤く、及び眼瞼痒痛し、之を抓けば破るるに至り、眼弦に瘡を生じ、目に眵涙《シルイ》多く、隠渋して開き難きを治す」とあって、竜胆草・防風・生甘草・細辛が指示される。言うまでもなく、この処方は立効散去升麻である。

また、方後には、「煎じて少半椀に至り、濾して粗を去る。清《す》んで熱を帯ぶるを用いて洗い、重湯を以って坐《お》いて熱せしむ。日に用ゆること五～七次。但し、洗い畢わりて眼を合する一時に、努肉泛長及び痒みを去るに亦験あり」とあって、対炎症性の眼科用薬として洗眼しうることを記載している。

⑰**『衆方規矩』巻之下・牙歯門**には、「立効散 牙歯痛んで忍びがたく、微し寒飲を悪み、大いに熱飲を悪み、脉三部、陰盛んに陽虚す。是れ五臓、内に盛んに、六腑陽道の脉微小にして小便滑数なるを治す」とあって、本方が指示される。更に、原典の加減法も記載され、最後に「按ずるに此の方、東垣が方にして牙歯疼痛を治するの神なるものなり」とも記されている。尚、『衆方規矩』では新附として後世追加された処方である故、『啓迪集』巻之五・牙歯門には立効散、更には抑々竜胆も記載されていない。

⑱伊藤良先生は『漢方の臨牀』第15巻第11・12合併号・主要疾患難症痼疾漢方治療特集で、立効散による歯痛の治験を発表されているが、先生処方の立効散は山査子・青皮・小茴香・枳実・朮・香附子・呉茱萸・梔子・川楝子の九味立効散である。

これについて、矢数道明先生は同誌上で、「立効散による歯痛治験を読んで追記」と題し、「伊藤良博士の『立効散による歯痛治験』は、すばらしく、まさに劇的で、これが九味より成る後世方であることは、『後世方の妙効、また思議すべからず』という言語が生まれてくるほどである。私はまだこの方の経験がなかったので、大塚先生の著書（『症候による漢方治療の実際』）を出して読み返してみたのであるが、その処方のところをみると、初版のとき記録したこの処方は誤りで、あとで正誤表で訂正され、再版では伊藤博士の用いたものではなく、衆方規矩に記載されている僅か五味（細辛・升麻・防風各2.0・甘草1.5・竜胆1.0）のものとなっている。そこで大塚先生にこの点についてお聞きしてみたら、初版のときの立効散即ち本稿で用いられた処方は、同じ立効散ではあるが、証治準縄疝気門の立効散で『治疝因食積作痛』というものであるとのことであった。大塚先生の用いられたものは衆方規矩の牙歯門にある五味のものだそうである。しかしこの二つの処方がいずれも抜歯後の疼痛に対して卓効のあったことは興味あることで、追試された方は五味立効散或いは九味立効散としてその効果の有無をぜひご報告して頂きたい」と評価されている。

⑲尚、九味の立効散は直接には『古今方彙』疝気に、「立効散準　疝、食積に因り痛みを作すを治す。山楂・青皮・茴香・枳実・蒼朮・香附・茱萸・梔子・川楝子、姜水煎服す」と収載されることより引用されたものである。更には、『証治準縄』巻三十二・類方・大小腑門・疝に、「立効散　疝、食積に因り痛みを作すを治す」とあって、山査・青皮・小茴香・枳実・蒼朮・香附・呉茱萸・山梔・川楝肉と指示されて姜水煎服するべく登載されていることに拠る。従って、九味の立効散は元々は牙歯痛そのものの処方ではない。

⑳伊藤先生はまた、**『漢方の臨牀』第16巻第3号・同名異方**で、前回報告患者の再度の歯痛と肩こりに対して、再び“九味”立効散を投与して速効したが、約1ヶ月後にまたもや同様症状で受診したので、今度は“五味”立効散を投与したところ無効で、“九味”立効散にて同様に速効したとのことであった。そこで、先生は「……思いあたったのは、……禹蝕歯（虫蝕歯）の痛みではなく、抜歯後の痛みか、歯そのものではなく歯齦の腫脹を主徴とする歯齦炎の病像を呈したものばかりであった」とあり、両処方の適応の差を論じられている。

㉑岡野勝憲先生は**『漢方の臨牀』第19巻第9号・歯痛と立効散**で、「立効

散に興味を持ったのは神戸の伊藤先生の記事からである。その後機会を求めては使用して見た。……本人は十才だが、今日（日曜日）の夕方から歯が痛くなったというが、相憎く日曜日のため歯科が診察してくれないということである。口を見ると左の小臼歯に大きい穴がある。本人はよほど痛むらしく大粒の涙をこぼしている。仕方がないので鎮痛剤のサリドンを0.7瓦くらい服用させたが止まらない。……ふと立効散を使って見ようと思いついた。五味の方は苦味があるので、九味の方を成人一日量だけ急いで煎じた。出来上がったが、私が与えては暗示があったといわれてもと、妻の手から服用させてみた。一口を暫く口に含ませて置いて呑み下させた。五分もすると本人が帰ると云い出した。見ると涙もなくにこにことしている。残りの薬は念の為持ち帰らせた。こんなに著効のあったのは初めてであるし、又これで終わりかも知れない。其の後に私の妻が金属冠のある歯が痛んで浮いた様になった時は、九味の方を服用させたが効果がなく、五味の方を服用させて鎮痛させた事がある。……小生は都合で青皮は除いて枳実を増量して用いた」との報告で、結局のところ五味の立効散と九味の立効散の適応の差は目下不明とのことである。

㉒山本巖先生は**『東医雑録』(1)・口腔疾患の漢方　その1**で、立効散の方意について「立効散は、牙歯に炎症があり、寒飲、熱飲による痛みを治す方剤である。鎮痛に局所作用のある細辛を用い、痛むところにしばらく含んでいることが大切である。炎症を抑えるため竜胆を主薬として用いている。竜胆は寒性が強く、消炎作用が強力である。なお熱飲を多く悪む者は炎症が強いためで、竜胆の分量を多くするのである。分量の加減は、そのときの炎症の強さで加減すべきである。升麻は竜胆を助け、消炎の力を強くし、化膿を抑える。防風には鎮痛解熱作用があり、頭痛、発熱、放散痛に用いられる。大体以上のような意味で組まれた方剤である」と述べられている。

㉓著者はアフタ性口内炎などの口腔内粘膜表面の痛みに対しては、本方よりも細辛末をそのまま口に含ませる。キシロカインゼリーを含ませるよりよく奏効する。但し、これは標治療法である。

竜胆瀉肝湯

出典　『蘭室秘蔵』、『薛氏医案』、『外科正宗』、一貫堂方

主効　**『薛氏医案』方**：急性、消炎、利尿、泌尿生殖器。

泌尿生殖器の急性炎症を消炎して利尿する薬。

一貫堂方：慢性、消炎、利尿、 泌尿生殖器〜肛門部、

壮年期解毒証体質改善薬。

壮年期解毒証体質改善薬で泌尿生殖器及び肛門部の慢性炎症の薬。

組成　**『薛氏医案』方**

当帰 5　地黄 5　黄芩 3　山梔子 1 〜 1.5　竜胆 1 〜 1.5
沢瀉 3　木通 5　車前子 3　甘草 1 〜 1.5

多味剤の五淋散	山梔子　当帰　甘草　黄芩 地黄　沢瀉　木通　車前子	茯苓 芍薬 滑石
	竜胆	

一貫堂方

当帰 1.5　地黄 1.5　黄芩 1.5　山梔子 1.5　竜胆 2
沢瀉 2　木通 1.5　車前子 1.5　甘草 1.5　川芎 1.5
芍薬 1.5　黄連 1.5　黄柏 1.5　連翹 1.5　薄荷 1.5
浜防風 1.5

四物湯	地黄　芍薬　当帰　川芎
黄連解毒湯	黄連　黄芩　黄柏　山梔子
	竜胆　沢瀉　木通　車前子　甘草　連翹 薄荷　防風

解説

本方は五淋散（328 頁）と共に、エキス製剤メーカー間に於いて最も差の

ある方剤である。『薛氏医案』方を出典として製剤するメーカーと、一貫堂方を出典として製剤するメーカーとがある。『薛氏医案』方は多味剤の五淋散の加減方で、『古今医鑑』の五淋散の一方去茯苓・芍薬・滑石加竜胆である。一方、「一貫堂方」としては、四物湯（473頁）に『万病回春』の黄連解毒湯（通常の黄連解毒湯加柴胡・連翹）を合方して甘草を加味した四物黄連解毒湯から、柴胡を除去し、『薛氏医案』方を合方し、更に薄荷・防風を加味した方剤である。

【車前子】…尿路系の炎症に対し、清熱しつつ利尿する他、尿量減少に対しては増加させるように働く。

【木通】…一般的浮腫に対して利尿する他、尿路系の炎症に対して抗菌作用を発揮しつつ利尿する。

【沢瀉】…一般的水腫に対して利尿する他、湿熱による下痢に対しても、尿路炎に対しても止瀉あるいは消炎利尿する。また、血糖降下作用も認めうる。

【地黄】…原典では孰れも生用であって、炎症を鎮めて清熱し、体液の喪失を未然に防止すると共に、止血作用も発揮し、不全心に対して強心利尿作用も認められる。

【当帰】…婦人科の主薬であるのみならず、血流の停滞を解除し、気血の循行を改善し、腹部〜下肢を温めて止痛すると共に、慢性化膿症に対しても治癒を促進する。

【山梔子】…黄芩などと共に湿熱や他の種々の炎症に対して消炎解熱作用を呈し、尿道炎に対してもよく消炎し、黒炒すれば止血作用も発揮する。また、熱状に伴う種々の不快症状を鎮静する。その他に胆汁分泌促進作用も認められる。

【黄芩】…代表的な清熱薬で、一般的な抗炎症作用の他に、消化器系や尿路系の湿熱に対して燥湿すると共に清熱する。

【竜胆】…代表的な清熱薬で、古来、厥陰肝経の実熱によく処方され、強い消炎解熱作用があり、少量内服で苦味性健胃薬ともなる。また、小児の熱性痙攣に対しては鎮痙作用を発揮する。『薬性提要』には、「肝胆の火を瀉し、下焦の湿熱を除く」とある。

【甘草】…本来は生用され、抗炎症作用を発揮して平滑筋の痙攣を緩解し、尿管結石排出にも効を奏する。

以上の『薛氏医案』方は、方意の上からは多味剤の五淋散とよく類似する。

【川芎】…代表的な理血薬であり、血管を拡張して血流を改善し、月経痛・関節痛や四肢の痺痛及び種々の頭痛に奏効する。その他、顔面の諸病変や蕁麻疹・湿疹に対しては引経薬となりうる。

【芍薬】…五淋散では赤芍薬がよいが、ここでは白芍薬で用いて疼痛、不快感などを呈する月経障害に必要とする他、鎮痙作用によって筋肉の過剰緊張を和らげ、また過剰な水分の喪失を予防する。

【黄連】…代表的な清熱薬で、発熱を伴う消化管炎に処方する他、一般的な炎症性高熱にも奏効し、「心火を瀉し、肝血を涼す」という如く鎮静作用も発揮する。

【黄柏】…代表的な清熱薬で、発熱を伴う湿熱による下痢・黄疸・湿疹・帯下や尿道炎などを収斂して消炎し、特に下焦症状によく奏効する。

【連翹】…体表部の化膿性炎症や初期の熱性疾患に対して清熱解毒する。

【薄荷】…外感病風熱型に処方する他、頭・顔面部の腫痛を消炎し、特によく咽喉痛を緩解し、更に透疹作用を助ける。

【浜防風】…防風は緩和な祛風薬で、また祛湿作用もある。寒熱孰れの外感病にも適し、片頭痛にも蕁麻疹や湿疹・皮膚炎群などの止痒目的にも処方する。我が国では防風の代用品として処方されて来た。勿論、一貫堂方としては防風で指示されている。

結局、「一貫堂方」としては四物黄連解毒湯去柴胡加薄荷・竜胆・沢瀉・木通・車前子・防風で、四物黄連解毒湯に消炎利尿薬と少しの祛風薬を加味したものである。即ち、主として薬性方向は泌尿生殖器及び肛門などの慢性炎症に向かわせると共に、頭・顔面部の祛風にも効果がある。

『薛氏医案』方と「一貫堂方」とは同名異方と表現し得よう。

総じて、『薛氏医案』方は五淋散と同じく、泌尿生殖器系の急性炎症に対して利尿を促進しつつ、消炎する薬であり、「一貫堂方」は四物黄連解毒湯より一層の血熱症状を瀉して血虚を補い、主として薬性方向を泌尿生殖器

及び肛門などの慢性炎症に向かわせ、また傍ら頭・顔面部の祛風にも効果を発揮する。

適　応

尿道炎、膀胱炎、腎盂腎炎、淋病、前立腺炎、睾丸炎、副睾丸炎、バルトリン腺炎、膣炎、帯下、膣トリコモナス、子宮内膜炎、卵管炎、子宮頸管炎、陰部湿疹、骨盤腹膜炎、鼠径リンパ節炎、陰部化膿性炎などの急性炎症に『薛氏医案』方。

「一貫堂方」は以上の慢性炎症の他、壮年期解毒証体質改善薬、自律神経失調症、高血圧症、結膜炎、中耳炎、扁桃炎、急性胆嚢炎、肝炎、胆管炎、痔核、痔瘻、慢性肛門周囲炎など。

論　考

❶本方の出典は**『薛氏医案』**の内、例えば**『女科撮要』附方并註**に、「竜胆瀉肝湯　肝経の湿熱にて下部腫焮して痛みを作し、小便渋滞し、陰挺、菌の如き、或いは出物、虫の如き等の症を治す」とあって、車前子・木通・沢瀉・生地黄・当帰尾・山梔・黄芩・生甘草・竜胆草と指示されていることに拠る。本方の『薛氏医案』方である。

また、同じく**『薛氏医案』巻五・保嬰粋要・附方并註**には、「竜胆瀉肝湯　肝経の湿熱にて玉茎、瘡を患い、或いは便毒、懸癰、嚢癰にて腫れ痛み、或いは潰爛して痛みを作して小便渋滞し、或いは睾嚢懸掛するを治す」とあって、前者は女子の、後者は男子の証が示されている。

❷一方、同じく**『保嬰粋要』附方并註**には、「小竜胆瀉肝湯　肝経の湿熱にて陰嚢腫れ痛み、小便赤渋して熱を発し、渇を作す等の症を治す。如し三・四剤にして退かざれば、必ず膿を作さんと欲する也。托裏の剤を用いよ」ともあって、『薛氏医案』方に柴胡・赤茯苓を加えた処方が示されている。

更に同箇所には、続いて「大竜胆瀉肝湯　嚢癰の熱毒熾盛にして腫脹し、便秘するを治するには、即ち前湯に防已・連翹を加う。大便秘すれば更に大黄を加う。如し大便通じても腫れ退かず、或いは愈々脹痛を加うれば、内に膿有る也。托裏の剤を用い、時に及びて之に針するは最も収斂し易し」とあって、前湯とは小竜胆瀉肝湯のことであり、大竜胆瀉肝湯＝小竜胆瀉肝湯加防已・連翹の処方も記載されている。

❸しかし乍ら、竜胆瀉肝湯は既に**『蘭室秘蔵』**に記載されている。**同書・巻之五・陰痿陰汗門**には、「陰部時に復た熱して痒く、及び臊臭なるを治す」とあって、『薛氏医案』方去黄芩・山梔子・甘草加柴胡が指示され、この処方が歴史的には基源であろう。

尚、方後には、「此の薬、柴胡、肝に入りて引と為し、沢瀉・車前子・木通の淡滲の味を用いて小便を利し、亦臊気を除く。是れ、名づけて下に在る者は引いて之を竭くすと。生地黄・草竜胆の苦寒は酒の湿熱を瀉し、更に車前子の類を兼ねて、以って肝中の邪気を撤《す》つ。肝は血を主る。当帰を用いて以って肝中の血の不足を滋す也」と記載される。

従って、『蘭室秘蔵』で加味されていた柴胡は、薛己が態々去っていることになる。その理由として著者が推測するには、これらの条文による限り、炎症が肝経の下焦の湿熱に留まれば柴胡を去り、上焦にも及んで発熱すれば柴胡を加えているのではないだろうか。

❹**『万病回春』巻之八・便毒**には、「肝経の湿熱、或いは囊癰・便毒・下疳・懸癰腫れ痛み、焮《あつ》く作して小便渋滞し、或いは婦人の陰癰痒痛し、或いは男子の陽挺腫脹し、或いは膿水出づるを治す」とあって、『薛氏医案』方と同処方で記載されている。

❺また、**『外科正宗』巻之三・下疳論第三十六・下疳主治方**に、「肝経の湿熱、玉茎、瘡を患い、或いは便毒・懸癰し、小便赤渋し、或いは久しく潰爛して愈えざるを治す。又陰囊腫痛して紅熱甚だしき者を治す。並びに効あり」とあって、『薛氏医案』方加連翹・黄連・大黄と記載されていることに拠る。

❻**『医方集解』瀉火之剤・竜胆瀉肝湯**には、「肝胆経の実火の湿熱にて脇痛・耳聾し、胆溢れて口苦く、筋痿えて陰汗・陰腫・陰痛し、白濁・溲血するを治す」とあって、『薛氏医案』方加柴胡の処方が指示されている。即ち、『医方集解』方は『薛氏医案』方と比し、上焦にも適応を拡大していることになる。

尚、『医方集解』では方後に、「此れ、足の厥陰・少陽の薬也。竜胆は厥陰の熱を瀉し、肝には柴胡は少陽の熱を平らげ、胆には黄芩・梔子は肺と三焦の熱を清し、以って之を佐く。沢瀉は腎経の湿を瀉し、木通・車前は小腸・膀胱の湿を瀉し、以って之を佐く。然れば皆苦寒・下瀉の薬なり。故に帰・地を用いて以って養血して補肝す。甘草を用いて以って中を緩めて、腸胃をして臣使為らしめざる也。東垣は黄芩・梔子・甘草無くして亦、竜胆瀉肝湯と名づけ、前陰の熱して癢く、臊臭あるを治す」と、薬味配合の意義を解説している。特に、甘草の効用として、腸胃を肝の臣使ではなく、積極的に治効の対象とするべく記載している。

❼**『古今方彙』**には、数箇所に竜胆瀉肝湯が掲載される。淋症、下疳、帯下、婦人諸病、嚢癰には『薛氏医案』方が掲載され、下疳には『蘭室秘蔵』方が本方竜胆瀉肝湯との方名でも掲載され、便毒には『済世全書』方と掲載される。

但し、『済世全書』巻之八・便毒　附魚口瘡には、『万病回春』方と多少の薬味配合量差はあっても同一の処方であり、更には基本的に『薛氏医案』方と同一である。

❽**『黴癘新書』理黴・治法**には、「初起、小便渋痛し、或いは淋瀝し、或いは陰中瘙痒し、或いは敗精・濁膿を流し、或いは小便、二道を為し、乱散を為し、或いは馬口糜爛し、或いは亀頭後の包裹の皮腫れて水泡の如き者に、並びに竜胆瀉肝湯加土茯苓五銭、……」とあって、『外科正宗』方の竜胆瀉肝湯が記載されている。最後に小字双行にて、「此の方を按ずるに、本方去柴胡加芩・連・大黄・巵子・連翹・甘草。○又薛氏の加減方、本方去柴胡加黄芩・巵子・甘草」と注記される。ここで云う本方とは『蘭室秘蔵』方の竜胆瀉肝湯のことである。

❾**『梧竹楼方函口訣』巻之三・梅毒類**には、竜胆瀉肝湯として『蘭室秘蔵』方が採用されていて、「下疳、一切の肝経に湿熱を持ちて陰処に瘡を生じたる者に宜し。肝胆経の湿熱を小便へ瀉する方也。毒熱の強き者には後にある処の薛院使、陳実功等の加味の方を用ゆべし。其の他、臨時応症して加減の方あるべし」とあり、『薛氏医案』方や『外科正宗』方にも言及している。

❿**『森道伯先生伝』竜胆瀉肝湯**には、「竜胆瀉肝湯は解毒症体質者の下焦

の疾病に主として用いられ、従って小児期に於ては此の部の疾患は稀有であるから、竜胆瀉肝湯は青年期以後に応用される事多き理である」と記載される。

更に続いて、「竜胆瀉肝湯方　当帰・川芎・芍薬・生地黄・黄連・黄芩・黄柏・梔子・連翹・甘草・薄荷葉・竜胆・沢瀉・木通・車前子・防風。即ち四物黄連解毒湯去柴胡加薄荷葉・竜胆・沢瀉・木通・車前子・防風であって、従って荊芥連翹湯より荊芥・桔梗・白芷・枳殻の治風剤を去り、竜胆・沢瀉・車前子・木通の瀉肝利水剤を加えた事となる」と解説される。

⓫また、「以上、二方の合方より大黄を去り、川芎・芍薬を加えて、四物湯となし、黄柏を加えて、黄連解毒湯と換え、更に防風・薄荷葉を添えたものが吾門の竜胆瀉肝湯である」と記されている。但し、ここで云う二方とは『万病回春』方と『外科正宗』方のことである。

一方、二方の合方と表現されるが、『外科正宗』方は『万病回春』方を含有するから態々『万病回春』方を列記する必要はない。更には、『万病回春』方は『薛氏医案』方を継承したに過ぎないことも明白であるから、一貫堂方は『外科正宗』方を加減した方剤と表現すれば充分である。即ち、一貫堂方は『外科正宗』方去大黄加川芎・芍薬・黄柏・薄荷・防風である。

⓬**『森道伯先生伝』竜胆瀉肝湯症**には、「竜胆瀉肝湯症は同じく解毒証体質でも、結核性疾患とは比較的無関係である。稀に壮年期の肺尖加答児、腎膀胱結核、睾丸結核、結核性痔漏、女子の軽症腹膜炎等に応用される事もあるが、概して婦人病並びに泌尿生殖器病、花柳病に運用される。而して処方の構成上、下焦(臍部より以下)の疾患に好んで用いられる。竜胆瀉肝湯は元来下疳門の処方であるが、之を四物黄連解毒剤加減と変方したものが吾門の用うる処のものである。泌尿生殖器病は肝臓の解毒作用を必須とし、腹診上著明な肝経の緊張乃至肝臓腫大を認むる。而して独り泌尿生殖器病のみに限らず、肝経の緊張を来たす処の疾患で、以下述ぶる竜胆瀉肝湯症の固有症ともいう可きものを呈するものに竜胆瀉肝湯を応用するのである。

1. 望診

解毒症体質者故に同様皮膚色は浅黒い。青年期以後の男女で皮膚色の浅黒い者は多少に関らず、竜胆瀉肝湯症を保有するものと認めて差し支えない。

2. 脉診

脉は緊脉である。又淋疾を病む者はボカリボカリとした中湿の脉と同様の脉状を呈するものもある。——吾門にて同様湿脉と呼んでいるが、中には緊脉と湿脉とを兼ねた性状を帯ぶる者もある。

3. 腹診

腹診上特に顕著な肝経の緊張を認むる。図(**図 28**)示の如く臍下、臍傍より両脇下に亘って著明な抵抗を触れる。——即ち病毒が肝経を伝って肝臓に伝搬され、肝臓に於て解毒作用の行なわれ居る証左である。

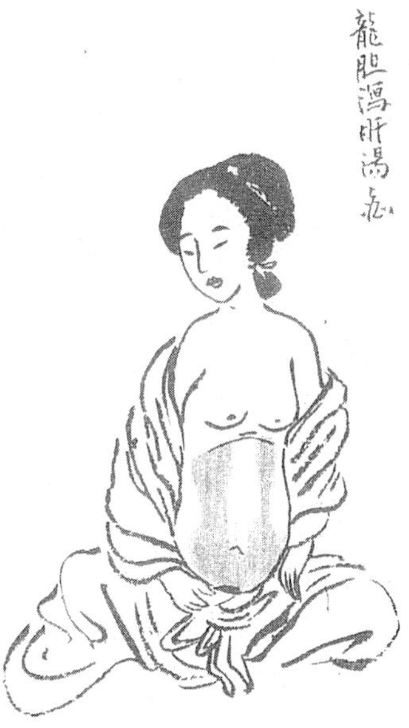

（図 28） 竜胆瀉肝湯症の腹診図

4. 竜胆瀉肝湯証の罹患し易き疾患

結核性疾患——肺尖加答児、腎膀胱結核、睾丸結核、結核性痔漏、軽症肋腹膜炎等の或るもの。痔核、痔漏、眼病、胃病、淋疾、膀胱炎、睾丸炎、黴毒、女子泌尿生殖器炎症性疾患の殆んど全部」と記載される。

⓭尚、先の❻の『医方集解』で、甘草の効用について、腸胃を肝の臣使と為さしめないとの旨を記載したが、実は『森道伯先生伝』には、「解毒症体質の胃腸病の中に、肝臓を主として、胃を従とすべきものがある。即ち竜胆瀉肝湯症を呈する胃腸病は、直接に脾胃に向かって処方する事は当を得ないので、本方を以て、肝を理して治すものがある」と、ここでは腸胃を肝の臣使とするべく記載される。

⓮多々良素先生は**『漢方と漢薬』第七巻第九号・診療余話——座談会——**で、「私は喀血は竜胆瀉肝湯でよく止めていました。肝臓は血液の調整をはかっている処ですから、その意味で肝臓を瀉する意味で竜胆瀉肝湯をや

っていますが、気持よく瀉します。こういう例は三・四例あります」とのことであるが、何方の竜胆瀉肝湯かは不明である。

⑮山本巖先生は**『東医雑録』(1)・再び五淋散について(3)——尿路感染症の治療——**で、「一貫堂医学の竜胆瀉肝湯は、四物湯、黄連解毒湯に防風・薄荷の祛風と、甘草に竜胆・連翹・沢瀉・木通・車前子を加えたものである。そして一貫堂では、治淋には、更に山帰来・薏苡仁・大黄を加える。即ち、すでに標準の方中に連翹があり、山帰来・薏苡仁・大黄を加えて、化膿(解毒)に対するのである。これらを通覧すると《牛山方考》にしても、一貫堂にしても、『肝経の湿熱』と名付け、『解毒体質』という、即ち、一連のそういった系列の疾患を引きおこす体質をもっているものに用いるのである」とも解説される。

⑯師はまた、**『東医雑録』(3)・下部尿路疾患の漢方治療概論**で、慢性炎症に対して、「一貫堂医学では、解毒体質者は基本的に痩せ型、筋肉質、色は浅黒く汚い、皮膚は粗で、腹筋の緊張は強く、くすぐったがりで腹診を拒否する傾向があり、手掌足蹠は湿潤する。性病、尿路感染症に罹患し易く、結核症になり易い傾向があり、幼児は中耳炎、扁桃腺炎などに罹患し易い体質である。慢性化または再発を繰り返す者のうち、この解毒体質者には一貫堂竜胆瀉肝湯による体質改善が必要である」と述べられている。

⑰更に師は、**『東医雑録』(1)・尿路感染症に対する竜胆瀉肝湯の治験**で、「感染症の治療に抗生物質が使われるようになって、治療効果は非常によくなった。しかしなおこれらのなかには、慢性化したり、治癒しても再発を繰り返して難渋する場合が屢々ある。腎盂炎・膀胱炎・尿道炎等の尿路疾患のなかにも、反覆して再発するもの、だらだらと長引いて、治療するとよくなり、治療を中止すると亦悪くなるものがある。そしてこれ等の患者をよく診ると、その多くが一貫堂医学の解毒体質であることに気付いた。そこで一貫堂の竜胆瀉肝湯を疾病の悪い期間だけに限らず、比較的長期間服用させて（体質を改善？し）完治ができるのではないかと考え、現代医学の治療と併用してみた。もちろん、瘀血体質、臓毒体質の合併した患者には通導散、防風通聖散を合方した。例数の上では竜胆瀉肝湯を単独で使

用したものが少なく、合方した方がはるかに多い」とのことである。ならば、解毒体質と表現しても、実際は瘀血体質や臓毒体質と合併した患者の方が遙かに多いということなのであろう。

⑱著者は本方に態々防風・薄荷が加味されているのは、青年期解毒証体質改善薬である荊芥連翹湯(185 頁)の適応証が未だ完治せず、咽喉頭炎、扁桃炎、結膜炎などが残っているためではないかとも考える。そのため、薛己が態々除いた柴胡は加味されていてもよく、実際、中島随象先生は柴胡を加味されていたようで、更には防風通聖散(1023 頁)をも合方加減して処方されていたと聞く。

苓甘姜味辛夏仁湯

出　典　『金匱要略』

主　効　温陽、利水、鎮咳祛痰。

表証のない時期に温陽利水し、鎮咳祛痰する薬。

組　成

茯苓 4　甘草 2　五味子 3　乾姜 2　細辛 2　半夏 4　杏仁 4

小青竜湯	細辛　乾姜　甘草　五味子 半夏	麻黄　芍薬 桂皮
	茯苓　杏仁	

解　説

本方は小青竜湯（576 頁）の加減方であり、小青竜湯去麻黄・芍薬・桂皮加茯苓・杏仁である。

【茯苓】…組織内及び消化管内に過剰に偏在する湿痰に対して、偏在を矯正して過剰水分を利尿によって排除すると共に、同時にこの偏在の矯正によって眩暈・動悸などを治療し、脾胃の補益作用も発揮する。

【五味子】…細辛・乾姜と共に、外感病、雑病に拘らず、寒証による多量の水様痰を来たす諸疾患に対して、消炎・鎮咳・祛痰する。また発汗過多に陥るとき、これを収斂して脱汗を予防する。更にまた慢性肝障害にも有効に作用する。

【乾姜】…代表的な熱薬の一つであり、諸々の寒証に処方する。消化管にあっては虚寒・実寒何れに対しても散寒して制吐・止瀉し、鎮痛する。呼吸器にあっては細辛と共に、寒性の多量の水様痰を分泌抑制して鎮咳する。

【細辛】…外感病の風寒症状に投与して解表する他、多量の鼻汁や水様痰を生じ、咳嗽が止まないときに温陽して鎮咳し、分泌を止める。また単独外用によって齲歯や口内炎に対して局所麻酔作用も発揮する。

【半夏】…代表的な制吐薬であり、種々の原因による嘔吐に対して、中枢性にも、末梢性にも制吐作用を発揮する。また呼吸器にあっては喀痰貯留して咳嗽を来たすとき、化痰して鎮咳する。更には頭痛に対しても鎮静作用を発揮する。

【杏仁】…代表的な鎮咳祛痰薬で、外感病による乾咳に対して鎮咳すると共に、燥痰に対しては気道を潤して祛痰し、更には喘息などに際しては気管支平滑筋の緊張を緩解する他、腸管の蠕動不足及び糞便の滋潤不足を改善して通便を促進する。

【甘草】…薬性の緩和と諸薬の調和に常に用いるが、ここでは五味子・乾姜・細辛の味を甘草の甘味で和らげる他、気管支平滑筋の緊張緩和にも役立つ。

本方は小青竜湯より麻黄・芍薬・桂皮が除去されている分、辛温解表作用は明らかに低下し、それ故に収陰作用の芍薬も必要ではなく除去されているが、同時に芍薬の気管支平滑筋の緊張低下作用、麻黄の気管支平滑筋拡張作用も低下する。但し、茯苓加味によって湿痰を捌く作用は強化され、麻黄を含まないため杏仁によって鎮咳祛痰作用を補うと共に、茯苓の作用も強化される。本方は原典にも云うように、麻黄は用いたくても用い難い場合に適用する。

総じて、表証の強くない時期に温陽利水し、鎮咳祛痰する薬である。

適　応

慢性気管支炎、喘息様気管支炎、気管支拡張症、肺気腫、老人性遷延性感冒、慢性腎炎、ネフローゼ症候群、動脈硬化症、脳卒中後遺症、脚気様症候群、慢性鬱血性心不全、上記で麻黄の不適応者など。

論　考

❶原典での方名は茯苓甘草五味姜辛湯。

❷本方の出典は、**『金匱要略』痰飲欬嗽病脉証并治第十二**に、「水去り嘔止みて其の人、形腫るる者、杏仁を加えて之を主る。其の証、麻黄を内るるに応じて、其の人遂に痺するを以っての故に之を内れず。若し逆して之を内るる者、必ず厥す。然る所以は、其の人血虚し、麻黄、其の陽を発するを以っての故也」とあるが、「其の証、麻黄を……」以下は麻黄の不適応性、易感受性を表示しているだけである。それ故、本方条文としては「水

去り嘔止みて其の人、形腫るる者……」というだけである。薬味は茯苓・甘草・五味・乾姜・細辛・半夏・杏仁と指示される。

❸先の条文に対して、**『金匱要略論註』巻十二・痰飲欬嗽**には、「註して曰く、形腫るとは身腫るるを謂う也。肺気已に虚し、遍布すること能わざるときは滞りて腫る。故に杏仁を以って之を利す。気滞らざるときは腫れ、自ずから消ゆる也。其の証、麻黄を内るるに応ずる者なり。水腫篇に云く、水無くして虚腫すれば、之を気水と謂うと。其の汗を発するときは自ずから已む。汗を発するには麻黄に宜しき也。其の人、遂に痺するを以ってとは、即ち前の手足痺すること也。欬は痺するに応ぜず、而して痺す。故に逆と曰う。逆して之を内るれば、麻黄を誤用すと謂う。則ち陰陽倶に虚して厥す。然るに必ず厥するの意、尚未だ明らかならず。故に曰く、必ず厥する所以の者、其の人血虚に因り、気を附くること能わざるを以っての故に、気行ること濇にして痺す。更に麻黄の湯薬を以って発して其の陽気を洩らすときは亡血す。復た汗すれば、温気去りて寒気多くなる。焉くんぞ厥せざるを得んや。正に新産亡血し、復た汗して血虚して厥する如く也」と、ここでは「其の人遂に痺す」を手足痺れることと解釈し、欬が未だ治まらないのに痺するに至ったことを強調している。即ち、欬と痺は別の機序により生ずることを暗示する。

尚、『金匱要略論註』では苓甘五味加姜辛半夏杏仁湯との方名である。

❹**『金匱要略心典』痰飲咳嗽病脉証治第十二**には、原典条文に対して、「水、胃に在る者、冒を為し、嘔を為す。水、肺に在る者、喘を為し、腫れを為す。嘔止みて形腫るる者、胃気和するも肺壅して未だ通ぜざる也。是に惟麻黄、以って之を通ずべし。而して血虚の人、陽気、偶すること無く、之を発すれば最も厥脱し易く、麻黄、用ゆべからず。杏仁、味辛にて能く散ず、味苦にて能く発し、力は及ばずと雖も、証と適すること宜也」とあって、ここでは麻黄の代用として杏仁を用いることを解説している。

❺**『金匱要略浅註』巻五・痰飲欬嗽脉証第十二**には、原典条文に対して、「此れ、欬家の形腫るる為にして其の方治を出だす也」と一言にして解説される。

❻『丹渓心法』巻二・哮喘十四・附録には、「嗽と喘とを治するには五味子を用うること多しと為す。但、五味には南北あり。若し生津止渇・潤肺益腎し、労嗽を治するには宜しく北五味を用うべく、若し風邪、肺に在るには宜しく南五味を用うべし」と記載される。また、『漢薬の臨床応用』南五味子には、「虚証の咳嗽には北五味子を用い、風寒による咳嗽には南五味子を用いる」とあるが、日本薬局方では北五味子を五味子として、正確にはゴミシとして指定していて、南五味子は該当しない。

❼**『金匱要略注解』巻之十二・痰飲欬嗽病脉証并治第十二**には、原典条文に対して、「水去り嘔止みて形腫るる者は気血、上に浮く。故に杏仁を用いて以って之を下す。筋脉痺する者は血虚に因る也。麻黄、汗を発する故に之を忌む。汗・血は同類なれば也」と解説される。

❽**『方極』**には、苓甘姜味辛夏仁湯に至る一連の処方の最初に苓桂五味甘草湯を挙げ、「心下悸、上衝、咳して急迫する者を治す」とあり、次の苓甘五味姜辛湯では、「前方証にして、上衝せず、痰飲満つる者を治す」とあり、また次の苓甘姜味辛夏湯では、「前方証にして、嘔する者を治す」とあり、そして苓甘姜味辛夏仁湯では、「前方証にして、微しく浮腫する者を治す」とある。

即ち、心下悸、上衝、咳して急迫する者から、上衝せず、痰飲満ち、更に嘔吐し、更に微しく浮腫する者を適応とすることになる。尚、苓甘姜味辛夏仁湯との方名は、元々『類聚方』に拠る。

❾**『古訓医伝』巻十七・風寒熱病方緯篇第四・弁痰飲欬嗽病脉証并治法第十三**には、原典の条文に対して、「さて、前方にて、水も去り、嘔も止んで、胸中の水飲は、和したれども、其の水飲の開くについて、一身の陽気不順にして、血も亦のびざる処あれば、其の水一身にまわりて、形腫るるに至る。これ内より水の迫り出して、腫るる者なれば、杏仁を加えて之を主るなり。一通り皮表の水は、麻黄を以ってさばくが相応なり。然れども、この証は、裏の水飲のさばけたるより、皮表に浮かみたる水にしてこの人は元より手足の痺れある者なれば、血分の渋りたる所の、皮表の水にして、麻黄は用い難し」と、麻黄を用いない理由が説明される。

⑩和田正系先生は**『漢方と漢薬』第三巻第二号・治験感冒のこと（其二）・気管枝加答児**で、「之は筆者自体の経験である。年末寒気の最も激烈なる頃、三日程連夜午前一時より三時頃迄の深更に往診を余儀なくさせられた為、すっかり身体冷却して気管枝加答児を起こして了った。尤も発熱はなく、唯咳嗽頻発と粘稠なる喀痰を多量に排出するのみであったが、医者の不養生で服薬もしなかったのである。然し数日後には頗る軽快した。もう大丈夫と思った頃、又二晩連続して深夜往診したので再び悪化し、以前より症状は強くなった。発熱は矢張り無いのであるが、咳嗽が頻繁で且つ粘稠なる痰が多く出るし、咳嗽の時にはどうも嘔気を伴うこと多く、嘔吐することも屢々であった。然も尤も不愉快なのは悪風と云うべきか、悪寒程では無いが如何にも身体全体が冷え切って了ったような感じで非常に寒く、少しの風で直ぐぞくぞくすることである。食慾は大して減退もしないのであるが、何処となく生活機能沈衰の気分で元気が無い。こんな状態で数日経過したが、愈々堪え難いので服薬することにした。……で、結局自ら処方したものは苓甘姜味辛夏仁湯である。之を一回服すると非常に身体が温まった心地がして、咳嗽が楽になり、気分が引立って来た。……一週間にして全く快く治癒するを得た。苓甘姜味辛夏仁湯が効くようでは、いよいよ老人の仲間入りかと苦笑した……。……私は感冒の治療は、漢方医学が西洋医学に対して断然優れていることを高言して決して差支え無いと思う。感冒なる一つの全身的異常に対して個々の症状を捉え、咳嗽、発熱、食慾不振、便秘と分割して考えるから、治療法は咳嗽には祛痰剤、発熱には解熱剤、食慾不振には健胃消化剤、便秘には浣腸と下剤という風に別々に使わなければならぬのである。別々に使っても効果が有れば勿論宜しいのであるが、それでは治療成績は甚だ悪いのである」と、自身への本方投与の経緯を解説されている。尚、後段の箇所は著者も感じるところである。

⑪龍野一雄先生は**『漢方』第二巻第三号・漢方教室 小青竜湯より苓甘姜味辛夏仁黄湯に至る一聯六方の考察**で、原典条文に係わる最初の「青竜湯下し已みて……」以下の条文を解説し、「一寸こみ入っているが、之を個条書きにするとやさしくなる。

イ．青竜湯を服用して表を発し、表が虚したために気上衝が顕著になった。

ロ．表虚の症状として寸脉沈、手足が厥逆し且つ痺れる。

ハ．気上衝の症状として少腹から胸咽に気が上衝し、顔が酔ったように紅潮を呈してぽっとなりその熱のために口がはしゃぎ、気が上衝して下りぬために小便難を来す。

ニ．水証が残っているので多唾が起る。

ホ．小青竜湯の細辛・乾姜で一応温められたため裏寒の症状はないので、水証には茯苓を用い、上衝には桂枝・甘草を用いる。茯苓と五味子は水を伴う上衝に用いる。茯苓と桂枝、桂枝と甘草は扶け合って気衝を治すが、前者は少腹を、後者は胸咽を主治する。

本方の応用目標は表虚、気衝、停水による手足の冷え、痺れ、顔面紅潮、小便難、冒などで、その内のどの症状を主にしてもよい」との解説は、条文の症状理解に有益である。

⓬更に先生は、同じく小青竜湯、苓桂味甘湯、苓甘五味姜辛湯、苓甘姜味辛夏湯、苓甘姜味辛夏仁湯、苓甘姜味辛夏仁黄湯について、「六方の証は気上衝が一貫しているが、その現われ方は興味ある反覆をなしている。

小青竜湯：欬、胸満、浮腫、溢飲、支飲

苓桂味甘湯：冒

苓甘五味姜辛湯：欬、胸満

苓甘姜味辛夏湯：冒、支飲

苓甘姜味辛夏仁湯：浮腫

苓甘姜味辛夏仁黄湯：冒、面熱

之で見るように、冒と満（浮腫を満と解する）とが交互に現われている。言いかえれば裏水が気上衝につれて頭まで昇って冒になるか、それとも胸に止るか表に浮かぶかによって満になるまでのことで、痰飲の泥沼からはいっかな足が抜けられない。そして欬とか浮腫とか溢飲・支飲とかはみな踏み出しの小青竜湯証に具っている。つまりいろいろな変遷はあるが、結局は小青竜湯証の範囲であがきを続けているに過ぎない」と、いみじくも喝破されている。

⓭矢数道明先生は**『漢方の臨牀』第2巻第2号・苓甘姜味辛夏仁湯に就て(二)**で、「苓甘姜味辛夏仁湯の本拠は実にこの内部に偏在した寒性の裏の水であり、これが現象として外部に現われた場合、大別して次の四つの適応症候群として現われる。その主証・客証は人によって種々の様相を呈する。

1. A型適応症候群は、体質の虚弱な者で、貧血、冷え症で、咳嗽・呼吸困難を起し、浮腫状を呈すること多く、浮腫のないこともあるが稀薄な痰を多量に喀出し、小便不利或は自利する。気管支喘息や慢性気管支炎に多く現われる。

2. B型はそれ程虚弱にみえないものでも、冷え症で、烈しい咳込みがあってその終末に嘔気を催し、喀痰はそれ程多くなく、粘稠な痰を出し、顔面に浮腫状を呈することが多いが、ないこともある。慢性気管支炎に多く現われる。

3. C型は、浮腫や喀痰は少ないが、呼吸困難強く、喘鳴があり、くさめ、薄い鼻汁過多、冷汗、胃内停水等があるもの、気管支喘息や肺気腫に多く現われる。

4. D型は無熱性の腹水或は浮腫であって、時に呼吸困難、喘咳を併発するもの、水腫、腹水、腹膜炎として現われる。

脈は沈遅が原則で、或は細、或は少しく浮、少しく数の場合もあってよいと思われる。無熱が原則であるが検温の結果有熱であっても病人には発熱の自覚症少なく、所謂虚熱であるべきことである」と、非常に詳細に纏められている。

⓮岡野正憲先生は**『日本東洋医学会誌』第19巻第4号・小青竜湯と苓甘姜味辛夏仁湯の治験**で、「……小青竜湯が表証を治するのに対して、苓甘姜味辛夏仁湯は裏の処方といえる。しかし後者は一般的に老人に用いられることが多いので、老人専用の薬という様な印象を受ける。……小児の場合は時期と体調とにより、同一人でも証は流動していて、時に小青竜湯の証を示し、時に苓甘姜味辛夏仁湯の証を示す場合があると云うことである。故に一般的に小青竜湯の証を認めるときは、必ず苓甘姜味辛夏仁湯の証も考慮して、治療に誤り無きことを期して頂きたいと愚考する」とのことである。

⑮山本巌先生は**『東医雑録』(3)・甘草乾姜湯の展開**で、本方条文の「水去り嘔止み、其の人、形腫るる者、杏仁を加えて之を主る」に対して、「水(支飲)があると口は渇かず、頭冒があり、頭に何か物をかむっているような感じがし、嘔吐や悪心がある。この嘔には半夏を入れて水を去るとよい。そして水が去ると嘔が止み、(水が多く去れば口が渇いて水を欲するようになる) まだ皮下や筋肉など外部に浮腫がある者は杏仁を加えるとその浮腫がとれる。其の証は麻黄を入れるとよく効くが、かえってその患者が末梢循環不全をおこし手足が冷たくなる。それは其の人が脱水をおこすからだ。麻黄は強く発汗したりするから脱汗して心不全・末梢循環不全をおこし体が冷たくなる。この状態を古人は陽を発すると言った。この点が麻黄・桂枝と杏仁・茯苓の別れ目である。小青竜湯を飲むと汗が出てしんどくなる患者はこの例で、私も失敗して識った。このようにして個々の薬物の薬能を知ってきたのである。古方をやる者は各薬物の効果を知らないというのは誤りで、エキス剤しか使わないとそういうことになる可能性が多い」と、ここでも麻黄を入れない理由を解説されている。

⑯しかし乍ら、著者は次のように考える。本方に係わる一連の条文の最初には、「青竜湯下し已みて多唾し口燥き、寸脈沈、尺脈微。手足厥逆す。気、小腹より胸咽に上り衝き、手足痺れ、其の面翕熱《キュウネツ》して酔える状の如く、因りて復た陰股に下流して小便難く、時に復た冒する者、茯苓桂枝五味甘草湯を与えて其の気衝を治す」とあるのは、本来は青竜湯 (ここでは小青竜湯) を投与するべき証はあっても、麻黄の不適応性、易感受性などの個人的条件によって、実地投与時に麻黄の多様な副作用が強く出現している症状を表わしている。

「多唾」は悪心による唾液分泌亢進。「口燥」は口渇。「脉沈、微、手足厥逆」は血管収縮。「気、小腹より胸咽に上り衝き」は心悸亢進。「手足痺れ」は振戦を含む神経症状。「其の面翕熱して酔える状」は血圧上昇と赫ら顔。「陰股に下流して小便難」は排尿困難。「冒する者」は精神興奮症状。以上、孰れも麻黄のエフェドリンによる副作用である。

⑰そのため、本来の欬満よりも先ずこの副作用症状に対応して茯苓桂枝

五味甘草湯を投与し、心悸亢進が治まって来たところで、恐る恐る本来の証に対応するため桂枝を去って乾姜・細辛を加え、苓甘五味姜辛湯とする。

⑱次に欬満も止んだ時点で改めて熟考する。乾姜・細辛の熱薬を加えているから本来は渇を呈するはずであるのに反して、却って止むというのは麻黄の副作用による渇だからであると判断し、そこでこの渇止むを支飲と結びつけて治療しようとすることになる。

しかし、ここでは敢えて関係付けなくても、元々支飲があったので小青竜湯を投与しようとした訳であろう。そのため、支飲を治療する目的と、恐らくは悪心による多唾を治療する目的で半夏を加える。

⑲その次の段階で、支飲以外の全身の浮腫を消腫するために杏仁を加えて本方となる。以上が本方に至る過程である。尚、その後に最後まで残った面熱酔状に対して大黄を加えて治療することになる。

⑳即ち、正に本方は小青竜湯を用いて治療したいが麻黄の感受性が強く、実際に麻黄の副作用が出現してしまっている状態で、寒性の水様痰を治療しようとする苦心の薬である。

㉑今まで、最初の「青竜湯下し已みて……」以下の証を麻黄の副作用症状として捉えた解説は無かった。しかし、本方は麻黄の副作用が出現していなくても、普段から麻黄に泥む人に対して、勿論当初より投薬するに吝かでないし、麻黄に感受性を特別に示す人でなくても勿論投与しうる。但し、同様証に対する効果はやはり小青竜湯の方が強いが、止むを得ないだろう。

㉒この条文を読めば、よくもこれだけエフェドリンの副作用を列記し得たものだとも考えてしまう。これは決して一人の患者に発現した症状を記載したものではなく、大勢の患者の副作用症状を纏めて列挙したものである。何故ならば、悪心や心悸亢進は早期に不快症状として自覚されるが、排尿困難は自覚するまでに時間を要するし、精神興奮症状は持続時間が長いからである。そこで、最も初期の強い不快症状として先ず心悸亢進に対処するため、茯苓桂枝五味甘草湯を投与したのである。以下、苓甘姜味辛夏仁黄湯までの一連の処方はこの間の事情を物語っている。

『傷寒論』では桂枝湯に始まる一連の処方群は、症状の僅かな変化や少しの異質の症状に対処するために、大変木目細かく列記されている。しかし、『金匱要略』では本方を巡る一連の処方群以外はこれだけ纏った記載は見出し得ない。その点でも、ここの箇所は特異である。

㉓著者は、可能ならば小青竜湯を投与することを第一義的に考えるが、その他の選択条件としては狭心症、高度の腎機能低下などを来たしているときには本方を投与する方が安全とも思う。狭心症患者に対しては既に広く麻黄の副作用は認識されている。一方、高度の腎機能低下患者に対しては、全エキス製剤中16処方に麻黄が配され、そのうち麻黄附子細辛湯（1054頁）を除く15処方に甘草も配合されているので、麻黄の副作用のみならず、同時に甘草の副作用――考えようによっては主作用と言えるかもしれない――である偽アルドステロン症も発現し易い。

実際に著者は、高齢者で腎機能低下患者に対して小青竜湯合麻黄附子細辛湯を投薬していて、麻黄による排尿障害と甘草による非典型的偽アルドステロン症を同時に併発した症例を経験している。このとき、小青竜湯の中の甘草は1日量3gにしかならない。その症例はその後、転方して事無きを得た。

苓姜朮甘湯

出典　『金匱要略』

主効　温陽、利水、腰背部。下半身の水と寒を温陽し、利尿する薬。

組成

甘草2　白朮3　乾姜3　茯苓6

解説

【白朮】…消化機能低下や吸収能低下による消化管内及び組織内の過剰水分に対して、補脾健胃することによって止瀉して食欲を増進し、腹部膨満を除き、過剰水分の偏在を矯正して利尿するだけでなく、虚証としての自汗に対しても止汗する。また同様の作用によって関節などの水滞に対しても有効である。

【乾姜】…代表的な熱薬の一つであり、全身の血液循環を改善して諸々の寒証に対応する。消化管にあっては虚寒・実寒孰れに対しても散寒して制吐・止瀉し、鎮痛する。呼吸器にあっては寒性の多量の水様痰を分泌抑制して鎮咳する他、寒証による不正性器出血・吐下血に対しても止血的に作用する。

【茯苓】…最も一般的な利水薬であり、組織内及び消化管内に過剰に偏在する湿痰に対して、偏在を矯正することによって過剰水分を利尿すると共に、同時にこの偏在の矯正によって眩暈・動悸・易恐驚性などを治療し、脾胃の補益作用も発揮する。

【甘草】…ここでは乾姜による胃に対する刺激性の緩和が最も大きい効用であり、次いで寒冷から来る筋肉の不随意性の攣縮に対して治療すると共に予防する。また骨格筋のみならず平滑筋に対しても有効であり、気管支や腸管の痙攣性の収縮を緩解する。更には茯苓・白朮と共に補脾作用も発揮する。

　本方では主作用としては乾姜で温裏祛寒することと、白朮・茯苓で利水することであり、停滞した水湿を血液循環を改善して除去する。特に腰以下の重量感に対してよく奏効する。

総じて、下半身の水滞と寒証を温陽して利尿する薬である。

適 応

腰痛症、坐骨神経痛、変形性腰椎症、筋・筋膜性腰痛、腰椎椎間板ヘルニア、大腿神経痛、下肢知覚異常、下肢倦怠感、冷え症、夜尿症、慢性膀胱炎、下腿浮腫、妊娠浮腫、月経不順、遅発月経、過少月経、白色帯下、不正性器出血など。

論 考

❶本方の原典に於いての方名は甘草乾姜茯苓白朮湯、或いは甘姜苓朮湯である。

❷本方の出典は、**『金匱要略』五臓風寒積聚病脉証并治第十一**に、「腎著の病、其の人身体重く、腰中冷えて水中に坐するが如く、形、水の状の如きも反って渇せず、小便自利し、飲食故の如し。病下焦に属す。身労すれば汗出で、衣の裏冷湿にして久久と之を得。腰以下冷痛し、腰重きこと五千銭を帯ぶるが如し。甘姜苓朮湯之を主る」とあることに拠って、甘草二両・乾姜四両・茯苓四両・白朮二両と指示される。

❸先の条文に対して、**『金匱要略心典』五臓風寒積聚病脉証并治第十一**には、「腎、冷湿を受け、着きて去らざるときは腎着と為す。身重く、腰中冷ゆること水中に坐するが如く、腰の下冷痛し、腹重きこと五千銭を帯ぶるが如しとは、皆冷湿、腎に着きて陽気化せざるの徴也。渇せざるは上に熱無ければ也。小便自利するは寒、下に在れば也。飲食故の如きは胃に病無ければ也。故に曰く、病下焦に属すと。身労して汗出で、衣の裏冷湿なれば久久と之を得。蓋し所謂湿を清め、虚を襲うは病、下に起こる者なれば也。然れば其の病、腎の中臓に在らずして腎の外腑に在り。故に其の治法は腎を温めて以って散寒するに在らずして、土を煗《あたた》めて以って水に勝つに在り。甘・姜・苓・朮は辛温、甘淡にて本は腎薬に非ず。腎着と名づくる者、其の病に原づけば也」と、ここでは病変の場が腎の中臓にではなく、外腑にあることが主眼である。

❹また、**『医宗金鑑』巻二十・訂正仲景全書金匱要略註中之一・五蔵風寒**

積聚病脈証并治第十一には、「（註）腎著とは腎、寒湿に傷らると為すを謂う。著きて行らざるの病為る也。腎、寒湿を受く。故に体重くて腰冷え、水中に坐するが如し。形、水腫の状の如しと雖も、反って渇せずして小便自利するは水に非ざれば也。乃ち湿也。飲食故の如しとは、病、下焦の腎に属するを以ってして、中焦の脾に属さざる故也。其の之を得る所以の由を詢《と》うに、身労して汗出で、衣の裏は冷湿にて久久と之を傷るれば也。是以って腰の下、冷痛して寒勝る也。腹重く湿勝る也。五千銭を帯ぶるが如しとは、重く著くことの甚だしきを形容する也。甘姜苓朮湯を以って土を補い、以って水を制し、散寒して以って湿を滲する也」と、ここでも腎が直接の病因ではなく、寒湿を受けたことが原因であると説明される。

❺**『肘後百一方』巻之四・治卒患腰脇痛諸方第三十二**には、「腰中、常に冷ゆること銭を帯ぶるが如きを治する方」とあって、甘草・乾姜各二両・茯苓・朮各四両が指示され、最後には「小品云う、温むと」とも記載される。

❻しかし乍ら、**『備急千金要方』巻第十九 腎蔵・腰痛第七**には、元々の原方が腎著湯と命名されていて、甘草二両・乾姜三両・茯苓・白朮各四両と指示されるが、この方名は現代中国でも著を着に作ってよく呼称される。尚、最後に小字双行で、「古今録験は甘草湯と名づく」と注記される。それ故、腎著湯は「じんちょとう」ではなく「じんちゃくとう」と読む。

また続いて、「腎著散方　桂心・白朮・茯苓・甘草・沢瀉・牛膝・乾姜・杜仲」を酒煎服するべく掲載される。

❼**『千金翼方』巻第十五補益・補五蔵第四**には、「腎著湯、腰以下冷痛して重く、五千銭を帯ぶるがごとく、小便利せざるを主る方」とあって、茯苓・白朮各肆両・乾姜弐両・甘草壱両と指示される。また、続いて「腎間に水気有りて腰脊疼痛し、腹背拘急して絞痛するを治する方」とあって、茯苓・白朮・沢瀉・乾姜と指示される。更に続いて、又方として茯苓・白朮・飴糖・乾姜・甘草とも指示される。即ち、この処方は苓姜朮甘湯加飴糖であり、苓姜朮甘湯の適応症に加えて、疼痛が強いときは飴糖を加味する用法も示されていることになる。

❽**『外台秘要方』第十七巻 虚労下・腎著腰痛方**には、『千金方』と同じく、

原典の条文が同じく記載された後に、「甘草湯方　甘草二両・乾姜三両・白朮四両・茯苓四両」と指示され、更に「経心録方　甘草一両・乾姜二両、余は同じ」との記載にも及んでいる。尚、原典では甘草二両・白朮二両・乾姜四両・茯苓四両であることは既に記載した。

その直後には、先の『千金方』腎著散方が「経心録腎著散方」として収載されている。

❾『全生指迷方』巻三・諸痛には、「若し腰冷え腹重きこと五千銭を帯ぶるが如く、水に坐するが如く、腎経、陰湿の逼る所と為すに由りて、復た風冷を受くること久しくして治せず、変じて水病と成るに、腎著湯之を主る」とあって、本方の四味が指示される。

❿『三因極一病証方論』巻之五・傷湿証治には、腎著湯 とあって、苓姜朮甘湯の原典条文と略同一の条文が掲載されている。そして、同巻・暑湿風温証治には、「茯苓白朮湯 暑毒に冒され、加うるに着湿を以ってし、或いは汗未だ乾かずして即浴し、皆暑湿と成るを治す」とあって、茯苓・乾姜・甘草・白朮・桂心と指示される。この処方は苓姜朮甘湯加桂心であり、苓姜朮甘湯合苓桂朮甘湯とも表現しうる。即ち、湿気の多い夏季時分の薬となりうることを示している。

また、**巻之九・外因衂血証治**には、「除湿湯 雨に冒され湿に著きて経絡に鬱し、血溢れて衂を作し、或いは脾和せず、湿、経絡に著き、血流れて胃に入り、胃満ちて吐血するを治す」とあって、本方の四味が指示され、後条文には「頭疼には川芎二銭を加う。最も浴室中にて衂を発するを止む」とも記載される。

⓫『丹渓心法』巻四・腰痛七十三　附腎著には、「○腎著の病為る、其の体重く、腰冷ゆること氷の如く、飲食故の如く、腹重きこと物、腰に在るが如し。治するには宜しく湿を流すべし。兼ねて温暖の薬を用いて以って之を散ず」とあって後、「腎著湯　腎虚して湿に傷られ、身重く腰冷ゆること水中に坐するが如く、渇せず、小便自利するを治す」との後に、本方の四味が記載される。尚、直後には「滲湿湯　寒湿に傷られ、身体重く著くこと水中に坐するが如きを治す」とあって、本方加蒼朮・橘紅・丁香を姜

棗煎服する指示もある。

⓬**『金匱要略註解』巻之十一・五臓風寒積聚病脉証并治第十一・乾姜甘草茯苓白朮湯方**には、「著は附きて去らざるの意《こころ》。蓋し湿は陰邪也。腎は陰臓也。湿、腎に着けば沾滞して去らず。故に身躰重く腰中冷ゆ。是れ、洒ち衣の裏、冷え湿ること久久にして之を得る所以也。病、下焦に在り。故に渇せず、飲食故の如し」とあり、同箇所の最後には、「○愚按ずるに、後世腎着丸と為す者有り。湿は必ず下を傷る。腰已下の疾なり。故に丸じて以って下に降す。固《まこと》に是れなり」とあり、ここでも本方が下半身の薬であることが明白である。

⓭**『古方便覧』（乾）・苓姜朮甘湯**には、「○小便頻数、或いは淋瀝、或いは腰髖《ヨウカン》・季脇のあたり、一処つよく凝結して痛むによし。すべて婦人に此の症のもの多し。……○此の方、水瀉に効あり」とある。実際、中年過ぎの所謂水太りの婦人で座位から立ち上がるときに、「ヨッコラショ！」と掛け声を発する人によく適応する。

⓮中神琴渓口授**『生生堂医譚』労瘵**には、「京師岩上仏光寺下町の松屋伊兵衛が妻、衆医、労症として治するに験あらず。予に請う。予審らかに其の病原を問うに、病婦曰く、未病の前、常に腰冷えて水を灌ぐが如き事数年、其の後次第に気鬱して此の症を得たりと。因りて苓姜朮甘湯を与う。三貼にして効を奏し、三旬にして全愈す」との症例が掲載される。

⓯**『百疢一貫』巻之上・癥瘕疝**には、「○苓姜朮甘湯、因を問わず、腰重く、或いは冷ゆる者効あり。二・三日にして効をみるもの也。是れ、古方の妙也。后世の方は因を論ぜずして用いて、効を奏するもの少なし」と、古方の妙を賞賛している。

⓰**『東郭医談』**には、「震曰く、苓姜朮甘の証は腰の辺冷ゆること病人頻りに云う者也。一味の違いにて目的大いに違う也。苓桂朮甘は心下悸して眩するを目当てとす」と、ここでは震、即ち華岡青洲の言が掲載される。

⓱腎著については、**『為方絜矩』巻之十・甘草乾姜茯苓白朮湯**に、「著は直略切にて、俗に着に作る字にて、附くと訓じて土著面著などの著と同じく、其処へしかと附きて離れぬ義なり。此の腎著と云う名は直ちに其の病原の

腎に在ることを説きて、其の腎臓の部位より水液結滞して軈《やが》て周身に及ぼす処の水腫を言う名なり。……」とあり、本方が直接的には腎そのものを病因とはしないものの、結果的に腎が機能低下を来たしている病態であると共に、腎、即ち下焦に出現する病像であることも表現している。

しかし、本方条文には小便自利とあるので、本方証では腎機能そのものはさほど異常なく、単に下焦の病であることを表示していると解した方がよい。それ故、本方は下半身を温陽することによって利尿を図ることで方証一致する。

⑱**『古方括要』**では原名の茯苓乾姜白朮甘草湯として掲載されている。**巻之中・下部・遺尿**には、「遺尿の症、多くは昼日小便難なるもの也。即ち此の湯を一日に二服ずつ用ゆべし」とあり、**腰痛**には、「腰以下沉重して常に陰冷ゆる者を治す」とあり、**痿躄**には、「腰以下痿弱にして癱瘓《タンタン》動かず、行走正しからざるに宜し。人参湯の煉丹を兼用すべし」ともあり、**脚気**には、「一身重く足よわく、腰以下冷疼し、或いは重くして五千銭を帯ぶる如く、或いは麻木する者に宜し。方中、加附子妙也」とあって、ここでは附子の加味にも及んでいる。

⑲**『腹証奇覧翼』四編下冊・苓姜朮甘湯図**には、「……疝気冷痛し、少腹結聚するものあり。之を按じて陰嚢若しくは股へ引きつるものには芍薬甘草湯を合方す。……愚案に、下焦は虚し易し。故に寒冷必ず下焦より感ず。蓋し下焦の寒湿気を感ずるの致す所也。此の方、茯苓・干姜を主として冷を去り水を利す。其の心下悸・目眩等の証なき者は気、衝逆の候なければ也。○或いは曰く、此の方と真武湯と表裡の薬なり。此の方は腰の冷気をぬく。腰冷・重痛の証を主として用ゆべし。真武湯は臍下の冷気をぬく。腰の患いなし。是れ其の別ち也。腹状は何れも微満して之を按ずるに力なく覚ゆるものと知るべし。又曰く、心下より臍上まで中焦の冷気をぬくには姜附湯に茯苓を加うべし」とあって、真武湯との対比は他の書には見ない。

⑳**『類聚方広義』(上)・苓姜朮甘湯**には、「此の方、杏仁を加えて腎著湯と名づけ、妊婦の浮腫、小便自利し、腰髀冷痛して喘咳する者を治す。老人、平日小便失禁し、腰腿沈重して冷痛する者を治す。又、男女遺尿し、十四・

五歳に至りて猶已まざる者、最も難治と為す。斯の方に反鼻を加えて能く効を奏す。宜しく症に随いて附子を加うべし」とあり、ここでは杏仁を加味して腎著湯と名付けるとある。

更には、「桉ずるに、反不渇の三字、当に小便自利の下に在るべし」とあり、妥当であろう。続けて「又桉ずるに、此の症にて小便不利にして渇し、手掌・足心煩熱する者、八味丸効有り」とも記載される。

㉑『梧竹楼方函口訣』巻之一・中湿類には、「甘姜苓朮湯○腎着病、腰冷えて重く覚ゆる症に用ゆ。一切腰に冷湿の気を含みたると見ゆる者、皆よし。山脇東洋の話に交腸病に是れを用いて奇効ありと。交腸とは大便、小便道より出でて、小便、大便道より出づる者を云う。此れは古人にも往々治験のあること也。苓桂朮甘も用い来たれり。余は未だ治験なし」とあって、ここでは交腸病への適応を引用している。

㉒『経方弁』附録　金匱要略諸方弁には、「甘草乾姜茯苓白朮湯　千金、外台は本方を載す。皆甘草は二両を用い、乾姜は三両を用い、白朮・茯苓は四両を用ゆ。肘後方巻四は方名无く、甘草・乾姜各二両、茯苓・朮各四両を用ゆ。医心方は僧深方の茯苓湯を引きて、肘后と同じ。是れに由りて之を観れば、本経は白朮・乾姜の分両錯《あやま》りて置く。蓋し伝写の謬り也。本方を按ずるに、蓋し中焦を治するの理中湯を変じて下焦を温むるの剤と為し、其の妙は少しく甘・姜を用いて、多く朮・苓を用ゆるに在り。乃ち湿を除くの意、多きに居る。以って見るべき也。注家、皆土を扶けて中を健やかにするを以って之を釈す。是に非ず。今、理中の中焦を治するの文と本条の病の下焦に属する文とを取りて、以って相対して看るときは義自ずから見わる」とあって、薬用量は『肘後方』を最良とし、除湿を第一とする旨解説される。

㉓『皇漢医学』第壱巻・苓姜朮甘湯に関する師論註釈・腹証には、「本方は次の苓桂朮甘湯の桂枝を去り、乾姜を加えしに過ぎざるものなれば、二方の異なる処は乾姜ありて桂枝なきか、桂枝ありて乾姜なきかの点に帰着す。即ち、苓桂朮甘湯には乾姜なくして桂枝あるが故に、其の証には必ず上衝目眩の症あり。是れ、水毒の上衝によるものなれば、此の毒は主とし

て上半身に集まり、前症の外、胃内停水を現わすも、本方には桂枝なくして乾姜あるを以って、水毒は上衝せずして下降し、主として下半身に集中す。故に其の証には上衝目眩の症あることなく、胃内停水は全く存せざるか、或いは存するも僅微なり。のみならず、乾姜は附子と併称せらるる大熱薬にして、且つ水毒駆逐の作用あるものなれば、其の証には必ず寒冷或いは厥冷と水毒の隠見するを認む。……」とあり、頭註には「寒冷及び厥冷も亦水毒の然らしむる所なり」と記載される。

㉔大塚敬節先生は**『漢方と漢薬』第四巻第十一号・治験一束・苓姜朮甘湯証**で、「患者は三十六歳の男子、……。主訴は左側の坐骨神経痛で約二ヶ月前より発病、諸種の治療を試みたが全く効のないのみか、気候が寒くなるに従って漸次病勢は増悪した。患者は色の白い痩せた体質で平生から仕事に疲れ易い方だという。手も足も共にひどく冷える方で、神経痛は所謂冷痛の状である。小便は近くて一日に十回以上、沢山出る。冷えると回数が増し、温まると減ずる。大便は一日一行、溏。脈は弱く、腹部は稍陥没して軟らかい。胃内停水を証明する。食慾は普通で、口渇がある。舌は苔なく湿濡している。小便自利と腰以下冷痛に眼を着けて苓姜朮甘湯を用いんとしたが、口渇なる症状が金匱の所論と合わないので暫く考える。しかし他に適方も見当らないので、意を決して此の方を投ずるに三週間の服薬で疼痛全く去り、服薬は中止する」と報告されているが、ここでは原典条文の「渇せず」が反対に「口渇」とあっても良いことを物語っている。

抑々、本方証は熱の有無に因る渇の有無は対象外であり、冷湿が腰以下に顕著なる証である。即ち、湿の偏在が腰以下に著明なのであり、「渇せず」はその偏在が比較的弱く、「口渇」はその偏在が比較的強いことを表現しているのであろうと著者は考える。

㉕今までの原典の甘草乾姜茯苓白朮湯、甘姜苓朮湯の外に、腎著湯という方名も登場した。それに対して苓姜朮甘湯という方名は我が国だけの呼称で、吉益東洞によって命名されたものである。

『中医方剤大辞典』第六冊・苓姜朮甘湯でも、「《類聚方》。《金匱》巻中“甘草乾姜茯苓白朮湯”の異名と為す。該条を見よ」とあるので、やはり東洞の命名であることを表明している。

さて、『方極』には、「苓姜朮甘湯　心下悸し、小便自利し、腰中冷ゆること水中に坐するが如く、若しくは疼き、重きこと形、水状の如き者を治す」と適応証の説明がある。恐らく苓桂朮甘湯との類似形よりの発想であろう。

㉖本方は四味の方剤中、人参湯去人参加茯苓、苓桂朮甘湯去桂皮加乾姜、大棗・生姜を含まない四君子湯去人参加乾姜である。少味剤は、ある方剤の加減方という表現が可能ではあっても、個々の薬味の効能が比較的強く出現するので、一味違っても適応証は大きく変化する。それ故、人参湯（906 頁）、苓桂朮甘湯（1175 頁）、大棗・生姜を含まない四君子湯（464 頁）とは方意の上では異なるものとして対応した方が実際的である。

苓桂朮甘湯

出典 『傷寒論』、『金匱要略』

主効 利水、血流促進、頭・顔面部。
頭・顔面部の停水を去り、血液循環を改善する薬。

組成

茯苓6　桂皮4　白朮3　甘草2

解説

【茯苓】…最も一般的な滲湿利水薬であり、組織内及び消化管内に過剰に偏在する湿痰に対して、偏在を矯正した後で、過剰な水分停滞を利尿することにより水毒を瀉し、同時にこの偏在の矯正によって眩暈・動悸・浮動感・立ちくらみ・失神・易恐驚性等々を治療し、脾胃の補益作用にも有効である。

【桂皮】…血管を拡張して血液循環を促進する。表にあっては皮膚温を上昇して発汗に作用し、四肢の筋肉痛・関節痛に対しては止痛を図り、裏にあっては寒冷による内臓機能の低下を回復する。本方では主に頭・顔面部に作用し、一方では茯苓・白朮による循環血液量の増加と共に、軽度の強心と利尿促進に作用する。

【白朮】…消化機能低下や吸収能低下による消化管内及び組織内の過剰水分に対して、補脾健胃することによって止瀉し、食欲を増進し、腹部膨満を除く。また過剰水分の偏在を矯正して利尿するだけでなく、虚証としての自汗に対しても止汗する。更には同様の作用によって関節などの水滞にも有効である。

【甘草】…諸薬の調和と薬性の緩和を目的としたものであり、桂皮による頭・顔面部及び表層皮膚への温感の増加を緩和すると共に、慢性の状態では茯苓・桂皮・白朮による循環血液量の増加に対して、多少は抗利尿作用的に働く。

本方は主作用としては桂皮で主に頭・顔面部への血液循環を促進するこ

とと、茯苓・白朮で停滞した水湿を血管に引き入れることであり、両者の作用によって頭・顔面部の停水を排除して循環血液量を増加させる。

総じて、頭・顔面部の水滞を排除して循環血液量を増加させる薬である。

適　応

起立性調節障害、自律神経失調症、起立性低血圧症、本態性低血圧症、眩暈症、動揺病、メニエル症候群、神経循環無力症、神経性心悸亢進症、耳鳴症、頭痛、片頭痛、肩凝り症、無力性体質、不適応症候群、脳貧血、動脈硬化症、慢性脳循環不全症、慢性胃炎、慢性胃腸炎、カタル性結膜炎、熱中症、禿頭症、外傷性頸部症候群後遺症など。

論　考

❶本方の『傷寒論』での方名は茯苓桂枝白朮甘草湯。『金匱要略』では苓桂朮甘湯とも茯桂朮甘湯とも称する。

❷本方の出典は、**『傷寒論』弁太陽病脉証并治中第六**に、「傷寒、若しくは吐し、若くは下して後、心下逆満し、気上りて胸に衝き、起くるときは頭眩し、脉沈緊、汗を発するときは経を動じ、身振振と揺らぐを為す者、茯苓桂枝白朮甘草湯之を主る」とあり、茯苓・桂枝・白朮・甘草と指示される。

一方、**『金匱要略』痰飲欬嗽病脉証并治第十二**には、「心下に痰飲有りて、胸脇支満し、目眩するは苓桂朮甘湯之を主る」及び「夫れ短気にして微飲有るは当に小便より之を去るべし。苓桂朮甘湯之を主る。腎気丸も亦之を主る」とあることに拠る。

❸**『医宗金鑑』巻二・訂正仲景全書傷寒論註太陽中篇・弁太陽病脈証并治中篇**には、『傷寒論』の原典条文に対して、「（註）傷寒、若し発汗を過ぐるときは心下悸し、叉手して心を冒《おお》い、臍下悸して奔豚を作さんと欲する等の証有り。今、誤りて吐下するときは胸虚し、邪陥る。故に心下逆満し、気上りて胸に衝く也。若し脈浮緊にて表仍解せず、汗無くんば当に麻黄湯を用ゆべし。汗有らば当に桂枝湯を用ゆべし。一たび汗すれば、胸満ち気衝くも平らぐべし。今、脈沉緊、是れ其の人必ず素より寒飲有りて相挟みて成る。若し頭眩せずんば、瓜蒂散を以って之を吐すれば亦自ずから除くべし。今、乃ち起くるときに頭眩するは、是れ又胸中の陽気已に虚すと為

す。惟、吐すべからざるのみならず、亦汗すべからざる也。如し但脈の沉緊を以って実と為し、頭眩の虚を顧みずして、誤りて其の汗を発するときは是れ、故無く経を動ずること表わる。更に衛外の陽、亦虚し、一身の其の倚る所を失するを致す。故に必ず振振と揺らぐ也。之を主るに苓桂朮甘湯を以ってする者、飲を滌うと陽を扶くと並びて施し、衛を調うと栄を和すと共に治する也」とある。

❹また、**同書・巻二十一・訂正仲景全書金匱要略註中之二・痰飲欬嗽篇第十三**には、『金匱要略』の条文に対して、「（註）水、心下に停まること甚だしき者は悸を病む。已に其の治を明らぶ。微しき者は短気す。其の治に二つ有り。気虚して短気なるは、是れ気少なくして長息すること能わずして短き也。微飲にて短気なるは、是れ水停まりて呼吸を阻礙《ソガイ》して短き也。若し呼するの気短ければ、是れ心肺の陽、礙《さまた》げ有る也。苓桂朮甘湯を用いて以って其の陽を通ず。陽気通ずるときは膀胱の竅、利するなり。吸するの気短ければ、是れ肝腎の陰、礙げ有る也。腎気丸を用いて以って其の陰を通ず。陰気通ずるときは小便の関、開くなり。故に曰く、苓桂朮甘湯之を主る、腎気丸も亦之を主る也と」とあり、原典での二方の主る病態が前者は呼気が短く、後者は吸気が短いとの説明である。

❺『**備急千金要方**』**巻第九 傷寒上・発汗吐下後第九**には、「傷寒、発汗・吐下後に心下逆満し、気上りて胸に衝き、起くれば即ち頭眩し、其の脉沈緊、汗を発するときは経を動じ、身振揺するを為す者、茯苓湯方」とあって、本方の四味が茯苓・白朮・桂心・甘草の順で掲載されるが、ここでは原典条文と比べて、発汗後も適応となる旨が記載され、方名は茯苓湯とある。

また、**巻第十八 大腸腑・痰飲第六**には、「心下の痰飲にて胸脇支満し、目眩するは甘草湯之を主る方」とあって、本方の四味が甘草・桂心・白朮・茯苓の順で掲載され、方後には「小便当に利すべし」と記載される。

但し、茯苓湯にしても、甘草湯にしても、茯苓四両・桂心・白朮各三両・甘草二両であり、『金匱要略』も同じであるが、『傷寒論』では白朮二両となっている点だけが特異である。

❻『**証治準縄**』**巻二十三・類方・諸気門・短気**には、本方が桂苓朮甘湯と

の方名で収載されているが、特に条文はない。また、巻二十二・類方・諸気門・痰飲にも、同名方が小字双行にて「短気を見よ」と注記されて掲載されている。

❼**『医方集解』除痰之剤**には、本方が桂苓朮甘湯との方名で収載され、「心下に痰飲有りて胸脇支満し、目眩するを治す」との条文の許で、『金匱要略』と同一薬味・分量・記載順である。尚、小字双行で「稀なる者は飲と為し、稠なる者は痰と為す。痰飲、厥陰心包に積むときは胸脇支満す。痰飲、其の胞中の陽を阻めば水の精、上に布くこと能わず。故に目眩す」ともある。

❽『傷寒論』の条文は、吐下後の変を記載したものであるが、『千金方』の条文では発汗・吐下後となっている。一方、先の❸の『医宗金鑑』の註文では、発汗後と吐下後の変では夫々病状が異なるとしている。但し、何れの瀉法でも、誤治の範疇に属するとは限らない。仮令本来の治法であっても、相対的に少々過剰な場合は存在しうるからである。そこで、心下逆満以下は、軽度の精気の虚損と発作性心悸亢進と頭眩の状態を表現している。しかし、治療的診断という意味では、苓桂朮甘湯によって水分の偏在を矯正し、循環血液量を増加するだけで軽快するのであれば、その人は元々痰飲のある人で、その痰飲を捌いて循環血管に水分を供給するだけで事足りることになる。

即ち、本条文の背景には、痰飲のある人に処方することが暗黙の前提条件になっている。それ故、『金匱要略』の条文は、このような痰飲のある人が普段発現しやすい病状に対しての指示である。

❾**『金匱要略方論襯註』巻之中・痰飲欬嗽病篇**には、「若し心下逆満し、気上りて胸に衝き、起くるときは頭眩し、脉沉緊にして身、振振と揺らぐを為す者、茯苓桂枝白朮甘草湯之を主る。此れ、太陽の深き位に在る者也。……」と解説される。

❿**『東郭医談』**には、「桂苓朮甘湯は動悸を的候とすれども姜桂の症に紛るる也。桂苓の症は顔色鮮明にして表しまる也。第一、脉が沈緊になければ桂苓はきかぬ。是れそのわかち也」とある。ここで姜桂は柴胡桂枝乾姜

湯(385頁)のこと。尚、和田東郭はここでは桂苓朮甘湯としているが、『百疢一貫』巻之上・痰飲 喘息・諸水気・動悸では、苓桂朮甘湯と記載している。

⓫**『類聚方解』苓桂朮甘湯**には、「裏病にして心下に在る也」との後、「水滞、心下にて気行ること能わず、上逆する者を治す。其の証に曰く、逆満と。曰く、支満と。曰く、短気と。此れ水滞にて気行らざれば也。曰く、上りて胸に衝くと。曰く、頭眩と。曰く、目眩と。是れ気上逆すれば也。茯苓甘草湯症は気上逆して水を動ず。故に悸して満せず、生姜を用いて其の気を逐う也。此の方の症、水、気を閉づ。故に満して悸せず。汗出でざるに朮を加えて以って水を逐う也」とある。要は茯苓甘草湯証は気が水を閉じるが、本方証は水が気を閉じるという。

⓬**『餐英館療治雑話』巻之上・苓桂朮甘湯の訣**には、「此の方、癇症、腹内動悸強く、少腹より気上りて胸をつき、呼吸短息・四肢拘急抔する症に功あり。又心下逆満して起きては頭眩し、動悸あるを標的とすれども、顔色鮮明にして表のしまり宜しからず。第一、脉沈緊なる者に非ざれば功なしと云う。是れ、和田の秘訣なり」と、脉沈緊を強調している。

⓭**『腹証奇覧』下冊・苓桂朮甘湯之証**には、「図(図29)のごとく、心下に毒ありて悸し、上衝し、起くればすなわち頭眩し、小便不利、あるいは心煩、あるいは鬱々として志気安からざるもの、この証なり。何病を問わず、心下悸し、小便不利を準拠として此の方を用ゆべし。又、苓姜朮甘湯は臍下悸して身体重く、腰冷え、水中に坐するが如し。その余、諸患ありといえども、臍下の悸を準拠として苓姜朮甘湯を用ゆべし。……」と、苓姜朮甘湯との比較を述

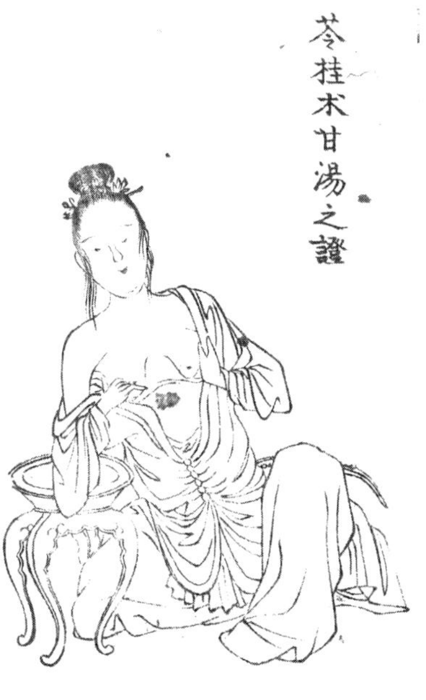

（図29）苓桂朮甘湯之証

べている。最後に、「按ずるに、苓桂朮甘湯は芎黄散、三黄丸、解毒湯の類、かんがえ兼用すべし。苓姜朮甘湯は平水丸兼用考うべし」とある。

⑭**『済美堂方函』傷寒　温疫　感冒**には、「桂苓朮甘湯　千金、茯苓湯と名づく　心下悸して上衝し、起くるときは頭眩し、小便利せざる者を治す。芣苡を加えて小児の疳眼・雀眼を治し、又上升眼疾を治するに真珠丸を兼ぬ」と記載される。芣苡は車前草のこと。ここで桂苓朮甘湯との書法は恐らく師・東郭に拠ったものであろう。

また、**七竅病　歯牙　咽喉**には、「苓桂朮甘湯加芣苡　上衝眼疾を治するに真珠丸を兼ね、小児疳眼・雀目なる者之を主る」とも記載される。

⑮本方と四物湯（473頁）との合方は連珠飲という。**『内科秘録』巻之五・眩運**には、「傷寒論苓桂朮甘湯の条に起則頭眩と云いたる通り、眩運は臥すときは必ず止み鎮まりたりと思い、更衣等に起つときは復た必ず眩する者なり。甚だしき者に至りては床蓐に臥しても、眼を合わしても旋運する者なり」との記載の後に、「卒然として暈倒する者は虚実を論ぜず、回生散、参連湯、三黄湯等を与うべし。産後血暈、或いは多血にして上衝し、面目赤く脈絡怒脹して眩する者は三黄湯加辰砂、若しくは苓桂朮甘、三黄合方を撰用すべし。下剤は長服することを禁ず。若し前方を与うること数十日に至らば苓桂朮甘湯、巫神湯、如心散の類に転方すべし。亡血して悸動高く眩する者には腎気丸、連珠飲、八珍湯を撰用し、鎮悸丸を兼用と為す」と記載された後、「連珠飲　自準　諸々の出血後の虚悸眩暈・唇舌刮白なるを治す」とある。ここでは本方の四物湯との合方のみならず、三黄瀉心湯（415頁）との合方も記載されている。

⑯尚、ここでの記述によれば、どうも本間棗軒は亡血あるいは出血後ということで四物湯を合方している節が見られるが、むしろ兼用されている鎮悸丸が出血後の造血作用に資しているのではないかと考えられる。

鎮悸丸は同巻・眩運には、「血虚にて脾胃虚して萎黄・悸動し、眩運・耳鳴し、及び雀目等を治す」とあって、薬味は緑礬・茯苓・朮・桂枝・甘草である。緑礬は焼いた後、他薬と共に丸と為し、白湯で下すことになっている。

緑礬は『一本堂薬選』では、「試効 黄胖を療す」とあり、今日鉄欠乏性貧血の治療薬として用いられる硫酸鉄（$FeSO_4 \cdot 7H_2O$）の天然品である。従って、調理、胃酸度、消化管内環境などの条件によっては貧血治療の鉄剤として有効性を発揮したと思われ、経験的にそれを踏まえた上で、「黄胖を療す」と結論付けられているからである。

尚、鎮悸丸条文中の「雀目等を治す」の目的では、朮は蒼朮を処方する必要がある。

⑰『梧竹楼方函口訣』巻之一・傷寒類には、「茯苓桂枝白朮甘草湯○留飲家、眩暈のする者に用ゆ。起則頭眩と云えるは此の方の目当て也。……昔、浪華に野間友之進と云う上手あり。其の人の経験に、此の方のきく場合に、外台の茯苓飲に乾姜を加えて能くきくと云えり。余も亦此れに従いて、更に半夏を加えてまま効を得たり。合せ記すべし」とある。

⑱『勿誤薬室方函口訣』巻之下・茯苓桂枝朮甘草湯には、「此の方は支飲を去るを目的とす。気、咽喉に上衝するも、目眩するも、手足振掉するも皆水飲に因る也。起則頭眩と云うが大法なれども、臥して居て眩暈する者にても心下逆満さえあれば用ゆる也。夫れにて治せざる者は沢瀉湯なり。……又此の方、動悸を的候とすれば柴胡姜桂湯に紛れやすし。然れども此の方は顔色明らかにして表のしまりあり。第一、脈が沈緊になければ効なき者なり。……」との脈沈緊を重視した解説もある。

⑲『橘窓書影』巻之三には、「愛宕下栃木和泉守、下血過多、頭眩甚だしく起歩する能わず、面色青惨、足脛微腫あり。余、聯珠飲を与え、終始一方にして全愈す」に対する注釈として一字下げで、「聯珠飲は苓桂朮甘湯に四物湯を合する者。水府医官・原南陽の伝なり」と記載される。

一般的に連珠飲は先の⑮の如く、『内科秘録』を出典とするとされているが、同書が師・原南陽著『叢桂亭医事小言』を範として書かれたもの（小曽戸洋著『日本漢方典籍辞典』）ならば、特に九味檳榔湯（176 頁）の**論考❼**と同一の理由により、刊本以前に流布した写本に基づいていることも充分考えられる。従って、浅田宗伯がもし当時の『叢桂亭医事小言』の写本を入手していたとすれば、連珠飲をそこに見出したのかもしれない。

⑳また、**『皇漢医学』第壱巻・苓桂朮甘湯に関する腹証**では、「……凡そ瘀血の上衝するに当りては必ず左腹部、殊に同側直腹筋に沿いて発し、右側に憑《よ》りて現わるることなきに、気及び水毒の上衝するに際しては必ず右腹部、就中同側直腹筋に随いて発し、左側に憑りて現われざるを常とす。此の差別の生ずる理由に至りては未だ不明に属すと雖も、古人も夙に之を唱道せる処にして、余の実験に徴するも亦偽りなき事実なり。故に本方証に於いても此の原則に戻ることなく、気上りて胸を衝くにも心下逆満するにも、必ず右側直腹筋に沿いて発現し、胸脇支満も亦右肋骨弓下にあり。頭痛する時と雖も、右側痛みて左側痛まざるか、或いは左側に比して右側痛み甚だし。……」とあって、本方証の腹証及び上衝の経路についての解説である。

㉑木村長久先生は**『漢方と漢薬』第四巻第二号・苓桂朮甘湯に就て**で、「茯苓には水を利する効がある。又水を利することによって悸を鎮める能がある。朮も亦湿を除き水を利するものであって、茯苓と伍することによって愈々其の力を発揮する。朮・苓と組んで腹中の留飲停水を疎通し、水腫を去るのである。桂枝は上衝を治すと云うのが古来の定論であって、奔豚症には常に桂枝が用いられている。従って苓桂朮甘湯の証にも亦気の上衝がある。然し又考察するに、桂枝は苓・朮の利水の効を助け、心臓に対しては興奮剤としてその収縮力を強める作用がありはしないか。茯苓も昔から悸を主として用うと云われているからやはり強心的な作用があるかもしれない。甘草は此の場合、和緩と調和の意味で配伍せられたものと思う」と、本方の強心剤的作用について語られる。

㉒大塚敬節先生は**『東亜医学』第十五号・眼科方函**で、「苓桂朮甘湯　飲家、眼目雲翳を生じ、昏暗疼痛・上衝頭眩、瞼腫眵涙多き者を治す。車前子を加えて尤も奇効あり。当に心胸動悸・胸脇支満・心下逆満等の症をもって目的となすべし。又病後、目に紗を隔つる如き者に用いて効あり。又夏秋の間、小便澀利・雀目の者を治す。又胸膈支飲・上衝目眩及び瞼浮腫の者を治す。故に此の方は軽症のフリクテン性結膜炎、ワイル氏病後の硝子体溷濁、夜盲症等に用いて屢々効を得たり。また眼瞼、常に湿濡して爛

れる者に効あり」と大変詳細に解説されている。但し、備考で、「有持桂里の方輿輗に、赤眼痛のものに桂枝を用いずの説がある」とも引用されている。

㉓藤平健先生は**『漢方の臨牀』第2巻第1号・水毒解明への一示唆**で、むすびとして「以上の事柄よりして、慢軸(慢性軸性視神経炎)には苓桂朮甘湯証を呈するものが極めて多いものであり、従って慢軸は漢方的には水毒に属すると考えられる疾患である事を知ることが出来た。而して慢軸の諸症状の由って来たる所が間脳脳下垂体附近の何等かの変状によるものとの想像が若し許されるならば、『水毒』も亦間脳脳下垂体附近の変状に由来するものとの憶測が許されるのではなかろうか。更に想像をたくましくするならば、『水毒質』ともいうべき一種の体質があって、この様な体質の者は間脳脳下垂体附近の異常を呈し易く、又アトニー性体質に傾き易い。この様な体質の者は水分瀦溜《チョリュウ》の準備状態を常に保持しており、場合場合の病変に応じて或は網膜に、或は皮下に、或は肋膜腔に、或は気管支に、或は肺に、或は胃にと水分を瀦溜し易からしめるのではなかろうか。以上あまりにも憶測に過ぎ、かつ理論の飛躍がある事を懼れるものであるが、所謂水毒というものの一端が解明される事の一助にでもなればという事を願ってこの小論の筆をとった次第である」と、先生独自の眼疾患と漢方病理現象との相関についての貴重な一文である。

㉔森田幸門先生は**『日本東洋医学会誌』第6巻1号・苓桂朮甘湯と真武湯との病理学的鑑別について**で、「太陽中篇に、心下逆満、気は上って胸を衝き、起つときは則ち頭眩、脉の沈緊なるときは苓桂朮甘湯之を主るとあり、……気上って胸を衝き、起つときは則ち頭眩し、脉の沈緊なるときは、之は全く心臓不全のときの証候で、金匱要略には苓桂朮甘湯の証として、短気は微飲あり、常に小便より之を去るべしと記載されている如く、之は呼吸困難を訴えるので肺循環に鬱血のあることである」と解説される。ここでも苓桂朮甘湯が強心剤として処方されるという。

尚、真武湯(634頁)は「心臓不全と血管不全との同時に合併したる場合にみられる症候」を呈するともいう。

㉕山本巌先生は**『東医雑録』(1)・苓桂朮甘湯に就いて(1)**で、「本方は《傷寒論》及び《金匱要略》に出ている薬方であって、現在では心臓神経症、ノイローゼ、ヒステリー、心臓弁膜症、心不全、眼疾患など広い範囲に応用されている。私も色々と便利に使用しているが、次に述べる症候群に最も数多く使用している。西洋医学的には、起立性調節障碍、神経循環無力症、起立性低血圧症、本態性低血圧症などと分類されている症候群である」として、最もよく使用する症候群としては、人をヒバリ型とフクロー型に二分され、前者は朝から活発で早寝早起きのタイプ、後者は朝は遅くまで頭の働きが悪く、夜に強いタイプ。この後者のタイプの色々の不定愁訴に非常によく効くと説明されている。

また、眩暈の他に「本証には特有の頭痛と肩凝りがある。この特徴は、横になると楽になること。葛根湯、《万病回春》の回首散、治肩背拘急方などの一向に効かないものである。その本態は、臥位をとるとよくなることから考えて、「起則頭眩」の軽度のものである。やはり脳の血流が悪くなり、失神や眼前暗黒には到らない程度である。頭痛、頭重の場所は後頭部が中心で、肩凝りは、項部から肩へ、後の首筋が中心になる。痛みは、鈍痛、重い感じである。同時に重い者はシビレ感を自覚することがあり後頭部が主であるが、頸から肩や腕にかけてシビレ感を訴えることもある。凝りは、他覚的より自覚的な凝りが強く、首を廻そうと思っても廻りにくい。按摩なども少しも良くならない。……」との詳細な解説も加えられている。

更には「本症には３種類の心悸亢進がある」として、a）立ちくらみと同時に心悸を強く感じ、b）性格が神経質なため、精神的な原因でよく心悸亢進を起こし、c）循環系の無力症のため、少しの運動でも直ぐ息切れがして動悸を感じるが、何れにも本方がよく効くと。その上、「循環系ばかりでなく、運動系の筋肉などもやはり無力症で、体が疲労し易く、まただるく、しんどいのである」とも解説される。

六味丸（六味地黄丸）

出典 『金匱要略』、『小児薬証直訣』

主効 補腎精、退熱。腎精不足を補って、虚熱を清する薬。

組成

地黄5　山茱萸3　山薬3　沢瀉3　牡丹皮3　茯苓3

解説

歴史的には『金匱要略』の崔氏八味丸（940頁）より桂枝・附子を除いて銭乙が工夫した処方である。

【地黄】…原典では熟地黄で、代表的な補血薬である。補血とは本来の血液の役割の一つである組織への栄養分の循行を高める作用のことであり、全身の滋養強壮及び体液の保持に作用する。しかし、八味地黄丸の**論考㉒**でも述べたように、本方には乾地黄を処方する方が合理的である。

【山茱萸】…代表的な固渋薬で、体液の異常な漏出を止める効果があり、同時に滋養作用もあり、特に腎虚を補う効果が強い。『薬性提要』には、「腎を補いて肝を温め、精を固くして気を秘む」とある。

【山薬】…含有する種々の栄養分や酵素などにより滋養強壮の効果が強く、慢性の無力性・不消化性の下痢に対しても補脾して止瀉する作用がある。また山薬は食用としても美味である。『薬性提要』には、「脾を補いて腸胃を固くし、精気を濇らせ、瀉痢を止む」とある。

【沢瀉】…一般的水腫に対しては利尿作用を目的として処方され、また尿路系の炎症に対しては消炎利尿薬として働く。本方では腎精を固渋しつつ、抗下痢作用を発揮する。

【牡丹皮】…消炎性の駆瘀血薬であるが、実熱を解して血流を改善するのみでなく、虚熱に対してもこれを清し、代謝熱や慢性消耗性疾患の発熱に対して鎮静的に作用する。

【茯苓】…組織内の一般的な水腫や消化管内の過剰水分を去って利尿することにより止瀉するが、また補脾健胃作用もあるため、消化管そのものの機能を強化すると共に、不穏症状を鎮静化する効果もある。

一般的に本方は熟地黄・山茱萸・山薬の三補と沢瀉・牡丹皮・茯苓の三瀉から成ると説明されるが、三補はともかく、牡丹皮は清熱という瀉であり、沢瀉も消炎利尿という瀉であっても、茯苓は必ずしも瀉だけとは言えない。三補による滋潤性の行き過ぎを予防する目的で止瀉薬としての効果の他に、茯苓は補脾健胃作用もあるので、補の要素が大きい。

また、エキス製剤では熟地黄の代わりに乾地黄が配合されている。乾地黄は牡丹皮と同様、清熱作用が強く、同時に熟地黄のもつ滋養強壮、体液保持の作用も有している。それ故、熟地黄の本方よりも乾地黄の本方であるエキス製剤では、清熱作用が強く出ている。

総じて、体液の喪失を防いで組織を潤し、滋養強壮すると共に、下痢に対する予防作用と、利尿作用、清熱作用の加味された薬である。

適　応

小児発育不良、小児知能発達不良、小児遠視、小児夜尿症、インポテンツ、遺精、精力減退、慢性腰痛症、老人性白内障、糖尿病、慢性腎臓病、萎縮腎、慢性尿路感染症、動脈硬化症、高血圧症、骨粗鬆症、思春期無月経、ノイローゼ、自律神経失調症など。

論　考

❶本方は地黄円、地黄丸、六味地黄丸、六味丸、金匱腎気丸等々と称される。但し、金匱腎気丸という方名は八味地黄丸のことを指す場合が多い。

❷本方の出典を論ずるには、先ず**『金匱要略』**の崔氏八味丸を挙げなければならないが、既に同方の**論考❷**で掲載した。さて、**『小児薬証直訣』巻下**には地黄円という方名で、「腎怯して失音し、顖《シン》開きて合せず、神不足し、目中白睛多く、面色㿠白等を治する方」として、熟地黄・山萸肉・乾山薬・沢瀉・牡丹皮・白茯苓を末と為して錬蜜にて円とするべく記載されている。即ち、元々は小児の発育不良などの処方として工夫された訳である。

❸『中国医学大辞典』一には、「〔小児薬証直訣〕……陳振孫の書録解題、馬端臨の文献通考は並びて著録す。明以来、旧本久しく佚し、惟雑りて諸家の医書中に見る。清初、四庫全書を編するとき、永楽大典内より掇拾排

纂し、論証四十七条、医案二十三条、方一百十四条を得て、各々類編するを以って仍ち三巻と為す」とあるので、現伝本の経緯の概略が分かる。

尚、『薛氏医案』巻五十〜巻五十三には『銭氏小児直訣』が収載されているが、一字下げ分で「薛按」で始まる文は薛鎧が、「愚按」と「愚治」で始まる文は薛己が夫々、旧本を訂定して補注した箇所である。

巻五十三・銭氏小児直訣四には、「地黄丸　腎虚にて解顱、或いは行遅、語遅等の症を治す」とあって、原典同様の六味が指示される。

❹**『小児衛生総微論方』巻第十二・五疳論・治五蔵疳方**には、「地黄丸　肝疳拘急し、疳気、目に入りて隠渋し、或いは白膜・暈瞖《ウンエイ》・赤脉等の疾を生ずるを治す」とあって、本方の六味が掲載されている。但し、原典・巻上・諸疳には、肝疳のみならず、腎疳・筋疳・骨疳にも適応となっている。即ち、「肝疳、白膜にて睛を遮るは当に肝を補うべし。地黄円之を主る」、「腎疳、極めて痩せ、身に瘡疥有るは当に腎を補うべし。地黄円之を主る」、「筋疳、瀉血して痩するは当に肝を補うべし。地黄円之を主る」、「骨疳、喜びて冷地に臥すは当に腎を補うべし。地黄円之を主る」と記載される。

❺**『素問病機気宜保命集』巻中・熱論第十四**には、「地黄円　久新の憔悴にて寝汗・発熱し、五蔵斉しく損じて痩弱・虚煩し、腸澼の下血、骨蒸・痿弱にて力無く、運動すること能わざるを治す」とあって、原典と同一の薬味で指示されるが、「空心に温酒にて送下す」と、酒にて服用するのが特異である。

❻王履撰**『医経溯洄集』巻之二・八味丸用沢瀉論**には、「是れ則ち八味丸の沢瀉を用ゆる者、他に非ず、蓋し其の腎邪を瀉し、五臟を養い、気力を益し、陰気を起こし、虚損五労を補うの功を取るのみ」との解説の後、「然らば銭仲陽が六味地黄丸には豈に附子有るか。夫れ八味丸は蓋し陰火不足を兼ぬる者に設く。六味地黄丸は則ち惟陰虚の者に之を用ゆる也」とあって、「桂附の下焦の火を補う」故に、腎気旺盛の人には桂附を不要とする説明である。

尚、『医経溯洄集』は地黄円を六味地黄丸と命名した最初の書であり、ここでの内容より単に８－桂附＝６の説明だったことが分かる。

❼**『玉機微義』巻之十九虚損門・虚損治法・補気血之剤**には、「金匱腎気丸、形体痩弱し、力無く、困すること多く、腎気久しく虚し、久新の憔悴あり、寝汗して発熱し、五臓斉しく損じ、痩弱して下血するを治す」とあって、地黄円の六味が指示される。ここでは大人を対象としている。

また、**巻之五十小児門・小児治法・治疳之剤**には、「六味地黄丸、小児の疳痩行らず、解顱・骨熱するを治す」と、同一の六味が指示され、ここでは小児が対象である。

尚、『玉機微義』は『医経溯洄集』撰の28年後の成書である。

❽**『丹渓心法』巻三・補損五十一**には、「金匱腎気丸　即ち六味地黄丸。桂・附・車前・牛膝を加えて是れ金匱腎気丸。此の方、名づけて老六味丸と曰う」とあって、先の『玉機微義』巻之十九の条文がそっくりそのまま引用されている。

❾**『薛氏医案』巻五・保嬰粋要・附方并註**には、「地黄丸肉桂一両を加えて加減八味丸と名づく　小児の肝経の虚熱にて血燥き、或いは風客して気を淫《みだ》して瘰癧結核を患い、或いは四肢発搐・眼目抽動して痰涎、上に湧気、凡ての傷損、出血多く、抽搐・発熱するを治す。又、牙疳・脳熱にて消痩し、手足、氷の如く、寒熱往来し、滑泄して肚脹り、口臭く乾渇し、歯齦潰爛して爪黒く面黧く、遍身・両耳に瘡を生じ、或いは耳内より水を出だし、或いは発熱して自汗・盗汗し、便血・諸血に失瘖する等の症を治す。其の功、尽くは述ぶる能わず。即ち、六味地黄丸」とあって、牡丹皮・白茯苓・沢瀉・熟地黄・乾山薬・山茱萸肉を末と為して蜜丸とする旨記載され、最後に「地黄は須く自製すべし」とも特記される。

❿また、**巻四十八・婦人良方・瘡瘍門・婦人足跟《ソクコン》瘡腫方論第十一・附方薬**には、「六味丸　一名六味地黄丸　此れ、壮水・制火の剤なり。夫れ人の生は腎を以って主と為す。人の病、多く腎虚に由りて致す者なり。此の方、乃ち天一生水の剤にして用ゆべからざるは無し。若し腎虚発熱して渇を作し、小便淋秘して、痰壅り音を失し、咳嗽吐血・頭目眩暈・眼花耳聾・咽喉燥痛・口舌瘡裂・歯堅固ならず、腰腿痿軟・五蔵虧損・自汗盗汗・便血諸血、凡て肝経不足の症にて尤も当に之を用ゆべし。蓋し水能く木を生ずる故也。此れ、水泛《うか》びて痰を為すの聖薬にて、血虚発熱の神剤なり。又、肝腎の精血不

足・虚熱・起牀すること能わざるを治す。即ち、八味丸去附子・肉桂」とあって、ここでは小児の肝腎不足への適応から婦人の用途へと展開している。

⓫**『医方考』巻之二・咳嗽門第十七**には、「六味地黄丸　腎虚にて熱を肺に移し、咳嗽する者、此の方之を主る。〇足心熱し、内股熱して腰痛し、両尺脈虚大なる者有り。病、腎虚に原づく也。熟地黄・山茱萸、味厚き者也。味厚きは陰中の陰為り。故に能く腎を益す。腎は水臓。虚するときは水邪之に帰す。故に山薬・茯苓を用いて以って水邪を利す。水邪之に帰するときは湿熱を生ず。故に沢瀉・丹皮を用いて以って坎中の熱を導く。其の陰血を滋し、其の熱邪を去るときは、精日生じて腎虚せず。病根既に去り、咳嗽自ずから寧し」とある。尚、坎は八卦の一つで、ここでは腎を指す。

また、**巻之三・虚損労瘵門第十八**には、「六味地黄丸　腎虚して火を制すること能わざる者、此の方之を主る。〇腎は独り水だけに非ざる也。命門の火並ぶ。腎虚せざるときは水、以って火を制するに足る。虚するときは火、制せらるること無くして熱証生ず。之を名づけて陰虚火動と曰う。河間氏、腎虚するときは熱すと謂う所は是れ也。今の人、足心熱し、陰股熱し、腰脊痛むは率ね是れ、此の証なり。老人之を得るは順と為し、少年之を得るは逆と為す。乃ち咳血の漸《きざ》し也」とある。

⓬更には、巻之三・虚損労瘵門第十八及び巻之五・痿痺門第四十五には、六味地黄丸加黄柏知母方が収載されている。前者には「腎労にて背、俛仰し難く、小便利せず、余瀝有り、嚢湿りて瘡を生じ、小腹裏急、便赤黄なる者、此の方之を主る」とあり、後者には「腎気熱するときは腰脊挙がらず、骨枯れて髄減り、発して骨痿と為す。宜しく此の方之を主るべし」とある。また、後者での薬味の解説には、「是の方なるや、熟地黄・山茱萸、味厚くして能く陰を生ず。黄柏・知母、苦寒にして能く火を瀉す。沢瀉・丹皮、能く坎中の熱を去る。茯苓・山薬、能く腎間の邪を制す」とある。

⓭**『銀海精微』巻下**には、「問いて曰く、能く遠くを視て近くを視ること能わざる者は何ぞや。答えて曰く、気旺して血衰うる也。経に云く、近くを視ること明らかならず、是れ水無き也と。治するに六味地黄丸加補腎丸に宜し。諸々の補陰薬皆之を主るべし」とある。補腎丸は、後段にて人参・

茯苓・細辛・五味子・桔梗・肉桂・乾山薬・柏子仁・乾地黄、加知母・黄柏・青塩の処方と沢瀉・細辛・菟絲子・五味子・茺蔚子・山薬・熟地黄との処方とが掲載される。

⑭また、**『万病回春』巻之五・眼目**には、「目能く遠くを視て、近くを視ること能わざる者、火盛んにして水虧くる也。六味地黄丸加牡蠣」とあり、また「目能く近くを視て、遠くを視ること能わざる者、水有りて火無き也。定志丸」ともある。定志丸は遠志・人参・白茯神・石菖蒲を朱砂にて衣と為す。

一方、**同巻・鬚髪**には、「一男子年二十、巓毛脱け尽す。六味地黄丸を用いて数日ならずして髪生ずること寸許り。両月にして旧に復す」とあり、**同巻・口舌**には、「口臭く、牙齦赤く爛れ、腿膝痿軟し、或いは口鹹きは、此れ腎経の虚熱なり。六味丸を用ゆ」ともある。

今まで小児の遠視に対する処方としてはあまり唱えられて来なかったが、著者自身、遠視の子供に六味丸を単独で投与して、定期的受診の眼科医より遠視の進行が停止したと告げられた症例を経験している。

⑮**『張氏医通』巻十六祖方・崔氏八味丸**には、「銭氏六味丸　一名六味地黄丸　湯に作りて生料六味丸と名づく　腎水の真陰不足を治す」との条文の後、「八味丸より桂・附を去る。方中、熟地黄は縮砂を用いて蜜八銭にて製す。按ずるに、金匱八味腎気の地黄には本、縮砂の製無し。中に附子の雄、肉桂の竄有るを以って也。銭氏裁ちて二味を去り、小児の解顱等の証を治す。素稟、腎虚にして純陽未だ動かずと曰うと雖も、地黄、製せざるを可とする也。後世借りて真陰不足を治す。乃ち縮砂を用いて地黄を製す。特《ただ》に食を減らし、瀉を作すの虞無きのみにあらず。服して後、噯を連ぬる数々の声、気が食運を転ずること、脾腎安和すること、其の陽生じて陰長ずるの妙、世は都《すべ》て知ること莫し。茲に特に表わして之を出だす」と特記している。

その後で、「都炁《トキ》丸　腎水固まらず、咳嗽・精滑するを治す」とあって、八味丸去桂附加五味子一両と指示される。炁は気の別体で、精滑は遺精のことである。従って、都気丸は六味丸加五味子とする方が一般的である。

次に、「七味丸　腎の虚火、根に帰せず、遊散して上に在り、外に在るを治す」とあり、八味丸去附子とあるので、七味丸は六味丸加肉桂となる。

更には、「加減八味丸　腎の虚火、源に帰せず、閧熱《コウネツ》・咳嗽するを治す」とあり、八味丸去附子加五味子一両とあるので、加減八味丸は七味丸加五味子、又は六味丸加肉桂・五味子となる。

⑯**『春脚集』巻一・舌部**には、「一方　舌縮みて言わざるを治す。名づけて陰強と曰う。宜しく補陰すべし。四物湯或いは地黄湯の如し。水煎して之を服す」とあって、四物湯方に続いて、地黄湯方として本方の六味が指示される。

⑰**『新増補家伝預薬集』巻之四・丸の類・六味丸**には、「○渇を治するには五味子・麦門冬を加う。○諸々の淋瀝には茯苓・沢瀉を倍す。○老人、夜小便多きには益智を加え、沢瀉を去り、茯苓一半を減ず。……○陰嚢腫脹は陰虚に属し、湿熱して壅滞するには車前子・牛膝を加う」とあり、特に最後は牛車腎気丸ならぬ、牛車六味丸とでも称する処方である。

⑱**『当壮庵家方口解』巻之一・六味丸煎湯**には、熟地黄・山茱萸・山薬・牡丹皮・茯苓・沢瀉と指示され、「○本方にて用ゆるは燥を潤す薬也。腎中に火生ぜんとする漸しある時は燥也。其の時は未発の火也。それに本方にて用ゆ。真陽も弱ければ異功散、四君子湯を用い、火気漸く動く時、四君子湯に当帰・酒炒の黄柏を加えて兼用する也。陽気を補い、火動く時は六味丸を用い、陰陽、権衡の如しと云いたり。つりをして用ゆる也。○腎水とて腎の蔵に水たたえみつるにはあらず、人交わる時に感動に因りて身中の津液の粋なるもの集まる也。命門のと云うは陰を指して云う也。……○舌痛の症に用いて功あり。回春の口舌門の論、参考とすべし。……○小児痩するに六味丸の煉薬よきことあり。……○中風、大便結する症に主方を用ゆる間に煉薬にして用いて吉し。……○大便溏する症には用捨すべき也。夫れには八味丸よきことあり。……○俗に云う六味丸、保養に服して老人早く盲たると云うことあり。予、此の理有るべからずと思えり。然るに五十・六十の男に左積在りて肝経鬱し、盲するあり。此くの如き症には六味丸宜しからず。却って鬱滞を増す也。……」等々と解説される。尚、「つりをして用ゆる也」とは釣り合いを保って用うるの意である。

⑲**『医療手引草』上編坤・虚労**には、「○六味丸は陰虚して水かわき、目

かすみ、或いは熱出などするに、水を滋す寒剤の方なり。宋の銭仲陽、小児の歯遅く、歩行すること遅く、是れ、皆先天の元気弱き故なり。此の方を以って補うなり。〇此の方に五味子を加えて七味丸と名づく。一名は都炁丸とも云う。陰虚労嗽に究めて効あり」とあり、都気丸は肺結核による咳嗽に処方されたのであろう。

⑳『梧竹楼方函口訣』巻之三・小児類には、「地黄円〇……元来此に載する主治の通りにて小児の弱手なる者の解顱せし者を治するが本也。其の他、大人の補虚の主治は皆転用せし者と見ゆ。此れは至って良方にて余、度々経験あり。中にも小児肝気亢ぶり、気短かになりて、事ともすると涕哭して止まず。眼中に青み多く、額上に青筋を見わし、面色常に痿白なる者には此の方を半季も一年も長服せしむれば、いつとなしに気質重厚・筋脈堅強にして甚だ達者になる者也。此の方、大人の虚損に用ゆることは世人能く知れども、小児の補虚に用ゆることは反って近世癈したり。知らず、小児に用いしが此の方の旨本にして至って能くきく者也。……六・七歳より十二・三迠は至極の比合い也。……」とあって、当時は却って小児への処方が少なかったことが分かる。

㉑『勿誤薬室方函』巻下・丸薬部には、「地黄丸　児、本より虚怯し、胎気成らざるに由るときは神不足し、目中白睛多く、其の顱即ち解け、面色㿠白、此れ皆養い難し。縦《たと》え長ずるも八々の数を過ぎず、若し色欲を恣にせば、四旬に及ばず。或いは病に因りて腎虚を致す者有るも非也。腎気不足するときは下竄《かく》る。蓋し骨重きは惟墜下せんと欲して身を縮むる也。腎水は陰也。腎虚するときは明を畏る。皆宜しく腎を補うべし。此の方之を主る。肝疳、白膜《バク》にて睛を遮るは当に肝を補うべし。此の方之を主る」とあって、原典・巻上の腎虚の条文と諸疳の内の肝疳の条文が、そのまま合成されて引用されている。要は肝を補う場合にも、腎を補う場合にも本方を処方すればよいことになる。五行的に水生木で、腎水と肝木は母子関係にあるからである。また、薬味は地黄・山茱萸・薯蕷・沢瀉・牡丹・茯苓を蜜丸とするべく指示される。尚、同書・巻上・八味丸料にも地黄と指示されている。

㉒梅村隆保先生は**『漢方と漢薬』第七巻第十号・六味腎気丸治験**で、六歳男子で尿蛋白著明、浮腫が軽快しない腎臓病で、入院加療約五ヶ月にても一進一退の患者に、虚腫を目標に六味腎気丸を投与し、「服薬一日にして排尿四百瓦、漸次増量して最後に千二百瓦あり、さしもの難症も短時日の間に浮腫は消散せり。患家の悦び譬うるにものなく、我も六味腎気丸の偉効に驚き入りしなり。六味腎気丸は丸薬にせず、煎薬にて使用せしものにして、時今虚腫の時、六味腎気丸を使用する時は思わぬ効果を来すものなる事を実験せり」とあり、一般的には六味丸が生水、壮水の剤であるのに、六味丸の用法の妙と言えよう。

㉓大塚敬節先生は**『漢方の臨牀』第13巻第12号・最近の治験を語る——座談会——**で、「それできょうは八味丸または六味丸の効くおねしょの型がほぼわかったような気がしますので、それをお話してみたいと思います。……それで、だいたいにおいて、八味丸や六味丸を使う場合は栄養がよくて、虚証には見えない肉付きのよい子が多いのですが、……それで、八味丸や六味丸の適するのは、そのようにチビチビと洩れるという感じのおねしょが特徴なのです。それが目標なのです」と、柴胡桂枝湯(377頁)の場合との相違について話されている。

㉔著者は昔、何故乳幼児～少年期の処方が初老～老年期にも有効なのか、不思議で仕方がなかった。勿論言うまでもなく、漢方では先天の気は腎に宿るとされ、受胎後から五臓六腑が形成されて行く過程で、何らかの障害で形成不全があれば、それは発育不良となって表われ、先天の気の未だ至らざる故、本方で治療することになる。しかも殆どの場合、子供は純陽だから補陽の必要がない。一方、老いて来ると、先天の気が衰弱し始め、人によっては腎気は未だ衰えず、腎精を補うだけで良い場合がある。このようなときにも本方は適応となる。正に上りて余り有りて足らざるを補い、下りて余り有りて足らざるを補う訳である。更に進めば、いずれは腎気も補うことになるだろう。

著者は実際には、腎精は補うが、腎気も僅かに補いたい症例には、六味丸に少量の八味地黄丸を合方して処方することがある。

引用文献

『薬性提要』以下は本文での登載順に掲載する。また、文献末尾の(杏)、(京)、(宮)、(日文)、(京医)、(山)、(村)は所蔵者名を表わし、夫々公益財団法人武田科学振興財団杏雨書屋、京都大学附属図書館、宮内庁書陵部、国際日本文化研究センター、京都大学医学図書館、山田光胤先生、村木重伸先生である。

書籍文献

日本医薬品集フォーラム監修:日本医薬品集　医療薬2014年版、じほう、2013年
栗原愛塔編著:皇漢医学処方千載集、皇漢薬堂出版部、昭和十一年
大塚敬節・矢数道明監修、気賀林一編:経験・漢方処方分量集、医道の日本社、1981年
龍野一雄編著:漢方処方集／改訂新版、中国漢方、1991年
神戸中医学研究会編著:中医臨床のための方剤学、医歯薬出版、1992年
多紀玄堅著:薬性提要、逍遙堂・宮商閣、文化四年
陳師文等編、橘親顕等校正:増広太平恵民和剤局方、西村又右衛門他、享保十七年
朱橚撰:普済方／四庫医学叢書、上海古籍出版社、1991年
呉彦夔撰:伝信適用方／四庫医学叢書、上海古籍出版社、1994年
浅田宗伯纂:勿誤薬室方函、勿誤薬室蔵、明治十年
中川成章著:証治摘要／皇漢医学叢書、上海中医学院出版社、1993年
原南陽口授:叢桂亭医事小言、青藜閣・東壁楼、文政三年
福井楓亭著:方読弁解／近世漢方医学書集成、名著出版、1981年
徽宗趙佶編:聖済総録、人民衛生出版社、1992年
和田東郭口授:東郭医談／近世漢方医学書集成、名著出版、2002年
山本鹿洲著:癖嚢編／近世漢方医学書集成、名著出版、1981年
浅田宗伯口授:勿誤薬室方函口訣、勿誤薬室蔵、明治十一年
浅田宗伯著:橘窓書影(復刻)、燎原書店、1976年
山本巌著:東医雑録、燎原書店、1983～5年
村瀬豆洲著:方彙続貂、近世漢方医学書集成、名著出版、1981年
厚生省薬務局監修:一般用漢方処方の手引き、薬業時報社、1990年
日本公定医書協会監修:一般用漢方処方の手引き／改訂、じほう、2009年
王好古撰:医塁元戎、四庫医学叢書、上海古籍出版社、1991年
王好古撰:医塁元戎／医統正脈、師古斎蔵、万暦二十九年(1601)(杏)
羅天益撰:衛生宝鑑、人民衛生出版社、1987年
陳自明撰:婦人大全良方／中医古籍整理叢書、人民衛生出版社、1985年
龔廷賢撰:新刊万病回春、川勝五郎右衛門・升屋孫兵衛、正徳四年
龔信・龔廷賢撰:古今医鑑／和刻漢籍医書集成、エンタプライズ、1991年
朱佐撰:類編朱氏集験医方、人民衛生出版社、1983年

薛己撰或訂:薛氏医案／四庫医学叢書、上海古籍出版社、1991 年
呉尚黙訂:丹渓手鏡／丹渓医集、人民衛生出版社、1993 年
施沛撰:祖剤／中医古籍整理叢書、人民衛生出版社、1987 年
饗庭東庵校正加点:黄帝内経素問、吉弘玄仍跋刊本、寛文三年
李時珍撰:本草綱目／四庫医学叢書、上海古籍出版社、1991 年
香月牛山著:牛山方考／香月牛山選集、漢方文献刊行会、1973 年
北尾春圃著:当壮庵家方口解／近世漢方医学書集成、名著出版、1983 年
目黒道琢著:餐英館療治雑話、第三医学研究会、1991 年
朱肱撰:増注類証活人書、芳蘭榭蔵、寛政十一年
百々漢陰・百々鳩窓述:梧竹楼方函口訣(復刻)、春陽堂、1976 年
王綸撰:新刊明医雑著、野田弥兵衛、正保二年
張仲景撰、王叔和撰次、林億等校正:金匱要略(金匱要略方論)／仲景全書、出雲寺和泉、宝暦六年
張仲景撰、王叔和撰次、林億等校正:金匱要略(新編金匱要略方論)、出雲寺松栢堂、享和元年
張仲景撰、王叔和撰次、林億等校正:金匱玉函経(復刻)、燎原書店、1988 年
張仲景撰、王叔和撰次、林億等校正:宋板傷寒論、風月床左衛門他、文政十年
張仲景撰、王叔和撰次、林億等校正:傷寒論(飜刻宋版傷寒論)、観理薬室蔵、安政三年
呉謙等撰:御纂医宗金鑑、文化図書公司、1992 年
何任主編:金匱要略校注／中医古籍整理叢書、人民衛生出版社、1990 年
楊士瀛撰、朱崇正附遺:仁斎仁指／四庫医学叢書、上海古籍出版社、1991 年
朱丹渓撰、程充訂:丹渓心法／中医基礎叢書、中国書店、1986 年
曲直瀬道三述、曲直瀬玄朔校録:能毒、村上平楽寺、正保二年
古林見宜撰述:日記中揀方、徳田八郎兵衛、寛文六年
中神琴渓口授:生生堂治験／皇漢医学叢書、上海中医学院出版社、1993 年
和田東郭口授:百疢一貫(写)、写年不明
和久田叔虎著:腹証奇覧翼(覆刻)、昭文堂、1959 ～ 61 年
宇津木昆台著:古訓医伝／近世漢方医学書集成、名著出版、1980 年
尾台榕堂撰:類聚方広義、積玉圃、安政三年
汪訒庵著輯:増訂本草備要、植村玉枝軒、享保十四年
徐彬註:金匱要略論註／四庫医学叢書、上海古籍出版社、1991 年
尤怡撰:金匱要略心典／中医古籍必備叢書、人民軍医出版社、2009 年
孫思邈撰:備急千金要方、人民衛生出版社、1995 年
王貺撰:全生指迷方／四庫医学叢書、上海古籍出版社、1994 年
厳用和撰:厳氏済生方／和刻漢籍医書集成、エンタプライズ、1988 年
王三才輯:医便／珍本医書集成、上海科学技術出版社、1986 年
羅東逸編:古今名医方論／三朝名医方論／中医古籍名著文庫、中医古籍出版社、2001 年
名古屋玄医著:金匱要略註解、中川茂兵衛、元禄十年
本庄俊篤著:眼科錦嚢／皇漢医学叢書、上海中医学院出版社、1993 年

原南洋述:古方漫筆、秋田屋太右衛門等刊本、天保三年(杏)
小島明著:聖剤発蘊、小島氏三省堂刊本、天保五年(杏)
多紀元堅著:金匱玉函要略述義/皇漢医学叢書、上海中医学院出版社、1993年
巣元方撰:巣氏諸病源候総論/四庫医学叢書、上海古籍出版社、1991年
李東垣撰:内外傷弁惑論/和刻漢籍医書集成、エンタプライズ、1989年
沈明宗撰:編註金匱要略、大観堂、享保十七年
王燾撰:外台秘要、国立中国中薬研究所、1985年
吉益東洞著:類聚方/東洞全集、思文閣出版、1980年
吉益東洞校閲、六角重任著:古方便覧、興文堂・積玉圃、文化三年
湯本求真纂著:皇漢医学、湯本求真、昭和二～三年
吉益南涯著:類聚方解(写)、写年不明
吉益北洲著:金匱要略精義、美津氏写本、文久二年(杏)
有持桂里著:校正方輿輗、銭屋惣四郎、嘉永六年
細野史郎編著:漢方治療の方証吟味、創元社、1983年
南京中医学院主編:中医方剤大辞典、人民衛生出版社、1993～7年
方広編撰:丹渓心法附余(朱丹渓・徐大椿等門人著:丹渓心法)、五洲出版社、1996年
金礼蒙等編、世宗時医官編纂:医方類聚(校点)、人民衛生出版社、1981～2006年
張子和撰:儒門事親、渡辺元安、正徳元年
李梴撰:医学入門/和刻漢籍医書集成、エンタプライズ、1990年
龔廷賢撰:済世全書/和刻漢籍医書集成、エンタプライズ、1991年
片倉鶴陵著:黴癘新書/皇漢医学叢書、上海中医学院出版社、1993年
浅井貞庵述:方彙口訣(復刻)、春陽堂、1974年
甲賀通元編:重訂古今方彙(復刻)、雄渾社、1993年
矢数格著:森道伯先生伝、伝記記念図書刊行会、1933年(杏)
山脇東洋口授:養寿院医談(写)、早川賢造写、文政十一年(杏)
和田東郭口授:導水瑣言(復刻)、燎原書店、1976年
多紀元簡著:金匱玉函要略輯義/皇漢医学叢書、上海中医学院出版社、1993年
何任著、勝田正泰監訳:金匱要略解説、東洋学術出版社、1988年
許叔微撰:類証普済本事方、六珍書屋蔵、享保二十一年
李恒撰:袖珍方、書林熊氏中和書堂拠京本重刊、成化九年(1473)(杏)
梶原性全著:万安方(縮刷復刻)、科学書院、1986年
曲直瀬道三原著、曲直瀬玄朔増補:衆方規矩、吉文字屋市兵衛、寛保三年
吉益東洞口授:方極、積玉圃、享和三年
饗庭積山口授:饗庭家秘説(写)、写年不明(杏)
津田玄仙著:療治経験筆記(復刻)、春陽堂、1974年
龍野一雄編著:新撰類聚方/増補改訂、中国漢方、1989年
山本巌著:餐英館療治雑話解説、第三医学研究会、1991年
成無己撰:注解傷寒論、和刻漢籍医書集成、エンタプライズ、1992年
謝観等編纂:中国医学大辞典、中国書店、1990年
王懐隠等撰:太平聖恵方(復刻)/東洋医学善本叢書、オリエント出版社、1991年(村)
不著撰人:小児衛生総微論方/中医古籍整理叢書、人民衛生出版社、1990年

呉旻撰:扶寿精方／珍本医書集成、上海科学技術出版社、1986 年
汪訒庵撰：医方集解、上海科学技術出版社、1959 年
曲直瀬道三口授:師語録、奥田重郎兵衛、寛文十年
村井琴山著:読類聚方(写)、松井好孝写、嘉永三年(杏)
山田正珍著:傷寒論集成、杏花園蔵、天保三年
川越衡山著:傷寒脈証式／皇漢医学叢書、上海中医学院出版社、1993 年
沙図穆蘇編:瑞竹堂経験方／四庫医学叢書、上海古籍出版社、1991 年
徐大椿撰:傷寒類方／四庫医学叢書、上海古籍出版社、1991 年
喩嘉言撰:傷寒尚論篇／和刻漢籍医書集成、エンタプライズ、1991 年
許宏撰:金鏡内台方議／中医古籍整理叢書、人民衛生出版社、1986 年
津田玄仙述:療治茶談、積玉圃蔵、天明元年—寛政十二年
大塚敬節・矢数道明・清水藤太郎著:漢方診療の実際／改訂版、南山堂、1954 年
葛洪撰、陶弘景増補、楊用道附広:重訂肘後百一方(復刻)、盛文堂、1982 年
劉完素撰:宣明論方／和刻漢籍医書集成、エンタプライズ、1988 年
劉完素撰:傷寒直格方／四庫医学叢書、上海古籍出版社、1991 年
劉完素撰:素問病機気宜保命集／四庫医学叢書、上海古籍出版社、1991 年
劉完素門人撰:傷寒標本心法類萃／四庫医学叢書、上海古籍出版社、1991 年
許国楨編撰:御薬院方／中医古籍整理叢書、人民衛生出版社、1993 年
薛己撰：外科発揮／薛氏医案選、人民衛生出版社、1983 年
陳実功撰:新刊外科正宗、芳蘭榭蔵板、寛政三年
長沢道寿原本、中山三柳新増、北山友松子増広:増広医方口訣集、村上勘兵衛、延宝九年
和田東郭著:蕉窓方意解、岡田群鳳堂、文化十年序
吉益東洞著:東洞先生投剤証録／近世漢方医学書集成、名著出版、1985 年
小山誠次著:高齢者の漢方治療、メディカルユーコン、2003 年
野津猛男著:臨床漢方医典／再版、大正医報社、1934 年
劉渡舟主編:傷寒論校注／中医古籍整理叢書、人民衛生出版社、1991 年
加藤謙斎著:医療手引草、高田清兵衛他、明和三年—安永六年
内島保定著:古方節義、内島氏景湖堂刊本、明和八年(杏)
平野重誠著:為方絜矩(影印)、燎原書店、1975 年
大塚敬節著:臨床応用傷寒論解説、創元社、1984 年
大塚敬節主講:金匱要略講話、創元社、1985 年
細野史郎講話:臨床傷寒論、現代出版プランニング、1996 年
李時珍撰:本草綱目、発刊者不明、江戸後期和刻
貝原益軒編録:大倭本草、小野善助、宝永六年
吉益東洞口授:東洞先生家塾方／東洞全集、思文閣出版、1980 年
吉益東洞口授:方機／東洞全集、思文閣出版、1980 年
香川修庵著:一本堂薬選、文泉堂、享保十六年
鶴元逸著:医断／東洞全集、思文閣出版、1980 年
華岡青洲著:瘍科方筌(写)、安政三年
新宮凉庭口授:雑病邇言方府(写)、写年不明

大塚敬節著:漢方と民間薬百科、主婦の友社、1972 年
吉益東洞著:薬徴、出雲寺文治郎他、文化九年
吉益南涯治験、中川修亭等編:成蹟録、中川氏刊本、文政四年(杏)
本間棗軒著:内科秘録、自準亭蔵、元治元年
古矢知白(金古景山)著:古方括要、活字刊本、刊年不明(杏)
湯本求真著:臨床応用漢方医学解説(復刻)、燎原書店、1976 年
和田正系著:漢方治療提要、医道の日本社、1964 年
李中梓撰:医宗必読/和刻漢籍医書集成、エンタプライズ、1991 年
張璐撰:張氏医通、上海科学技術出版社、1990 年
長沢道寿原本、中山三柳新増:新増愚按口訣/増広医方口訣集、村上勘兵衛、延宝九年
香月牛山著:牛山活套/香月牛山選集、漢方文献刊行会、1973 年
大塚敬節著:漢方診療三十年、創元社、1961 年
大塚敬節・矢数道明・清水藤太郎著:漢方診療医典、南山堂、1980 年
趙献可撰:医貫/和刻漢籍医書集成、エンタプライズ、1991 年
危亦林編撰:世医得効方、上海科学技術出版社、1991 年
和田東郭口授:蕉窓雑話、菱屋又兵衛・永田調兵衛、文政四年
許洪編、橘親顕等校正:増広太平恵民和剤局方指南総論/増広太平恵民和剤局方、西村又右衛門他、享保十七年
張三錫撰:重訂医学六要、朱敬橋聚錦堂、崇禎十七年(1644)(杏)
孫思邈撰:千金翼方、人民衛生出版社、1992 年
陳無択撰:三因極一病証方論、西沢太兵衛、寛文九年
徐彬撰:傷寒一百十三方発明/和刻漢籍医書集成、エンタプライズ、1991 年
陶承熹輯:恵直堂経験方/珍本医籍叢刊、中医古籍出版社、1994 年
山脇東洋著:養寿院方函、万笈堂英平吉、文化十三年(杏)
山脇某著:山脇家八十二秘方、石原氏和漢医学社、1935 年(杏)
片倉鶴陵著:青嚢瑣探、勝村治右衛門他、享和元年
内藤尚賢著:古方薬品考/近世漢方医学書集成、名著出版、1980 年
龍野一雄著:漢方入門講座/増補改訂、中国漢方、1976 年
尾台榕堂校訂:東洞先生答問書/東洞全集、思文閣出版、1980 年
李東垣編輯:食物本草、山屋治右衛門、慶安四年
新宮凉庭著、新宮義慎増補:駆豎斎方府、新宮氏平安家塾活字刊本、弘化四年(杏)
張鋭編撰:鷄峰普済方/中国医学珍本叢書、上海科学技術出版社、1987 年
方有執撰:傷寒論条弁/和刻漢籍医書集成、エンタプライズ、1991 年
尾台榕堂重校:重校薬徴(復刻)、復刻者及び年不明
龐安時撰:傷寒総病論/四庫医学叢書、上海古籍出版社、1991 年
陳復正輯訂:幼幼集成/中医古籍整理叢書、人民衛生出版社、1988 年
香川修庵著:医事説約、鴨好文軒・英万笈堂・升川泰山堂、文化五年序
村瀬豆洲著:幼幼家則/近世漢方医学書集成、名著出版、1981 年
徐用成撰、劉純増補:玉機微義/和刻漢籍医書集成、エンタプライズ、1989 年
多紀元簡著:医賸/皇漢医学叢書、上海中医学院出版社、1993 年
藺道人撰、韋以宗点校:理傷続断方点校、広西民族出版社、1989 年

片倉鶴陵著:産科発蒙／皇漢医学叢書、上海中医学院出版社、1993 年
稲葉文礼著:腹証奇覧、興文堂・積玉圃、享和元年
龔廷賢撰:新刊医林状元寿世保元、風月宗知、正保二年
龔廷賢撰:種杏仙方／和刻漢籍医書集成、エンタプライズ、1991 年
矢数格著:漢方一貫堂医学、医道の日本社、1964 年
賀川玄悦著:子玄子産論、済世館蔵版、嘉永六年
唐慎微撰、張存恵重修:重修政和経史証類備用本草(景印)、南天書局、1976 年
王肯堂撰:証治準縄／四庫医学叢書、上海古籍出版社、1991 年
孫志宏撰:簡明医彀／中医古籍整理叢書、人民衛生出版社、1984 年
有林著:有林福田方(影印)、科学書院、1987 年
原南陽口授:復坐録(写)、文化元年(京)
今村了庵著:脚気鉤要／皇漢医学叢書、上海中医学院出版社、1993 年
山脇東洋著:傷寒門温胆(写)、写年不明(杏)
山脇東門著:東門先生方函(写)、写年不明(杏)
山脇東洋著・原南陽著:東洋方函南門先生蔵方(写)、今井鐲写、写年不明(杏)
浅田宗伯著:脚気概論／皇漢医学叢書、上海中医学院出版社、1993 年
鵜飼礼堂著:和漢薬治療要解、大正医報社、1930 年
日本東洋医学会編:漢方保険診療指針／改訂版、日本東洋医学会、1993 年
王好古撰:此事難知／四庫医学叢書、上海古籍出版社、1991 年
柳田活斎著:傷寒論繹解、包荒堂蔵版、嘉永六年
陳修園撰:金匱要略浅註、上海科学技術出版社 1959 年
森田幸門著:金匱要略入門、森田敦子、1978 年
張卿子撰:集注傷寒論／仲景全書／和刻漢籍医書集成、エンタプライズ、1992 年
多紀元胤著:薬雅(写)、嘉永六年
内藤希哲著:医経解惑論、出雲寺文治郎等刊本、安永五年(杏)
浅田宗伯著:古方薬議(写)、服部政世写、明治六年(杏)
難波抱節著:類聚方集成、京阪書肆同刊本、安政五年(杏)
荒木性次著:古方薬嚢、漢方精究初竜会、1954 年
張介賓撰、牟田光一郎訳註:中国医典質疑録、緑書房、1993 年
郭雍撰:傷寒補亡論／中医古籍整理叢書、人民衛生出版社、1994 年
張介賓撰:景岳全書(影印)、台聯国風出版社、1980 年
奥田謙蔵著:傷寒論梗概、東京漢方医学会、1954 年
奥田謙蔵著:傷寒論講義、医道の日本社、1965 年
趙以徳衍義、周揚俊補註:金匱玉函経二註／中医古籍整理叢書、人民衛生出版社、1990 年
孫一奎撰:赤水玄珠／四庫医学叢書、上海古籍出版社、1991 年
松原一閑斎著:松原一閑斎先生古医方則(写)、写年不明(杏)
寺島良安著:和漢三才図会(縮刷復刻)、吉川弘文館、明治三十九年
香月牛山著:薬籠本草／香月牛山選集、漢方文献刊行会、1974 年
雨森宗真著:松蔭医談／杏林叢書、吐鳳堂書店、大正十四年
山田元倫撰:名家方選、浅井荘右衛門他、天明元年

古川瑞昌著:ハトムギの効用——ガンと美容と長寿に効く——、六月社、1963 年
小野蘭山口授:本草綱目啓蒙、衆芳軒、享和三年—文化二年(杏)
山脇東洋著:養寿院山脇先生方函(写)/普救堂叢書、嘉永六年(杏)
大塚敬節著:症候による漢方治療の実際、南山堂、1967 年
荻野元凱著:台州先生病候記(写)、写年不明(杏)
荻野元凱著:台州先生医話(写)、写年不明(杏)
森立之著:遊相医話/杏林叢書、吐鳳堂書店、大正十四年
楊士瀛撰、朱崇正附遺:仁斎傷寒類書/四庫医学叢書、上海古籍出版社、1991 年
奥田謙蔵著:漢方古方要方解説、医道の日本社、1991 年
銭乙撰、閻孝忠編:小児薬証直訣/中医古籍整理叢書、人民衛生出版社、1991 年
張時徹撰:摂生衆妙方、青藩良医正馬崇儒等奉命重刊本、隆慶三年(1569)(杏)
駱竜吉撰、姚乃礼主編:内経拾遺方論/三朝名医方論/中医古籍名著文庫、中医古籍整理叢書、2001 年
中山医学院編、神戸中医学研究会訳・編:漢薬の臨床応用、医歯薬出版、1983 年
王璆撰:是斎百一選方、上海中医学院出版社、1991 年
聶尚恒撰:痘疹活幼心法、文台屋治郎兵衛刊本、寛文六年(杏)
矢数道明著:臨床応用漢方処方解説/増補改訂版、創元社、1985 年
高橋真太郎・西岡一夫著:明解漢方処方、浪速社、1970 年
伊藤良・山本巌監修、神戸中医学研究会編著:中医処方解説、医歯薬出版、1984 年
趙宜真輯:秘伝外科方/中医古籍整理叢書、人民衛生出版社、1991 年
三位法眼著:三位法眼家伝秘方(写)、写年不明(宮)
村上等順著:続名家方選/皇漢医学叢書、上海中医学院出版社、1993 年
田代三喜著、原南陽考訂:三喜直指篇、須原屋伊八、寛政二年(杏)
龔信・龔廷賢撰:新刊古今医鑑、日本活字刊本、慶長十年識語アリ(杏)
甲賀通元編著:刪補古今方彙、梅村某、享保十八年序
埴岡博・滝野行亮著:薬局製剤漢方 194 方の使い方、薬業時報社、1988 年
蘇軾・沈括撰:蘇沈良方/四庫医学叢書、上海古籍出版社、1991 年
王袞撰:博済方/四庫医学叢書、上海古籍出版社、1991 年
虞摶撰:医学正伝/和刻漢籍医書集成、エンタプライズ、1990 年
王碩撰:易簡方/中医古籍整理叢書、人民衛生出版社、1995 年
董汲撰:脚気治法総要/四庫医学叢書、上海古籍出版社、1991 年
魏峴撰:魏氏家蔵方/海外回帰中医善本古籍叢書(続)、人民衛生出版社、2010 年
多紀元胤著:中国医籍考/皇漢医学叢書、上海中医学院出版社、1993 年
梁子材撰:不知医必要/珍本医書集成、上海科学技術出版社、1986 年
岡本玄冶著:玄冶方考/近世漢方医学書集成、名著出版、1983 年
多紀元簡輯:観聚方要補、聿修堂蔵版、文政二年
成無已撰:傷寒明理論/和刻漢籍医書集成、エンタプライズ、1988 年
名古屋玄医著:閲甫纂言方考、平楽寺村上勘兵衛、寛文十二年(杏)
後藤艮山口授:病因考、徽養浩園刊本、文化十二年(杏)
多紀元堅著:時還読我書/杏林叢書、吐鳳堂書店、大正十二年
伊沢蘭軒口授、森立之筆記:蘭軒医談/杏林叢書、吐鳳堂書店、大正十四年

伊沢蘭軒著:居家遠志／杏林叢書、吐鳳堂書店、大正十五年
古林見宜原著、小山誠次編注:編注日記中揀方、たにぐち書店、2010 年
熊宗立編:医書大全／和刻漢籍医書集成、エンタプライズ、1989 年
董宿輯録、方賢続補:奇効良方／明清中医名著叢刊、中国中医薬出版社、1995 年
呉崑撰:医方考／和刻漢籍医書集成、エンタプライズ、1990 年
中西深斎著:傷寒論弁正、澄霞園蔵、寛政二年
竹中南峯著:済美堂方函(写)、早川賢造写、文政十一年(杏)
徐大椿撰:傷寒類方／徐大椿医書全集／中医古籍整理叢書、人民衛生出版社、1988 年
陶華撰:傷寒六書、書林道伴加点新刻、寛永七年
徐大椿撰:傷寒約編／徐大椿医書全集／中医古籍整理叢書、人民衛生出版社、1988 年
多紀元簡著:傷寒論輯義、聿修堂蔵版、文化五年
小原良直訂正:訂字標注傷寒論、紀藩羣芳軒蔵板、嘉永元年
高橋道史著:浅田流・漢方診療の実際、医道の日本社、1977 年
楼英編撰:医学綱目／中医古籍整理叢書、人民衛生出版社、1987 年
竹中霞城口授:済春園方函口訣(写)、写年不明(京)
薛己撰:外科枢要／薛氏医案選、人民衛生出版社、1983 年
戴元礼撰:証治類方／和刻漢籍医書集成、エンタプライズ、1989 年
戴元礼撰:証治要訣／和刻漢籍医書集成、エンタプライズ、1989 年
北山友松子編:衆方規矩刪補、徳泉堂蔵版、元文二年
矢数道明・矢数有道共述:漢方後世要方解説(孔版)、東洋医学社、1954 年(杏)
矢数道明著:臨床応用漢方処方解説、創元社、1966 年(杏)
皇甫謐撰:鍼灸甲乙経／四庫医学叢書、上海古籍出版社、1991 年
王好古撰:伊尹湯液仲景広為大法、武田研究所、1965 年(杏)
王好古撰:陰証略例、上海商務印書館、1956 年(杏)
賀川玄迪著:産論翼、済世館蔵板、嘉永六年
喩嘉言撰:医門法律／和刻漢籍医書集成、エンタプライズ、1991 年
王清源撰:医方簡義／珍本医書集成、上海科学技術出版社、1985 年
荒木性次著:新古方薬嚢、方術信和会、1972 年
李東垣撰:蘭室秘蔵／和刻漢籍医書集成、エンタプライズ、1989 年
朱丹渓撰:格致余論／丹渓医集、人民衛生出版社、1993 年
葛可久撰:十薬神書、富倉太兵衛、元禄三年
加藤謙斎講述、加藤玄順記録:傷寒論手引草、安永三年(杏)
龔廷賢撰:雲林神彀／和刻漢籍医書集成、エンタプライズ、1991 年
和田東郭口授:東郭先生夜話(写)、永井春亭写、寛政五年(杏)
梶原性全著:頓医抄(縮刷影印)、科学書院、1986 年
岡本一抱子著:方意弁義、英松堂蔵版、元禄十六年
程林刪定:聖済総録纂要／四庫医学叢書、上海古籍出版社、1991 年
董汲撰:旅舎備要方／四庫医学叢書、上海古籍出版社、1991 年
岡西為人著:宋以前医籍考、古亭書屋、1969 年
李仲南撰:永類鈐方(写)、与住草屋写、文化十一年(杏)
昝殷撰:経効産宝、人民衛生出版社、1955 年(杏)

松原某著:松原家蔵方(写)、嘉永三年写(京)
呉有性撰:温疫論、林権兵衛他、明和七年
平岡嘉言著:方苑、積玉圃、文化八年
呉鞠通撰:温病条弁/白話中医古籍叢書、中外文化出版公司、春秋出版社、1988年
大塚敬節著:漢方医学、創元社、1991年
香川修庵著、平出延基編:一本堂雑話(写)/普救堂叢書、平出氏写本、嘉永元年―七年(杏)
多紀元簡著:金匱玉函要略方論輯義、聿修堂蔵板、文化八年
尾台榕堂著:方伎雑誌(写)、自筆稿本、写年不明(杏)
徐大椿撰:女科医案/徐大椿医書全集/中医古籍整理叢書、人民衛生出版社、1988年
甲賀通元著:医方紀原、須原屋茂兵衛・柏原屋与左衛門、元文五年
浅田宗伯纂:雑病翼方/浅田宗伯選集、谷口書店、1988年(京医)
難波恒雄著:原色和漢薬図鑑、保育社、1984年
朱丹渓撰:本草衍義補遺/丹渓医集/中医古籍整理叢書、人民衛生出版社、1993年
曲直瀬道三著:啓迪集/近世漢方医学書集成、名著出版、1985年
永富独嘯庵著:漫遊雑記、河内屋喜兵衛、寛政八年
程林撰:金匱要略直解(写)、橋本立斎写、寛政三年(杏)
浅田宗伯著、松山挺校:先哲医話、勿誤薬室蔵、明治十三年
浅田宗伯著:橘黄年譜抄/杏林叢書、吐鳳堂書店、大正十三年
石原明、長浜善夫等著:漢方大医典、東都書房、1964年
丹波康頼編著:医心方(復刻)、人民衛生出版社、1993年
劉棟(白水田良)著:金匱要略方論𧝒註、林権兵衛等、文化四年(杏)
山田業広著:経方弁、温知社、明治十二年(杏)
方賢撰:奇効良方瘡疹論/奇効良方/明清中医名著叢刊、中国中医薬出版社、1995年
皇甫中撰、王肯堂訂補、邵達参補:明医指掌(訂補本)、人民衛生出版社、1982年
矢数道明著:漢方後世要方解説、医道の日本社、1959年
董汲撰:小児斑疹備急方論/小児薬証直訣/中医古籍整理叢書、人民衛生出版社、1991年
閻孝忠撰:閻氏小児方論/小児薬証直訣/中医古籍整理叢書、人民衛生出版社、1991年
曲直瀬道三著:薬性能毒、霜月吉日開板、寛永六年
戴曼公口授、池田正直筆記、池田瑞仙撰次:戴曼公治痘用方、写年不明(杏)
曲直瀬玄鑑原本、下津春抱校補:痘疹医統、梅村市郎兵衛・野村八右衛門、正徳五年(杏)
池田独美著:痘科弁要/皇漢医学叢書、上海中医学院出版社、1993年
不著編人:医方大成論/和刻漢籍医書集成、エンタプライズ、1989年
馬場和光著:理論と実際 漢方治療法講話、成光館書店、1938年
曲直瀬玄朔著:医学天正記/近世漢方医学書集成、名著出版、1985年
岡本玄冶著:玄冶薬方口解/近世漢方医学書集成、名著出版、1983年
古林見桃著:傷寒論闕疑、古林氏刊本、安永八年(杏)
恵美三白著:医事談(写)、平出氏蔵、写年不明(杏)

梁文科輯、年希堯増輯：集験良方／珍本医籍叢刊、中医古籍出版社、1991 年
本郷正豊著：医道日用綱目、菊屋七郎兵衛他、安永九年
陶弘景撰、尚志鈞輯校：名医別録（輯校本）／中医古籍整理叢書、人民衛生出版社、1986 年
池田瑞仙口授：池田先生治痘記聞（写）、写年不明（杏）
池田瑞仙口授：痘瘡治術伝撮要（写）、田中光信写本、文久四年（杏）
河北北方学院編輯：中国古医籍書目提要、中医古籍出版社、2009 年
多紀元堅著：雑病広要／日本江戸漢方医学書選編、学苑出版社、2009 年
陳師文等編：重刊太平恵民和剤局方、村上平楽寺、正保四年
太平恵民和剤局編：太平恵民和剤局方／中医古籍整理叢書、人民衛生出版社、1985 年
孫思邈撰（旧題）：銀海精微／四庫医学叢書、上海古籍出版社、1991 年
杉田玄白著、緒方富雄訳：形影夜話、昆健一郎、1970 年
山脇東洋口授：東洋洛語／近世漢方医学書集成、名著出版、1985 年
劉涓子撰、龔慶宣編：劉涓子鬼遺方／中医古籍整理叢書、人民衛生出版社、1986 年
山本鹿洲著：橘黄医談／近世漢方医学書集成、名著出版、1981 年
落合泰三著：漢洋病名対照録、自適堂落合蔵版、明治十六年
和田啓十郎著：医界之鉄椎／増補二版、南江堂書店、大正四年
饗庭東庵校正加点：黄帝内経霊枢、吉弘玄仍跋刊本、寛文三年
孟文瑞輯：春脚集／珍本医書集成、上海科学技術出版社、1986 年
吉益東洞著：建殊録／東洞全集、思文閣出版、1980 年
中神琴渓口授：生生堂雑記（復刻）、盛文堂、1975 年
徐大椿撰：雑病証治／徐大椿医書全集／中医古籍整理叢書、人民衛生出版社、1988 年
呉旻撰：扶寿精方、山東布政使司施篤臣等重刊本、万暦元年（1573）（杏）
三角了察著：清慎堂親験方略（写）、平出浦光写、写年不明（杏）
劉国正主編：日本歴代名医秘方、中医古籍出版社、1994 年
竹中通菴著：古今養性録、西村半兵衛、元禄五年（杏）
竹中南峯著：済美堂常用法方録（写）、写年不明（京）
多紀元簡編：救急選方／皇漢医学叢書、上海中医学院出版社、1993 年
山田定怡著：山田流金瘡之事（写）／長井流金瘡撲損療治、写年不明（京）
二宮彦可著：中国接骨図説／皇漢医学叢書、上海中医学院出版社、1993 年
劔持久著：傷寒論考述、東明社、1968 年
不著撰人：方鑑（写）、無塩堂写本、写年不明（杏）
姚僧垣撰、高文鋳輯校：集験方（輯校本）、天津科学技術出版社、1986 年
山田業広著：九折堂読書記千金方／中医薬典籍与学術流派研究叢書、学苑出版社、2009 年
藤原佐世著：日本国見在書目録（写）、写年不明
武之望撰、汪淇箋釈：済陰綱目、科技衛生出版社、1958 年
曲直瀬道三著：切紙／近世漢方医学書集成、名著出版、1985 年
服部方行輯、浅田宗伯校：雑病補亡論、如春医院蔵、明治十四年
沖中重雄・高橋忠雄・大島研三著：内科診断学／第 7 版、医学書院、1969 年
陳延之撰：小品方／小品方・黄帝内経明堂古鈔本残巻、北里研究所附属東洋医学総

合研究所、1992 年
盧之頤撰:痎瘧論疏／四庫医学叢書、上海古籍出版社、1991 年
徐大椿撰:女科指要／徐大椿医学全集／中医古籍整理叢書、人民衛生出版社、1988 年
魏茘彤撰:金匱要略方論本義、金閶緑蔭堂刊本、刊年不明(杏)
王冰撰、程永培輯:元和紀用経／六醴斎医書、脩敬堂、乾隆元年—六十年(1736—95)(杏)
張杲撰:医説／四庫医学叢書、上海古籍出版社、1991 年
梶原性全著:婦人頓医抄、中野宗左衛門刊本、天和三年(杏)
雉間子炳標註:類聚方集覧、享和三年
坂井梅軒原本、中村謙作訳述:鍼術秘要、坂井氏刊本、慶応元年(杏)
村山林益著、戸田旭山刪補:中条流産科全書、宝暦元年
高賓校正:丹渓治法心要／丹渓医集、人民衛生出版社、1993 年
許浚等撰、郭靄春等校注:東医宝鑑、中国中医薬出版社、1996 年
吉益半咲斎著:換骨抄(写)、曲直瀬玄朔天正十三年序、元和四年写(杏)
吉益半咲斎著:換骨抄(写)、曲直瀬玄朔天正十三年序、香川玄牧写(杏)
香川牛山著、呉秀三・富士川游編:婦人寿草／日本産科叢書(復刻)、思文閣、1971 年
赤井悪右衛門著:金瘡秘伝(写)、写年不明
不著撰人:善記流金瘡秘書(写)、延宝七年写(京)
石川某著:金夷秘録 附跌撲破傷風治方(写)、写年不明(京)
三宅意安著:延寿和方彙函(写)、源尺明写本、文化九年(杏)
佐伯理一郎著:日本女科史(復刻)、大学堂書店・大観堂書店、1972 年
不著撰人:金瘡療治鈔(写)、芳賀弥左衛門応永二年写、延文二年(日文)
不著撰人:金瘡秘伝(写)、慶長以前(京)
西玄哲著:金瘡撲損療治(写)、寛永四年写(杏)
半井瑞策?著、呉秀三・富士川游編:半井家産前産後秘書／日本産科叢書(復刻)、思文閣、1971 年
曲直瀬道三口授、小山誠次編:師語録——曲直瀬道三流医学の概要、たにぐち書店、2002 年
宗田一監修:日本の伝統薬、主婦の友社、1989 年
月湖撰、田沢仲舒校:類証弁異全九集、刊年不明(宮)
孫思邈撰:備急千金要方(九十三巻)、敦賀屋久兵衛、万治二年
陳直撰:寿親養老新書／四庫医学叢書、上海古籍出版社、1991 年
近藤隆昌著:藤氏医談／皇漢医学叢書、上海中医学院出版社、1993 年
江蘇新医学院編:中薬大辞典、上海科学技術出版社、1995 年
山田正珍著:傷寒考、須原屋伊八、安永八年序
李東垣撰:脾胃論／和刻漢籍医書集成、エンタプライズ、1989 年
李東垣原撰、羅天益編:東垣試効方／中国医学珍本叢書、上海科学技術出版社、1984 年
程国彭撰:医学心悟、上海会文堂石印本、宣統三年(1911)
岡本玄冶著:日用功方、武村市兵衛、寛文十一年(杏)
王好古撰:此事難知／近世漢方医学書集成、名著出版、1989 年
古林見宜著:医療選方、吉文字屋市兵衛、明和九年(杏)

亀井南溟著:病因備考(写)、回生堂写本、写年不明(杏)
小林勝人訳注:孟子/岩波文庫、岩波書店、2011年
大塚敬節・矢数道明・清水藤太郎著:漢方診療の実際、南山堂、昭和十七年(山)
日本薬剤師会編:漢方業務指針/改訂3版、薬業時報社、1993年
中国中医研究院図書館編:全国中医図書聯合目録、中医古籍出版社、1991年
朱丹渓撰:局方発揮/和刻漢籍医書集成、エンタプライズ、1989年
周応等編、世宗時医官編纂:簡要済衆方/医方類聚、京城東洋医科大学、1965年(杏)
不著撰人:急救仙方/四庫医学叢書、上海古籍出版社、1991年
亀井南溟著:南溟堂方函(写)、回生堂写本、写年不明(杏)
龐安時撰:傷寒総病論/中医古籍整理叢書、人民衛生出版社、1989年
平野重誠著:一夕医話/杏林叢書、吐鳳堂書店、大正十五年
韓祇和撰:傷寒微旨論/四庫医学叢書、上海古籍出版社、1991年
橘南谿著:傷寒論綱要/皇漢医学叢書、上海中医学院出版社、1993年
浅井貞庵講話、浅井正翼筆記、浅井正贇補考:金匱口訣/六然選書、六然社、2003年
吉益南涯口授:金匱要略釈義(写)、写年不明(京)
許叔微撰:傷寒発微論/許叔微傷寒論著三種/中医古籍整理叢書、人民衛生出版社、1993年
朱丹渓撰:格致余論/和刻漢籍医書集成、エンタプライズ、1989年
岡本玄冶原本、増補者未詳:新増補家伝預薬集、井筒屋六兵衛刊本、天和三年(杏)
董宿撰、方賢続:奇効良方、呉興方氏刊本、成化六年(1470)(杏)
加藤謙斎著:薬方選、煉丹窟蔵版、刊年不明
多紀元簡輯、『観聚方要補』安政版刊行委員会編:『観聚方要補』安政版、医聖社、2013年
李雲主編:中医人名辞典、国際文化出版公司、1988年
多紀某著:丹波家方的(写)/普救堂叢書、嘉永七年(杏)
浅井図南著:浅井家腹舌秘録(写)、天保十四年写(杏)
森末義彰・市古貞次・堤精二他編纂:国書総目録、岩波書店、1967年(杏)
北山友松子治験、北山道脩輯:北山医案、須原屋茂兵衛他、延享二年
北山友松子著:北山友松子腹診秘訣(写)、写年不明(杏)
芳村恂益著:北山医話前集、村上清三郎他、正徳三年(杏)
芳村恂益著:二火弁妄/中医珍本叢書、中医古籍出版社、1985年
楊倓撰:楊氏家蔵方、松枝元亮、安永六年(杏)
郭坦撰:備全古今十便良方(写)、日本鈔本、写年不明(杏)
郭坦撰・曹洪欣主編:十便良方/海外回帰中医善本古籍叢書(続)、人民衛生出版社、2010年
盧祖常纂次:続易簡方論後集、東都張惟直松屏舎刊本、文政十年(杏)
中神琴渓口授:生生堂医譚(復刻)、盛文堂、1975年
小曽戸洋著:日本漢方典籍辞典、大修館書店、1999年
王履撰:医経溯洄集/和刻漢籍医書集成、エンタプライズ、1989年

雑誌文献

矢数道明:安中散に就て、日本東洋医学会誌、第4巻3号、1954年
石原明:最近の診療を語る——座談会——、漢方の臨牀、第10巻第6号、1963年
小出壽:下痢を語る——座談会——、漢方と漢薬、第九巻第八号、1942年
堀均:茵蔯蒿湯と蕁麻疹、漢方と漢薬、第八巻第一号、1941年
大塚敬節:五苓散と茵蔯五苓散について、漢方の臨床、第2巻第12号、1955年
大塚敬節:修琴堂治験録(2)・温経湯、漢方の臨牀、第11巻第3号、1964年
岡西為人:漢方医学全書について〈8〉・医方類聚、漢方の臨牀、第16巻第11号、1969年
矢数道明:温清飲の臨床的研究、日本東洋医学会誌、第12巻第1号、1961年
奥田謙蔵:漢方医学薬方解説(三)・越婢加朮湯、漢方の臨床、第1巻第3号、1954年
矢数道明:温知堂経験録(85)・角膜炎に越婢加朮湯、漢方の臨牀、第21巻第12号、1974年
大塚敬節:小児治験八例、漢方と漢薬、第七巻第九号、1940年
奥田謙蔵:漢方医学薬方解説(五)・黄芩湯、漢方の臨床、第2巻第2号、1955年
花村訓充:黄芩湯の応用、漢方の臨牀、第13巻第6号、1966年
奥田謙蔵:漢方医学薬方解説(八)・黄連湯、漢方の臨床、第2巻第11号、1955年
矢数道明:黄連解毒湯応用の目標に就て、漢方と漢薬、第四巻第十号、1937年
山本巌:補中益気湯を中心として——座談会——、THE KAMPO、Vol.1 №.1、1983年
高橋道史:最近の治療から——痔疾でなやむ人、漢方の臨牀、第9巻第5号、1962年
和田正系:漢方治療室・(4)夏の小治験・一.呉茱萸湯症、漢方と漢薬、第二巻第九号、1935年
大塚敬節:眼科方函・葛根湯、東亜医学、第十五号、1940年
大塚敬節:傷寒論の禁忌の指示について、漢方の臨床、第1巻第3号、1954年
大塚敬節:葛根湯の腹証について、日本東洋医学会誌、第8巻第3号、1957年
山田光胤:葛根湯による蕁麻疹及び水虫の治験、漢方の臨牀、第6巻第11号、1959年
細野史郎:最近の診療を語る——座談会——、漢方の臨牀、第7巻第4号、1960年
牧野富太郎:辛夷はコブシではなく木蘭はモクレンではない、漢方と漢薬、第五巻第十一号、1938年
牧野富太郎:コブシ、牧野植物混混録、第八号、1948年
山田光胤:葛根湯を語る——座談会——、漢方の臨牀、第11巻第6号、1964年
藤井美樹:帰脾湯使用経験、漢方の臨牀、第16巻第6号、1969年
矢数道明:加味逍遙散の臨床的研究、日本東洋医学会誌、第14巻第1号、1963年
矢数道明:腹証を語る(2)——座談会——、漢方の臨牀、第8巻第10号、1961年
矢数道明:温知堂経験録(72)・神経性腸疝痛に甘麦大棗湯、漢方の臨牀、第20巻第5号、1973年
矢数道明:温知堂経験録(76)・猛烈な頭痛に甘麦大棗湯、漢方の臨牀、第21巻第1号、1974年
矢数道明:帰脾湯の運用に就いて、漢方と漢薬、第四巻第一号、1937年
矢数道明:後世要方解説・帰脾湯、漢方と漢薬、第六巻第三号、1939年

西岡一夫:芎帰膠艾湯の処方内容について、日本東洋医学会誌、第14巻第2号、1963年
矢数道明:温知堂経験録(7)・四味膠艾湯治験、漢方の臨牀、第11巻第8号、1964年
矢数道明:芎帰調血飲の運用について、漢方の臨牀、第10巻第8号、1963年
坂口弘:九味檳榔湯のこと——脚気症候群について、漢方、第二巻第十号、1953年
細野史郎・坂口弘・内炭精一:九味檳榔湯加呉茱萸・茯苓の臨床——脚気様症状群の治療——、日本東洋医学会誌、第5巻第2号、1954年
和田正系:桂枝湯を語る座談会、漢方の臨牀、第4巻第1号、1957年
大塚敬節:桂枝湯を語る座談会、漢方の臨牀、第4巻第1号、1957年
西岡一夫:桂枝加葛根湯条文の「反」について、漢方の臨牀、第14巻第6号、1967年
龍野一雄:傷寒論金匱要略要方解説・桂枝加芍薬湯、日本東洋医学会紀要、第一輯、1950年
石原明:附子私考——私の使用する附子——、漢方の臨床、第2巻第9号、1955年
木村長久:浅田家方凾の研究・桂枝湯類(下)・桂枝加竜骨牡蠣湯、漢方と漢薬、第五巻第四号、1938年
大塚敬節:桂枝加竜骨牡蠣湯について、漢方の臨牀、第5巻第1号、1958年
矢数道明:温知堂経験録(44)・心悸亢進症に桂枝加竜牡湯、漢方の臨牀、第17巻第4号、1970年
長沢元夫:中国漢方医学界の動向(十二)・竜骨と牡蠣の効用について、漢方の臨牀、第5巻第10号、1958年
藤平健:桂枝人参湯による常習頭痛の治療、日本東洋医学会誌、第15巻第2号、1964年
和田正系:薬方雑感——葛根湯、小柴胡湯、桂枝茯苓丸——・桂枝茯苓丸の腹証、漢方と漢薬、第四巻第三号、1937年
矢数道明:薬方問答——桂枝茯苓丸に就て、漢方と漢薬、第四巻第六号、1937年
矢数道明:桂枝茯苓丸(料)の臨床的研究、日本東洋医学会誌、第12巻第2号、1961年
緒方玄芳:漢方診療おぼえ書(11)・残尿感を主訴とする初老の女性に桂枝茯苓丸料加薏苡仁、漢方の臨牀、第22巻第1号、1975年
緒方玄芳:漢方診療おぼえ書(12)・膝関節痛に桂枝茯苓丸料加薏苡仁、漢方の臨牀、第22巻第2号、1975年
緒方玄芳:漢方診療おぼえ書(14)・原因不明という腹痛に桂枝茯苓丸料加薏苡仁、漢方の臨牀、第22巻第4号、1975年
矢数道明:温知堂経験録(85)・顔面の肝斑に桂枝茯苓丸料加薏苡仁、漢方の臨牀、第22巻第2号、1975年
藤平健:桂枝麻黄各半湯について、漢方の臨牀、第25巻第11・12合併号、1978年
矢数道明:後世要方解説・香蘇散、漢方と漢薬、第五巻第六号、1938年
矢数道明:喘息を語る——座談会——、漢方と漢薬、第八巻第三号、1941年
矢数道明:温知堂経験録(5)・小児喘息に五虎二陳湯、漢方の臨牀、第11巻第6号、1964年
矢数道明:五積散の運用に就て、漢方と漢薬、第三巻第十一号、1936年
西山英雄:催生の目的に五積散を使って、漢方の臨牀、第8巻第8号、1961年

大塚敬節:五苓散に就いて、漢方と漢薬、第四巻第六号、1937年
大塚敬節:診療余話――座談会――、漢方の臨床、第2巻第1号、1955年
藤平健:五苓散による近視の治療、日本東洋医学会誌、第15巻第4号、1964年
大塚敬節:治験五例・(五)呉茱萸湯、漢方と漢薬、第八巻第二号、1941年
大塚敬節:呉茱萸湯について、漢方の臨牀、第8巻第2号、1961年
矢数道明:下之早、小陥胸湯証に就いて、漢方と漢薬、第二巻第九号、1935年
高橋道史:柴陥湯と肋膜炎、漢方の臨牀、第16巻第7号、1969年
大塚敬節:柴胡加竜骨牡蠣湯に就いて、漢方と漢薬、第一巻第七号、1934年
龍野一雄:傷寒論金匱要略要方解説・柴胡加竜骨牡蠣湯、日本東洋医学会紀要、第一輯、1950年
矢数道明:柴胡加竜骨牡蠣湯の運用について、日本東洋医学会誌、第3巻1号、1953年
高橋道史:再び益気湯去人参とその他、漢方の臨牀、第3巻第5号、1956年
木村長久:柴胡桂枝湯に就て、漢方と漢薬、第一巻第八号、1934年
藤平健:柴胡桂枝湯について、漢方の臨床、第2巻第9号、1955年
大塚敬節:柴胡桂枝湯証について、日本東洋医学会誌、第13巻第2号、1962年
小倉重成:柴胡桂枝乾姜湯に就いて、日本東洋医学会誌、第8巻第3号、1957年
坂口弘:柴胡桂枝干姜湯に関する二、三のことども、漢方の臨床、第4巻第12号、1957年
龍野一雄:柴胡桂枝乾姜湯、漢方の臨牀、第16巻第11号、1969年
細川喜代治:「ツベルクリン」反応陽転児に対する柴胡清肝散の応用、日本東洋医学会誌、第16巻第4号、1965年
木村左京:柴胡清肝散について、漢方の臨牀、第15巻第2号、1968年
鮎川静:小柴胡湯半夏厚朴湯治験、漢方と漢薬、第三巻第八号、1936年
多多良素:診療余話――座談会――、漢方と漢薬、第七巻第九号、1940年
細野史郎:喘息を語る――座談会――、漢方の臨牀、第3巻第1号、1956年
細野史郎:喘息の漢方的治療について、漢方の臨牀、第3巻第1号、1956年
矢数道明:シンポジウム気管支喘息――気管支喘息の漢方治療法、日本東洋医学会誌、第17巻第2号、1966年
細野史郎:喘四君子湯について、漢方の臨牀、第21巻第10号、1974年
矢数道明:温知堂経験録(102)・喘息性気管支炎に小柴胡湯合半夏厚朴湯、漢方の臨牀、第24巻第4号、1977年
大塚敬節:小柴胡湯加石膏と小柴胡湯合五苓散との鑑別に就て、漢方と漢薬、第二巻第四号、1935年
矢数道明:ネフローゼに柴苓湯その他、漢方の臨牀、第14巻第8号、1967年
大塚敬節:瀉心湯に就て(一)、漢方と漢薬、第五巻第十号、1938年
大塚敬節:瀉心湯に就て(二)、漢方と漢薬、第五巻第十二号、1938年
大塚敬節:眼科方凾・瀉心湯、東亜医学、第十五号、1940年
大塚敬節:漢方医学の治療と其性格、東亜医学、第十七号、1940年
阪本正夫:皮膚疾患の漢方治験四例・年余に及ぶ一水虫の例、漢方の臨牀、第6巻第2号、1959年
矢数有道:滋陰降火湯に就て、漢方と漢薬、第五巻第八号、1938年

三好修一:婦人病治験数例・四逆散証、漢方と漢薬、第四巻第四号、1937 年
龍野一雄:四逆散の展開、生薬治療、第十一巻第七号、1944 年
龍野一雄:傷寒論金匱要略要方解説・四逆散、日本東洋医学会紀要、第一輯、1950 年
矢数道明:後世要方解説・四君子湯、漢方と漢薬、第五巻第十一号、1938 年
大塚敬節:釣藤・黄耆の加味による高血圧症の治療、日本東洋医学会誌、第 5 巻 3 号、1955 年
寺師睦済:高血圧症の漢方治療について、日本東洋医学会誌、第 12 巻第 1 号、1961 年
堀均:治験三例、漢方と漢薬、第七巻第八号、1940 年
矢数道明:温知堂経験録(110)・不整脈と呼吸困難に炙甘草湯、漢方の臨牀、第 25 巻第 4 号、1978 年
細野史郎・坂口弘・内炭精一:芍薬甘草湯の研究(第 1 報)、日本東洋医学会誌、第 3 巻 1 号、1953 年
矢数道明:温知堂経験録(10)・四肢萎弱症に芍甘附湯の偉効、漢方の臨牀、第 11 巻第 11 号、1964 年
細野史郎:十全大補湯について、漢方の臨床、第 2 巻第 7 号、1955 年
大塚敬節:十全大補湯の偉効について、漢方の臨床、第 2 巻第 8 号、1955 年
矢数道明:十味敗毒湯の運用について、漢方の臨牀、第 6 巻第 10 号、1959 年
藤井美樹:十味敗毒湯による治療経験、日本東洋医学会誌、第 17 巻第 4 号、1967 年
室賀昭三:口唇皮膚疾患二例に対する十味散、漢方の臨牀、第 15 巻第 6 号、1965 年
矢数道明:常習性便秘に対する潤腸湯の指示について、漢方の臨床、第 4 巻第 7 号、1957 年
大塚敬節:診療余話——座談会——、漢方と漢薬、第七巻第二号、1940 年
小倉重成:小建中湯治験、日本東洋医学会誌、第 10 巻第 1 号、1959 年
龍野一雄:小建中湯、漢方の臨牀、第 16 巻第 8 号、1966 年
藤平健:小建中湯を語る——座談会——、漢方の臨牀、第 4 巻第 2 号、1957 年
日本漢方医学会編輯部:薬方問答——小柴胡湯に就て——、漢方と漢薬、第四巻第二号、1937 年
小倉重成:小柴胡湯の人参、漢方の臨牀、第 3 巻第 6 号、1956 年
日本漢方医学会編輯部:日本漢方医師現況調査統計、漢方と漢薬、第八巻第一号、1941 年
小倉重成:大柴胡湯証と思われた小柴胡湯証、漢方の臨牀、第 3 巻第 3 号、1956 年
矢数道明:温知堂経験録(38)・腺病性体質が小柴胡湯加桔梗石膏で、漢方の臨牀、第 15 巻第 10 号、1968 年
緒方玄芳:漢方診療おぼえ書(41)、漢方の臨牀、第 25 巻第 10 号、1978 年
小倉重成:小青竜湯の腹証、漢方の臨牀、第 5 巻第 4 号、1958 年
龍野一雄:小青竜湯について(一)、漢方の臨牀、第 8 巻第 11 号、1961 年
龍野一雄:小青竜湯について(四)、漢方の臨牀、第 9 巻第 6 号、1962 年
大塚敬節・矢数道明:最近の診療を語る——座談会——、漢方の臨牀、第 10 巻第 6 号、1963 年
矢数道明:参蘇飲、漢方と漢薬、第五巻第十号、1938 年

細野史郎:参蘇飲と肺炎、漢方の臨牀、第5巻第5号、1958年
細野史郎:喘息の漢方的治療について、漢方の臨牀、第3巻第1号、1956年
本多精一:八味丸料及神秘湯治験例、漢方と漢薬、第三巻第十一号、1936年
高橋道史:紫蘇子湯と神秘湯及びその治験例、漢方の臨床、第2巻第4号、1955年
矢数道明:温知堂経験録(45)・〈小児喘息に神秘湯と小青竜湯〉、漢方の臨牀、第17巻第5号、1970年
武藤敏文:神秘湯異変、漢方の臨牀、第7巻第8号、1960年
矢数道明:真武湯症に就て、漢方と漢薬、第二巻第十一号、1935年
大塚敬節:漢方医学に於ける熱と体温上昇との関係に就て――真武湯治験二例――、漢方と漢薬、第三巻第二号、1936年
大塚敬節:真武湯について、漢方と漢薬、第七巻第十一号、1940年
大塚敬節:真武湯について、漢方の臨床、第2巻第5号、1955年
細野史郎:夏の治験、漢方の臨床、第2巻第8号、1955年
阪本正夫:皮膚疾患の漢方治験四例、漢方の臨牀、第6巻第2号、1959年
矢数道明:温知堂経験録(76)、面疱と手掌角皮症に清上防風湯、漢方の臨牀、第21巻第1号、1974年
矢数道明:後世要方解説・清心蓮子飲、漢方と漢薬、第六巻第三号、1939年
矢数道明:清肺湯の運用について、漢方の臨牀、第9巻第2号、1962年
矢数道明:心臟性喘息に清肺湯を用いた経験例、漢方の臨牀、第10巻第2号、1963年
矢数道明:疎経活血湯方に就て、漢方と漢薬、第三巻第四号、1936年
矢数道明:温知堂経験録(84)、右下肢(血栓症)の浮腫と痛みに疎経活血湯加味方、漢方の臨牀、第21巻第10号、1974年
矢数格:常陸紀行、漢方の臨牀、第7巻第7号、1960年
奥田謙蔵:婦人病、漢方と漢薬、第四巻第四号、1937年
龍野一雄:虫様突起炎に於ける大黄牡丹湯の適応証、漢方と漢薬、第十巻第十二号、1943年
矢数道明:明治百年漢方略史年表、漢方の臨牀、第15巻第3号、1968年
細野史郎:山椒の臨床と薬理(一)、漢方の臨床、第1巻第1号、1954年
細野史郎:山椒の臨床と薬理(二)、漢方の臨床、第1巻第2号、1954年
大塚敬節:大建中湯について、漢方の臨床、第2巻第3号、1955年
藤平健:大建中湯による二、三の治験、日本東洋医学会誌、第8巻1号、1957年
大塚敬節:大黄剤を禁忌とする常習便秘に中建中湯を用いた経験、日本東洋医学会誌、第17巻第4号、1967年
湯本一雄:求真医談(六)、漢方と漢薬、第一巻第六号、1934年
湯本一雄:求真医談(九)、漢方と漢薬、第二巻第一号、1935年
大塚敬節:大柴胡湯について、漢方の臨床、第1巻第1号、1934年
龍野一雄:傷寒論金匱要略要方解説・大柴胡湯、日本東洋医学会紀要、第一輯、1950年
矢数道明:温知堂経験録(9)・まえがき/胆石症に大柴胡湯/胆石症と結膜翼状片に大柴胡湯、漢方の臨牀、第11巻第10号、1964年
和田正系:漢方治療室・大承気湯治験、漢方と漢薬、第二巻第十一号、1935年
矢数道明:後世要方解説・竹茹温胆湯、漢方と漢薬、第五巻第十一号、1938年

石原明:先哲経験実用処方選集・治頭瘡一方、漢方の臨牀、第 10 巻第 2 号、1963 年
高橋道史:匙、漢方の臨牀、第 6 巻第 12 号、1959 年
大塚敬節:修琴堂経験録(六)・幼児の湿疹に治頭瘡一方(大芎黄湯)、漢方の臨牀、第 17 巻第 6 号、1970 年
大塚敬節:修琴堂経験録(九)・治頭瘡一方の加減方、漢方の臨牀、第 17 巻第 9 号、1970 年
石原明:先哲経験実用処方選集・治打撲一方、漢方の臨牀、第 10 巻第 2 号、1963 年
細野史郎・坂口弘・内炭精一:高血圧症の東洋医学的治療(続報)、日本東洋医学会誌、第 8 巻第 3 号、1957 年
大塚敬節:修琴堂経験録〈1〉・頭痛と釣藤散、漢方の臨牀、第 17 巻第 1 号、1970 年
広瀬滋之他:釣藤散の臨床、日本東洋医学会誌、第 28 巻第 4 号、1978 年
矢数道明:温知堂経験録(93)・ひどい面疱に腸癰湯加芍薬、漢方の臨牀、第 22 巻第 10 号、1975 年
矢数道明:温知堂経験録(112)・掌蹠膿疱症に腸癰湯加芍薬と紫雲膏、漢方の臨牀、第 25 巻第 7 号、1978 年
小川幸男・木下利夫:猪苓湯による術後乏尿の治験について、日本東洋医学会誌、第 7 巻 1 号、1956 年
大塚敬節:修琴堂経験録(11)・尿路の腫瘍に四物湯合猪苓湯と桂枝茯苓丸料、漢方の臨牀、第 17 巻第 11 号、1970 年
伊藤良:尿管結石に通導散、漢方の臨牀、第 18 巻第 2 号、1971 年
山本巖:活血化瘀剤その 1――座談会――、THE KAMPO、Vol. 2 №. 2、1984 年
吉原浅吉:桃核承気湯と蟯虫、漢方と漢薬、第三巻第十二号、1936 年
大塚敬節:眼科方凾・桃核承気湯、東亜医学、第十五号、1940 年
高橋道史:腹痛と千金当帰湯、漢方の臨牀、第 6 巻第 2 号、1959 年
大塚敬節:修琴堂経験録(10)・胸背痛に当帰湯二例、漢方の臨牀、第 17 巻第 10 号、1970 年
龍野一雄:傷寒論金匱要略要方解説・当帰建中湯、日本東洋医学会紀要、第一輯、1950 年
大塚敬節:当帰四逆湯と当帰四逆加呉茱萸生姜湯の臨床経験、日本東洋医学会誌、第 14 巻第 2 号、1963 年
大塚敬節:出題と回答(6)、漢方の臨牀、第 12 巻第 7 号、1965 年
大塚敬節:当帰芍薬散の運用に就て、漢方と漢薬、第二巻第九号、1935 年
龍野一雄:傷寒論金匱要略要方解説・当帰芍薬散、日本東洋医学会紀要、第一輯、1950 年
竹内達:当帰芍薬散に就いて、漢方の臨床、第 2 巻第 2 号、1955 年
湯本求真:薬方問答――真武湯に就いて――、漢方と漢薬、第四巻第五号、1937 年
山田光胤:笥庵治験・経験録、漢方の臨牀、第 20 巻第 1 号、1973 年
小倉重成:漢方研究室・風邪 3 題、漢方の臨牀、第 21 巻第 10 号、1974 年
大塚敬節:漢方の診療を語る――座談会――、漢方の臨牀、第 10 巻第 3 号、1963 年
阪本正夫:二朮湯の追試例について、漢方の臨牀、第 11 巻第 9 号、1964 年
矢数道明:後世要方解説・二陳湯、漢方と漢薬、第五巻第十号、1938 年

矢数道明:血の道症の意義と漢方療法、漢方の臨牀、第5巻第5号、1958年
大塚敬節:人参湯に就て(二)、漢方と漢薬、第五巻第二号、1938年
大塚敬節:修琴堂治験・溜飲、東亜医学、第十九号、1940年
山田光胤:人参湯合真武湯の応用、漢方の臨牀、第15巻第8号、1968年
矢数道明:後世要方解説・人参養栄湯、漢方と漢薬、第六巻第三号、1939年
龍野一雄:排膿散の証、漢方と漢薬、第十巻第十二号、1943年
湯本求真:肺結核及肋膜炎の漢方的治療法、漢方と漢薬、第二巻第六号、1935年
大塚敬節:麦門冬湯に就て、漢方と漢薬、第二巻第六号、1935年
室賀昭三:麦門冬湯について、漢方の臨牀、第25巻第11・12合併号、1978年
大塚敬節:八味丸に就て、漢方と漢薬、第四巻第九号、1937年
大塚敬節:八味腎気丸による疲労の予防及び回復に就ての知見、生薬治療、第十一巻第八・九合併号、1944年
小倉重成:八味丸と胃腸症状、日本東洋医学会誌、第7巻3号、1957年
大塚敬節:半夏厚朴湯に就て、漢方と漢薬、第五巻第六号、1938年
龍野一雄:ノドの異常感、漢方の臨牀、第12巻第7号、1965年
龍野一雄:用薬に関する二三の原則(一)(古典医学方法論の内)、漢方の臨牀、第14巻第4号、1967年
龍野一雄:傷寒論金匱要略要方解説・半夏瀉心湯、日本東洋医学会紀要、第一輯、1950年
矢数道明:半夏瀉心湯に就いて、日本東洋医学会誌、第5巻2号、1954年
和田正系:半夏瀉心湯治験(三)、漢方の臨床、第1巻第4号、1954年
矢数道明:後世要方解説・半夏白朮天麻湯、漢方と漢薬、第六巻第四号、1939年
矢数道明:半夏白朮天麻湯証に就いて、日本東洋医学会誌、第2巻第2号、1951年
大塚敬節:半夏白朮天麻湯による慢性副鼻腔炎の治療、日本東洋医学会誌、第6巻第2号、1955年
奥田謙蔵:白虎湯及白虎加人参湯に就て、漢方と漢薬、第二巻第九号、1935年
鮎川静:風外山房治験——立秋三題——・茯苓飲証、漢方と漢薬、第六巻第九号、1939年
龍野一雄:傷寒論金匱要略要方解説・茯苓飲、日本東洋医学会紀要、第一輯、1950年
龍野一雄:傷寒論金匱要略要方解説・半夏厚朴湯、日本東洋医学会紀要、第一輯、1950年
山田光胤:附子理中湯に依る神経症の治療、日本東洋医学会誌、第7巻3号、1957年
山田光胤:最近の診療を語る——座談会——、漢方の臨牀、第10巻第6号、1963年
池田千寿:偕行学苑研究課題優秀答案・四物湯、平胃散に就て、漢方と漢薬、第三巻第十号、1936年
矢数道明:後世要方解説・平胃散、漢方と漢薬、第五巻第八号、1938年
阪本正夫:平胃散証と職業、漢方の臨牀、第11巻第10号、1964年
大塚敬節:防已黄耆湯について、漢方の臨床、第2巻第10号、1955年
矢数道明:腎臓病及糖尿病に対する防風通聖散の運用に就て、漢方と漢薬、第三巻第五号、1936年
矢数道明:防風通聖散による皮膚炎の治験、漢方の臨牀、第10巻第12号、1963年
矢数道明:補中益気湯に就て、漢方と漢薬、第四巻第八号、1937年

坂口弘:脉診と漢方(二)、漢方の臨牀、第 8 巻第 2 号、1961 年
大塚敬節:風邪の漢方療法、東亜医学、第十一号、1939 年
龍野一雄:治験小策・急性中耳炎に麻黄附子細辛湯、漢方と漢薬、第十巻第八号、1943 年
藤平健:麻黄附子細辛湯証をみなおそう、漢方の臨牀、第 18 巻第 6・7 合併号、1971 年
藤平健:麻黄附子細辛湯の脈は果して沈か、漢方の臨牀、第 20 巻第 3 号、1973 年
大塚敬節:治験三例、漢方と漢薬、第七巻第十二号、1940 年
細川喜代治:所謂小児喘息に対する麻杏甘石湯の応用、日本東洋医学会誌、第 15 巻第 4 号、1965 年
大塚敬節:修琴堂雑話(五)・麻杏甘石湯による遺尿治験、漢方の臨牀、第 15 巻第 2 号、1968 年
矢数道明:温知堂経験録(85)・青年性扁平疣と夜尿に麻杏薏甘湯エキス、漢方の臨牀、第 21 巻第 12 号、1974 年
矢数道明:温知荘雑筆——潤腸湯と麻子仁丸——・麻子仁丸の証、漢方の臨牀、第 3 巻第 6 号、1956 年
藤平健:木防已湯に木防已に用いる危険、漢方の臨床、第 1 巻第 2 号、1954 年
矢数道明:温知荘雑筆——再び木防已湯証について——、漢方の臨牀、第 4 巻第 1 号、1957 年
藤平健:木防已湯に関する考察、日本東洋医学会誌、第 11 巻第 3 号、1960 年
矢数道明:温知堂経験録(96)・慢性頭痛に清上蠲痛湯、膝関節炎に薏苡仁湯、漢方の臨牀、第 23 巻第 1 号、1976 年
多々良素:最近の治療を語る——座談会——、漢方と漢薬、第七巻第三号、1940 年
大塚敬節:抑肝散について、日本東洋医学会誌、第 15 巻第 3 号、1965 年
寺師睦済:明治天皇と漢方、漢方の臨牀、第 15 巻第 2 号、1968 年
矢数道明:抑肝散加陳皮半夏の運用に関する私見(一)、漢方と漢薬、第一巻第一号、1934 年
矢数道明:抑肝散加陳皮半夏の運用に関する私見(二)、漢方と漢薬、第一巻第二号、1934 年
大塚敬節:抑肝散加陳皮半夏の奇効、漢方、第 1 巻第 6・7 号、1952 年
矢数道明:温知堂経験録(2)・諸神経症に抑肝散加陳半、漢方の臨牀、第 11 巻第 3 号、1964 年
渡辺一水:抑肝散及び加陳皮半夏による治験、漢方の臨牀、第 16 巻第 5 号、1969 年
矢数道明:後世要方解説・六君子湯、漢方と漢薬、第五巻第十号、1938 年
大塚敬節:修琴堂経験録(12)・六君子湯の不思議な薬効、漢方の臨牀、第 17 巻第 12 号、1970 年
伊藤良:立効散による歯痛の治験、漢方の臨牀、第 15 巻第 11・12 合併号、1968 年
矢数道明:立効散による歯痛治験を読んで追記、漢方の臨牀、第 15 巻第 11・12 合併号、1968 年
伊藤良:同名異方、漢方の臨牀、第 16 巻第 3 号、1969 年
岡野勝憲:歯痛と立効散、漢方の臨牀、第 19 巻第 9 号、1972 年
多々良素:診療余話——座談会——、漢方と漢薬、第七巻第九号、1940 年

和田正系:治験感冒のこと(其二)・気管支加答児、漢方と漢薬、第三巻第二号、1936 年
龍野一雄:漢方教室・小青竜湯より苓甘姜味辛夏仁黄湯に至る一聯六方の考察、漢方、第二巻第三号、1953 年
矢数道明:苓甘姜味辛夏仁湯に就て(二)、漢方の臨牀、第 2 巻第 2 号、1955 年
岡野正憲:小青竜湯と苓甘姜味辛夏仁湯の治験、日本東洋医学会誌、第 19 巻第 4 号、1969 年
大塚敬節:治験一束・苓姜朮甘湯証、漢方と漢薬、第四巻第十一号、1937 年
木村長久:苓桂朮甘湯に就て、漢方と漢薬、第四巻第二号、1937 年
大塚敬節:眼科方函・苓桂朮甘湯、東亜医学、第十五号、1940 年
藤平健:水毒解明への一示唆、漢方の臨牀、第 2 巻第 1 号、1955 年
森田幸門:苓桂朮甘湯と真武湯との病理学的鑑別について、日本東洋医学会誌、第 6 巻第 1 号、1955 年
梅村隆保:六味丸治験、漢方と漢薬、第七巻第十号、1940 年
大塚敬節:最近の治験を語る——座談会——、漢方の臨牀、第 13 巻第 12 号、1966 年

以下、本文中には逐一出処文献を記載していないが、著者の論文・記事を一括掲載する。

〈日本東洋医学雑誌〉

直腸低位前方切除術後、粘液による下着汚染に対する黄連解毒湯の一使用経験例、第 45 巻第 2 号、1994 年
葛根湯加川芎辛夷の成立事情、第 45 巻第 3 号、1995 年
加味逍遙散、及び四物湯合方の出典、第 45 巻第 3 号、1995 年
「葛根湯加川芎辛夷の成立事情」及び「加味逍遙散、及び四物湯合方の出典」読後感に対する御礼と追加意見、第 46 巻第 1 号、1995 年
薏苡仁の治疣処方、第 47 巻第 1 号、1996 年
安中散の縮砂の出典、第 47 巻第 2 号、1996 年
帰脾湯及び加味帰脾湯の出典、第 47 巻第 3 号、1996 年
「薏苡仁の治疣処方」追補、第 48 巻第 1 号、1997 年
安中散加茯苓の茯苓の出典、第 48 巻第 2 号、1997 年
随証治療と疾患治療の対症療法はどこが異なるのか/第 19 回伝統医学臨床セミナー・随証治療の真髄を探る、第 58 巻第 4 号、2007 年

〈日本医事新報〉

証——徴候としての、病名としての、そして体質としての証——、第 4034 号、2001 年 8 月

〈漢方の臨床〉

九味檳榔湯の成立を巡る考証、第 43 巻第 4 号、1996 年

六君子湯の出典、第43巻第9号、1996年
麻黄製剤の抑尿作用、第43巻第10号、1996年
半在裏半在外から半表半裏へ(上)、第44巻第7号、1997年
半在裏半在外から半表半裏へ(中)、第44巻第8号、1997年
半在裏半在外から半表半裏へ(下)、第44巻第9号、1997年
胃苓湯、平胃散、四苓湯の出典、第44巻第12号、1997年
竹茹温胆湯の成立と出典考、第45巻第2号、1998年
エキス製剤147処方の出典見直し、第45巻第12号、1998年
『理傷続断方』に対する管見、第46巻第2号、1999年
瘀血圧痛点判定のための再按腹の意義、第47巻第12号、2000年
附子人参湯の出典再検討、第58巻第2号、2011年
六君子湯の出典再検討、第60巻第8号、2013年
当帰芍薬散加附子の出典、第60巻第9号、2013年
抑肝散の出典、第60巻第10号、2013年
薏苡仁湯の出典、第60巻第11号、2013年
竹茹温胆湯の出典再検討、第60巻第12号、2013年

〈漢方研究〉

柴陥湯の出典、通巻273号、1994年9月
五積散の出典と変遷(上)、通巻279号、1995年3月
五積散の出典と変遷(中)、通巻280号、1995年4月
五積散の出典と変遷(下)、通巻281号、1995年5月
柴陥湯の出典――その後の検索――、通巻291号、1996年3月
柴陥湯の出典――更なる検索――、通巻300号、1996年12月
漢方処方の出典調べの意義と苦心(その1)、通巻306号、1997年6月
漢方処方の出典調べの意義と苦心(その2)、通巻307号、1997年7月
桔梗石膏の出典、通巻458号、2010年2月
治打撲一方加炮附子の一症例――炮附子の処方量に就いて――、通巻462号、2010年6月
温清飲(黄連解毒湯合四物湯)の出典再検討、通巻466号、2010年10月号
九味檳榔湯の出典再検討を経た最終的結論、通巻470号、2011年2月号
九味檳榔湯加呉茱萸茯苓の成立事情、通巻502号、2013年10月号

〈漢方と診療〉

女神散の立方と血の道の変遷、第2巻第1号、2011年2月号

処方索引

ここに採録した処方名の中には、同名異方も異名同方もある。この点御注意願いたい。

【え】

【お】

【か】

【き】

【く】

【け】

【こ】

【さ】

【し】

【す】

【せ】

【そ】

【ち】

【な】

【に】

【は】

【ひ】

【ふ】

【へ】

【ほ】

【ま】

【り】

病名・症候索引

【あ】

【い】

【う】

【き】

【く】

【け】

【こ】

【さ】

【し】

【せ】

【ち】

【つ】

【て】

【は】

【へ】

【ほ】

【ま】

【み】

【む】

【め】

【ら】

【り】

【る】

【れ】

【ろ】

【わ】

跋

稿成った今振り返ると、本書は前著『古典に基づくエキス漢方方剤学』(平成10年2月刊）を大幅に増補改訂して漸く完成したものである。

前著の跋でも触れたが、著者の出典検索への探究心は「葛根湯加川芎辛夷の成立事情」を平成5年9月『日本東洋医学雑誌』に初回投稿し、平成7年1月第45巻第3号に掲載されたことが最初の業績であった。尚、同号では「加味逍遙散、及び四物湯合方の出典」も同時に掲載された。その後の出典検索は著者の諸論文、前著及び本書に於いてその検索結果を発表している。

一方、それと相前後するように、平成4年頃より古書店からの漢方及び本草書籍の購入を開始していた。高価な書籍には中々手は出ないが、一般によく知られている古書籍は可及的に入手に心掛けた。これは主に和刻本である。それと同時に安価な中国の繁体字や簡体字の現代印刷本も購入した。更に明治時代以降の我が国の書籍で、復刻本を含む新刊書及び古書籍をも可及的に入手するように努めた。

しかし乍ら、個人で購入しうる書籍には自ずと限界があることは火を見るより明白であり、杏雨書屋他の漢方書籍蔵書施設での閲覧によってのみ解決することが可能であった。これらの施設には深甚なる謝意を表する次第である。

また、前著でも引用させて頂いた山田光胤先生の蔵書は本書でも同様に引用させて頂いている。更には今回は合資会社玉清丹・村木重伸先生所蔵のオリエント出版社刊の復刻本『太平聖恵方』を本書が完成するまで無期限に亘って貸与して下さり、唯々本書の出版の役に立てばいいというだけの至上の御好意に甘えて、自由に『太平聖恵方』を享受出来ることに相成った。実に申し上げるべき御礼の言葉も無い。斡旋の労を担って下さった坂森抱仁氏にも感謝する次第である。

さて、数多の古文献の蔵書施設の件では、公益財団法人武田科学振興財団杏雨書屋での閲覧と複写とを先ず筆頭に挙げて深謝しなければならない。本書の全29掲載図中の28図は『腹証奇覧』、『腹証奇覧翼』、『浅井家腹舌秘録』、『森道伯先生伝』からの転載であり、それらは尽く杏雨書屋の蔵書に依るものである。次に、京都大学附属図書館、同医学図書館、国際日本文化研究センターにも閲覧の御礼を申し上げなければならない。また、宮内庁書陵部には複写を依頼して古文献を閲覧することが可能と成った。

一方、表25・抑肝散の出典と創方者の混乱は『日本東洋医学会誌』第15巻第3号「抑肝散について」からの転載で、大塚敬節先生の作表に成るものである。ここに同誌に、転載承諾の謝意を表する。

以上、具体的に御名を挙げた諸先生と各蔵書施設には重ねて御礼申し上げる。これらの種々の方法に於いての閲覧が無ければ、本書の上梓は達成し得なかったからである。

最後に、本書の上梓に於いての同志とも言うべき株式会社メディカルユーコン社長・垣本克則氏には、本書上梓の機会を頂くと共に、索引作成の上で多大な労作を負担して頂いた。ここに上梓の喜びを共有すると共に、衷心より感謝する次第である。

七言絶句二題

遂成雌伏十余年
貫志雄飛向九天
借問誰論千古筆
是惟新拠意悠然

曾知典拠不真多
更及先師後継訛
千万巻篇窮竟外
何堪路遠亦馮河

平成26年2月　紅梅を愛で乍ら

著者　小山 誠次

【著者紹介】

小山 誠次　こやま・せいじ

昭和51年（1976年）岡山大学医学部卒業。直ちに第一外科に入局し、研修病院勤務を終了後、日本郵船株式会社の船医として勤務。下船後、京都大学医学部第二生理に入局し、生体内物質の分子軌道法による解析を研究テーマとする傍ら、勤務先の医療法人新河端病院名誉院長・斎藤惇生先生に漢方の手解きを受けた後、故山本巌先生の門下に入り、専門的に研究するようになった。以後、先生の絶え間ない御指導の許、何れ第三医学研究会会長を務めることとなる。先生の門下に入った年、一般社団法人日本東洋医学会に入会。一方、医療法人河端病院及び新河端病院勤務の後、特定医療法人健康会京都南病院同分院伏見診療所所長として、及び第二南診療所にて、煎じ薬及びエキス製剤を処方するようになった。この間、明治国際医療大学名誉教授・高島文一先生より『黄帝内経素問』の講義を受け、更には先生の御紹介で京都大学名誉教授・山田慶兒先生の漢文講義に出席する機会を得た。その後、大阪府大東市で医療法人快生会小山ふれあいクリニックに勤務した後、現在は大阪府枚方市で医療法人松徳会松谷病院及び同分院くにみが丘クリニック院長として、漢方診療と在宅医療とに携わっている。

著書：『古典に基づくエキス漢方方剤学』、『高齢者の漢方治療』、（以上、メディカルユーコン）、『師語録——曲直瀬道三流医学の概要』、『編注日記中揀方』（以上、たにぐち書店）

著者連絡先：

医療法人松徳会松谷病院

〒573-0126 大阪府枚方市津田西町1-29-8　☎(072)859-3618　FAX(072)859-1685

医療法人松徳会くにみが丘クリニック

〒573-0128 大阪府枚方市津田山手1-19-1　☎(072)808-2580　FAX(072)808-2361

古典に生きるエキス漢方方剤学

2014年5月23日　第1刷発行

著　　者　小山 誠次
発 行 人　垣本 克則
発 行 所　株式会社 メディカルユーコン
〒606-8225 京都市左京区田中門前町87番地
電話 (075) 706-7336　Fax (075) 706-7344
Webサイト http://www.yukon.co.jp

表紙装丁／平井 佳世(creative works Scene inc.)
印刷・製本／亜細亜印刷株式会社
落丁本・乱丁本はお取替えいたします。ISBN978-4-901767-28-6

メディカルユーコン出版案内（Webショップ）http://www.yukon.co.jp/

たった１冊の本でもいい……それが読者の心に灯火をともすことができるなら

山本巌の臨床漢方（上下巻） 坂東正造、福冨稔明 編著

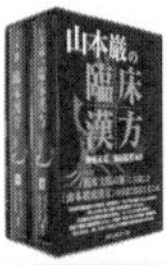

▶山本巖門下の坂東正造・福冨稔明両氏が、山本巌流漢方を後世へ伝承していくために、その「学と術」の理解と実践に可能な限り役立つよう5年の歳月をかけて編集・執筆した渾身の作。「臨床実践の知」に立脚した山本巌流漢方の基礎と臨床の集大成であり、関連各所全てに師の語録を織り交ぜて編集され大変理解し易い。A5判上製函入・上巻836頁／下巻904頁、セット本体価格20,000円＋税

病名漢方治療の実際－山本巌の漢方医学と構造主義 坂東正造 編著

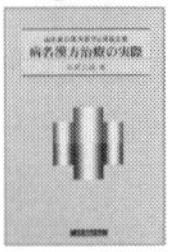

Amazon.co.jp限定販売のオンデマンド(POD)版

▶卓越した漢方臨床医として異彩を放ち続けた故・山本巖先生。毎日全ての外来患者に、その場で漢方エキス剤や単味の生薬を試飲もらい、5分、15分でその効果を観察していたという。共に臨床に従事してきた著者が、その臨床の実際を本書で披瀝する。A5判・560頁、本体価格6,476円＋税

漢方治療44の鉄則－山本巌先生に学ぶ病態と薬物の対応 坂東正造 編著

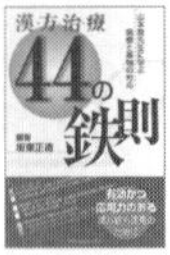

▶漢方治療においては、病態と薬物・薬能の対応に精通することが、有効かつ的確な処方運用を可能にする。故・山本巌先生の漢方を継承する著者が、師の語録を随所に織り交ぜ、病態と薬物・薬能の対応44則を解説する。A5判・392頁、本体価格3,000円＋税

山本巖の漢方療法《増補改訂版》 鶴田光敏 著

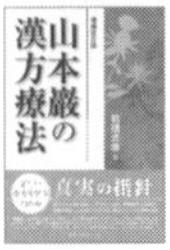

▶「山本巖先生より学んだ随証治療について」の総論に続き、山本巌先生とその門弟である著者との熱気あふれる問答形式の対談集が3章に分けて収録される。そこには正しく漢方を学ぶために、そして“効く漢方”を修得するために必要な真実の指針が示される。A5判・300頁、本体価格3,000円＋税

漢方内科学－各分野の専門医が示す漢方治療の適応と役割

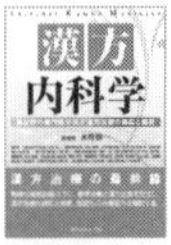

▶その道の専門医12名による分担執筆。現代内科学に基づく正確な病態認識のもとに、標準治療と漢方治療を対比し、漢方治療の適応と役割を明確にしつつ、病態別に漢方治療処方を示して解説する。臨床家が座右に置いて参照できる格好の治療書。A5判・2色刷・944頁、本体価格10,000円＋税

高齢者の漢方治療－老化と安定平衡 小山誠次 著

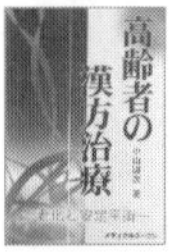

▶高齢者疾患の多くは慢性の多臓器疾患であり、生理的老化を伴う故に、一つの方剤が多彩な効能を持ち、生体の安定平衡を図る漢方治療は極めて有用である。高齢者によく診られる症候別に漢方治療を解説する。A5判・352頁、本体価格5,800円＋税

藤本蓮風 経穴解説《増補改訂新装版》 藤本蓮風 著

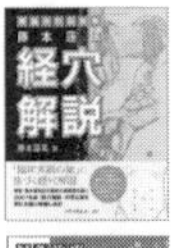

▶「臨床実践の知」に基づく経穴解説書である。著者は『霊枢』を鍼灸理論の中核にすえ、論理的整合性を中医学に求め、現代の日本人に適するよう日本伝統鍼灸古流派の技術を網羅して応用し、当たり前のツボを使って驚愕の効果を得る。本書は、そのベースにある常用経穴の位置・主治・流注応用・刺鍼法等について、多くの穴位図・手技図を交えて記され、まさに経穴の持つ多面性と効能を学ぶ上で比類なき格好の書といえる。B5変型判・532頁、本体価格3,800円＋税

鍼灸治療 上下・左右・前後の法則 藤本蓮風 著

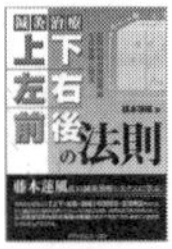

▶著者は、従来の弁証論治に加えて、人体を「上下・左右・前後」の三次元空間的な存在として捉える。この手法は病の根源を知り、的確な配穴を定める上で、羅針盤的な役割を果たし極めて有用であるという。本書はその基礎と臨床応用を説く。A5判・2色刷・328頁、本体価格3,800円＋税

日本鍼灸の診断学－伝統流派から中医学まで 有馬義貴／森 洋平 編著

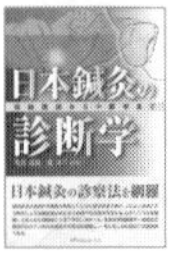

▶日本鍼灸には様々な流派が存在し、各々診察法に特徴がある。本書は東洋医学の学校教育や一般臨床で現在行われている望・聞・問・切の診察法を整理し、一冊にまとめた初めての解説書である。内容の理解を助けるためのイラストを多数収載する。A5判・412頁、本体価格3,200円＋税

舌診アトラス手帳 松本克彦／寇華勝 共著

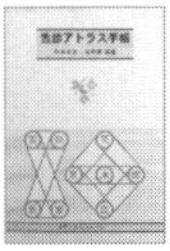

▶舌診入門書のロングセラー、臨床的意義がよく分かる。寒熱、水、血の変化に伴う舌診所見の変化の流れを鮮明なカラー写真で図解、さらに各所見に弁証結果のみならず、その根拠となるポイント、参考方剤をも記す。A5判・56頁、本体価格3,619円＋税

東方栄養新書－体質別の食生活実践マニュアル 梁晨千鶴 著

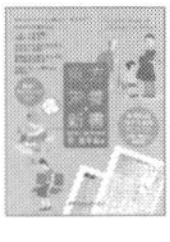

▶東洋医学の臨床体験から人間の体質を9タイプに分類した上で、日常の食材200品目をとり上げ、寒、熱、潤、燥など食材のもつ東洋医学的性質を定義し、個々の体質と食材との相性を核としつつも、現代栄養学・医学の知見も含め、食材の効能を多角的に紹介する。本書はまさに自分の体質に合った食生活を送るためのバイブルである。B5変形判・2色刷・440頁、2,000円＋税